康复医师进阶精要

PHYSICAL MEDICINE AND REHABILITATION BOARD REVIEW

第 4 版

主　　编　SARA J. CUCCURULLO, MD

副 主 编　JOSEPH LEE, MD　LESLIE BAGAY, MD

主　　译　毕　胜　敖丽娟　何成奇

主译助理　刘　垚

译者名单（按姓氏笔画排序）

丁　钥	马　钊	王　培	王　筝	王　璐	王红星
王宏斌	王赵霞	王昫垚	叶超群	付娟娟	兰纯娜
毕　胜	刘　垚	刘佳霓	孙晓龙	孙新亭	杜　青
李　欣	吴会东	何成奇	何红晨	张　皓	张小年
张玉梅	张仲坤	武思瑶	罗长良	周　明	周　莹
周　停	周　璇	周凤华	孟昭建	赵晨光	姜　雪
敖丽娟	袁　华	殷　毅	凌梦钰	高　琳	郭　华
黄丽萍	槐洪波	魏　全	魏　娜		

人民卫生出版社

·北　京·

The original English language work：
Physical Medicine and Rehabilitation Board Review，fourth edition
9780826134561
by：Sara J. Cuccurullo MD
Springer Publishing Company
New York，NY，USA
Copyright © 2020. All rights reserved.

图书在版编目（CIP）数据

康复医师进阶精要 /（美）萨拉·J.库库鲁洛
（Sara J. Cuccurullo）主编；毕胜，敖丽娟，何成奇主译.
北京 ： 人民卫生出版社，2025. 4. -- ISBN 978-
7-117-37358-6

Ⅰ. R49

中国国家版本馆 CIP 数据核字第 20259BW260 号

| 人卫智网 | www.ipmph.com | 医学教育、学术、考试、健康，购书智慧智能综合服务平台 |
| 人卫官网 | www.pmph.com | 人卫官方资讯发布平台 |

图字：01-2020-5493 号

康复医师进阶精要
Kangfu Yishi Jinjie Jingyao

主　　译：毕　胜　敖丽娟　何成奇
出版发行：人民卫生出版社（中继线 010-59780011）
地　　址：北京市朝阳区潘家园南里 19 号
邮　　编：100021
E - mail：pmph @ pmph.com
购书热线：010-59787592　010-59787584　010-65264830
印　　刷：北京华联印刷有限公司
经　　销：新华书店
开　　本：787×1092　1/16　　印张：48
字　　数：1260 千字
版　　次：2025 年 4 月第 1 版
印　　次：2025 年 5 月第 1 次印刷
标准书号：ISBN 978-7-117-37358-6
定　　价：299.00 元

励建安序

康复医师进阶精要(第4版)是根据美国康复医师资格考试内容为纲而编写的考试参考书,内容丰富,图文并茂,全面体现了康复医师资格认证的知识结构、技能要求和学科进展,是美国康复医师必备的参考书,也对中国的专科医师培训和考试有重要的参考价值。毕胜、敖丽娟和何成奇三位主译及其全书的译者都是国内康复医学领域的翘楚。翻译稿不仅是原文内容的精准翻译,也体现了译者对原书文字表达的重新塑造,以符合中国读者的阅读习惯,达到"信、达、雅"的境界,因此是值得大家深度阅读和收藏一本好书。

我特别感兴趣的是该书强调启发性思维和终身学习的思想。医学是一门既有科学和工程学内涵,也有哲学精髓的领域。美国的最高学术机构包括美国科学院、美国工程院和美国医学科学院,表明医学是科学和工程的融合体,具有特殊学科属性。我期待读者们用哲学思维,细嚼慢咽地消化全书,结合临床实践和日新月异的科技进步,提升临床能力和水平,在不远的将来成为高水平的康复医生,跻身国际康复医学的最高舞台。

当然我们必须看到,由于文化、习俗和体制的差异,本书的一些内容还需要结合我国的实际情况消化吸收,而不是简单地模仿。我们也要看到,任何一本书都滞后于最新的科技发展和社会进步。为此,期待大家注重本书临床思维的精髓而不是教条式地照搬,更期待我们将来有我国学者编写的进阶精要,而不是停留翻译的阶段。

中国康复医学的未来寄希望于年轻的一代。

美国医学科学院国际院士
南京医科大学康复医学院名誉院长
江苏省人民医院康复医学中心荣誉主任
2025年春节

中文版前言

《康复医师进阶精要》第4版中文翻译版终于出版了，此书是在另两位主译敖丽娟教授、何成奇教授及全体译者的努力下，人民卫生出版社大力支持下，得以和广大读者见面。

此书英文原名为 *Physical Medicine and Rehabilitation Board Review*，可直译为《物理医学与康复认证考试教程》，本书的译名参考李放教授主译的该书第三版翻译书名《康复科医师进阶精要》，但这里面有一字之差，新版书名翻译"康复医师"，而不是"康复科医师"。康复医师是指经过正规培训的，经过国家考试认证的专科医师，而康复科医师是指在康复医学科从事康复医疗工作的医师。

康复医师的英文专有名词为：physiatrist，原意为从事物理治疗的医师，随着时代的演变，逐渐成为代表康复医师的专有名词。康复医师是一个临床众多专科中的亚专科医师，美国目前有9164名康复医师，每年更新500名左右，与其他的学科相比，是一个小众群体，之所以这样，是因为康复医疗是以团队医疗的形式进行工作，与康复治疗师比例可达1∶20，康复医师在团队工作时作为领导者和协调者，但康复医师不仅仅只有这个职责，在部分亚专科康复医师还需具备专有的操作性技术，例如肌电图的检查，肌骨超声引导下注射，甚至C形臂下引导介入治疗等，这些技术是康复医师解决临床疑难问题的重要工具。在康复医学相对成熟的美国，康复医师亚专科的培训已经实施多年，涵盖的7个亚专科是脑损伤医学、临终关怀与缓和医学、神经肌肉医学、疼痛医学、儿童康复学、脊髓损伤医学、运动医学。

现代康复医学引进中国已经超过40年，康复医学有了长足的进步，但是经过正规康复医师培训的康复医师短缺是制约目前中国康复医学发展的短板，根据中国卫生统计年鉴2022年的数据，目前中国有16 638名有执业资格执照的康复医师，按照国际标准，对应中国现有人口，中国应有4万名左右康复医师，还有2.44万的培养缺口，亟待解决！康复医师的亚专科培训尚未展开，也应提到学科发展的优先事项。但中美康复医学发展的道路、国情均不一样，中国不可能像美国那样专为某个疾病设立康复医学亚专科，同时康复医学是一门与其他临床学科联系最紧密的临床学科，这一切因素都要考虑到未来康复医师亚专科培训设计当中。

以笔者所见，将来的中国康复医师亚专科培训可分为以下八个亚专科，并有对应的临床专业，这些临床专业也是各个亚专科康复医师培训的内容。①重症康复（重症医学、呼吸科）；②神经康复（神经内科、神经外科）；③肌骨康复（骨科、运动医学科）；④心肺康复（心血管科、呼吸科）；⑤肿瘤康复及缓和医疗（肿瘤科、麻醉科、心理科）；⑥疼痛康复（疼痛科、麻醉科）；⑦儿童康复（儿科）；⑧老年康复（内科、老年医学科）。这些康复医学亚专科的设计符合目前中国的实际情况。

康复医师的培养离不开规范的教材，本书就是专门为康复医师量身定做的基础培训教材，满满的"干货"，较第3版内容大约有15%的更新。本书可以与笔者主译的另外三本大部头国际康复医学专著《Delisa物理医学与康复医学理论与实践》《Braddom物理医学与康复医学》和《康复医学原理》参照学习,这三本书更全面,理论性更强,但本书更具有实用性。康复医师或未来准备成为康复医师的其他学科医师在康复医学理论学习及实践中,使用这个系列"3+1"的专著,可以全面掌握康复医学理论,特别是针对康复医师考核、认证及继续学习会有裨益。

在此感谢另两位主译敖丽娟教授、何成奇教授的组织翻译及审定工作,感谢主译助理刘垚的协调管理工作,感谢各章节负责人和译者的翻译工作,他们都是所在章节领域的专家,使得本书能够高质量地呈现给读者。

希望有越来越多的年轻医师投身于康复医学事业当中,为我国康复医学赶超国际水平提供生生不已的动力!

毕胜

中国康复医学会疼痛康复专业委员会名誉主任委员

中国非公立医疗机构协会康复医学专业委员会主任委员

2025 年 2 月于北京

原著序

为了纪念 Ernie Johnson 博士（1924—2014）

Johnson 医生是物理医学和康复（PM&R）领域的先驱和巨人，他总是展现出巨大的能量。他对本专业的贡献数不胜数，难以衡量。早在 2001 年，他就提到 PM&R 专业缺乏 PM&R 认证考试教材，为了填补这一空白，他鼓励我将我从教 10 余年的 JFK Johnson PM&R 认证考试课程的笔记进行整理出版。

Johnson 医生对每一版的 PM&R 教科书都给予了极大的鼓励和支持，并为第 1、2、3 版撰写了前言。2014 年 11 月 Johnson 博士去世，受到深切地缅怀。在他去世之前，他写了以下摘录，以表达他对第 3 版的支持和热情。为了纪念他和他为我们这个领域所做的一切，我决定把它作为《康复医师进阶精要（第 4 版）》的序。

"这本精致的书卷最终填补了一个重要的空白，它为医师认证考试准备者，提供了合理而最新的 PM&R 诊断及治疗知识。"

"读者可以稍花时间阅读本书，而不要速读，因为它有最新、最有价值的相关信息。《康复医师进阶精要（第 4 版）》有超过 950 页宝藏。此外，许多康复医师也面临着认证复审考试，必然需要进行 PM&R 的综合性学习，而解决之道就是：Cuccurullo 医生易读且价廉的书！"

"我预测：《康复医师进阶精要（第 4 版）》是准备认证考试和认证复审考试的最佳用书！"

"谢谢你，Sara Cuccurullo 医生！"

Ernest W. Johnson, MD

（刘垚 译，毕胜 审校）

原著前言

《康复医师进阶精要(第4版)》,是以医学生、住院医师和执业的康复医师作为主要读者群体,聚焦于康复医学领域的认证考试相关概念。住院医师会发现这本书在准备物理医学与康复(PM&R)认证考试的第一部分和第二部分时是必不可少的,因为它是此类书籍中唯一一本与认证考试相关的、大纲性的、汇集了PM&R认证考试中最新的骨科、神经科以及综合医疗信息于一体的著作。超过500幅图表简化了认证考试相关内容,以图解的方式,阐明和突出重要的概念。本书引用了本专业的所有主要内容,以给考生最及时、最相关和反复推荐的阅读材料。

第4版与之前版本的差别在于,其增加了"第三章风湿病",以及"癌症"和"超声波"小节。此外,作者更新了整本书所有流行病学、治疗和药物的相关内容。第4版还增加了颜色,以完善相关定义和本书的组织构架的标注。本书与其他教材明显不同。它是以大纲形式书写,大约是大多数教科书的1/3。按主要的亚专业领域分配主题,并由对该领域有特别兴趣和临床经验的医生进行撰写。

考试要点用一本打开的书的特殊图标"📖"加以强调。这些要点旨在强调该主题的临床和认证考试合格的重点。这种形式可用于协助认证考试的最后准备,其灵感来自Mayo内科学教育委员会认证考试大纲的启发。内容仿照美国物理医学与康复学会(AAPMR)住院医师自我评估考试(SAE-R)内容大纲[供全国住院医师准备自我评估考试(SAE)时使用]。这对所有住院医师,和2、3、4年级的研究生准备年度考试,以及即将从SAE升到认证考试的住院医师都特别有帮助。

在使用本书之前,需要强调两点。本书不是一本全面的PM&R教科书。所有章节都是在假设读者在学习本书之前已经详细研究了PM&R的一本或多本标准教科书的前提下编写的。

我希望本书对所有准备认证考试的笔试和口试的医生来说都是一个有价值的工具,同时也是处理患者问题的实用工具。已工作的执业医师也应该发现这本书有助于准备认证复审考试。因为这是第一本专门为PM&R医师认证考试准备而设计的教科书,作者们欢迎读者们提出的任何改进意见。我们祝你学习一切顺利。

Sara J. Cuccurullo,MD

(刘垚 译,毕胜 审校)

致　谢

我很高兴帮助 JFK Johnson 康复研究所的住院医师们学习物理医学和康复（PM&R）认证考试需要了解的知识，已有 25 余年。这些年来，我收到了许多之前的住院医师和我们培训项目之外的住院医师想要我每年修订笔记的要求。出于这个原因，我召集了数位博学广知的医生，成立了专家组，编写了此书。第 1 版出版后，我们一致认为在此版本基础上进行添加、更新和必要的修改，将会使此书更加完善。第 2 版是第 1 版的改进版。第 3 版则做了进一步改进、更新和扩展，以包括新的、与认证考试高度相关的专题，如疼痛管理、伦理、超声波和姑息治疗。第 4 版进一步更新、改进和扩展了与认证考试更相关的领域，如超声、癌症和风湿病章节有所修改，包括 PM&R 相关的最新治疗和诊断标准。此版本还添加了颜色，以完善相关定义和本书的组织构架的标注。我要感谢所有为第 4 版教科书的编辑和内容上的改进作出贡献的人。

感谢作者们和 Rutgers 大学 Robert Wood Johnson 医学院以及 JFK Johnson 康复研究所 PM&R 系 Hackensack Meridian 医学院的教职员工们对《康复医师进阶精要（第 4 版）》做出的贡献。我们致力于编写一本可被用作指南的书，内容必须选择对备考美国物理医学与康复考试委员会（ABPMR）的认证和再认证至关重要的主题。希望本书为住院医师和已经工作的执业医师均可提供明确的实践信息。本书不仅对准备 ABPMR 认证考试，而且对临床管理患者都有很大的价值。

本书得以出版，要感谢 Thomas Strax 医生。他的鼓励和意愿，一直支持这个项目从一开始的一个想法，到成为现实。特别要感谢 HMH JFK Johnson 康复研究所和 HMH JFK 医疗中心的管理，没有他们的鼓励和财政支持，就没有这本书。特别衷心感谢 J. Scott Gebhard，Anthony Cuzzola，Amie Thornton，Rich Smith，Ray Fredericks 和 Michael Kleiman 博士，以及我们的新 HMH 领导 Bob Garrett，Mark Stauder，Cathy Ainora，Jim Blazar，Nancy Corcoran-Davidoff 和 Maureen Keating。还要感谢 Hackensack Meridian 医学院院长 Bonita Stanton 医生，Rutgers Robert Wood Johnson 医学院临时院长 Bob Johnson 医生，Rutgers Robert Wood Johnson 医学院副院长 Tom Hecker 博士。他们支持我们 PM&R 部门所做的每一项学术努力。

我还将永远感谢我以前的四位学生：Joseph Lee 医生（我敬业且不知疲倦的助理编辑），Edgardo Baerga，Eric Freeman 和 Priscila Gonzalez 医生。正是他们的耐力和毅力使本书的第 1 版得以实现。他们的精力和热情真的很鼓舞人心。感谢所有作者完成了手稿。非常感谢 Demos 医学出版社的支持，特别是 Beth Barry，Joanne Jay 和 Jaclyn Shultz。

此外，还要感谢住院医师培训项目协调员 Beverly Bolger，奖学金协调员 Lisa Lopez 和行政助理 Elena Cassill。感谢他们在第 4 版出版过程中的所有支持。

我还要感谢 Ernie W. Johnson 博士，他在我承担的任何教育项目中都非常具有号召力。他是真正的 PM&R 领域的巨头之一。非常感谢他支持我编写这本书，并在第 1、2 和 3 版出版之前提供他的意见。自 2014 年他去世以来，我们真诚地怀念他。在此新版本的出版过程中，我要感谢我的丈夫、四个孩子和母亲对我的大力支持和理解。我真诚地希望《康复医师进阶精要（第 4 版）》能够受到热烈欢迎。我和我的合著者期待收到读者的评论和建议。

Sara J. Cuccurullo, MD

（刘垚 译，毕胜 审校）

献　辞

谨以此书献给我生命中最重要两个人：

我伟大的父亲，Pasquale Cuccurullo。自从他于 2004 年因肺癌去世以来，我深深地怀念他的爱、支持和鼓励。

以及，我亲爱的朋友——Kathy Wong 医生。自从她在 36 岁时因乳腺癌去世以来，我非常怀念她对患者以及物理医学和康复领域所奉献的精神，她的正直和她的优雅。

此书还献给：

我的丈夫 Alec，我生命中挚爱的伙伴。

我的四个孩子 Michelle，Alexander，Amanda 和 Nicholas，他们是我生命中的乐趣。

我的母亲 Connie，对我一生的支持。

我的导师和恩师，尤其是 Thomas E.Strax 医生，他给了我医学各领域（临床和学术）的灵感，以及 Ernest W. Johnson 医生，鼓励我接受挑战。

以及所有 JFK Johnson 康复研究所住院医师培训项目的医师们，他们对知识的渴望激发了我撰写此书。

正是以上所有人的支持和鼓励，此书才得以完成。

（刘垚 译，毕胜 审校）

编者名录

Michael A. Alexander, MD　Professor, Departments of Pediatrics and Physical Medicine and Rehabilitation, Thomas Jefferson University, Philadelphia, Pennsylvania; Emeritus Medical Staff, Alfred I. duPont Hospital for Children, Wilmington, Delaware.

Edgardo Baerga, MD, FAAPM&R　Director, Stroke Rehabilitation Program; Encompass Health Rehabilitation Hospital of Tinton Falls, Tinton Falls, New Jersey.

Leslie Bagay, MD　Clinical Assistant Professor, Assistant Residency Program Director, Department of Physical Medicine and Rehabilitation, Hackensack Meridian School of Medicine, Rutgers Robert Wood Johnson Medical School; Medical Director of Cancer Rehabilitation, HMH JFK Johnson Rehabilitation Institute, Edison, New Jersey.

David P. Brown, DO　Clinical Professor, Department of Physical Medicine and Rehabilitation, Hackensack Meridian School of Medicine, Rutgers Robert Wood Johnson Medical School; Director of Outpatient Services, HMH JFK Johnson Rehabilitation Institute, Edison, New Jersey.

Stephanie Chan, MD　Chief Resident Physician, Department of Physical Medicine and Rehabilitation, Rutgers Robert Wood Johnson Medical School, HMH JFK Johnson Rehabilitation Institute, Edison, New Jersey.

Sara J. Cuccurullo, MD　Clinical Professor and Chair, Residency Program Director, Department of Physical Medicine and Rehabilitation, Hackensack Meridian School of Medicine, Rutgers Robert Wood Johnson Medical School; Physician in Chief for the Rehabilitation Care Transformation Services, Hackensack Meridian Health; Medical Director and Vice President, HMH JFK Johnson Rehabilitation Institute, Edison, New Jersey.

Laurent Delavaux, MD　Clinical Assistant Professor, Department of Physical Medicine and Rehabilitation, Hackensack Meridian School of Medicine; Attending Physician, HMH JFK Johnson Rehabilitation Institute, Edison, New Jersey.

Didier Demesmin, MD, MBA　Clinical Assistant Professor, Department of PM&R, Rutgers Robert Wood Johnson Medical School; Anesthesiologist, Interventional Pain Specialist, University Pain Medicine Center, Associate Program Director, Pain Medicine Fellowship Program, HMH JFK Johnson Rehabilitation Institute, Edison, New Jersey.

Jayne Donovan, MD　Associate Program Director, PM&R Residency Rutgers New Jersey Medical School; Clinical Chief of Outpatient Spinal Cord Injury Services, Kessler Institute for Rehabilitation, West Orange, New Jersey.

Anthony Doss, MD　Past Chief Resident Physician, Department of Physical Medicine and Rehabilitation, Rutgers Robert Wood Johnson Medical School, HMH JFK Johnson Rehabilitation Institute, Edison New Jersey. Currently an Attending Physiatrist, Rehab Medicine LLC, Rutherford, New Jersey.

Anna Maria Dunn, MD　Clinical Associate Professor, Department of Physical Medicine and Rehabilitation, Rutgers Robert Wood Johnson Medical School, HMH JFK Johnson Rehabilitation

Institute, Edison, New Jersey.

Kathryn Eckert, DO　General Surgery Resident, Rowan University School of Osteopathic Medicine, Stratford, New Jersey.

Elie Elovic, MD　Clinical Professor, Department of Medicine, University of Nevada, Reno, Nevada.

Steven V. Escaldi, DO　Clinical Associate Professor, Department of Physical Medicine and Rehabilitation, Hackensack Meridian School of Medicine, Rutgers Robert Wood Johnson Medical School; Medical Director of Spasticity Program, HMH JFK Johnson Rehabilitation Institute, Edison, New Jersey.

Dmitry Esterov, DO　Instructor, Senior Associate Consultant, Department of Physical Medicine and Rehabilitation, Mayo Clinic, Rochester, Minnesota.

Talya Fleming, MD　Clinical Assistant Professor, Department of Physical Medicine and Rehabilitation, Hackensack Meridian School of Medicine, Rutgers Robert Wood Johnson Medical School; Medical Director of Stroke Recovery & Aftercare Programs, HMH JFK Johnson Rehabilitation Institute, Edison, New Jersey

Eric D. Freeman, DO, DABPMR, DABIPP, FAAPMR, FIPP　Physiatrist, Medical Director and Founder, Redefine Healthcare-Orthopedic Pain and Spine Center, Edison, New Jersey.

Ted L. Freeman, DO, FAAPMR, FAANEM, FIPP, RMSK,　Medical Director, Freeman Orthopedic and Sports Medicine, Brick, New Jersey.

Priscila Gonzalez, MD, FAAPM&R　Mid Atlantic Rehabilitation Consultants, LLC, Encompass Health Rehabilitation Hospital of Tinton Falls, Tinton Falls, New Jersey.

Martin Grabois, MD　Professor, Department of Physical Medicine and Rehabilitation, Baylor College of Medicine, Houston, Texas.

Christine Greiss, DO　Clinical Assistant Professor, Department of Physical Medicine and Rehabilitation, Hackensack Meridian School of Medicine, Rutgers Robert Wood Johnson Medical School; Medical Director of Concussion Program, HMH JFK Johnson Rehabilitation Institute, Edison, New Jersey.

Barbara Hoffer, DO　Physiatrist, Reading, Pennsylvania.

Bart K. Holland, MPH, PhD　Associate Professor of Medicine (Biostatistics and Epidemiology); Director, Educational Evaluation & Research, Rutgers New Jersey Medical School, Newark, New Jersey.

Beverly Hon, MD　Clinical Assistant Professor, Department of Physical Medicine and Rehabilitation, Hackensack Meridian School of Medicine; Medical Director of Spinal Cord Injury Services, HMH JFK Johnson Rehabilitation Institute, Edison, New Jersey.

Iqbal Jafri, MD, FAAPMR　Clinical Professor, Associate Program Director of Pain Medicine Fellowship Program, Department of Physical Medicine and Rehabilitation, Hackensack Meridian School of Medicine, Rutgers Robert Wood Johnson Medical School; Medical Director of Inpatient Cardiac Rehabilitation Program and Medical Director of Interdisciplinary Chronic Pain Program, HMH JFK Johnson Rehabilitation Institute, Edison, New Jersey.

Ernest W. Johnson, MD[‡]　Professor Emeritus, Department of Physical Medicine and Rehabilitation, College of Medicine, The Ohio State University, Columbus, Ohio.

---

‡ Deceased.

Jaclyn Joki, MD   Clinical Assistant Professor, Department of Physical Medicine and Rehabilitation, Hackensack Meridian School of Medicine, Rutgers Robert Wood Johnson Medical School; Director, Robert Wood Johnson University Hospital/RWJ Barnabas Health, PM&R Consult Service, HMH JFK Johnson Rehabilitation Institute, Edison, New Jersey.

Kathy Kalmar, PhD   Psychologist, New Jersey.

Steven Kirshblum, MD   Senior Medical Officer and Director of Spinal Cord Injury Services, Kessler Institute for Rehabilitation, West Orange, New Jersey; Professor and Chair, Department of Physical Medicine and Rehabilitation, Rutgers New Jersey Medical School, Newark, New Jersey; Chief Medical Officer, Kessler Foundation, East Hanover, New Jersey; Chief Academic Officer, Select Medical Rehabilitation Division, East Orange, New Jersey.

Joseph Lee, MD   Clinical Assistant Professor, Department of Physical Medicine and Rehabilitation, Donald and Barbara Zucker School of Medicine at Hofstra/Northwell, Hempstead, New York.

Jaime M. Levine, DO   Clinical Assistant Professor, Department of Physical Medicine and Rehabilitation, Hackensack Meridian School of Medicine, Rutgers Robert Wood Johnson Medical School; Medical Director of Brain Injury Rehabilitation at the Extended Recovery Unit, HMH JFK Johnson Rehabilitation Institute, Edison, New Jersey.

Jing Liang, MD   Medical Director of Musculoskeletal Medicine, Interventional Pain Medicine, Physical Medicine and Rehabilitation, Northwestern Medicine Regional Medical Group, Crystal Lake & Huntley, Illinois.

Lei Lin, MD, PhD   Clinical Associate Professor, Co-Director of Quality Improvement, Department of Physical Medicine and Rehabilitation, Hackensack Meridian School of Medicine, Rutgers Robert Wood Johnson Medical School, HMH JFK Johnson Rehabilitation Institute, Edison, New Jersey.

Matthew Lin, MD   Clinical Assistant Professor, Department of Physical Medicine and Rehabilitation, University of Texas Health Sciences Center at Houston, TIRR Memorial Hermann, Houston, Texas.

Lisa Luciano, DO   Clinical Associate Professor, Department of Physical Medicine and Rehabilitation, Rutgers Robert Wood Johnson Medical School, HMH JFK Johnson Rehabilitation Institute, Edison, New Jersey.

Ofure Luke, MD   Clinical Assistant Professor, Department of Physical Medicine and Rehabilitation, Hackensack Meridian School of Medicine; Director, St. Peter's University Hospital PM&R Consult Service, HMH JFK Johnson Rehabilitation Institute, Edison, New Jersey.

Daphne Karen MacBruce, MD   Physician of Pulmonary and Critical Care Medicine, Mercy Hospital Fort Smith, St. Edward Mercy Medical Center, Fort Smith, Arkansas.

Ian B. Maitin, MD, MBA   Professor, Residency Program Director, Department of Physical Medicine and Rehabilitation, Temple University School of Medicine, Philadelphia, Pennsylvania.

Richard J. Malone, DO   Clinical Assistant Professor, Department of Physical Medicine and Rehabilitation, Hackensack Meridian School of Medicine, Rutgers Robert Wood Johnson Medical School; Attending Physician, HMH JFK Johnson Rehabilitation Institute, Edison, New Jersey.

Steven Markos, MD   Chief Resident Physician, Department of Physical Medicine and Rehabilitation, Rutgers Robert Wood Johnson Medical School, HMH JFK Johnson Rehabilitation Institute, Edison, New Jersey.

Nicholas G. Melillo, MD, FCCP   Associate Clinical Professor and Co-Director, Critical Care Fellowship, Seton Hall School of Graduate Medical Education, South Orange, New Jersey; Attending Physician, Internal Medicine, Pulmonary Disease and Critical Care Medicine, HMH JFK Medical

Center, Edison, New Jersey.

Jeremiah Nieves, MD Clinical Assistant Professor, Associate Director of Spinal Cord Injury Medicine Fellowship, Rutgers New Jersey Medical School, Department of Physical Medicine and Rehabilitation, Kessler Institute for Rehabilitation, West Orange, New Jersey.

Thomas R. Nucatola, MD Attending Rheumatologist, Institute for Rheumatic and Autoimmune Diseases-South, Clark, New Jersey.

Sagar Parikh, MD Clinical Assistant Professor, Pain Medicine Fellowship Program Director, Department of Physical Medicine and Rehabilitation, Hackensack Meridian School of Medicine, Rutgers Robert Wood Johnson Medical School; Medical Director for Center for Sports and Spine Medicine, HMH JFK Johnson Rehabilitation Institute, Edison, New Jersey.

Shrut Patel, MD Chief Resident Physician, Department of Physical Medicine and Rehabilitation, Rutgers Robert Wood Johnson Medical School, HMH JFK Johnson Rehabilitation Institute, Edison, New Jersey.

Tejal Patel, MD Assistant Professor, Weill Cornell Medicine, Houston Methodist Cancer Center, Houston, Texas.

Heather L. Platt, MD Infectious Disease Specialist, Gwynedd, Pennsylvania.

Jonathan Quevedo, MD Clinical Associate Professor, Department of Physical Medicine and Rehabilitation, Rutgers Robert Wood Johnson Medical School, HMH JFK Johnson Rehabilitation Institute, Edison, New Jersey.

David S. Rosenblum, MD Medical Director Outpatient Medical Services, Physical Medicine and Rehabilitation, Gaylord Hospital, Wallingford, Connecticut.

Roger Rossi, DO Clinical Professor, Department of Physical Medicine and Rehabilitation, Hackensack Meridian School of Medicine, Rutgers Robert Wood Johnson Medical School; Director of Rehabilitation Services Hartwyck at Edison Estates, Director of Medical Student Education Program, HMH JFK Johnson Rehabilitation Institute, Edison, New Jersey.

Casey Schoenlank, MD Clinical Assistant Professor, Department of Physical Medicine and Rehabilitation, Hackensack Meridian School of Medicine; Attending Physician, HMH Shore Rehabilitation Institute, Brick, New Jersey/HMH JFK Johnson Rehabilitation Institute, Edison, New Jersey.

Richard M. Schuman, MD, FACP Assistant Clinical Professor of Medicine, Rutgers Robert Wood Johnson Medical School, New Brunswick, New Jersey; Medical Director of Oncology, HMH JFK Medical Center, Edison, New Jersey.

Mary T. Shea, MA, OTR, ATP Clinical Manager, Kessler Institute for Rehabilitation, West Orange, New Jersey; Adjunct Professor, New York University; Adjunct Professor, Mercy College, New York, New York.

Thomas E. Strax, MD Professor Emeritus, Department of Physical Medicine and Rehabilitation, Rutgers Robert Wood Johnson Medical School, HMH JFK Johnson Rehabilitation Institute, Edison, New Jersey.

Selorm Takyi, MD Past Chief Resident Physician, Department of Physical Medicine and Rehabilitation, Rutgers Robert Wood Johnson Medical School, HMH JFK Johnson Rehabilitation Institute, Edison New Jersey. Currently a Regenerative Medicine Fellow, New Jersey Regenerative Institute, Cedar Knolls, New Jersey.

Jegy Tennison, MD Assistant Professor, Department of Palliative, Rehabilitation, and Integrative Medicine, The University of MD Anderson Cancer Center, Houston, Texas.

Aakash Thakral, MD   Chief Resident Physician, Department of Physical Medicine and Rehabilitation, Rutgers Robert Wood Johnson Medical School, HMH JFK Johnson Rehabilitation Institute, Edison, New Jersey.

Alphonsa Thomas, DO   Clinical Assistant Professor, Department of Physical Medicine and Rehabilitation, Hackensack Meridian School of Medicine; Medical Director of Outpatient Services, HMH Shore Rehabilitation Institute, Brick, New Jersey/HMH JFK Johnson Rehabilitation Institute, Edison, New Jersey.

Krishna J. Urs, MD   Clinical Assistant Professor, Co-Director of Quality Improvement, Department of Physical Medicine and Rehabilitation, Hackensack Meridian School of Medicine, Rutgers Robert Wood Johnson Medical School; Medical Director of JFK Medical Center Consult Services, HMH JFK Johnson Rehabilitation Institute, Edison, New Jersey.

Heikki Uustal, MD   Clinical Associate Professor, Department of Physical Medicine and Rehabilitation, Hackensack Meridian School of Medicine, Rutgers Robert Wood Johnson Medical School; Director of Prosthetics and Orthotics Team and Lab, HMH JFK Johnson Rehabilitation Institute, Edison, New Jersey.

Craig Van Dien, MD, FAAPMR, CAQSM   Clinical Assistant Professor, Department of Physical Medicine and Rehabilitation, Hackensack Meridian School of Medicine; Attending Physician, HMH JFK Johnson Rehabilitation Institute, Edison, New Jersey.

Kyle Weiss, DO   Past Pain Medicine Fellow, Department of Physical Medicine and Rehabilitation, Rutgers Robert Wood Johnson Medical School, HMH JFK Johnson Rehabilitation Institute, Edison New Jersey. Currently a Pain Medicine Attending at St. Luke's University Health Network, Bethlehem, Pennsylvania.

Joseph Wong, MD   Past Chief Resident Physician, Department of Physical Medicine and Rehabilitation, Rutgers Robert Wood Johnson Medical School, HMH JFK Johnson Rehabilitation Institute, Edison, New Jersey. Currently a Sports Medicine Fellow, Geisinger Health System, Wilkes-Barre, Pennsylvania.

Alan W. Young, DO, FAAPMR   Chief, Complementary and Integrative Medicine Clinic, Interdisciplinary Pain Management Service, Department of Rehabilitation Medicine, Brooke Army Medical Center; Consultant, Rehabilitation Services, United States Army Institute of Surgical Research (Burn Unit), Fort Sam Houston, Texas.

Richard D. Zorowitz, MD   Chief Medical Informatics Officer, MedStar National Rehabilitation Network; Professor of Clinical Rehabilitation Medicine, Georgetown University School of Medicine, Washington, DC.

引言：考试认证

本节的讨论主要针对准备参加美国物理医学与康复考试委员会（ABPMR）认证考试或物理医学与康复（PM&R）维持认证（MOC）考试的考生。以下信息由 ABPMR 收集和计算，并可在 ABPMR 网站上获取。

认证的目的

根据美国医学专科医师委员会（ABMS）核心委员会（Member Boards）的定义，认证过程旨在向公众保证，通过认证的专科医师已成功完成住院医师规范化培训计划和对其知识、经验、技能的考核，以保证其在专业领域能够提供高质量的医疗服务。ABPMR 的认证表示获得了该专业的特定执业资格。

考试

作为 ABPMR 认证要求的一部分，参试者必须在 ABPMR 举办的涵盖 PM&R 领域的考试中有令人满意的表现。认证的初始考试分为两个部分，第一部分（计算机考试）和第二部分（口试）。

第一部分和第二部分资格考试每年在委员会指定的时间和地点举办一次。第一部分考试在全国范围内的皮尔逊（Pearson）职业中心同时进行，而第二部分只在明尼苏达州的罗切斯特进行。

考试资格要求

第一部分考试资格要求

申请和相关表格可在 ABPMR 网站的医师主页获取。完整的申请必须包括医学学位文凭或证书的副本以及 PGY-1 证书（如有）。

为了使考试申请被批准，申请人必须在 8 月 31 日或之前完成毕业后医学教育要求，在其申请预约的考试日期之前。合格完成现行的住院医师规范化培训计划的教育和培训要求的申请者，其参加资格考试的申请方可被接受。经临床研究途径，或申请双专科认证的申请者可访问 ABPMR 网站了解更多详情。

申请最终的受理取决于规培项目主任收到申请者在考试当年 7 月 1 日到期的最后一年评估（final-year evaluation）结果。在最后一年评估中，项目主任必须确认医生已经圆满完成了 PM&R 住院医师培训，并且已经证明其在没有直接监管的情况下具备足够的专业胜任能力。医师参加第一部分考试必须由规培项目主任推荐。如果一个住院医师在住培项目的最后一年处于试用状态，项目主任必须在 7 月 1 日前取消该身份，以便住院医师能够通过考试申请。

第二部分考试资格要求

ABPMR 认证考试的第二部分是口试。为了获得第二部分的考试资格，申请人必须在申请第二部分之前通过第一部分考试。第二部分的申请和相关表格可在 ABPMR 网站上找到。

申请人必须提交所有当前、有效且不受限制的执照（包括有效期）的副本，执照范围包括在美国、波多黎各或加拿大获得的从事医疗或骨科治疗的执照。在颁发证书之前，需要查看持有在各州的不受限执照的证明。

再申请

初次申请但未能通过或没有参加第一或第

二部分考试的医生,可在考试委员会规定的期限内,再次申请考试资格。再申请的要求与首次申请的要求相同。

根据 ABMS 的建议,为了加强培训和认证之间的联系,缩短了资格认证期限。对于 2012 年 1 月 1 日之前完成培训的医师,初次认证流程和认证必须在 2019 年 12 月 31 日前完成。在 2012 年 1 月 1 日或之后完成培训的医生,须在完成住院医师培训后的 7 年内,通过初次认证考试,并获得认证。

资格认证期满后,未通过初次认证考试的申请人将不再有申请认证的资格。

考试:第一部分

第一部分是计算机考试,共有 325 道选择题,分为两阶段进行,每阶段考试时间 3 小时:第一阶段 165 题在上午进行,第二阶段 160 题在下午进行。两阶段中间休息 60 分钟。在第一阶段开始前有视频教程,让考生熟悉计算机和考试模式。试题旨在测试考生的 PM&R 相关基础科学和临床管理知识,以客观题的形式进行。

参加考试的考生需提供州或政府出具的身份证明(未过期,并包括照片和签名)。不得将笔记、课本、其他参考资料、草稿纸、电子设备带入考场。有关如何准备第一部分计算机考试的详细信息,请参阅 ABPMR 网站。

资格考试第一部分的大纲由两个独立的科目或内容领域组成,所有的试题都可划入这两个领域。下面将列举出主要的内容领域及其目标权重。

第一部分考试大纲

科目 1:问题类型/器官系统
- 神经系统疾病(30%):
  1. 脑卒中
  2. 脊髓损伤
  3. 脑外伤
  4. 神经病理性疼痛
     - 单神经病

- 多发性神经病
- 腕管综合征
- 其他卡压性神经病
5. 其他神经系统疾病
   - 多发硬化
   - 运动神经元病
   - 脊髓灰质炎
   - 吉兰-巴雷(Guillain-Barré)综合征
   - 脑瘫
   - 脊柱裂
   - 杜氏(Duchenne)肌营养不良
   - 肌强直性肌营养不良
   - 炎性肌病
   - 其他肌病
   - 胸廓出口综合征
   - 神经丛病
   - 神经根病
   - 帕金森病
   - 其他神经肌肉疾病
- 肌肉骨骼医学(32%):
  1. 关节炎
     - 类风湿关节炎
     - 骨性关节炎
     - 胶原病
     - 脊柱关节病
     - 其他关节炎
  2. 软组织和骨科问题
     - 急性创伤
     - 慢性创伤/过度使用
     - 复杂性局部疼痛综合征 I 型(以前称为反射性交感神经营养不良)
     - 纤维肌痛/肌筋膜疼痛
     - 烧伤
     - 骨折
     - 骨质疏松症
     - 脊柱疾病
     - 拉伤/扭伤
     - 肌腱炎/滑囊炎
     - 骨科/风湿病学
     - 其他软组织疾病
- 截肢(5%):

1. 上肢
2. 下肢
- 医疗康复（8%）:
  1. 心血管疾病
     - 缺血性心脏病
     - 外周动脉疾病
     - 静脉疾病
     - 血管疾病
     - 淋巴水肿
     - 其他心血管疾病
  2. 肺部疾病
     - 慢性阻塞性肺疾病（COPD）
     - 通气不良
     - 其他肺部问题
  3. 泌尿/生殖疾病
     - 神经源性膀胱
     - 肾损害/衰竭
     - 神经源性肠道
     - 性和生殖问题
     - 其他泌尿/生殖系统疾病
  4. 癌症
  5. 感染性疾病
  6. 内分泌/代谢性疾病（包括糖尿病）
  7. 移植
- 康复问题和结局（15%）
  1. 躯体并发症
     - 痉挛
     - 挛缩
     - 脑积水
     - 癫痫
     - 压疮
     - 姿势/平衡障碍
     - 异常步态
     - 吞咽困难/误吸
     - 卧床/体能失调
     - 瘫痪/无力
     - 异位骨化
     - 其他身体并发症
  2. 认知/感觉功能障碍
     - 言语和语言障碍
     - 听力损失
     - 视觉功能障碍
     - 认知障碍
     - 睡眠障碍
     - 其他认知/感觉功能障碍
  3. 精神/心理问题
     - 抑郁
     - 药物滥用
     - 痴呆/假性痴呆
     - 意识障碍
     - 其他精神问题
  4. 疼痛
  5. 其他
- 基础科学（10%）

科目2:问题分析/患者管理的重点
- 患者评估和诊断（31%）:
  1. 体检、体征和症状
  2. 诊断和病因
  3. 诊断方法
     - 心肺功能评定/压力测试
     - 步态分析
     - 尿动力学
     - 实验室检查
     - 医学成像
     - 神经心理学评估
     - 其他诊断方法
  4. 功能评定
  5. 预后（包括结局评定）
- 电诊断（15%）:
  1. 普通电诊断
  2. 仪器
  3. 神经传导速度检查
  4. 肌电图
  5. 神经肌肉传递
  6. H反射/F波
- 患者管理（32%）:
  1. 临床决策（包括伦理）
  2. 物理因子
     - 热/冷疗法
     - 电刺激
     - 超声波
  3. 治疗性运动与手法

- 运动控制
- 灵活性和关节活动范围
- 肌力和耐力
- 手法和按摩
- 牵引/制动

4. 药物干预
- 镇痛药
- 抗癫痫药和解痉药
- 抗生素
- 精神药物
- 抗炎药
- 其他药物

5. 操作性/介入性治疗
- 神经阻滞
- 麻醉剂注射
- 外科手术
- 其他操作性/介入性

6. 行为/心理疗法
- 行为矫正
- 心理治疗/咨询
- 教育
- 生物反馈

- 设备及辅助技术（10%）：
1. 假肢学
2. 矫形器学
3. 其他康复技术
   - 矫形鞋
   - 功能性电刺激
   - 经皮神经电刺激
   - 辅助沟通
   - 通气
   - 轮椅/座椅
   - 其他设备

- 应用科学（12%）：
1. 解剖学
   - 中枢神经系统（CNS）
   - 周围神经
   - 头/颈
   - 肩
   - 臂
   - 腕

- 手
- 髋
- 膝
- 腿
- 踝
- 足
- 肌肉
- 骨骼
- 背/脊柱:总体
- 脊柱:颈椎
- 脊柱:胸椎
- 脊柱:腰骶椎
- 其他解剖学

2. 生理学
- 神经生理学
- 神经肌肉
- 心血管
- 肺
- 泌尿生殖系统
- 胃肠道
- 皮肤和结缔组织
- 骨骼和关节
- 自主神经系统
- 内分泌

3. 病理/病理生理学
- 神经生理学
- 神经肌肉
- 心血管
- 肺
- 泌尿生殖系统
- 胃肠道
- 皮肤和结缔组织
- 骨骼和关节
- 自主神经系统
- 内分泌

4. 运动学/生物力学
5. 流行病学/危险因素
6. 营养学
7. 药理学
8. 研究和统计
9. 生长和发育

试题形式

1998 年的 ABPMR 手册对考试形式进行了描述。这些题目既不是来自之前的 ABPMR 考试,也不会出现在以后的考试中。它们是由 ABPMR 提供作为样题。所有题目均为"从多个选项中选出最佳单选答案"类型。2015 年 6 月,ABPMR 发布了"第一部分练习试题",有 100 个练习试题,可在 ABPMR 网站上浏览。样题如下:

1. 脑外伤患者的急性期后康复和重返社区通常受到以下何种因素的阻碍:

    A. 语言障碍

    B. 记忆障碍

    C. 躯体障碍

    D. 财务不良状况

    E. 人格和行为障碍

2. 以下关于短波热透疗法特点的描述何者最佳?

    A. 它常用来照射髋关节

    B. 它引起直接性和反射性血流增加

    C. 用于大腿周围,以改善缺血肢体的血液循环

    D. 测量通过患者的高频电流可以用来调节剂量

    E. 市售仪器的工作频率为 950MHz

3. 提示炎性关节炎最可靠的临床体征是:

    A. 局部压痛

    B. 疼痛,关节活动范围受限

    C. 滑膜肿胀

    D. 关节积液

    E. 皮肤颜色改变

4. 下列哪项最可能是关节腔内注射类固醇皮质激素治疗的禁忌证?

    A. 晶体性滑膜炎

    B. 糖尿病

    C. 消化性溃疡

    D. 菌血症

    E. 骨关节炎

以上样题的答案如下:1. E,2. B,3. C,4. D。已尽力避免歧义和印刷或拼写错误,但以上情况偶尔会发生。它们并非故意"为难您"或使您困惑。

考试:第二部分

口试分三阶段,每阶段 40 分钟(总共 120 分钟),主要为考生与考官之间的互动。每阶段之间有 5 分钟的休息时间。

在第二部分口试期间,考官将描述一个由临床案例组成的场景,随后提问有关诊断流程、治疗方法和患者管理的问题。考生将以简洁、有序的回答,证实其处理 PM&R 领域各种临床问题的熟练程度。考生在每一个场景的表现都按照标准从以下几个领域进行评判:数据采集、问题解决、患者管理、系统性实践技能以及人际交流和沟通技巧。考试内容分为科目 1:患者诊断,科目 2:患者评定和管理的重点。第二部分考试的演示视频和有关考试日设置的参考视频可在 ABPMR 网站上获得。

第二部分考试大纲

科目 1:患者诊断

- 脑血管病:
  1. 栓塞/血栓
  2. 出血性
  3. 血管畸形
  4. 其他
- 中枢神经系统:
  1. 脑肿瘤
  2. 脑瘫
  3. 缺血缺氧性脑病
  4. 运动障碍和帕金森病
  5. 感染性或炎症性疾病
  6. 多发性硬化
  7. 其他
- 导致障碍或残疾的医学问题:
  1. 癌症
  2. 心脏康复
  3. 慢性阻塞性肺病
  4. 其他肺部疾病
  5. 体能下降
  6. 免疫抑制(HIV)

7. 器官移植

8. 周围血管疾病

9. 其他

- 肌肉骨骼—职业和运动损伤:
  1. 急性创伤
  2. 骨折
  3. 过度使用综合征/肌腱炎
  4. 拉伤/扭伤
  5. 其他
- 肌肉骨骼疾病:
  1. 截肢和肢体缺陷
  2. 烧伤
  3. 复杂区域性疼痛综合征
  4. 纤维肌痛
  5. 炎性关节炎
  6. 关节置换术/关节成形术
  7. 骨关节炎
  8. 骨质疏松
  9. 其他
- 脊髓损伤
  1. 感染性和炎性疾病
  2. 脊髓脊膜膨出和神经管缺陷
  3. 脊髓型颈椎病
  4. 中毒/代谢性问题
  5. 外伤
  6. 血管疾病
  7. 其他
- 脊柱疾病和神经根病
  1. 颈神经根病
  2. 胸神经根病
  3. 腰神经根病
  4. 退行性椎间盘疾病
  5. 下背痛
  6. 脊椎病和腰椎滑脱
  7. 其他
- 脑外伤
  1. 轻度
  2. 中度/重度
  3. 其他

科目 2:患者评定和管理的重点

- 急性疼痛管理
- 慢性疼痛管理
- 心血管损害
- 认知和语言障碍
- 主要诊断的并发症
- 电诊断评估
- 胃肠道功能障碍
- 泌尿生殖系统障碍
- 老年康复
- 代谢营养问题
- 肌肉骨骼障碍
- 神经系统障碍
- 儿科康复
- 压疮和其他皮肤疾病
- 残障和残疾的预防
- 心理和神经行为障碍
- 肺功能障碍
- 康复管理
  1. 职业康复(重返工作等)
  2. 假肢/矫形器(处方等)
  3. 长期的医疗设备
  4. 治疗计划(物理治疗、作业治疗、物理因子治疗、日常活动能力等)
- 性功能障碍
- 软组织问题和淋巴水肿
- 其他或多重并发症

考试结果

考试结果的正式通知会在考试结束后 6 至 8 周以书面形式发送。 通过/未通过的结果也可在 ABPMR 网站考生个人的"医师主页"上查到。为保护考生的隐私,考试结果不会通过电话、传真或电子邮件寄出。

如要求将结果邮寄到临时地址或新地址,必须以书面形式通过信件、传真或电子邮件提交给 ABPMR 办公室。

资格证明

在申请获得批准并顺利通过考试后,ABPMR 将颁发一份限时资格证书,证明考生已达到

ABPMR 的要求。资格证书的持有者将被认为是 ABPMR 承认的或认证的医师。

考试委员会从 1993 年开始签发为期 10 年的有限期资格证书。证书的期限延到当年的 12 月 31 日。下节中将简要说明资格认证的维持（MOC）程序和要求，详细的介绍参见单独的 MOC 信息手册，可在 ABPMR 网站上获得。1993 年之前授予的证书没有时间限制。1993 年前的证书的持有者可以自愿参加 MOC 计划。

参加培训计划的住院医师必须清楚，PM&R 资格证书的限时规定始于 1993 年。

考试的准备

ABPMR 已经准备了一本题为"认证要求和培训"的小册子，介绍了计算机考试过程，可在 ABPMR 网站上查阅。所有考生应阅读并理解考试流程，包括 ABPMR 政策，以及计算机考试中心的考试政策。

医学院的培训是为住院医师培训中进阶临床知识的积累打下基础。然而，认真准备考试，实际上是从 PM&R 的住院医师培训开始的。大多数考生都需要至少 6 到 8 个月的密集备考时间。不推荐考试前"填鸭式"的备考，这样只会适得其反。部分准备考试的方法将在后面介绍。此外，每个考生都可以有自己的学习方法。

每个考生都有必要自始至终学习一本标准的 PM&R 教材。任何 PM&R 的标准教材，都应该涵盖 PM&R 所有领域的良好的基础知识。理想情况下，考生应该阅读一本好的教材，而不是从一本跳到另一本，除非某本教材中有特别突出的章节。本书和类似的考试委员大纲是考前数周到数月复习重要考试信息的极好工具。本书是作为学习指南设计的，而不是一本综合性的 PM&R 教材。因此，不应将其作为备考的唯一医学信息来源。

可用资源

2015 年 6 月，美国物理医学与康复考试委员会（ABPMR）发布了"第一部分练习试题"，包含 100 个练习题，可在 ABPMR 网站上查阅。也使用过去的住院医师自我评估测试（SAE-R），其中有大量有价值的选择题可供练习。美国物理医学与康复医学会（AAPM&R）可提供年度测试题的印刷版。这些考题不会用于资格考试，但可以评估你 PM&R 范围内的知识掌握程度。此学习指南可在 AAPMR 网站上获得，网址为 www.aapmr.org。

每三到五个考生形成一个学习小组，可以学习不同的教科书和讨论期刊论文。重要的是，小组定期开会，每位小组成员都应该被分配阅读材料。学习材料包括 PM&R 中常见和重要主题的精选评论论文和最新文章。

应避免不加选择地阅读过多期刊论文。无论如何，大多数在考试前 6 到 8 个月就开始备考的考生，是没有时间泛读大量文献的。住院医师培训期间收集的笔记和其他材料也是很好的学习资料。从导师那里收集的临床"要点"将有助于考生记住某些考试重点。

某些特殊的和罕见的疾病，虽然在临床中不常见，但是仍然非常频繁地出现在资格考试中。本书涵盖了大部分这些特殊的疾病。许多公式和重点（如靶心率）是需要牢记的。最重要的是，在住院医师培训期间获得的临床经验和养成的规律的学习习惯是备考最重要的部分。如果有必要，还可以开设复习课程。

考试当天

至少在考试开始前 30 分钟到达考试中心。在开始考试之前，要求考生提供两种形式的身份证明，签署 ABPMR 规则以及完成手掌静脉扫描和口袋检查。你将获得一个储物柜来存放个人物品。考试期间会提供考生一个可擦除记事板和记号笔。考试期间，有足够的时间阅读和回答所有问题。因此，没有必要匆忙或焦虑。你可以注意时间，以确保在过了一半时间的时候，你至少完成了一半的考试。

从回答第一个问题开始，按顺序答题（不要跳过太多）。不要因冗长的问题而惊慌；要寻找问题的要点。当面对一个令人困惑的问题时，不要因为这个问题而分心。标记出来，以便稍后可以找到它，转到下一个问题，然后在最后回到未回答的问题。极为冗长的题干或案例陈述显然是为了测试考生是否有能力区分重要信息与不必要或不重要信息。

尽管有些考生拥有大量的知识和通过考试所必需的临床能力，但仍有可能考试不及格。他们未能通过考试可能是由于没有正确理解或解读问题。理解提问方式细微差别的能力有时被称为"资格考试技巧（Boardsmanship）"。对不擅长选择题的考生来说，较强的问题理解能力是非常重要的。把最后一句话（出现在选项之前的那句）多读几遍对理解如何选择答案非常重要。例如，问题可能会要求您选择正确或不正确的答案。尽管如此，在选择正确答案之前，建议重新检查提问的形式。把每个答案选项通读到底是很重要的。有时，该答案可能只是部分正确。注意限定词，如"next""immediate"或"initially"。另一个选择正确答案的技巧是避免选择答案中含有绝对或严格限定的词，如"always""never"或"must"。另一种确保你选择正确的方法是，在回答问题之前先把答案选项遮住。仔细阅读问题之后，先思考答案，然后再查看答案选项。假设你已经得到了回答这个问题的所有必要信息，如果你的答案不在所提供的答案选项中，说明你可能对问题的理解不正确。遇到案例分析题时，在看答案选项之前先写出诊断。当你意识到（尤其是当答案支持你的诊断时）你是在"正确的轨道"上时，你会很放心。如果你不知道正确答案，可以通过排除一个或几个答案选项，来提高猜中的概率。

考生最好利用临床经验和阅读积累的基本知识来解题。把这些问题当作"现实生活"中遇到病人的时候来处理，远比猜测考官意图或分析问题是否存在陷阱要好得多。ABPMR 没有理由误导考生选择错误的答案。

考试结束后最好不要与其他考生讨论问题或答案。这样的讨论通常会引起更多的恐慌，尽管有些考生可能会产生一种错觉——在考试中表现出色。在任何情况下，每位考生都必须遵守他们对 ABPMR 的承诺，不得讨论或传播试题。

资格认证的维持

考生有责任搜索 PM&R 对重新认证要求的最新消息。最新的要求可取代任何之前的要求，并适用于每位重新认证的申请者。

ABPMR 从 1993 年开始授予有效期为 10 年的限时资格证书。为了维持超过 10 年的行医资格，1993 年及以后获得资格证书，以及持有亚专业资格证书的医师，须参加资格维持（MOC）计划。初次认证和后续 MOC 计划旨在向公众保证，持证的专科医师已顺利完成国家认可的培训计划和通过测试，证实其具备足够的知识、经验和技能，在其专业领域内提供高质量的专科医疗服务。

MOC 计划的构成

MOC 计划基于个人参与 MOC 四个方面的文件：（a）专业地位；（b）终身学习和自我评估；（c）知识、判断能力和技能的评估；（d）医疗实践的改进。在这些组成部分中，MOC 涉及六种能力：医学知识、患者关怀、人际关系和沟通技能、专业精神、基于实践的学习和改进以及系统性的实践。

MOC 要求

I：专业地位

为了维持 ABPMR 资格，持证者必须持有最新、有效且不受限制的医师执业证书。 未能持有有效和无限制的执业医师证书者，将失去 ABPMR 资格。 如果医师执业证书被吊销、暂停或移交，则 ABPMR 认证资格将同时被吊销。

II：终身学习和自我评价

继续医学教育（CME）要求

鼓励持证者每年完成并上报 1 类 CME 学分。持有 2012 年前授予的限时资格证书者，必须在 10 年 MOC 周期内完成并上报至少 300 个 1 类 CME 学分。持有 2012 年及以后授予的限时资格证书者必须在 MOC 周期的第 1 至 5 年和第 6 至 10 年内，分别完成并上报 150 个 1 类 CME 学分。

持证者应保留 1 类 CME 学分的证书，以备考试委员会核查。300 个 CME 总学分中至少有 50% 必须与 PM&R 专业和/或其亚专业相关。

1 类学分 继续教育活动由被认可的学分提供者举办。至少 300 学分必须满足以下继续医学教育的类型：

- 由继续医学教育认证委员会（ACCME）认证的大学、医院、组织和机构举办的 CME 项目。
- 由其他有资质的机构举办的 CME 活动，如美国医学协会（AMA）、AAPMR、学术物理医师协会（AAP）或美国神经肌肉和电诊断医学协会（AANEM）。
- 由美国骨科协会（AOA）授予的 1A 和 2A 类学分。

2 类学分 的上报仅用于追踪目的，不计入最低 300 学分内。

自我评估要求

持有 2012 年前授予的限时资格证书的持证者，必须在 10 年的 MOC 周期内完成四项 ABPMR 认可的自我评估活动。持有 2012 年及以后授予的限时证书的持证者，必须平均每年完成 8 个 CME 学分，涉及 ABPMR 认可的自我评估活动，在其 MOC 周期的第 1 至 5 年和第 6 至 10 年内，共 40 个 CME 学分。已认可的 ABPMR 自我评估可在 ABPMR 网站上查阅。

Ⅲ：专业知识（考试）

注意：从 2020 年开始，ABPMR 持证者将开始使用 CertLink 进行纵向评估，该评估已取代在 2020 年底退役的 MOC 考试。有关如何完成 MOC 第三部分考试的详细信息，请访问 ABPMR 网站。

直到 2020 年最后一次 MOC 考试

该部分包括一项涵盖专业。ABPMR MOC 考试是基于计算机的闭卷考试。考试由与临床实践相关的多项选择题组成。

每次 MOC 考试中多项选择题的数量：

该部分为涵盖所有领域的专业知识考试。ABPMR 的 MOC 考试是闭卷的计算机考试。考试内容为与临床实践相关的多选项选择题。每次 MOC 考试的选择题数量：

- 基本 MOC：160
- 脑外伤医学 MOC：280
- 临终关怀和姑息医学 MOC：240
- 神经肌肉医学 MOC：200
- 疼痛医学 MOC：200
- 儿科康复医学 MOC：280
- 脊髓损伤医学 MOC：280

以下是基本 MOC 考试的简要大纲；请访问 ABPMR 网站以获取更多详细信息。每项内容进一步分为患者评估和诊断、电诊断、患者管理、设备和辅助技术以及应用科学。

- 神经源性疾病：
  1. 脑卒中
  2. 脊髓损伤
  3. 获得性脑创伤
  4. 单神经病和腕管综合征
  5. 多发性神经病
  6. 多发硬化
  7. 运动神经元病
  8. 吉兰-巴雷综合征
  9. 脑瘫
  10. 强直肌营养不良
  11. 炎性肌病
  12. 神经丛病
  13. 神经根病
- 肌肉骨骼医学：
  1. 类风湿关节炎
  2. 骨关节炎
  3. 胶原病
  4. 腰椎间盘突出症
  5. 急性外伤（包括扭伤/拉伤）
  6. 慢性创伤/过度使用（包括肌腱炎/滑囊炎）
  7. 复杂性局部疼痛综合征Ⅰ型（RSD）
  8. 纤维肌痛/肌筋膜痛

9. 骨折(急性和慢性)

10. 骨质疏松

11. 脊柱疾病(包括下背痛)

- 截肢:
  1. 上肢截肢
  2. 下肢截肢
- 医疗康复:
  1. 心血管疾病(包括静脉和动脉疾病)
  2. 淋巴水肿
  3. 哮喘,COPD,肺炎,通气不良
  4. 神经源性肠和膀胱
  5. 性与生殖问题
  6. 癌症
- 康复问题和结局:
  1. 痉挛
  2. 挛缩
  3. 脑积水
  4. 癫痫发作
  5. 压疮
  6. 步态异常
  7. 吞咽困难/误吸
  8. 卧床/体能失调/虚弱
  9. 异位骨化
  10. 言语和语言障碍
  11. 认知障碍(包括痴呆/假性痴呆)和意识障碍
  12. 睡眠障碍
  13. 抑郁
  14. 药物滥用
  15. 疼痛
- 基础科学:
  1. 仪器
  2. 伦理
  3. 标准发育
  4. 体格检查技巧和发现

Ⅳ:实践表现

第四部分包含各种旨在改进实践质量的评估测试。

持有2012年前颁发的限时资格证书的持证者必须在10年的MOC周期内完成至少一个实操测试项目。持有2012年及以后颁发的限时证书的持证者必须在10年的MOC周期内完成两次ABPMR认可的实操测试项目(一次在第1—5年内,另一次在第6—10年内)。在ABPMR网站上可以找到ABPMR实操测试选项列表,以及关于如何提交实操测试项目的更多详细信息。

MOC 要求汇总

证书授予日期	再认证要求
2012年之前	<ul><li>执照</li><li>完成并上报至少300个1类CME学分</li><li>完成至少四项ABPMR认可的自我评估活动</li><li>考试</li><li>至少完成一个ABPMR认可的实操测试项目</li></ul>
2012年及以后	<ul><li>执照</li><li>完成并上报至少150个1—5年的1类CME学分和150个6—10年的1类CME学分,总计300个1类CME学分</li><li>完成第1—5年内涉及ABPMR认可的自我评估项目的40个SA-CME学分,第6—10年的40个SA-CME学分</li><li>考试</li><li>完成两个ABPMR认可的实操测试项目(一个在第1—5年,一个在第6—10年)</li></ul>

ABPMR,美国物理医学与康复考试委员会;MOC,资格的维持;SA-CME,自我评估继续医学教育。

证书授予

考试委员会将向每位成功完成MOC程序的持证人授予10年期的资格证书。在获得证书之前,持证人必须完成所有MOC计划要求,并支付所有到期的年费。

在资格证书到期之前没有完成所有MOC计划要求的持证人,可根据ABPMR的MOC恢复政策,重新恢复其持证状态。

考试统计

截至 2019 年授予的 PM&R 证书总数：13 476

第一部分：计算机考试	2019 年 8 月
参加考试总人数	499
首次参加考试总人数	410
首次通过总人数	388/94.6%
首次不通过总人数	22/5.4%
第二部分：口试	2019 年 5 月
参加考试总人数	496
首次参加考试总人数	418
首次通过总人数	405/96.89%
首次不通过总人数	13/3.11%

截至 2019 年 MOC 数据

计算机考试	2019 年 2 月
参加考试总人数	586
首次参加考试总人数	580
首次通过总人数	576/99.31%
首次不通过总人数	4/0.69%

　　请联系 ABPMR 获取有关资格认证和再认证的更多详细信息和最新信息。

美国物理医学和康复考试委员会（ABPMR）

3015 Allegro Park Lane SW

明尼苏达州罗切斯特 55902-4139

电话：507-282-1776

传真：507-282-9242

网址：www.abpmr.org

电子邮件：office@abpmr.org

Kathryn Eckert，DO

（刘垚 译，敖丽娟 毕胜 审校）

目 录

人卫运动防护与
康复读者专享群

第一章 脑卒中

第一节 概述

一、脑卒中的定义

1. 一种迅速出现的局灶或全脑功能紊乱的临床症状，并且持续超过 24h 不缓解，或者出现除血管源外无其他任何致死原因的脑血管事件（Aho et al，1980）。

2. 症状<24h 者，为短暂性脑缺血发作（transient ischemic attack，TIA）。

3. 可逆性缺血性神经功能缺损（RIND）：这个术语已经不再使用。

二、流行病学

1. 脑卒中是美国第五大死亡原因，仅次于心脏病、癌症、慢性下呼吸道疾病和意外事故（意外伤害）。

2. 美国心脏协会（AHA）预计每年有 795 000 例脑卒中：610 000 例新发病例和 185 000 例复发病例（Benjamin et al.，2018）。

3. 2010 年，美国有近 680 万脑卒中幸存者（男性约 300 万人，女性约 380 万人）。

4. 1975—1979 年期间和 1950—1954 年期间相比，脑梗死和脑出血病例减少了 46%（Broderick，1993）。

下降的原因是加强了高血压（hypertension，HTN）和心脏病的管理，以及减少吸烟。

5. 1975—1979 年期间和 1950—1954 年期间相比，脑梗死和脑出血发病率增加了 17%（归因于 CT 扫描使用增加）。

6. 据报道，动脉瘤破裂的发生率约为每年 10/10 万（美国每年约有 30 000 人）。

7. 自 20 世纪 50 年代以来，脑卒中的死亡率一直在下降。

（1）20 世纪 70 年代出现明显下降，可能与 HTN 诊断和治疗的进展有关。

（2）1999—2009 年，脑卒中年死亡率下降了 36.9%，实际脑卒中死亡人数下降了 22.9%。

（3）2005—2015 年，经年龄调整后的脑卒中死亡率下降了 21.7%，实际脑卒中死亡人数下降了 2.3%（Benjamin et al.，2018）。

（4）2015 年，约 62% 的脑卒中死亡发生在医院外。

（5）美国社区动脉粥样硬化风险（ARIC）研究（1987—2011 年美国四个城市）的数据显示，卒中后 30d 累计全因死亡率为 10.5%，1 年为 21.2%，5 年为 39.8%，24 年随访结束时为 58.4%（Benjamin et al.，2018）。

（6）在脑卒中发生后的 30d 内，90% 的死亡原因是脑损伤的直接影响，或者是脑卒中导致的运动障碍并发症（Dennis et al.，1993）。

（7）在脑卒中发生后的 30d 至 6 个月期间，44% 的死亡原因是首次脑卒中后继发的并发症或直接影响（Dennis et al.，1993）。

（8）6 个月后，大部分的死亡原因是心血管疾病（非脑卒中）或者猝死（Dennis et al.，1993）。

8. 2018 年心脏病和脑卒中统计（Benjamin et al.，2018）。

（1）大约 12% 的脑卒中是有 TIA 预警的。TIA 的患病率在 65—69 岁的男性中为 2.7%，在 75—79 岁的男性中为 3.6%（Kleindorfer et al.，2005；Lisabeth et al.，2004）。

（2）TIA 后的短期脑卒中风险，2d 为 3%~10%，90d 为 9%~17%。

（3）经过高危期存活的 TIA 患者，10 年脑卒中风险约为 19%，10 年脑卒中、心肌梗死（MI）或者血管死亡风险合计为 43%（每年 4%）。

📖 三、危险因素（Stewart，1999）

（一）不可干预的危险因素

1. 年龄：年龄是全球范围内脑卒中最重要的危险因素。男性和女性在 55 岁以后的发病率都有增加。

55 岁之后，每 10 年脑卒脑卒中险增加 1 倍以上。

2. 性别（男性>女性）。

3. 种族（非裔美国人 2 倍>白种人>亚洲人）。

4. 脑卒中家族史。

（二）可干预（治疗）的危险因素

1. 高血压：在缺血性脑卒中和出血性脑卒中，高血压是最重要的、可干预的危险因素（风险增加 7 倍）。降低血压（BPs）可以降低脑卒中的复发率。最近，在皮质下小卒中二级预防（SPS3）试验中降低血压的研究显示，以收缩压（SBP）<130mmHg（与 130~149mmHg 相比）为目标，卒中发生率可能降低 20%，脑出血（intracerebal hemorrhage，ICH）发生率降低 2/3（Benjamin et al.，2018）。

2. TIA 史或既往卒中：如果不治疗，约 5% 的 TIA 患者会在 1 个月内发生脑卒中，约 14% 的患者会在 1 年内发生脑卒中。短暂性脑缺血发作后，90d 内脑卒中的风险为 3%~17.3%，且 30d 内风险最高（Coull et al.，2004；Johnston et al.，2003）。

3. 心脏病。

（1）充血性心力衰竭（congestive heart failure，CHF）和冠状动脉疾病（coronary artery disease，CAD）增加 2 倍的风险。

（2）心脏瓣膜病和心律失常增加栓塞性脑卒中的风险。

📖 4. 心房颤动：心房颤动（atrial fibrillation，AF）是脑卒中的首要危险因素，在所有年龄段独立增加 5 倍的风险（Benjamin et al.，2018）。

（1）AF 所致脑卒中的百分比从 50—59 岁中的 1.5%，增加到 80—89 岁年龄段的 23.5%。

（2）脑卒中人群中 AF 患者随年龄增长而增加：50 岁以下患病率为 2%，70 岁 15%，80 岁 28%，90 岁以上 40%（Jørgensen et al.，1996）。

（3）AF 与年龄增加、CAD、既往脑卒中和收缩压增高有关，但与性别、糖尿病或既往 TIA 无关（Jørgensen et al.，1996）。

5. 糖尿病：糖尿病患者脑卒中风险增加 2 倍。病程 3 年以上的糖尿病患者与缺血性脑卒中发生率的增加有关（Benjamin et al.，2018）。

6. 吸烟：吸烟是缺血性脑卒中和蛛网膜下腔出血（SAH）的危险因素。与不吸烟者或戒烟>10 年的人相比，目前仍吸烟者患脑卒中的风险要高出 2~4 倍（Benjamin et al.，2018）。

7. 颈动脉狭窄（伴有颈动脉杂音）：颈动脉内膜切除术（CEA）对于 50%~69% 的症状性狭窄的患者预防脑卒中有一定益处（绝对风险降低 4.6%），对于 70%~99% 狭窄的患者有明显获益（绝对风险降低 16.0%）。

8. 酒精（ETOH）滥用/可卡因使用：每天饮酒<2 杯的相对风险为 0.51；每天喝 7 杯以上的相对风险为 2.96（Sacco et al.，1999）。

9. 大剂量雌激素（避孕药）：与吸烟有关的风险会显著增加。

10. 与高凝状态相关的系统性疾病。

（1）红细胞（RBC）计数、血细胞比容、纤维蛋白原升高。

（2）蛋白质 S 和 C 缺乏。

（3）镰状细胞性贫血。

（4）癌症。

11. 高脂血症：一些临床试验表明，使用降胆固醇药物可以降低发生脑卒中的风险［使用 3-羟基-3-甲基-谷氨酸辅酶 A（HMG-CoA）还原酶抑制剂可以降低脑卒中的风险约 30%］。

低密度脂蛋白-胆固醇（LDL-C）与脑卒脑卒中险增加有关，且 LDL-C 可能与大动脉粥样硬化亚型有更强的相关性（Benjamin et al.，2018）。

12. 偏头痛（HAs）

13. 睡眠呼吸暂停。

14. 卵圆孔未闭（PFO）。

15. 体力活动：多项研究表明，久坐时间（例如坐位休息）与心血管疾病和脑卒中风险之间存在显著的相关性，而与体力活动水平无关（Benjamin et al.，2018）。

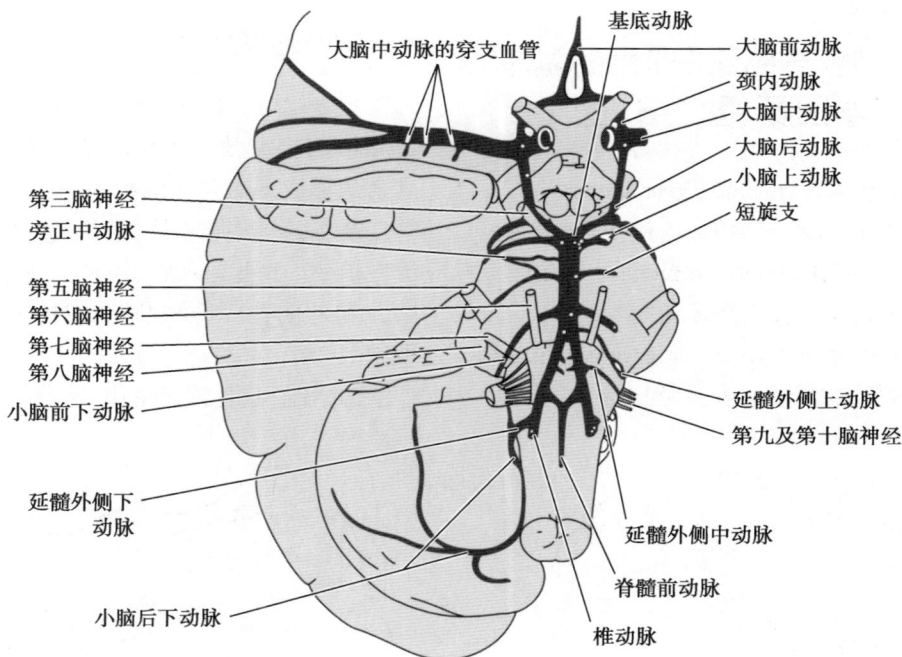

图 1-1 椎基底动脉系统与脑干有关的主要血管

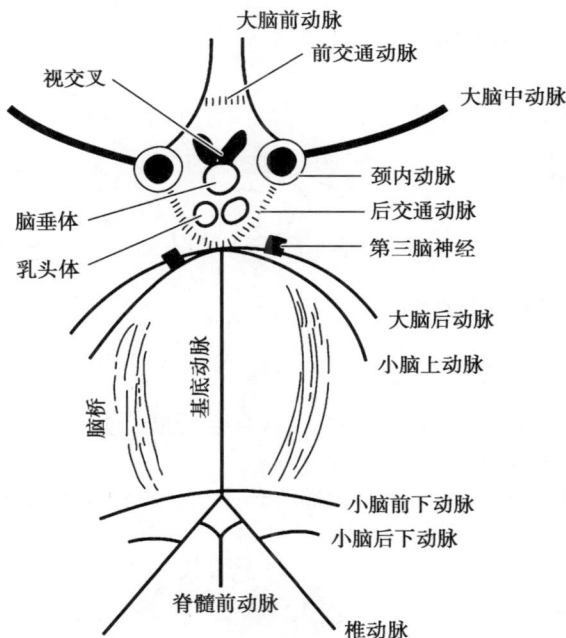

图 1-2 Willis 环是存在于大脑中的一只凶猛蜘蛛。他的名字是 Willis! 注意他有一个鼻子；愤怒的眉毛；两个吸盘；向外看的眼睛；一个平头；触角；毛茸茸的胡子；八条腿；一个肚子，从你的视角来看，是瘦的（基底动脉）或胖的（脑桥，位于基底动脉的一端到另一端）；后腿上有两个触角；和男性生殖器。从下面看大脑，为颈动脉的横截面

资料来源：Goldberg S. *Clinical Neuroanatomy Made Ridiculously Simple*. 5th ed. Miami，FL：Medmaster Inc.；2014.

16. 营养：坚持富含坚果和橄榄油的地中海式饮食可以降低脑卒中的发病率（Benjamin et al.，2018）。

（三）其他危险因素（Benjamin et al.，2018）

1. 地理位置 美国东南部的脑卒中风险高于其他"脑卒中带"地区（北卡罗来纳州、南卡罗来纳州、乔治亚州、田纳西州、密西西比州、阿拉巴马州、路易斯安那州和阿肯色州）。

2. 社会经济因素 有证据表明，低收入人群中的脑卒中患者多于高收入人群。

第二节　脑卒中相关血管的基本神经解剖学回顾（图1-3~图1-6）

1. 大脑中动脉（middle cerebral artery，MCA）供应大脑半球的大部分侧面。

2. 大脑前动脉（anterior cerebral artery，ACA）供应大脑半球的内侧，从终板到楔叶。

3. 大脑后动脉（posterior，cerebral，artery，PCA）供应颞叶的后下面和视觉皮层。

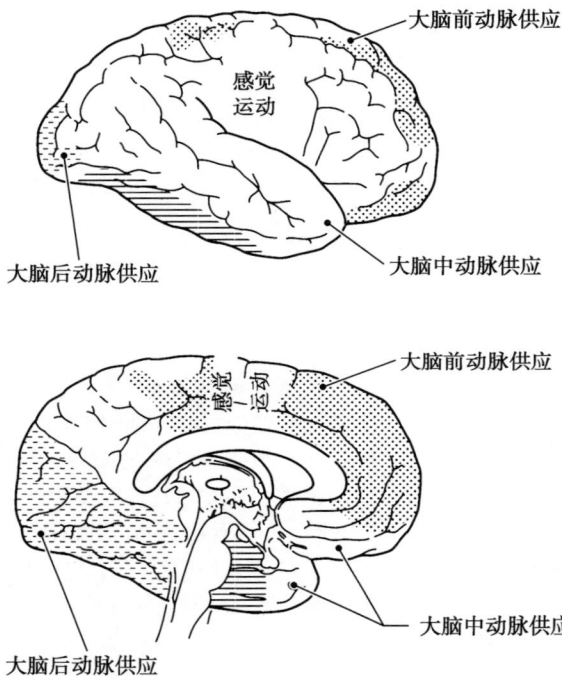

脑脊液循环（图1-7）

📖 1. 脑脊液（CSF）主要是由侧脑室、第三脑室和第四脑室脉络膜丛的室管膜细胞产生的，其余的形成于血管周围和脑室壁。

📖 2. 脑脊液循环从侧脑室循环到室间孔、第三脑室、中央导水管、第四脑室、第四脑室正中孔和外侧孔，以及大脑和脊髓表面的蛛网膜下腔。

3. 出血可堵塞室间孔，导致脑积水。

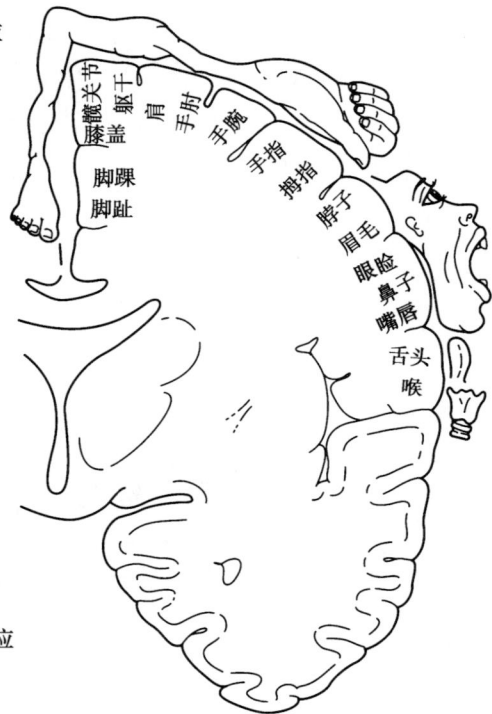

图1-3　脑部主要运动功能区的血管供应图。可见，下肢运动区由 ACA 供给，上肢运动区由 MCA 供给

ACA. 大脑前动脉；MCA. 大脑中动脉

资料来源：From Rosen P. *Emergency Medicine—Stroke*. 3rd ed. St. Louis：Mosby；1992，with permission.

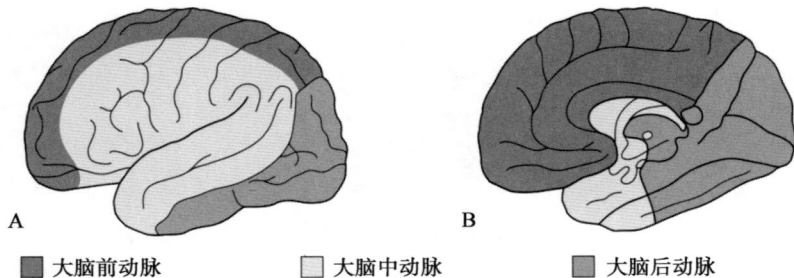

■ 大脑前动脉　　□ 大脑中动脉　　■ 大脑后动脉

图1-4　三条大脑动脉的皮层供血区域

A. 大脑半球的侧面；B. 大脑半球的内侧和下侧面

内侧

大脑前动脉

尾状核

侧脑室

丘脑

第三脑室

大脑后动脉

丘脑底核

黑质

大脑脚底

脉络膜前动脉

大脑中动脉的穿支
(外侧豆纹动脉)

内囊

壳核

苍白球

大脑中动脉

尾状核

侧脑室

大脑后动脉

视束

杏仁核

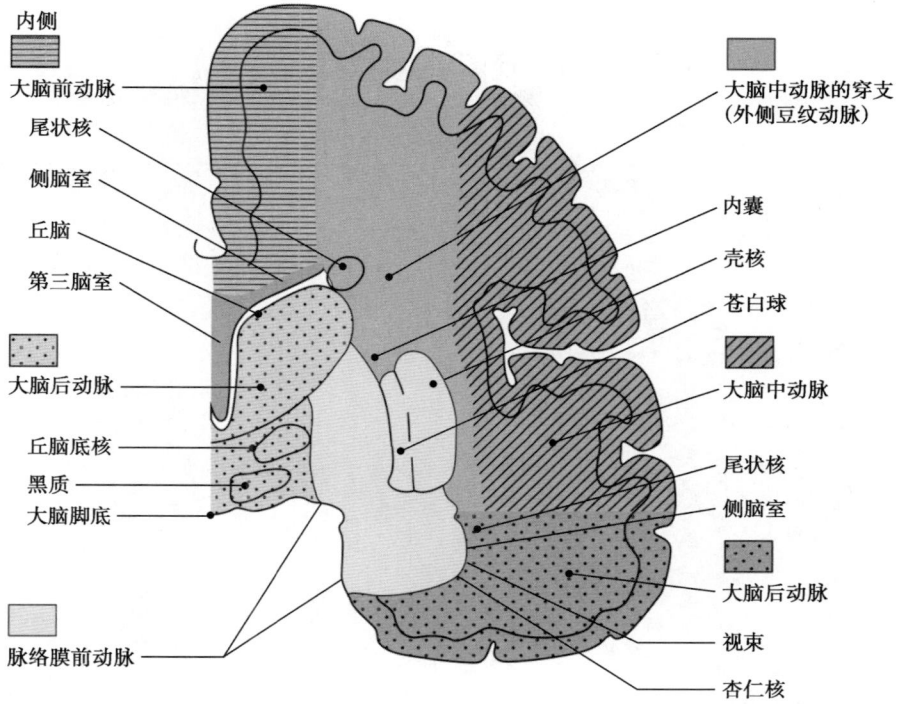

图 1-5 主要血管区域如图所示,这是大脑半球在丘脑和内囊水平的冠状切面图

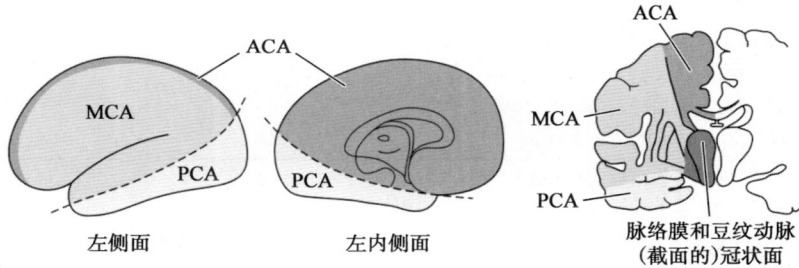

ACA

MCA

PCA

左侧面

ACA

PCA

左内侧面

ACA

MCA

PCA

脉络膜和豆纹动脉
(截面的)冠状面

图 1-6 大脑的血液循环

ACA. 大脑前动脉;MCA. 大脑中动脉;PCA. 大脑后动脉

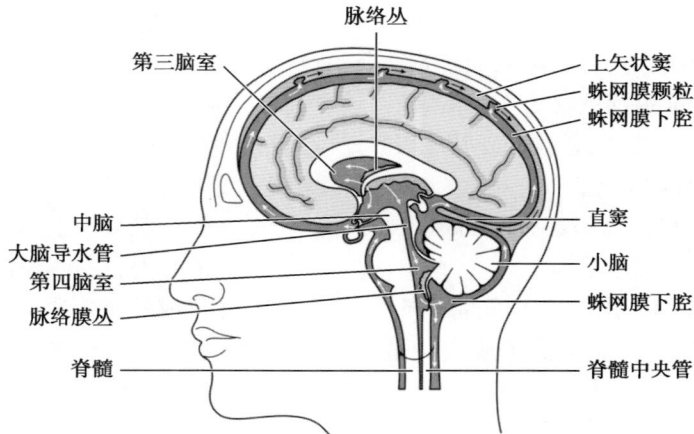

脉络丛

第三脑室

上矢状窦

蛛网膜颗粒

蛛网膜下腔

中脑

大脑导水管

第四脑室

脉络膜丛

脊髓

直窦

小脑

蛛网膜下腔

脊髓中央管

图 1-7 脑脊液循环

📖 第三节　脑卒中类型（表 1-1）

表 1-1　脑卒中类型

	缺血（87%）			出血（13%）	
	血栓形成性	栓塞性	腔隙性	ICH-高血压	SAH-动脉瘤破裂
发生率（%）	48	26	13	10	3
与发病相关的因素	睡眠时发生	觉醒时发生		90% 病例在病人平静无压力时发生 黑人>白人	活动时发生（经常是重体力活动）
主要原因/病因学	严重狭窄部位远端低灌注或者大血管闭塞	主要为心脏来源	小病灶（<15~20mm）主要见于 ● 壳核 ● 脑桥 ● 丘脑 ● 尾状核 ● 内囊/放射冠	高血压	动脉瘤破裂和血管畸形
临床表现	症状缓慢、逐渐、进展性地出现	症状突然、迅速地出现（可能会发生癫痫）	突然或逐渐起病	渐进性（几分钟到几天）或突发性局灶神经功能缺损	急性起病
与 TIA 的联系	50% 有 TIA 病史（50% 发生在与先前 TIA 相同的血管区域）	TIA 比血栓形成性少见；11% 有 TIA 病史	23% 有 TIA 病史	8% 有 TIA 病史	7% 有 TIA 病史

ICH. 脑内出血；SAH. 蛛网膜下腔出血；TIA. 短暂性脑缺血发作

一、缺血性脑卒中

缺血性脑卒中分类

（一）血栓性脑卒中（大动脉血栓形成）：占所有脑卒中的 48%。

1. 通常发生在睡眠中（患者醒来时经常意识不到出现神经功能缺损症状）。

2. 可能有"波动"，神经功能缺损间歇性进展，或者缓慢进展（超过 24~48h）。

3. 罕见重度意识丧失（loss of consciousness，LOC），除非梗死面积大或累及脑干。

4. 神经功能缺损因受累脑区不同而不同。

5. 严重狭窄部位远端低灌注或大血管闭塞。

6. 来源于不全闭塞动脉的栓子可能导致突然的神经功能缺损。栓塞可能是颅外动脉狭窄或溃疡斑块导致的。

（二）栓塞性脑卒中：占所有脑卒中的 26%。

1. 迅速出现神经功能缺损。

2. 经常出现在清醒时。

3. 脑卒中发作时可发生癫痫。

4. 最常见的原因是心脏来源：附壁血栓和血小板聚集。

5. 栓子最常见的来源是心房颤动引起的心脏血栓。也可以来源于风湿性心脏病（如二尖瓣狭窄）、心肌梗死后、细菌性或萎缩性心内膜炎或人工心脏瓣膜上的赘生物。

（1）由心内直视术后或颈动脉或主动脉弓粥样硬化形成的血凝块引起。

（2）栓子可自行脱落或在侵入性心血管手术（如心导管插入术）后脱落。

📖（3）75% 的心源性栓子流向大脑。

6. 有时，栓子可能由脂肪（来自长骨骨折）、空气（在减压病中）或者通过卵圆孔未闭的静脉血栓(反常栓子)组成。

7. 锁骨下动脉血栓很少会栓塞椎动脉或其分支。

(三)腔隙性脑卒中:占所有脑卒中的13%(见表1-4)

1. 突发或逐渐进展起病:高达30%的患者进展缓慢,时长超过36h。

2. 腔隙性梗死灶(<15mm),位于壳核、脑桥、丘脑、尾状核和内囊。

3. 是由小动脉病变或动脉闭塞(大血管深穿支闭塞)引起的。

4. 受累血管为直径50~200mm的小动脉。

5. 与HTN有较强的相关性(高达81%);也与微动脉粥样硬化、微栓塞相关,与动脉炎无关。

6. 约2/3的病例CT可以显示病灶(MRI可能更敏感)。

7. 通常是相对单纯的综合征(运动、感觉),

后面讨论。

8. 高级皮质功能(语言,运用,非优势半球综合征,视觉)的缺失。

缺血性脑卒中的神经解剖定位(Ropper& Samuels,2009)

(一)前循环

1. 颈内动脉(图1-8)

(1)最多变的综合征。闭塞最常发生在颈内动脉(ICA)的第一段紧靠颈动脉分叉的位置。ICA闭塞常常无症状(30%~40%的病例)。

(2)眼梗死:视网膜分支动脉或视网膜中央动脉栓塞。

(3)短暂性单眼盲(黑矇):ICA供应视神经、视网膜以及大脑。大约25%的ICA闭塞病例发生卒中前曾有过短暂的单眼失明。因为有侧支供血,视网膜中央动脉缺血是罕见的。

(4)脑梗死:表现多样。完全性ICA闭塞的临床表现可以从无症状(如果有良好的侧支循环)

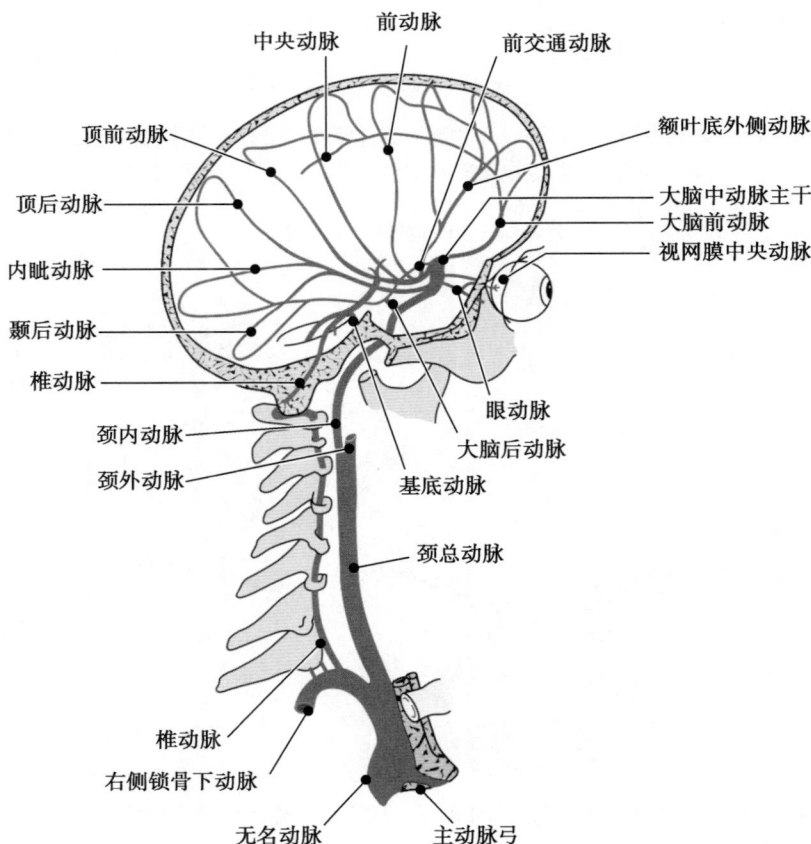

图1-8　右侧面从心脏到大脑的主要动脉解剖图。注意颈内动脉的位置和走行

到 ACA 和 MCA 供血区的严重、大面积梗死。

（5）远端 ICA 闭塞影响部分或全部同侧 MCA 供血区域，当前交通动脉较小时，影响同侧 ACA 供血区域。患者会出现对侧运动和/或感觉症状。

2. 大脑中动脉（MCA）（图 1-9A 和图 1-9B）

闭塞发生在 MCA 的主干或者大脑外侧裂的两个主要分支之一（上干或下干）。

（1）MCA 上干。

① MCA 上干供应中央区和中央前区。

📖 ② MCA 上干闭塞的最常见原因是栓塞。表现为对侧感觉和运动缺陷，面部和手臂>腿。

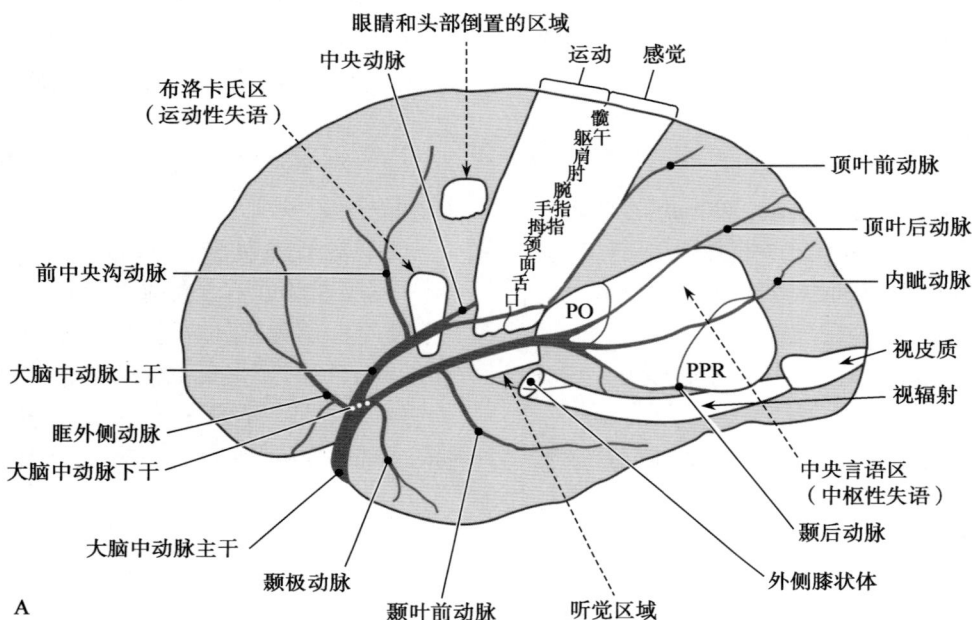

图 1-9（A）　大脑中动脉（MCA）在大脑半球外侧面的分布。显示主要的脑定位区域

PO. 顶叶岛盖（传导性失语）；PPR. 顶叶区（失读伴失写症）

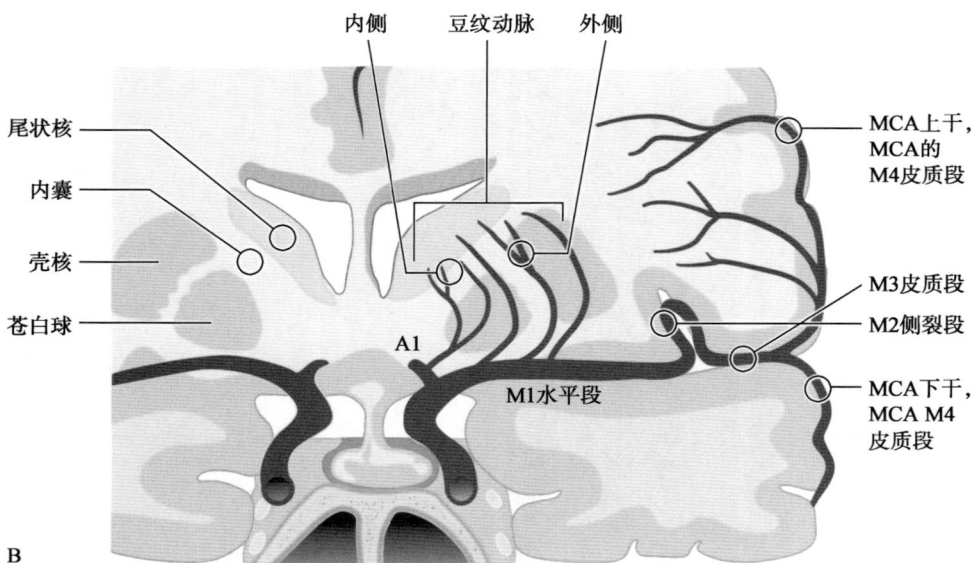

图 1-9（B）　M1 水平段形成外侧豆纹动脉，供应苍白球、壳核和内囊后肢。M2 侧裂段供应颞叶、岛叶、顶叶和额叶下外侧。M3 皮质段供应外侧大脑皮质。MCA：大脑中动脉

③头部和眼球转向梗死侧。

④左侧病变(优势半球):先出现完全性失语,后转变为 Broca 失语症(运动言语障碍)。

⑤右侧病变(非优势半球):空间知觉缺陷,偏侧忽略,结构性失用症、穿衣失用症。

⑥肌张力通常在开始时减弱,在几天或几周后逐渐升高,出现痉挛状态。

⑦短暂 LOC 不常见。

(2)MCA 下干。

①MCA 下干供应颞叶外侧和下顶叶。

②单侧病变:上斜视或同向偏盲。

③左侧病变:Wernicke 失语症。

④右侧病变:左侧视觉忽略。

3. 大脑前动脉(ACA)(图 1-10)

如果闭塞发生在 ACA 主干与前交通动脉的交界处,由于对侧 ACA 有足够的侧支循环,通常代偿良好。

(1)前交通动脉一侧远端 ACA 的闭塞导致。

📖①对侧无力和感觉丧失,主要影响对侧下肢远端(足部/小腿受累比大腿多)。

②上肢(UE)轻度受累或不受累及。

③头部和眼球明显转向病灶侧。

📖④可能存在尿失禁,伴对侧强握反射和张力异常性强直(非自主抗拒)。

⑤左侧受累可产生经皮质运动性失语症。

📖⑥步态和站姿紊乱,即步态失调。

📖(2)如果两侧大脑前动脉共干梗死,主要发生在双侧大脑半球的内侧,导致失语症、截瘫、便失禁和额叶/人格障碍(如情绪不稳定、释放症状、淡漠)。

(二)后循环:椎基底动脉和大脑后动脉

1. 大脑后动脉(PCA)(图 1-10)

(1)由于 PCA 供应脑干上部、颞叶下部,同时供应枕叶内侧,故其闭塞可以出现多种临床症状。

(2)由于解剖变异,PCA 的闭塞区域各不相同。

①在 70% 的情况下,两侧 PCA 均起源于基底动脉,并通过后交通动脉与颈内动脉相连。

②20%~25% 的情况:一侧 PCA 来自基底动脉;一侧 PCA 来自 ICA。

③5%~10% 的情况:两侧 PCA 均起源于颈内动脉。

(3)临床表现

📖①视野缺损(图 1-11):双侧受累时,患者可能否认皮质盲,即 Anton 综合征。

②可能患有脸盲症(不能识别面部)。

③视觉重复(反复出现异常的视觉图像)。

④失读症(不能阅读)。

⑤无失写症的失读症(患者能写但不能读

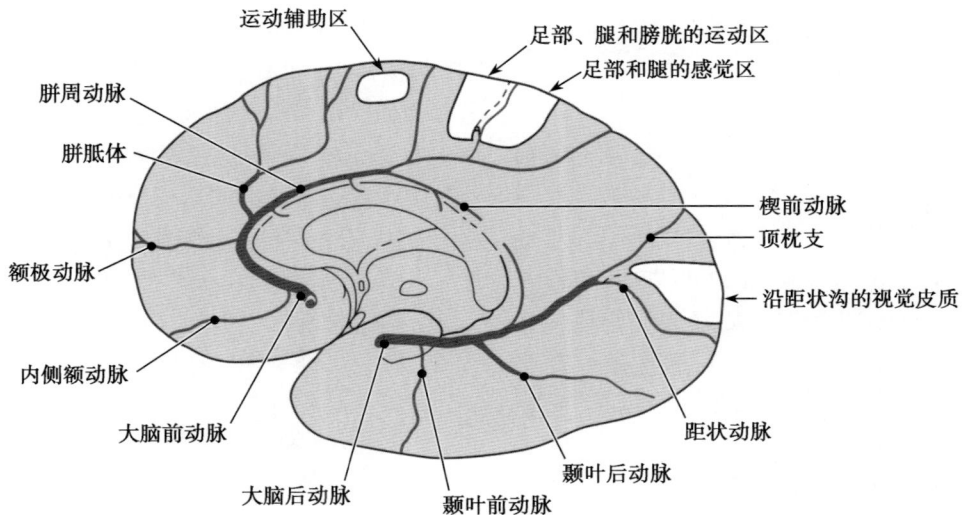

图 1-10　ACA 和 PCA 在大脑半球内侧的分布,显示了主要的大脑定位区域

ACA. 大脑前动脉;PCA,大脑后动脉

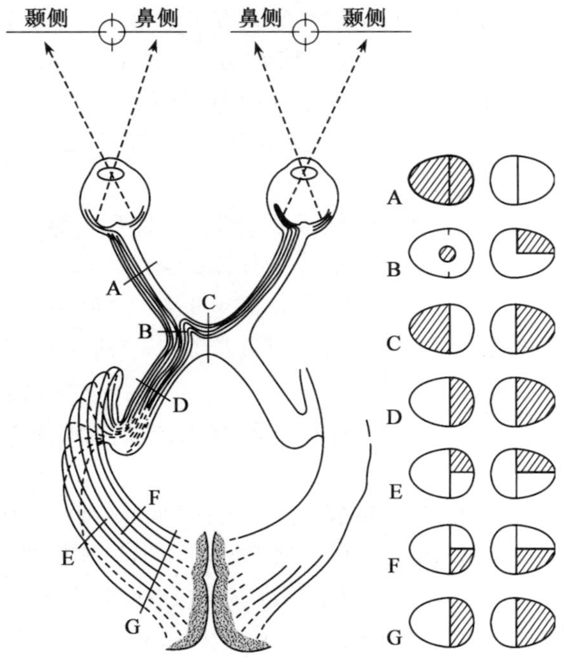

图 1-11　图示视觉传导通路各部位病变对视野的影响

A. 由于视神经损伤导致左眼全盲；B. 通常的影响是左侧中央盲点伴有上象限盲。后者是由投射到左视神经（Wilbrand 膝部）底部的右视网膜鼻侧纤维损害引起的，左鼻侧偏盲可以由此处的病变引起，但是罕见；C. 视交叉损害引起双颞侧偏盲；D. 视束损伤引起右侧同向性偏盲；E 和 F. 视辐射损害引起右上、右下象限盲；G. 视中枢损害引起右侧同向性偏盲

资料来源：From Ropper AH, Samuels MA, Klein JP. *Adams and Victor's Principles of Neurology*. 10th ed. New York, NY：McGraw-Hill；2014, with permission

或识别写的文字）。

　　⑥ 经皮质感觉性失语（不能理解书面或口头文字；但患者可以复述）。

　　📖 ⑦ 由 PCA 的脚间分支供应的结构，包括动眼神经（CNⅢ）和滑车神经（CNⅣ）和神经核。

　　📖 ⑧ 以上分支闭塞引起的临床综合征包括Weber（中脑腹侧部）综合征（对侧偏瘫伴动眼神经麻痹）（稍后讨论）和滑车神经麻痹（垂直凝视性麻痹）。

　　2. 椎基底动脉系统（见图 1-1 和图 1-2）

　　（1）椎基底动脉供应中脑、脑桥、延髓、小脑和大脑半球的后侧和腹侧（通过 PCAs）。

　　① 椎动脉起源于锁骨下动脉，是供应延髓的主要动脉。

　　② 在桥髓交界处，两侧椎动脉汇合形成基底动脉，为脑桥和中脑提供血液供应。

　　③ 小脑由起源于椎动脉的小脑后下动脉（PICA）以及起源于基底动脉的小脑前下动脉（AICA）和小脑上动脉供应。

　　（2）椎基底动脉系统受累可以表现为下列任一症状的组合。

　　① 眩晕。

　　② 眼球震颤。

　　③ 运动功能异常，常为双侧的。

　　④ 同侧的颅神经（cranial nerve，CN）功能障碍。

　　📖 ⑤ 交叉征：同侧面部和对侧肢体运动或感觉障碍；共济失调、吞咽困难、构音障碍。

　　📖（3）重要提示：没有皮质征（如失语症或认知障碍），这是前循环受累的特征。

　　📖（4）重要提示：孤立性眩晕可能是椎基底动脉供血不足的最初和唯一的症状，但在椎基底动脉供血不足时眩晕发作通常持续不到30min，且无相关听力损失。如果眩晕无其他症状，尤其是眼球震颤，则应考虑诊断为良性阵发性体位性眩晕（BPPV）（Bhattacharyya et al.，2008）。

二、椎基底动脉系统综合征

　　📖（一）Wallenberg（延髓背外侧）综合征

　　1. Wallenberg 综合征也被称为延髓背外侧综合征、PICA 综合征和椎动脉综合征。

　　2. 这种综合征是神经学中最突出的一种。是由于以下动脉的闭塞造成的。

　　（1）椎动脉（10 例中有 8 例）。

　　（2）小脑后下动脉。

　　（3）延髓外侧上动脉。

　　（4）延髓外侧中动脉。

　　（5）延髓外侧下动脉。

　　3. 体征和症状包括以下情况（表 1-2A）

　　（1）同侧

　　① 霍纳综合征（上睑下垂、无汗和瞳孔缩小）。

　　② 同侧面部的痛、温觉减退。

表 1-2A　Wallenberg 综合征的症状和病变部位

症状	病变部位
同侧霍纳综合征（上睑下垂、瞳孔缩小、无汗）	交感神经纤维
同侧面部痛温觉丧失	三叉神经脊髓束
同侧共济失调（UE>LE）	脊髓小脑束
对侧上肢/下肢痛温觉丧失	脊髓丘脑束
吞咽困难，呃逆，声音嘶哑	疑核，CNIX和CNX神经
眩晕，恶心，呕吐	前庭神经核

CN. 颅神经；LE. 下肢；UE. 上肢

资料来源：Adapted from Zorowitz RD, Harvey RL. *Stroke syndromes*. In: Cifu DX, ed. Braddom's Physical Medicine and Rehabilitation. 5th ed. Philadelphia, PA: Elsevier; 2016: 1015.

③ 同侧肢体共济失调等小脑体征（患者向患侧跌倒）。

（2）对侧

① 对侧肢体的痛、温觉减退。

② 吞咽困难、构音障碍、声音嘶哑、声带瘫痪。

③ 眩晕、恶心、呕吐。

④ 呃逆。

⑤ 眼球震颤、复视。

注：此综合征无面瘫或肢体无力。

（二）Benediikt 综合征（红核/中脑被盖）

1. 基底动脉或 PCA 的脚间支闭塞，或两者皆有。

2. 同侧 CNⅢ神经麻痹伴有瞳孔散大，对侧感觉减退（内侧丘系）。

3. 红核损伤所致的对侧运动增多（共济失调、震颤、舞蹈症、手足徐动症）。

（三）脑干旁中部（中部）综合征（表 1-2B）

1. 脑干的旁中区包含如下。

（1）颅神经运动核。

（2）皮质脊髓束。

（3）内侧丘系。

（4）皮质脑干束。

2. 体征/症状包括如下。

（1）同侧的 CN 麻痹。

（2）对侧偏瘫。

脑干 CN 核的大体位置

📖 注：*CNⅠ和 *CNⅡ核位于端脑和间脑。CNXI有延髓和脊髓两个部分。CNXI的脊髓支起源于 C_1~C_6 脊髓前角。

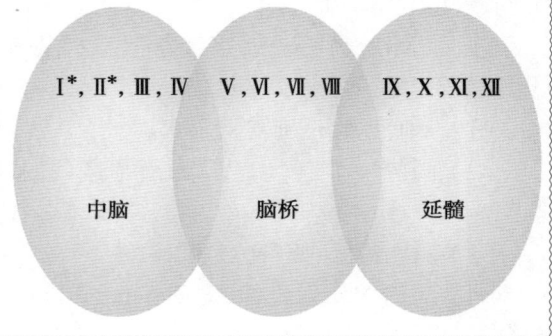

Ⅰ*, Ⅱ*, Ⅲ, Ⅳ	Ⅴ, Ⅵ, Ⅶ, Ⅷ	Ⅸ, Ⅹ, Ⅺ, Ⅻ
中脑	脑桥	延髓

表 1-2B　脑干旁中部（中部）综合征

Weber 综合征 大脑脚综合征	MILLARD-GUBLER 综合征 脑桥腹外侧综合征	延髓内侧综合征"另一个病变"
同侧 CNⅢ麻痹	同侧 CNⅥ 麻痹（常累及 CNⅦ）	同侧 CNⅫ麻痹
对侧偏瘫	对侧偏瘫（向内侧丘系延伸为 Raymond-Foville 综合征伴病灶侧凝视麻痹）	对侧偏瘫
	对侧继发于内侧丘系损伤的丘系（触觉）感觉丧失	对侧丘系感觉丧失

CN. 颅神经

注 1. Weber 综合征（中脑底部；见表 1-2B，表 1-3）

（1）PCA 的脚间支或脉络膜后动脉堵塞，

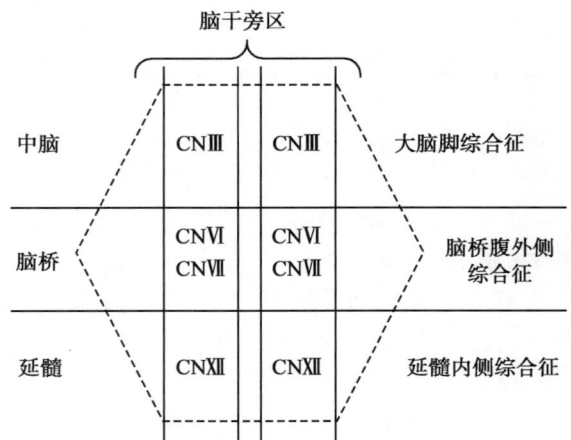

脑干旁中央的简易图和相关综合征

或两者皆有。

（2）同侧的 CNⅢ 瘫痪。

（3）对侧偏瘫、对侧帕金森体征、对侧共济失调（轻度共济失调）。

注 2. Millard-Gubler 综合征（脑桥腹侧）（见表 1-2B，表 1-3）

（1）基底动脉长旋支阻塞。

（2）同侧展神经（CNⅥ）和面神经（CNⅦ）麻痹。

（3）对侧偏瘫、偏身感觉障碍。

（4）向内侧丘系延伸，即 Raymond-Foville 综合征（伴病灶侧凝视麻痹）。

注 3. 延髓内侧综合征［内侧延髓（见表 1-2B，表 1-3）］

（1）延髓内侧综合征是由于椎动脉及其分支（延髓上部）或者脊髓前动脉（延髓下部和颈髓连接处）的闭塞（通常为动脉粥样硬化血栓形成）而导致的。

（2）少见；延髓内侧梗死与延髓外侧梗死的比例约为 1∶10~2∶10。

（3）症状和体征

① 同侧舌下神经麻痹（向病变一侧偏斜）。

② 对侧轻偏瘫。

③ 对侧丘系感觉丧失（本体感觉和位置觉）。

表 1-3　脑干综合征

部位	主要动脉	脑干病变（旁中央区综合征）	脑干外侧病变
中脑	大脑后动脉	大脑脚综合征	
脑桥	基底动脉	脑桥腹外侧综合征	
延髓	椎动脉（或脊髓前动脉）	延髓内侧综合征"另一个病变"	延髓背外侧综合征

（四）基底动脉闭塞综合征

1. 闭塞可能来源于以下几种情况

（1）基底动脉本身的动脉粥样硬化斑块（通常是下 1/3 段）。

（2）双侧椎动脉闭塞。

（3）一侧椎动脉优势且闭塞。

2. 注意

（1）血栓形成通常只堵塞基底动脉的一个分支而不是主干。

（2）如果栓子通过椎动脉，通常停留在大脑后动脉或基底动脉的顶端。

（3）可引起核间性眼肌瘫痪、共轭水平凝视麻痹或眼球浮动。上睑下垂和眼球震颤比较常见，但多变。可见颚肌阵挛或昏迷。

3. 闭锁综合征　患者四肢轻瘫，只能垂直移动眼球或者眨眼。由于网状激活系统（RAS）不受影响，患者完全清醒。它是由双侧脑桥腹侧病变（基底动脉闭塞）引起的。几乎所有基底动脉闭塞的病例都伴有一定程度的瘫痪（注：RAS 的大部分主要位于中脑）。

表 1-4　腔隙性梗死综合征的神经解剖学定位

腔隙综合征	解剖学定位
1. 纯运动性轻偏瘫，累及面部、上下肢，无感觉缺失、失语症或顶叶征	内囊后肢（由豆纹动脉供血） 放射冠 脑桥
2. 纯感觉性卒中	丘脑（腹外侧） 顶叶白质 丘脑皮质投射
3. 构音障碍/"构音障碍-手笨拙综合征"	脑桥基底部 内囊（前肢）
4. 感觉运动性卒中	内囊和丘脑的交界处
5. 共济失调轻偏瘫	脑桥 中脑 内囊 小脑 顶叶白质 放射冠
6. 偏身舞蹈症-偏身投掷症	尾状核头 丘脑 丘脑底核

三、出血性脑卒中（见表 1-1）

13% 的脑卒中可能继发于 HTN、动脉瘤破裂、动静脉畸形（AVM）、血液恶质病/出血性疾病、不当使用抗凝剂、肿瘤出血或者血管病。

（一）高血压脑出血

1. 高血压脑出血（intracerebral hemorrhage，ICH）与慢性 HTN 有关（>1/3 发生在血压正常者）。

2. Charcot 和 Bouchard 假性动脉瘤（微动脉瘤）形成常继发于 HTN 的动脉壁扩张。

3. 出血常破入到脑室和蛛网膜下腔。

4. 症状。

（1）突发头痛（headache，HA）和/或 LOC。

（2）22%~44% 的患者发病时出现呕吐。

（3）10% 的病例出现癫痫发作（发病后的最初几天）。

（4）颈抵抗很常见。

5. 出血部位包括壳核、丘脑、脑桥、小脑和大脑。

（1）壳核：最常见。邻近内囊的压迫可出现偏瘫。大约 50% 的患者出现呕吐。HA 常见但不持续。

① 大量出血：昏睡/昏迷，偏瘫，数小时内恶化。

② 小量出血：HA，失语，偏瘫，眼球向偏瘫对侧凝视。

③ 上述症状在数分钟到半小时内逐渐出现，强烈提示进展性颅内出血。

（2）丘脑：邻近内囊压迫导致偏瘫；对侧感觉障碍；优势半球病变可以出现失语；非优势半球病变可以出现对侧偏侧忽略。出血延伸至下丘脑可以出现特征性视觉障碍。

（3）脑桥：几分钟内就可以出现深度昏迷；全身瘫痪，瞳孔缩小（1mm）且有对光反射，去大脑强直→几小时后就会死亡。小量出血（<1cm）的患者可能存活。

（4）小脑：症状在数小时内进展。昏迷/LOC；呕吐；枕部疼痛；眩晕；坐、站、行走不能；眼球偏向对侧（同侧 CNⅥ麻痹）；构音障碍；吞咽困难。

（5）脑叶（大脑）出血：头痛和呕吐。一项对 26 名患者的研究显示如下。

① 枕叶 11 例：同向偏盲和同侧眼痛。

② 左侧颞叶 7 例：部分偏盲/流利性失语症/耳痛。

③ 额叶 4 例：对侧偏瘫（主要是上肢）和额部 HA。

④ 顶叶 3 例：偏身感觉障碍（对侧）/前颞部 HA。

⑤ 右侧颞叶 1 例（Ropper and Davis，1980）。

（二）蛛网膜下腔出血（见表 1-1，表 1-5）

📖 表 1-5 Hunt-Hess 量表在非创伤性蛛网膜下腔出血患者中的应用

表现	级别
无症状，轻微 HA，轻微颈强直	1
中度至重度 HA，颈强直，除颅神经麻痹外，无其他神经功能缺损	2
嗜睡/意识模糊，轻度局灶性神经功能缺损	3
昏睡，中重度偏瘫	4
昏迷，去大脑强直	5

HA. 头痛

资料来源：Hunt & Hess scale. The Internet Stroke Center. www.strokecenter.org/trials/scales/hunt_hess.html

1. 蛛网膜下腔出血（subarachnoid hemorrhage，SAH）典型的原因是囊状动脉瘤破裂。

2. 囊状动脉瘤，即浆果样动脉瘤，是在脑底部的大动脉分叉处出现的动脉扩张（Willis 环或主要分支，图 1-12）。

📖（1）90%~95% 的囊状动脉瘤发生在 Willis 环的前部。

（2）推测囊状动脉瘤是由于先天性血管内膜和弹性层缺陷与血流动力学的异常，造成内弹力膜在分叉处的局部破坏（Ropper and Samuels，2009）。

3. 20% 的患者多发（单侧或双侧）。

4. 其他类型的动脉瘤：动脉硬化性、真菌性、夹层动脉瘤、外伤性、肿瘤性。

5. 破裂的危险因素包括 HTN、酒精滥用、药物滥用（如可卡因）、吸烟以及动脉瘤的形态和大小。

📖 6. ≥10mm 的动脉瘤更容易破裂（较小的动脉瘤也可能会破裂）。

7. 破裂通常发生在患者活动时，而不是在睡眠时（如激动，性交时）。

📖 8. 破裂的高峰年龄为 50—60 岁。

囊状动脉瘤/SAH 的临床表现

1. 囊状动脉瘤较为常见，通常在破裂前无症状。在常规尸检中，3%~5% 的患者有颅内动脉瘤。

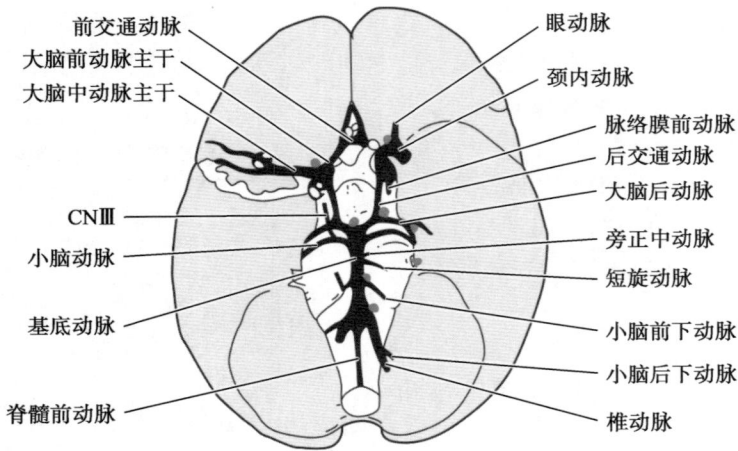

图 1-12　囊状动脉瘤的主要部位。血管分叉处的灰色突出物为动脉瘤。大多数动脉瘤(约 90%)发生在 Willis 环的前半部分

📖 2. 后交通动脉-颈内动脉交界处动脉瘤或后交通动脉(PCA 动脉瘤)会出现对邻近结构[如动眼神经(CNⅢ)]的压迫症状。

CNⅢ受累的症状

(1)因仅有外直肌可以活动,表现为同侧眼球外展(外斜视)。

(2)上睑下垂。

(3)CNⅢ中副交感神经纤维破坏出现散瞳(瞳孔散大)和调节反射障碍。

3. 动脉瘤破裂导致蛛网膜下腔出血,伴或不伴有脑内血肿。

📖(1)"前哨性"头痛:突然、剧烈且持续,约 50% 的患者在数天或数周内出现蛛网膜下腔出血。

(2)SAH 发生后,血液刺激导致严重的头痛,经典地被描述为"我一生中最严重的头痛"。

(3)发病时,20%~45% 的患者会出现突然的短暂性 LOC。

(4)局灶性神经功能缺损,包括 CNⅢ或 CNⅥ麻痹(由动脉瘤的脑内血肿直接压迫、和早期动脉痉挛引起)、偏瘫、失语(优势半球)和记忆丧失。

(5)癫痫:发病时 4% 的出现癫痫,25% 的全病程癫痫。

📖(6)病死率:24h 内病死率为 25%。

📖(7)再出血的风险概率 1 个月内为 30%;在第 1 个十年里,每年 2.2%。

(8)早期再出血病死率:50%~60%。

(9)血管痉挛:常见的并发症,约 25% 的病例出现。这是由于动脉外膜的蛛网膜下腔存在的血液分解产物(血管活性胺)引起的。血管痉挛出现在破裂后的 3~12d(通常约是破裂后的第 7 天)。

(10)药物治疗:尼莫地平(钙通道阻滞药)对于治疗蛛网膜下腔出血后的脑血管痉挛很有效(见治疗部分)。

(三)动静脉畸形/AVMs

1. 大脑的 AVM 由扩张的畸形血管团组成,形成了动脉和静脉系统之间的异常通道。

2. 这类先天性病变起源于胎儿早期。

3. AVMs 替代而不是侵入正常的脑组织。

📖 4. AVMs 通常是低压系统:引流血管越粗大,内部压力就越低。因此,造成这些扩张的大血管出血的原因是远端血管闭塞管腔压力升高所致。

5. 出血更常见于小畸形,可能是由于这些病变有较高的阻力和压力。

6. 40%~50% 的 AVM 患者有出血风险。

7. AVMs 的自然史:每年出血的风险大约为 4%。

8. 出血后 1 年内再出血率为 6%~8%。

9. 年病死率:每年 1%。

10. 第一次出血会导致约 10% 的患者死亡。

11. 出血通常发生在 20—40 岁。

📖 12. AVM 破裂的临床表现如下。

（1）大约 50% 的病例以出血为首发表现。

（2）可以是脑实质出血（41%）、蛛网膜下腔出血（23%）或脑室内出血（17%）（Brown et al., 1996）。

（3）癫痫：30% 的病例出现。

（4）头痛：20% 的病例出现；10% 出现偏头痛样表现。

（5）神经功能缺损（症状因受累的区域不同而不同）。

第四节　诊断学（表 1-6）

表 1-6　诊断学

检查项目	急性梗死	出血
CT	暗（黑色） ● 低密度病变（暗）=比正常暗 ● 急性梗死不能立即在 CT 上显示（除非有占位效应或者大面积梗死）。可能在发病 24h 后显示（由于水肿增加）。最佳显示时间为梗死后 3~4d ● CT 在检测急性梗死方面不如 MRI 敏感	亮（白色） ● 血液呈高密度改变/不透射线的 ● 立即出现
MRI	亮（白色） ● 水肿/液体→T_2 上高信号（亮） ● 记住，T_2=水肿=水（H_2O） ● MRI 在诊断缺血性梗死方面比 CT 更敏感、更特异	暗（黑色） ● 0~14d 和>21dT_2 低信号，其他时间点（10~21d），MRI T_2 信号强度可变亮或变为高信号 ● MRI 信号的改变取决于出血的急/慢性

一、头颅 CT 检查

头颅 CT 检查主要用于评估出血（脑出血或出血性梗死），特别是考虑溶栓治疗时。

如果怀疑颅内出血，不打造影剂的头颅 CT 是首选检查。这样可以避免混淆血液和造影剂，因为两者在 CT 上都是白色的。

（一）缺血性脑梗死

1. 无论脑卒中的位置或大小，在非出血性脑梗死后的最初几小时，头 CT 检查通常都是正常的。

2. 梗死区通常在脑卒中后 24~48h 后表现为低密度（黑色）改变（3~6h 偶有阳性表现→大面积脑梗死早期可以看到细微的 CT 改变，例如灰白质交界模糊，脑沟消失，或者早期出现低密度改变）。

3. 低密度最初轻微或不明显；水肿在第 3 天或第 4 天能显示为明确的低密度区域。

4. 头部增强 CT：第 1 天或第 2 天静脉注射造影剂后没有增强的表现，这是因为血脑屏障受损不严重；1~2 周后会有脑组织增强改变，2~3 个月后消失。

5. 一些研究表明早期接受增强扫描的患者预后较差。

6. 出血可以发生在梗死区内，表现为在梗死区低密度水肿中的高密度团块影。

（二）出血性梗死/ICH

几乎 100% 的病例可以立即看到高密度（白色）改变。可以确诊直径≥1cm 的出血灶。血肿进入脑室系统（约占 32%），并不像以前认为的那么严重。

（三）蛛网膜下腔出血

1. CT 扫描在 4~5d 阳性率为 90%（可能只持续 8~10d）。只有在急性期才能真正看到蛛网膜下腔出血，因为此时血液比脑脊液密度更大（更白）。

2. CT 扫描表现为高密度（或等密度）- 在基底池或者脑干周围会发现高密度改变。有时可根据血肿或脑池内血液分布不均匀而定位动脉瘤。

3. 一旦确定了 SAH 的诊断，脑血管造影术通常用于确定动脉瘤的部位和解剖细节，并确定是否存在其他动脉瘤。

二、脑 MRI

对急性缺血性脑梗死（包括小腔隙）和颅后窝梗死（图像不会因颅骨伪影而干扰），脑

MRI 比 CT 扫描更灵敏。

在出现梗死的几小时内,MRI 比 CT 更早发现缺血引起的水肿。

弥散加权成像(DWI)MRI 已成为检测急性梗死最灵敏和最特异的成像技术,远远优于 CT 或任何其他类型的 MRI 序列。

(一)缺血性脑梗死

1. DWI 对于检测梗死区有很高的灵敏度和特异度,在症状出现的几分钟内就可显影。

2. 早期,T_2 加权像显示高信号(亮/白),在 24h 至 7d 更明显。T_1 加权像在相同的区域显示低信号(暗/黑)。

3. 慢性期(21d 或更长):T_1 和 T_2 成像下降。

(二)ICH(脑出血)

1. 急性出血:T_1 和 T_2 加权像低信号(暗/黑)或等信号。

2. 出血周围的水肿在 T_2 像上表现为高信号(亮/白),在 T_1 加权像上表现为低信号(较暗)。

(三)蛛网膜下腔或脑室出血

急性期,T_1 和 T_2 图像为低信号(暗/黑)。

(四)腔隙性梗死

CT 扫描可以发现大多数幕上的腔隙性梗死,当腔隙≥0.5cm 时,MRI 可以清晰显示幕上和幕下的梗死。

三、颈动脉超声

实时 B 超声成像、直接多普勒检查、颈动脉狭窄筛查试验可识别不典型溃疡斑块,用于随访狭窄进展的患者。

四、经颅多普勒超声

1. 低频多普勒超声经颞窗、眼窗和枕窗评估颅底血管。

2. 可以明确 Willis 环各血管血流的速度和方向。

3. 检测血管痉挛状态和颅内侧支循环。

五、血管造影术

1. 包括传统血管造影术、磁共振血管造影术(MRA)和数字减影脑血管造影术(DSA)。这些检查可以评估颅外和颅内脑循环。

2. 诊断动脉瘤、血管畸形、动脉夹层、狭窄或闭塞的血管和血管炎的有价值的工具。

3. 并发症的发生率在 2%~12%。

并发症包括主动脉或颈动脉夹层、栓塞性脑卒中、血管痉挛状态和血管闭塞。

4. 与手术相关的死亡率为 2.5%。

5. 颈动脉和椎动脉造影是唯一确诊动脉瘤的方法。

"临床"SAH 患者有 85% 呈阳性表现。

6. DSA 检测更安全,可以在门诊进行。

MRA

1. 可以有效检测颅外颈动脉狭窄。

2. 可用于评估颈部和基底血管的通畅程度。

3. 检测基底血管上的大多数动脉瘤,但敏感性不足,无法替代传统血管造影术。

六、经胸和经食管超声心动图

1. 经胸超声心动图(transthoracic echocardiography,TTE)可以快速评估心脏瓣膜和射血分数。

2. 经食管超声心动图(transesophageal echocardiography,TEE)在评估主动脉、肺动脉、心脏瓣膜、心房、房间隔、左心耳和冠状动脉方面具有优势;TEE 也用于卵圆孔未闭(patent foramen ovale,PFO)的检测。

3. 使用心脏导管插入术和(或)手术作为金标准,增强 TEE 检测 PFO 的灵敏度(100% vs63%,$P<0.005$)和准确度(97%vs78%,$P<0.05$)均优于增强 TTE(Chen et al.,1992)。

七、腰椎穿刺(lumbar puncture,LP)

1. 可以发现脑脊液中含有血液。

2. 主要用于诊断头颅 CT 阴性而临床高度怀疑的蛛网膜下腔出血者。

第五节　治疗

一、紧急处理(Ferri,2010;Rosen,1992;Stewart,1999)

1. 急救治疗的 ABCs:气道、呼吸、循环。

（1）气道堵塞：咽喉、舌或口腔肌肉麻痹和唾液淤积可导致气道阻塞。伴有反复惊厥的脑卒中患者气道阻塞的风险增加。误吸也是出血性脑卒中的一个问题（与发病时呕吐有关）。

（2）呼吸支持：呼吸异常（中枢性呼吸停止）偶尔出现于严重脑卒中的患者。

（3）控制血压：见下一节。

2. 静脉输液：生理盐水（NSS）或林格液。避免低渗溶液或过多的液体负荷，因为会加重脑水肿。

3. 保持患者 NPO（nothing by mouth，非经口进食）以避免误吸风险。

4. 紧急头部 CT 扫描。

（1）由于出血性脑卒中和缺血性脑卒中的临床表现可能相同，因此在大多数情况下需要通过 CT 平扫来区分两者。

（2）是决定患者是否适合紧急溶栓治疗的标准之一。

（3）意识障碍/昏迷：如果意识障碍急剧恶化，要评估血肿/急性脑积水。治疗方法是紧急手术。

（4）排除凝血障碍相关出血。

（5）发热要考虑到脑膜炎。

5. 癫痫管理：见下一节。

6. 检测血糖水平。

（1）低血糖→50% 葡萄糖静脉注射。

（2）高血糖：在动物研究中显示可以增加脑缺血的严重程度。

（3）如果血糖>300mg/dL 使用胰岛素。

7. 检查基线心电图和肌钙蛋白：不应延迟 tPA 的使用（Benjaminet al.，2018）。

8. 颅内压（intracranial pressure，ICP）的控制：见下一节。

9. 发热：对脑缺血有潜在的损害。

在确定发热来源的同时，应尽早给予退烧药（如对乙酰氨基酚）治疗。

二、血压管理

1. 急性缺血性和出血性脑卒中后的血压管理是具有挑战性的，并取决于患者是否适合溶栓。指南的建议并不明确甚至相互矛盾。许多患者在脑卒中发作后的 24h 内血压会自发下降（Jauch et al.，2013）。

2. 降压治疗会降低脑灌注，导致脑卒中加重。降压治疗对脑卒中患者的获益可能被夸大。

3. 目前的治疗建议基于脑卒中的类型（缺血性和出血性）。

（一）缺血性脑梗死血压管理（表 1-7）

表 1-7　美国心脏协会对缺血性脑卒中高血压管理的建议（血压单位：mmHg）

无溶栓指征：	治疗	SBP>220
在最初的 48~72h 开始降压或重启降压治疗的益处尚不明确。在脑卒中发生后的 24h 内使血压降低 15% 可能是合理的（Benjamin et al.，2018）	如果：	DBP>120
		或 MAP>120
有溶栓指征：（给予溶栓治疗前）	治疗如果：	SBP>185 DBP>110

AHA. 美国心脏协会；BP. 血压；DBP. 舒张压；MAP. 平均动脉压；SBP. 收缩压

资料来源：Adapted from American Heart Association website：https://www.heart.org/.

📖 1. 静脉用拉贝洛尔、尼卡地平和氯维地平是理想的降压药。也可应用肼屈嗪和依那普利（Benjamin et al.，2018）。

2. 如果血压仍未控制或舒张压（DBP）>140mmHg，可以考虑静脉硝普钠（Benjamin et al.，2018）。

（二）出血性脑梗死血压管理（表 1-7）

1. 急性出血性脑卒中对高血压的治疗是有争议的。为避免再出血和出血扩大通常建议血压水平要低于缺血性脑卒中。

2. 通常收缩压>180mmHg 或舒张压>105mmHg，开始降压。

📖 3. 药物选择：静脉用拉贝洛尔（不会引起脑血管扩张，从而增加 ICP）。

三、癫痫管理

1. 反复发作的癫痫：癫痫可能是威胁脑卒中患者生命的并发症（另见脑卒中康复章节的医疗管理问题）。

2. 癫痫发作可使 ICP 升高的情况严重恶化。

3. 苯二氮䓬类药物＝治疗癫痫的一线药物。

治疗癫痫的一线药物通常静脉注射劳拉西泮或地西泮。

4. 如果静脉用苯二氮䓬类药物无效，可使用长效抗惊厥药物治疗。

（1）苯妥英：18mg/kg。

（2）磷苯妥英：17mg/kg。

（3）苯巴比妥：1 000mg 或 20mg/kg。

四、ICP 管理

1. ICP 增高会降低脑灌注压（cerebral perfussion pressur，CPP）。

2. CPP 由平均动脉压（mean arterial pressure，MAP）减去 ICP 所得。

（1）CPP=MAP−ICP。

（2）CPP 应保持>60mmHg，以保证正常脑血流。

3. 发热、高血糖、低钠血症和癫痫会增加 ICP，从而加重脑水肿。

通常认为 ICP≤15mmHg 为正常。

应保持 ICP<20mmHg

---

4. 纠正导致 ICP 升高的潜在因素如下。

（1）高碳酸血症。

（2）低氧血症。

（3）体温升高。

（4）酸中毒。

（5）低血压。

（6）低血容量。

5. 体位。

（1）避免平卧位、仰卧位；应该把床头抬高 30°。

（2）避免头部和颈部压迫颈静脉的姿势。

6. 过度换气。

（1）插管和过度换气：通过过度换气减少 $PaCO_2$ 是降低 ICP 的最快速手段。保持 ICP<20mmHg。

（2）过度换气应谨慎使用，因为它能减少脑组织的 PO_2（PbrO$_2$）。缺氧可导致脑组织缺血，加重脑卒中后中枢神经系统受损。

（3）最佳的 $PaCO_2$ 值大约为 25~30mmHg。

7. 药物治疗。

（1）甘露醇高渗治疗。通过利尿和血管内液体转移改善缺血性脑水肿。

（2）可使用呋塞米/乙酰唑胺。

（3）高剂量的巴比妥酸盐（如硫喷妥钠）可迅速降低 ICP，并抑制脑电活动。

8. 降低体温。

9. 液量限制。

（1）避免使用葡萄糖溶液；使用生理盐水，保持正常容量。

（2）使用甘露醇脱水利尿的患者可以补充生理盐水。

10. 外科治疗。

有占位效应引起高颅压的患者可以外科手术减压。

五、溶栓治疗

（一）静脉内溶栓治疗

1. 组织纤溶酶原激活药（tPA）临床使用的时间窗

（1）静脉（IV）使用组织纤溶酶原激活药（tPA）是美国食品药品管理局（FDA）批准的第一种治疗急性缺血性脑卒中的药物。

（2）在美国国家神经疾病和脑卒中研究所（NINDS）的试验中（1995），在脑卒中发作后 3h 内给予 tPA 的患者与给予安慰剂治疗的患者相比，有 30% 的人在 3 个月后出现轻微残疾或无残疾。

① 与安慰剂组（6.4%vs0.6%）和致死性 ICH 组（3%vs0.3%）相比，tPA 组任何部位的出血概率增加了 10 倍。

② 安慰剂组的总病死率高于 tPA 组：tPA 组（包括出血病例）为 17%，而安慰剂组为 21%。

（3）2008 年，ECASS Ⅲ证明，经过筛选的发病在 3~4.5h 接受治疗的脑卒中患者，静脉给予重组 tPA（rtPA）是安全的，并可改善其预后（Hackeet al.，2008）。

① 欧洲药品管理局将静脉使用 rtPA 的批准时间延长到 3~4.5h，但 FDA 未批准。

② AHA/美国脑卒中协会推荐，在发病后 3~4.5h 可接受治疗的患者使用 tPA（见下文）。

2. tPA 使用的适应证

（1）年龄≥18 岁。

（2）症状出现的时间明确，且可以在 4.5h 以前开始治疗。

（3）存在神经功能缺损（中度至重度脑卒中症状）。

（4）头部 CT 排除出血。

（5）病人知情同意。

（6）发病后 3~4.5h 使用 tPA 的附加标准（Benjamin et al.，2018）。

① 年龄<80 岁。

② 无糖尿病和脑卒中病史。

③ 美国国立卫生研究院脑卒中量表（NIHSS）评分≤25 分。

④ 没有服用任何口服抗凝药。

⑤ 没有影像学证据显示缺血面积超过 1/3 的 MCA 区域。

3. tPA 使用的禁忌证

（1）轻微脑卒中症状/TIA（症状迅速好转）。

（2）头部 CT 显示出血。

（3）治疗后血压仍>185/100mmHg。

（4）凝血功能障碍/正在使用抗凝药物（华法林、抗血小板药、肝素）。

① 凝血酶原时间（PT）>15s 或国际标准化比值（INR）>1.7。

② 患者在凝血酶原时间（PT）升高前 48h 内接受肝素治疗。

③ 患者服用华法林。

（5）血小板计数<100 000。

（6）血糖 < 2.78mmol/L（50mg/dL）或 > 22.22mmol/L（400mg/dL）。

（7）有脑卒中史或近 3 个月内有严重颅脑损伤史。

（8）ICH、AVM、动脉瘤史。

（9）近 21d 内有消化道（GI）或泌尿生殖系统（GU）出血史。

（10）近 30d 内妊娠或哺乳。

（11）近 14d 内做过大手术。

（12）脑卒中发病时伴有癫痫。

（13）急性心肌梗死。

（二）动脉溶栓治疗（Benjamin et al.，2018）

1. 研究表明对 MCA 闭塞引起的、发病时间在 6h 以内的、严重缺血性脑卒中的患者进行动脉溶栓治疗是有益的，但是，数据仅仅来源于试验，并未应用到临床，包括不能使用纤溶药物的情况。

2. 对于有静脉注射 tPA 禁忌证的患者，可以考虑在脑卒中发生后 6h 内开始动脉内溶栓，但其效果尚不清楚。

3. 内 tPA 的临床有效剂量尚不确定，而且 tPA 也没有获得联邦药物管理局（FDA）的动脉内使用的批准。

4. 与动脉溶栓治疗相比，推荐带支架回收装置的机械取栓作为一线治疗。

（三）动脉内机械取栓术

1. 对于符合适应证的患者，取栓装置可用于直接血管再通或与纤溶药物联合再通。

2. 血栓支架回收装置（如 Solitaire FR，Trevo）优于线圈回收器（如 Merci）。

3. 除了 Merci 回收器、Penumbra 系统、Solitaire FR 和 Trevo 之外的机械取栓装置的作用尚不明确。

4. 对于有可能接受机械取栓的患者，在颅外颈动脉、椎动脉以及颅内血管成像检查的指导下进行，是合理的治疗。（Benjamin et al.，2018）。

5. 前循环大血管闭塞的急性缺血性脑卒中患者发病 6~24h，推荐 CT、DWI-MRI 或 MRI 灌注检查，以筛选可以机械取栓的患者，选择标准应符合影像学和其他资格标准，随机临床试验显示获益（Benjamin et al.，2018）。

六、抗凝治疗

（一）肝素，低分子量肝素，华法林

1. 急性缺血性脑卒中患者即刻开始抗凝治疗，并没有任何显著的短期或长期获益。

2. 急性缺血性脑卒中患者不推荐以预防脑卒中早期复发、阻止神经系统恶化、改善急性缺血性脑卒中预后为目的的紧急抗凝治疗（Benjamin et al.，2018）。

3. 紧急抗凝治疗对同侧 ICA 重度狭窄的缺血性脑卒中患者的作用尚不明确（Benjamin et al.,2018）。

4. 急性缺血性脑卒中非闭塞性颅外段血栓患者,进行短期抗凝治疗,其安全性和有效性尚不明确（Benjamin et al.,2018）。

5. 对于最近发生过脑卒中或 TIA 的 AF 或高凝状态的患者,建议长期口服抗凝药。

（二）抗凝适应证

📖 1. 心脏栓子　心脏栓子是抗凝治疗的最强适应证。

（1）心脏栓子主要来自非瓣膜性房颤和心肌梗死的附壁血栓（Ryder and Benjamin,1999）。

在非瓣膜性房颤患者中,抗凝治疗可减少 60% 的脑卒中发生率（Hart et al.,2007）。

（2）有心脏栓子患者的抗凝治疗时机存在争议。如果在 24~36h 进行抗凝,可能有诱发脑出血或大面积梗死后出血的风险。

（3）如果神经功能缺损轻微（CT 没有显示出血）,可以立即开始抗凝。

（4）如果神经功能缺损严重（临床和/或 CT）,可等待 3~5d 再开始抗凝。

（5）75% 的心源性栓子会脱落到脑血管。最常见的原因是慢性房颤。

2. 短暂性脑缺血发作　只有心源性栓塞和逐渐加重的 TIA,在快速检查的同时,需要充分的抗凝治疗。

3. 完全性卒中

（1）抗凝对大面积梗死无益,一旦脑卒中已经完全发展,抗凝就没有意义。

（2）腔隙性梗死一般不用抗凝。

（三）抗凝药

1. 华法林/香豆素抑制维生素 K:属于依赖性凝血因子。

2. 达比加群是直接凝血酶抑制药,可以降低非瓣膜性房颤患者发生卒中和系统性栓塞的风险（美国 FDA 于 2010 年 10 月批准）。

3. 利伐沙班是一种 Xa 因子抑制药,可以降低非瓣膜性房颤患者发生卒中和系统性栓塞的风险（FDA 于 2011 年 11 月批准）。

4. 阿哌沙班是一种抑制 Xa 因子的抗凝药,可以降低非瓣膜性房颤患者发生脑卒中和系统性栓塞的风险（FDA 于 2012 年 12 月批准）。

七、抗血小板治疗

阿司匹林、氯吡格雷（Benjamin et al.,2018）

1. 急性缺血性脑卒中患者,建议在发病后 24~48h 服用阿司匹林。

2. 对于接受 tPA 治疗的患者,阿司匹林一般延迟到 24h 后使用,但有时会提前使用,这种情况要权衡利弊。

3. 对于出现轻微脑卒中的患者,在 24h 内开始使用 21d 双重抗血小板治疗（阿司匹林和氯吡格雷）,可以改善 90d 后卒中症状（Wang et al.,2013）。

八、糖皮质激素

1. 对缺血性脑卒中无作用。

2. 一些研究表明,高血糖会导致脑卒中患者的预后恶化。

九、颈动脉内膜剥脱术（Moore,1995）

（一）症状性颈动脉狭窄

📖 1. 对>70% 狭窄（70%~99%）的症状性狭窄,颈动脉内膜剥脱术（carotid endarterectomy, CEA）可有效降低同侧半球脑卒中的发生率［中度症状性颈动脉狭窄的颈动脉内膜剥脱术:来自医学研究委员会（MRC）的中期结果, European Carotid Surgery Trial,1996;Walker et al.,1995;Rerkasem and Rothwell,2011;North American Symptomatic Carotid Endarterectomy Trial Collaborators,1991］。

2. 在欧洲颈动脉手术（ECS）试验或北美症状性颈动脉内膜剥脱术（NASCET）试验证实,CEA 可以降低狭窄程度超过 70% 或 50% 的患者脑卒中致残的风险和死亡风险。

3. 以上结果仅适用于有手术适应证患者,手术并发症发生率<6%。

（二）无症状性颈动脉狭窄（Chambers and Donnan,2005）

1. 尽管有 3% 的围手术期脑卒中发生率或死亡率,CEA 治疗无症状颈动脉狭窄可在 3 年内降低同侧脑卒中和任何脑卒脑卒中险约 30%。

2. 然而，绝对风险降低很小（在最初几年的随访中大约每年 1%），但随着随访时间的延长，可能会更高（Young et al.,1996）。

十、SAH 的治疗（另见 ICP 管理部分）

1. 在安静、黑暗的房间卧床休息，需要心脏监测（心律失常很常见）。

2. 用对乙酰氨基酚和可待因治疗头痛。

3. 甘露醇减轻脑水肿。

4. 控制血压。让病人避免情绪激动和紧张（给予大便软化剂和温和的泻药）。

5. 早期手术夹闭或栓塞动脉瘤可以降低再次出血的风险，但不能预防血管痉挛状态或脑缺血。

📖 6. 尼莫地平（钙通道阻滞药）可以减少蛛网膜下腔出血后的脑血管痉挛状态，并被证实可以改善蛛网膜下出血的预后。它还可以降低永久性神经损伤和死亡的发生率。

（1）治疗应在出血后的 96h 内开始。

（2）治疗：尼莫地平（尼莫通）60mg，口服，每 4h 1 次，21d 为 1 个疗程。

十一、ICH 的治疗

1. 颅内压和血压升高的处理（见本章前面部分）。

2. 大量颅内出血或小脑出血常需要手术减压。

十二、AVM 的治疗（Hamilton and Spetzler,1994；Schaller et al.,1998）

1. 症状性和无症状性 AVMs 都应治疗。

2. 如果畸形的大小和位置适合，建议手术切除（取决于围手术期风险）。

3. 栓塞。

4. 质子射线治疗（通过立体定位引导）。

5. 小的无症状的 AVMs：推荐放射科/显微外科切除。

十三、PFO 的治疗

RESPECT 试验表明，对于真正的隐源性卒中和有 PFO 的患者应进行长期随访（>5 年），在减少复发性缺血性脑卒中，PFO 修补优于内科治疗（Saver et al.,2017）。

第六节 脑卒中康复

一、前言

脑卒中康复的主要目标是最大限度地提高患者的独立能力、改善生活品质和保持尊严的功能恢复。这意味着需要从身体、行为、认知、社会、职业、适应和再教育的角度进行康复训练。脑卒中的多维性及其后果使得协同和联合的跨学科团队医疗成为卒中患者的最合适治疗策略。

（一）障碍的恢复

1. 偏瘫和运动障碍恢复是卒中后所有障碍中研究最多的。高达 88% 的急性脑卒中患者有不同程度的偏瘫。

2. 脑卒中所致偏瘫的康复过程通常伴随一系列相对可预测、模式化的事件。一些临床研究人员也系统地描述了这一系列事件。

3. Twitchell（1951）发表了一篇非常详细的报告，描述了脑卒中后运动功能恢复的模式（注：在 MCA 分布中，脑梗死患者的模式最为一致）。他的样本包括 121 名患者，除了 3 名脑血管血栓或栓塞的患者外，其余都是遵循这一模式。

（1）偏瘫发生后立即完全丧失自主运动能力，肌腱反射消失或减弱。

（2）在 48h 内，受累侧的深反射增强。

（3）恢复肌肉张力的，增强对抗被动运动（张力恢复→痉挛状态），尤其是偏瘫侧上肢的屈肌和内收肌以及下肢的伸肌和内收肌。

（4）随着痉挛状态的增强，在偏瘫发生后 1~38d 出现踝关节跖屈肌阵挛。

（5）运动功能的恢复。

① 偏瘫发生后 6~33d，第一次"随意"运动（肩关节屈曲）出现。

② 在 UE 中，出现屈肌协同模式（肩、肘、腕和手指屈曲），然后出现伸肌协同模式。下肢的

自主运动也是由屈肌协同运动先开始（包括近端髋关节），然后是伸肌协同模式。

（6）随着自主运动的增加，痉挛状态肌肉减少。

（7）即使运动完全恢复，肌腱反射仍然亢进。

（8）偏瘫发生时，手臂运动比腿部受累严重。腿部运动的最终运动恢复发生得更早，也比手臂恢复得更完全。

（9）大多数运动恢复发生在脑卒中后前3个月，只有轻微的额外恢复发生在发病后6个月。

（二）运动恢复的预测因素（Twitchell，1951）

1. 脑卒中发生时出现完全性手臂麻痹，手功能恢复不良（仅9%手功能恢复良好）。

2. 手部运动恢复的时间

如果患者在发病后4周内手部运动部分恢复，则有70%的机会完全或良好的恢复。

3. 预后不良还与下列因素相关：

（1）4周内没有可测量的抓握力。

（2）严重近端肢体痉挛状态。

（3）持续延长的"弛缓"期。

（4）本体感觉促进（叩击）反应推迟恢复>9d。

（5）近端牵拉反应（肩屈肌/内收肌）晚期恢复>13d。

4. Brunnstrom（1966）以及Sawner和LaVigne（1992）描述了脑卒中所致偏瘫后的恢复过程。这个过程分为几个阶段。

（1）弛缓（发病后立即出现）。

受累侧肢体无"随意"运动。

（2）出现痉挛状态。

基本协同模式出现，可能出现最低程度的随意运动。

（3）患者在协同运动基础上出现随意运动控制。

痉挛状态增加。

（4）出现协同的动作模式以外的一些动作。

① 协同模式仍然占主导地位。

② 痉挛状态减少。

（5）如果继续进步，随着基本的协同运动

逐渐失去主导作用，更复杂的动作组合出现。

痉挛状态进一步减少。

（6）痉挛状态消失。

单个关节运动逐渐恢复，运动协调性接近正常。

（7）运动功能完全恢复正常。

二、运动障碍的康复方法

康复训练主要理论

（一）传统疗法

传统的治疗性运动项目包括肢体放置、关节活动范围（ROM）练习、肌力训练、关节松动、代偿技术和耐力训练（如有氧运动）。改善运动控制和协调的传统方法强调重复特定动作，以学习感觉对运动控制的重要性，并需要发展基本的动作和姿势（Kirsteins et al.，1999年）。

（二）本体感觉神经肌肉促进技术（proprioceptive neuromuscular facilitation，PNF）（Knott和Voss，1968）

1. 在基本运动平面上使用螺旋和对角运动模式，而不是传统的运动模式，目的是促进运动功能恢复，比传统的加强单块肌肉的技术具有更大的功能相关性。

2. 螺旋和对角线运动模式的理论来源于观察到的身体在进行最大的体力活动时会动员相关的肌肉群（例如，伸肌和屈肌）。

3. 刺激神经/肌肉/感觉感受器，通过接触刺激唤起反应，以增加运动促进功能。

4. 在螺旋运动和斜向运动模式中使用阻力，目的是促进冲动"扩散"到与初级运动相关的其他身体部位（通过增加周围α运动神经元的膜电位，使它们更容易受到额外的刺激，从而影响到既定部分中较弱的成分）。

5. 群体运动模式遵循着Beevor公理：大脑只知道运动，而不知道个体肌肉的活动。

（三）Bobath技术/神经发育技术（neurodevelopmental techinique，NDT）（Bobath，1978）

1. 神经发育技术（NDT）的目标是使肌张力正常化，抑制原始的运动模式，促进自发的、随意的反应以及随后的正常运动模式。

2. 可能是最常用的方法

3. 基于病理运动模式（肢体协同作用和原始反射）不能用于训练的概念，这是因为持续使用病理模式可能会因其太容易使用而忽略正常模式。

4. 在引入正常模式之前抑制异常肌肉模式。

5. 肌肉协同反应是需要避免的，虽然他们可能加强薄弱、反应迟钝的肌肉，因为这也加强了异常的紧张反射和痉挛状态。

6. 在近端关键控制点（如肩带和骨盆带）改变异常模式。

7. 与 Brunnstrom 方法相反，Brunnstrom 方法鼓励利用异常运动；见下一节。

（四）Brunnstrom 方法/运动疗法（Sawner 和 Lavigne，1992）

📖 1. 在训练中利用原始的协同运动模式，试图通过中枢易化来改善运动控制。

2. 基于损伤的中枢神经系统退化到系统发生上更古老的运动模式（肢体协同作用和原始反射）的概念。因此，学者们被认为，协同作用、原始反射和其他异常运动是正常的恢复过程，之后才能达到正常的运动模式。

3. 在患者康复过程中，训练他们在某个特定时间点（例如肢体协同作用）使用和主动控制可利用的运动模式。

4. 对皮肤/本体感觉进行刺激，通过使用 Twitchell 法恢复来增强特定的协同作用。

5. 与 Bobath 技术相反，Bobath 技术的目标是抑制异常的运动模式。

（五）感觉运动刺激技术/ROOD 技术（Schultz Krohn，2013）

📖 1. 利用皮肤感觉运动刺激改变肌肉张力和自主运动能力。

2. 通过感觉运动刺激，包括快速拉伸、冰刺激、快速刷擦、缓慢抚摸、肌腱叩击、振动和关节压缩等促进性或抑制性输入，促进近端肌肉收缩。

（六）运动再学习技术/CARR 和 SHEPHERD 技术（CARR et al.，1985）

1. 以认知运动再学习理论为基础，受 Bobath 技术的影响。

2. 目标是让患者重新学习如何进行功能性移动，以及如何尝试新任务解决新问题。

3. 运动再学习技术不是为了提高技能而强调某一特定动作的重复性表现，而是训练解决运动问题的基本策略。

4. 运动再学习技术强调特定任务的功能训练，如站立和行走，以及这些任务的执行。

（七）上述理论比较（Pollock et al.，2014）

1. 没有一种物理康复方法在促进脑卒中后功能和活动能力的恢复方面有任何更多或更少的效果。

2. 有证据表明，物理康复不应局限于划界、命名的某一种方法，应是包括明确界定、描述良好、以证据为基础的物理治疗，且不论其历史或哲学渊源如何。

（八）其他技术

1. 强制性诱导运动疗法（constraint-induced movement therapy，CIMT），有报道显示在持续 1 年以上的手臂运动功能方面，让患者产生显著临床上的改善（EXCITE 试验，Wolf et al.，2006）。

（1）CIMT 要求患者能够伸展手腕并主动移动手指。

📖（2）在 EXCITE 试验中，要求参与者至少手腕伸展 10°，至少拇指外展/伸展 10°，以及至少两个额外手指均至少伸展 10°。

2. 减重平板训练（body-weight-support treadmill training）：减重平板训练并没有显示出优于由物理治疗师管理的家庭渐进式运动（LEAPS 试验，Duncan et al.，2011）

卒中后 2 个月内接受减重平板训练的受试者跌倒的风险高于其他组。

3. 功能性电刺激（functional electrical stimulation，FES）：可提高患者主动移动患肢和（或）在日常活动中使用患侧肢体的能力（Pomeroy et al.，2006）。

（1）现有证据表明，与不进行电刺激治疗相比，电刺激对某些功能方面可能产生轻微的影响。

（2）目前，还没有足够的数据支持或反驳 FES 用于神经肌肉再训练的临床应用。

4. 肌电生物反馈（electromyographic bio-feedback，EMG-BF）：通过利用内部活动的外部表现（如听觉或视觉线索）来帮助患者改变随意控制，从而使患者意识到肌肉活动或缺乏。

（1）除了试图改变自主功能外，肌电生物反馈还试图通过意志控制和听觉、视觉和感觉线索来改变疼痛和运动障碍。

（2）电极放在主动肌/拮抗肌上以促进/抑制。

（3）精确的感觉信息通过未受影响的大脑系统到达大脑→通过视觉和听觉传递本体感觉。

（4）尽管少数个别研究的证据表明，与单独的标准物理治疗相比，肌电生物反馈加标准物理治疗可改善运动能力、功能恢复和步态质量，但所有已确定的研究并没有发现治疗益处。总的来说，由于试验规模较小，通常设计欠佳，并且使用了不同的结果指标，因此结论是受限的（Woodford and Price，2007）。

5. 目前正在研发机器人设备，通过提高被动和主动关节活动度以及测量机动性和强度的改善来促进肢体康复。

（1）如自动步行机和跑步机支架矫形器。

（2）没有足够的证据支持或驳斥机器人设备在脑卒中康复中的使用。

6. 运动想象（motor imagery）是一种心理过程，在这个过程中，个体在实际执行某个动作之前，对其进行排练或模拟。

与其他无运动想象的康复治疗相比，运动想象与其他康复治疗相结合似乎有利于改善脑卒中后上肢功能。关于运动恢复和运动质量改善的证据尚不清楚（Coupar et al.，2010）。

7. 双侧手臂训练是假设在执行双手任务时，存在一种耦合效应，加强了患肢可能的训练效果。

与安慰剂、无干预或常规护理相比，没有足够的高质量证据对同时进行双侧训练的相对效果提出建议（Coupar et al.，2010）。

8. 镜像治疗（mirror therapy）是镜放置在患者的正中矢状面上，这样就反射非瘫痪侧的运动到患侧。

（1）结果表明镜像疗法对改善上肢运动功能、日常生活活动（ADL）和疼痛有效，至少可以作为脑卒中后患者常规康复的辅助手段。

（2）局限性是由于大多数纳入研究的样本量小，脑卒中后康复中未使用常规控制干预措施，以及研究的一些方法存在局限性（Thieme et al.，2012）。

9. 虚拟现实（virtual reality）是利用计算机模拟环境和交互式视频游戏为患者提供有吸引力的活动，以改善运动或认知功能。

（1）在改善上肢功能方面，使用虚拟现实和交互式视频游戏并不比传统治疗方法更有效。

（2）若作为日常治疗的辅助方法（以增加整体治疗时间），可能有助于改善上肢功能和ADL功能。

（3）关于虚拟现实和交互式视频游戏对步态速度、平衡、参与度或生活质量的影响，证据不足（Laver et al.，2017）。

10. 无创性脑刺激包括重复经颅磁刺激（repetitive transcranial magnetic stimulation，rTMS）和经颅直流电刺激（transcranial direct current stimulation，tDCS；Sandrini and Cohen，2013）。

（1）在刺激期间和刺激结束后几分钟可用于调节皮层兴奋性。

（2）根据参数的不同，皮质的兴奋性可以降低（抑制）或增强（促进）。

（3）目前的证据不支持常规使用rTMS治疗脑卒中（Hao et al.，2013）。tDCS（阳极/阴极/双通道）与对照组（假手术/任何其他干预措施）相比，可改善极低至中等质量的脑卒中后的日常生活能力（Elsner et al.，2016）。

（4）没有证据表明tDCS（阳极tDCS、阴极tDCS双半球tDCS）与对照组（sham tDCS）在改善脑卒中后失语症患者的功能交流、语言障碍和认知能力方面的有效性（Elsner et al.，2015）。

11. 药物治疗

（1）5-羟色胺选择性再摄取抑制剂（SSRIs）

① FLAME试验：脑卒中后早期服用氟西汀，配合物理治疗，3个月后可加强运动功能的

恢复（Chollet et al.，2011）。

②SSRIs 似乎可以改善脑卒中后的依赖性、残疾、神经功能损害、焦虑和抑郁，但在较大比例的试验中，试验和方法的局限性存在差异。现在需要进行大规模、精心设计的试验，以确定是否应定期给卒中患者使用 SSRIs（Mead et al.，2012）。

（2）安非他明：对使用安非他明治疗卒中的患者太少，无法得出任何明确结论（Martinsson et al.，2007）。

12. 干细胞植入：替换因脑卒中丢失的细胞（Boncaraglio et al.，2010）。

目前尚不清楚这种干预是否能改善功能性预后。大规模、精心设计的试验正在进行中。

三、卒中后肩痛（表 1-8）（Lombard et al.，2009）

1. 70%~84% 的脑卒中偏瘫患者有不同程度的肩痛。

2. 在肩痛患者中，大多数（85%）会在恢复期痉挛状态时出现。

3. 一般认为，偏瘫后肩痛最常见的病因是复杂性局部疼痛综合征（CRPS）Ⅰ型（见 CRPS Ⅰ型章节）和软组织病变（包括神经丛损伤）。

（一）复杂性局部疼痛综合征Ⅰ型（complex regional pain syndrome type Ⅰ，CRPS Type Ⅰ）

（另请参阅第十一章"镇痛药"中的 CRPS 部分）

【概述】

1. CRPS 是指神经源性疼痛障碍，其特征是对创伤、损伤或周围神经的过度反应，导致严重的神经性疼痛以及感觉、自主运动和营养性损伤（Harden et al.，2010）。这包括交感神经持续性疼痛和相关的感觉异常，异常血流，运动系统异常，以及浅表和深部结构的变化和营养异常。

2. CRPS Ⅰ型以前被称为反射性交感神经性营养不良（reflex sympathetic dystrophy，RSD）、肩-手综合征或 Sudeck 萎缩。

3. CRPS Ⅰ型发生在患肢无神经损伤的情况下，而 CRPS Ⅱ型发生在患肢周围神经损伤后。

4. 据报道在 12%~25% 的偏瘫脑卒中患者中发生 CRPS Ⅰ型。肩手综合征最为常见。

CRPS 的各个阶段

第一阶段（急性期）：灼痛、弥漫性肿胀/水肿、压痛、痛觉过敏和/或超敏、手/手指血管舒缩性改变（指甲和毛发生长增加、体温升高或体温过低、出汗）。持续 3~6 个月。

第二阶段（营养不良期）：疼痛变得更加剧烈并向近端扩散，皮肤/肌肉萎缩，肿胀，冷不敏感，指甲萎缩，关节活动度下降，皮肤颜色不均，早期萎缩，骨质减少（晚期）。持续 3~6 个月。

第三阶段（萎缩期）：疼痛减轻；出现营养变化；手/皮肤苍白发绀，外表光滑、发亮，感觉发凉干燥；骨脱钙进展为肌肉无力/萎缩、肩/手挛缩/屈曲畸形、手指变细；无血管舒缩改变。

【发病机制】多种理论假设。

1. 在损伤的痛觉感受器中肾上腺素能敏感性异常增加，循环或局部分泌的交感神经递质触发疼痛的传入活动。

2. 皮肤损伤激活痛觉感受器纤维→中枢疼痛信号系统→疼痛。

3. 疼痛信号系统的中枢易化。

4. 低阈值机械感受器的传入激发疼痛。

5. 随着时间的推移，交感神经传出纤维发出冲动激活疼痛感受器纤维。

【诊断】

1. X 线 早期 X 线正常，后期关节周围骨质减少。脑卒中后 1 个月瘫痪侧手臂的骨密度开始下降时，可考虑肩手综合征的可能。

当骨质脱钙达到 30%~50% 时，X 线才能检测到。

2. 三期骨扫描 30 例发病<3 个月的脑卒中患者使用三期骨扫描评估 CRPS Ⅰ型（Harbert et al.，1996；Kozin et al.，1981；Simon 和 Carlson，1980）。

（1）灵敏度约 92%。

（2）特异度约 56%。

（3）正预测值（PPV）约 58%。

（4）负预测值（NPV）约 91%（Holder and Mackinnon，1984）。

（5）延迟像上关节旁示踪剂活性的弥漫性

增加是 RSD 最灵敏的指标（灵敏度 96%，特异度 97%，PPV 88%）。

3. EMG　EMG 可作为 CRPS 的预测因子（Cheng and Hong，1995）。

分析自发电位与最终进展的 CRPS 之间的联系（与 EMG 上无自发活动相比）。

4. 临床检查（Wang et al.，1998）

（1）临床诊断比较困难，临床表现通常不完整。

（2）最统一的早期诊断征象：肩关节在活动（屈曲/外展/外旋，前臂旋前/旋后）时疼痛，肘关节不疼痛；腕背屈时疼痛伴手背水肿；掌指关节（metacarpophalangeal，MCP）疼痛/近端指间关节屈曲伴有梭形水肿。

（3）疼痛与损伤、临床表现不相符。

（4）ROM 受限先于肩/手疼痛。

（5）在本研究中，最有价值的临床表现是掌指关节（MCP）压痛，其预测值为 100%，灵敏度为 85%，特异度为 100%。

5. 骨扫描　Tepperman et al.（1984）和 Greyson，Tepperman（1984）研究了 85 名卒中后偏瘫患者，这些患者具有 CRPS 的临床特征。

25% 的患者放射性核素证据为 I 型 CRPS：当延迟成像显示腕关节、掌指关节和指间关节的摄取增加时，阳性诊断更为明显。

6. 星状神经节阻滞

（1）当患者出现同侧霍纳综合征时，进行星状神经节阻滞治疗。

（2）局麻药行星状神经节交感神经阻滞后，疼痛减轻是诊断交感神经介导的 I 型 CRPS 的金标准。

【治疗】（Arlet and Mazieres，1997）

1. 受累关节的关节活动度训练：3 周内的无痛 ROM 练习，大部分<4~6d 便开始受累关节的被动牵伸。

2. 皮质类固醇（全身性）：大多数病人在急性期对全身使用类固醇有反应。通常泼尼松剂量为 100~200mg/d 或 1mg/kg，并在 2 周内逐渐减量。

（1）经骨扫描证实的 I 型 CRPS 比骨扫描阴性的临床型 CRPS 使用激素治疗更有效。

（2）骨扫描不仅有助于明确 I 型 CRPS 的诊断，而且也有助于确定哪些患者对口服类固醇治疗反应更好。在一项研究中，接受皮质类固醇治疗的 I 型 CRPS 骨扫描阳性的患者中，90% 的患者有良好或极好的反应，而 64% 没有骨扫描异常的患者反应较差或无效。

（3）在最近的一项研究中，31/34 的伴有反射性交感神经营养不良综合征的掌指关节疼痛的脑卒中患者在开始服用 8mg 的甲泼尼龙（4/d）后的 14d 内开始疼痛消失（患者接受 2 周的治疗，然后进行 2 周的减量治疗）。

3. 药物治疗：

（1）非甾体抗炎药（镇痛）。

（2）三环类抗抑郁药（TCAs）。

（3）双磷酸盐。

（4）降钙素。

（5）抗惊厥药（如加巴喷丁、卡马西平）。

（6）α 肾上腺素能阻断药剂（如可乐定、哌唑嗪）。

（7）β 受体阻断药（如普萘洛尔、吲哚洛尔）。

（8）钙通道阻滞剂药（如硝苯地平）。

（9）外用辣椒素。

4. 物理因子疗法（modalities）。

（1）控制水肿。

（2）经皮神经刺激（TENS）。

（3）脱敏疗法。

（4）冷热浴。

（5）超声波。

5. 注射治疗。

（1）关节内注射皮质类固醇。

（2）局部注射（普鲁卡因、皮质类固醇）。

（3）交感神经星状神经节阻滞可以诊断和治疗。

6. 其他治疗方法。如射频或交感神经切除术。

（二）肩关节半脱位

【临床表现】肩峰与肱骨头之间有明显间隙。以肱骨头从关节盂下半脱位为特征。

关于半脱位是否与肩痛相关的存在争议。

【病因】不明，但可能与肩肱关节机械完整性的改变有关。

【发病机制】

1. 认为与肩关节半脱位有关的因素如下。

（1）关节盂窝成角。

（2）冈上肌对肱骨头固定的影响。

（3）肩胛骨的位置异常。

（4）肱骨外展三角肌和肩袖肌收缩。

2. 最近的一些研究没有显示肩关节半脱位和疼痛之间有任何关联。

3. 肩关节外旋减少可能与肩关节疼痛有关。

4. Basmajian 原理：斜方肌张力降低→肩胛骨旋转，肱骨头从肩胛窝半脱位。

【治疗】

1. 肩吊带的使用是有争议的。常规使用吊带治疗肩关节半脱位（或肩痛）未明确。

📖（1）Friedland（1975）：吊带不能预防/纠正半脱位，也不是支撑无痛肩关节所必需的。

📖（2）Hurd et al.（1974）：佩戴或未佩戴吊带的患者在肩关节活动度、半脱位或肩痛方面没有明显的差异。

2. 优点：可用于患者行走时支撑肢体（可防止上肢损伤，进而导致疼痛加剧或易发生CRPS）。

3. 缺点：可能会导致肩部内收/内旋或肘关节屈曲（屈肌协同模式）挛缩。

4. 其他广泛使用的治疗肩关节半脱位的方法

（1）功能性电刺激。

（2）臂板、臂槽、膝板的使用，用于上肢功能恢复差、初次使用轮椅者。

（3）臂板可能会过度矫正半脱位。

（4）头顶吊带可防止手部水肿（可在臂板上使用泡沫楔）。

5. 目前还没有足够的证据证明吊带和轮椅附件是否能预防脑卒中后肩关节半脱位、减轻疼痛、改善功能或不利地加重肩关节挛缩。有证据表明，捆绑肩关节可以延缓疼痛的发生，但并不能减轻疼痛，也不能改善功能或使挛缩加重（Ada et al.,2005 年）。

【预防】半脱位可以通过早期恢复肩部肌肉组织（特别是冈上肌、三角肌后部和中部）和功能性电刺激或被动支持肩关节软组织结构（如臂槽）来预防。

（三）肱二头肌肌腱炎

【概述】

1. 肩前慢性疼痛，外展/外旋疼痛，肱二头肌沟（肱骨结节间沟）疼痛。

2. Yergason 试验：患者初始位置为屈肘90°，前臂旋前，检查者施加阻力让患者做前臂旋后、屈肘、肱骨外旋的抗阻运动，并同时向下牵拉肘关节。如果患者在肱二头肌沟（肱骨结节间沟）处疼痛或肱二头肌腱从槽中弹出，则测试结果为阳性（见第四章，肌肉骨骼医学）。

3. 肱二头肌长头从屈曲/内旋到抬高/外展、下沉/外旋/伸展位的最大偏移。

4. 可能发展为粘连性关节囊炎（冻结肩）

【诊断】临床检查及影像学检查阳性。诊断性腱鞘注射利多卡因可确诊，但应谨慎使用类固醇注射腱鞘，因为有肌腱断裂的风险。

（四）肩袖撕裂、肩关节撞击综合征和粘连性关节囊炎（表 1-8）

1. 所有这些都可能是脑卒中后肩痛的潜在原因。

2. 有关这些内容的更多详细介绍，请参阅第四章，肌肉骨骼学。

📖（五）臂丛神经/周围神经损伤

【病因】神经丛/神经"牵拉"损伤。

【诊断】

1. 非典型功能恢复，节段性肌肉萎缩，手指伸肌挛缩，延迟发作的痉挛状态。

2. 肌电诊断研究（EMG）：臂丛神经病变的下运动神经元表现。

【治疗】

1. 正确的床上姿位摆放，以防止患者翻身压到瘫臂上，将其卡在背后或床栏造成牵拉伤。

2. 防止关节挛缩，同时避免牵拉。

3. 45° 肩外展吊带，用于夜间固定。

4. 行走时佩戴肩带，防止重力牵拉。

5. 轮椅扶手（如需要）。

【预后】可能需要 8~12 个月才能恢复神经再支配。

📖 表 1-8　脑卒中后肩痛

	半脱位	肩袖撕裂	CRPS1型（RSD）	粘连性关节囊炎（冻结肩）	撞击综合征	肱二头肌肌腱炎
检查	肩峰分离 弛缓性瘫痪	外展试验阳性 坠臂试验阳性 弛缓或痉挛状态	MCP加压试验 皮肤变色 弛缓或痉挛状态	外旋<15° 肩胛骨运动早期减少 痉挛状态	外展70°~90°痛 前屈末端疼痛 通常痉挛状态	Speeds/Yergason检查 弛缓或痉挛状态
诊断检查	站立位X线检查 肩胛平面图	X线检查 关节造影 MRI 肩峰下注射利多卡因	三期骨扫描 星状神经节阻滞	关节造影	肩峰下注射利多卡因	利多卡因腱鞘注射
治疗	悬吊上肢FES PT/ROM 外科修复 降低肩袖内张力	类固醇注射	口服皮质类固醇 星状神经节阻滞	PT/ROM 松解操作 肩峰下/生长激素 类固醇注射 口服类固醇 降低肩袖内张力	PT/ROM 肩胛骨活动 肩峰下类固醇注射 降低肩袖内张力	腱鞘注射类固醇

CRPS Ⅰ. 复杂性局部疼痛综合征Ⅰ型；FES. 功能性电刺激；MCP. 掌指关节；RSD. 反射性交感神经营养不良；PT/ROM. 物理疗法/关节活动范围

来源：Black-Schaffer RM，Osberg JS. Return to work after stroke：development of a predictive model. Arch Phys Med Rehabil. 1990；71：285-290.

（六）异位骨化（heterotopic ossification，HO）

【概述】

1. 脑卒中患者少见，但发生于肘部或肩部。

2. 只发生在伸肘肌一侧。因为近端桡尺关节未受累，前臂旋前/旋后无问题。

【治疗】关节松动/ROM，依替膦酸二钠。

（七）依赖性水肿

可采用加压手套、泡沫楔、气动加压、逆行按摩和手臂抬高进行治疗。

四、卒中后的其他康复问题

（一）痉挛状态

【概述】

1. 有关更详细的讨论，请参阅第十二章相关的痉挛状态部分。

2. 痉挛状态被定义为受累肌肉在静止时对被动反向牵拉产生的一种异常的、速度依赖性的抵抗，以及之前提到的在步行和有害的刺激时会出现的姿势模式。

3. 一般遵循典型的上肢屈肌和下肢伸肌模式。

4. 痉挛状态通常在脑卒中后几天到几周出现。

【治疗】

1. 无创治疗：牵伸、夹板/矫形器、电刺激、冷疗法。

2. 虽然在临床实践中广泛应用，但在脑卒中患者中使用药物（如苯二氮䓬类、巴氯芬、丹特罗林、可乐定、替扎尼定）仍然缺乏科学证据来证明其疗效。这些药物似乎对与脑卒中相关的高血压和姿势反射有某种影响；不良反应限制了它们发挥作用。

3. 神经松解术：

（1）肉毒杆菌毒素：在控制局部性痉挛状态中可能特别有用（如上肢中的腕关节和手指屈肌；下肢中的踝关节内翻肌群）。

（2）苯酚/酒精（神经溶解剂）：可能有助于治疗大肌肉群（如髋内收肌和伸肌、胸肌、背阔肌和肱二头肌）的痉挛状态。使用受限于不良反应(如注射时疼痛、注射后感觉障碍/慢性疼痛、血管注射等)。

4. 鞘内巴氯芬(ITB)泵。

5. 脑卒中患者使用经验有限。在这一人群中是否有用还有待确定。

6. 一些证据表明,在脑卒中后痉挛状态性偏瘫患者中使用鞘内巴氯芬(ITB)泵治疗可以提高步行速度和功能性活动能力(Francisco,2003)。

7. 手术治疗。

(1) 不常用于卒中后患者,可能是与预期的生存率下降和术后并发症增加有关。

(2) 在特定情况下,当有特定目标时(如增加功能、改善卫生、减少疼痛)可能有用。

(二) 深静脉血栓(deep vein thrombosis,DVT)

【概述】

1. DVT 是卒中后常见的并发症,20%~75%未经治疗的卒中患者中会发生 DVT。

2. 偏瘫侧肢体占 60%~75%,近端深静脉血栓形成占 25%;肺栓塞概率为 1%~2%。

【诊断】通常使用无创技术。

1. 超声检查。

2. 阻抗容积描记术。

3. 造影静脉造影可用于未确定诊断的病例。

4. D-二聚体检测(一种交联的纤维蛋白降解产物):可作为脑卒中患者 DVT 的筛查工具。

【预防方案】(Winstein et al.,2016)。

1. 在缺血性卒中患者中,预防性剂量的肝素(低分子量而不是普通肝素)皮下注射应在急性期和康复期住院期间应用或应用到脑卒中患者恢复活动能力。

2. 脑出血的第 2~4 天开始,使用预防剂量的肝素(低分子量而不是普通肝素)皮下注射,可能比不预防 DVT 更合理。

3. 对于缺血性脑卒中和脑出血,在急性住院期间采用间断气压加压可能比不进行预防性治疗更合理。

4. 对于缺血性脑卒中和脑出血,使用弹力袜是没有用的。

(三) 膀胱功能障碍(另见第七章,脊髓损伤,膀胱部分)

【概述】

1. 脑卒中后第 1 个月尿失禁的发生率为 50%~70%,6 个月后为 15%(与一般人群的发病率相似,约为 17%)。

2. 尿失禁可能是由中枢神经系统损伤本身(即神经源性膀胱)、尿路感染、如厕能力受损或行动障碍、意识混乱、沟通障碍/失语症和认知知觉缺陷引起的,这些都会导致对膀胱充盈意识缺乏。

3. 排尿障碍类型:无反射、无意识性痉挛状态性膀胱(排空完全/不完全)、出口梗阻。

【治疗】

1. 治疗可能的潜在医疗性原因(如尿路感染)。

2. 控制液体摄入量。

3. 转移和穿衣技能训练。

4. 患者和家庭教育。

5. 药物治疗(如果非手术治疗没有改善)。

6. 抗胆碱能药物,如奥昔布宁、托特罗定、非索替啶、达利非那星、索利非那星、曲斯平和丙米嗪,通过与逼尿肌上的受体结合来阻止副交感神经释放乙酰胆碱,从而协助膀胱储尿。不良反应包括口干、视物模糊和便秘。

7. 胆碱能激动药贝沙那酚能增加逼尿肌活动,但缺乏临床对照试验支持。

8. 肾上腺素能拮抗药,包括苯氧苄胺、哌唑嗪、特拉唑嗪、多沙唑嗪、坦索罗辛和硅洛辛,可抑制前列腺和膀胱颈平滑肌的收缩。常见的不良反应是直立性低血压、异常射精和鼻塞。最近的试验表明,坦索罗辛可以改善膀胱储尿功能,并减少脊髓损伤患者的自主反射障碍症状。

9. 对于轻度压力性尿失禁患者,肾上腺素激动药,如麻黄碱和米拉贝隆,会增加尿道阻力。然而,它们可以增加血压和心率。雌激素可以帮助恢复或保护压力性尿失禁妇女尿道黏膜下组织。

10. 针对逼尿肌过度活动对药物不敏感的患者,注射 A 型肉毒毒素和膀胱刺激剂是 FDA

批准的可考虑的治疗方法。

11. 定时排空膀胱的方法。

12. 拔出留置导尿管并测量残余尿量（post void residuals，PVR）。

13. 间歇导尿（intermittent catheterization，IC）。

14. 尿动力学评估。

（四）肠道功能

【概述】

1. 脑卒中患者大便失禁发生率约31%。

2. 患者无法抑制排便冲动→大便失禁。

3. 大便失禁通常在头2周内消退；持续性失禁可能暗示严重的脑损伤。

4. 排便功能下降可能与感染、无法移动如厕或穿脱衣物、沟通障碍/无法表达如厕需求有关。

【治疗】治疗潜在诱发因素（如肠道感染、腹泻）、定时如厕、如厕转移训练和沟通技巧训练。

（五）肠蠕动障碍性便秘

【管理】充足的液体摄入、饮食调整（如增加膳食纤维）、肠道管理（大便软化剂、肠道兴奋剂、栓剂）、练习适应使用便桶/浴室。

（六）吞咽障碍

【概述】

1. 吞咽障碍在脑卒中患者中的总体患病率为25%~65%，具体如下（Gordon et al.，1987）。

（1）见于67%的脑干卒中。

（2）见于28%的左半球卒中。

（3）见于21%的右半球卒中。

2. 双侧半球病变较单侧半球病变更常见。

3. 大血管病变导致的脑卒中比小血管导致的更常见。

4. 咽部吞咽延迟是最常见的原因（Veis and Logemann，1985）。

【诊断】

1. 床边吞咽评估

（1）有助于确定是否存在吞咽困难的微创评估程序。

（2）风险病史回顾。

（3）可评估呕吐反射或咽部感觉。

（4）在吞咽试验中观察是否有明显的咳嗽或其他吞咽困难症状。

（5）确定经口进食水和服用药物是否安全。

（6）确定患者是否需要进一步的吞咽评估。

（7）确定患者是否需要转诊进行营养或补水支持。

2. X线透视吞咽评估（videofluorographic swallowing evaluation，VFSS）

（1）X线透视吞咽评估也称为电视透视吞咽评估，改良钡剂吞咽（modified barium swallow，MBS）造影。

（2）吞咽障碍评价与治疗的"金标准"。

（3）不同数量和浓度的固体和液体与钡剂混合在一起进行吞咽，同时观察参与吞咽过程的器官组织的解剖结构。

（4）如果发现吞咽异常，临床医生将确定吞咽障碍的生理原因。

（5）利用代偿性的技术、姿势、动作、感官，加强和食团改变，以确定安全进食方法。

（6）如果无法确定安全进食方法，则必须考虑其他方法。

3. 电子喉镜吞咽评估（FEES）

（1）电子喉镜吞咽评估作为咽期吞咽的综合功能性评估。

（2）对于可能导致潜在的食团阻塞和食团流动与梗阻的解剖结构，进行可视化的观察。在观察吞咽的解剖结构时，患者需要吞咽不同剂量和浓度的固体和液体。

（3）评估吞咽生理学、协调性和相关事件（如阻塞、缺乏保护性解剖结构、进入咽/喉的食团的深度和持续时间）。

（4）评估对残留物、渗漏和/或吸入物的反应（如残余物减少百分比、咳嗽有效性和从气道清除吸入物的能力）。

误吸

1. 误吸是物质通过声带（真声带）进入气管。

2. 在床边吞咽评估中，有40%~60%的患者误吸被漏诊（即隐性误吸）。

3. VFSS可以可靠地诊断误吸。造影剂穿过真声带下方，提示误吸。

通过 VFSS 检查,40%~70% 的脑卒中患者中发现有误吸。

4. VFSS 检查预测误吸的指标如下。

(1)吞咽反射启动延迟。

(2)咽部蠕动减少。

📖 5. 床边吞咽检查预测误吸的指标如下。

(1)异常咳嗽。

(2)吞咽后咳嗽。

(3)发音困难。

(4)构音障碍。

(5)异常呕吐反射。

(6)吞咽后的声音变化(湿声;Aronson,1990)。

📖 吸入性肺炎

1. 发生吸入性肺炎的危险因素如下。

(1)意识水平下降。

(2)气管切开术。

(3)呕吐。

(4)回流。

(5)鼻胃管(NGT)进食。

(6)吞咽障碍。

(7)咽期通过时间延长。

2. 由于吞咽障碍是脑卒中的常见和潜在的严重并发症(因为有误吸的风险),在开始经口进食之前,所有患者都应进行详尽的床边吞咽评估。

3. 如果在床边吞咽评估和/或吞咽造影评估后,认为患者存在反复误吸的高风险,患者应保持非经口进食(NPO)和肠内营养。初期可使用鼻胃管,如需要长期肠内营养,则需留置胃造瘘管或空肠管管。

📖 吞咽的四个阶段(表 1-9~表 1-12)

1. 口腔准备期。

2. 口腔期。

3. 咽期。

4. 食管期。

表 1-9　口腔准备期

自主或反射	• 自主
持续时间	• 自主性阶段,持续时间受所摄入食物的性质、咀嚼次数等影响
阶段特点	• 形成食团
阶段要求	• 唇和颊部肌肉组织的张力,以闭合前侧裂和外侧裂
	• 旋转颚板(圆形)运动以完成咀嚼/研磨
	• 咀嚼时舌头侧向移动,将食物放在牙齿上(舌头将食物移回牙齿)
	• 软腭的下移和前移,封闭口腔后部,扩大鼻气道
	• 产生唾液
此阶段出现的问题	• 流口水
	• 食物溢出

表 1-10　口腔期

自主或反射	• 自主
持续时间	• 持续时间通常<1s
阶段特点	• 舌尖上举使口腔前部隆起并阻塞前部,将食团推向咽方向
	• 腭咽皱襞收缩
	• 软腭抬高
📖 阶段要求	• 唇和颊部肌肉组织的张力作用可闭合前侧裂和外侧裂
	• 舌前后运动,将食团推送至咽部
	• 软腭抬高和颚咽闭合(也见于咽期)以关闭鼻腔,防止反流进入鼻咽
此阶段出现的问题	• 流口水
	• 食物溢出
	• 头部倾斜

表 1-11　咽期

自主或反射	• 反射
持续时间	• 持续时间 0.6~1s
阶段特点	• 将食团从口腔推进到食管
	• 📖 这一阶段最有可能发生误吸
	• 随着咽期的开始,呼吸受到抑制,以防止误吸

续表

阶段要求	• 软腭抬高和腭咽闭合（也见于口腔期），封闭鼻腔，防止反流进入鼻咽 • 喉向上，舌骨向前移动，会厌折叠以保护气道 • 室壁和声带内收保护气道 • 协调咽部收缩和环咽肌（食管上括约肌）松弛，以促进食团推送到食管
此阶段出现的问题	• 食物滞留、呛咳、误吸、声音嘶哑、鼻反流

表 1-12　食管期

自主或反射	• 反射
持续时间	• 最长时相——持续 6~10s
阶段特点	• 食团经咽→食管→胃 • 食管推进是由重力辅助，但需要胃食管括约肌放松
阶段要求	• 环咽肌收缩 • 协调蠕动和食管括约肌放松
此阶段出现的问题	• 胃烧灼感，食物滞留

【治疗/防止误吸】

1. 经口进食。

如果患者能够耐受经口进食而没有误吸的迹象，则改变食物的性状（增稠液体、糊状的或软的小块食团）。

2. 非经口进食（non-oral feeding，NPO）。

（1）经口进食的明确禁忌证是肺部病理学改变，这是由于存在误吸导致的。

（2）NPO 适用于存在高误吸风险的患者，原因有觉醒度降低、对刺激反应性降低、吞咽缺失、无保护性咳嗽反射、分泌物处理困难，或明显的口咽和喉部运动减少。

（3）NPO 治疗吞咽障碍是不利的，因为吞咽本身是最好的治疗方法。

3. 姿势和头部位置的变化。

4. 床头抬高。

5. 直立位进食。

6. 代偿策略。

（1）下颌收拢（chin tuck）：可能通过易化喉部向前运动，防止液体进入喉部来提供气道保护。下颌收拢也减少了舌根和咽后壁之间的间隙，因此产生了更大的咽部压力，使食团容易穿过咽区。

（2）转头策略（head rotation）：关闭同侧咽部，迫使食团进入对侧咽，降低环咽压力。再把头转向瘫痪侧。

（3）头部倾斜（head tilt）：利用重力引导食物进入同侧咽。

（4）声门上吞咽（swallow）：屏气然后吞咽，关闭声带以保护气管。

（5）超声门上吞咽（super supraglottic swallow）：增加 Valsalva 动作，最大限度地关闭声带。

（6）门德尔松手法（mendelsohn maneuver）：患者将喉部尽量保持在其最大提升位置，以延长环咽肌开口的持续时间。

7. 其他治疗方式（对吞咽障碍的长期疗效证据不确定）。

（1）冷刺激（提高吞咽反射敏感性）。

（2）口腔/运动训练（提高舌头和嘴唇的力量、活动度、速度和精确度，以及声带内收）。

【并发症】

1. 脱水。

2. 营养不良：在最近的一项研究中，49%接受康复治疗的患者中发现营养不良，这与住院时间延长和吞咽功能恢复速度减慢有关。

3. 营养不良的病人应激反应、感染和溃疡概率更高。

【康复】

1. 事实上关于脑中后吞咽障碍康复的研究很少。

2. Ickenstein et al.（2012）的研究表明：脑卒中后 72h，吞咽功能沟通量表（functional communication measure，FCM）评分为 1~3 级，渗透-误吸量表（penetration-aspiration scale，PAS）评分为 5~8 级的受试者在脑卒中后 90d 内可经口进食的可能性是脑卒中前的 1/11.8。

3. Wilkinson et al.（2002）的相关研究：186 例教学医院住院病人 12 个月的回顾性队列研究。

（1）脑卒中后 7d 内耐受 1 级液体或稀释剂的摄入，或耐受改良软性饮食或更好的受试者：无须经皮内镜胃造瘘（percutaneous endoscopic gastrostomy，PEG）装置。

（2）脑卒中后 14d 需要 PEG 的受试者：50% 的受试者不能耐受 3 级增稠液体；52% 的受试者不能耐受糊状膳食。

（3）脑卒中后 7d 或 14d 不耐受 2 级增稠液体的受试者在第 28 天之前不能耐受正常饮食和液体。

（4）在第 7 天内可耐受 3 级增稠液的受试者中，36% 的受试者在第 28 天能耐受正常饮食。

（5）对于脑卒中后 14d 不能耐受 3 级增稠液体或糊状膳食的人，应考虑使用 PEG。然而，即使在这些组中，也有 50% 的人可恢复到经口进食的程度。

4. Gresham（1990）报告了 53 名脑卒中后吞咽障碍患者的一些表现。

（1）85% 的脑卒中患者在出院时完全经口进食。

（2）17% 的脑卒中患者不能安全饮用稀薄的液体。

（3）8% 的脑卒中患者不能恰当地进食不同质地的稠状食物。

5. Logemann（1991）表示：在发病后的前 3 周内，大多数脑干卒中患者吞咽功能恢复。

6. 在 7d 内，大约 50% 的脑卒中患者吞咽功能障碍恢复。在发病后 6 个月时，只有 11%~13% 的人存在持续性吞咽功能障碍（Stein et al.，2015）。

7. 鼻音：高鼻音是由于软腭部分或完全不能关闭鼻腔，或硬腭不完全闭合而引起的。抬高软腭可以防止鼻音异常（在言语时异常的鼻腔共振）。

（七）失语症（表 1-13）

失语症是由于大脑损伤而导致的语言运用能力受损。它的特点包括言语错乱、找词困难和理解力受损。其他常见但非必需性的特征是读写障碍，非语言结构和解决问题的困难，以及手势障碍。

表 1-13　失语症类型

流畅型失语				非流畅型失语			
+ 理解力	− 理解力			+ 理解力		− 理解力	
复述 ⇩	复述 ⇩			复述 ⇩		复述 ⇩	
+	−	+	−	+	−	+	−
命名	传导性	经皮质感觉性	Wernicke	经皮质运动性	Broca	混合皮质性	完全性
+	−						
正常	命名性						

流畅型失语	非流畅型失语
Wernicke 失语	Broca 失语
经皮质感觉性失语	经皮质运动性失语
传导性失语	完全性失语
命名性失语	混合皮质性失语

📖 1. 言语相关的主要大脑区域

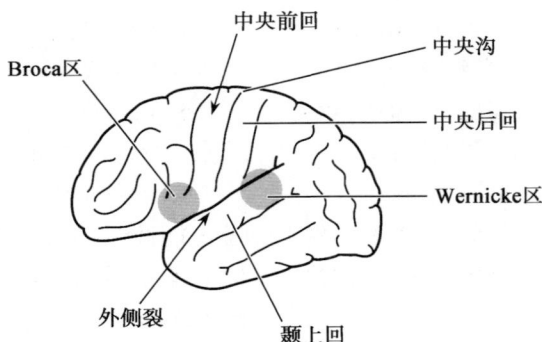

图中标注：中央前回、中央沟、中央后回、Broca区、Wernicke区、外侧裂、颞上回

（1）Wernicke 失语

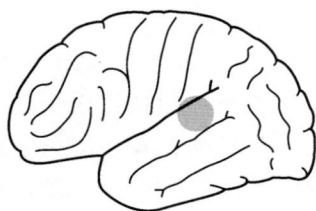

> 📖 位置:优势(通常是左)半球颞上回后部
> 特点:
> * 流畅性失语(正常速率/速度)
> * 理解障碍
> * 文字失认、阅读困难(失读症)和书写困难(失写症)
> * 大量错语和新词

（2）Broca 失语

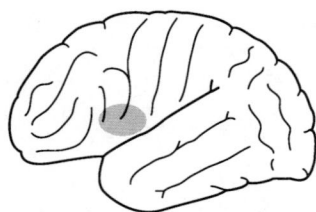

> 📖 位置:优势(通常为左)半球的额下回后部→运动皮质前部,支配舌头、嘴唇和喉。
> 特点:
> * 非流畅性(电报语音式)
> * 复述障碍
> * 理解力相对正常
> * 言语错乱和发音错误或困难

（3）完全性失语

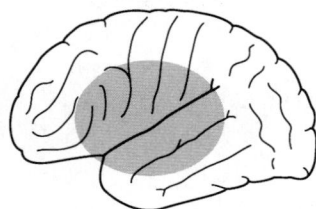

> 📖 位置:大小和位置不同,但通常涉及左侧大脑中动脉的分布(整个外侧裂区)。
> 特点:
> * 从缄默(不流畅)到完全重复性语言或新词输出(流利但难以理解的语言)
> * 理解力差、复述差

（4）命名性失语

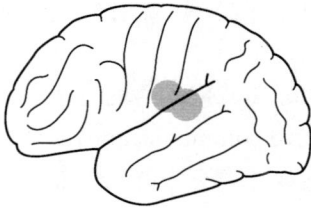

> 📖 位置:颞-顶叶和角回损伤
>
> 特点:
>
> - 流利,基本上具有良好的理解力和复述
> - 名词输出减少
> - 找词困难
> - 可能存在失读症和失写症

（5）传导性失语

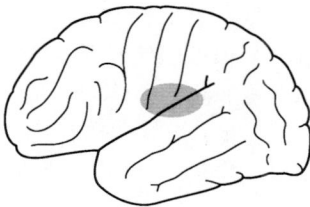

> 📖 位置:顶盖(弓状束)或岛叶或缘上回深部(通常为左侧)的病变
>
> 特点:
>
> - 正常语速(流利)
> - 理解力保留
> - 复述障碍
> - "目标"词语的字面错误(直到找到正确的词汇)

注:弓状束是一条深至缘上回和岛叶的白质带,连接 Broca 区和 Wernicke 区。

（6）经皮质运动性失语

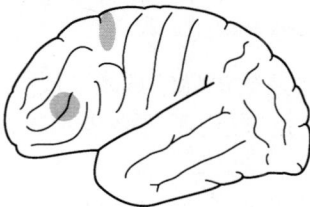

> 位置:额叶,位于 Broca 区的前方或上方,或位于 Broca 区的皮质下区域
>
> 特点:
>
> - 语速降低,语言输出受限(某些话语流畅)
> - 自发谈话启动困难,良好的理解力
> - 复述良好

（7）经皮质感觉性失语

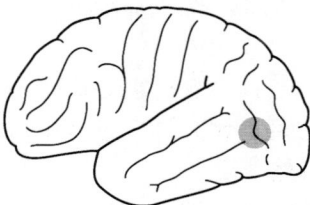

> 位置:外侧裂语言区(Broca 区和 Wernicke 区)与大脑后部的分水岭区病变;角回或颞叶后下部
>
> 特点:
>
> - 理解力差
> - 流利性言语(新词)
> - 复述保留(可能是模仿性言语)

（8）经皮质混合性失语

- 也称为孤立性失语
- 额叶、顶叶和颞叶交界区病变
- 特点：
  - ◇ 理解力差
  - ◇ 非流畅性（语速降低和自发言语少）
  - ◇ 复述保留（回声性模仿语言）

注：95% 的人的语言区在解剖学上在左半球优势半球的外侧裂周围。

（9）其他言语错误

- 错语：单词或单词部分的错误替换
- 字面或音位错语：相似的发音（如 "sound" 代替 "found"）
  - □ 口语或语义错语：用同一语义类的词代替另一个（如 "fork" 代表 "spoon"）
- 语法缺失：句子中语法结构缺失的失语症
- 命名不能（命名性失语）：回忆单词困难，找词困难。理解和重复尚可
- 模仿性言语：重复另一个人的单词或发音（"回声"）
- 迂回语：描述一个不能回忆的词的迂回方式。常与命名性失语同时存在
- 新词：一种表达清楚但只有说话人理解的"新词"
- 行话：表达清楚，但大部分是难以理解的言语。与 Wernicke 失语症有关
- 刻板：在尝试交流时重复无意义的音节（如 "不，不，不"）

2. 卒中后失语症的治疗方法

（1）丢失与干扰（最广泛接受的方法）：将失语症视为特定语言信息的丢失（补偿性），认为脑损伤会干扰语言操作过程（易化性）。

（2）直接与间接：将失语症视为语言思维过程的缺陷，可以用来区分直接语言中心疗法和间接内容中心疗法。

（3）行为语言学与心理语言学：一则强调内容，另一则强调治疗的结构。

（4）程序操作：在行为修正程序应用之前和之后进行评估。

（5）程序化教学：采用多个单独步骤以实现预期的语言行为。

（6）增强和替代沟通的方法（augmentative and alternative communication，AAC）：使用各种方法来增强或代替有限的交流方式（表 1-14）。

表 1-14　增强和替代沟通的形式

无辅助（仅使用自己身体，无外部设备）		辅助（使用工具或装置设备）
非技术性	低/轻技术	高技术
◇ 示意动作	◇ 图片	◇ SGD
◇ 手势	◇ 物品	◇ 单一信息设备
◇ 面部表情	◇ 照片	◇ 可记录/数字化设备
◇ 发声	◇ 书写	◇ 支持动态符号/语言表示并与某种形式的技术硬件（如计算机、平板电脑、智能手机）一起使用的 AAC 软件
◇ 言语	◇ 交流板/书籍	
◇ 肢体语言		

AAC. 增强和替代沟通；SGD.speech-generating devices，语音生成设备

资料来源：改编自增强和替代通信：关键问题。美国言语语言听力协会。https://www.asha.org/PRPSpecificTopic.aspxfolderid= 8589942773&section=Key_Issues

3. 卒中后失语症的具体干预措施

（1）替代：使用手势来表示物体、动作、方向和描述。

（2）旋律语调疗法（MIT）：通过将旋律或节奏与简单的陈述结合起来，诱发右半球参与交流。MIT 可能对非流畅性（Broca）失语症患者有一定效果。

4. 卒中后失语症的恢复

（1）失语症患者在发病后的前 2~3 个月改善最大。

（2）6 个月后，恢复速度显著下降。

（3）在大多数失语症患者中，发病 1 年后似乎很难自然恢复。

（4）然而，也有报道称脑卒中失语症患者在接受治疗多年后病情有所改善。

五、医疗问题管理

（一）脑卒中后抑郁

1. 病因。

（1）器质性：可能与儿茶酚胺耗竭有关，损伤导致额叶去甲肾上腺素能、多巴胺能和5-羟色胺能投射纤维受损（Heilman et al.,2012）。

（2）反应性：对与脑卒中相关的身体和个人损失的悲伤/心理反应，严重残疾通常伴发情绪失控，等。

2. 据报道，脑卒中患者中抑郁症的患病率约为40%（25%~79%）；在他们的照料者中发生的比例相似（Flick,1999）。

3. 最常见于发病后6个月至2年。

4. DSM-5标准和植物性体征的精神病学评估可能是诊断脑卒中抑郁有用的临床工具。

5. 左额叶病变患严重抑郁症的风险较高（这种关系仍有争议）。

6. 危险因素：既往精神病史、ADL明显受损、重度的功能缺损、女性、非流畅性失语症、认知障碍和缺乏社会支持。

7. 持续性抑郁与延迟恢复和较差的预后相关。

8. 治疗：对所有有明显临床症状的抑郁症患者应考虑积极治疗。

（1）心理社会干预：心理治疗。

（2）与TCAs相比，SSRIs应用更普遍，因为其不良反应较少；哌甲酯也被证明对脑卒中后抑郁有效。

（3）SSRIs和TCAs也被证明对脑卒中后情绪不稳定有效。

（二）性功能障碍

1. 据报道，大多数老年人可以继续享受积极和令人满意的性关系。

2. 脑卒中后性兴趣或性欲无明显变化，但两性的性行为均明显下降。

3. 脑卒中后性活动明显下降。

4. Korpelainen et al.（1999）的研究：192名脑卒中患者和94名配偶。

（1）79%的患者和84%的配偶表示，脑卒中前性生活活跃，包括每月至少性交一次。

（2）然而，脑卒中后，原性生活活跃的45%的患者和48%配偶性交次数明显减少。

（3）33%的患者和27%的配偶称停止了性交。

5. 无法与配偶讨论性行为相关的性交频率降低［优势比（OR）18.5］；对性的总体态度积极性大大降低（重要：$OR=7.7$；相当重要：$OR=9.2$）；不愿意参与性活动（$OR=5.4$）。

6. 与脑卒中后性活动减少有关的其他因素如下。

（1）情绪因素：恐惧、焦虑和内疚；自卑；害怕被伴侣拒绝。

（2）降低性功能的药物：TCAs、SSRIs、抗精神病药、抗胆碱能药物、组胺（1和2）阻断药、γ-氨基丁酸（GABA）激动药（如普瑞巴林）、阿片类麻醉药、锯叶棕提取物。

（3）治疗：支持性心理治疗、咨询、医疗咨询（如泌尿外科、泌尿妇科）。

（三）癫痫发作

1. 可根据发生时间分类如下。

（1）脑卒中发作时。

（2）脑卒中后早期（1~2周）。

（3）脑卒中后慢性期（>2周）。

2. 在首次脑卒中后的前瞻性研究中，2.5%的患者在发病后48h内出现癫痫发作。

3. 癫痫发作与老年、精神错乱和顶叶或颞叶大量出血有关。

4. 大部分癫痫发作为全身性，强直阵挛发作。

5. 癫痫患者的住院死亡率较高。

6. 早期癫痫发作往往不会复发。与缺血或出血相关的急性代谢紊乱有关。

7. 需要住院康复治疗的脑卒中患者比一般脑卒中患者更容易发生癫痫。

8. 脑卒中后2周以上的癫痫发作有较高的复发概率。

9. 在一项对77名缺血性脑卒中患者的研究中，随访了2~4年：

（1）6%~9%出现癫痫发作。

（2）26%的皮质病变患者出现癫痫发作。

（3）2%的皮质下病变患者出现癫痫发作。

10. 危险因素:皮质病变,持续性轻瘫(50%)。

11. 治疗:选择第二章"创伤性脑损伤医学"中讨论的脑损伤患者的抗惊厥药物。

六、预测脑卒中患者死亡率和功能恢复的因素

(一) 致死危险因素

1. 在45—64岁的人群中:8%~12%的缺血性脑卒中和37%~38%的出血性脑卒中在30d内死亡(ARIC研究,国家心脏、肺和血液研究所)。

2. 在65岁及以上的人群中:12.6%的脑卒中患者、8.1%的缺血性脑卒中患者和44.6%的出血性脑卒中患者将在1个月内死亡(医疗保险B部分随机抽样)。

3. 出血性脑卒中后的死亡率(67.9%)高于缺血性脑卒中(57.4%;Benjamin et al.,2018)。

4. 脑卒中后第1年病死率:25%~40%。

5. 第1年内再次脑卒中的风险:12%~25%。

急性脑卒中致死危险因素—30d 死亡率

- 卒中严重程度
- 意识水平下降
- 糖尿病
- 心脏病
- 心电图异常
- 老年
- 医疗延误
- 非糖尿病患者血糖升高
- 脑干受累
- 出血性卒中
- 从护理院入院

(二) 致残危险因素(Kelley Hayes et al., 2003)

1. 在过去几十年随着脑卒中死亡率的下降,有残疾的脑卒中幸存者的数量逐渐增加。

2. 每年有30万~40万脑卒中幸存者。

3. 50%的人有一定程度的偏瘫。

4. 30%的人在没有帮助的情况下无法行走。

5. 6% ADL 依赖。

6. 19%有失语症。

7. 35%有抑郁症状。

8. 26%的人需要在护理院长住。

脑卒中后致残的危险因素

- 严重的脑卒中(4周时极少的运动恢复)
- 意识水平下降
- 糖尿病
- 心脏病
- 心电图异常
- 老年
- 医疗治疗延误
- 康复延误
- 双侧病变
- 既往脑卒中史
- 既往功能性残疾
- 坐位平衡不良
- 完全性失语症
- 严重的偏侧忽略
- 感觉和视觉缺陷
- 认知障碍
- 持续性失禁>1~2周

(三) 影响卒中后重返工作岗位的因素(Black Schaffer and Osberg,1990)

1. 康复出院时 Barthel 指数得分低。

Barthel 指数:用来测量 ADL 独立性的功能性评估工具,评分在0~100的范围内。

2. 康复期延长。

3. 失语症。

4. 既往酗酒。

Barthel ADL 指数:指南

1. 指数应记录"患者能做什么",而不是记录应该做什么。

2. 其主要目的是确定无任何帮助下的自理程度,不管是身体上的还是口头上的,以及不管多小或是出于什么原因的帮助都不可以。

3. 如需要监护,则提示患者不独立。

4. 患者的表现应该使用最好的证据来确定。通常询问患者、朋友/亲属和护士，但直接观察和常识也很重要。然而，不需要直接测试。

5. 一般情况下，患者在过去 24~48 小时的表现很重要，但偶尔更长的时间也会有价值。

6. 中度的评分代表患者有超过 50% 的独立性。

7. 允许使用辅助设备达到独立。

来源：Mahoney FI, Barthel D. Functional evaluation：the Barthel Index. Md State Med J. 1965；14：56-61，with permission.

Barthel 指数

活动	分数
进食 0=完全依赖 5=需部分帮助（切割食物、抹黄油等，或需要改良的饮食） 10=完全自理	_____
洗澡 0=依赖 5=自理（或淋浴）	_____
修饰 0=需要别人帮忙 5=可独立完成洗脸、刷牙、梳头及剃须（提供工具）。	_____
穿衣 0=需别人帮忙 5=在别人帮忙下、可自行完成 50% 以上的动作。 10=独立完成（包括扣纽扣、拉拉链、系鞋带等）	_____

续表

Barthel 指数

活动	分数
大便控制 0=失禁（或需要灌肠） 5=偶尔失禁 10=能控制	_____
小便控制 0=失禁，或需要他人导尿 5=偶尔失禁 10=能控制	_____
如厕 0=依赖他人 5=需要帮助，但可独立完成部分工作 10=独立完成（可自行进出厕所，能穿脱好衣服，能自己擦拭）	
转移（床到椅再返回） 0=不能完成，不能保持坐位平衡 5=需要大量帮助（1 或 2 人，身体支持），可以保持坐位 10=需要少量帮助（身体支持或语言指导） 15=自理	_____
移动（平地上） 0=不能独立行走或移动<45.72m（50 码） 5=可独立操纵轮椅，>45.72m（50 码） 10=需要一人帮助（身体支持或口头指导）方可行走 45.72m（50 码）以上 15=独立行走（但可使用任何辅助设备；如拐杖）>45.72m（50 码）	_____
上下楼梯 0=无法上下楼梯 5=需要帮助（口头指导、身体支持、助行器） 10=可自行上下楼梯	_____
总分（1~100）：	_____

来源：From Mahoney FI, Barthel D. Functional evaluation：the Barthel Index. Md State Med J. 1965；14：56-61，with permission.

（张玉梅 魏娜 王赵霞 译，敖丽娟 审校）

参 考 文 献

Ada L, Foongchomcheay A, Canning CG. Supportive devices for preventing and treating subluxation of the shoulder after stroke. *Cochrane Database Syst Rev.* 2005;(1):CD003863. doi:10.1002/14651858.CD003863.pub2.

Aho K, Harmsen P, Hatano W, et al. Cerebrovascular disease in the community: results of a WHO Collaborative Study. *Bull World Health Organ.* 1980;58(1):113–130.

American Association of Neurological Surgeons. Arteriovenous malformations. https://www.aans.org/Patients/Neurosurgical-Conditions-and-Treatments/Arteriovenous-Malformations.

Arlet J, Mazieres B. Medical treatment of RSD. *Hand Clin.* 1997;13:477–483.

Aronson AE. *Clinical Voice Disorders.* 3rd ed. New York, NY: Thieme Medical Publishers; 1990.

Augmentative and Alternative Communication: Key Issues. American Speech-Language-Hearing Association. ASHA. www.asha.org/PRPSpecificTopic.aspx?folderid=8589942773&section=Key_Issues

Barclay-Goddard RE, Stevenson TJ, Poluha W, Thalman L. Mental practice for treating upper extremity deficits in individuals with hemiparesis after stroke. *Cochrane Database Syst Rev.* 2011;(5):CD005950. doi:10.1002/14651858.CD005950.pub4.

Benjamin EJ, Virani SS, Callaway CW, et al. Heart disease and stroke statistics—2018 update: a report from the American Heart Association. *Circulation.* 2018;137:e67-e492. doi:10.1161/CIR.0000000000000558.

Bhattacharyya N, Baugh RF, Orvidas L, et al. Clinical practice guideline: benign paroxysmal positional vertigo. *Otolaryngol Head Neck Surg.* 2008;139(5)(suppl 4): S47-S81. doi:10.1016/j.otohns.2008.08.022.

Black-Schaffer RM, Osberg JS. Return to work after stroke: development of a predictive model. *Arch Phys Med Rehabil.* 1990;71:285–290.

Bobath B. *Adult Hemiplegia: Evaluation and Treatment.* London, UK: Spottiswood Ballintype; 1978.

Boncoraglio GB, Bersano A, Candelise L, Reynolds BA, Parati EA. Stem cell transplantation for ischemic stroke. *Cochrane Database Syst Rev.* 2010;(9):CD007231. doi:10.1002/14651858.CD007231.pub2.

Broderick JP. Stroke trends in Rochester, Minnesota, during 1945 to 1984. *Ann Epidemiol.* 1993;3:476–479. doi:10.1016/1047-2797(93)90099-P.

Brown RD, Whisnant JP, Sicks JD, O'Fallon WM, Wiebers DO. Stroke incidence, prevalence, and survival: secular trends in Rochester, Minnesota, through 1989. *Stroke.* 1996;27:373–380.

Brunnstrom S. Motor testing procedures in hemiplegia: based on sequential recovery stages. *Phys Ther.* 1966;46:357–375. doi:10.1093/ptj/46.4.357. doi:10.1093/ptj/46.4.357.

Carr JH, Shepherd RB, Nordholm L, Lynne D. Investigation of a new motor assessment scale for stroke patients. *Phys Ther.* 1985;65:175–180. doi:10.1093/ptj/65.2.175.

Chambers BR, Donnan G. Carotid endarterectomy for asymptomatic carotid stenosis. *Cochrane Database Syst Rev.* 2005;(4):CD001923. doi:10.1002/14651858.CD001923.pub2.

Chen W-J, Kuan P, Lien W-P, Lin F-Y. Detection of patent foramen ovale by contrast transesophageal echocardiography. *Chest.* 1992;101(6):1515–1520. doi:10.1378/chest.101.6.1515.

Cheng P-T, Hong C-Z. Prediction of reflex sympathetic dystrophy in hemiplegic patients by electromyographic study. *Stroke.* 1995;26:2277–2280. doi:10.1161/01.STR.26.12.2277.

Chollet F, Tardy J, Albucher JF, et al. Fluoxetine for motor recovery after acute ischaemic stroke (FLAME): a randomised placebo-controlled trial. *Lancet Neurol.* February 2011;10(2):123–130. doi:10.1016/S1474-4422(10)70314-8.

Coull AJ, Lovett JK, Rothwell PM. Population-based study of early risk of stroke after transient ischemic attack or minor stroke: implications for public education and organization of services. *BMJ.* 2004;328:326. doi:10.1136/bmj.37991.635266.44.

Coupar F, Pollock A, van Wijck F, Morris J, Langhorne P. Simultaneous bilateral training for improving arm function after stroke. *Cochrane Database Syst Rev.* 2010;(4):CD006432. doi:10.1002/14651858.CD006432.pub2.

Dennis MS, Burn JP, Sandercock PA, Bamford JM, Wade DT, Warlow CP. Long-term survival after first-ever stroke: the Oxfordshire Community Stroke Project. *Stroke.* 1993;24:796–800. doi:10.1161/01.STR.24.6.796.

Duncan PW, Sullivan KJ, Behrman AL, et al. Body-weight-supported treadmill rehabilitation after stroke. *N Engl J Med.* 2011;364(21):2026–2036. doi:10.1056/NEJMoa1010790.

Elsner B, Kugler J, Pohl M, Mehrholz J. Transcranial direct current stimulation (tDCS) for improving aphasia in patients with aphasia after stroke. *Cochrane Database Syst Rev.* 2015;(5):CD009760. doi:10.1002/14651858.CD009760.pub3.

Elsner B, Kugler J, Pohl M, Mehrholz J. Transcranial direct current stimulation (tDCS) for improving activities of daily living, and physical and cognitive functioning, in people after stroke. *Cochrane Database Syst Rev.* 2016;(3):CD009645. doi:10.1002/14651858.CD009645.pub3.

European Carotid Surgery Trialists' Collaborative Group. Endarterectomy for moderate symptomatic carotid stenosis: interim results from the MRC European Carotid Surgery Trial. *Lancet.* 1996;347:1591–1593. doi:10.5555/uri:pii:S0140673696910776.

Ferri FF. *Practical Guide to the Care of the Medical Patient.* 8th ed. Philadelphia, PA: Mosby Elsevier; 2010:92-96.

Fix JD. *High-Yield Neuroanatomy.* 3rd ed. Baltimore, MD: Lippincott Williams & Wilkins; 2004.

Flick CL. Stroke rehabilitation: 4. Stroke outcome and psychosocial consequences. *Arch Phys Med Rehabil.* 1999;80(5)(suppl1): S21–S26. doi:10.1016/S0003-9993(99)90098-9.

Francisco G. Improvement in walking speed in poststroke spastic hemiplegia after intrathecal baclofen therapy: a preliminary study. *Arch Phys Med Rehabil.* 2003;84(8):1194–1199. doi:10.1016/S0003-9993(03)00134-5.

Friedland E. Physical therapy. In: Licht S, ed. *Stroke and Its Rehabilitation.* New Haven, CT: E. Licht; 1975.

Goldberg S. *Clinical Neuroanatomy Made Ridiculously Simple*. 5th ed. Miami, FL: Medmaster Inc.; 2014.

Gordon C, Hewer RL, Wade DT. Dysphagia in acute stroke. *Br Med J (Clin Res E)*. 1987;295:411–414. doi:10.1136/bmj.295.6595.411.

Gresham SL. Clinical assessment and management of swallowing difficulties after stroke. *Med J Aust*. 1990;153:397–399. doi:10.5694/j.1326-5377.1990.tb125497.x.

Greyson ND, Tepperman PS. Three-phase bone studies in hemiplegia with reflex sympathetic dystrophy and the effect of disuse. *J Nucl Med*. 1984;25:423–429. http://jnm.snmjournals.org/content/25/4/423.full.pdf+html.

Hacke W, Kaste M, Bluhmki E, et al. Thrombolysis with alteplase 3 to 4.5 hours after acute ischemic stroke. *N Engl J Med*. 2008;359:1317–1329. doi:10.1056/NEJMoa0804656.

Hamilton MG, Spetzler RF. The prospective application of a grading system for arteriovenous malformations. *Neurosurgery*. 1994;34:2–7. doi:10.1097/00006123-199401000-00002.

Hao Z, Wang D, Zeng Y, et al. Repetitive transcranial magnetic stimulation for improving function after stroke. *Cochrane Database Syst Rev*. 2013;(5):CD008862

Harbert JC, Eckelman WC, Neumann RD, eds. *Nuclear Medicine: Diagnosis and Therapy*. New York, NY: Thieme Medical Publishers; 1996.

Harden RN, Bruehl S, Perez RSGM, et al. Validation of proposed diagnostic criteria (the "Budapest Criteria") for Complex Regional Pain Syndrome. *Pain*. 2010;150(2):268–274. doi:10.1016/j.pain.2010.04.030.

Hart RG, Pearce LA, Aguilar MI. Meta-analysis: antithrombotic therapy to prevent stroke in patients who have non-valvular atrial fibrillation. *Ann Intern Med*. 2007;146(12):857–867. doi:10.7326/0003-4819-146-12-200706190-00007.

Heilman KM, Blonder LX, Bowers D, Valenstein E. Emotional disorders associated with neurological diseases. In: Heilman KM, Valenstein E, eds. *Clinical Neuropsychology*. 5th ed. New York, NY: Oxford University Press; 2012:466–503.

Holder LE, Mackinnon SE. Reflex sympathetic dystrophy in the hands: clinical and scintographic criteria. *Radiology*. 1984;152:517–522. doi:10.1148/radiology.152.2.6739825.

Hunt & Hess scale. *The Internet Stroke Center*. www.strokecenter.org/trials/scales/hunt_hess.html

Hurd MM, Farrell KH, Waylonis GW. Shoulder sling for hemiplegia: friend or foe? *Arch Phys Med Rehabil*. 1974;55:519–522.

Ickenstein GW, Höhlig C, Prosiegel M, et al. Prediction of outcome in neurogenic oropharyngeal dysphagia within 72 hours of acute stroke. *J Stroke Cerebrovasc Dis*. 2012;21(7):569–576. doi:10.1016/j.jstrokecerebrovasdis.2011.01.004.

Jauch EC, Saver JL, Adams HP, et al. 2013. Guidelines for the Early Management of Patients with Acute Ischemic Stroke: a guideline for healthcare professionals from the American Heart Association/American Stroke Association. *Stroke*. 2013;44:870–947. https://doi.org/10.1161/STR.0b013e318284056a.

Johnston SC, Fayad PB, Gorelick PB, et al. Prevalence and knowledge of transient ischemic attack among US adults. *Neurology*. 2003;60:1429–1434. doi:10.1212/01.WNL.0000063309.41867.0F.

Jørgensen HS, Nakayama H, Reith J, Raaschou H, Olsen TS. Acute stroke with atrial fibrillation: the Copenhagen stroke study. *Stroke*. 1996;27(10):1765–1769. doi:10.1161/01.str.27.10.1765.

Kelley-Hayes M, Beiser A, Kase CS, Scaramucci A, D'Agostino RB, Wolf PA. The influence of gender and age on disability following ischemic stroke: the Framingham study. *J Stroke Cerebrovasc Dis*. 2003;12:119–126. doi:10.1016/S1052-3057(03)00042-9.

Kirsteins AE, Black-Schaffer RM, Harvey RL. Stroke rehabilitation: 3. Rehabilitation management. *Arch Phys Med Rehabil*. 1999;80(5)(suppl 1):S17–S20. doi:10.1016/S0003-9993(99)90097-7.

Kleindorfer D, Panagos P, Pancioli A, et al. Incidence and short-term prognosis of transient ischemic attack in a population-based study. *Stroke*. 2005;36:720–723. doi:10.1161/01.STR.0000158917.59233.b7.

Knott M, Voss DE. *Proprioceptive Neuromuscular Facilitation: Patterns and Techniques*. 2nd ed. Hagerstown, MD: Harper and Row; 1968.

Korpelainen JT, Nieminen P, Myllylä VV. Sexual functioning among stroke patients and their spouses. *Stroke*. 1999;30:715–719. doi:10.1161/01.STR.30.4.715.

Kozin F, Soin JS, Ryan LM, Carrera GF, Wortmann RL. Bone scintigraphy in the reflex sympathetic dystrophy syndrome. *Radiology*. 1981;138:437–443. doi:10.1148/radiology.138.2.7455127.

Laver KE, Lange B, George S, Deutsch JE, Saposnik G, Crotty M. Virtual reality for stroke rehabilitation. *Cochrane Database Syst Rev*. 2017;(11):CD008349. doi:10.1002/14651858.CD008349.pub4.

Lisabeth LD, Ireland JK, Risser JM, et al. Stroke risk after transient ischemic attack in a population-based setting. *Stroke*. 2004;35:1842–1846. doi:10.1161/01.STR.0000134416.89389.9d.

Logemann JA. Approaches to management of disordered swallowing. *Baillières Clin Gastroenterol*. 1991;5:269–280. doi:10.1016/0950-3528(91)90030-5.

Lombard LA, Reddy CC, Moroz A, Lew HL, Chae J, Edgley SR. Stroke and neurodegenerative disorders: 2. Poststroke medical complications. *PM R*. 2009;1(3)(suppl):S13-S18. doi:10.1016/j.pmrj.2009.01.016.

Mahoney FI, Barthel D. Functional evaluation: the Barthel Index. *Md State Med J*. 1965;14:56–61.

Martinsson L, Hårdemark H–G, Eksborg S. Amphetamines for improving recovery after stroke. *Cochrane Database Syst Rev.* 2007;(1):CD002090. doi:10.1002/14651858.CD002090.pub2.

Mead GE,Hsieh C-F, Lee R, et al. Selective serotonin reuptake inhibitors (SSRIs) for stroke recovery. *Cochrane Database Syst Rev.* 2012;(11): CD009286. doi:10.1002/14651858.CD009286.pub2.

Moore WS. The American Heart Association Consensus Statement on guidelines for carotid endarterectomy. *Semin Vasc Surg.* 1995;8:77–81.

National Heart, Lung, and Blood Institute. https://www.nhlbi.nih.gov/science/atherosclerosis-risk-communities-aric-study.

National Institute of Neurologic Disorders and Stroke rt-PA Stroke Study Group. Tissue plasminogen activator for acute ischemic stroke. *N Engl J Med.* 1995;333:1581–1588. doi:10.1056/NEJM199512143332401.

North American Symptomatic Carotid Endarterectomy Trial Collaborators. Beneficial effect of carotid endarterectomy in symptomatic patients with high-grade carotid stenosis. *N Engl J Med.* 1991;325:445–453. doi:10.1056/NEJM199108153250701.

Pollock A, Baer G, Campbell P, et al. Physical rehabilitation approaches for the recovery of function and mobility following stroke. *Cochrane Database Syst Rev.* 2014;(4):CD001920. doi:10.1002/14651858.CD001920.pub3.

Pomeroy VM, King LM, Pollock A, Baily-Hallam A, Langhorne P. Electrostimulation for promoting recovery of movement or functional ability after stroke. *Cochrane Database Syst Rev.* 2006;(2):CD003241. doi:10.1002/14651858.CD003241.pub2.

Powers WJ, Rabinstein AA, Ackerson T, et al. 2018 guidelines for the early management of patients with acute ischemic stroke: a guideline for healthcare professionals from the American Heart Association/American Stroke Association. *Stroke.* 2018;49:e46-e99. doi:10.1161/STR.0000000000000158.

Rerkasem K, Rothwell PM. Carotid endarterectomy for symptomatic carotid stenosis. *Cochrane Database Syst Rev.* 2011;4(4):CD001081. doi:10.1002/14651858.CD001081.pub2.

Ropper AH, Davis KR. Lobar cerebral hemorrhages: acute clinical syndromes in 26 cases. *Ann Neurol.* August 1980;8(2):141–147. doi:10.1002/ana.410080203.

Ropper AH, Samuels MA. *Adams and Victor's Principles of Neurology.* 9th ed. New York, NY: McGraw-Hill; 2009.

Ropper AH, Samuels MA, Klein JP. *Adams and Victor's Principles of Neurology.* 10th ed. New York, NY: McGraw-Hill; 2014.

Stroke. In: Rosen P, ed. *Emergency Medicine: Concepts and Clinical Practice.* 3rd ed. St. Louis, MO: Mosby; 1992

Ryder KM, Benjamin EJ. Epidemiology and significance of atrial fibrillation. *Am J Cardiol.* 1999;84(9)(suppl 1):131–138. doi:10.1016/S0002-9149(99)00713-4.

Sacco RL, Elkind M, Boden-Albala B, et al. The protective effect of moderate alcohol consumption on ischemic stroke. *JAMA.* 1999;281(1):53–60. doi:10.1001/jama.281.1.53.

Sandrini M, Cohen LG. Noninvasive brain stimulation in neurorehabilitation. *Handb Clin Neurol.* 2013;116:499–524. doi:10.1016/B978-0-444-53497-2.00040-1.

Saver JL, Carroll JD, Thaler DE, et al. Long-term outcomes of patent foramen ovale closure or medical therapy after stroke. *N Engl J Med.* 2017;377:1022–1032. doi:10.1056/NEJMoa1610057.

Sawner KA, LaVigne JM. *Brunnstrom's Movement Therapy in Hemiplegia: A Neurophysiological Approach.* 2nd ed. Philadelphia, PA: J.B. Lippincott; 1992.

Schaller C, Scramm J, Haun D. Significance of factors contributing to surgical complications and to late outcome after elective surgery of cerebral arteriovenous malformations. *J Neurol Neurosurg Psychiatry.* 1998;65:547–554. doi:10.1136/jnnp.65.4.547.

Schultz-Krohn W. Traditional sensorimotor approaches to intervention: the traditional sensorimotor intervention approaches. In: McHugh Pendleton H, Schultz-Krohn W, eds. *Pedretti's Occupational Therapy: Practice Skills for Physical Dysfunction.* 7 th ed. St. Louis, MO: Elsevier Mosby; 2013: 802–804.

Simon H, Carlson DH. The use of bone scanning in the diagnosis of reflex sympathetic dystrophy. *Clin Nucl Med.* 1980;5(3):116–121. https://journals.lww.com/nuclearmed/Abstract/1980/03000/The_Use_of_Bone_Scanning_in_the_Diagnosis_of.7.aspx.

Smithuis R. *Brain ischemia--Vascular territories* Radiology Assistant:. *http://www.radiologyassistant.nl/en/p484b8328cb6b2/brain-ischemia-vascular-territories.html*

Stein J, Harvey RL, Winstein CJ, Zorowitz RD, Wittenberg GF, eds. *Stroke Recovery and Rehabilitation.* 2nd ed. New York, NY: Demos Medical; 2015.

Stewart DG. Stroke rehabilitation: 1. Epidemiologic aspects and acute management. *Arch Phys Med Rehabil.* 1999;80(5)(suppl 1): S4–S7. doi:10.1016/S0003-9993(99)90095-3.

Tepperman PS, Greyson ND, Hilbert L, Jimenez J, Williams JI. Reflex sympathetic dystrophy in hemiplegia. *Arch Phys Med Rehabil.* 1984;65:442–447.

Thieme H, Mehrholz J, Pohl M, Behrens J, Dohle C. Mirror therapy for improving motor function after stroke. *Cochrane Database Syst Rev.* 2012;(3):CD008449. doi:10.1002/14651858.CD008449.pub2.

Twitchell TE. The restoration of motor function following hemiplegia in man. *Brain.* 1951;74:443–480. doi:10.1093/brain/

74.4.443.

Veis SL, Logemann JA. Swallowing disorders in persons with cerebrovascular accident. *Arch Phys Med Rehabil.* 1985;66(6):372–375.

Walker MD, Marler JR, Goldstein, M, et al. Endarterectomy for asymptomatic carotid artery stenosis. *JAMA.* 1995;273:1421–1428. doi:10.1001/jama.1995.03520420037035.

Wang Y, Wang Y, Zhao X, et al. Clopidogrel with aspirin in acute minor stroke or transient ischemic attack. *N Engl J Med.* 2013;369:11–19. doi:10.1056/NEJMoa1215340.

Wang YL, Tsau JC, Huang MH, Lee BF, Li CH. Reflex sympathetic dystrophy syndrome in stroke patients with hemiplegia-three phase bone scintography and clinical characteristics. *Kaohsiung J Med Sci.* 1998;14:40–47.

Wilkinson TJ, Thomas K, MacGregor S, Tillard G, Wyles C, Sainsbury R. Tolerance of early diet textures as indicators of recovery from dysphagia after stroke. *Dysphagia.* 2002;17(3):227–232. doi:10.1007/s00455-002-0060-9.

Winstein CJ, Stein J, Arena R, et al. Guidelines for adult stroke rehabilitation and recovery: a guideline for healthcare professionals from the American Heart Association/American Stroke Association. *Stroke.* 2016;47:e98-e169–doi:10.1161/STR.0000000000000098.

Wolf SL, Winstein CJ, Miller JP, et al. Effect of constraint-induced movement therapy on upper extremity function 3 to 9 months after stroke: the EXCITE Randomized Clinical Trial. *JAMA.* 2006;296:2095–2104. doi:10.1001/jama.296.17.2095.

Woodford HJ, Price CIM. EMG biofeedback for the recovery of motor function after stroke. *Cochrane Database Syst Rev.* 2007;(2):CD004585. doi:10.1002/14651858.CD004585.pub2.

Young B, Moore WS, Robertson JT, et al. An analysis of perioperative surgical mortality and morbidity in the Asymptomatic Carotid Atherosclerosis Study. *Stroke.* 1996;27:2216–2224. doi:10.1161/01.STR.27.12.2216.

Zorowitz RD, Harvey RL. Stroke syndromes. In: Cifu DX, ed. *Braddom's Physical Medicine and Rehabilitation.* 5th ed. Philadelphia, PA: Elsevier; 2016: 999–1016.

推 荐 读 物

Centers for Disease Control and Prevention, National Center for Health Statistics. Compressed Mortality File 1999–2009. CDC WONDER Online Database, compiled for Compressed Mortality File 1999–2009 Series 20. Underlying cause-of-death 1999–2016. http://wonder.cdc.gov/mortSQl.html.

Cifu DX, ed. *Braddom's Physical Medicine and Rehabilitation.* 5th ed. Philadelphia, PA: Elsevier; 2016.

Frontera WR, Silver JK, Rizzo TD, eds. *Essentials of Physical Medicine and Rehabilitation: Musculoskeletal Disorders, Pain, and Rehabilitation.* 3rd ed. Philadelphia, PA: Elsevier Saunders; 2015.

Grotta JC, Albers GW, Broderick JP, et al, eds. *Stroke: Pathophysiology, Diagnosis, and Management.* 6th ed. Philadelphia, PA: Elsevier; 2016.

Heilman KM, Valenstein E, eds. *Clinical Neuropsychology.* 4th ed. New York, NY: Oxford University Press; 2003.

Hillis A. Acute ischemic stroke. In: Johnson R, Griffin J, McArthur J, eds. *Current Therapy in Neurologic Disease.* 7th ed. St. Louis, MO: Mosby; 2005:213–217.

Logemann JA. *Evaluation and Treatment of Swallowing Disorders.* 2nd ed. Austin, TX: PRO-ED; 1998.

Marx JA, Hockberger RS, Walls RM, et al, eds. *Rosen's Emergency Medicine: Concepts and Clinical Practice.* 8th ed. Philadelphia, PA: Elsevier Saunders; 2014.

Miller J, Fountain N. *Neurology Recall.* Baltimore, MD: Williams & Wilkins; 1997.

National Institute of Neurological Disorders and Stroke. Stroke: hope through research. NIH Publication No. 99–2222.1999 https://www.ninds.nih.gov/Disorders/Patient-Caregiver-Education/Hope-Through-Research/Stroke-Hope-Through-Research.

第二章　创伤性颅脑损伤

第一节　概述

流行病学

1. 创伤是1—44岁人群的首要死亡原因，其中50%以上的死亡是由于创伤性颅脑损伤。在美国，创伤性颅脑损伤（traumatic brain injury, TBI）可以说是神经系统疾病死亡和发病的主要原因。

2. 2013年，美国疾病控制预防中心和国家伤害预防控制中心流行病学研究的数据显示：

（1）美国每年大约有280万创伤性颅脑损伤患者。

（2）在250万患者中，急诊就诊占81%，住院治疗占16.3%，死亡占3%（Faul et al., 2010）。

3. 年龄分布存在两个高峰。

第一高峰年龄：0—5岁。第二高峰为老年人（65岁及以上）。年龄较大的人群死亡率较高。

4. 男女比例：2.5∶1。

男性的死亡率是女性的3~4倍。

📖 5. 车祸中最常见的死亡和受伤原因是乘客从车辆中甩出（Spitz and Fisher, 1991）。

6. 暴力/攻击是青少年创伤性颅脑损伤的第二大常见原因。

7. 饮酒（ETOH）与TBI明显相关。

（1）多达86%的TBI患者在血液中检测到乙醇。

（2）51%~72%的患者受伤时血液中乙醇水平为0.10%或更高（Gordon et al., 1993）。

（一）疾病预防控制中心（2014年数据）

1. 跌倒是创伤性颅脑损伤的主要原因；TBI相关的急诊就诊中有48%是因为跌倒。

2. 物体撞击是TBI相关的急诊就诊第二大原因（约17%）。

3. 与TBI相关的第一和第二最常见的住院原因为跌倒（52%）和车祸（20%）。

4. 2014年TBI相关死亡的主要原因是自残（33%）。

（二）TBI模型系统国家数据库统计（1989—2011）

1. 性别：创伤性颅脑损伤男性多于女性，占所有TBI的74%。

2. 年龄分布：

（1）16—25岁：30%的创伤性颅脑损伤发生在此年龄段。

（2）26—35岁：18%的创伤性颅脑损伤发生在此年龄段。

（3）36—45岁：17%的创伤性颅脑损伤发生在此年龄段。

（4）46—55岁：14%的创伤性颅脑损伤发生在此年龄段。

（5）56—65岁：9%的创伤性颅脑损伤发生在此年龄段。

（6）>66岁：12%的创伤性颅脑损伤发生在此年龄段。

3. 种族：白种人（67%）>非洲裔美国人（18%）>西班牙裔（10%）>亚裔（3%）。

4. 婚姻状况：

（1）未婚（68%）。

📖（2）单身（46%）>已婚（33%）>离婚（16%）>丧偶/分居（5%）。

5. 教育程度：高中或以下程度占64%。

6. 就业：受伤时在职的占61%。

7. 病因：

（1）车祸（motor vehicle accident，MVA）：53%。

（2）跌倒：24%。

（3）暴力：13%。

📖（4）饮酒相关的损伤：46%。此项数据经常缺如，因此该问题可能会被低估，因为其他数据报告的比例>50%，并且复发风险增加。

（三）国家伤害预防与控制统计中心（2006年）

1. 患病率：美国目前有530万人患有与TBI相关的残疾。

2. 发病率：在美国，每年有250万人遭遇TBI，导致（Faul et al.，2010）：

（1）约5.2万例死亡。

（2）约28.2万例住院。

（3）约250万次急诊就诊未入院。

3. 死亡：急诊医疗技术的提高和预防伤害策略已使TBI死亡率持续下降，其30天病死率为30%。

65岁以上的人群中死亡率最高。

4. 住院：过去30年来住院率一直稳定。

65岁以上的人群住院率最高。

5. 急诊就诊：非住院人数比TBI住院人数高4倍。

TBI的急诊就诊率在0—4岁最高。

6. 严重程度：90%的伤害属于轻度伤害。即使在那些住院的患者中，也有75%的患者格拉斯哥昏迷量表（GCS）>13。

7. 成本：2010年美国TBI的总经济影响约为765亿美元：其中120亿美元的终生医疗费用和550亿美元的生产力损失费用。

（四）TBI死亡率

1. TBI死亡率：每年每10万人中45.2例死亡。

2. 从20世纪90年代到21世纪，TBI死亡率趋势发生了变化。

MVA继发死亡人数减少，但枪支/暴力造成的死亡人数增加。

3. 1979—1992年的TBI死亡相关研究显示（Sosin et al.，1996）：

（1）美国每年平均有5.2万人因TBI死亡（Faul et al.，2010）。

（2）1979—1992年，与TBI相关的总体死亡人数下降了22%。原因未知，但可能与车辆装有安全气囊，安全带使用率增加，车辆安全性能改进，道路安全改进等有关。

（3）与MVA相关的死亡人数下降了25%。

（4）与枪支有关的死亡人数增加13%。

（5）自残是25—64岁人群中导致死亡的主要原因。

（6）机动车车祸是5—24岁人群中导致死亡的主要原因。

（7）袭击是0—4岁儿童死亡的主要原因。

（8）头部枪伤（GSW），死亡风险为75%~80%。大多数头部枪伤相关TBI是自己造成的。

（五）老年TBI

1. 65岁以后TBI的风险急剧增加。

2. 老年人中的TBI因跌倒而更加高发。

3. 老年人的TBI严重程度和死亡率高于其他年龄段的人群。

4. 男女比例（大致为1.2:1）（国家残疾人研究所和康复研究，TBI模型系统项目，2010年）

（六）儿童TBI

1. 更多详细信息另请参见第十章"儿童康复"中的内容。

2. TBI是1岁以上儿童的主要死亡原因。

3. 每年每10万名儿童中就有10名死于头部外伤。

4. 儿童TBI的年发病率为185/100 000。

5. 原因：

（1）跌倒（72.8%）。

（2）交通相关（28%）。

（3）体育和休闲活动（17%）。

（4）攻击（7%）。

第二节　TBI的病理学

一、原发性与继发性损伤

（一）原发性损伤

剪切力的冲击直接破坏脑实质，在创伤时立即发生（撞击后数分钟至数小时），因此，无法进行医疗干预。主要包括以下伤害。

1. 挫裂伤 皮质组织挫伤(图 2-1)。

(1)弥漫性轴索损伤(Diffuse axonal injury, DAI;图 2-2)。

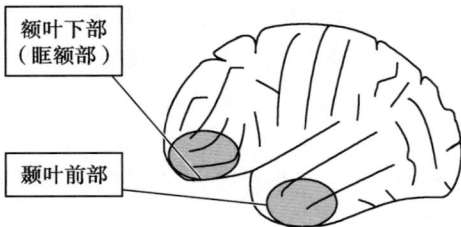

图 2-1 挫裂伤的位置

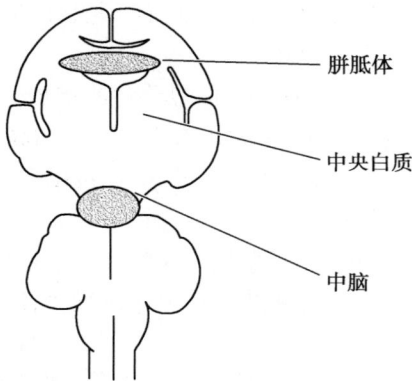

图 2-2 DAI 的常见位置

DAI. 弥漫性轴索损伤

(2)加减速和旋转所致的剪切力造成轴索直接断裂。

(3)有证据表明,由于损伤后轴索通透性增加,钙内流和细胞骨架异常增加,也会存在继发性轴索断裂。

(4)影像上可见 DAI 特征性的白质点状出血。

2. 影响去极化

严重的颅脑损伤后出现细胞外钾和谷氨酸释放大量激增(兴奋性),并导致兴奋性中毒(继发性损伤)。

(二)继发性损伤

继发性损伤包括内源性脑损伤以及外伤引起的颅脑损伤。其损伤机制乃生化、细胞和分子事件的级联反应。

1. 缺血、兴奋性毒性、能量衰竭和由此导致的细胞凋亡。

兴奋性毒性是由于神经递质大量激增而引起神经元损害的过程(另请参见"弥漫性损伤"一节)。

2. 继发性脑水肿(脑肿胀和脑水肿)。

(1)脑肿胀:由于脑部血容量(血管内血容量)增加,在急性颅脑损伤后(24h 内)较早发生的脑部水肿。在 CT 上确定为脑室受压变形和中脑周围脑脊液(CSF)池消失。

(2)脑水肿:发生在颅脑损伤后期(与脑肿胀相比),这是由于继发于脑组织水分增加的脑体积增大⇒血管外液体。脑水肿有两种类型。

① 血管性水肿:血管性水肿是由于富含蛋白质的液体从受损的血管流出所致,属于细胞外水肿,与脑挫伤有关。

② 细胞性水肿:细胞性水肿与缺氧和缺血性脑损伤有关。由于细胞能量供应系统的故障⇒↑细胞壁泵系统⇒坏死细胞的细胞内水肿。

3. 轴索损伤。

4. 炎症和再生。

二、局灶性与弥漫性损伤

(一)局灶性损伤

1. 损伤后立即发生的脑部局部损伤,易在 CT 或 MRI 上确认。

2. 脑挫伤(见图 2-1)。

(1)发生于大脑撞击颅骨内面时

(2)通常位于额叶下部和颞叶前部

3. 外伤性蛛网膜下腔出血(SAH)后或血管受压痉挛引起局部缺血。

4. 局灶性出血。

(1)硬膜外血肿(Epidural hematoma,EDH):常见(90%)颞骨的颅骨骨折穿过脑膜中动脉(60%~90%)或静脉(脑膜中静脉,双侧静脉或鼻窦;10%~40%)的血管区域。硬脑膜与颅骨的紧密黏附将减缓血肿的扩散。

临床表现为快速恶化之前的中间清醒期(50%)。头颅 CT 可见双凸形急性出血性血肿(图 2-3)。

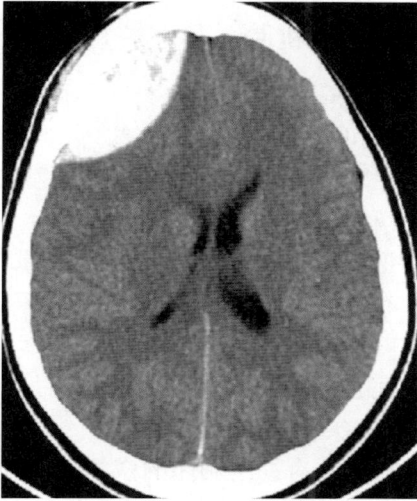

图 2-3　硬膜外血肿

来源：From Brant WE，Helms CA，eds. Fundamentals of Diagnostic Radiology. Philadelphia，PA：Lippincott Williams & Wilkins，2012，with permission.

（2）硬膜下血肿（SDH）：发生在 30% 的重度头部外伤。它们是由在蛛网膜下腔和硬脑膜之间的桥接静脉的离断产生的。由于广泛的脑实质丧失，通常在老年人中病变较大。

① 头颅 CT 可见脑组织外高密度的、新月形的血肿（图 2-4）。

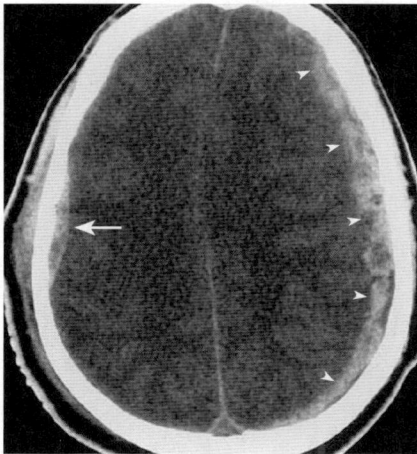

图 2-4　硬膜下血肿

来源：From Brant WE，Helms CA，eds. Fundamentals of Diagnostic Radiology. Philadelphia，PA：Lippincott Williams & Wilkins，2012，with permission.

② 急性 SDH：立即出现症状的病变。

③ 亚急性 SDH：3d 至 3 周之间出现症状

的病变。

④ 慢性 SDH：出现病变的时间在外伤 3 周后。

（3）蛛网膜下腔出血（SAH）：SAH 与脑动脉瘤和动静脉畸形（AVM）破裂关系密切，血管破裂导致血液遍布脑脊液池，然而，它们也可能是由脑实质内出血和创伤引起的渗漏引起。24h 内进行 CT 检查可发现脑干周围的脑脊液池和蛛网膜下腔出血。首次出血后 2 周，CT 灵敏度降低至 30%（图 2-5）。

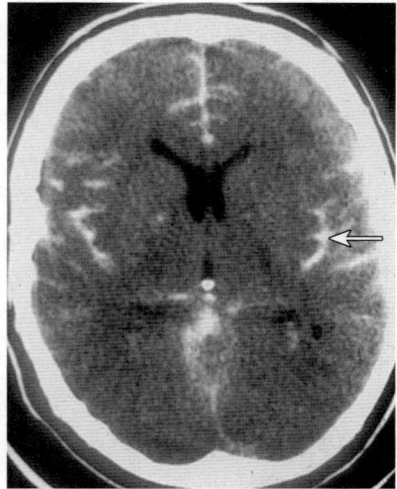

图 2-5　蛛网膜下腔出血

来源：From Giraldo EA. Subarachnoid hemorrhage（SAH）. Merck Manual：Professional Version. 2017.https：//www.merckmanuals.com/professional/neurologic-disorders/stroke/subarachnoid-hemorrhage-sah

（二）弥漫性损伤

1. 广泛的脑损伤。

2. DAI 是 TBI 独有的表现，其分类基于严重性。

（1）Ⅰ级：广泛的白质/轴突损伤，但影像学无局灶性异常改变。

（2）Ⅱ级：广泛的白质/轴突损伤，以及局灶性病灶（最常见于胼胝体）。

（3）Ⅲ级：损伤波及脑干。

3. 它是导致 TBI 认知，行为，唤醒和意识障碍发生的主要原因。损伤的严重程度取决于初始冲击力的大小、持续时间和角加速度的方向。

4. 它是在受伤时由加速-减速旋转力导致

的轴突剪切作用引发的,继发病理生理变化,这种变化在损伤后很长一段时间内仍然存在。轴突损伤是受伤后最初24h内和之后意识丧失的最常见原因。

5. 损害最常见于胼胝体和其他中线结构(图2-2):中线附近白质,脑室周围白质,第三脑室壁和脑干(中脑和脑桥)。

6. 病理生理学。

(1)兴奋性毒性:撞击后,兴奋性神经递质(谷氨酸)的释放会引起钙大量涌入以及一系列事件(氧自由基释放,脂质过氧化,线粒体衰竭和DNA损伤),最终导致神经细胞死亡。

(2)缺氧。

(3)凋亡:程序性细胞死亡,其定义为细胞收缩、核浓缩、核内DNA断裂以及细胞膜溶解。它同时具有细胞内[细胞色素C,凋亡诱导因子(AIF)]和细胞外[肿瘤坏死因子(TNF)]触发。

7. 影像。

(1)MRI在显示DAI方面比CT更为灵敏,但是由于轴突损伤有时会延迟出现,并且可能伴或不伴有水肿,因此诊断成像可能并不总是可靠的。

(2)现在,有一些功能性MRI研究可以比静态成像更明晰地显示功能障碍。

三、穿通性头部损伤

子弹/碎片穿通性头部损伤

1. 损害发生在局部,由子弹/弹片穿刺伤、车祸或职业伤害引起(例如钉钉子)。

2. 如果穿通伤位于下部脑干,患者可立即死于呼吸和心搏骤停。80%的贯通伤患者立即或几分钟内死亡。

3. 以昏迷为首发症状的头部枪伤,患者的病死率为88%,是闭合性颅脑损伤(CHI)病死率的2倍以上。

4. 15%~20%的病例在损伤的早期发生局灶性或局灶继发全身性癫痫发作。

穿透性颅脑损伤与非穿透性颅脑损伤相比,长期创伤后癫痫(PTE)的风险更高。

四、恢复机制

(一)可塑性

1. 脑可塑性代表受损大脑形态和生理上的反应来"修复"自身的能力。

2. 可塑性受环境,刺激的复杂性,任务重复和动机的影响。

3. 有两种机制。

(1)神经再生/神经(侧方)生芽

① 完整的轴突通过树突和轴突发芽在损伤部位建立突触连接。

② 可能会有助于功能的恢复,也可能导致不良症状,或者可能是中性的(功能没有增加或减少)。

③ 在受伤后数周到数月内发生。

(2)功能重组/隐匿性神经重组

健康的神经结构以前没有被用于某一特定的目的,现在被发展(或重新分配)来完成原先由受损区域所承担的功能。

脑可塑性→记住"PUN"

P 可塑性(Plasticity)=U(Unmasking)显露+N(Neuronal sprouting)神经生芽

(二)突触的变化

1. 包括远隔功能障碍和对神经递质的敏感性增加远隔功能障碍(图2-6)。

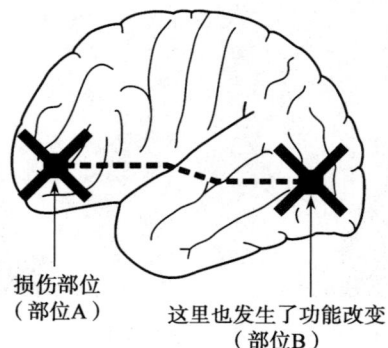

损伤部位
(部位A)

这里也发生了功能改变
(部位B)

图2-6 远隔功能障碍举例:A点的损伤会对B点的功能产生抑制作用,B点未受初始损伤影响,且远离原损伤位点(A点),B点控制的功能恢复与A点的恢复是平行的

2. 功能自然恢复的机制。

3. 中枢神经系统（CNS）某一区域的病变/损伤会导致大脑其他区域的功能改变（与原受伤部位相距一段距离），如果这两个部位之间存在联系（通过纤维束）。损伤部位和脑组织形态完整的远隔部位，两个部位功能均受损。

4. 损伤初期，与原发损伤部位相连的大脑区域的抑制会导致一些功能丧失，而这种功能性神经传入障碍会随着原发病灶的恢复而消除（Feeney，1991）。

（三）功能替代/行为替代

学习技术/新策略来弥补缺陷并完成特定任务。

（四）备用

功能恢复是基于有助于该功能（并有能力接管该功能）的未受伤的大脑区域（潜在区域）的活动。

（五）替代

原本不负责该功能的大脑区域接管的功能。这些区域改变了它们的属性，以辅助这一功能。

第三节 意识障碍

一、控制意识的区域

📖 意识

1. 意识是由上行网状激活系统（reticular activating system，RAS）和大脑皮质共同维持的功能。

📖 2. RAS 由上脑干（主要是中脑）中央网状核心的细胞体和它们通过丘脑和丘脑外路径投射到大脑皮质的广泛区域组成。

3. RAS 的代谢或结构完整性受损，或接收 RAS 传入信号的皮质神经元受损达一定数量将导致意识障碍。

二、意识障碍的状态

	昏迷	植物状态	最小意识状态
觉醒的？	否	是	是
有知觉的？	否	否	是（不一致但可重复）

（一）昏迷（coma）

1. 脑电图证实缺乏睡眠觉醒周期为无觉醒。

2. 患者无睁眼。

3. 无自发的有目的运动，不能明确定为有害刺激。

4. 语言理解或表达的证据。

5. 因脑干 RAS 或其与丘脑或半球的连接受损所致。

6. 持续性昏迷可持续 2~4 周。

📖（二）植物状态（vegetative state，VS）

1. 以脑电图的睡眠觉醒周期恢复为特征。

（1）对自我或环境无意识。

（2）可见的目的性行为迹象。

（3）对言语或听觉刺激有反应，但没有定位或跟踪。

（4）病人睁眼（自发或有害刺激时）。

2. 植物状态（VS）的神经病理学。

（1）与弥漫性皮质损伤有关。

（2）双侧丘脑病变是 VS 中的突出表现。

3. 目前在美国，创伤或非创伤性脑损伤后 VS≥1 个月仍称之为持续性植物状态（persistent vegetative state）。

4. 工作组还引入"永久性"（permanent）一词来表示非创伤性脑损伤后 3 个月和 TBI 术后 12 个月的不可逆状态（Howsepian，1996）。

持续性植物状态	TBI 或非创伤性脑损伤后 VS≥1 个月
永久植物状态	非创伤性脑损伤后 VS>3 个月 或者 在儿童和成人 TBI 后的 VS>12 个月

VS. 植物状态

（三）最小意识状态（minimally conscious state，MCS）

1. 患者表现出微小但明确的自我或环境意识。

2. 患者显示出不一致但可重复（或持续）的有目的行为。

（1）简单的命令跟随。

（2）使用。

（3）可理解的语言表达。

（4）手势或言语回答是/否。

3. 患者可能的表现。

（1）注视。

（2）流畅的视觉追踪。

（3）情绪或运动行为取决于特定刺激的存在［如患者只有在听到家人的声音后才会哭泣或激动（行为是可重复的），而不是医院工作人员的声音］，通常很难与 VS 区分。

4. 可能需要进行几次评估，将 MCS 与 VS 区分开。

5. MCS 与植物状态患者的预后可能不同。

6. 脱离 MCS 的特征性表现。

（1）始终能听从指令。

（2）功能性的物品使用。

（3）可靠地交流。

7. MCS 的预后好于 VS。

三、意识障碍的治疗

1. 没有证据支持任何以促醒为目的的疗法（如昏迷刺激/感觉刺激）会使昏迷或 VS 患者清醒或加速清醒的进程。

2. 对低功能患者给予有计划的的治疗，可以量化评估患者对刺激的反应，有助于早期识别因治疗产生的或自发的变化。

管理/治疗计划

1. 神经系统疾病治疗以稳定病情。

2. 可以实施预防性治疗干预措施。

（1）管理肠道和膀胱功能。

（2）维持营养。

（3）维持皮肤完整性。

（4）控制痉挛。

（5）预防挛缩。

3. 药物干预。

（1）去除不必要的药物（如苯二氮䓬类药物，H_2 受体阻断药，多巴胺受体阻断药，镇痛药等）以及选择对认知和神经系统恢复不良反应最小的药物。

（2）增加可能改善特定认知和肢体功能的药物。

（3）对于脱离昏迷或 VS 的患者，（理论上）可以通过药物治疗加快恢复过程。

（4）常用的药物如下。

① 右旋安非他命多巴胺激动剂。

② 金刚烷胺-增加外源多巴胺；注意癫痫发作和肾毒性。

③ 溴隐亭-增加内源性多巴胺，注意低血压。

④ 左旋多巴/卡比多巴-增加外源性多巴胺。

⑤ 哌甲酯-抑制多巴胺和去甲肾上腺素的再摄取。

⑥ 莫达非尼-刺激多巴胺，组胺，血清素，去甲肾上腺素和食欲素。

⑦ 乙酰胆碱酯酶抑制剂。

⑧ 抗抑郁药［三环类抗抑郁药（TCA），选择性 5-羟色胺再摄取抑制剂（SSRI），以及选择性 5-羟色胺和去甲肾上腺素再摄取抑制剂］。

⑨ 注意：药物疗法增强认知功能的功效尚未得到证实。

4. 感觉刺激—尽管如前所述几乎无有效证据，但已广泛使用。

（1）感觉刺激应该包括所有的五种感觉，一次只针对一种感觉治疗，在特定的治疗时段，和（或）在特定的环境状态下，在室内进行。

（2）教育家人避免过度刺激。

（3）患者可能会由于过度刺激出现不良反应，如↑意识模糊或激越↑反射或回避反应，可能会干扰临床表现。

第四节　继发于脑损伤的异常姿势

一、去大脑姿势（图 2-7A）

1. 这种姿势模式最初是由 Sherrington 描述的，他通过横切猫和猴子脑干产生了这种姿势。

2. 上肢和下肢伸展（特征：肘部伸直）。

3. 见于中脑病变/压迫；也见于小脑和颅后窝病变。

4. 完全出现的形式包括：角弓反张，牙关紧闭，僵硬，四肢伸展，手臂内旋，踝跖屈（Feldman，1971）。

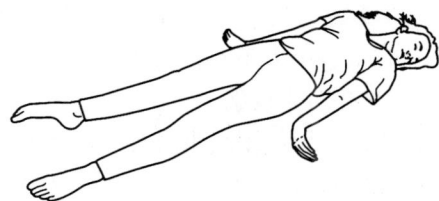

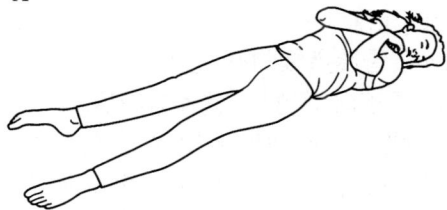

图 2-7

A. 去大脑姿势,上下肢伸展;B. 去皮层姿势,上肢屈曲,下肢伸直

二、去皮质姿势(图 2-7B)

1. 由于病变部位较高而引起的姿势(对比去大脑姿势)。

2. 见于脑半球和/或白质、内囊和丘脑病变。

3. 上肢弯曲(肘部屈曲)和下肢伸展。

> **提示:**
>
> 　请记住,去皮质(deCORticate)→"COR"=心脏=♥
>
> 　⇒患者通过弯屈肘部将手靠近心脏。

4. 手臂屈曲内收,腿伸直。

第五节　TBI 预后:基于循证医学的方法

一、格拉斯哥昏迷评分、预后量表(GLASGOW COMA SCALE,GCS,表 2-1)

📖 1. GCS 评分是用于评定昏迷程度的简单量表

2. 以第一个 24h 内最佳的 GCS 评分为准,较低的 GCS 评分与较差的结局相关。

3. 在受伤的最初几小时内使用最佳的 GCS 评分是首选,因为这可以尽可能避免使用过低的、极早期的评分[通常在心肺复苏(cardiopulmonary resuscitation,CPR)之前]并受到其他因素干扰,例如使用降低兴奋性的镇静剂或麻醉剂。

📖 4. 颅脑创伤的严重程度。

(1)重度颅脑损伤(昏迷):GCS 评分 3~8 分。

(2)中度颅脑损伤:GCS 评分 9~12 分。

(3)轻度颅脑损伤:GCS 评分 13~15 分。

5. 总的 GCS 评分由 3 项的评分累计得出。

(1)最高得分=15。

(2)最低得分=3。

(3)GCS 评分 <8:病人处于昏迷之中。评分越低,昏迷程度越深。

📖 6. 在 GCS 评分的三个项目之中,运动反应,特别是受伤 2 周内的最佳运动反应,是最好

📖 表 2-1　格拉斯哥昏迷评分

评分	最佳运动反应	最佳言语反应	睁眼反应
1	无反应	无反应	无反应
2	疼痛刺激引起去大脑姿势(伸直)	发音不能理解	刺痛睁眼
3	疼痛刺激引起去皮质姿势(屈曲)	可说出不恰当的单字	呼唤睁眼
4	疼痛刺激引起回缩反应	回答错误	自主睁眼
5	对疼痛刺激有定位反应/推开(检查者)	回答正确	—
6	遵嘱动作	—	—

出处:Teasdale G,Jennett B. Assessment of coma and impaired consciousness. Lancet. 1974;304(7872):81-84. doi:10.1016/S0140-6736(74)91639-0,with permission.

的急性期结局预测指标。其次的急性期结局预测指标是最佳言语反应。

7. Jennett(1979):GCS 最佳评分(受伤第一个 24h 内;表 2-1)与结局的关系可用格拉斯哥结局评分(Glasgow Outcome Scale,GOS)进行评估(表 2-2)。

📖 表 2-2　格拉斯哥预后量表

分类	描述
1. 死亡	明显证据
2. VS(植物状态)(生存但无意识)	没有言语和动作的长时间无意识状态。缺少自我和环境认知;病人有可能睁眼;缺少皮质功能作为行为判断;存在睡眠-觉醒周期是特点之一
3. 严重残疾(有意识但不能自理)	由于遗留的心理和/或身体功能障碍,病人不能在任意 24h 内独立生活
4. 中度残疾(能独立生活但遗留残疾)	病人会遗留功能缺陷但并不影响独立生活;病人可使用公共交通出行并且在具备良好设施的环境中工作
5. 良好恢复(轻度且没有留下影响)	回到正常生活;可能会存在极小或不遗留功能缺陷

VS. 植物状态(vegetative state)

(1)GCS 评分 3~4 分:87% 的病人死亡或植物状态。

(2)GCS 评分 5~7 分:53% 的病人死亡或者植物状态,34% 的病人获得中等或良好的恢复。

(3)GCS 评分 8~10 分:在 68% 的病人得到中等或者良好的恢复。

(4)GCS 评分 11 分:87% 的病人得到中等或者良好的恢复。

(5)因为病人瘫痪或者插管,这些数据经常缺失。

8. 格拉斯哥-列日评分(Glasgow-Liege scale):产生于(1985),建议在 GCS 评分中加入脑干反射评分。在评分中的脑干反射包括:

(1)Fronto-orbicular 反射(眼轮匝肌):叩击眉间导致眼轮匝肌收缩。

(2)垂直眼头反射和水平眼头或前庭眼反射:"洋娃娃眼动"(从一侧到另一侧水平向前移动头部;垂直地上下移动头部)。

(3)瞳孔对光反射。

(4)眼心反射:眼压上升导致心动过缓。

(5)已验证,格拉斯哥-列日评分可靠并可判断预后。它可放大标准 GCS 评分所提供的昏迷患者信息。

(一)昏迷持续时间

1. 昏迷时间越长,患者结局越差。

2. 代谢所致的昏迷比缺氧导致的昏迷具有更好的预后。在蛛网膜下腔出血或卒中的病人中,最终恢复良好的可能性小于 5%。这些病人中大约 10% 存在缺氧缺血性损伤,最多 25% 的病人会出现代谢原因导致的昏迷。(Bates,2001)

3. 当昏迷持续时间不足 2 周时通常不会出现严重残障。

4. 当昏迷持续时间超过 4 周时通常不会得到良好恢复。

(二)创伤后遗忘

1. 创伤后遗忘(posttraumatic amnesia,PTA)是最常用的结局预测指标之一。

2. PTA 持续时间越长,结局越差。

📖 3. 当患者能够将每天正在发生的事件合并到工作记忆中时,临床上可判断 PTA 症状消失。

4. 阈值。

(1)当 PTA 持续时间<2 个月时,通常不会出现严重残障。

(2)当 PTA 持续时间>3 个月时,通常不会得到良好的恢复。

(3)在 DAI 的病人中,PTA 与昏迷时长(以及 GOS,下述)密切相关,但这种相关性在以局灶性损害为主的人群不强(脑挫裂伤)。

📖 5. 盖尔维斯顿定向和记忆测验(Galveston Orientation and Amnesia Test,GOAT)由 Harvey Levin 以及他的同事提出并发展,是用于评定 PTA 的标准测试。这是一个简短的、结构化的问诊,用于量化病人的定向力和对近期事件的回忆。

(1)评估对于人物、地点、时间的定向力;

回忆其住院治疗的环境;以及受伤之前最后一次以及受伤之后首次的记忆。

📖(2)当病人用 GOAT 连续 2d 得分为 75 或更高时,可定义为 PTA 结束日。从昏迷结束开始至病人首次在 GOAT 连续评分≥75 分的天数,可定义为 PTA 的周期(Ellenberg et al., 1996)。

(3)最重要的是,在患者获得分数连续大于等于≥70 之前,尝试更复杂的神经心理学评估通常是无效的。一旦分数达到 70 分,神经心理学测试数据可为进一步康复以及出院后规划提供可靠参考(DeLisa et al.,2005)。

6. 定向力评分(Orientation Log,O-Log):由 Jackson、Novack 以及 Dowler 发展得来,是PTA 的另一项评估。

(1)O-Log 产生的原因是因为 GOAT 存在一些问题,包括部分评分项目权重不平衡、部分反应难以区分且缺少关联性。O-Log 着重关注对于地点、时间以及环境的定向力,包含 10 个项目,按 0 到 3 评分。

(2)内容包含如下。

① 地点:地点的类型、名称和城市。

② 时间:几年,几月,几日,周几,以及现在的时间。

③ 环境:住院的原因和导致的疾病症状。

(3)项目评分记录 0~3 分。3 分:本能或自然的回忆;2 分:需要逻辑提示;1 分:多项选择,需要语音提示;0 分:不能、不正确或不适当的回答。

(4)连续 2 次得分到达 25 分或更高,提示病人已结束 PTA 状态。

PTA 分类(表 2-3,表 2-4):基于相关标准,PTA 持续时间通常被用于对损伤严重性进行分类。

表2-3 创伤后遗忘

PTA 持续时间	TBI 严重程度
0~1d	轻度
超过 1d 且<7d	中度
超过 7d	重度

PTA. 创伤后遗忘(posttraumatic amnesia);TBI. 颅脑损伤(traumatic brain injury)

表2-4 PTA 分类

PTA 持续时间	常见结局
1d 或小于 1d	通常迅速且完全地恢复,行为恰当(部分可能出现持续性残障)
超过 1d	恢复周期更长——需要数周或数月时间
小于 1 周	可能完全恢复,对于大部分病例能进行良好的管理
1~2 周	恢复需要数月时间。在结束恢复期后许多病人可能会残留疾病问题。但对于功能康复,通过良好的管理,有理由保持乐观
2~4 周	恢复过程非常长,1 年甚至更长并不少见。可能出现永久性缺陷。当PTA 达到此程度时,对于功能康复不乐观
超过 4 周	很可能出现永久性缺陷和明显残障。已不仅是恢复问题,而是考虑长期的训练和管理

PTA. 创伤后遗忘(posttraumatic amnesia)

来源:Brooks DN,McKinlay WW. Evidence and Quantification in Head Injury:Seminar Notes. Unpublished material,1989, with permission.

(三)TBI 后其他结局预测因子

1. 年龄。

(1)儿童和年轻人与老年人相比通常有更良好的预后。然而,小儿(<5 岁)以及老人(>65 岁)有更高的死亡率。

(2)与 40 岁以下的病人相比,40 岁以上的病人功能结局更差(Katz and Alexander,1994)。

2. 早期恢复的速度:可由残疾等级评定量表(disability rating scales,DRS;表 2-5)反映,此表被用于预测最终结局。也可使用 JFK 昏迷恢复评分(JFK coma recovery scale,JFK-CRS)

3. 瞳孔对光反射。

(1)在 TBI 后导致中度残疾的患者中,50%对瞳孔有反应的病人可达到良好恢复(使用DRS 量表),而在瞳孔无反应的患者中仅有 4%。

(2)相似地,眼球共轭运动的出现是较好预后的指征。

表 2-5 残疾评定量表

1. 睁眼	2. 交流	3. 运动反应
0 自发睁眼	0 具备定向力	0 遵嘱活动
1 呼唤睁眼	1 语义混乱	1 定位
2 刺痛睁眼	2 措辞不当	2 躲避
3 无反应	3 语言费解	3 屈曲
	4 无反应	4 伸直
		5 无反应
4. 进食	5. 使用卫生间情况	6. 洗漱
0.0 完全能力	0.0 完全能力	0.0 完全能力
0.5	0.5	0.5
1.0 部分能力	1.0 部分能力	1.0 部分能力
1.5	1.5	1.5
2.0 最小能力	2.0 最小能力	2.0 最小能力
2.5	2.5	2.5
3.0 无能力	3.0 无能力	3.0 无能力
7. 功能等级(身体或认知障碍)		8. 就业
0.0 完全独立		0.0 无限制
0.5		0.5
1.0 在特定环境下依赖		1.0 选择的职位,有竞争力
1.5		1.5
2.0 轻度依赖——有限帮助(临时的助手)		2.0 庇护性工作场所,无竞争力
2.5		2.5
3.0 中度依赖——中度帮助(常住的助手)		3.0 不能工作
3.5		
4.0 显著的依赖——所有的主要活动总是需要帮助		
4.5		
5.0 完全依赖——24h 护理		

来源:Rappaport M,Hall KM,Hopkins K,Belleza T,Cope DN. Disability rating scale for severe head trauma:coma to community. Arch Phys Med Rehabil. 1982;63:118-123. doi:10.1037/t29015-000 with permission.

4. 时间。

绝大部分功能恢复通常发生在受伤后的头6 个月内。

5. 昏迷后的苯妥英使用。

长疗程使用苯妥英已被证实对于认知功能的改善不利(将严重 TBI 病人中的神经行为与安慰剂组相比)。

6. 与去大脑姿势或肌张力弛缓相比,去皮质姿势是相对预后良好的指标(Whyte et al.,2005)。

7. 以上请见表 2-6。

二、头部损伤预测量表和测试

1. 优点

(1)应用广泛。

(2)已证实急性结局预测因子与 6 个月和 12 个月 GOS 评分之间的相关性。

2. 缺点

(1)类别广泛且灵敏度有限。

(2)不是真正的功能性能力指标。

3. 上表是一个覆盖 8 个维度的 30 分评分量表(表 2-5)。

表 2-6　严重头部损伤的预后

预测指标	较差	较好
GCS 评分	<7	>7
CT 扫描	大出血块；双侧大脑半球肿胀	正常
年龄	老年人	年轻人
瞳孔对光反射	瞳孔散大	瞳孔缩小
洋娃娃眼征	受损	完整
冷热水实验	眼球不偏	眼球偏向灌水侧
对有害刺激的反应	去大脑强直	定位反应姿势
SSEP	缺陷	正常
PTA 时长	>2 周	<2 周

GCS. 格拉斯哥昏迷评分；PTA. 受伤后遗忘；SSEP.somatosensory evoked potential，躯体感觉诱发电位

来源：Braddom RL. Physical Medicine and Rehabilitation. Philadelphia, PA：W.B. Saunders Company；1996，with permission.

表 2-7　Rancho Los Amigos
认知功能评级量表（Rancho or LCFS）

级别	描述
I	无反应
II	对于刺激有一般反应
III	对于刺激有定位反应
IV	困惑和激越行为
V	困惑并有不适当的行为（无激越）
VI	困惑但行为适当
VII	自动且适当的行为
VIII	有目的且适当的行为
IX	有目的且适当的行为（有需要可求助）
X	有目的且适当的行为（改进后能独立）

LCFS. 认知功能水平量表（levels of cognitive function scale）

来源：Rancho Los Amigos National Rehabilitation Center. Level of Cognitive Function Scale. Downey, CA, with permission.

（1）睁眼。

（2）言语或交流。

（3）运动反应。

（4）进食。

（5）如厕。

（6）洗漱。

（7）功能或依赖性总体评价。

（8）工作情况。

4. DRS 是专门为脑损伤设计的。

5. 它提供了残疾指数的量化方法。

6. 与 GOS 评分相比，其对于临床的变化更为敏感。

7. 备注：评价认知能力仅限于以下几类。

（1）关注于 TBI 后认知恢复和行为的 10 级全球量表。

（2）认知功能评级量表（levels of cognitive function scale，LCFS）（表 2-7）与 DRS（表 2-5）相比，效度和信度较低（Gouvier et al.，1987）。

📖（一）功能独立性评测

1. 对 18 类项目进行有序评分，并对身体和认知功能评定为 7 个等级（表 2-8）。

2. 已验证效度和信度。

（二）改良 JFK 昏迷恢复量表

1. 理论上将不同层次的反应（从总体的到认知介导的）分为 6 个领域的 25 个项目：听觉、视觉、运动、口部运动/言语、交流以及觉醒度。

2. Giacino（1991）等发现在昏迷恢复量表（CRS）中的变化与最初的一次评分相比，和结局（由 DRS 进行评估）的关系要更紧密。总分百分比的变化与 GCS 或者 DRS 相比，CRS 要更好（Horn and Zasler，1996）。

3. 改良的修订版本已于 2004 年出版（Giacino et al.，2004）。

📖（三）神经心理学测验

1. 在 CT 扫描出现之前，神经心理学评定被用于判断病人大脑病灶的出现、部位以及类型。

2. Halstead-Reitan 神经心理评估表（Halstead-Reitan Neuropsychological Battery，HRNB）被用于所有类型的大脑损伤的诊断性测验。Halstead（1947）设计原始的表格最初用于评定额叶病变，随后被 Reitan 于 1970—1974 使用，他增加了一些测验并且建议此表作为所有颅脑损伤的诊断性测验。

表 2-8　功能独立性评测
（functional independence measure, FIM）

运动类	认知类
自理能力	**交流**
[a]吃饭	[a]理解力
[a]洗漱	[a]表达能力
[a]洗澡	阅读能力
[a]穿上衣	书写能力
[a]穿裤子	语言清晰度
[a]如厕	
吞咽	
括约肌控制	**社会心理调整**
[a]膀胱管理	[a]社交
[a]直肠管理	情感状态
	对限制条件的调整
	就业能力
移动能力	**认知功能**
[a]床、椅子、轮椅转移能力	[a]解决问题能力
[a]卫生间转移能力	[a]记忆
[a]浴盆、淋浴转移能力	定向力
汽车转移能力	注意力
[a]步行、轮椅运动	安全状态判断
[a]楼梯	
访问社区能力	

功能评分等级
独立：
7 完全独立（及时，安全）
6 改善独立（需要额外的时间，需要设备）
中等独立：
5 监护状态（需要提示、劝导、督促）
4 最小帮助状态（能完成 75% 或更多的任务）
3 适当帮助状态（能完成 50%~74% 的任务）
完全依赖
2 最大帮助状态（能完成 25%~49% 的任务）
1 完全依赖状态（能完成小于 25% 的任务）

[a]注：为 18 个对身体和认知功能进行评定的项目。

来源：Functional Independence Measure.（Guide for the Uniform Data Set for Medical Rehabilitation, 1996.）FIM is a trademark of the Uniform Data System for Medical Rehabilitation, a division of UB Foundation Activities, Inc., with permission.

大多测验者将此表与改良版韦氏成人智力量表（Wechsler Adult Intelligence Scale—Revised, WAIS-R），韦氏记忆量表（Wechsler Memory Scale, WMS）或明尼苏达多项人格测验（Minnesota Multiphasic Per-sonality Inventory, MMPI）联用。

3. WAIS-R：包含 11 项亚集（6 项测试确定语言智商，5 项测试确定操作智商）；WAIS-R 是最常用的用来评估总体智商的量表（改良版 WAIS-R 也被称为 WAIS-Ⅲ）。

WAIS-Ⅲ包含：

（1）语言智商：词汇，类同，算术，数字广度，常识，理解，字母-数字排列。

（2）操作智商：填图，数字符号编码，物体拼凑，矩阵推理，图片排列，积木图案。

4. Ninnesota 多相人格测试（MMPI）：由 550 个只回答是或否的问题组成，以了解性格的各个方面。它是目前研究最广泛、最深入的人格客观评估方法。

5. 图形测验（Token test）：与听觉理解和语言产生测验所得到的分数相关。包含将 20 种图形（圆形或长方形，大或小，5 种颜色）水平放置。不断增加口头语言的复杂性。如"触摸白色圆圈"→"在触摸黄色圆圈之前，捡起红色长方形"，在区分失语症患者与正常时具有 90% 的敏感度（Lezak, 1995）。

（四）其他 TBI 后结局预测因子

1. 年龄

（1）年龄越大，结局越差。

（2）年龄大于 65 岁的病人良好恢复的可能性较小。

2. 神经影像

（1）明确的特征（损伤病灶深，双侧大脑半球病灶）与较差的结局相关。

（2）在早期 MRI 中如果发现双侧大脑半球病变，不太可能得到良好的恢复。

第六节　TBI 的医疗管理

早期管理

（一）复苏（ABCs）

1. 气道管理

（1）在 GCS 评<9 分的患者，应该使用气管插管，以维持氧分压并保护气道。

（2）紧急情况下，可使用镇静或麻醉药物

（琥珀酰胆碱，硫喷妥钠，芬太尼）诱导的快速顺序插管（rapid sequence intubation，RSI）。密切关注重症 TBI 或者高度怀疑脊柱外伤病人的颈椎情况（避免在颈部操作，或者使用较硬颈托）。

2. 氧气（呼吸）

（1）PO$_2$ 应维持在 100~120mmHg。

（2）PCO$_2$ 应维持在 28~32mmHg。

3. 循环

（1）保持中心灌注压（central perfusion pressure，CPP）>60mmHg。

（2）谨记：CPP=平均动脉压（mean arterial pressure，MAP）– 颅内压（intracranial pressure，ICP）。

（3）高渗溶液，渗透性利尿药以及晶体液降低 ICP。

（二）实验室检查

1. 动脉血气（Arterial blood gases，ABGs）可以用来检测氧分压和灌注情况。

2. 代谢性酸中毒提示组织灌注不足，而氧分压良好。

3. 血红蛋白和血细胞比容用来监测失血情况。

4. 生化检查用来监测低血钾和高血糖，在高肾上腺素血症时两者都会出现。

5. 酒精（ETOH）和毒品筛查可提供有用的数据。

（三）影像学检查

1. CT 扫描：

（1）减少了发病率和病死率以及 TBI 手术探查的需要。

（2）在 GCS 评分<13 分的病人，必须行早期头部 CT 检查。

（3）一旦患者的血氧情况良好以及血流动力学稳定，应该立即行检查。

（4）CT 检查应尽早进行，可以迅速发现出血病灶。然而，对于非出血病灶检测能力有限，与最终神经结局的关联性较差。

（5）不能发现大脑功能或代谢的状态，也不能提供关于血流的信息。

2. 脑 MRI 检测

（1）能检测到脑部非出血病灶（皮质挫伤，

皮质下灰质损伤和脑干病变）。

（2）比头部 CT 花费更多的时间（45min vs 5min），且不能真正影响早期决策。

（3）在 TBI 患者管理中可能后期才会行 MRI 检查，以明确病灶和损伤程度，并指导治疗。

（四）系列神经查体（GCS 评分）

1. 在无反应的病人中，如果出现瞳孔反应的变化，可以提示为一种特定的病理情况或恶化状态。

2. 瞳孔不等大：提示可能即将出现同侧小脑幕切迹疝。

3. 双侧固定散大瞳孔提示结局不良。

4. 眼球凝视朝向病变侧。

5. 节律性眼球运动可能提示癫痫发作。

6. 角膜反射和眼头反射的丧失提示重型 TBI。

呼吸模式：异常呼吸模式可能导致 ICP 升高和脑疝发生。病人最初出现呼吸急促和过度换气，随后出现异常呼吸节律模式（呼吸暂停），心动过缓，潮式呼吸。

（五）镇静

1. 苯二氮䓬类药物是 γ-氨基丁酸（GABA）神经药物，常用于控制惊厥和焦虑。对血流动力学影响极小，劳拉西泮没有呼吸抑制作用。它们并不能直接降低 ICP，但长疗程使用会延缓神经恢复。

2. 巴比妥类药物可用于诱导昏迷，并且可以降低大脑的代谢需求。戊巴比妥也能用于控制 ICP。

3. 丙泊酚注射液可以提供像巴比妥类药物一样的 CNS 抑制作用，且半衰期较短可用来频繁地行神经检查。其能导致剂量依赖性血流动力学和呼吸抑制，仅允许在血流动力学平稳的病人中使用。丙泊酚被认为通过 GABA$_A$ 系统发挥作用。可用于 ICU 插管病人的镇静。它的不良反应相对较少，停药后可以迅速恢复意识。

（六）颅内压（ICP）评估

1. 在正常成人，倾斜头部或躯干至 45° 时，正常的 ICP 为 2~5mmHg。

一般认为，ICP 上升 15mmHg 是无害的。

2. ICP 升高：将 ICP>20mmHg 超过 5min 定义为 ICP 升高。

（1）在重型 TBI 中很常见（在最近的数据中达到了 53%）。

（2）单侧病灶会导致大脑的变形，CSF 体积的减少，ICP 在封闭的颅腔中升高→内疝的形成（包括幕上疝和沟回疝，下述）。

75% 的重型 TBI 病人死于组织占位、移位、内疝的发生，以及 CNS 的继发性损害。

（3）如未行检查，ICP 升高致死原因主要包括组织的变形、大脑移位、脑疝以及脑缺血。

（4）当 ICP>40mmHg 时，将出现神经功能障碍和脑电活动损害。

（5）ICP>60mmHg 是非常致命的。20~40mmHg 的压力与不断升高的死亡率密切相关。

（6）发热、高血糖、低钠血症以及癫痫均可导致 ICP 升高，脑水肿恶化。

3. 脑血流灌注压（cerebral blood perfusion pressure，CPP）会随着 ICP 的升高而降低。

（1）合适 CPP 比仅控制 ICP 更重要。

（2）CPP 通过平均动脉压（mean arterial pressure，MAP）减去 ICP 得到：CPP=MAP−ICP。

（3）CPP 应维持在 60mmHg 以上以保证脑血流稳定。

行连续颅内压检测和人工通气的指征

　　1. 病人处于昏迷（GCS<8 分）且 CT 发现 ICP 升高（第三脑室和 CSF 池消失）

　　2. 深昏迷（GCS<6 分）但无血肿

　　3. 重度胸部和面部损伤合并中度至重度的头部损伤（GCS<12 分）

　　4. 术前病人昏迷（GCS<8 分），清除颅内血肿之后

　　CSF. 脑脊液（cerebrospinal fluid）；GCS. 格拉斯哥昏迷评分（Glasgow Coma Scale）；ICP. 颅内压（intracranial pressure）

📖【导致颅内压升高的原因】

1. 转头，特别是当病人完全水平或头朝下时，转向左侧。

2. 噪声。

3. 剧烈的物理治疗。

4. 胸部物理治疗（PT）。

5. 吸痰。

6. 血压升高。

【监测 ICP 的方法】

1. 视盘水肿：脑损伤后在急性期鲜有出现，尽管 ICP 升高常见

（1）通常发生在双侧。

（2）提示存在颅内占位病变。

由于脑外伤和出血，会在头 12~24h 迅速发展。但如果体征很明显，通常提示存在时间较长的病灶，如脑瘤或脓肿。

2. CT 扫描（见前述）。如果 CT 扫描存疑，可考虑行脑池造影术。

3. 如视盘水肿，可行腰椎穿刺术（lumbar puncture，LP）（必须首先排除占位病灶）。

在 ICP 升高的情况下，腰椎穿刺术（LP）有明确地导致脑组织致死性移位（如脑疝）的风险。

4. 在重型 TBI 患者中行脑室内 ICP 检测（见 "ICP 管理" 部分）。

【ICP 管理】

1. 将床头抬高 30°。

2. 建议对严重损伤或 CT 扫描异常的患者使用脑室内 ICP 导管监测 ICP。

3. 不建议使用糖皮质激素类药物。CRASH 试验显示，在急性期接受全身糖皮质激素治疗的患者，2 周死亡率显著增加。

4. 巴比妥类药物和开颅减压术可以降低 ICPs，但不影响死亡率和致残率。

5. 渗透药、利尿药和高渗溶液不是标准治疗内容，但可在 ICPs 升高的患者中使用。

6. 建议成年人 CPP>60mmHg。CPP<50mmHg 可能导致脑组织氧合水平下降，增加致残率、死亡率。

7. 气管插管和过度通气：通过过度通气来降低 $PaCO_2$ 是降低 ICP 的最快方法之一。但是，尽管暂时降低了 ICP，但它应仅用于急性神经系统病变恶化时。理想的 $PaCO_2$ 约为 30mmHg。

8. 神经外科减压。

9. 低温疗法可用于降低 ICP,并可降低脑代谢,有利于保护脑组织。对重症 TBI 患者(GCS 5~7)使用低温治疗 24h 对改善预后有帮助。

第七节　TBI 的手术管理

一、适应证

1. 贯通伤。
2. 复合性颅骨凹陷骨折。
3. 硬膜外血肿。
4. 硬膜下血肿。
5. 局部脑挫伤和颅内出血。

二、急症去骨瓣减压术

1. 急症去骨瓣减压术是严重创伤性硬膜外和硬膜下血肿的治疗方案。

2. 40% 的 GCS 评分<9 分的患者会发生颅内血肿,昏迷患者如果能够在 4h 内实施手术治疗会有更好的预后。

3. 手术的主要目的是解决占位效应或颅内高压,以及清理在贯通伤中污染的开放性伤口。

三、颞叶-小脑幕(钩回)疝(图 2-8)

1. 颞叶内侧(钩回和海马旁回)越过同侧小脑幕导致钩回疝,压迫第三对颅神经(CN Ⅲ)、

中脑、小脑和丘脑。

2. 是幕上压力增高的结果,常常继发于外伤或者颅内肿瘤的脑内血肿(硬膜下、硬膜外)。

3. 颞叶中部的钩回疝常导致如下问题。

(1) CN Ⅲ(动眼神经)受牵拉,引起同侧瞳孔散大并可能导致同侧动眼神经麻痹(瞳孔并固定,上睑下垂以及眼肌麻痹)。

(2) 因对侧大脑脚处皮质脊髓束受压导致同侧偏瘫。

(3) 因皮质运动区或内囊受压(脑水肿或占位效应)导致对侧偏瘫。

(4) 钩回疝发生后,意识障碍和双侧的运动障碍出现相对较晚,中枢性过度通气也出现较晚。

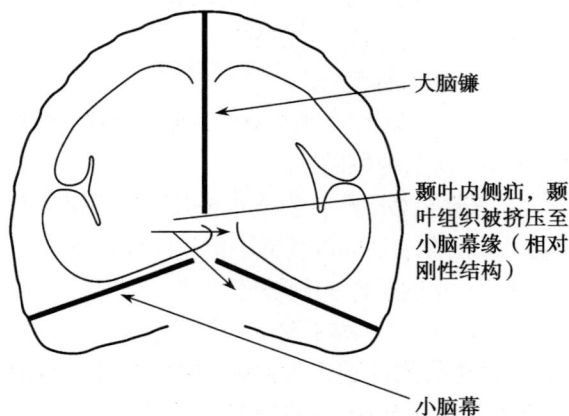

图 2-8　颞叶-小脑幕(钩回)疝

大脑镰

颞叶内侧疝,颞叶组织被挤压至小脑幕缘(相对刚性结构)

小脑幕

第八节　TBI 后的并发症

一、创伤后痫性发作(posttraumatic seizures)和创伤后癫痫(posttraumatic epilepsy)

1. 痫性发作　由脑内神经元异常的过度放电导致的临床症状。

2. 癫痫　非外伤性癫痫是指没有任何直接病因引起的并在 24h 内反复(至少两次)痫性发作的疾病。

3. 创伤后痫性发作(posttraumatic seizures, PTS)　指外伤后单次的痫性发作。

4. 创伤后癫痫(posttraumatic epilepsy, PTE)　外伤后无其他病因可解释的多次痫性发作。

5. PTS 可分为以下三类

(1) 局部癫痫发作(意识保留的简单部分性发作或者伴有意识障碍的复杂部分性发作)。

(2) 全身发作(癫痫大发作或者强直-阵挛发作)。

📖(3) 大部分 PTS 为简单部分性发作。

6. PTS 也可以按发作时间分类

(1) 即刻 PTS:外伤后 24h 内出现。

(2) 早发 PTS:外伤后 7h 到 1 周出现。

(3) 迟发 PTS:外伤 1 周后出现。

7. 发病率

（1）因创伤的严重程度、外伤后的时间以及危险因素的不同，创伤患者之间差异性很大（具体见下文）。

（2）5%的住院TBI患者（闭合性颅脑损伤）出现迟发PTS。

（3）受伤后1周内，有4%~5%住院TBI患者出现一次或多次痫性发作（早发PTS，Rosenthal et al.，1990）。

（4）50%~66%的患者在1年内出现PTS；75%~80%的患者在2年内出现PTS。

（5）大多数PTS在外伤后1~3个月出现。

（6）50%的患者仅有一次PTS，而25%的患者发作不超过3次。

TBI的严重程度和创伤后痫性发作的发生率

1. 1998年的一项研究评估了4 541例TBI患者（以LOC，PTA，SDH或颅骨骨折为特征），将TBI分为三类：

（1）轻度TBI：意识丧失或记忆缺失少于30min。

（2）中度TBI：意识丧失或记忆缺失30min到24h，或者合并颅骨骨折。

（3）重度TBI：意识丧失或记忆缺失24h以上，合并硬膜下血肿或脑挫伤。

2. 痫性发作发生率如下：

（1）轻度TBI：1.5%。

（2）中度TBI：2.9%。

（3）重度TBI：17%。

（4）总体发生率：3.1%。

注：LOC.意识障碍（loss of consciousness）；SDH.硬膜下血肿（subdural hematoma）；TBI.创伤性颅脑损伤（traumatic brain injury）

文献：Annegers JF，Hauser WA，Coan SP，Rocca WA. A population-based study of seizures after traumatic brain injuries. N Engl J Med. 1998；338（1）：20-24. doi：10.1056/NEJM199801013380104. 已获许可.

📖（一）迟发创伤后痫性发作的相关风险因素（图2-9）

1. 贯通性颅脑创伤：33%~50%。

2. 颅内血肿：25%~30%。

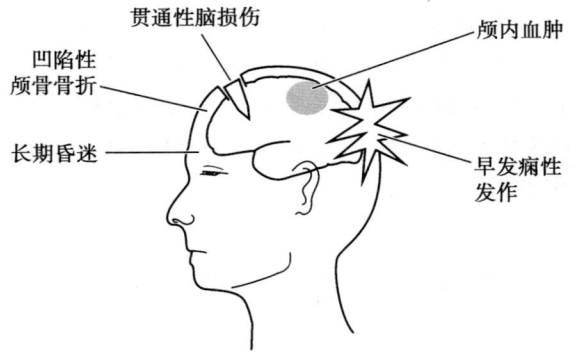

图2-9　创伤后癫痫的相关风险因素

3. 早发PTS（24h到7d）：25%。

4. 凹陷性颅骨骨折：3%~70%。

5. 长期昏迷或PTA（>24h）：35%。

6. 其他风险因素。

（1）硬膜撕裂。

（2）颅内异物。

（3）局部体征，例如失语和偏瘫。

（4）年龄。

（5）酗酒。

（6）应用三环类抗抑郁药（TCA）。

7. 2003年的一项前瞻性多中心研究分析了迟发PTS的风险因素（Englander et al.，2003）。

（1）66%的患者可见双侧顶叶脑挫伤。

（2）63%的患者合并硬膜撕裂。

（3）36%的患者实施颅内手术。

（4）33%的患者可见多发皮质下挫伤。

（5）28%的患者合并硬膜下血肿，血肿清除术后。

（6）25.8%的患者合并>5mm的中线移位。

（二）创伤后癫痫的诊断

1. 临床查体/发现。

2. EEG（规范化脑电图，睡眠剥夺脑电图以及24h动态脑电图）。

3. 催乳素水平：催乳素水平升高提示痫性发作，但是正常水平的催乳素不能排除痫性发作。

（三）痫性发作的预防

1. 后头2年PTS发生的风险较大。

2. 在前瞻性随机对照研究中，尚未证明预防性使用抗癫痫药（AED）是有效的。

3. 已证明苯妥英钠和丙戊酸在创伤后的

第 1 周内有效降低早发 PTS 的发生率,但是预防性应用超过 1 周未见任何益处。

4. 尚无证据表明,预防性使用苯妥英可以改变总体治疗效果(Temkin et al.,1990)。有证据表明苯妥英钠可能会延迟恢复。

(四)病性发作的治疗(表 2-9)

1. 通常将卡马西平和丙戊酸分别用作治疗部分和全身 PTS,但其他几种药物(如左乙拉西坦(Keppra))也常用作一线治疗。在早期 PTS 预防方面,左乙拉西坦已显示出与苯妥英钠相当的功效,并且可能是该类疾病的合适替代药物(Torbie et al.,2013)。

2. 抗惊厥药通常是在迟发痫性发作后才开始使用。1997 年,Haltiner Temkin 和 Dikeman 的研究表明,迟发 PTS 发作一次后,2 年内复发 PTS 的概率高达 86%。

3. 在 TBI 人群中,卡马西平(用于部分发作)和丙戊酸(用于全身性发作)通常比有镇静作用或与认知障碍相关的药物(如苯巴比妥和苯妥英钠)更常用。相对于苯妥英钠,这类药的优越性有争议,但是这三种药物之间的差异可能很小,卡马西平可能与苯妥英钠一样有镇静作用(Yablon et al.,1998)。

4. 重要的是,所有抗惊厥药都可能引起一定程度的镇静作用和认知障碍(通常是精神运动迟缓)。

5. 苯巴比妥可能导致更明显的认知障碍,因此不应作为 TBI 患者抗惊厥治疗的首选。

6. 苯妥英钠的长期使用可能影响认知。动物和临床研究(来自卒中临床试验)表明苯妥英钠可能会阻碍脑损伤的恢复(Dikmen et al.,1991)。

7. 第二代抗惊厥药,也可作为治疗 PTS 的辅助用药(尚未批准用于单一疗法),如加巴喷

表 2-9 抗癫痫药物:适应证和不良反应

药物	适应证	不良反应
卡马西平	1. 部分性发作 2. 全身强直-阵挛发作 3. 精神症状和烦躁的镇静 4. 双相情感障碍 5. 神经痛	急性:昏睡或昏迷,应激过度,呼吸抑制,Stevens-Johnson 综合征 慢性:困倦,眩晕,共济失调,复视,视物模糊,恶心,呕吐,再生障碍性贫血,粒细胞减少,过敏反应(皮炎,嗜酸性粒细胞增多,脾大,淋巴结病),一过性轻度白细胞减少,一过性血小板减少
加巴喷丁	部分性发作	精神不振,头晕,共济失调,疲乏
左乙拉西坦	1. 部分性发作 2. 全身强直-阵挛发作	急性:应激过度,抑郁 慢性:困倦,眩晕,共济失调,幻觉,流行性感冒样症状,协调性降低,皮疹,双相情感障碍,自杀倾向
苯巴比妥	1. 部分性发作 2. 肌阵挛发作	儿童可出现过度安静、易怒以及多动。烦躁,意识障碍,皮疹,剥脱性皮炎,母亲服用苯巴比妥的新生儿低凝血酶伴出血,巨幼红细胞性贫血,骨软化 中毒剂量可出现眼震和共济失调
苯妥英钠	1. 部分性发作 2. 全身强直-阵挛发作 3. 神经痛	静脉给药:心律失常,低血压,中枢性抑制 口服给药:小脑和前庭功能障碍(例如眼震,共济失调以及眩晕),小脑萎缩,视物模糊,瞳孔散大,复视,眼肌麻痹,行为改变(例如多动,意识障碍,反应迟钝,疲倦和幻觉)
丙戊酸钠	1. 部分性发作 2. 全身强直-阵挛发作 3. 肌阵挛发作 4. 失神发作 5. 精神异常和烦躁的镇静	一过性胃肠道症状,例如厌食、恶心、呕吐;食欲增加;镇静;共济失调;震颤;皮疹;脱发;肝转氨酶升高,重型肝炎(少见);急性胰腺炎;血氨升高

CNS. 中枢神经系统

来源:Rosenthal M,Griffith ER,Kreutzer JS,Pentland B,eds. Rehabilitation of the Adult and Child With Traumatic Brain Injury. 3rd ed. Philadelphia,PA:F. A. Davis;1999,with permission.

丁和拉莫三嗪以及左乙拉西坦（Keppra）。这些药物可能在认知方面的不良反应较少。

📖 （五）药物相互作用（表2-10）

表2-10　抗惊厥药物：常见药物的相互作用

药物	相互作用
卡马西平	1. 苯巴比妥、苯妥英钠和丙戊酸钠促进卡马西平的代谢增加（血药浓度降低） 2. 促进苯巴比妥的代谢 3. 促进去氧苯巴比妥代谢为苯巴比妥 4. 降低氟哌啶醇的浓度和药效 5. 丙氧酚和红霉素抑制卡马西平代谢
拉莫三嗪	1. 卡马西平 10,11-环氧化物（卡马西平的活性代谢产物）的水平 2. 与卡马西平、苯巴比妥或去氧苯巴比妥合用时，拉莫三嗪的半衰期减少到15h 3. 降低丙戊酸钠的血药浓度
左乙拉西坦	与抗组胺药或能增强 GABA 的药物合用时，可能会导致精神状态改变并可能导致呼吸抑制
苯巴比妥	1. 丙戊酸钠使苯巴比妥水平升高（多达40%） 2. 苯妥英钠可能会使苯巴比妥血药浓度升高 3. 不同浓度的苯妥英钠与苯巴比妥有多种反应
苯妥英钠	1. 氯霉素、西咪替丁、双香豆素、双硫仑、异烟肼和磺胺类药物可能会增加苯妥英钠浓度 2. 丙戊酸和苯基丁氮酮可能会增加游离苯妥英血药浓度 3. 磺胺异噁唑、水杨酸酯和甲苯磺丁脲可能会使苯妥英钠的血药浓度降低 4. 卡马西平降低苯妥英钠血药浓度 5. 苯妥英钠可降低卡马西平的水平 6. 与苯巴比妥合用时苯妥英水平可升高或降低 7. 与茶碱合用时，苯妥英钠血药浓度可能降低，茶碱代谢加快 8. 可能降低口服避孕药的药效 9. 增强皮质类固醇的代谢
丙戊酸钠	1. 增加苯巴比妥血药浓度 2. 抑制苯妥英的代谢 3. 与氯硝西泮合用，可出现罕见的失神发作持续状态

来源：Rosenthal M，Griffith ER，Kreutzer JS，Pentland B，eds. Rehabilitation of the Adult and Child With Traumatic Brain Injury. 3rd ed. Philadelphia，PA：F. A. Davis；1999，with permission.

【PTE 患者抗癫痫药的停用】

📖 1. 2年内无发作可以考虑停用抗癫痫药物。

2. 对于经常复发、使用一种以上抗癫痫药控制、有广泛性强直-阵挛性癫痫发作史以及在撤药前可见脑电图异常或癫痫样放电的患者，癫痫复发风险较高。

（六）PTE 的手术治疗

1. 多中心癫痫手术研究报告显示，外科手术切除内侧颞叶（术后 1 年缓解率 77%）和大脑皮质（术后 1 年缓解率 56%）后可显著降低癫痫的复发。患者的生活质量和社会功能方面也有了显著改善。

2. 迷走神经刺激术（VNS）、丘脑前核深部脑刺激术和反应性神经电刺激术是常用的神经调节疗法，可显著降低部分性发作患者痫性的发作频率。

3. VNS 已被 FDA 批准用于 12 岁以上难治性部分性发作癫痫患者的辅助治疗。

4. 手术是治疗继发于脑软化症的顽固性额叶癫痫（FLE）非常有效的方法。

二、阵发性自主神经紊乱和肌张力障碍

高血压、心动过速、体温过高、痉挛和出汗是由循环中的儿茶酚胺升高所致，通常是由于外伤导致后作用于调节中枢，并且通常在受伤后的 2 周内发生。

患者管理

1. 脂溶性的 β 受体阻断药（例如普萘洛尔）用于高血压/心动过速。

2. 丹曲林钠用于恶性高热。

3. 非甾体抗炎药（吲哚美辛）、对乙酰氨基酚。

4. 冰毯，鼻胃管（NGT）灌洗。

5. 多巴胺激动药：金刚烷胺，溴隐亭。

（1）下丘脑前部：对温度敏感。

（2）下丘脑后部：散热中心。

三、创伤后脑积水

1. 巨脑室（脑室扩大）常见于重型 TBI（40%~72%）。

脑室扩张常见于脑萎缩或者脑组织局灶性梗死(真空样改变)。

2. 真正的创伤后脑积水(PTH)相对较少。发生率为3.9%~8%。

3. TBI患者中的PTH最常为交通性脑积水或正常压力性脑积水。

4. PTH的症状。

(1)正常压力脑积水的经典三联征(失禁、共济失调/步态障碍和痴呆)几乎没有临床意义,特别是对于严重的TBI的患者。

(2)脑积水的最初表现可能是间歇性HA、呕吐、精神状态改变(混乱、嗜睡)。

5. 如果认知或者行为没有改善或继续恶化,应考虑行头部CT和进一步的检查以排除脑积水。

CT表现:室周透亮,脑沟消失和均匀的脑室扩张提示PTH。

治疗:LP,分流术。

急症钻孔引流术:应用于因硬膜外或硬膜下血肿的患者病情逐渐恶化并出现的脑疝征象时。

四、TBI后颅神经(CN)损伤

1. 最易受损的颅神经(详见下文)。

(1)嗅神经(CN Ⅰ)。

(2)面神经(CN Ⅶ)。

(3)前庭神经/蜗神经(CN Ⅷ)。

2. 其次容易受损伤的神经。

(1)视神经(CN Ⅱ):详见下文。

(2)动眼神经(CN Ⅳ>CN Ⅲ>CN Ⅵ)。

3. 较少受损的神经:三叉神经(CN Ⅴ)以及更低位的颅神经。

📖(一)CN Ⅰ(嗅神经)

1. CN最常见的损伤原因是钝性颅脑外伤,嗅丝在穿过的筛板或在附近被撕裂而受损。

2. 症状:嗅觉丧失和明显的味觉缺失。

3. 总发生率约为7%,并随TBI严重程度而增加(中度TBI为19.4%,重度TBI为24.5%)。

4. CN Ⅰ损伤是轻度TBI中唯一的颅神经损伤。

5. 常与以下因素有关。

(1)脑脊液鼻漏。

(2)嗅觉丧失:嗅觉完全丧失。

(3)嗅觉障碍:嗅觉功能缺损。

(4)嗅觉减退:嗅觉部分丧失。

(5)嗅觉异常:无气味刺激时可闻到气味。

(6)恶臭幻觉:闻到不存在的、令人厌恶的气味,可能是癫痫发作的前兆。

📖6. 在损伤水平较高的患者中,它可能会表现出食欲下降、体重减轻以及饮食习惯的改变。

7. 通常在最初的3个月内,超过1/3的患者会恢复。

(二)CN Ⅶ(面神经)

1. 面神经支配以下四个部分。

(1)外耳道的触觉。

(2)舌前2/3的味觉。

(3)面部表情肌。

(4)唾液腺和泪腺。

2. 由于其穿过颞骨的走行较长而且曲折,它尤其容易受到穿透伤或钝性伤害。

(三)CN Ⅷ(前庭蜗神经)

外伤损伤前庭神经后,很快会出现听力丧失或姿势性眩晕以及眼震。

(四)CN Ⅱ(视神经)

1. 部分受损可能会导致视野缺损以及视模糊,或者出现同侧偏盲。

2. 如果CN Ⅱ完全损伤或横断,患者将发展为完全失明(瞳孔散大,直接对光反射无反应,但间接对光反射存在)。

五、创伤后激越(agitation)

1. 激越是在PTA状态下精神错乱的一种亚型,其特征是行为过度,包括攻击性行为、静坐不稳、脱抑制状态以及情绪不稳等行为。

2. 患者在恢复的早期阶段更加敏感,此时易发生。

3. 通常持续1~14d,也可以持续更长的时间。

4. 最常见于额颞部病变,额颞部可协调唤醒、注意力、执行控制、记忆和边缘系统功能。

5. 明确问题很重要。只用"激越"来描述是不详细的,找到准确问题所在。

6. 客观的观察指标很重要。创伤后激越可以用激越行为量表（ABS）或攻击性行为量表进行量化。

📖（1）激越行为量表（Agitated Behavior Scale, ABS）：用于激越患者的连续评估。评分是基于8h护理或治疗疗程后的行为记录。由14个项目组成，评分介于1~4分。得分：低于21：正常；22~28：轻度激越；29~35：中度激越；35~54：重度激越。

（2）激越严重程度量表（Overt Agitation Severity Scale, OASS）：包含47个可观察并记录的指标，以评估病情严重程度。各行为亚组的评分为1~4分（轻度至严重），并乘以其频率以得到总评分。

📖（一）创伤后激越的一线治疗（表2-11）

表2-11   创伤后激越的环境管理

1. 减少环境中的刺激
安置患者在安静、私人房间中
尽量移除有害性刺激，如导尿管等管道、肢体约束装置、牵引器材等
减少不必要声音，例如TV、录音机和对话等
限制探望人员数量
医护人员的动作要平静、令人安心
限制治疗次数和时间长度
在病房进行治疗

2. 保证患者不被自己或者他人伤害
将患者放置在带有侧板的地板床上（克雷格床）
按1：1或者1：2的比例安排看护者保证患者安全
避免患者离开治疗单元
将患者置于封闭的病房

3. 缓解患者的认知混乱
每次只有1人与患者交谈
医护人员和患者一起完成训练
尽量减少和不熟悉的人的交流
与患者交流应简洁明了，一次只说一件事情

4. 对患者的激越要有耐心
允许患者在地板床上剧烈活动
在有人看护的情况下，允许患者来回走动活动
允许意识混乱的患者有不当言语

来源：Braddom RL. Physical Medicine and Rehabilitation. Philadelphia, PA: W.B. Saunders Company; 1996, with permission.

1. 应将患者保持在安全、规整的、低刺激的环境中，该环境通常足以应对短期行为问题。激越可以通过改变环境和医护人员或家庭成员的行为来控制。

2. 地板床不需要对患者进行约束（图2-10）。

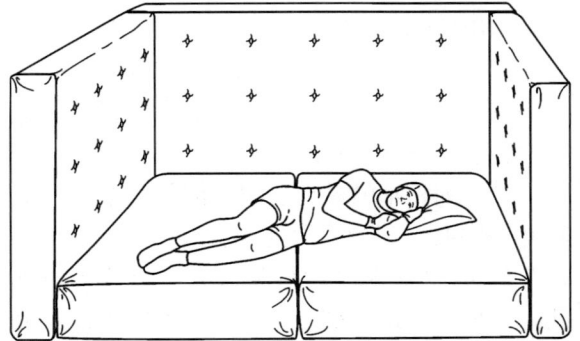

图2-10   激越、不能走动的患者可以使用地板床（Craig床）。床垫放置在地板上，床垫的四个侧面都有91.44~121.92cm（3~4英尺）高的软垫墙，患者可以自由移动。按1：1的比例安排监护人员，如有必要的话可以给予患者使用手套和头盔，以避免过多的约束

3. 只有当病人对自己或他人有危险时，才使用身体约束。它们应该在最低程度上使用，且不能代替地板床、1：1的监督或其他环境干预。

4. 应先进行环境的调整，再考虑药物治疗。

（二）创伤后激越的二线干预治疗：药物治疗

1. 抗精神病药物
多巴胺通路

（1）中脑边缘通路：多巴胺减少，阳性症状减少。

（2）脑皮质层通路：多巴胺减少，阴性症状增加。

（3）黑质纹状体通路：多巴胺减少，运动障碍增加。

（4）结节漏斗部通路：多巴胺减少，催乳素增加。

（5）抗精神病药可能会引起抗精神病药物相关的恶性综合征（发热、白细胞增多，肌肉僵硬）→可用丹曲林和β受体阻断药治疗。

2. 典型抗精神病药物

（1）阻断多巴胺 D_2 受体，以及组胺、α_1 肾上腺素和胆碱能受体，可促进维持静态平衡，产

生口干、便秘、视力下降等症状。ACh 和多巴胺在黑质纹状体通路中会产生相互作用,因此具有抗胆碱能特性的药物会增加该通路中的多巴胺水平,从而减轻锥体外系症状(EPS)。

(2)氢氟哌啶醇可通过产生不可逆的多巴胺阻断作用,减慢动物模型的运动恢复并延长患者的 PTA(Feeney et al.,1982)。该药物起效迅速。

(3)氯丙嗪。

(4)硫噻吩。

3. 非典型抗精神病药物

(1)对多巴胺 D_2 受体的阻断作用较小,在与 5-HT$_2$ 受体结合时对 5-HT$_2$ 阻断作用更大。

(2)与典型抗精神病药相比,非典型精神病药的运动系统不良反应更少(如迟发性运动障碍,帕金森综合征,肌张力异常,静坐不能等)。

(3)常见的代谢不良反应。

①导致血糖升高与糖尿病。

②体重增加(氯氮平和奥氮平更易出现该症状)。

③高脂血症(氯氮平、奥氮平以及喹硫平更易出现该症状)。

④卒中:仅有利培酮的研究;老年痴呆患者使用利培酮治疗时比安慰剂治疗发生 TIA 和卒中的风险更高。

⑤QT 间期延长。

(4)利培酮(维思通)

①最"典型"的非典型抗精神病药物。

②与其他非典型抗精神病药物相比,高剂量时 EPS 发生率更高。

③抗胆碱能效应很小,可有拟胆碱作用。

④用药初期可出现失眠、躁动、低血压,但是会逐渐自行缓解。

⑤催乳素水平升高。

⑥相对于其他药物来说,TBI 人群中该药物的研究数量可能是最多的一种。

(5)齐拉西酮(卓乐定)

①最常见的是 QT 间期延长;此外,该药其他不良反应较少。

②体重增加和患糖尿病的风险是最低的。

③低剂量时比其他抗精神病药效果更好。

④可以肌内注射(IM);因此起效更快。

(6)喹硫平(思瑞康)

①镇静效果好;因此常用于失眠。

②运动系统的不良反应很小,或出现催乳素升高。

③较少诱发锥体外系症状。

④只有在高剂量时才有阻断多巴胺的作用(400mg 以上)。

⑤用药早期出现抗胆碱能不良反应(例如晕厥、低血压)。

(7)奥氮平(再普乐)

①剂量相关的锥体外系症状,尽管较利培酮少见(7.5mg 以上)。

②嗜睡和步态障碍很常见;因此,最好在睡前服用。

③代谢不良反应和体重增加发生率高。

④短效肌内注射剂型。

(8)氯氮平(氯氮平)

①严重不良反应:粒细胞缺乏症(每 2 周监测一次白细胞)、心脏效应、降低痫性发作阈值;需要进行严格监测。

②所有导致镇静的非典型药物中最具抗胆碱活性的药物。

③大多数体重增加是由于药物的抗组胺特性。

④当其他治疗失败时,本药对治疗阳性症状非常有效。

(9)立哌唑(阿立哌唑)

①独特之处在于:在高多巴胺能状态下,它充当 D_2 拮抗药;在低多巴胺能条件下充当 D_2 激动药;在某些受体上作为 5-羟色胺激动药,在其他受体中作为拮抗药。

②镇静作用最少,锥体外系症状最少,代谢不良反应发生率低。

4. 苯二氮䓬类

(1)对脑卒中和脑损伤患者有潜在危害。

①在皮质损伤的大鼠中,早期每天给药会损害运动恢复,晚期给药会导致短暂的偏瘫复发。

②可能会引起老年人的反常性激越。

③遗忘效应可能会增加已从 PTA 恢复的患者的意识混乱。

④其他不良反应包括呼吸抑制、行为失控

和协调障碍。

（2）如有必要，可使用咪达唑仑或劳拉西泮，因为作用时间较短。

（3）通过 γ-氨基丁酸增强作用治疗痉挛。

（4）可能对治疗 TBI 后的缄默症有一定的潜力。

5. β受体阻断药

（1）系统回顾：治疗创伤后激越有最佳证据。

（2）对运动恢复无不良影响，但高剂量可能引起抑郁和嗜睡。

（3）亲脂性药物（普萘洛尔，美托洛尔）理论上最有效。

① 普萘洛尔的最高使用量为 520mg/d：在一项研究中，减轻激越强度而非频率；在另一项研究中，显著减少了攻击和企图攻击的次数。

② 一个案例研究表明美托洛尔是有帮助的。

（4）低血压和心动过缓限制了其应用。

（5）也可用于治疗急性 TBI 中常见的肾上腺素能亢进。

6. 抗惊厥药（情绪稳定剂）

（1）丙戊酸（双丙戊酸钠，德巴金）

① 各种研究表明，它可以减少行为爆发和激越（两个病例报告和一个病例系列研究）。

② 不良反应：镇静，脱发，震颤，共济失调，胃肠道不适，体重增加。

③ 最大剂量受肝毒性、血小板减少症和药物毒性的限制。

④ 多种药物相互作用（如拉莫三嗪，卡马西平，苯妥英钠，苯巴比妥，利福平，西咪替丁，阿司匹林）。

⑤ TBI 患者的新陈代谢可能增加，可能需要更高剂量。

（2）马西平、奥卡西平

① 尽管证据有限，但可以改善易怒、行为失控和攻击性。

② 不良反应：低钠血症，肾衰竭，再生障碍性贫血/粒细胞缺乏症，Stevens-Johnson 综合征，平衡障碍和镇静。

③ CYP450 3A4 的诱导剂。

④ 起效迅速。

⑤ 需要监测血清药物浓度。

⑥ 可能导致某些认知能力下降。

（3）加巴喷丁

有助于调节痴呆引起的激越，但一项 TBI 病例研究显示可增加焦虑和躁动。

（4）拉莫三嗪

① 体重增加或镇静少见。

② 皮疹高发；已知会发生严重的皮疹。

③ 与丙戊酸相互作用。

7. 抗抑郁药

（1）发现有激越症状的缺氧性脑损伤（ABI）患者的脑脊液中去甲肾上腺素和 5-羟色胺的代谢产物减少。

（2）已证明阿米替林和地昔帕明的镇静作用可以减少激越和攻击行为。

（3）三项研究显示，舍曲林可降低烦躁和攻击行为，但另一项研究无明显作用。

（4）已显示曲唑酮可以减少痴呆症患者的激越和攻击行为。

（5）丁螺环酮：一些病例研究/系列病例显示此药可减少攻击行为。

（6）安非他酮显著减少一名患者的躁动不安。

8. 锂

（1）在几个病例系列/报告研究中改善了攻击行为的发作。

（2）高血清水平的严重不良反应可能会限制该药的使用（运动障碍，癫痫发作，甲状腺功能减退，心动过缓，呕吐）。

（3）必须监测血清水平。

（4）有的 TBI 患者其攻击性与躁狂因素有关，反复的易激惹与周期性情绪障碍有关，锂制剂对这些患者有帮助。

9. 神经兴奋药

（1）金刚烷胺：作用机制不清，可能是刺激多巴胺。刺激唤醒、记忆和启动。

（2）有研究证明，金刚烷胺可减少痴呆和 TBI 患者的激越。但也有研究表明使用与否金刚烷胺没有区别。

（3）哌甲酯：阻止多巴胺和去甲肾上腺素的再摄取。增强神经元向杏仁核的传递，负责学习和情绪记忆。

（4）在行为功能方面有好坏参半的结果。可能会改善愤怒,但有一个病例报告显示加重了激越。

（5）右苯丙胺:阻止多巴胺和去甲肾上腺素的再摄取。也是一种单胺氧化酶抑制剂(MAOI)。

（6）一个案例研究显示出积极的结果。

10. 醋酸甲羟孕酮

（1）针对激进的性欲行为:降低睾丸激素。

（2）记忆或学习无影响。

（3）降低癫痫发作阈值,引起体重增加,血糖升高。

（三）创伤后激越的病理行为治疗(图 2-11）

1. 确定这是不是紧急事件,需要立即干预（严重性,潜在风险和剧烈程度）。

识别并关注不良行为

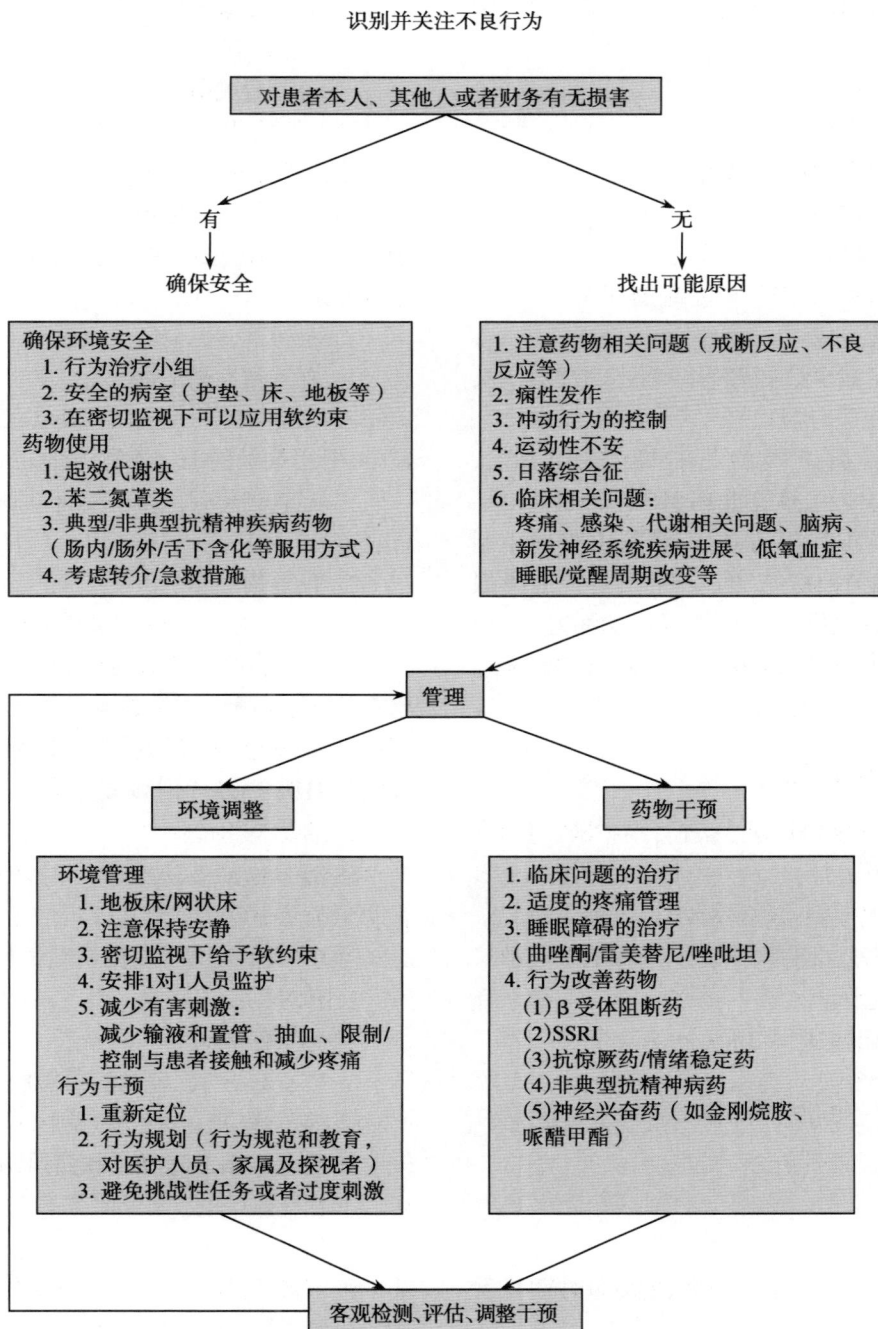

图 2-11 激越处理流程

2. 考虑可能的鉴别诊断。

（1）戒毒。

（2）震颤谵妄（DTs）。

（3）感染。

（4）疼痛。

（5）缺氧。

（6）癫痫发作障碍。

3. 考虑环境问题（见"一线干预"章节和表2-11）。

（1）低刺激。

（2）缓解身体。

（3）减少限制/直接约束。

（4）重新定向。

（5）按时如厕。

（6）评估和治疗睡眠-觉醒周期。

4. 药物管理。

（1）尽量减少认知障碍药物（苯二氮䓬类，典型的抗精神病药物）。

（2）如果存在严重的人身或财产伤害风险，需立即生效则使用，属于非典型抗精神病药。

（3）后期维持用药：抗惊厥药、β受体阻断药、非典型抗精神病药、曲唑酮、五羟色胺再摄取抑制剂和少量锂。对于更轻度的激越，可以使用任何先前提到的维持药物，以及丁螺环酮。用客观量表重新评估。

六、异位骨化

1. 异位骨化（HO）是指在骨骼外软组织中形成成熟的板层骨。

2. TBI 中常见：发病率 11%~76%。

具有临床意义的病例发生率为 10%~20%。

（一）风险因素

1. 长时间昏迷（>2 周）。

2. 制动。

3. 肢体痉挛状态/↑肌张力（受累肢体）。

4. 相关长骨骨折。

5. 压疮。

6. 水肿。

7. 发生异位骨化的风险更大的时期是受伤后 3~4 个月。

（二）症状/体征

1. 常见：疼痛和 ROM↓。

2. 还有：局部肿胀、红斑、关节发热、肌肉保护、低热。

3. 除了疼痛和 ROM↓，异位骨化的并发症还包括骨性强直、周围神经压迫、血管压迫和淋巴水肿。

4. 最常见累及的关节。

（1）髋关节（最常见）。

（2）肘/肩关节。

（3）膝关节。

（三）鉴别诊断

与深静脉血栓形成（deep vein thrombosis，DVT）、肿瘤、化脓性关节炎、血肿、蜂窝织炎和骨折鉴别。

诊断试验

1. 血清碱性磷酸酶

（1）血清碱性磷酸酶（SAP）升高可能是最早、费用最低的 HO 检测方法。

（2）特异性差（可能因多种原因升高，如骨折、肝功能不全等）。

2. 骨扫描

（1）早期检测 HO 的灵敏方法。

（2）三期骨扫描的 I 期（血流期）和 II 期（血池期）可在损伤后的前 2~4 周看到异位骨化，而在第 III 期（静态期/延迟期图像）则可在 4~8 周可发现 HO，7~12 个月恢复正常。

3. 普通 X 射线

受伤后需要 3 周至 2 个月才能显示 HO。有助于确认 HO 的成熟度。

（四）异位骨化的预防

1. ROM 练习。

2. 痉挛控制。

3. 非甾体抗炎药（NSAIDs）。

4. 在全髋关节置换患者中，围手术期使用放射治疗可抑制 HO；为↓肿瘤风险限制了其在年轻患者群体中的使用。

为预防 HO 而对 TBI 患者进行放射治疗，基本上需要全身照射（因为 HO 几乎可以在任何关节发育），这是不实际的。

（五）治疗

1. 双膦酸盐和非甾体抗炎药（特别是吲哚美辛）已用于治疗早期 HO 和防止术后复发，但其疗效尚未得到明确证明（TBI 人群）。

2. ROM 练习用于预防和治疗发展中的 HO，以防止关节强直。

3. 仅当以功能为目标［如卫生、日常生活活动（ADLs）、转移］时，才需要手术切除 HO。

4. 手术切除通常推迟 12~18 个月，待 HO 成熟。

七、高血压

1. TBI 后常见：估计发病率 11%~25%。

2. 创伤后高血压通常会自发缓解。不必要长期使用抗高血压药物。

3. TBI 后高血压与交感神经亢进有关，常见于严重 TBI 患者，以血浆和尿中儿茶酚胺水平为证。

4. 有报道 TBI 后数年出现继发于脑积水的高血压病例。

5. 如果需要药物治疗，建议使用普萘洛尔，其作用途径如下。

（1）降低血浆儿茶酚胺水平。

（2）改善心排血指数。

（3）改善心肌需氧量。

（4）降低心率。

（5）改善肺通气灌注不均。

八、静脉血栓栓塞性疾病（DVT）

1. 静脉血栓栓塞性疾病（venous thrombo-embolic diseases，VTEs），包括下肢深静脉血栓形成和肺栓塞（PE），是 TBI 最重要的并发症之一，因为它们与康复干预中的↑死亡率有关。

2. 接受 TBI 康复治疗的 DVT 发病率为 10%~18%（Cifu et al.，1996）。

3. TBI 人群中，VTE 通常在临床上是无症状的，70%~80% 的患者的首发临床症状是肺栓塞猝死。

4. DVT 最常见于下肢，传统上与制动、瘫痪、骨折、软组织损伤和年龄>40 岁有关。

5. 记住 Virchow 的三要素：静脉淤滞、血管壁损伤和高凝状态。

（一）DVT 诊断研究（表 2-12）

1. 多普勒超声检查。

2. 阻抗容积描记术（IPG）。

3. ^{125}I-纤维蛋白原扫描。

4. 静脉造影：是诊断的金标准（Carile et al.，2010），见表 2-12。

表 2-12　DVTs 诊断试验

诊断测试	优点	缺点
多普勒超声检查	症状性近端血栓诊断的灵敏度和特异度分别为 95% 和 99%	检测小腿血栓的能力有限
阻抗容积描记术	近端血栓的灵敏度为 90%~93%，特异度为 94%	检测小腿血栓的能力有限
^{125}I-纤维蛋白原扫描	对近端血栓的灵敏度为 60%~80%	1. 有创操作 2. 需注射放射性物质
静脉造影	仍然是诊断临床疑似深静脉血栓的金标准	1. 有创操作 2. 造影剂诱发血栓形成 3. 造影剂过敏反应

DVT. 深静脉血栓形成

（二）TBI 中 DVT 的预防

1. 药物预防　通常使用低剂量普通肝素（5 000U q. 8~12h.）或低分子量肝素（LMWH）达到足够的抗凝效果。

2. 如果有抗凝禁忌

（1）间歇性气压治疗：为有出血并发症风险的患者提供有效的 DVT 预防。

（2）下腔静脉（IVC）过滤器（Carile et al.，2010）。

（三）VTE 的治疗

1. 治疗性抗凝首先通过静脉注射（Ⅳ）肝素或剂量调整的低分子量肝素，然后是口服抗凝（华法林）。

2. 抗凝持续 3~6 个月。

3. 禁用抗凝时放置 IVC 过滤器。

九、排尿功能障碍

1. 神经源性膀胱伴逼尿肌反射失抑制（收缩）。

2. TBI 患者经常出现尿失禁，通常表现为神经源性膀胱的失抑制类型，膀胱体积减小，但完全排空，排尿后膀胱内残余容量正常⇒小膀胱伴残余尿量正常。

3. 对于这种类型的功能障碍，制定排尿计划通常是有帮助的，在计划中，患者可以在定期安排的时间间隔内使用小便器或马桶。

4. 也可使用抗胆碱药（降低逼尿肌张力→增加膀胱容量）。

5. 注：关于膀胱功能、神经源性膀胱类型和治疗方法的更详细描述，请参见"SCI"部分（Rosenthal et al., 1999）。

十、痉挛状态

1. TBI 后常见的异常肌张力障碍（如痉挛状态、强直）。

2. 急性 TBI 和由此导致的肌肉张力增加会导致高代谢状态，这会使能量需求从预期的 100% 增加到 140%。

3. 关于痉挛状态的定义、临床评估/分级和治疗选择，请参阅"痉挛状态"部分。

十一、营养

1. 由于高代谢、能量消耗增加和蛋白质损失增加，TBI 患者通常需要更高的热量和蛋白质。因此，建议从伤后第 1 周开始进行全面的营养替代，以尽可能降低发病率和死亡率，并缩短住院时间（Young et al., 1987）。对于许多 TBI 患者来说，吞咽会受到认知和口腔运动障碍的抑制，可能需要替代的进食途径（肠内或肠外）。

2. 通过常规血液检查和频繁的体重检查来监测营养状况是必要的，并且应该定期重新评估经口进食的可能性。彻底的吞咽困难治疗应该包括一名受过专门培训的治疗师、临床营养师/营养师，以形成最终的口腔运动促进治疗计划。有用的诊断工具包括由经验丰富的治疗

师和放射科医生进行的视频透视检查，以及偶尔的纤维内镜检查（Spiegel et al., 1998）。

3. 患者未能摆脱替代进食途径，与持续欠佳的口腔内食物处理和 Ranchos Los Amigos 量表中低于 V 级的认知水平有关。

📖（一）肠内营养

1. 当经口进食受到限制时首选，因为它直接使用胃肠道（导管放置的远端），在营养管理和吸收方面提供了最接近生理的方法，成本低，代谢并发症的风险较低。

2. 管饲的主要风险是误吸，这种风险随着胃食管反流病（GERD）或更多近端置管而增加。远端置管的风险包括吸收能力下降和胃肠道不耐受。

3. 肠内营养产品包括糊状食品、液体营养补充剂、元素营养补充剂或其他产品组合。

4. 肠内营养途径包括鼻胃管、鼻肠管、经食管胃管、经皮放置（胃造口术、空肠造口术）和更具外科侵袭性的导管（Janeway 胃造口术、食管胃吻合术）。

5. 目前，没有指南规定应在多长时间内置管或导管放置的最佳位置（胃造口术与空肠造口术），但应考虑几个因素。

（1）直接胃造口术或空肠造口术可降低误吸和胃食管反流病相关问题的风险；如需长时间非经口进食，首选直接胃造口术或空肠造口术（Grahm et al., 1989）。

（2）直接置管后应至少保留 30d，以减少拔管的并发症。

（3）经皮置管具有手术风险较低的附加优点，并且能够在置管后 24h 内开始经管进食，而手术置管具有更多的机械部件，使得插管（仅在用餐时）和拔管（特别是在治疗中）更容易（Kirby et al., 1991）。

（4）允许进食食团的肠内途径更具优势，因为更接近自然进食方式，特别是对于可能出院回家的患者，这样的进食方式更便于日常生活和治疗管理。

6. 相关问题

（1）对于胃食管反流病、复发性肺炎或可能误吸的患者，首选远端置管。

（2）疑似误吸或吸入性肺炎的患者应确认吸入物来源于胃，而非口腔分泌物。

（3）胃食管反流病在 TBI 患者中发病率很高，也可能导致误吸和食管炎。

（4）头部抬高可降低吸入风险，抗酸剂可改善食管炎。

（5）TBI 患者中，高水平的胃残留是最常见的喂养不耐受，通过鼻胃管输送红霉素可以控制胃肠道疾病。

（6）尽管甲氧氯普胺（胃复安，Reglan）可增加胃食管括约肌张力，并有助于治疗胃食管反流病，但应避免使用，因为它具有镇静作用和锥体外系不良反应。

📖（二）肠外喂养

1. 通常通过中心静脉置管从静脉输送营养，或在有限的情况下，通过外周静脉输入也可以。

2. 肠外营养可以是辅助的，也可以是主要的营养方式（完全肠外营养）。

（1）当胃肠道功能暂时中断或代谢需求增加的任何情况下，都可以使用肠外营养补充。

（2）当胃肠道无功能或必须长时间不进食时，肠外营养（TPN）是首选。

3. 由于肠外营养产品绕过了基本的胃肠代谢，它们由必须以元素形式存在的营养成分构成。肠外营养液中元素的最佳比例变化很大，应经常重新评估。

4. 肠外营养的风险包括中心/外周血管并发症（感染、血栓形成、水肿）。在中心静脉置管过程中，会增加气胸的风险。电解质和代谢异常在肠外营养中很常见，应该密切监测。

十二、TBI 后神经内分泌紊乱

（一）下丘脑垂体功能障碍

1. 严重 TBI 死亡患者中有 2/3 的出现下丘脑垂体区域结构异常。

2. 最初时认为这是一种罕见病，最近的研究表明，可能更多的 TBI 患者患有垂体前叶功能障碍。一些研究表明，其发生率高达 50%（最常见的是生长激素释放增加）。

3. Ghigo 等（2005）提出了一种算法，用于评估和治疗 TBI 的患者。

（1）所有患者均在受伤后 3 个月和 1 年后接受内分泌功能评估，无论其严重程度如何。

（2）推荐筛查：AM 皮质醇、胰岛素生长因子（IGF）-I、卵泡刺激素（FSH）、黄体生成素（LH）、睾酮、雌二醇、催乳素和游离尿皮质醇。

（3）根据筛查结果，应预约进一步的激素检查，以及实行可能的激素替代治疗。

（4）参考 Ghigo（2005）的文章了解更多详情。

【生理学】

1. 对大脑的直接和间接伤害。

2. 毒品。

3. 细胞因子释放。

4. 二次创伤。

5. 血管损伤。

（二）低钠血症

1. TBI 中的低钠血症通常表现为低渗，细胞外容量正常（若等血容量=抗利尿激素分泌异常综合征）或细胞外容量减少（若低血容量=脑性耗盐综合征）。

2. 了解低钠血症的不同原因很重要，因为不同情况低钠血症的治疗方法不同，而且低钠血症也可能导致认知功能障碍。

（三）抗利尿激素分泌异常综合征（SIADH）（表 2-13）

1. 神经垂体过多分泌抗利尿激素（ADH）导致的水潴留，可继发于包括头部外伤在内的多种疾病。

2. 在 SIADH 中，ADH 过量是病理性的，在血浆低渗透压情况下出现，但是血浆量可以正常或增加（如高容量性低血钠血症）。

3. 在 SIADH 中，患者血容量高，抑制肾素-血管紧张素-醛固酮系统，心房钠尿肽水平升高，尿 Na^+ 排出增加（通常>20mmol/L）。

【SIADH 常见原因】

1. 中枢神经系统疾病

（1）血栓或出血。

（2）感染。

（3）脑膜炎。

（4）脑炎。

表 2-13   SIADH、DI 和 CSW 实验室诊断的比较

	SIADH	DI	CSW
血清抗利尿激素(很少作为常规实验室检查)	↑不恰当地升高	↓	↑不恰当地升高
血清 Na^+	↓	↑	↓
血清渗透压	↓	↑	↓
细胞外容积	正常(等容量)	正常(等容量)	减少(容量减少)
尿液渗透压和 SG	↑(尿液渗透压浓度通常>300mmol/kg)	↓	正常
治疗	限制液体,给 Na^+,地美环素	DDAVP	扩容,给 Na^+,氟氢可的松

ADH. 抗利尿激素;CSW. 脑性耗盐;DI. 尿崩症;SG. 比重;SIADH. 抗利尿激素分泌不当综合征

（5）脑脓肿。

（6）中枢神经系统肿瘤。

2. 头部创伤

3. 肺部疾病

（1）肺炎。

（2）肺脓肿。

（3）正压通气。

4. 恶性肿瘤

（1）肺癌 CA（尤其是小细胞肺癌）。

（2）消化道恶性肿瘤（如胰腺癌）。

（3）前列腺癌。

（4）胸腺瘤。

（5）淋巴瘤。

5. 药物

（1）卡马西平。

（2）长春新碱。

（3）氯贝丁酯。

（4）氯磺丙脲。

（5）吩噻嗪。

（6）阿米替林。

（7）吗啡。

（8）尼古丁。

【SIADH 的症状和体征】

1. 轻度 SIADH（血 Na^+ 130~135mmol/L）或进行性的 SIADH 中,症状可能不明显或仅限于食欲缺乏和恶心、呕吐。

2. 严重的 SIADH（严重的低钠血症）或急性发作的 SIADH 中,可能伴有体重增加和脑水肿的症状,如躁动不安、易激惹、意识障碍、抽搐、昏迷等。

3. 外周或软组织水肿很少出现。

【治疗】

1. 限制液体摄入量,约为 1.0L/d（800mL-1.2L/d;单独或配合使用祥利尿剂）

2. 每天仔细监测体重变化和血清 Na^+,直至钠水平>135mmol/L。

3. 对于严重症状（例如意识错乱、抽搐或昏迷）的患者,可应用高渗盐水（例如 3%NaCl 溶液）,并在 3~4h 静脉输注 200~300mL。

4. 注意不要过快地升高 Na^+ 浓度,以免对神经系统造成严重损害,如桥脑髓鞘溶解或 CHF。在 24h 内,钠的浓度校正量不得超过 10mEq/L,钠水平达到 125mEq/L 为止。可服用盐片来补充氯化钠。

5. 可以用去甲环素治疗慢性 SIADH,通过抑制肾脏中 ADH 使血清 Na^+ 恢复正常;碳酸锂可起类似的作用,但其毒性较大,很少使用。

(四) 脑耗盐综合征（CSW）(表 2-13)

1. CSW 是 TBI 患者出现低钠血症的另一个常见原因。与 SIADH 相比,它可能是更常见的原因。

2. CSW 通过对肾小管功能的直接作用而产生症状。

3. CSW 患者的低钠血症不是稀释性的（如 SIADH）,但是其血容量减少了。

4. CSW 的标志:

（1）因钠丢失（尿排钠）而导致的血容量减少（细胞外液减少=低血容量）,这会触发 ADH 正常的分泌,这一点与 SIADH 不同。

（2）出现脱水表现。

【CSW 的治疗】

1. 补液/补液 + 纠正电解质（Na$^+$）

2. 注意将 CSW 与 SIADH 鉴别开来，并意识到 CSW 患者存在容量不足，如果用限制液体入量（SIADH 的治疗方案）来治疗 CSW 可能会进一步减少细胞外液体，给患者带来灾难性的后果。

（五）精神性烦渴（Psychogenic Polydipsia）

1. 行为障碍在 TBI 患者中很少见。

2. 多饮伴低钠血症。

3. 行为、多巴胺能和胆碱能系统以及海马病理学改变。

4. 治疗：行为矫正、体液限制和氯氮平。

（六）尿崩症（Diabetes Insipidus）（表 2-13）

1. 尿崩症（DI）代表 ADH（加压素）的缺乏。

2. 与 SIADH 或 CSW 相比，过多的容量消耗会导致高钠血症。

3. 可能会发生在严重的头部受伤中；通常与颅骨骨折有关。

📖 蝶鞍内或蝶鞍附近的骨折可能会撕裂垂体柄，除其他临床症状外，还可能导致 DI（由于垂体后叶分泌 ADH 的中断），这取决于病变的程度。

4. 外伤性 DI 的自发缓解甚至在 6 个月后也可能发生，可能是因为垂体柄内受损轴突的再生。

【临床表现】

1. 多尿，烦渴，多饮。

2. 重症患者的尿浓度（渗透压<290mmol/kg，密度 1.010）低于血清浓度，轻度 DI 患者的尿浓度（290~600mmol/kg）可能高于血清浓度。

3. 觉中枢的正常功能保证了多饮与多尿的密切匹配，所以很少会出现脱水，但血清 Na$^+$ 会轻度升高。

4. 当水分补充不足时，脱水会变得严重，导致虚弱、发热、精神紊乱、衰竭和死亡。

5. 这些特征与血清渗透压和血清 Na$^+$ 浓度升高有关，后者有时>175mmol/L。

【治疗】

1. 激素替代

（1）DDAVP（醋酸去氨加压素）-ADH 类似物，具有长期抗利尿作用且无显著的加压活性。

（2）可以通过滴鼻或肌内注射给药。

2. 抗利尿激素缺乏的患者，氯丙酰胺可增强 ADH 对肾小管的作用。

十三、认知功能障碍

1. 许多认知问题都是由 TBI 引起的。这些问题包括注意力、执行控制、编码、回忆新的记忆以及自我监控。

2. 认知康复：一种全面、整体的方法，试图解决多种认知缺陷，并结合对患者的情绪、动机和人际功能的心理干预。

3. 一项 1 级证据的研究显示，中度至重度损伤患者被随机分配到强化住院治疗项目和家庭治疗项目，在治疗 1 年后的结果没有差异。然而，对那些重度损伤的人的亚组分析显示了强化训练的显著有益作用。

4. 高的工作回归率与较高的伤前教育水平、伤前功能状态和伤后工作机会有关。

5. 与"标准"康复计划相比，强化的整体认知修复计划显示出更好的社区融合。

📖 6. 认知矫正包括视觉空间康复、执行控制、自我监控、语用干预、记忆再训练和提高注意力的策略。

7. 针对注意力、记忆和执行功能的特定干预措施显示出了益处，尽管受试者的规模有限。

8. 压力管理或记忆缺陷的补偿技术被证明是有效的，尽管受试者人数有限。

9. Cicerone et al. 2005 年的文献综述报道，超过 28% 的研究显示与对照组相比认知康复训练有效。

（一）特定认知障碍的药物干预

文献仍然有限。最近的综述（Chew and Zafonte，2009；Gordon et al.，2006；Warden et al.，2006）给出了一些通用性的指导意见。即明确的干预目标是至关重要的。

（二）促醒和注意力

1. 文献显示，哌甲酯和金刚烷胺在这些问题的治疗中都有潜在的疗效。

2. 哌甲酯也显示出有利于加快恢复。

3. 乙酰胆碱酯酶也被认为是解决这些问题的潜在有效的药剂。循证研究表明,这些药物是潜在的治疗选择。

（三）记忆

1. 关于使用药物治疗记忆功能障碍的循证文献很少。

2. 一些证据表明胆碱酯酶抑制剂可能是有益的,而安理申有更多的证据支持。

3. 哌甲酯和胞苷二磷酸胆碱也可作为治疗选择。

4. 其他许多的药物已经被试验过,通常作用于胆碱能或儿茶酚胺能途径。然而,目前关于其有效性的证据是有限的。

（四）药物干预指南

1. 低剂量开始,缓慢增加。

2. 提供充分的试验性治疗。

3. 持续进行评估。

4. 监测药物与药物相互作用。

5. 考虑增加药物。

6. 如果症状加重,改变策略。

第九节　轻度 TBI（脑震荡）和脑震荡后综合征

一、轻度 TBI（脑震荡）

1. 在美国,轻度 TBI 占 TBI 病例的 80%~90%（约 230 万例）。

2. 轻度 TBI 有多种术语、定义和诊断标准。

3. 美国康复医学会（1995）将轻度 TBI 定义为至少有以下四种表现之一的创伤性脑生理功能紊乱。

（1）意识丧失（loss of consciousness,LOC）。

（2）受伤前或受伤后的记忆丧失。

（3）创伤发生时意识状态有任何改变。

（4）一过性或是持续的局灶性神经缺陷。

4. 损伤不超过以下严重程度标准。

（1）LOC 超过 30min。

（2）PTA 超过 24h。

（3）GCS 最初评分低于 13。

5. 通常,轻度 TBI 在常规神经影像（CT/MRI）上没有结构损伤的表现。

6. 轻度 TBI 后的症状和体征。

（1）头痛（最常见）。

（2）头晕。

（3）耳鸣。

（4）平衡功能受损。

（5）听力丧失。

（6）视物模糊。

（7）味觉和嗅觉改变。

（8）睡眠障碍/失眠。

（9）疲劳。

（10）感觉障碍。

（11）注意力和集中力缺陷。

（12）心理加工过程减缓（反应和信息处理时间变慢）。

（13）记忆障碍（主要是近期记忆）。

（14）情绪不稳定。

（15）易怒。

（16）抑郁。

（17）焦虑。

7. 大多数轻度 TBI 患者在受伤后的最初几周或几个月内（通常 1~3 个月）恢复良好。

8. 药物干预包括抗抑郁药和精神兴奋药。

二次撞击综合征（second Impact Syndrome）

1. 病人（通常是运动员）在先前脑震荡的症状消失之前,遭受了第二次脑损伤（可能程度很轻）。第二次头部受伤后,病人立即眩晕,并可在 15s 至几分钟内迅速出现脑血管失代偿、瞳孔扩大、眼动丧失、呼吸衰竭、半昏迷状态。

2. 目前的研究表明,大脑血管自动调节功能受损会导致充血和颅内压升高,从而导致脑疝形成（内侧颞叶经小脑幕或小脑扁桃体经枕骨大孔）。

3. 尚不清楚二次撞击综合征的发病率,但很有可能被低估了,研究表明发病率和死亡率分别接近 100% 和 50%。在青少年运动员中更常见。

📖 二、脑震荡后综合征（post-concussion syndrome，PCS）

1. 在国际疾病分类第十版（ICD-10）（1992）标准中，脑震荡后综合征（PCS）如下。

（1）有头部外伤和意识丧失史，最多在症状出现前4周。

（2）下列类别中必须有三个或以上的症状。

① 头痛。

② 对噪声敏感。

③ 头晕。

④ 不适。

⑤ 疲乏。

⑥ 光敏感。

⑦ 易怒。

⑧ 焦虑。

⑨ 抑郁。

⑩ 情绪不稳定。

⑪ 主观注意力、记忆力或智力障碍，但无神经心理学损害证据。

⑫ 乙醇耐受下降。

⑬ 专注于先前提到的症状。

（3）在症状持续时间延长，以及明确主观症状和客观结果方面仍然存在争议。

2.《精神疾病诊断与统计手册》第5版（DSM-5）将脑震荡后状态定义为：

（1）一种神经认知障碍，属于轻度或主要TBI。

（2）ICD称其为一种综合征，但DSM-5并不这样认为。

（3）根据美国精神病学协会2013年的报告，与轻度TBI相关的神经认知症状在受伤后几天到几周内得到缓解，在3个月内完全缓解。

（4）DSM-5中不包括意识丧失。

3. PCS与社交和就业困难有关，这些困难似乎与神经损伤的严重程度不成比例。

持续性PCS是指症状持续3~6个月以上。

三、脑震荡分类

1. 脑震荡不再根据严重程度进行分类。分类体系在2013年被废除，现在仅仅基于临床判断。目前使用症状严重程度量表来衡量严重程度，如第五版运动性脑震荡评价工具（SCAT5）或急性脑震荡评价（ACE）。SCAT5是由运动脑震荡组开发的标准化工具，用于评价13岁及以上运动员的脑震荡损伤。ACE是一种初步评估脑震荡的工具，一般公众都可以使用。

2. 临床医生会得到一个严重程度的总分，并统计患者症状所出现的领域。在苏黎世举行的国际运动脑震荡会议之后，一项共识声明提出了一份由四个不同领域组成的症状列表。这四个领域叙述如下。

（1）躯体（头痛、头晕、视觉障碍、恶心等）。

（2）认知（思维紊乱、意识丧失、注意力不集中、记忆问题）。

（3）情感（情绪不稳、焦虑、悲伤和易怒）。

（4）睡眠改变（入睡困难，或比平时睡得多或少）。

3. 医生评估患者的生命体征、视觉表现、平衡、记忆和认知功能，结合患者主诉的症状和神经系统检查，从而指导如何处理脑震荡。

4. 脑震荡的治疗：包括身体和精神休息48h，然后逐渐恢复活动、学习或工作，以及在临床监督下进行分级有氧运动。

四、脑震荡后重返比赛指南（表2-14）

1. 在体育运动中，重返比赛（return-to-play，RTP）的标准也同样存在争议。

Colorado医学会和Cantu指南被广泛使用。

2. 2016年，第五届国际运动脑震荡会议发布了最新的运动脑震荡共识声明。

（1）脑震荡评定参考SCAT5（运动脑震荡评价工具-第5版）和儿童-SCAT5（5—12岁儿童的运动脑震荡评价工具）。

（2）它明确建议，在脑震荡当天，无论严重程度如何，都不要重返比赛。

（3）脑震荡治疗和RTP指南从身体和精神休息开始，直到急性症状消失（通常为24~48h），然后在医学检查和RTP之前实施逐步分级运动计划。

表 2-14　2016 年第五届国际运动
脑震荡会议分级返回比赛流程

康复阶段	每一康复阶段的功能训练	每一阶段的目标
症状限制性活动	• 不会引起症状的日常活动	• 逐步重新进行学校/工作活动
轻度有氧运动	• 散步、游泳或者以小于最大允许心率的70%进行固定踏车 • 无抗阻运动	• 提高心率
特定体育运动	• 冰球中的滑冰训练，足球中的跑步训练，无头部撞击活动	• 增加运动
非接触式训练	• 进展到更复杂的训练（例如足球和冰球的传球训练） • 可能开始进行渐进式阻力训练	• 锻炼，协调和认知负荷
全接触式训练	• 体检合格后参加正常训练活动	• 通过教练来恢复信心和评估功能性技能
重返比赛	• 正常比赛	

备注：在运动员进入下一个康复阶段之前，至少需要 24h 的无症状期。如果仍然有症状，运动员不应该进行训练，应该回到无症状的康复阶段。

HR. 心率

资料来源：McCrory P, Meeuwisse W, Dvorak J, et al. Consensus statement on concussion in sport—the 5th International Conference on Concussion in Sport held in Berlin, October 2016. Br J Sports Med. 2017; 51, 838-847. doi: 10.1136/bjsports-2017-097699. with permission

（4）在分级返回比赛流程中，运动员只有在当前级别无症状的情况下才能进入下一个级别。一般情况下，每一步至少需要 24h，因此至少需要 1 周的时间来完成整个康复方案。如果出现任何脑震荡后的症状，运动员将退后到先前无症状的级别，并尝试在另一个 24h 的休息后再次升级。

第十节　HIV 继发中枢神经系统疾病

30%~50% 的 HIV 阳性患者会继发神经系统并发症。

一、弓形虫病

1. 是由原生生物弓形虫感染引起的。
2. CD4 T 淋巴细胞计数<200 的患者出现弓形虫脑炎。
3. 最常见的症状包括头痛、神志不清、发热和嗜睡。表现通常为亚急性，时间从几天到几个月不等。
4. 影像显示强化病灶周围水肿。
5. 治疗：乙胺嘧啶和磺胺嘧啶联合治疗。

二、隐球菌性脑膜炎

1. 这是 HIV 中最常见的机会性脑膜炎。
2. HIV 感染患者 CD4 计数<200。
3. 患者急性表现为发热、头痛、神志不清和脑膜刺激征。
4. 治疗：两性霉素 B。

三、中枢神经系统淋巴瘤

1. 最常见的 HIV 相关脑恶性肿瘤。与 EB 病毒（EBV）有关。
2. 诊断时 CD4 计数很低。
3. 常见的症状是意识错乱、嗜睡和记忆障碍。
4. 对于那些意识状态改变、有局灶性症状或即将形成疝的患者，可以考虑使用口服或静脉注射类固醇来暂时改善病情。
5. 治疗：全脑辐照；加用类固醇以减少水肿和占位效应。

四、艾滋病痴呆综合征

1. 在 15% 的艾滋病患者中出现，而且在 3%~10% 的患者中可能是艾滋病的最初表现。
2. 临床表现可以细分为三个方面：认知、

行为和运动。

认知：健忘、精神迟钝、注意力不集中

行为：冷漠、社会退缩

运动：步行不稳、协调性差

3. 治疗：ART 治疗（阻止病毒复制和减少病毒载量）

（张皓　张小年　孙新亭 译，敖丽娟 审校）

参 考 文 献

American Psychiatric Association. *Diagnostic and Statistical Manual of Mental Disorders*. 5th ed. Arlington, VA: American Psychiatric Publishing; 2013.

Annegers JF, Hauser WA, Coan SP, Rocca WA. A population-based study of seizures after traumatic brain injuries. *N Engl J Med*. 1998;338(1):20–24. doi:10.1056/NEJM199801013380104.

Bates D. The prognosis of medical coma. *J Neurol Neurosurg Psychiatry*. 2001;71:i20–i23. doi:10.1136/jnnp.71.suppl_1.i20.

Bennett JE, Dolin R, Blaser MJ, eds. *Mandell, Douglas, and Bennetts, Principles and Practice of Infectious Diseases*. 8th ed. Elsevier/Saunders; 2015:127, 1574–1581.

Born JD, Albert A, Hans P, Bonnal J. Relative prognostic value of best motor response and brain stem reflexes in patients with severe brain injury. *Neurosurgery*. 1985;16:595–601. doi:10.1227/00006123-198505000-00002.

Braddom RL. *Physical Medicine and Rehabilitation*. Philadelphia, PA: W.B. Saunders Company; 1996.

Brant WE, Helms CA, eds. *Fundamentals of Diagnostic Radiology*. Philadelphia, PA: Lippincott Williams & Wilkins; 2012.

Brooks DN, McKinlay WW. *Evidence and Quantification in Head Injury: Seminar Notes*. Unpublished material, 1989.

Cantu RC. Neurologic athletic head and neck Second-impact syndrome. *Clin Sports Med*. 1998;17(1):37–44. doi:10.1016/S0278-5919(05)70059-4.

Cantu RC. Posttraumatic retrograde and anterograde amnesia: pathophysiology and implications in grading and safe return to play. *J Athl Train*. 2001;36(3):244–248. https://www.ncbi.nlm.nih.gov/pmc/articles/PMC155413.

Carlile M, Nicewander D, Yablon SA, et al. Prophylaxis for venous thromboembolism during rehabilitation for traumatic brain injury: a multicenter observational study. *J Trauma*. 2010;68(4):916–923. doi:10.1097/TA.0b013e3181b16d2d.

Centers for Disease Control and Prevention. 2014. https://www.cdc.gov/traumaticbraininjury/get_the_facts.html

Chew E, Zafonte RD. Pharmacological management of neurobehavioral disorders following traumatic brain injury—a state-of-the-art review. *J Rehabil Res Dev*. 2009;46(6):851–879. doi:10.1682/JRRD.2008.09.0120.

Cicerone KD, Dahlberg C, Malec JF, et al. Evidence-based cognitive rehabilitation: updated review of the literature from 1998 through 2002. *Arch Phys Med Rehabil*. 2005;86(8):1681–1692. doi:10.1016/j.apmr.2005.03.024.

Cifu DX, Kaelin DL, Wall BE. Deep venous thrombosis: incidence on admission to a brain injury rehabilitation program. *Arch Phys Med Rehabil*. 1996;77:1182–1185. doi:10.1016/S0003-9993(96)90145-8.

DeLisa JA, Gans BM, Walsh NE. *Physical Medicine and Rehabilitation: Principles and Practice*. 4th ed. Philadelphia, PA: Lippincott Williams & Wilkins; 2005.

Dijkers MP, Harrison-Felix C, Marwitz JH. The traumatic brain injury model systems: history and contributions to clinical service and research. *J Head Trauma Rehabil*. 2010 Mar-Apr;25(2):81-91. doi: 10.1097/HTR.0b013e3181cd3528.

Dikmen SS, Temkin NR, Miller B, Machamer J, Winn HR. Neurobehavioral effects of phenytoin prophylaxis in of post-traumatic seizures. *JAMA*. 1991;265:1271–1277. doi:10.1001/jama.1991.03460100073027.

Eisenberg MA, Andrea J, Meehan W, Mannix R. Time interval between concussions and symptom duration. *Pediatrics*. 2013;132(1): 8–17. doi:10.1542/peds.2013-0432.

Ellenberg JH, Levin HS, Saydjari C. Posttraumatic amnesia as a predictor of outcome after severe closed head injury: prospective assessment. *Arch Neurol*. 1996;53:782–791. doi:10.1001/archneur.1996.00550080104018.

Englander J, Bushnik T, Duong TT, et al. Analyzing risk factors for late posttraumatic seizures: a prospective, multicenter investigation. *Arch Phys Med Rehabil*. 2003;84(3):365–373. doi:10.1053/apmr.2003.50022.

Faul M, Xu L, Wald MM, Coronado VG. *Traumatic Brain Injury in the United States: Emergency Department Visits, Hospitalizations, and Deaths 2002–2006*. Atlanta, GA: Centers for Disease Control and Prevention, National Center for Injury Prevention and Control; 2010.

Feeney DM. Pharmacologic modulation of recovery after brain injury: a reconsideration of diaschisis. *J Neurol Rehabil*. 1991;5:113–128. doi:10.1177/136140969100500111.

Feldman MH. The decerebrate state in the primate. I. Studies in monkeys. *Arch Neurol*. 1971;25:501–516. doi:10.1001/archneur.1971.00490060035004.

Feeney DM, Gonzalez A, Law WA. Amphetamine, haloperidol, and experience interact to affect rate of recovery after motor cortex injury. *Science*. 1982;217(4562):855–857. doi:10.1126/science.7100929.

Functional Independence Measure. (Guide for the Uniform Data Set for Medical Rehabilitation, 1996.) FIM is a trademark of the Uniform Data System for Medical Rehabilitation, a division of UB Foundation Activities, Inc.

Gennarelli TA, Meaney DF. Mechanisms of primary head injury. In: Wilkins RH, Rengachary SS, eds. *Neurosurgery*. New York, NY: McGraw-Hill; 1996.

Ghigo E, Masel B, Aimaretti G, et al. Consensus guidelines on screening for hypopituitarism following traumatic brain injury. *Brain Inj*. 2005;19(9):711–724. doi:10.1080/02699050400025315.

Giacino JT, Kalmar K, Whyte J. The JFK Coma Recovery Scale-Revised: measurement characteristics and diagnostic utility. *Arch Phys Med Rehabil*. 2004;85(12):2020–2029. doi:10.1016/j.apmr.2004.02.033.

Giacino JT, Kezmarsky MA, DeLuca J, Cicerone KD. Monitoring rate of recovery to predict outcome in minimally responsive patients. *Arch Phys Med Rehabil*. 1991;72:897–901. doi:10.1016/0003-9993(91)90008-7.

Giacino JT, Zasler ND, Whyte J, Katz DI, Glen M, Andary M. Recommendations for use of uniform nomenclature pertinent to patients with severe alterations in consciousness. *Arch Phys Med Rehabil*. February 1995;76:205–209. doi:10.1016/S0003-9993(95)80031-X.

Giraldo EA. Subarachnoid hemorrhage (SAH). *Merck Manual: Professional Version*. 2017. https://www.merckmanuals.com/professional/neurologic-disorders/stroke/subarachnoid-hemorrhage-sah

Gordon WA, Mann N, Wilier B. Demographic and social characteristics of the traumatic brain injury model system database. *J Head Trauma Rehabil*. 1993;8(2):26–33. doi:10.1097/00001199-199308020-00005.

Gordon WA, Zafonte R, Cicerone K, et al. Traumatic brain injury rehabilitation: state of the science. *Am J Phys Med Rehabil*. 2006;85(4):343–382. doi:10.1097/01.phm.0000202106.01654.61.

Gouvier WD. Assessment and treatment of cognitive deficits in brain-damaged individuals. *Behav Modif*. 1987;11:312–328. doi:10.1177/01454455870113004.

Gouvier WD, Blanton PD, LaPorte KK, Nepomuceno C. Reliability and validity of the disability rating scale and the levels of cognitive functioning scale in monitoring recovery from severe head injury. *Arch Phys Med Rehabil*. 1987;68:94–97.

Grahm T, Zadrozny D, Harrington T. The benefits of early jejunal hyperalimentation in the head-injured patient. *Neurosurgery*. 1989;25:729–735. doi:10.1227/00006123-198911000-00007.

Hadley MN, Grahm TW, Harrington T, Schiller WR, McDermott MK, Posillico DB. Nutritional support and neurotrauma: a critical review of early nutrition in forty-five acute head injury patients. *Neurosurgery*. 1986;19:367–373. doi:10.1227/00006123-198609000-00006.

Halliday AL. Pathophysiology. In: Marion DW, ed. *Traumatic Brain Injury*. New York, NY: Thieme Medical Publishers; 1999.

Halstead WC. *Brain and Intelligence: A Quantitative Study of the Frontal Lobes*. Chicago, IL: University of Chicago Press; 1947.

Haltiner AM, Temkin NR, Dikmen SS. Risk of seizure recurrence after the first late posttraumatic seizure. *Arch Phys Med Rehabil*. 1997;78:835–840. doi:10.1016/S0003-9993(97)90196-9.

Horn LJ, Zasler ND. *Medical Rehabilitation of Traumatic Brain Injury*. Philadelphia, PA: Hanley and Belfus; 1996.

Howsepian AA. The 1994 Multi-Society Task Force consensus statement on the persistent vegetative state: a critical analysis. *Issues Law Med*. 1996;12:3–29.

Jennett B. Defining brain damage after head injury. *J R Coll Physicians Lond*. 1979;13(4):197–200. https://www.ncbi.nlm.nih.gov/pmc/articles/PMC5373299/pdf/jrcollphyslond90306-0019.pdf.

Katz DI, Alexander MP. Traumatic brain injury: predicting course of recovery and outcome for patients admitted to rehabilitation. *Arch Neurol*. 1994;51:661–670. doi:10.1001/archneur.1994.00540190041013.

Kirby D, Clifton G, Turner H, Marion DW, Barrett J, Gruemer H-DF. Early enteral nutrition after brain injury by percutaneous endoscopic gastrojejunostomy. *JPEN J Parenter Enteral Nutr*. 1991;15:298–302. doi:10.1177/0148607191015003298.

Lezak MD. *Neuropsychological Assessment*. 3rd ed. New York, NY: Oxford University Press; 1995.

Logemann J. *Evaluation and Treatment of Swallowing Disorders*. San Diego, CA: College Hill Press; 1983.

Malanga GA, Nadler SF, Bowen JE, et al. Sports medicine. In: DeLisa J, Gans D, eds. *Rehabilitation Medicine: Principles and Practice*. 4th ed., Philadelphia, PA: JB Lippincott; 2004:560.

Marion DW, Penrod LE, Kelsey SF, et al. Treatment of traumatic brain injury with moderate hypothermia. *N Engl J Med*. 1997;336:540–546. doi:10.1056/NEJM199702203360803.

McCrory P, Meeuwisse W, Dvorak J, et al. Consensus statement on concussion in sport—the 5th International Conference on Concussion in Sport held in Berlin, October 2016. *Br J Sports Med*. 2017;51,838–847. doi:10.1136/bjsports-2017-097699.

Metoclopramide (Reglan) for gastroesophageal reflux. *Med Lett Drugs Ther*. 1985;27(682):21–22.

Morgan AS, Mackay LE. Causes and complications associated with swallowing disorders in traumatic brain injury. *J Head Trauma Rehabil*. 1999;14:454–461. doi:10.1097/00001199-199910000-00006.

Multi-Society Task Force on PVS. Medical aspects of the persistent vegetative state. *N Engl J Med*. 1994;330:1572–1579.

doi:10.1056/NEJM199406023302206.

National Institute on Disability and Rehabilitation Research, Traumatic Brain Injury Model Systems Program. TBI model system grants. *J Head Trauma Rehabil*. 1999;14:189–200. doi:10.1097/00001199-199904000-00008.

Palmer JB, Pelletier CA, Matsuo K. Rehabilitation of patients with swallowing disorders. In: Braddom RL, ed. *Physical Medicine and Rehabilitation*. 4th ed. Philadelphia, PA: Saunders; 2011.

Kelly JP, Rosenberg JH. Practice parameter: the management of concussion in sports (summary statement). *Neurology*. 1997;48:581–585. doi:10.1212/WNL.48.3.581.

Rancho Los Amigos National Rehabilitation Center. *Level of Cognitive Function Scale*. Downey, CA.

Rappaport M, Hall KM, Hopkins K, et al. Disability rating scale for severe head trauma: coma to community. *Arch Phys Med Rehabil*. 1982;63:118–123. doi:10.1037/t29015-000.

Reitan RM, Davison LA, eds. *Clinical Neuropsychology: Current Status and Applications*. Washington, DC: Hemisphere Publishing Corporation; 1974.

Rosenthal M, Griffith ER, Bond MR, Miller JD, eds. *Rehabilitation of the Adult and Child With Traumatic Brain Injury*. 2nd ed. Philadelphia, PA: F. A. Davis; 1990.

Rosenthal M, Griffith ER, Kreutzer JS, Pentland B. *Rehabilitation of the Adult and Child With Traumatic Brain Injury*. 3rd ed. Philadelphia, PA: F. A. Davis; 1999.

Saunders RL, Harbaugh RE. Second impact in catastrophic contact-sports head trauma. *JAMA*. 1984;252:538–539. doi:10.1001/jama.1984.03350040068030.

Schneider RC. *Head and Neck Injuries in Football*. Baltimore, MD: Williams & Wilkins; 1973.

Sosin DM, Sniezek JE, Thurman DJ. Incidence of mild and moderate brain injury in the United States, 1991. *Brain Inj*. 1996;10: 47–54. doi:10.1080/026990596124719.

Spiegel JR, Selber JC, Creed J. A functional diagnosis of dysphagia using videoendoscopy. *Ear Nose Throat J*. 1998;77: 628–632. doi:10.1177/014556139807700811.

Spitz WE, Fisher RS. *Medicolegal Investigation of Death: Guidelines for the Application of Pathology to Crime Investigation*. 2nd ed. Springfield, IL: Charles C. Thomas Publisher; 1991.

Sundstrøm T, Gründe P-O, Juul N, Kock-Jensen C, Romner B, Wester K, eds. *Management of Severe Traumatic Brain Injury: Evidence, Tricks and Pitfalls*. Berlin, Germany: Springer; 2012:360.

Teasdale G, Jennett B. Assessment of coma and impaired consciousness. *Lancet*. 1974; 304(7872):81–84. doi:10.1016/S0140-6736(74)91639-0.

Temkin NR, Dikmen SS, Wilensky AJ, Keihm J, Chabal S, Winn HR. A randomized, double-blind study of phenytoin for the prevention of post-traumatic seizures. *N Engl J Med*. 1990;323:497–502. doi:10.1056/NEJM199008233230801.

Torbic H, Forni AA, Anger KE, Degrado JR, Greenwood BC. Use of antiepileptics for seizure prophylaxis after traumatic brain injury. *Am J Health Syst Pharm*. 2013;70(9):759–766. doi:10.2146/ajhp120203.

Vane DW, Shiffler M, Grosfeld JL, et al. Reduced lower esophageal sphincter (LES) pressure after acute and chronic brain injury. *J Pediatr Surg*. 1982;17:960–964. doi:10.1016/S0022-3468(82)80475-2.

Warden DL, Gordon B, McAllister TW, et al. Guidelines for the pharmacologic treatment of neurobehavioral sequelae of traumatic brain injury. *J Neurotrauma*. 2006;23(10):1468–1501. doi:10.1089/neu.2006.23.1468.

Whyte J, Hart T, Laborde A, et al. Rehabilitation issues in traumatic brain injury. In: DeLisa J, Gans D, eds. *Rehabilitation Medicine: Principles and Practice*. 4th ed. Philadelphia, PA: JB Lippincott; 2004.

Whyte J, Hart T, Laborde A, Rosenthal M. Rehabilitation issues in traumatic brain injury. In: DeLisa JA, Gans BM, Walsh NE, eds. *Physical Medicine and Rehabilitation: Principles and Practice*. 4th ed. Philadelphia, PA: Lippincott Williams & Wilkins; 2005:1685–1687.

Williams FH, Hopkins B. Nutrition in physical medicine and rehabilitation. In: DeLisa J, Gans D, eds. *Rehabilitation Medicine: Principles and Practice*. 4th ed. Philadelphia, PA: JB Lippincott; 2004.

Winstein CJ. Neurogenic dysphagia: frequency, progression, and outcome in adults following head injury. *Phys Ther*. 1983;63:1992–1997. doi:10.1093/ptj/63.12.1992.

World Health Organization. *International Classification of Diseases, Tenth Edition*. Geneva, Switzerland: Author; 1992.

Yablon SA, Meythaler JM, Englander JSG. Practice parameter: antiepileptic drug treatment of posttraumatic seizures. *Arch Phys Med Rehabil*. 1998;79(5):594–597. doi:10.1016/S0003-9993(98)90081-8.

Young B, Ott L, Twyman D, et al. The effect of nutritional support on outcome from severe head injury. *J Neurosurg*. 1987;67: 668–676. doi:10.3171/jns.1987.67.5.0668.

推 荐 读 物

Baron EM, Jallo JI. TBI: pathology, pathophysiology, acute care and surgical management, critical care principles, and outcomes. In: Zasler ND, Katz DI, Zafonte RD, eds. *Brain Injury Medicine: Principles and Practice.* New York, NY: Demos; 2007:265–282.

Cantu RC. Cerebral concussion in sports. *Sport Med.* 1992;14(1):64–74. doi:10.2165/00007256-199214010-00005.

Cantu RC. Congenital cardiovascular disease—The major cause of athletic death in high school and college. *Med Sci Sports Exerc.* 1992;24(3):279–280. doi:10.1249/00005768-199n.d.00-00001.

Cantu RC. Emergencies in sports. *Phys Sportsmed.* 1992;20(9):55–66. doi:10.1080/00913847.1992.11947483.

Cantu RC. When to allow athletes to return to play after injury. *J Neurol Orthop Med Surg.* 1992;13:30–34.

Cantu RV, Cantu RC. Guidelines for return to contact sports after transient quadriplegia. *J Neurosurg.* 1994;80(3):592–594.

Cantu RC, Mueller FO. Catastrophic football injuries in the USA: 1977–1990. *Clin J Sport Med.* 1992;2(3):180–185. doi:10.1097/00042752-199207000-00005.

Elovic EP, Jasey NN Jr, Eisenberg ME. The use of atypical antipsychotics after traumatic brain injury. *J Head Trauma Rehabil.* 2008;23(2):132–135. doi:10.1097/01.HTR.0000314532.07530.e5.

Elovic EP, Kothari S, Flanagan SR, Kwasnica C, Brown AW. Congenital and acquired brain injury. 4. Outpatient and community reintegration. *Arch Phys Med Rehabil.* 2008;89(3)(suppl 1):S21–S26. doi:10.1016/j.apmr.2007.12.012.

Finkelstein E, Corso PS, Miller TR. *The Incidence and Economic Burden of Injuries in the United States.* New York, NY: Oxford University Press; 2006.

Fleminger S, Greenwood RJ, Oliver DL. Pharmacological management for agitation and aggression in people with acquired brain injury. *Cochrane Database Syst Rev.* 2006;(4):CD003299. doi:10.1002/14651858.CD003299.pub2.

Glenn MB, Wroblewski B. Twenty years of pharmacology. *J Head Trauma Rehabil.* 2005;20(1):51–61. doi:10.1097/00001199-200501000-00006.

Grossman RI, Yousem DM. Head trauma. In: Grossman RI, Yousem DM, eds. *Neuroradiology: The Requisites 2003.* 2nd ed. New York, NY: Mosby; 2003:243–272.

Kothari S. Prognosis after severe TBI: a practical, evidence based approach. In: Zasler ND, Katz DI, Zafonte RD, eds. *Brain Injury Medicine: Principles and Practice.* New York, NY: Demos; 2007:169–199.

Kwasnica C, Brown AW, Elovic EP, Kothari S, Flanagan SR. Congenital and acquired brain injury. 3. Spectrum of the acquired brain injury population. *Arch Phys Med Rehabil.* 2008;89(3)(suppl 1):S15–S20. doi:10.1016/j.apmr.2007.12.006.

Langlois JA, Rutland-Brown W, Thomas KE. *Traumatic Brain Injury in the United States: Emergency Department Visits, Hospitalizations, and Deaths.* Atlanta, GA: Centers for Disease Control and Prevention, Nation Center for Injury Prevention and Control; 2006.

Langlois JA, Rutland-Brown W, Wald MM. The epidemiology and impact of traumatic brain injury: a brief overview. *J Head Trauma Rehabil.* 2006;21(5):375–378. doi:10.1097/00001199-200609000-00001.

Levy M, Berson A, Cook T, et al. Treatment of agitation following traumatic brain injury: a review of the literature. *NeuroRehabilitation.* 2005;20(4):279–306.

Lombard LA, Zafonte RD. Agitation after traumatic brain injury: considerations and treatment options. *Am J Phys Med Rehabil.* 2005;84(10):797–812. doi:10.1097/01.phm.0000179438.22235.08.

Marangell LB, Martinez JM, Silver JM. Concise guide to psychopharmacology. In: Hales RE, ed. *Concise Guides.* Washington, DC: American Psychiatric Publishing; 2002.

Stahl SM. *Essential Psychopharmacology: Neuroscientific Basis and Practical Applications.* 2nd ed. New York, NY: Cambridge University Press; 2000.

Stahl SM. *Essential Pharmacology: The Prescriber's Guide.* Cambridge: The Press Syndicate of the University of Cambridge; 2005:571.

Thurman DJ, Alverson C, Dunn KA, Guerrero J, Sniezek JE. Traumatic brain injury in the United States: a public health perspective. *J Head Trauma Rehabil.* 1999;14(6):602–615. doi:10.1097/00001199-199912000-00009.

Wagner AK, Arenth PM, Kwasnica C, et al. Traumatic brain injury. In: Braddom RL, ed. *Physical Medicine and Rehabilitation.* 4th ed. Philadelphia, PA: Saunders; 2011.

Yablon SA, Dostrow VG. Post-traumatic seizures and epilepsy. In: Zasler ND, Katz DI, Zafonte RD, eds. *Brain Injury Medicine: Principles and Practice.* New York, NY: Demos; 2007:443–468.

第三章　风湿病

第一节　类风湿关节炎

一、引言

类风湿关节炎（rheumatoid arthritis, RA）是一种全身性自身免疫性疾病，病因不明，影响多器官系统。在肌肉骨骼系统中，它主要影响关节的滑膜内层。这种慢性、对称性、侵蚀性滑膜炎在关节内逐渐发展，最终导致关节破坏。这种侵蚀性改变是类风湿关节炎的典型病理学表现（Kelly et al., 1997; Klippel, 1997）。

> **微动关节组成**
> - Ⅱ型透明软骨
> - 软骨下骨
> - 滑膜
> - 滑液
> - 关节囊

（一）类风湿关节炎中的关节破坏

1. 最初开始于滑膜微血管损伤。
2. 滑膜细胞通过Ⅲ类人类白细胞抗原（HLA；细胞过程）激活，导致滑膜细胞增殖。
3. 继而发生充血、水肿和纤维蛋白渗出。
4. T淋巴细胞浸润。
5. 滑膜增生（软骨破坏）。
6. 血管翳形成。

（二）血管翳形成

1. 血管翳形成是类风湿关节炎最重要的破坏因素。
2. 血管翳是一种覆盖于关节边缘关节软骨上的肉芽组织，是在软骨上过度生长的滑膜衍生组织。
3. 成纤维细胞样和巨噬细胞样细胞侵入并破坏关节边缘的骨和软骨。
4. 破骨细胞侵入骨，导致血管翳-骨交界处的骨边缘破坏。血管肉芽组织由下列成分组成：

（1）增殖的成纤维细胞。

（2）大量小血管。

（3）各种炎症细胞，但主要是CD4$^+$ T淋巴细胞。需注意的是滑液中以多形核细胞（PMNs）为主。

（4）偶尔可在血管翳前缘的吞噬小体内见到胶原纤维。

5. 血管翳是新生血管（血管生成）。

（1）血管翳中主要是CD4细胞和T细胞（但PMNs在滑液中）。

（2）细胞因子介导炎症［白介素1（IL-1）、肿瘤坏死因子α（TNF-α）、IL-6、IL-17、粒细胞-巨噬细胞集落刺激因子（GM-CSF）和肿瘤生长因子β（TGF-β）］。

6. 后期可能发生关节强直。

二、流行病学

1. 女性与男性患者的比例为2:1。
2. 患病率：约占全世界人口的1%，在美国大约有130万成年人患有RA（Helmick et al., 2007）。
3. 遗传。

（1）位于6号染色体上的主要组织相容复合体（MHC）。

（2）Ⅱ类MHC等位基因 *HLA-DR4*（HLA-DR4单体型）。

4. 范围：常见于20—60岁。患病率随年龄增长而上升；发病高峰在40—50岁。

三、病因

1. 类风湿关节炎的确切病因尚不清楚。
2. 影响因素。
（1）环境因素（吸烟）。
（2）社会经济因素：社会经济水平低。
（3）激素水平。

四、临床诊断

以前，美国风湿病学会（Americal College of Rheumatolog，ACR）RA的诊断指南是基于1988年美国风湿病协会（Arnett et al. 1988）的一篇论文制定的。2010年，ACR和欧洲抗风湿病联盟（European League Against Rheumatism，EULAR）为RA制定了新的RA分类标准（Aletaha et al.，2010），以发现早期临床表现。

五、2010年ACR/EULAR类风湿关节炎的分类标准

1. 根据患者在临床上必须至少有一个关节具有明确的、不能用另一种疾病解释的滑膜炎（肿胀）。
2. 根据2010年ACR/EULAR类风湿关节炎的分类标准，确诊为类风湿关节炎的患者需要≥6/10分。

2010 ACR/EULAR 的类风湿关节炎分类

A. 关节受累情况	评分
1个大关节	0
2~10个大关节	1
1~3个小关节	2
4~10个小关节	3
超过10个关节（至少包括1个小关节）	5
B. 血清学（至少包括其中一项）	**评分**
类风湿因子（rheumatoid factor，RF）和抗环瓜氨酸肽抗体（antibodies to cyclic citrullinated peptides，ACPA/CCPAs）均阴性	0
RF 和 ACPA 低滴度阳性	2
RF 和 ACPA 高滴度阳性	3

续表

C. 急性期反应物（至少包括其中一项）	评分
C反应蛋白（C-reactive protein，CRP）和红细胞沉降率（erythrocyte sedimentation rate，ESR）均正常	0
CRP 或 ESR 异常	1
D. 症状持续时间	**评分**
<6周	0
≥6周	1

ACPA. 抗环瓜氨酸肽抗体；ACR. 美国风湿病学会；CRP. C反应蛋白；ESR. 红细胞沉降率；EULAR. 欧洲风湿病联盟；RF. 类风湿因子

来源：改编自 Aletaha D，Neogi T，Silman AJ，et al. Rheumatoid arthritis classification criteria：an American College of Rheumatology/European League Against Rheumatism collaborative initiative. Arthritis Rheum. 2010；62（9）：2569-2581. doi：10.1002/art.27584.

六、发病方式

1. 隐匿起病（占50%~70%）
（1）起始症状可以是全身性或关节的炎症。
（2）缓慢发作，从几周到数月。
（3）身体症状：疲劳、不适。
（4）肌肉骨骼疼痛可能是首个非特异性主诉，随后关节受累。
（5）多表现为对称性关节受累，尽管早期可能表现为非对称关节受累。
（6）受累关节晨僵持续1小时或以上。
（7）关节肿胀、红斑。
（8）受累关节周围肌肉萎缩。
（9）低热、无寒战。
2. 急性起病（占10%~20%）
（1）数天内发病。
（2）较少表现为对称性。
（3）严重的肌肉疼痛。
3. 中度起病（占20%~30%）
（1）数天至数周内发病。
（2）全身性反应更明显。

📖 主要关节炎晨僵的持续时间和部位

关节炎类型	累及的关节	晨僵持续时间
类风湿关节炎	MCP、PIP、MTP	>1 小时
骨关节炎	远端指间关节、膝、髋	<30 分钟
强直性脊柱炎	腰骶椎	大约 3 小时

MCP. 掌指关节；MTP. 跖趾关节；PIP. 近端指间关节

七、实验室检查

1. 没有单一的检查能确诊类风湿关节炎。

📖 **类风湿关节炎的关节滑液检测**
- 黏度低
- 白细胞计数：1 000~75 000/mm³
- 多形核细胞>70%
- 透明-云絮状

2. 疾病活动期的典型实验室检查。

（1）类风湿因子 RF（+），详见下文。

（2）急性期反应物升高：红细胞沉降率（erythrocyte sedimentation rate，ESR）和 C 反应蛋白（C-reactive protein，CRP）升高。

（3）全血细胞计数：血小板增多症、小细胞低色素性贫血、嗜酸性粒细胞增多症。

（4）关节滑液检查（见下文）。

（5）类风湿关节炎特异性抗体——抗环瓜氨酸肽抗体（antibodies to cyclic citrullinated peptides，ACPA/CCPs）与疾病进展相关。

3. 高丙种球蛋白血症。

4. 低补体血症。

（一）类风湿因子

📖 1. 70%~80% 的 RA 患者 RF（+）。

2. 其余 RA 患者 RF（-），还需一项阳性结果才能满足 ACR 标准（见上文）。

3. RF（+）与疾病严重程度的增加和全身表现的增多有关。

4. 连续滴度没有意义。

5. RF（+）可见于其他疾病：风湿性疾病（系统性红斑狼疮、硬皮病、干燥综合征）、病毒、寄生虫、细菌、肿瘤、高球蛋白血症、冷沉球蛋白血症、丙型肝炎。

（二）环瓜氨酸肽抗体（ACPA）（Klippel et al.，2008）

1. RA 可见环瓜氨酸肽抗体，灵敏度为 80%，特异度为 90%~95%。

2. ACPA 在其他疾病（银屑病关节炎、肺结核、自身免疫性肝炎）中很少见。

（三）红细胞沉降率（ESR）和 C 反应蛋白（CRP）升高

1. ESR 和 CRP 是急性期反应物，是炎症的标志物。

2. ESR 和 CRP 是非特异性炎症标志物，对类风湿关节炎无特异性，不能用于诊断。

📖 八、影像学检查（见表3-3）

1. 早期发现。

（1）关节周围软组织肿胀。

（2）关节间隙改变。

2. 后期发现。

（1）由于关节软骨（髋关节、膝关节等）缺失导致关节间隙均匀变窄。

（2）髋关节轴向移位（髋臼前突）。

（3）关节错位和融合。

3. 边缘骨侵蚀（靠近关节囊附着处）。

4. 近关节端骨质疏松（骨流失）。

5. 腕关节肿胀的易患部位：掌指关节（metacarpophalangeal joints，MCPs）、近端指间关节（proximal interphalangeal joints，PIPs）、跖趾关节（metatarsophalangeal joints，MTPs），但不包括远端指间关节（distal interphalangeal joints，DIPs）。

6. 尺骨茎突侵蚀。

7. 跖趾关节的跖骨头侵蚀。

8. 疾病开始可能表现为非对称性，继而发展为对称性。

9. 颈椎受累可能导致寰枢椎半脱位（>2.5~3mm）（Martel，1961；Park et al.，1979）。

10. 在掌指关节可见尺侧和掌侧半脱位。

11. 桡腕关节出现桡侧偏斜。

12. 蹞外翻。

九、类风湿关节炎的关节畸形

疾病进展

1. 晨僵>1 小时→滑膜炎症的普遍特征。

2. 结构性炎症→体表可见关节发热肿胀压痛的关节。

3. 结构损伤→软骨丢失和关节周围骨侵蚀。

类风湿关节炎常累及的关节

* 手和腕关节
* C_1~C_2 寰枢椎半脱位
* 足和踝关节
* 髋关节和膝关节

（一）上肢畸形

📖 1. 手和腕关节畸形

（1）"纽扣花样（boutonniere）"畸形（图 3-1；Cailliet，1982）

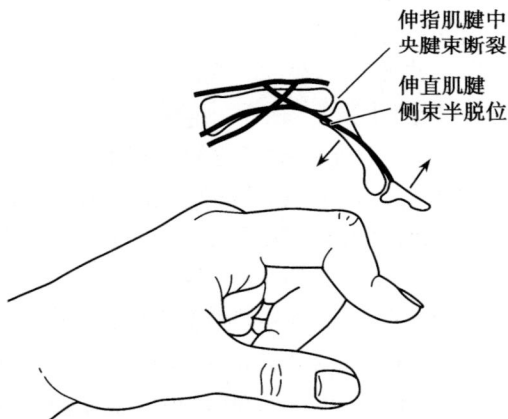

伸指肌腱中央腱束断裂

伸直肌腱侧束半脱位

图 3-1　"纽扣花样"畸形

[机制]

① 近端指间关节处指伸肌腱腱帽（肌腱或中央束）末端无力或撕裂；其功能是将侧束固定在适当的位置。

② 最初由 PIP 关节滑膜炎引起。

③ 伸肌腱腱帽的侧束从 PIP 关节轴上方向下滑动（半脱位）到轴下方，在 PIP 关节处将其变成屈肌。

④ PIP 从分开的指伸肌腱中突出，就像是一个纽扣（boutonnière="扣眼"）。

⑤ 远节指骨过伸。

[结果]

① MCP 过伸。

② PIP 屈曲。

③ DIP 过伸。

注意：手指的位置就像你在扣扣子一样（boutonnière="扣眼"）。

[治疗]

纽扣样环形夹板。

（2）"天鹅颈"样畸形（图 3-2；Cailliet，1982）

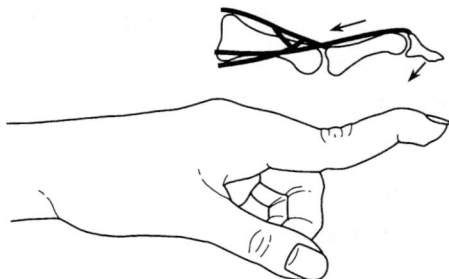

图 3-2　"天鹅颈"样畸形

[机制]

① 常见于 RA 患者。

② 与"纽扣花样"畸形不同，天鹅颈畸形可能是由 MCP、PIP 或 DIP（罕见）滑膜炎引起的。

③ 屈肌腱鞘炎→MCP 屈曲挛缩。

④ 肌腱挛缩（蚓状肌、骨间肌）→PIP 过度伸展。

⑤ 深部屈肌和屈肌肌腱挛缩→DIP 屈曲。

[结果]

① MCP 屈曲挛缩。

② PIP 过伸。

③ DIP 屈曲。

[治疗]

天鹅颈环状夹板矫形。

（3）手指尺偏（Cailliet，1982）

[机制]

① 滑膜炎和尺侧腕伸肌、尺侧和桡侧副韧带无力、松弛。

② 导致桡腕偏斜，增加尺侧指屈肌的扭力。

③ 屈肌/伸肌不协调导致患者试图伸指时手指向尺侧偏斜。

［结果］

①尺侧偏斜是由于长的指屈肌牵拉所致。

②手腕向桡侧偏斜。

［治疗］

尺偏夹板。

（4）屈肌腱鞘炎

①伸肌和屈肌腱鞘的弥漫性肿胀。

②RA 最常见的手部表现之一。

③可能是手部疼痛和无力的主要原因。

📖④早期类风湿关节炎可能与桡骨茎突狭窄性腱鞘炎混淆。

桡骨茎突狭窄性腱鞘炎

- 拇长展肌（abductor pollicis longus，APL）和拇短伸肌（extensor pollicis brevis，EPB）肌腱的腱鞘炎
- 腱鞘增厚导致腱鞘炎和炎症
- 临床表现为手腕桡侧疼痛（EPB 和 APL 肌腱）
- 测试：Finkelstein 试验（图 3-3）

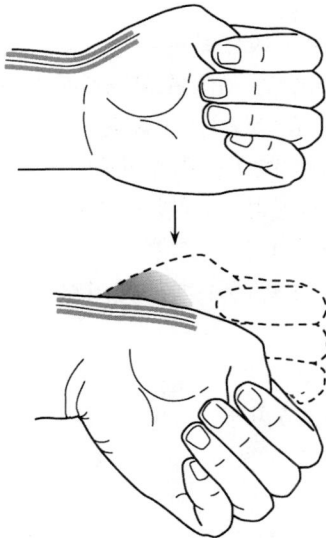

图 3-3 Finkelstein 试验：拇指完全屈于手掌内，手腕向尺侧偏斜会产生疼痛

来源：Snider RK，ed. Essentials of Musculoskeletal Care. Rosemont，IL：American Academy of Orthopaedic Surgeons；1997，经过许可

拇指完全屈于手掌内，若手腕向尺侧偏产生疼痛，则可诊断为狭窄性腱鞘炎

（5）腕骨不稳

［机制］

①韧带松弛。

②腕骨侵蚀。

③腕关节向桡侧偏斜。

④尺骨茎突向背侧旋转。

⑤腕骨旋转。

◇ 近排：掌侧偏移。

◇ 远排：背侧偏移。

［结果］

腕骨呈锯齿状旋转。

（6）尺骨头漂浮（"钢琴键征"——想象黑色琴键）

［机制］

尺骨茎突滑膜炎导致尺侧副韧带断裂或损伤，继而引起下尺桡关节松弛。

［结果］

①尺骨头在手腕背侧"浮起"。

②易压缩的抬高的尺骨茎突。

③尺骨头漂浮。

（7）吸收性关节病

［机制］

①手指缩短，指骨随皮肤皱褶回缩。

②可能机制为破骨细胞生成和破骨细胞引起骨吸收（Firestein et al.，2008）。

［结果］

①手指"望远镜"样外观。

②最严重的受累关节炎。

（8）伪祝福征

［机制］

①伸展的桡尺韧带使尺骨向上漂移。

②第四和第五指的伸肌肌腱会因与尖锐、抬高的尺骨茎突的摩擦而受到磨损，并可能断裂。

［结果］

①第四和第五指伸肌肌腱断裂。

②第四、第五手指无法完全伸展。

2. 肩关节畸形

（1）盂肱（glenohumeral，GH）关节炎。

盂肱关节内旋受限是早期表现。

（2）可发生渗出。活动范围减小可能导致

粘连性关节囊炎。

（3）肩袖损伤。

继发于大结节侵蚀的肌腱上方半脱位、撕裂、断裂。

3. 肘关节畸形

（1）皮下结节。

（2）鹰嘴滑囊炎。

（3）早期出现肘关节不能完全伸展，并可能导致屈曲畸形。

（4）尺神经病变。

（二）颈椎不稳

📖 1. 寰枢关节（Atlantoaxial，A-A）半脱位→最常见的是前方半脱位。

2. RA 导致颈椎如下变化。

（1）C_1 横韧带腱鞘炎可引起韧带断裂，导致寰枢关节半脱位或不稳定。

（2）齿状突或寰椎侵蚀。

（3）可发生颅底内陷。

📖（4）颈椎屈曲时，A-A 间隙一般不应明显增大。任何大于 2.5~3mm 的间隙都被视为异常（Martel，1961；Park et al.，1979）。

3. C_1~C_2 关节的不稳定会导致疼痛和脊髓病。

4. 建议术前对 RA 患者进行颈椎屈曲-伸展位 X 线片检查，以确保没有颈椎不稳。

（三）下肢畸形

1. 髋关节畸形

（1）大约见于 50% 的 RA 患者（Duthie and Harris，1969）。

（2）对称性受累。

（3）髋臼前突：髋臼加深伴股骨头向内侧移位。

（4）伴有髋骨关节炎，通常由 RA 引起。

2. 膝关节畸形

（1）对称性关节受累常见。

（2）膝关节不能完全伸展可能导致屈曲挛缩。

（3）股四头肌萎缩导致髌骨受力增加。

（4）应力使得膝关节内压力增加，导致积液流入腘窝（例如腘窝囊肿或 Baker 囊肿）。

3. 踝关节畸形

（1）韧带无力导致后足内旋。

（2）跗管综合征：滑膜炎症可导致胫后神经受压。

4. 足部畸形

（1）锤状趾畸形：MTP 和 DIP 过伸伴 PIP 屈曲。

（2）爪形趾畸形。

① MTP 关节过伸，PIP 和 DIP 关节屈曲。

② 负重时跖骨头疼痛。

（3）踇外翻畸形：足趾向外侧偏斜。

十、类风湿关节炎的关节外表现

1. 记住 RA 是一种全身性疾病很重要。

2. 关节外表现常见于有以下表现的 RA 患者中。

（1）RF（+）。

（2）结节。

（3）严重的关节疾病。

（4）MHC 类 *HLA-DRB1* 等位基因。

（一）体质（Constitutional）

不适或疲劳。

（二）皮肤

1. 皮下类风湿结节。

（1）可见于 50% 的类风湿关节炎患者。

（2）形成于皮下、滑囊内，沿着腱鞘分布。

（3）通常位于压力点处。

（4）前臂伸肌表面（鹰嘴）。

（5）可单独出现或聚集在一起。

（6）甲氨蝶呤可增加类风湿结节的发生或加速其发展。

📖 **皮下结节见于：**

- 类风湿关节炎
- 痛风

---

2. 血管炎性病变。

白细胞破碎性血管炎和明显紫癜。

（三）眼睛

1. 干燥性角膜结膜炎（干眼症）。

2. 浅层巩膜炎→良性，自限性。

3. 巩膜炎→严重的炎症可通过巩膜侵蚀到脉络膜，导致穿孔性巩膜软化。

（四）肺

1. 间质性肺疾病。

（1）无症状结节。

（2）间质纤维化。

2. 胸膜炎。

3. 寰枢关节炎症→吞咽困难、发声困难。

Caplan 综合征

- 肺内结节——组织学上与类风湿结节相似
- RF（+）
- 与 RA 和煤炭工人的尘肺病相关
- 对二氧化硅粉尘的肉芽肿反应

RA.rheumatoid arthritis 类风湿关节炎；RF. rheumatoid factor 类风湿因子

（五）心脏

📖 1. 心包炎：典型的表现包括胸痛、心包摩擦音和心电图异常（弥漫性 ST 段抬高）。

（1）可导致缩窄性心包炎伴右侧心力衰竭。

（2）半数 RA 患者可发现。

（3）症状很少。

2. 心瓣膜病

（六）胃肠道

1. 口腔干燥症——由于唾液分泌减少而引起的口腔干燥。

2. 胃炎和消化性溃疡病（peptic ulcer disease，PUD）与非甾体抗炎药（NSAID）的使用有关，与 RA 没有直接联系。

（七）肾

1. 肾小球肾炎罕见。

2. 如果发生淀粉样变，可看到肾脏受累。

（八）神经系统

1. 颈椎（见上一节）

（1）最常见于 C_1 至 C_2：横韧带或齿突本身的。

（2）颈脊髓病。

① 逐渐出现双手感觉异常和运动无力。

② 神经检查结果可能包括→巴宾斯基征和/或霍夫曼征阳性，腱反射亢进。

2. 神经卡压征。

继发于滑膜炎症和关节形态的改变。

3. 多发性单神经炎——炎症——不是由于受压。

（九）血液

1. 小细胞低色素性贫血。

2. 血小板增多。

3. 淋巴结病变（非霍奇金淋巴瘤的风险）。

4. 费尔蒂综合征。

费尔蒂综合征

"她能触及自己的脾"

- 📖 费尔蒂综合征典型的三联征：类风湿关节炎，脾大，白细胞减少
- 见于血清阳性的类风湿关节炎，通常伴有类风湿结节
- 发生在第 5 或第 7 个 10 年，且病程>10 年的类风湿关节炎患者
- 女性占 2/3
- 常与腿部溃疡有关

十一、类风湿关节炎的治疗（表 3-1；Berkow and Elliott，1995；Hicks and Sutin，1988）

（一）教育

1. 保护关节教育。

2. 家庭锻炼计划。

3. 研究发现，与对照组相比，患者教育与力量训练相结合可减少疼痛（DeLisa，2010）。

（二）相对休息

急性关节炎症需要。

（三）运动

1. 在关节严重发炎的急性期中，用夹板固定关节，每天进行两次缓慢的全范围被动活动关节，以防止软组织挛缩。

📖 2. 轻度疾病（中度滑膜炎）需要进行等长练习计划。

3. 等长练习。

（1）减少关节周围骨质破坏和关节炎症/疼痛，尤其是在急性发作期间。

（2）恢复和维持力量。

（3）以最小的肌肉做功、疲劳和压力产生最大的肌肉张力。

表 3-1 类风湿关节炎的治疗选择

疾病阶段	预后不良	治疗	药物
轻度	（－）	1. 教育 2. PT/OT 3. 依从性	1. 非甾体抗炎药——水杨酸盐 2. 抗风湿药物： ● 羟氯喹 ● 磺胺吡啶 ● 甲氨蝶呤
中度	（+）	1. 教育 2. PT/OT 3. 依从性 甲氨蝶呤——每周	1. 非甾体抗炎药——水杨酸盐 2. 抗风湿药物 3. 糖皮质激素： 通常每天<10mg 泼尼松 4. 生物制剂
重度	（+）强制性	1. 教育 2. PT/OT 3. 依从性	1. 非甾体抗炎药，水杨酸盐 2. 抗风湿药物—长期使用： ● 每周口服或注射甲氨蝶呤 ● 可以添加第二种 DMARD 3. 糖皮质激素： 通常每天<10mg 泼尼松 4. 生物制剂

DMARD. 改变病情抗风湿药；NSAID. 非甾体抗炎药；OT. 作业治疗；PT. 物理治疗

来源：Verhoeven AC，Boers M，Tugwell P . Combination therapy in rheumatoid arthritis：updated systematic review. Br J Radiol. 1998；37：612-619. doi：10.1093/rheumatology/37.6.612，with permission.

（4）等张和等速运动可能加剧发展，应避免。

（四）物理治疗

1. 表面湿热。

（1）不应用于急性发炎的关节。

（2）增加胶原酶活性，会增加关节破坏。

（3）热量穿透深度为 1cm。

（4）可减轻疼痛并增加胶原的延展性。

2. 其他表面加热方式包括石蜡和液体疗法。

3. 冷冻疗法。

（1）急性炎症关节的疼痛缓解。

（2）减少炎症的疼痛指标。

（五）矫形器

1. 在类风湿关节炎中的手腕夹板很可能有助于减少疼痛和炎症（Stenger et al.，1998）。

2. 掌指关节被认为是 RA 的首发部位，炎症可导致关节支撑结构无力。应用矫形器的主要功能是防止掌指关节屈曲，用于治疗 RA 的早期畸形。

3. 记住：没有证据表明夹板可以阻止这些畸形，但是稳定 MCP 关节并进行锻炼可能有助于防止或减缓进展。

4. 腕-手矫形器有助于减轻疼痛，主要用于力量练习，而不是灵活性练习。

不能改变疾病的进展。

适应证
● 减少疼痛和炎症
● 减轻关节承重
● 减少关节活动——稳定性
● 关节制动

（六）类风湿关节炎的药物治疗

1. 类风湿关节炎药物治疗的主要目标之一是控制全身炎症，减少/预防全身后遗症，包括关节侵蚀和畸形。

2. 药物包括改善病情的抗风湿药物（disease-modifying antirheumatic drug，DMARDs）和非改变病情抗风湿药物［非 DMARDs，如非甾体抗炎药（nonsteroidal anti-inflammatory drug，NSAIDs）、糖皮质激素］。DMARDs 包括非生物和生物类型。

（1）DMARDs 是类风湿关节炎药物治疗的主流。它们通常在早期开始使用，并经常与其他 DMARDs 联合使用。

（2）非 DMARDs：非甾体抗炎药和糖皮质激素（口服和关节内注射）的使用因其疗效而受到限制。仅应用非甾体抗炎药通常适于治疗控制良好的轻度类风湿关节炎患者。糖皮质激素有助于减轻急性炎症，但长期疗效较差。

［非-DMARDs］

（1）阿司匹林（ASA），非甾体抗炎药。

① 不良反应：胃肠道溃疡和出血、肾功能

不全、肝毒性、高血压。

📖 ② ASA 的治疗范围为 15~25mg/dL。>30mg/dL 产生毒性。

（2）糖皮质激素

不良反应：高血糖，免疫抑制反应，骨质疏松，消化性溃疡（PUD），情绪不稳定

［非生物性 DMARD 制剂］

📖 见表 3-2。

表 3-2　非生物制剂类 DMARDs 在
类风湿关节炎中的应用及常见不良反应

DMARDs	毒性分析	一般毒性程度
羟氯喹	视网膜病变,色素沉着	安全
柳氮磺吡啶	骨髓抑制,胃肠道紊乱	安全
甲氨蝶呤	口炎,骨髓抑制,肝纤维化,肝硬化,肺部受累,加重类风湿结节,致畸	毒性较大
来氟米特	肝毒性,恶心,腹泻,高血压,致畸	毒性较大
环孢素	肾功能不全,震颤,多毛症,高血压,牙龈发育不良	毒性较大
金制剂肌内注射,口服	骨髓抑制,肾→蛋白尿腹泻(#1,口服),皮疹(#1,肌内)	毒性较大
硫唑嘌呤	骨髓抑制,肝毒性,淋巴增生性疾病	毒性较大

DMARD. 改变病情抗风湿药；GI. 胃肠道；RA. 类风湿关节炎

来源：改编自 Gerber LH, Hicks JE. Surgical and rehabilitation options in the treatment of the rheumatoid arthritis patient resistant to pharmacologic agents. Rheum Dis Clin North Am. 1995；21：19-39.

［生物性 DMARD 制剂］

（1）抗肿瘤坏死因子制剂。

① 作用机制：降低 TNF-α 水平（依那西普=可溶性受体；英夫利昔单抗=嵌合抗体；阿达木单抗=人类单克隆抗体）。

② 毒性：感染（尤其是结核复发）、脱髓鞘疾病、诱导自身免疫、加重充血性心力衰竭，可能发生恶性肿瘤（皮肤癌）。

③ 常用的有依那西普（Enbrel）、英夫利昔单抗（类克）和阿达木单抗（修美乐）。

（2）共刺激调节剂。

① 作用机制：通过阻止抗原递呈细胞与 T 细胞相互作用，阻止 T 细胞活化。

② 毒性：感染，慢性阻塞性肺疾病的恶化。

③ 常用阿帕西普（Orencia）。

（3）抗 B 细胞抗体。

① 作用机制：清除 B 细胞。

② 毒性：感染、死亡、中枢神经系统（可能发生进行性多灶性白质脑病）。

③ 常用利妥昔单抗。

（4）IL-1 受体拮抗剂

① 作用机制：通过与 IL-1 受体结合拮抗 IL-1。

② 毒性：注射部位反应，感染。

③ 常用阿那白滞素（Kineret）。

（5）IL-6 拮抗剂

① 作用机制：通过与 IL-6 受体结合拮抗 IL-6。

② 毒性：转氨酶升高、白细胞减少、血小板减少、高脂血症、肠穿孔、感染。

③ 常用托珠单抗（Actemra）。

（6）蛋白激酶抑制剂

① 作用机制：抑制细胞内蛋白激酶［Janus 激酶（JAK）］。

② 毒性：白细胞减少、贫血、转氨酶升高、高脂血症、肠穿孔、感染。

③ 常用托法替布（Xeljanz）。

（七）类风湿关节炎的外科治疗

1. 寰枢椎不稳的 C_1-C_2 融合术。

2. 滑膜切除术：最常见的是位于腕关节处的伸肌腱鞘炎。

3. 关节置换术：膝关节和髋关节最常见；肩关节、MCP 少见；肘关节罕见。

4. 关节融合术：通常用于踝关节，偶尔用于腕关节或拇指。

5. 肌腱修复：通常不成功。大多数是手部/腕部肌腱病变需要肌腱转移。

类风湿关节炎不良预后因素

1. 类风湿结节
2. RF（+）
3. 与侵蚀性疾病相符的 X 线片表现
4. 持续性滑膜炎
5. 隐匿起病
6. CCP 抗体

CCP. 环瓜氨酸肽；RA. 类风湿关节炎；RF. 类风湿因子

第二节　骨关节炎

1. 骨关节炎（osteoarthritis, OA）是一种非侵蚀性、非炎症性的关节进行性疾病，导致关节软骨退化和关节表面及边缘新骨形成。

2. OA 是软骨起源的疾病，而不是骨。

3. OA 是一种临床诊断。

一、流行病学

1. 是美国最常见的关节炎和第二常见的残疾类型。

2. 患病率随着年龄增长而增加：65 岁以上的人群中大约 70% 的有骨性关节炎的影像学证据（Lane, 1997）。在美国，大约有 2 700 万年龄在 25 岁以上的人临床诊断为骨性关节炎（Lawrence et al., 2007）。

3. 职业中有反复创伤会增加发生率。

4. 比例在 45—55 岁是相等的。55 岁以后，在女性中更为常见。

5. 肥胖→膝关节 OA 最常见。

📖 二、病理

1. 早期→软骨细胞增生。

（1）软骨破裂：胶原骨架肿胀和松散。

（2）蛋白聚糖合成增加。

2. 轻微炎症反应随后→软骨龟裂、脱落凹陷和破坏。

（1）细胞减少。

（2）继发于滑膜炎的炎症。

（3）关节边缘骨赘形成。

（4）软骨下骨硬化（骨质象牙化）。

（5）关节附近骨囊肿形成。

3. 蛋白聚糖丢失。

📖 4. OA 软骨含水量增加导致胶原网络（软骨细胞、胶原和酶增加）受损。

骨关节炎常见受累关节

- 原发性 OA：膝关节，MTP，DIP，CMC，髋关节，脊柱
- 继发性 OA：肘关节和肩关节

CMC. 腕掌关节；DIP. 远端指间关节；MTP. 跖趾关节；OA. 骨关节炎

三、骨关节炎的分类

1. 原发性 OA（特发性）。

主要累及膝关节，MTP，DIP，腕掌关节（CMC），髋关节和脊柱。

2. 继发性 OA→存在明确的致病原因。

（1）累及肘关节和肩关节。

（2）慢性或急性创伤、结缔组织病（connective tissue disease, CTD）、内分泌或代谢、感染性、神经性和晶体沉积、骨发育不良。

3. 侵蚀性炎症性 OA。

4. 弥漫性特发性骨增生肥厚（DISH）（Snider, 1997）。

最常影响胸椎，但也可以影响腰椎和颈椎。

弥漫性特发性骨增生肥厚（diffuse idiopathic skeletal hyperostosis, DISH）

（1）是原发性 OA 退行性关节炎的特殊类型，典型特征是脊柱韧带骨化（韧带骨赘）

（2）韧带骨赘延伸至脊柱右侧前部的前纵韧带（ALL）的长度，导致脊柱融合，通常发生在胸椎或胸腰椎

（3）通常不对称，胸椎右侧好发

📖（4）特点→骨化跨越四个相邻椎体（三个或更多的椎间盘）

（5）前纵韧带骨化，通过透亮带与椎体分离

（6）在 45 岁以上的白人男性中更常见。

（7）与下列情况有关的多系统紊乱。

① 糖尿病、肥胖、高血压、冠状动脉疾病。

② 早晚僵硬。

📖③ 颈椎受累时出现吞咽困难。

📖④ 与骶髂关节炎、小面关节强直或 HLA-B27 阳性无关（与强直性脊柱炎不同；Snider，1997）。

四、症状和体征

1. 症状

（1）隐痛随着活动而加重，休息后缓解。

（2）随后休息时也发生疼痛。

（3）关节僵硬少于 30 分钟；晨轻暮重。

（4）打软。

（5）关节胶化→休息后出现持续很短时间的僵硬，短暂活动后逐渐缓解。

（6）关节活动会有摩擦音。

2. 体征

（1）单关节或少关节；无明显关节形态。

（2）关节局部压痛。

（3）受累关节疼痛和摩擦感。

（4）关节增大→继发于滑液和滑膜炎软骨和骨性增生。

五、特殊关节受累

1. Heberden 结节→远端指间关节骨赘形成（骨刺形成）。

2. Bouchard 结节→PIP 关节的骨赘形成。

3. 第一 CMC 关节。

4. 膝关节——内侧关节间隙变窄。

5. 髋关节——上外侧关节间隙变窄，关节活动度丧失。

6. 肩锁关节（acromioclavicular，AC）关节。

7. 第一 MTP 关节。

8. 脊柱。

（1）椎间关节炎。

（2）椎间盘纤维软骨盘和椎骨受累。

（3）DISH（Snider，1997；见 DISH 部分）。

六、影像学征象（表 3-3）

📖 表 3-3　类风湿关节炎与骨关节炎的比较

类风湿关节炎	骨关节炎
放射学表现	
• 关节间隙均匀变窄——髋、膝等 • 对称性关节受累 • 边缘骨侵蚀 • 关节端骨质疏松——骨流失 • 指骨尺偏 • 桡腕关节（腕骨和掌骨）桡偏 • 尺骨茎突侵蚀 • 寰枢椎分离（>2.5~3mm）半脱位 • 小关节受累——MCP，PIP，腕骨	• 关节间隙非对称性狭窄： 　◇ 膝关节内侧间隙变窄更常见 　◇ 髋关节外上侧关节间隙变窄更常见 • 关节非对称性受累 • 在 X 线片上无侵蚀性改变 • 无骨质疏松/骨量减少（骨流失） • 软骨下骨质硬化—新骨形成呈白色 • 骨赘形成 • 骨囊肿——微骨折可能导致骨塌陷 • 游离体 • 受累关节；第一 CMC、DIP，大关节——膝和髋
肢体受累	
• 腕关节 • MCP • PIP • 踝关节 • 距舟关节 • MTP	• 第一 CMC • PIP • DIP • MTP

CMC. 腕掌关节；DIP. 远端指间关节；MCP. 掌指关节；MTP，跖趾关节；PIP. 近端指间关节。

1. 关节间隙不对称变窄。

（1）膝关节内侧间隙变窄最常见。

（2）髋关节外上侧关节间隙变窄更常见。

2. 软骨下骨质硬化（骨质象牙化）——新骨形成（外观呈白色）。

3. 骨赘形成。

4. 骨囊肿可导致微骨折和骨塌陷。

5. 关节游离体，关节积液。

6. 与骨质疏松症/骨量减少无关（无骨流失）。

7. 受累关节。

（1）第一 CMC 关节。

（2）PIP—Bouchard 结节；DIP—Heberden 结节。

（3）大关节：膝关节和髋关节。

（4）钩椎关节（椎骨钩突）——椎体上面两侧缘的椎体钩与上位椎体（C_3~C_7）下面两侧缘的凹陷构成。

七、治疗

1. 患者教育。

（1）减轻体重。

（2）调整活动。

2. 物理疗法（PT）/作业疗法（OT）。

（1）关节活动练习，力量练习。

（2）辅助用具。

（3）保护关节和节能。

3. 药物治疗。

（1）对乙酰氨基酚（初次治疗）。

（2）非甾体抗炎药（用于炎性疼痛）。

（3）麻醉剂。几乎不用。

（4）口服类固醇对炎症性/侵蚀性 OA 无明显疗效（Oral steroids anectodally effective in inflammatory/erosive OA）。

4. 截骨术：对于膝关节单间室骨关节炎的患者，可以进行胫骨高位或股骨远端截骨术，以将载荷转移到膝关节的健侧间室上。这已经被证明可以改善膝关节功能并减轻疼痛；但是，还没有将其与保守治疗疗效进行直接比较（Loia et al.，2016）。

截骨术适应证（Loia et al.，2016）：

（1）年龄：56 岁以上的病人手术失败的风险增高 5 倍。

（2）体重指数（BMI）：理想的 BMI 为 25~27.5kg/m²。

5. 关节内注射。

（1）关节内注射糖皮质激素可能对急性发作有益。

（2）透明质酸增黏剂。

① 适用于轻度至中度膝关节炎。

② 对髌骨关节炎无效（Leiteet al.，2018）。

③ 如果有效，可每 6 个月重复一次。

6. Framingham 的研究显示，体重指数下降 2 个单位（体重减轻 5.1 千克或 11.22 磅，超过 10 年）的妇女患膝关节骨关节炎的风险降低了 50% 以上。此外，研究表明，负重关节 OA 的患者在 12~18 个月平均减重 100 磅后，在步态的支撑相和摆动相疼痛、功能和膝关节活动度都有显著改善（Felson et al.，1992；Stitik et al.，2010）。

7. 充分重视灵活性、力量和本体感觉的训练，可以减少关节压力，最大限度地优化运动和关节对位。

8. 髌股关节贴扎技术已用于缓解 OA 的膝关节疼痛和改善功能。

9. 节能技术有助于最大程度减少 OA 患者不必要的活动和关节压力。这有助于 OA 患者利用他们有限的能力获得最大的功能独立性可能。

10. 骨性关节炎患者可使用下肢支具，以抑制关节多平面活动，并减轻与负重相关的疼痛。支撑受累的关节，减少稳定关节所需的肌肉力量，调整轴向载荷，均有助于保护关节并防止进一步的损伤。

11. 膝关节支具可用于膝内侧 OA，其利用冠状面上的三点力系统，起外翻支撑作用来减少膝内侧负荷。这一点已经被证明可以在初次触地和承重反应相减少膝关节内翻活动（external varus movement）（Stitik et al.，2010）。

（1）简单的护膝（膝袖）可以用来治疗无成角畸形的轻度 OA。

（2）楔形鞋底/鞋垫可用于对抗膝关节压缩力，从而降低内侧关节表面的轴向负荷。

（3）第一 CMC RA 的拇指矫形器将拇指置于掌骨外展，掌骨与大多角骨对线，MP 关节屈曲，IP 关节伸展位，从而减少疼痛、改善功能并保护关节（Beasley，2012）。

OA 与 RA 侵蚀性 X 线改变（表 3-3）

- OA→X 线片上无侵蚀性改变
- RA→X 线片可见边缘或中央侵蚀

OA，骨关节炎；RA，类风湿关节炎。

第三节　青少年特发性关节炎（原青少年类风湿关节炎）（表3-4）

（另请参阅第十章"儿科康复"中的"青少年类风湿关节炎"（juvenile rheumatoid arthritis, JRA））

1. 以前被认为是JRA，是儿童关节炎最常见的类型。
2. 病因不明。
3. 依据ACR的RA诊断标准→JRA。
4. 儿童慢性关节炎疾病。
（1）JRA诊断的一般标准
（2）三种临床亚型：全身型、多关节型和少关节型。

> - 美国风湿病学会（ACR）对JIA的诊断标准
> - 发病年龄<16岁
> - 一个或多个关节的关节炎至少持续6周
> - 排除其他类型的儿童关节炎——风湿热、感染、系统性红斑狼疮、血管炎等
> - 前6个月发病的疾病类型分为多关节炎、少关节炎或全身性关节炎伴间歇性发热

ACR，美国风湿病学会；JIA，青少年特发性关节炎；SLE，系统性红斑狼疮。

表3-4　青少年关节炎的要点：JIA与青少年脊柱关节病

青少年特发性关节炎			青少年脊柱关节病
全身多系统受累	多关节型（5个以上关节受累）	少关节型（1~4个关节累）	
RF（−）:~98% Still病 高热 感冒、皮疹 淋巴结病 肝大、脾大 贫血	RF（−）:90%~95% 📖 • 无系统性疾病的关节外表现 📖 • 渐进性发作 　　肿胀 　　僵硬 　　+颈椎 　　+髋关节 • 生长迟缓 • 骨骺板早期闭合 注意：如疾病持续进展，该型预后最差	RF（−）:>98% • 1~4个关节受累 • 很少有全身性影响 • 慢性虹膜睫状体炎:<6岁的发生率为20%~40%；更常发生在ANA（+）的女性中； • 必须进行眼科检查第一年每年4次之后4年每年1次 HLA-B27（+） 未发现X线骨侵蚀	• AS • Reiter综合征 • 银屑病关节炎 • 炎症性肠病性关节炎表现为成人脊柱关节炎（见下文） • SEA综合征： 　◇ RF（−） 　◇ ANA（−） 　◇ 附着点炎/关节炎/关节痛 　◇ 可能有葡萄膜炎（疼痛和急性）

炎性关节炎	非炎性关节炎
白细胞和红细胞沉降率升高 急性疼痛发作 皮肤红斑、发热和压痛 CTD:SLE、多发性肌炎/皮肌炎、PSS、RA 结晶性关节病:痛风和假性痛风 感染性 血清阴性的脊柱关节病	退行性关节病:OA，AVN 创伤性 关节肿瘤 血友病 代谢性疾病:血色素沉着病，尿黑酸尿症，风湿热，Wilson病

ANA.抗核抗体；AS.强直性脊柱炎；AVN.缺血性坏死；CTD.结缔组织疾病；ESR.红细胞沉降率；HLA.人类白细胞抗原；OA.骨关节炎；PSS.全身性硬化；RA.类风湿关节炎；RF.类风湿因子；SEA.血清阴性末端病和关节病；SLE.系统性红斑狼疮；WBC.白细胞

一、临床亚型

（一）青少年全身性特发性关节炎（JIA）——"Still's"病：

1. 约占 JIA 的 5%。

2. 多发性或少发性关节炎（寡—少）。

3. 发病高峰——1 至 6 岁，男性=女性。

4. 持续性间歇发热，每日一次或两次>101°F（38.3℃）峰值。

5. 躯干上会出现一过性、无瘙痒皮疹。

6. 临床多系统受累。

（1）生长延迟。

（2）骨质疏松，骨量减少。

（3）弥漫性淋巴结病。

（4）肝大，脾大。

（5）心包炎。

（6）胸膜炎。

（7）贫血。

（8）白细胞增多症。

（9）急性期反应物。

① RF（+）<2%。

② 葡萄膜炎罕见。

（二）多关节 JIA

1. 多关节 JIA：前 6 个月有 5 个或更多关节受累。

2. 轻度全身症状。

3. 女性远高于男性，通常>8 岁发病。

4. 逐渐发生的累及颈椎和髋关节的肿胀、僵硬。

5. 生长迟缓，骨骺板早期闭合。

6. RF（+）：5%~10%。

RF（+）多关节 （仅 5%~10%）	RF（-）多关节 （90%~95%）
• >10 岁的女性 • 侵蚀性和慢性 • 持续性：如果疾病是持续性的，这个群体的预后最差 • 不会发生葡萄膜炎 • 皮下结节	• 25% 的男性<6 岁

（三）少关节 JIA

1. 少关节 JIA：前 6 个月内有 4 个或更少关节受累。

2. 膝关节是最常见的受累关节，其次是踝关节、腕，然后是肘关节。

3. 髋关节通常不受影响，骶髂炎（-）。

4. 两种不同的类型。

（1）早发型——女性，远大于 5 岁。

（2）晚发型——男性。

5. （+）HLA-B27。

6. RF（+）<2%（Klippel，1997）。

7. 抗核抗体（ANA）；（+ANA）患者眼睛受累的风险更大。

8. 慢性虹膜睫状体炎：导致白内障、青光眼或失明（通常无症状）。

二、少关节型 JIA

> 📖 **关键点**
> - ANA（+），RF（-）
> - HLA-B27（+）
> - 虹膜睫状体炎
> - 无侵蚀

> 📖 **少关节型 JIA 的伴随诊断**
> - 眼科转诊是必须的
> - 裂隙灯检查每年进行 4 次，持续 4~5 年

ANA. 抗核抗体；HLA. 人类白细胞抗原；RF. 类风湿因子；JIA. 青少年类风湿关节炎

三、JIA 的管理

1. 70% 的 JIA 患儿病情好转，无严重残疾（多关节伴持续进展预后最差）。

2. 10% 的儿童有严重的功能残疾。

3. 预后不良指标。

（1）RF（+）。

（2）结节。

（3）X 线片上的骨质侵蚀。

（4）疾病持续进展的多关节型。

4. 治疗目标。

（1）缓解症状。

（2）维持关节活动度——每天 2~3 次。

（3）关节保护。

（4）家庭训练。

5. 药物治疗（Rapoff et al., 1988）。

📖（1）如果可能的话,应该避免使用水杨酸盐,因为存在 Reyes 综合征的风险。

（2）进食时和应用胃肠道保护剂时应用非甾体消炎药。已批准使用妥美汀、萘普生和布洛芬（萘普生和布洛芬为液体）。

（3）糖皮质激素最好是关节内使用。

（4）DMARDs:甲氨蝶呤、柳氮磺吡啶和来氟米特。甲氨蝶呤更常用于全身型和多关节型（Stenger et al., 1998）。

（5）生物制剂:TNF 抑制剂、IL1-RA（Anakina）、IL-6RA（Toclizumab）。

（6）严重畸形需手术矫正。

第四节　青少年脊柱关节病

一、普遍性

1. 通常需要很多年才能诊断出。

2. 16 岁之前出现症状。

二、分类

1. 儿童脊柱关节病包括四个独立的临床类型。

（1）青少年强直性脊柱炎:RF（+）,ANA（+）。

（2）Reiter 综合征。

（3）银屑病关节炎。

（4）肠病性关节病。

2. 由于这些疾病需要很多年才能完全发展并满足现有的诊断标准,所以儿童出现症状但不满足全部诊断标准的情况并不少见。

3. 有建议指出儿童脊柱关节病应包括其他综合征、血清阴性末端病和关节病（seronegative enthesopathy and arthropathy, SEA）。

4. SEA 综合征。

（1）RF（−）。

（2）ANA（−）。

5. 末端炎和关节炎或关节痛。

第五节　晶体性滑膜炎（表 3-5）

表 3-5　晶体性滑膜炎

	痛风	假性痛风
📖 晶体	单钠尿酸盐晶体 滑膜和关节腔急性滑膜炎	"关节软骨钙质沉着症" CPPD 晶体 透明软骨和纤维软骨关节
抽出的关节液:显微镜下	📖 阴性双折射（中度至重度炎症 WBC 15 000~20 000-中性粒细胞）	📖 阳性双折射
流行病学	男远多于女 年龄:30—50 岁	男多于女 年龄:30—50 岁
后遗症	痛风性关节炎 急性反复发作 慢性痛风石性关节炎 尿酸结石 尿酸性肾病	急性假痛风 炎症宿主对从软骨组织转移到滑膜腔的 CPPD 晶体的反应 📖 假性痛风可能与以下因素有关 甲状腺功能减退　　淀粉样变性 甲状旁腺功能亢进　　低镁血症 血色素沉着病　　低磷血症

续表

	痛风	假性痛风
临床表现	无症状性高尿酸血症 急性间歇性→急性痛风性关节炎 　📖 单关节 剧烈疼痛， 皮温增高，压痛，肿胀——第一 MTP 关节（足痛风） 最常见： 　◇ 单关节 　◇ 其他部位：中足、踝、足跟、膝 　◇ 发热	一个或多个大关节炎症 　📖 最常见——膝盖 其他：第一 MTP、腕关节、MCP、髋关节、肩关节、肘关节、冠状齿突综合征 对称性 膝关节屈曲挛缩常见 比痛风疼痛程度轻，自限性，持续 2 天到数周 发热 寒战 不适
刺激因素	创伤——滑膜液尿酸盐生成内流 乙醇——增加尿生成 　📖 药物——噻嗪类、ASA、袢利尿药、烟酸 遗传性	遗传性创伤——关节软骨钙沉着 特发性 代谢性疾病 创伤 手术，疾病（MI、CVA）
📖 实验室	高尿酸血	尿酸正常
影像学	急性痛风性关节炎： 　受累关节周围的软组织肿胀 　不对称性 　MTP 是最常受累的关节 　其他：手指、腕关节、肘关节 慢性痛风石性关节炎 　痛风石以结节形式出现在分叶状软组织中，晚期聚集成团块状 　骨侵蚀发生在痛风石附近，从骨边缘开始，向松质骨发展	软骨钙质沉着症 　在关节透明或纤维软骨组织中出现晶体的点状细纹 　#1——膝关节半月板：导致胫股关节变窄 　其他大关节：髋臼唇、耻骨联合、腕关节盘、椎间盘纤维环 　关节积液
治疗	目标——减轻疼痛，防治痛风发作，痛风石形成和关节破坏 急性发作： 　秋水仙碱——通过调节细胞增殖、信号转导、基因表达、趋化作用和 PMN 脱粒来控制炎症 　非甾体抗炎药——吲哚美辛（消炎痛） 糖皮质激素：慢性患者 别嘌呤醇和非布索坦：减少合成	非甾体抗炎药 糖皮质激素 秋水仙碱

ASA. 阿司匹林；CPPD. 脱水焦磷酸钙；CVA. 脑血管意外；MCP. 掌指；MI. 心肌梗死；MTP. 跖趾；NSAID. 非甾体抗炎药；PMN. 多形核细胞；WBC. 白细胞

第六节 血清阴性脊柱关节病

一、定义

1. 血清阴性脊椎关节病（seronegative spondyloarthropathies, SEA）由一组影响各种关节（包括脊柱，外周关节和关节周围结构）的多系统炎症性疾病组成。

2. 伴关节外表现。

3. 多数患者 HLA-B27（＋）和 RF（－）。

4. 有四种主要的血清阴性脊椎关节病（表 3-6）。

表 3-6 血清阴性脊柱关节病简介

以下均为血清阴性脊柱关节病 1. 强直性脊柱炎 2. 反应性关节炎（旧称 Reiter 综合征） 3. 银屑病关节炎 4. 炎性肠病性关节炎				
所有疾病均有以下特征	强直性脊柱炎	反应性关节炎	银屑病关节炎	炎性肠病性关节炎
1. 阳性患者增加的发病率	√	√	√	√
2. 皮肤黏膜病变	√	√	√	√
3. 肌腱末端频繁发作的炎性反应	√	√	√	√
4. 累及骶髂关节的脊柱炎	√	√	√	√

HLA. 人类白细胞抗原；RF. 类风湿因子；SI. 骶髂关节

（1）强直性脊柱炎（ankylosing spondylitis, AS）。

（2）反应性关节炎（以前称为 Reiter 综合征）。

（3）银屑病关节炎。

（4）炎性肠病性关节炎（inflammatory bowel disease, IBD）。

二、强直性脊柱炎

（一）定义

1. 中轴骨骼的慢性炎症性风湿病，累及骶髂关节及脊柱。

2. 最常见症状为背痛及明显僵硬，清晨及夜间明显。症状在休息时加重，活动可缓解。

3. 疾病标志为双侧骶髂关节炎。

HLA-B27（＋）综合征

- 强直性脊柱炎（AS）
- 反应性关节炎（旧称 Reiter 综合征）
- 银屑病关节炎—HLA Cw6
- 炎性肠病性关节炎（IBD）
- 少关节型 JIA

HLA. 人类白细胞抗原；JIA. 青少年全身性特发性关节炎

（二）流行病学

1. 起病：青少年后期及成年早期。

2. 男性患者远多于女性。

3. 多见于白种人。

4. 基因标记：约 90% 患者 HLA-B27（＋）。

（三）机制

1. 确切发病机制未知。

2. 滑膜炎及血管内膜细胞过度增生导致的炎症反应，即淋巴细胞和浆细胞浸润。

强直性脊柱炎 vs. 类风湿关节炎

两者均有滑膜炎，可导致关节软骨破坏及关节僵硬

强直性脊柱炎	类风湿关节炎
多见于男性	多见于女性
无类风湿结节	有类风湿结节
RF（－）	85% 患者 RF（＋）
棘突前组织钙化	

RF. 类风湿因子

（四）临床表现

1. 累及骨骼

（1）隐袭起病的背部和/或臀部疼痛。

最初累及部位为骶髂关节。最初为单侧不对称发病，但最终为双侧病变。

（2）疼痛症状持续存在最少 3 个月。

（3）腰部晨僵,活动后改善,休息及不活动时加重。

（4）腰椎前凸减小,胸椎后凸增大。

📖（5）患强直性脊柱炎 16 年及以上者,75% 的人发展为颈部强直。

（6）腰椎或下颈椎是最常出现骨折的部位。

（7）肌腱骨止点炎症:炎性过程发生在肌腱在骨骼的止点处。

疼痛可位于坐骨结节、股骨大转子、髂前上棘、髂嵴。

（8）髋关节及肩关节受累更多见于 16 岁以下青少年发病者。

（9）呼吸限制伴随胸廓扩张受限。

① 胸廓扩张正常值为 7~8cm;若小于正常值,有限制性肺疾病风险。

② 一旦出现下列情况,限制性肺疾病随之发生:

- 胸廓扩张度下降。

- 病人转为膈肌呼吸。

- 累及胸椎—肋椎关节,肋胸骨关节,胸骨柄胸骨关节,胸锁关节。

强直性脊柱炎累及部位

1. 骶髂关节
2. 腰椎
3. 胸椎
4. 颈椎

AS. 强直性脊柱炎;SI. 骶髂

2. 累及骨骼外系统

（1）其他主诉包括全身反应:疲劳,体重减轻,低热。

（2）急性虹膜炎/虹膜睫状体炎:强直性脊柱炎最常见的骨外表现。

（3）Reiter 综合征症状进展更快:

① 单侧,反复。

② 疼痛,畏光,视物模糊。

（4）心脏:

① 主动脉炎导致血管纤维化。

② 心脏传导阻滞。

（5）肺尖纤维化:可能会发生呼吸困难及咳嗽。

（6）淀粉样变性。

（7）神经系统。

① 马尾综合征。

② 寰枢关节半脱位。

3. 实验室检查所见

（1）90% 患者 HLA-B27（+）。

（2）RF（-）,ANA（-）。

（3）红细胞沉降率及 C 反应蛋白上升。

（4）贫血,正细胞正色素性贫血。

4. 影像学检查所见

（1）骶髂关节变窄——双侧对称出现;骨质侵蚀及硬化可能导致骶髂关节强直。

（2）关节间隙假性增宽。

① 软骨下骨被吸收——关节线模糊。

② 侵蚀性骨硬化。

③ 钙化导致关节强直。

（3）竹节样脊柱:(椎间盘)纤维环骨化,导致韧带骨赘相连形成骨桥将相邻椎体完全桥接。

（4）棘间韧带骨化在 X 线检查下可呈"短剑征"表象。

（5）韧带骨赘形成,脊柱韧带钙化,关节突关节强直导致完全性脊柱融合。

① 腰椎椎体前方凹陷变成方形。

② 反应性骨硬化。

③ 椎体呈正方形并融合,继发于腰背部及腰骶部区域(椎间盘)外侧纤维环骨化。

（6）伴随骨质减少/骨质疏松(骨流失)。

（7）颈椎前凸消失(颈椎变直)。

（8）较少累及髋关节及肩关节。

(五) Schober 试验(图 3-4)

1. Schober 试验用于检查腰椎前屈受限和过伸受限。

2. 垂直站立时,定位髂嵴连线中点以下 5cm 及对应棘突以上 10cm 的两个标记点。当(腰椎最大程度)前屈时,两点距离应增加 5cm 以上,致两点距离达 20cm 甚至更多(从 15cm 开始算)。

3. 增加不足 5cm,认为是腰椎活动度受限。

Schober 试验
后面观

髂嵴以上
10cm

髂嵴连线

髂嵴以下
5cm

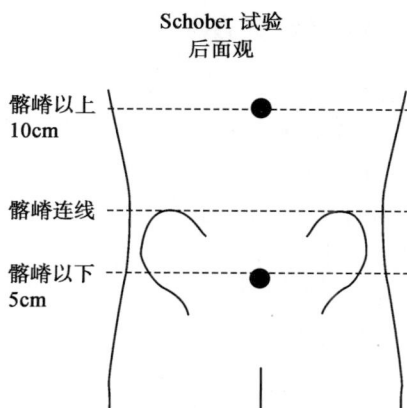

图 3-4 Schober 试验

（六）治疗

1. 教育

（1）预防脊柱屈曲挛缩。

（2）正确的姿势。

（3）硬褥垫，睡姿需保证脊柱呈直线，避免脊柱屈曲畸形（睡姿）——俯卧位。

2. PT（物理治疗）

（1）脊柱活动——基于伸展的运动。

（2）游泳是理想的活动。

（3）关节保护。

3. 肺—保持胸廓扩张度

（1）深呼吸锻炼。

（2）戒烟。

4. 药物

（1）NSAIDs（非甾体抗炎药）——吲哚美辛。

① 控制疼痛及炎症反应。

② 利于进行物理治疗。

（2）皮质类甾醇类——逐渐减量，口服，注射。

（3）肌肉松弛药。

（4）改善病情的抗类风湿药物。

① 柳氮磺吡啶。

② 甲氨蝶呤。

③ TNF 抑制药。

（5）局部用皮质醇类滴剂——葡萄膜炎。

三、反应性关节炎（旧称 REITER 综合征）

（一）反应性关节炎三联征

1. 结膜炎

2. 关节炎

3. 非淋菌性尿道炎

（"看不见，尿不出，不能爬树"）

（二）流行病学

1. 男性患本病远多于女性。

2. 通常在胃肠道或生殖泌尿系感染后发生。

3. 病原体（两个主要类群）。

（1）性传播疾病：衣原体。

（2）胃肠道感染：弯曲杆菌属、耶尔森菌属、志贺菌属、沙门菌属。

（3）也和 HIV 相关。

4. 在高加索人群中更常见。

5. 3%～10% 的反应性关节炎患者进展为强直性脊柱炎。

（三）临床表现

1. 关节炎

（1）关节炎出现在胃肠道或泌尿系感染发生后 2～4 周。

（2）非对称性。

（3）少关节型——平均 4 个及 4 个以下关节。

① 累及下肢远多于上肢。

② 膝关节、踝关节及足部小关节处更常见。

③ 可能与足底筋膜炎相混淆。

④ 累及髋关节罕见。

⑤ 上肢→腕关节、肘关节及手部小关节。

（4）腊肠指（趾）[指（趾）间关节炎]。

① 手指（脚趾）肿胀，触痛，黄昏蓝样脱色。

② 关节活动时疼痛。

（5）肌腱末端病——跟腱。

肌腱、韧带和筋膜附着处肿胀。

（6）腰痛——骶髂关节炎。

2. 眼

眼部表现多见结膜炎、虹膜炎、葡萄膜炎、巩膜外层炎、角膜溃疡。

3. 生殖泌尿器

（1）尿道炎、尿道口肉芽肿、水肿。

（2）环状龟头炎：龟头上小型无痛溃疡或尿道炎。

4. 皮肤和指（趾）甲

（1）脓溢性皮肤角化病——手掌和脚掌肥厚性皮肤损害。

（2）Reiter 甲——增厚变浑浊碎裂，非凹陷性。

5. 心脏

传导功能障碍。

6. 一般情况

（1）体重减轻，发热。

（2）淀粉样变性。

（四）实验室检查

1. 关节滑液：炎性反应改变。

2. 胃肠道或泌尿生殖系感染的阳性证据。

3. 红细胞沉降率增快。

4. RF（－）和 ANA（－）。

5. 贫血——正细胞性/正色素性贫血。

6. HLA-B27（＋）。

（五）反应性关节炎：炎性关节滑液

1. 浑浊。

2. 黏度低。

3. 白细胞 5 000~50 000，中性粒细胞。

4. 蛋白质含量增高，葡萄糖正常。

（六）放射学表现

1. "爱人之踵"：足底筋膜及跟腱附着处侵蚀及骨膜改变。

2. 坐骨结节和股骨大转子受累。

3. 不对称地累及骶髂关节。

4. 韧带骨赘。

5. 手或足的带帽铅笔样畸形：银屑病关节炎更常见。

（七）治疗

1. 非甾体抗炎药，如吲哚美辛。

2. 抗生素：通常以四环素或红霉素类为基础。

3. 皮质醇类。

4. 缓解病情的抗类风湿药物。

四、银屑病关节炎

（一）流行病学

1. 5%~7% 的银屑病患者会进展为某种形式的炎性关节病。

2. 影响 0.1% 的人群。

3. 男女比例 1：1。

4. 起病年龄范围从 30—55 岁。

5. 白种人中更常见。

6. 可与 HIV 感染相关。

银屑病关节炎和 HIV 感染

1. 累及足部及踝关节最常见和最严重。

2. 治疗——与银屑病类似。

（1）一线非甾体抗炎药。

（2）不口服皮质类甾醇类药物。

（3）不用甲氨蝶呤。

（二）发病机制

1. 未知。

2. 基因——HLA-B27（＋）。

3. 环境因素：感染，创伤。

4. 免疫因素。

（三）临床表现

1. 皮肤和指（趾）甲

（1）银屑病性皮损：红斑，银白色鳞屑。

（2）Auspitz 征（奥氏征，点状出血现象）：轻刮皮损可导致点状出血。

（3）位于伸肌表面皮肤。

（4）指甲凹陷。

2. 关节炎

（1）脊柱僵硬，持续约 30 分钟。

（2）不对称的单关节及少关节累及。

① 大关节→膝关节。

② 远端指（趾）间关节累及。

残毁性关节炎——手部指骨及掌骨骨溶解导致手指"望远镜征（伸缩状手指）"。

（3）肌腱末端病：肌腱末端炎（韧带、肌腱、关节囊和骨的附着处）。

（4）脊柱炎，骶髂关节炎。

3. 累及其他系统表现

（1）结膜炎：1/3 的患者出现。

（2）主动脉瓣关闭不全。

（四）实验室检查

非特异性——HLA-B27（+）患者发病率增高。

（五）放射学改变

1. 远端指（指）间关节"铅笔戴帽样"改变。

2. 不对称性骶髂关节炎→关节融合。

3. "绒毛性骨膜炎"—手、足、脊柱及骶髂关节。

4. 韧带骨赘——见"强直性脊柱炎"部分。

5. 骨质侵蚀。

📖（六）治疗

1. 所有关节的关节活动练习。

2. 不要过度使用病变关节→否则加剧症状。

3. 药物—类似于类风湿关节炎，补骨脂素（P）联合使用 A 段长。长波紫外线（UVA）——PUVA。

4. 类固醇——口服无有效证据，注射可能有效果。

5. 生物制剂：抗 TNF 抗体类药物（阿达木单抗，英利昔单抗）效果最好。

五、肠病型关节病

（一）定义

肠病型关节病是一种与炎性肠病（克罗恩病、溃疡性结肠炎）及反应性关节炎（细菌病原学）相关的炎性脊柱关节病。

（二）流行病学

1. 男性 >>女性

2. 外周关节炎发生于 10%~20% 的克罗恩病或溃疡性结肠炎患者。

（三）临床表现

1. 关节非对称性受累。

2. 影响外周关节的滑膜炎。

3. 单关节或少关节型。

📖4. 大关节——膝，踝，足。

5. 两种类型关节病可能发生。

（1）肠病性关节炎。

（2）强直性脊柱炎。

6. 骶髂关节炎。

7. 外周关节炎可因肠道病情缓解而减轻。

（四）关节外表现

1. 结节性红斑——克罗恩病。

2. 坏疽性脓皮病——溃疡性结肠炎。

3. 伴随疼痛的深部口腔溃疡。

4. 葡萄膜炎。

5. 肠病发作期间可有发热和体重减轻。

（五）实验室检查

1. 贫血

2. 红细胞沉降率、C 反应蛋白升高。

3. RF（－），ANA（－）。

4. 阳性抗中性粒细胞胞质抗体（ANCAs）约 60%（抗髓过氧化物酶）。

5. HLA-B27 阳性率增加。

第七节 其他类风湿病

一、系统性红斑狼疮（SLE）

1. 多系统自身免疫性疾病，可以累及机体所有器官。

2. 自身免疫反应引起的全身性血管炎，病因不明。

3. 女性 >>男性。

美国风湿病学会的系统性红斑狼疮（SLE）诊断标准

- 11 项美国风湿病学会诊断标准中任何 4 项阳性

- 连续或同时出现

（一）美国风湿病学会诊断标准（1997 年更新）

1. 面颊部（蝶形）红斑——颧突部红斑，不超过鼻唇沟。

2. 盘状红斑——隆起型红斑，伴角化性脱皮。

3. 光过敏。

4. 口腔溃疡——通常为无痛。

5. 非侵蚀性关节炎，常累及两个及以上的外周关节，表现为压痛、肿胀、积液。

6. 浆膜炎——胸膜炎或心包炎（最常见的

心脏事件）。

7. 肾功能异常——蛋白尿或细胞管型。

8. 神经功能障碍——癫痫发作或精神异常。

9. 血液系统异常——溶血性贫血,白细胞减少症,血小板减少症,或淋巴细胞减少症。

10. 免疫功能异常——狼疮细胞（LE细胞）阳性,或抗DNA抗体或抗Sm抗体阳性,梅毒诊断试验假阳性。

11. 抗核抗体滴度异常。

诊断原则记忆方法：DOPAMINE RASH：Discoid rash（盘状红斑）,Oral ulcers（口腔溃疡）,Photosensitivity（光敏感性）,Arthritis（关节炎）,Malar（butterfly）rash［面颊部（蝶形）红斑］,Immunologic disorder（免疫系统异常）,NEurologic disorder（神经系统异常）,Renal disorder（肾功能异常）,Abnormal ANA titer（抗核抗体滴度异常）,Serositis（浆膜炎）,Hematologic disorder（血液系统异常）

（二）临床特征

1. 疲劳,发热,体重减轻,胃肠不适主诉。

2. 脱发。

3. 血管炎。

4. 关节炎。

（1）手部小关节、腕、膝。

（2）对称性。

（3）迁移性,慢性,非侵蚀性。

（4）软组织肿胀。

（5）皮下结节。

（6）关节滑液检验。

（7）雅库关节炎（Jaccoud 关节炎）。

5. 关节痛。

6. 肌肉疼痛及无力。

雅库关节炎（Jaccoud 关节炎）
- 非侵蚀性致畸性关节炎
- 手指尺偏及早期可逆性半脱位
- 可能导致僵化固定

（三）实验室检验

1. 低补体水平——C_3 和 C_4。

2. 双链 DNA：SLE 特异性指标。

3. 抗 Sm 抗体：SLE 特异性指标。

（四）治疗

- 非甾体抗炎药,皮质类甾醇类药,抗疟药,甲氨蝶呤,环磷酰胺,硫唑嘌呤,环孢素 A,可能包括利妥昔单抗。

二、硬皮病——系统性硬化症

1. 是一种慢性进行性多系统疾病,具有三个特征性标志：小血管的血管病变、自身抗体产生、成纤维细胞功能障碍导致细胞外基质沉积增加。

2. 该疾病累及多个内脏器官,皮肤增厚。

3. 分类标准由美国风湿病学会/欧洲风湿病防治联合会更新于 2013（van den Hoogen et al.,2013）。

表现为手指皮肤增厚向近端延伸至掌指关节。其他症状也可呈现,并且轻重不一（参见权重值）,包括指的皮肤增厚,指尖病变,毛细血管扩张,异常甲皱毛细血管,肺动脉高压,雷诺现象和系统性硬化病（SSc）（相关自身抗体）。

4. 和受累器官上皮组织的纤维化样改变。

5. 亚分类：

（1）弥漫性皮肤硬皮病。

① 心脏,肺,胃肠道,肾。

② ANA（+）。

③ 抗着丝粒抗体（−）。

④ 雷诺现象出现后迅速起病。

⑤ 反复多变的病程——预示预后不良。

（2）局限性皮肤硬皮病——CREST综合征。

① 雷诺现象出现后病情进展。

② 抗着丝粒抗体（+）。

③ 预后良好。

（3）重叠综合征。

合并结缔组织病（CTD）。

（4）未明确的结缔组织病（CTD）。

无临床表现及实验室检查阳性表现。

（5）局部性硬皮病。

硬斑病,线状硬皮病。

CREST 综合征

　① 钙质沉着（calcinosis）。

　② 雷诺现象（Raynaud's phenomenon）。

　③ 食管动力障碍（esophageal dysmotility）。

　④ 指端硬化（sclerodactyly）。

　⑤ 毛细血管扩张（telangiectasia）。

（一）临床特征

1. 皮肤增厚：多见于面部、躯干、颈部。

2. 对称性关节炎，累及手指、手部、手臂和腿。

3. 始发症状：雷诺现象，伴随疲劳及肌肉骨骼不适主诉（例如全身性疼痛及僵硬）。

4. 在弥散性硬皮病患者中，可发生手指的侵蚀性关节炎，伴随远端骨吸收、骨质溶解及钙质沉着。局限性硬皮病可能仅出现手抓握无力和手指灵活性受限（Wigley and Boin，2017）。

　📖 雷诺现象

1. 雷诺现象指动脉的血管痉挛可导致指尖端缺血和溃疡形成。

2. 寒冷或情绪压力可触发。

3. 刺激终止后症状逆转：手指（足趾）复温。

4. 90% 的硬皮病患者都会出现。

5. 治疗：

（1）避免触发因素的教育——保暖，戒烟。

（2）保暖。

（3）钙通道阻滞药——硝苯地平。

（4）肌电图和生物反馈——自我调节。

雷诺现象原因

● 胶原血管病——进行性系统硬化症（PSS），系统性红斑狼疮（SLE），类风湿关节炎（RA），皮肌炎/多发性肌炎

● 动脉闭塞性疾病

● 肺动脉高压

● 神经系统疾病：脊髓损伤（SCI），脑血管意外（CVA）

● 血液恶病质

● 创伤

● 药物：麦角类药物，β受体阻断药，顺铂（Braunwald et al.，2001）

（二）治疗

1. 每日 2 次关节活动练习。

2. 肌力训练。

3. 增加皮肤弹性。

三、多发性肌炎/皮肌炎

多发性肌炎/皮肌炎是累及横纹肌的炎性肌病，临床上表现为严重的对称性近端肌肉无力。

1. 肩胛带和骨盆带肌肉。

2. 颈前屈肌。

　📖 3. 累及咽喉部肌肉→吞咽困难。

　📖 **嗜酸性筋膜炎**

● 剧烈运动诱发

● 运动锻炼须在非炎性状态下完成

● 疼痛及肿胀

● 治疗——激素

（一）五种分型

1. 分型Ⅰ——原发特发性多（发性）肌炎；起病隐袭。

（1）肌无力开始于骨盆带肌肉→肩胛带肌肉→颈部肌肉。

（2）吞咽困难/发声困难。

（3）反复缓解和加重常见。

（4）中-重度关节炎。

（5）关节处皮肤萎缩。

2. 分型Ⅱ——原发性特发性皮肌炎；急性疾病。

（1）近端肌无力，触痛。

（2）日光性皮疹伴随眶周水肿。

（3）全身乏力，乏力，体重减轻。

　📖 3. 分型Ⅲ——皮肌炎或多发性肌炎，5%~8% 和恶性肿瘤有关。

（1）男性>40 岁。

（2）预后不良。

4. 分型Ⅳ——儿童皮肌炎或多发性肌炎。

（1）快速进展的肌无力。

（2）呼吸无力。

　📖（3）严重的关节挛缩——儿童更容易致残。

5. 分型Ⅴ——多发性肌炎或皮肌炎；和胶原血管病相关。

（二）多发性肌炎/皮肌炎的临床特征—修订版美国风湿病协会诊断标准

1. 对称的近端肌无力

（1）首先累及髋部，然后肩部。

（2）累及呼吸肌（+/−）。

（3）吞咽困难。

2. 肌肉活组织检查

（1）肌束周围萎缩。

（2）Ⅰ型肌纤维和Ⅱ型肌纤维坏死的证据。

（3）肌纤维大小不均。

（4）细胞核大。

3. 肌酶升高

肌酐磷酸激酶、醛缩酶水平升高，转氨酶和乳酸脱氢酶（LDH）升高。

4. 美国风湿病学会评分标准　最少需 5.5 分可明确诊断多发性肌炎/皮肌炎美国风湿病学会评分标准。

临床表现	评分
首发症状的年龄：18—40 岁	1.3
首发症状的年龄：>40 岁	2.1
客观存在的对称性上肢近端肌无力	0.7
客观存在的对称性近端下肢肌无力	0.8
颈部屈肌肌力较伸肌肌力弱	1.9
近端腿部肌力较远端腿部肌力弱	0.9
淡紫色皮疹（日光性皮疹）	3.1
Gottron 丘疹（戈特隆丘疹）	2.1
Gottron 征（戈特隆征）	3.3
吞咽困难/食管运动障碍	0.7
抗 Jo-1 抗体（+）	3.9
肌酸磷酸激酶（CPK）或乳酸脱氢酶（LDH）或 丙氨酸氨基转移酶（AST）/天冬氨酸氨基转移酶（ALT）升高	1.3
肌肉活组织检查可见单核细胞肌内膜广泛浸润，围绕肌纤维但不侵入其内	1.7

续表

临床表现	评分
肌肉活组织检查提示：肌束膜和/或血管周围单核细胞浸润	1.2
肌肉活组织检查提示：束周萎缩	1.9
肌肉活组织检查提示：镶边空泡	3.1

ALT. 丙氨酸氨基转移酶；AST. 天冬氨酸氨基转移酶；CPK. 肌酸磷酸激酶；LDH. 乳酸脱氢酶。

来源：Lundberg IE，Tjarnlund A，Bottai M，et al. 2017 European League Against Rheumatism/American College of Rheumatology Classification Criteria forAdult and Juvenile Idiopathic Inflammatory Myopathies and Their Major Subgroups. Arthritis Rheumatol. December 2017；69（12）：2271-2282. doi：10.1002/art.40320 © 2017，American College of Rheumatology.

5. 肌电图（EMG）

（1）肌病改变：

① 低幅、短时多相运动单位电位。

② 早期募集电位模式。

（2）此外还包括如下改变。

① 正锐波，纤颤电位。

② 复合重复放电（CRD）。

6. 皮肤病变特点—皮肌炎

（1）淡紫色皮疹伴随眶周水肿。

（2）Gottron 丘疹——手背部鳞状皮肤炎—掌指关节，近端指间关节。

（三）预后不良因素

1. 高龄。

2. 恶性肿瘤。

3. 心脏受累。

4. 延迟开始的激素治疗。

5. 呼吸肌无力——吸入性肺炎。

6. 关节挛缩。

（四）治疗

1. 激素：通常 1mg/（kg·d）泼尼松治疗 4~6 周，然后逐渐减量。

2. 二线药物：硫唑嘌呤或甲氨蝶呤。

3. 严重的、耐药的病例可静脉注射免疫球蛋白。

4. 关节活动度、等长收缩练习：炎症控制后开始力量训练。

5. 随访：血清酶，徒手肌力检查。

(五) 青少年型皮肌炎

1. 在儿童中,青少年皮肌炎比多发性肌炎更常见。

2. 和全身性血管炎相关(不同于成人型)。

3. 女性略多见。

4. 淡紫色皮是其主要特点。

5. 动作笨拙表现常常被忽视。

6. 临床上可见一过性关节炎,隆起的皮疹。

7. 80%~90%的患者对激素治疗反应良好。

8. 青少年型皮肌炎和儿童的恶性肿瘤无关。

四、混合性结缔组织病

1. 混合性结缔组织病(MCTDs)指的是具有几种结缔组织病特点的疾病,特别包括如下几种疾病。

(1)系统性红斑狼疮(SLE)。

(2)硬皮病(SSc)。

(3)多发性肌炎。

2. 重叠症状包括如下表现。

(1)雷诺现象。

(2)手部关节滑膜炎。

(3)关节炎。

(4)肌病。

(5)食管运动障碍。

(6)肢端硬化症。

(7)肺动脉高压。

(8)异常抗体。

五、关节炎要点

下表列出了本病在何种情况下 ANA,RF,HLA-B27 呈阳性或阴性。

关节炎:ANA 和 RF 情况

综合征	ANA	RF
MCTD	+	+
RA	+	+
SLE	+	−
硬皮病(PSS)	+	−
多发性肌炎	+	−
舍格伦(Sjögren)综合征	+	+

ANA. 抗核抗体;MCTD. 混合性结缔组织病;PSS. 进展性系统性硬化症;RA. 类风湿关节炎;RF. 类风湿因子;SLE. 系统性红斑狼疮

六、HLA-B27(+)综合征

1. 强直性脊柱炎。

2. 反应性关节炎(旧称 Reiter 综合征)。

3. 银屑病关节炎。

4. 肠病性关节病。

5. 少关节型青少年特发性关节病。

第八节 血管炎

一、大血管炎

(一) 大动脉炎

1. 累及大动脉——主动脉。

2. 亚洲女性,40 岁。

3. 体征/症状。

(1)腿部结节性红斑。

(2)脉搏细弱,缺血致手臂运动性疼痛(类似下肢间歇性跛行)。

(二) 颞动脉炎

1. 别名称作巨细胞性动脉炎(GCA)。

2. 累及大动脉。

3. 更常见于超过 50 岁的女性。

4. 症状。

(1)头皮及咀嚼肌压痛。

(2)头痛。

(3)15% 的患者出现突发视力丧失。

(4)与风湿性多肌痛(PMR,详见下文)相关。

5. 诊断:红细胞沉降率增快,颞动脉活检。

6. 治疗:必须尽快应用大剂量激素预防永久性失明,阿司匹林 325mg/d 可改善预后。

(三) 风湿性多肌痛

1. 鉴于颞动脉活检中无论有无血管炎征象,风湿性多肌痛患者的临床均有相似性,因此,许多学者认为 PMR 是颞动脉炎的一种表现。

2. 16% 的风湿性多肌痛患者发生颞动脉炎,多达 50% 的颞动脉炎患者具有风湿性多肌痛症状。

3. 症状包括如下表现。

(1)发热,体重下降,全身乏力。

（2）晨僵——肌肉压痛。

（3）标志——外展肩关节超过 90° 困难。

（4）影响近端肌肉——颈部,骨盆。

（5）突发肌痛/关节痛。

（6）诊断:红细胞沉降率>50mm/h。

（7）治疗:激素。

二、中型血管炎

结节性多动脉炎

1. 系统性坏死性血管炎,累及中小血管。

2. 男女比例为 2∶1。

3. 肾小球肾炎——第 1 位致死原因。

4. 肺不受累。

5. 皮肤——可触及隆起性紫斑。

6. 多发性单神经炎,关节炎。

结节性多动脉炎也可见于:

• RA

• SLE

• 舍格伦综合征（Sjögren 综合征）

RA. 类风湿关节炎；SLE. 系统性红斑狼疮

三、ANCA 相关性血管炎:

（一）肉芽肿性血管炎(旧称韦格纳肉芽肿/Wegener 肉芽肿)

1. 累及中小动脉。

2. 中年男性更多见。

3. 坏死性肉芽肿性血管炎累及如下结构。

（1）上/下呼吸道。

（2）局灶性节段性肾小球肾炎。

4. "鞍状鼻"畸形。

5. 肺、气管、眼睛和皮肤表现。

（二）微小多动脉炎

1. 累及中小动脉。

2. 很少或无免疫沉积物。

3. 累及肾和肺。

（三）Churg-Strauss 综合征

1. 嗜酸性粒细胞增多的肉芽肿性炎症。

2. 累及小到中等的动脉。

3. 主要累及呼吸道。

呼吸道受累和哮喘、嗜酸性粒细胞增多有关。

4. 神经系统疾病常见。

四、其他血管炎

（一）Behçet 综合征

1. 累及小血管。

2. 口腔及生殖器皮肤溃疡。

3. 20% 的患者出现静脉血栓。

（二）Goodpasture 综合征(肺出血-肾炎综合征)

1. 累及肺和肾。

2. 由抗肾小球基底膜抗体引起。

第九节　SJÖGREN 综合征（舍格伦综合征）

Sjögren 综合征是自身免疫性外分泌腺体病。

一、临床表现（干燥综合征）

1. 眼干涩。

2. 口干燥。

3. 皮肤病灶。

4. 累及腮腺。

5. 原发性 Sjrögren 综合征发生于无其他类风湿疾病患者。

6. 继发性 Sjrögren 综合征发生于其他类风湿疾病患者,最常见于类风湿关节炎（RA）和系统性红斑狼疮（SLE）。

二、实验室检查

分类:

1. 原发性 Sjögren 综合征——眼干涩、口干燥,伴随 ANA（+）,RF（+）。

2. 继发性 Sjögren 综合征——干燥综合征。Sjögren 综合征 + 系统性红斑狼疮（SLE）、类风湿关节炎（RA）、进展性系统硬化病（PSS）或多肌炎。

三、腺外表现

1. 关节痛。

2. 雷诺现象。

第十节 感染性关节炎

一、化脓性关节炎

1. 临床表现

（1）起病急,中重度关节疼痛、红斑、关节活动度下降。

（2）单关节,白细胞增多。

（3）膝关节最常见。

（4）发热/寒战,脓毒血症。

2. 危险因素

（1）年龄。

（2）人工关节假体/异物。

（3）合并其他疾病:如贫血、慢性疾病、血友病。

📖 3. 病原体

（1）淋病奈瑟球菌属→最常见于成人。

（2）金黄色葡萄球菌→最常见于儿童。

（一）儿童化脓性关节炎

1. 病因

（1）中耳炎、静脉注射血液传播。

（2）新生儿和2岁以上儿童:金黄色葡萄球菌和B族链球菌。

（3）6个月至2岁幼儿:流行性感冒嗜血杆菌。

2. 表现

（1）大关节,单关节。

（2）多关节感染。

（二）成人/老人化脓性关节炎

病因

1. ≤60岁成年人,主要原因为性传播疾病。

2. >60岁成年人——来源于其他疾病。

3. 淋病奈瑟球菌——急性细菌性关节炎最常见形式。

二、类风湿关节炎（RA）并化脓性关节炎

金黄色葡萄球菌是引起类风湿关节炎（RA）患者化脓性关节炎的最常见病原体。

📖 化脓性关节炎最常见的病原体

新生儿	6个月—2岁幼儿	>2岁儿童	成年人	RA患者
金黄色葡萄球菌（S.aureus）B组链球菌	流行性感冒嗜血杆菌	金黄色葡萄球菌 S.aureus B组链球菌	淋病奈瑟球菌	金黄色葡萄球菌（S.aureus）

RA. 类风湿关节炎

（一）诊断方法

1. 关节滑液检验 最重要的检验见表3-7。

2. 实验室检查 白细胞、红细胞沉降率、

表3-7 关节滑液检验

性质	正常	非炎性	炎性	化脓性
黏度	高	高	低	多变的
颜色	无色	稻草黄	黄色	浑浊黄色
透明度	半透明	半透明	半透明/不透明	不透明
白细胞	<200	<5 000	1 000~75 000	>100 000
PMN%	<25	<25	>50	>85
培养	阴性	阴性	阴性	阳性
黏蛋白凝块形成	良好	良好	一般	差
葡萄糖	与血糖水平一致	与血糖水平一致	<50mg/dL 低于血糖水平	>50mg/dL 低于血糖水平

PMN. 多形核白细胞

C 反应蛋白升高。

3. 放射学检查

（1）早期：软组织肿胀。

（2）晚期：关节间隙变窄、侵蚀、积气（大肠埃希菌，产气荚膜梭菌）。

4. 骨扫描。

（二）治疗

1. 静脉注射抗生素。

2. 可能需要穿刺抽吸和/或关节镜灌洗。

三、化脓性关节炎其他病因

（一）病毒感染

风疹，传染性肝炎。

（二）真菌

见于免疫力低下的成年人。

（三）结核分枝杆菌属

1. 结核性脊柱炎（Pott's disease）

（1）最常见于下胸段/上腰段。

（2）椎体前缘首先受累导致脊柱后凸畸形。

📖 2. 结核性关节炎——髋关节和膝关节

（1）单关节。

（2）放射学表现——Phemister 三联征。

（3）关节周围骨质疏松。

（4）边缘部位骨侵蚀。

（5）关节间隙变窄。

（四）莱姆病

1. 蜱传播的莱姆病螺旋体感染。

2. 经典表现。

（1）游走性红斑（"牛眼"皮疹）。

（2）心脏、神经、关节表现。

（3）发病情况：蜱虫叮咬→皮疹→全身性疾病→累及神经系统。

📖 3. 间歇性、游走性发作的多关节炎。

4. 通常累及膝关节。

5. 关节液——炎性反应。

6. 诊断——酶联免疫吸附试验（ELISA），蛋白印记分析（Western blot analysis）。

7. 处置：一线抗生素。

（1）成人：多西环素。

（2）儿童：阿莫西林。

第十一节　沉积症/贮积症相关关节炎

一、血色素沉着病

1. 铁储备过量和含铁血黄素沉积继发的器官损害和组织功能障碍。

2. 器官→肝硬化，心肌病，糖尿病，脑垂体功能障碍。

3. 皮肤色素沉着过度。

4. 慢性进展性关节炎：通常发生于第二或第三掌指关节及近端指间关节，也可能累及髋关节。

5. 40—50 岁男性。

6. 治疗：静脉切开放血术，非甾体抗炎药。

二、黑尿症（褐黄病）

1. 常染色体隐性遗传。

2. 尿黑酸氧化酶缺乏导致尿中尿黑酸增加。

3. 尿黑酸经碱化和氧化导致组织颜色变暗称作褐黄病。

尿黑酸积蓄导致尿、软骨、皮肤、巩膜蓝染。

4. 进行性退变性关节病。

（1）40—50 岁发病。

（2）累及脊柱。

（3）大关节炎，软骨钙质沉着症，积液，骨软骨游离体。

三、Wilson 病（肝豆状核变性）

1. 常染色体隐性遗传。

2. 铜沉积导致器官组织破坏。

（1）肝：肝硬化。

（2）脑。

（3）肾。

（4）眼：可见 K-F 环（Kayser-Fleischer rings）。

3. 骨关节炎：常见于腕关节、掌指关节、膝关节、脊柱。

4. 骨质疏松。

5. 治疗:铜金属螯合剂青霉胺,饮食限制。

四、Gucher 病

1. 常染色体隐性遗传:常见于德系犹太人。

2. 葡糖脑苷脂积蓄于脾、肝及骨髓中的网状内皮细胞中。

3. 单关节,如髋关节及膝关节退变。

第十二节　伴有关节炎的其他系统性疾病

一、结节病

1. 全身性慢性肉芽肿病——可以累积任何器官系统。

2. 发病机制:播散性非干酪性肉芽肿。

3. 黑种人常见(8 倍于其他人种)。

4. 女性较男性更多发。

5. 临床特征如下。

(1)损及肺。

(2)肺门腺病。

(3)发热,体重减轻,疲劳。

(4)关节炎:多关节炎,4~6 个关节。膝关节、近端指间关节、掌指关节、腕关节。

(5)皮肤——Lofgren 综合征。

(6)关节炎,肺门腺病,结节性红斑。

二、淀粉样变性

1. 淀粉样蛋白沉积于肾、肝和脾。

2. 刚果红染色可见均一的嗜酸性物质。

3. 临床特征。

(1)肾脏疾病是主要的临床特征。

(2)心肌病。

(3)正中神经病变。

(4)假关节炎:关节周围的关节炎。

(5)积液:关节穿刺术——"肩垫"征。

三、血友病性关节病

1. 血友病是一种由于凝血因子Ⅷ缺乏(经典 A 型血友病)或凝血因子Ⅸ缺乏(克里斯马斯病,B 型血友病)导致的凝血障碍。

2. X 染色体连锁隐性遗传病→主要见于男性。

3. 和 HIV2 型患者输血或凝血因子有关。

4. 出血渗入骨和软组织导致关节积血、坏死及骨筋膜间室综合征。

(1)肘关节、膝关节和腕关节最常累及。

📖(2)关节炎是由于关节内残余积血将含铁血黄素沉积于滑膜衬里引起→滑膜增生和血管翳形成。

5. X 线片检查。

(1)关节间隙狭窄。

(2)软骨下硬化。

(3)软骨下骨内囊腔形成。

📖6. 治疗。

(1)非手术治疗(制动,休息,冰敷),凝血因子Ⅷ置换,康复。

📖(2)关节抽吸术为最后手段,关节内积血可以起到填塞的作用,以避免进一步出血。

四、镰状细胞病

1. 双凹蝶形红细胞(RBC)变为细长的新月形镰刀状,因为异常血红蛋白 S 蛋白所致,引起微血管阻塞。

2. 染色体隐性遗传。

3. 肌肉骨骼系统并发症。

(1)疼痛危象—最常见事件。

①腹部,胸部,背部。

②大关节疼痛:因关节周围骨梗死及滑膜缺血所致。

(2)指(趾)炎:"手足"综合征。

手和足的疼痛性、非凹陷性肿胀。

(3)骨坏死(缺血性坏死)。

①局部组织缺氧伴随镰状细胞导致的静脉系统阻塞。

②1/3 的股骨头和 1/4 的肱骨头持续进展至骨坏死。

(4)骨髓炎:最常因沙门氏菌感染引起。

第十三节　CHARÇOT（夏科）关节（神经病性关节病）

一、定义

Charçot 关节是一种继发于感觉神经病（本体感觉和痛觉缺失）的慢性进展性、退行性关节病，进而导致关节不稳定和关节破坏。

二、病因→"STD"→"SKA"（肩关节、膝关节、踝关节）

1. 脊髓空洞症（syringomyelia）→肩关节（shoulder）。

2. 脊髓痨（tabes dorsalis）→梅毒→膝关节（Knee）。

3. 糖尿病神经病变（diabetic neuropathy）→第一病因→踝关节（ankle）。

三、临床特征

1. 早期表现：无痛性肿胀，积液，以及关节破坏。

2. 晚期表现：关节弹响，软骨和骨的破坏，关节内游离体。

3. 微骨折。

四、影像学表现

1. 关节破坏。
2. 增生性骨赘。
3. 微骨折引起的关节游离体。
4. 关节解体—脱位或半脱位。

📖 Charçot 关节 vs. OA

早期两者可能表现相似

- 两者均有：
  - 软组织肿胀
  - 骨赘
  - 关节积液
- Charçot 关节：
  - 游离骨片
  - 半脱位
  - 关节周围碎骨片

OA. 骨性关节炎

五、治疗

1. 制动/支架保护。
2. 限制负重。

第十四节　非创伤性关节炎（表3-8）

表3-8　儿童髋部疼痛

	先天性关节脱位	SCFE	LCPD
定义	• 出生时髋关节脱位	• 股骨头可能滑脱，相对于股骨干近端骨骺水平向内侧和后侧移位	• 特发性股骨头缺血性坏死
发病	• 出生	• 男性：女性为2:1 • 13—16岁男性 • 11—13岁女性 • 双侧累及：30%~40%	• 发病年龄：2—12岁；如果发病年龄>12岁，考虑AVN而不是LCPD • 男孩远多于女孩 • 大多数为单侧累及
病因	• 头胎 ——母亲子宫及腹肌紧张 • 抑制胎儿活动 • 臀位 • 左髋>右髋 • 激素因素 • 更常见于白种人	• 生长板上的应变 • 发生于迅速增长时期，继发于体重超重 📖 • 内分泌疾病与SCFE有关 • 甲状腺功能减退最常见 • 生长激素异常 • 唐氏综合征	• 骨龄低于实际年龄导致身材矮小症 • 病因不明 • 和甲状腺功能减退异常有关

续表

	先天性关节脱位	SCFE	LCPD
体征和症状	• Barlow 试验：脱位。开始髋关节屈曲和外展，然后股骨头在髋关节屈曲和内收时脱位 • Ortolani 试验：复位。髋关节在屈曲和外展状态下股骨头复位	• 疼痛及步态改变 • 疼痛位于腹股沟，大腿内侧及膝关节 • 慢性滑脱 　最常见 　内旋受限：当髋关节屈曲时其翻转向外旋状态 • 急性滑脱 　创伤，负重时疼痛突然发作 • 急性或慢性软骨溶解及退变导致滑膜炎症	• 轻度到间歇性疼痛或无疼痛 • 关节僵硬 • 无痛跛行 　→避痛步态 • 屈髋挛缩—Thomas 试验 • 外展及内旋受限 • 失用性萎缩 • 身材矮小症
放射学表现	• 直到 6 周以后才可使用 • X 线检查阴性结果，不排除脱位可能 • 股骨头从髋臼向髋臼的近端和外侧移位 • 髋臼发育不良 • 骨化延迟	• 必须拍摄髋关节/骨盆前后位及蛙式位 • 分级基于骨骺的移位程度 　Ⅰ级：<33% 　Ⅱ级：33%~50% 　Ⅲ级：>50%	• X 线片，髋关节/骨盆蛙式位 • 按时间先后： 　1. 生长停滞：无血管期 　2. 软骨下骨折："新月征" 　3. 再吸收 　4. 再骨化 　5. 愈合
治疗	• 目标：髋关节复位回原位置直至解决病理性变化 • 闭合复位：<6 个月 • 复位后固定用具：三层尿布，Frejka 枕，pillows 夹板：Craig，Von • Rosen-Pavlik 吊带：允许髋关节保持外展位情况下在安全区域内运动 • 牵引，石膏，手术	• 卧床-减轻负重 • 避免进一步移位 • 手术是优先的治疗手段—诺氏针固定 • 非手术治疗 　——牵引，全身石膏，激素治疗	1. 消除髋部疼痛 2. 恢复关节运动 3. 预防股骨头塌陷 限制性技术： • 允许股骨头负重，以帮助愈合及重塑 • 6 岁以上 • 外展支架，Petrie 石膏，Toronto 支架，Salter 镫 • 手术：骺骨干固定术，外翻截骨术
并发症	• AVN	• 软骨溶解 • AVN • OA	• AVN

AVN. 缺血性坏死；LCPD. Legg-Calvé-Perthes 病；OA. 骨性关节炎；SCFE. 股骨头骨骺滑脱症

来源：Jensen HP, Steinke MS, Mikkelsen SS, Thomsen PB. Hip physiolysis：bilaterally in 62 cases followed for 20 years. Acta Orthop Scand. 1990；61（5）：419-420. doi：10.3109/17453679008993553；Koop S, Quanbeck D. Three common causes of childhood hip pain. Pediatr Clin North Am. 1996；43（5）：1053-1066. doi：10.1016/

S0031-3955（05）70450-8；Skaggs DL, Tolo VT. Legg-Calvé-Perthes disease. J Am Acad Orthop Surg. 1996；4（1）：9-16. doi：10.5435/00124635-199601000-00002；Wilder RT. Reflex

sympathetic dystrophy in children and adolescents：differences from adults. In：Janig W, Stanton-Hicks M, eds. Reflex Sympathetic Dystrophy：A Reappraisal. Progress in Pain Research and Management Series, vol 6. Seattle, WA：IASP Press；1996.

Thomas 试验

检查髋关节屈曲挛缩和评估髋关节屈曲范围

1. 患者仰卧位,检查者一手放于腰部,屈髋

2. 注意患者背部触碰到手的部位
3. 屈一侧髋,另一侧髋尽可能屈曲
4. 让患者将一条腿贴于胸前,另一条腿放平

固定性屈曲挛缩的提示

1. 另一侧髋关节无法完全伸展
2. 患者身体前移、抬起胸廓,或拱起背部以改善脊柱前凸

急性暂时性滑膜炎

- 儿童髋部疼痛最常见病因(青春期前)
- 自限性,预后好
- "预后良好"

缺血性坏死病因
"PLASTIC RAGS"

- P—胰腺炎
- L—狼疮
- A—酒精
- S—类固醇激素
- T—创伤
- I—特发性,感染
- C—减压病(潜水病),胶原血管病
- R—辐射
- A—淀粉样蛋白
- G—Gaucher 病
- S—镰状细胞病

第十五节 纤维肌痛综合征

一、临床特征

1. 全身疼痛、僵硬、疲劳,特定区域有多处压痛点(图 3-5)

(1)头痛。
(2)颈部及上斜方肌不适。
(3)上肢感觉异常。
(4)疲劳—睡眠不足。
2. 女性>男性。
3. 女性,20—60 岁。
4. 可能会经历晨僵,但症状一整天都在变化。
5. 触发因素可能会加重症状。
(1)体力活动。
(2)不活动。
(3)睡眠障碍。
(4)情绪应激。
6. 可能和肠易激综合征、类风湿关节炎、莱姆病或甲状腺功能亢进症有关。

二、1990 年美国风湿病学会关于纤维肌痛综合征诊断标准

1. 广泛性疼痛:躯体的所有的四个象限均有疼痛。躯体的左侧和右侧,以及腰部的上方和下方。

累及中轴—颈部、前胸、胸椎和腰椎。

2. 疼痛位于 11~18 个激痛点(见图 3-5)。
(1)双侧受累。
(2)枕部,下颈部,斜方肌,冈上肌,第二肋骨,(肱骨)外上髁,臀,(股骨)大转子,膝。

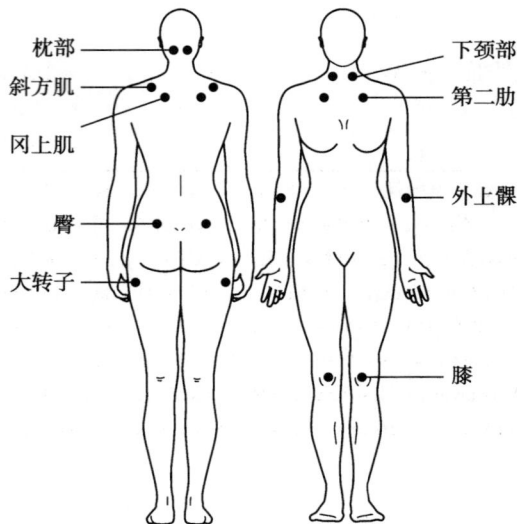

图 3-5 纤维肌痛:特殊压痛点位置

2010 年美国风湿病学会发表了纤维肌痛的非激痛点诊断标准,作为 1990 年诊断标准的替代方案(Wolfe et al.,2010)。2010 年诊断标准基于:

1. 广泛的疼痛指数评分。
2. 症状严重程度评分(包括疲劳,以及认知和躯体症状)。
3. 症状持续出现≥3 个月。
4. 必须排除其他可能导致疼痛的疾病。

纤维肌痛的诊断
- 躯体四个象限广泛分布的疼痛
- 症状出现至少 3 个月
- 没有其他解释疼痛原因的疾病
- 激痛点(不再是诊断标准的一部分,但对诊断有帮助)

三、纤维肌痛综合征的治疗

1. 患者的教育和安慰。
2. 联合治疗通常更有效。
3. 药物。
(1)三环类抗抑郁药(阿米替林,去甲替林)。
(2)普瑞巴林(Lyrica)、度洛西汀(Cymbalta)和米那普仑(Savella)是唯一通过 FDA 认证能够有效治疗纤维肌痛综合征的药物。
(3)肌肉松弛药(环苯扎林,替扎尼定)。
(4)曲马多。
4. 生物反馈,激痛痛点注射。
5. 针灸。
6. 低对抗低冲击的分级有氧运动练习。

四、纤维肌痛综合征应当与肌筋膜疼痛综合征和慢性疲劳综合征相鉴别

(一)肌筋膜疼痛综合征
1. 局部疼痛和痛点随局部治疗可消退,但可能复发。
2. 疲劳,晨僵不常见。
(二)慢性疲劳综合征
1. 失能性疲劳至少 6 个月。
2. 通常在病毒感染综合征后出现。

第十六节　复杂性局部疼痛综合征(表 3-9)

1. 也可参见第一章脑卒中及第十一章疼痛医学中的"复杂区域疼痛综合征(CRPS)"部分的更详细的叙述。
2. CRPS Ⅰ型。
(1)旧称:
①反射性交感神经营养不良。
② Sudeck 萎缩。
③痛性肌营养不良。
④肩手综合征。
(2)发生在外伤后,通常没有特定的神经损伤。
3. CRPS Ⅱ型,也曾称为灼痛,见于特定神经损伤后。

一、特点

1. 肢体疼痛、肿胀,并自主神经功能障碍。
2. 最常由小或大的创伤导致。

二、临床特征

1. 疼痛,深部灼热感,深部灼热感在活动后加重。
(1)异常疼痛:疼痛由非伤害性刺激诱发。
(2)痛觉过敏:较低的疼痛阈值和强化的疼痛感觉。
(3)痛/感觉过度。
2. 局部水肿和血管舒缩性变化。
(1)肢体最初是温暖、发红、干燥的。
(2)进一步发展皮肤变冷,花斑,发绀。
3. 肌无力。
4. 营养不良性改变。
皮肤薄且发亮,脆甲症。

三、临床分期

1. 急性期　数周至 6 个月。
(1)异常疼痛,痛觉过度、超敏反应、肿胀和血管舒缩改变。
(2)血流增加导致皮温和皮肤颜色的

改变。

（3）多汗症。

2. 营养障碍期　3~6个月。

（1）持续性疼痛、无力和萎缩性皮肤改变。

（2）血流减少,皮温下降。

（3）多汗症。

3. 萎缩期

（1）萎缩和挛缩。

（2）皮肤发亮、冷、干燥。

四、放射学改变

1. X 线片

Sudeck 萎缩:X线片示的斑片状骨质减少,磨玻璃样改变。

2. 三相骨扫描

（1）前两期扫描呈非特异性改变。

（2）第三期骨扫描可见异常改变,关节周围结构核素摄取增高。

五、治疗

1. 尽早活动:被动和主动的关节活动度训练,按摩,冷热交替浴,经皮电刺激疗法。

2. 建议患者在可耐受的程度下继续活动,避免失用性萎缩。

3. 镇痛:非甾体抗炎药,阿片类镇痛药。

4. 炎症反应:皮质类固醇,初始剂量为60~80mg,4/d,维持2周,后逐渐减量继续使用2周。

5. 上肢可行颈交感神经节阻滞,下肢可行腰神经节阻滞。

6. 交感神经节切除手术:适于神经阻滞有效但效果短暂者。

表 3-9　复杂性局部疼痛综合征在儿童/青少年与成人中的对比

	儿童/青少年	成人
部位	下肢	上肢
自发性疼痛	常见	常见
异常疼痛	大多数患者	大多数患者
性别比例	4:1 女性>男性	混合

续表

	儿童/青少年	成人
三相骨扫描	混杂的结果:曾用来排除其他的症状 可见肢体的核素摄入减少-减少的萎缩性改变 偶有正常 核素摄入的增加	第三期骨扫描中可见受累肢体的核素摄入增多
治疗	单独物理治疗 非侵入性治疗:TENS 药物:三环抗抑郁药 阻滞常应用于上肢	交感神经阻滞
预后	好	差

TENS. 经皮电刺激疗法

来源:Wilder RT. Reflex sympathetic dystrophy in children and adolescents:differences from adults. In:Janig W,Stanton-Hicks M,eds. Reflex Sympathetic Dystrophy:A Reappraisal. Progress in Pain Research and Management Series, vol 6. Seattle, WA:IASP Press;1996,with permission.

六、交感神经介导的复杂性局部疼痛综合征

以下四个试验可确定疼痛是否为交感神经介导的疼痛,前两个试验更为常用。

1. 局麻药进行交感神经阻滞

（1）局麻药物注射至星状神经节(上肢)或腰椎旁神经节(下肢)。若症状缓解,考虑交感神经的病因。

（2）对星状神经节阻滞术合理的反应包括同侧的Horner综合征、无汗症、结膜充血、鼻塞,血管舒张及皮温升高。参见第十一章疼痛医学的更详细的描述。

2. 胍乙啶试验　在肢体近端系上超收缩压袖带,在其远端肢体上注射胍乙啶,注射后疼痛再现,并且在袖带释放后疼痛立即缓解,为阳性。

3. 酚妥拉明试验　静脉注射酚妥拉明,能够使疼痛再现。

4. 局部缺血试验　超收缩压袖套充气,可减轻疼痛。

第十七节 肌腱疾病

一、DUPUYTREN 挛缩（图 3-6）

1. 异常的纤维组织增生和掌腱膜挛缩，导致掌指关节和近端指间关节屈曲挛缩，多见于 50—70 岁的白人。

2. 与癫痫症、肺结核、酒精中毒、糖尿病有关（Snider，1997）。

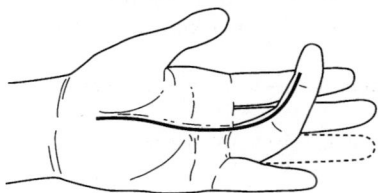

图 3-6 Dupuytren 挛缩
来源：From Snider RK，ed. Essentials of Musculoskeletal Care. Rosemont，IL：American Academy of Orthopaedic Surgeons；1997，with permission.

（一）发病机制

1. 掌腱膜是掌长肌肌腱的延续，附着于近端指间关节和中节指骨的两侧及皮肤。

2. 掌腱膜纤维瘤病和纤维带挛缩可形成结节，导致手指屈曲挛缩和皮肤凹陷。

（二）临床特征

1. 掌面及其下筋膜的无痛性增厚。

2. 最常见于第 4 和第 5 指。

（三）治疗

1. 非手术：胰蛋白酶、糜蛋白酶、利多卡因注射，随后进行强有力的拉伸，破坏挛缩组织、提高关节活动度。

2. 理疗：热疗，牵伸，超声治疗。

3. 手术：筋膜切开术，截肢术。

二、扳机指（狭窄性屈指肌腱腱鞘炎；图 3-7）

1. 屈指肌腱腱鞘增厚导致正常活动时摩擦增多。

2. 屈指肌腱鞘的结节可能会进展，导致肌腱被锁定于 A1 滑车系统，且不能通过此区域，

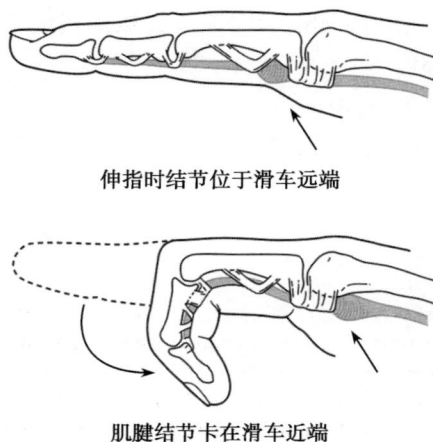

伸指时结节位于滑车远端

肌腱结节卡在滑车近端

图 3-7 扳机指：手指伸展时，结节在滑车远端；当手指屈曲时，肌腱结节锁定于 A1 滑车部位的近端
来源：From Snider RK，ed. Essentials of Musculoskeletal Care. Rosemont，IL：American Academy of Orthopaedic Surgeons；1997，with permission.

从而限制手指的活动。

3. 当结节通过屈指肌腱鞘的滑车系统时，能感受到锁住感（卡住）或弹响。

4. 当手指屈曲时，结节向近端移动，阻止手指再次伸展。

三、槌状指（图 3-8）

1. 最常见于伸肌腱损伤（Snider，1997）。

2. 暴力屈曲动作使伸肌腱位于远节指骨处附着处的断裂。

3. 远端指间关节向下垂落，维持于屈曲位，且不能主动伸展。

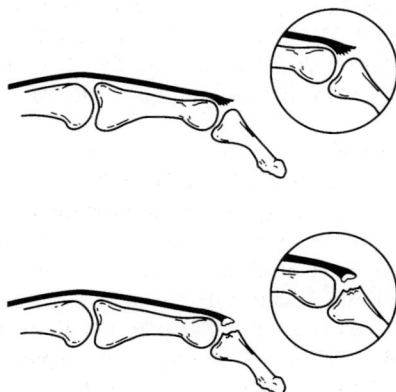

图 3-8 引起锤状指原因。上图为手指伸肌腱在其止点处断裂；下图为远节指骨部分撕脱伤

4. 治疗:远端指间关节夹板固定远节指骨于过伸位。

（1）急性:6 周。

（2）慢性:12 周。

5. 手术指征:愈合不良,且掌侧半脱位,或撕脱骨折大于 1/3 者。

（叶超群　殷毅　凌梦钰 译,敖丽娟 审校）

参 考 文 献

Aletaha D, Neogi T, Silman AJ, et al. 2010 rheumatoid arthritis classification criteria: an American College of Rheumatology/European League Against Rheumatism collaborative initiative. *Arthritis Rheum*. 2010;62(9): 2569–2581. doi:10.1002/art.27584.

Arnett FC, Edworthy SM, Bloch DA, et al. The American Rheumatism Association 1987 revised criteria for the classification of rheumatoid arthritis. *Arthritis Rheum*. 1988;31:315–324. doi:10.1002/art.1780310302.

Berkow R, Elliott L. Rheumatoid arthritis: new approaches for its evaluation and management. *Arch Phys Med Rehabil*. 1995;76:190–201. doi:10.1016/S0003-9993(95)80029-8.

Beasley J. Osteoarthritis and rheumatoid arthritis: conservative therapeutic management. *J Hand Ther*. 2012;25(2): 163–171;quiz 172. doi: 10.1016/j.jht.2011.11.001.

Braunwald E, Fauci AS, Kaspar DL, Hauser SL, Longo DL, Jameson JL, eds. *Harrison's Principles of Internal Medicine*. 15th ed. New York, NY: McGraw-Hill; 2001.

Cailliet R. *Hand Pain and Impairment*. 3rd ed. Philadelphia, PA: F. A. Davis Company; 1982.

Wigley FM, Boin F. Clinical features and treatment of scleroderma. In: Firestein GS, Budd RC, Gabriel SE, McInnes IB, O'Dell JR, eds. *Kelley and Firestein's Textbook of Rheumatology*. 10th ed. Philadelphia, PA: Elsevier; 2017: 1424–1457.

Duthie RB, Harris CM. A radiographic and clinical survey of the hip joint in sero-positive arthritis. *Acta Orthop Scand*. 1969;40:346–364. doi:10.3109/17453676908989513.

Felson DT, Zhang Y, Anthony JM, et al. Weight loss reduces the risk for symptomatic knee osteoarthritis in women. The Framingham Study. *Ann Intern Med*. 1992;116(7):535–539.

Firestein GS, Budd RC, Harris ED, Jr., McInnes IB, Ruddy S, Sergent JS, eds. *Kelley's Textbook of Rheumatology*. 8th ed. Philadelphia, PA: WB Saunders; 2008.

Gerber LH, Hicks JE. Surgical and rehabilitation options in the treatment of the rheumatoid arthritis patient resistant to pharmacologic agents. *Rheum Dis Clin North Am*. 1995;21:19–39.

Helmick CG, Felson DT, Lawrence RC, et al. Estimates of the prevalence of arthritis and other rheumatic conditions in the United States: Part I. *Arthritis & Rheum*. 2008; 58(1):15–25. doi:10.1002/art.23177.

Hicks JE, Sutin J. Rehabilitation in joint and connective tissue diseases: approach to the diagnosis of rheumatoid diseases. *Arch Phys Med Rehabil*. 1988;69(3) (suppl):S78–S83. https://www.archives-pmr.org/article/0003-9993(88)90038-X/fulltext.

Jensen HP, Steinke MS, Mikkelsen SS, Thomsen PB. Hip physiolysis: bilaterally in 62 cases followed for 20 years. *Acta Orthop Scand*. 1990;61(5):419-420. doi:10.3109/17453679008993553.

Kelly WN, Harris ED Jr, Ruddy S, et al. *Textbook of Rheumatology*. Vol 1, 2. 5th ed. Philadelphia, PA: W.B. Saunders; 1997.

Khanna D, Fitzgerald JD, Khanna, PP et al. American College of Rheumatology guidelines for management of gout. Part 1: systematic nonpharmacologic and pharmacologic therapeutic approaches to hyperuricemia. *Arthritis Care Res*. 2012; 64(10):1431–1446. doi:10.1002/acr.21772.

Klippel JH. *Primer on the Rheumatic Diseases*. 11th ed. Atlanta, GA: Arthritis Foundation; 1997.

Klippel JH, Stone JH, Crofford LJ, White PH, eds. *Primer on the Rheumatic Diseases*. 13th ed. New York, NY: Springer; 2008.

Koop S, Quanbeck D. Three common causes of childhood hip pain. *Pediatr Clin North Am*. 1996;43(5):1053–1066. doi:10.1016/S0031-3955(05)70450-8.

Lane NE. Pain management in osteoarthritis: the role of Cox-2 inhibitors. *J Rheumatol Suppl*. 1997;24:20–24.

Lawrence RC, Felson DT, Helmick CG, et al. Estimates of the prevalence of arthritis and other rheumatic conditions in the United States: Part II. *Arthritis Rheum*. 2008; 58(1):26–35. doi:10.1002/art.23176.

Leite VF, Daud Amadera JE, Buehler AM. Viscosupplementation for hip osteoarthritis: a systematic review and meta-analysis of the efficacy on pain and disability, and the occurrence of adverse events. *Arch Phys Med Rehabil*. March, 2018;99(3):574–583.e1. doi:10.1016/j.apmr.2017.07.010.

Loia MC, Vanni S, Rosso F, et al. High tibial osteotomy in varus knees: indications and limits. *Joints*. 2016;4(2):98–110. doi:10.11138/jts/2016.4.2.098.

Martel W. The occipito-atlanto-axial joints in rheumatoid arthritis and ankylosing spondylitis. *Am J Roentgenol Radium Ther Nucl Med*. 1961;86(2):223–239.

Park WM, O'Neill M, McCall IW. The radiology of rheumatoid involvement of the cervical spine. *Skeletal Radiol.* 1979;4:1–7. doi:10.1007/BF00350586.

Rapoff MA, Purviance MR, Lindsley CB. Educational and behavioral strategies for improving medication compliance in juvenile rheumatoid arthritis. *Arch Phys Med Rehabil.* 1988;69:439–441.

Skaggs DL, Tolo VT. Legg-Calvé-Perthes disease. *J Am Acad Orthop Surg.* 1996;4(1):9–16. doi:10.5435/00124635-199601000-00002

Snider RK, ed. *Essentials of Musculoskeletal Care.* Rosemont, IL: American Academy of Orthopaedic Surgeons; 1997.

Stenger AA, Van Leeuwen MA, Houtman PM, et al. Early effective suppression of inflammation in rheumatoid arthritis reduces radiologic progression. *Rheumatology.* 1998;37:1157–1163. doi:10.1093/rheumatology/37.11.1157.

Stitik TP, Kim J-H, Stiskal D, et al. *De Lisa's Physical Medicine And Rehabilitation Principles And Practice, Two Volume Set* (Rehabilitation Medicine Delisa). Philadelphia, PA: Lippincott Williams & Wilkins; 2010:781–791. chap 31.

van den Hoogen F, Khanna D, Fransen J, et al. 2013 classification criteria for systemic sclerosis: an American College of Rheumatology/European League Against Rheumatism collaborative initiative. *Arthritis Rheum.* 2013;65(11): 2737–2747. doi:10.1002/art.38098.

Verhoeven AC, Boers M, Tugwell P. Combination therapy in rheumatoid arthritis: updated systematic review. *Br J Radiol.* 1998;37:612–619. doi:10.1093/rheumatology/37.6.612.

Wilder RT. Reflex sympathetic dystrophy in children and adolescents: differences from adults. In: Janig W, Stanton-Hicks M, eds. *Reflex Sympathetic Dystrophy: A Reappraisal. Progress in Pain Research and Management Series, vol 6.* Seattle, WA: IASP Press; 1996.

Wolfe, F, Clauw, DJ, Fitzcharles, M-A, et al. The American College of Rheumatology preliminary diagnostic criteria for fibromyalgia and measurement of symptom severity. *Arthritis Care Res.* 2010:62(5);600–610. doi:10.1002/acr.20140.

推 荐 读 物

Cailliet, R. *Neck and Arm Pain.* 3rd ed. Philadelphia, PA: F. A. Davis Company; 1991.

DeLisa JA, ed. *Rehabilitation Medicine: Principles and Practice.* Philadelphia, PA: J. B. Lippincott; 1988.

Nicholas JJ. Rehabilitation of patients with rheumatic disorders. In: Braddom RL, ed. *Physical Medicine and Rehabilitation.* Philadelphia, PA: WB Saunders; 1996:711–727.

Sponsellar PD, Stevens HM. *Handbook of Pediatric Orthopedics.* Boston, MA: Little, Brown and Company; 1996.

Wall PD, Melzack R, eds. *Textbook of Pain.* 3rd ed. New York, NY: Churchhill Livingstone; 1994:685–691.

第四章　肌肉骨骼医学

第一节　上肢：肩关节

功能解剖学

（一）肩关节活动度（图 4-1）

1. 肩关节前屈：180°。

2. 肩关节伸展：60°。

3. 肩关节外展：180° 常人拇指朝下时,肩关节外展 120°。

4. 肩关节内收：60°。

5. 肩关节内旋：90°（上臂外展）。

6. 肩关节外旋：90°（上臂外展）。

（二）肩关节运动

1. 肩关节前屈（图 4-2）

（1）三角肌前束（来自后束的腋神经：C_5, C_6）。

（2）胸大肌,锁骨部（胸内侧神经和胸外侧神经 C_5,C_6,C_7,C_8,T_1）。

（3）肱二头肌（来自外侧束的肌皮神经：C_5,C_6）。

（4）喙肱肌（来自外侧束的肌皮神经：C_5, C_6）。

2. 肩关节伸展（图 4-3）

（1）三角肌后束（来自后束的腋神经：C_5, C_6）。

（2）背阔肌（来自后束的胸背神经：C_6,C_7, C_8）。

（3）大圆肌（来自后束的肩胛下神经下支：C_5,C_6）。

（4）肱三头肌长头（来自后束的桡神经：C_6,C_7,C_8）。

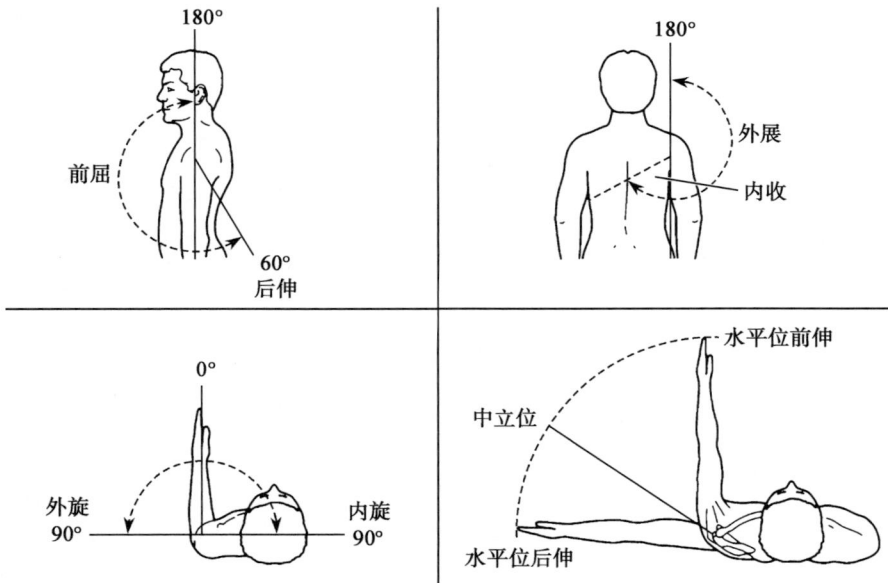

图 4-1　肩关节活动度

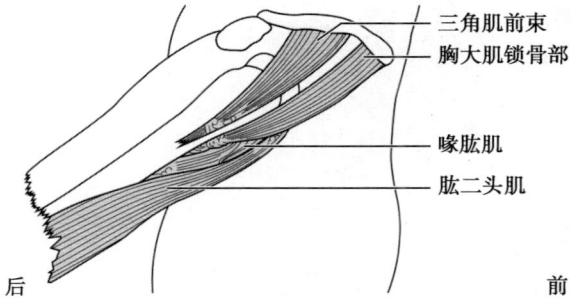

图 4-2　手臂屈肌群（侧视图）。请注意上臂的外展位便于更好观察屈肌的附着

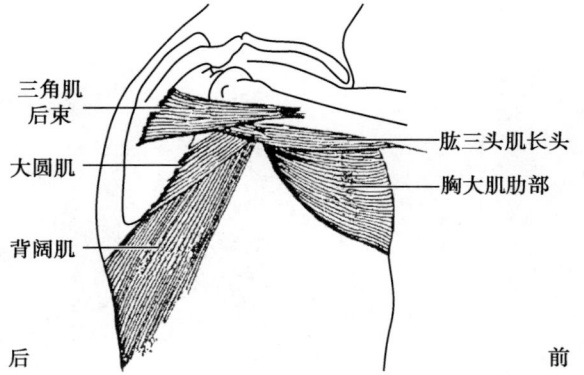

图 4-3　上臂后伸肌群（侧面观）。请注意肩关节屈曲能更好观察后伸肌群的附着

（5）胸大肌，胸肋部（胸内侧神经和胸外侧神经：C_5，C_6，C_7，C_8，T_1）。

3. 肩关节外展（图 4-4）

（1）三角肌中束（来自后束的腋神经：C_5，C_6）。

（2）冈上肌（来自上干的肩胛上神经：C_5，C_6）。

4. 肩关节内收（图 4-5）

（1）胸大肌（胸内侧神经和胸外侧神经：C_5，C_6，C_7，C_8，T_1）。

（2）背阔肌（来自后束的胸背神经：C_6，C_7，C_8）。

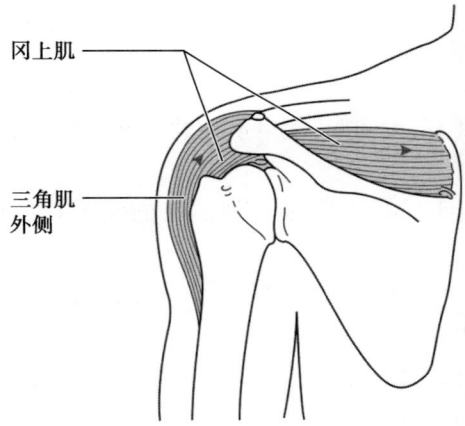

图 4-4　上臂外展肌群（后面观）

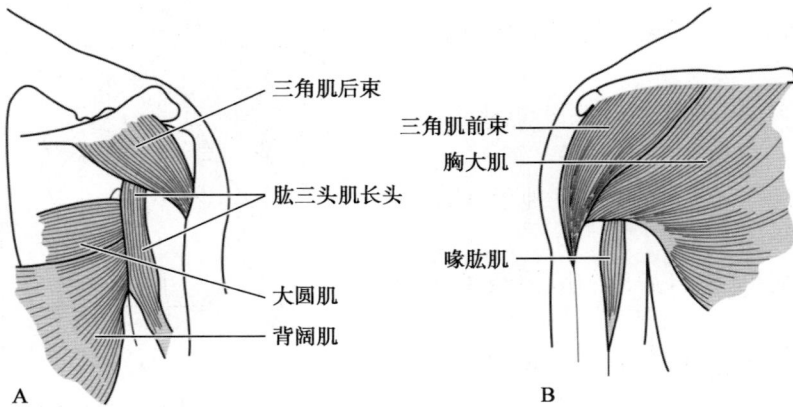

图 4-5　上臂内收肌群
A. 后面观；B. 前面观

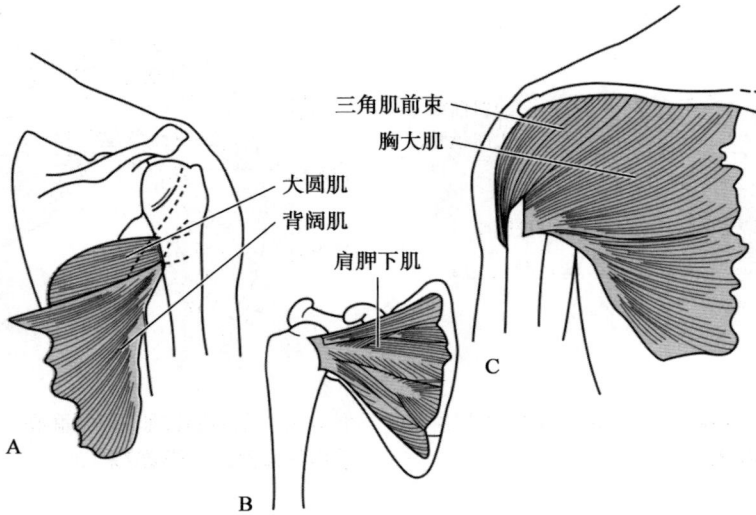

图 4-6　上臂主要内旋肌群

A. 后面观；B 和 C. 前面观

（3）大圆肌（来自后束的肩胛下神经下支：C_5，C_6）。

（4）喙肱肌（来自外侧束的肌皮神经：C_5，C_6，C_7）。

（5）冈下肌（来自上干的肩胛上神经：C_5，C_6）。

（6）肱三头肌长头（来自后束的桡神经：C_6，C_7，C_8）。

（7）三角肌前束和后束（来自后束的腋神经：C_5，C_6）。

5. 肩关节内旋（图 4-6）

（1）肩胛下肌（来自后束的肩胛下神经上支和下支：C_5，C_6）。

（2）胸大肌（胸内侧神经和胸外侧神经：C_5，C_6，C_7，C_8，T_1）。

（3）背阔肌（来自后束的胸背神经：C_5，C_6）。

（4）三角肌前束（来自后束的腋神经：C_5，C_6）。

（5）大圆肌（来自后束的肩胛下神经下支：C_5，C_6）。

6. 肩关节外旋（图 4-7）

（1）冈下肌（来自上干的肩胛上神经：C_5，C_6）。

（2）小圆肌（来自后束的腋神经：C_5，C_6）。

（3）三角肌部分后束（来自后束的腋神经：C_5，C_6）。

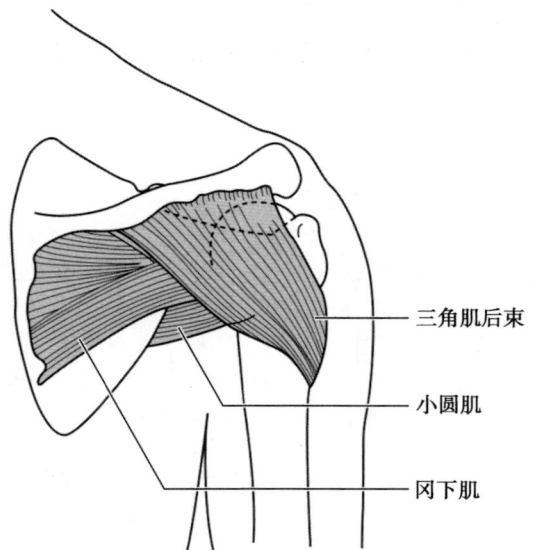

图 4-7　上臂主要外旋肌群（后面观）

（4）冈上肌（来自上干的肩胛上神经：C_5，C_6）。

（三）肩带复合体（The Shoulder-Girdle Complex）

1. 盂肱关节（the glenohumeral joint，GHJ）

（1）盂肱关节（GHJ）由球窝关节组成，关节类型属于滑膜。

（2）盂肱关节的主要构成。

① 关节盂和肱骨。

② 盂唇。

③ 盂肱关节囊。

④ 盂肱韧带。

⑤ 肩关节动力性稳定结构。

⑥ 肩关节静力性稳定结构。

📖（3）上臂外展是通过盂肱关节和肩胛胸壁关节的运动来实现的。

📖（4）上臂外展时，盂肱关节和肩胛胸壁关节之间存在平衡。

① 上臂外展过程中，肩胛胸壁关节每活动 $1°$，盂肱关节活动 $2°$

（盂肱关节活动 $120°$，肩胛胸壁关节活动 $60°$）。

② 肩胛胸壁关节运动使关节盂旋转，并使盂肱关节外展的同时避免发生肩峰撞击。

2. 肩胛盂（图4-8）

（1）肩胛骨的外侧，与肱骨构成关节。

（2）大约 30% 肱骨头与肩胛盂构成关节。

3. 盂唇（见图4-8）

（1）环绕肩胛盂周围的纤维软骨组织。

（2）充当盂肱关节的韧带、肌腱以及肩关节囊的附着位点。

（3）防止肱骨头前脱位和后脱位。

（4）加深肩胛盂，将肱骨头与关节盂的总接触面积增加到 70%。

4. 盂肱关节囊

（1）关节囊起自盂唇，覆盖整个肱骨头，附着于肱骨颈。

（2）关节囊前方增厚形成盂肱韧带。

5. 盂肱韧带（图4-9）

（1）这些韧带起源于盂肱关节囊的前部褶皱，附着于关节盂，加强肩关节囊和关节。

（2）维持稳定，防止肱骨头从肩胛盂脱出。

（3）由三个部分组成，都位于肱骨头前方。

① 盂肱上韧带。防止向下方脱位。盂肱上韧带与盂肱中韧带，维持肩外展 $0°\sim90°$ 的稳定性。

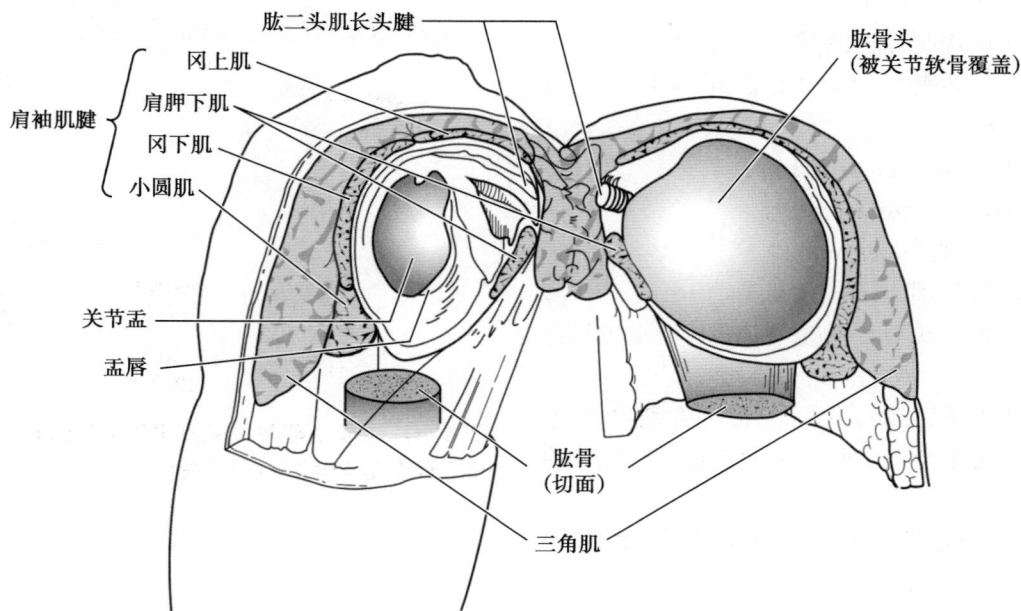

图4-8 盂唇和肩胛盂（侧面观）

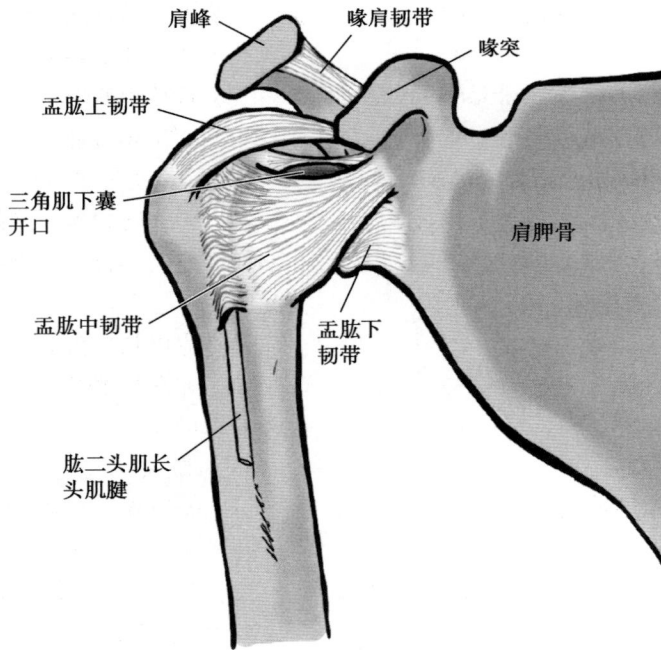

图 4-9　盂肱韧带（前面观）。盂肱上韧带、盂肱中韧带和盂肱下韧带形成了独特的 Z 形结构

注：三角肌下滑囊开口多变

来源：Illustration by Sagar Parikh，MD.

② 盂肱中韧带：防止肩关节向前脱位。

③ 盂肱下韧带：外展 90° 以上时主要的前方稳定韧带。

（四）肩关节的稳定性

1. 动态稳定结构

（1）围绕肱骨头，使肱骨头贴近肩胛盂。

（2）肩袖肌群："小 S.I.T.S."（图 4-10，图 4-11 和图 4-19）。

① 冈上肌（supraspinatus）。

② 冈下肌（infraspinatus）。

③ 小圆肌（teres minor）。

④ 肩胛下肌（subscapularis）。

（3）肱二头肌长头腱、三角肌、大圆肌和背阔肌。

（4）肩胛部稳定结构（如斜方肌和前锯肌）：在肩关节活动时起到辅助稳定盂肱关节的作用。

2. 静态稳定结构　包括关节盂、盂唇、肩关节囊和盂肱韧带。

图 4-10　右臂上视图：内旋肌群和外旋肌群。该图显示了旋转肌群与肱骨上端的关系

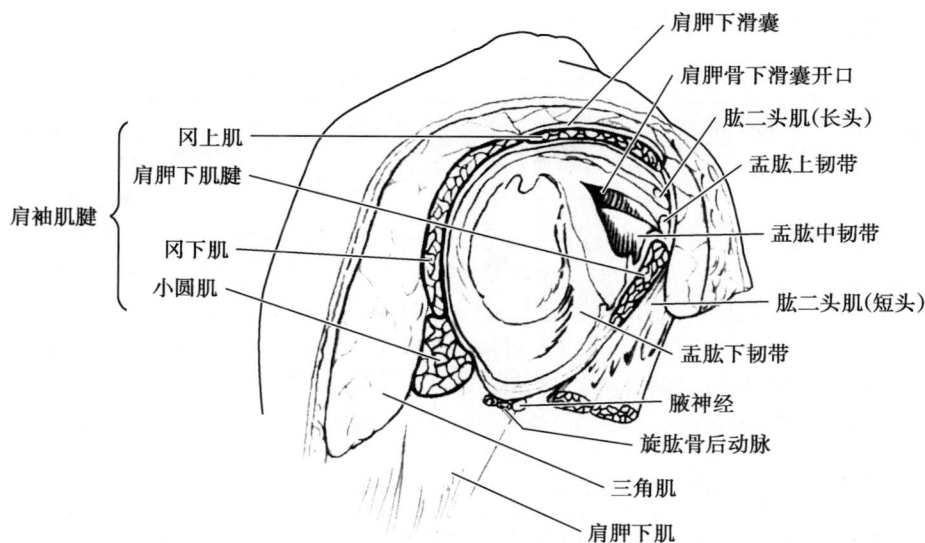

图 4-11　右肩胛盂前外侧观，注意四块肩袖小肌肉（小圆肌、冈下肌、冈上肌和肩胛下肌）不是肩胛下滑囊开口，是肩峰下滑囊开口，滑囊也是肩峰下滑囊

第二节　肩部疾病

一、肩锁（acromioclavicular，AC）关节损伤

【概述】

（一）肩锁（AC）关节（图 4-12）

1. 将锁骨与肩胛骨连接起来的滑动关节。

2. 两关节面之间的关节盘。

（二）肩锁（AC）关节的韧带

1. 肩锁韧带连接锁骨远端与肩峰，提供横向稳定性。

2. 喙锁（coracoclavicular，CC）韧带连接喙突与锁骨，并将锁骨固定在喙突上，防止锁骨上下脱位。它由锥状韧带和斜方韧带组成。

3. 喙肩韧带连接喙突与肩峰。

（三）AC 关节损伤机制

1. 直接暴力作用于肩部。

2. 跌倒时，手臂牵伸状态下受到应力。

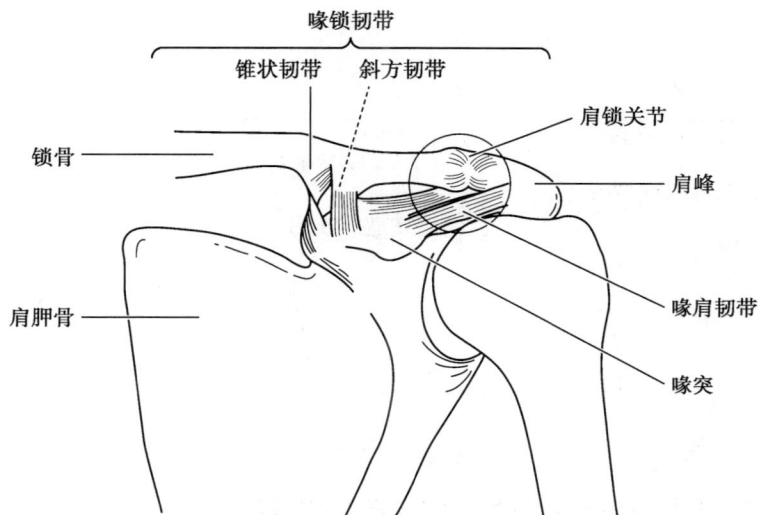

图 4-12　肩锁关节（前视图）
注意喙肩韧带在肩锁关节下关节囊中的作用

（四）AC 关节分离的分型（表 4-1 和图 4-13）

表 4-1　肩锁关节（肩）脱位的分型（图 4-13）

分型	肩锁韧带	喙锁韧带	肩锁关节/锁骨	脱位检查
I 型	挫伤	完整	肩锁关节完好。锁骨无移位	AC 关节压痛,不伴有不稳,软组织肿胀
II 型	完全撕裂	挫伤	肩锁关节离断,间隙轻微扩大。锁骨轻微抬高但不超过肩峰的上缘	AC 关节软组织压痛伴水平不稳
III 型	完全撕裂	断裂	肩锁关节脱臼,AC 关节间隙扩大至 100%,锁骨高于肩峰上缘,但喙锁间距为对侧的 25%~100%	
IV 型	完全断裂	完全断裂	锁骨向后穿入斜方肌内	皮肤隆起
V 型	完全断裂	完全断裂	喙锁关节间隙大于对侧超过 100%	严重的肩关节下垂,耸肩不能改善
VI 型	完全断裂	完全断裂	锁骨远端向下移位至喙突	

授权引自 Adapted from Gorbaty JD, Hsu JE, Gee AO. Classifications in brief: Rockwood classification of acromioclavicular joint separations. *Clin Orthop Relat Res.* 2017; 475（1）: 283-287. doi: 10.1007/s11999-016-5079-6.

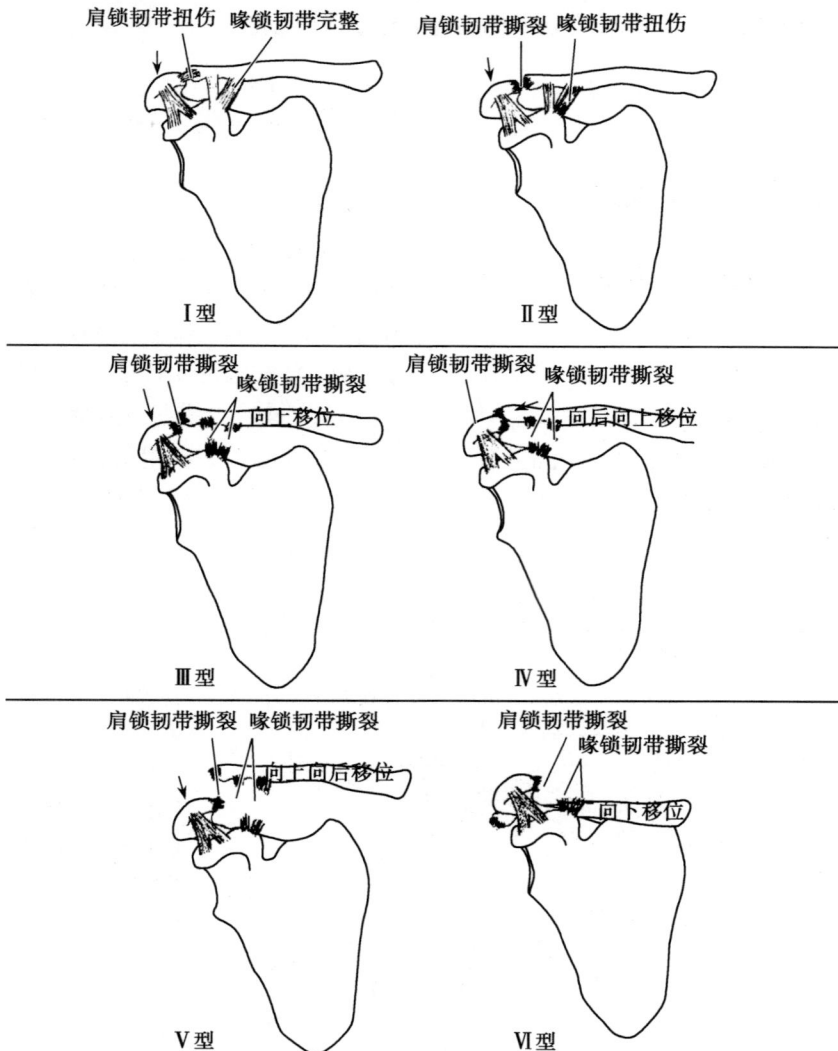

图 4-13　AC 关节脱位的分型（前面观）（参见表 4-1 的说明）

【临床特点】

1. 患者通常主诉触诊 AC 关节和关节活动时疼痛。

2. Ⅲ型或Ⅲ型以上的 AC 关节脱位后期通常存在肉眼可见的畸形。

3. Rockwood 分类将 AC 关节损伤分类如下。

（1）Ⅰ型至Ⅲ型基于 AC 和 CC 韧带损伤程度以及 AC 关节的移位程度。

（2）Ⅳ型至Ⅵ型是扩展分类，包括锁骨的移位方向。

AC 关节撞击诱发试验

胸前交叉（水平内收或绕颈）检查：上臂被动内收过前正中线，引起关节疼痛。

【影像学】

肩部负重（10 磅）时的 AP 位（anterior-posterior，AP）X 线。

1. Ⅲ型损伤表现为锁骨-喙突区域增宽 25%~100%。

2. Ⅴ型损伤表现为增宽>100%。

【治疗】

根据分离程度和损伤程度决定治疗方案。

（一）急性 AC 关节损伤

1. Ⅰ型和Ⅱ型

（1）休息，冰敷，非甾体抗炎药（NSAIDs）。

（2）伤后第 1~2 周吊带固定保持舒适姿势。

（3）避免提重物和身体接触性运动。

（4）稳定肩胛带复合体的运动和力量练习。

（5）返回竞技运动：患者全 ROM 活动无症状的时候。

①Ⅰ型：2 周。

②Ⅱ型：6 周。

2. Ⅲ型

（1）有争议，非手术治疗或手术路径的选择取决于患者职业或运动对肩部稳定性的需要。

（2）重体力劳动者和运动员适合手术治疗。

（3）一般来说，两个治疗方案相比较，功能恢复情况类似。

3. Ⅳ型、Ⅴ型和Ⅵ型

推荐手术：切开复位内固定（open reduction internal fixation，ORIF），或锁骨远端切除重建 CC 韧带。

（二）慢性 AC 关节损伤/疼痛

1. 注射皮质类固醇。

2. 可能需要进行锁骨切除术和 CC 重建术。

（三）AC 关节损伤的并发症

1. 锁骨骨折和脱位。

2. 锁骨远端骨溶解：锁骨远端退变，伴有骨质减少及囊性变。

3. AC 关节炎：可能通过皮质类固醇注射和康复治疗来得到缓解。

二、盂肱关节损伤

【概述】

盂肱关节（glenohumeral joint，GHJ）类型：球窝关节。

肩胛胸壁运动

1. 上臂外展时盂肱关节和肩胛胸壁关节之间存在平衡。

2. 肩胛胸壁关节运动使肩胛盂旋转，并使盂肱关节外展避免撞击肩峰。

3. 上臂外展时盂肱关节活动：肩胛胸壁关节活动比为 2∶1（肩胛胸壁关节运动 60°，盂肱关节运动 120°）。

【GHJ 不稳的分类】

1. 不稳　不稳是指肱骨头相对于肩胛盂的位移。可能会导致半脱位或脱位。

2. 半脱位　半脱位是指肱骨头从肩胛盂中部分离，并即刻复位。

3. 脱位　脱位是指肱骨头从肩胛盂中完全分离，无法即刻复位。

（一）不稳的方向

1. 盂肱关节前方不稳

（1）最常见的不稳定方向是前下方。

（2）多见于年轻人，复发率高。

（3）机制：上臂外展外旋。

（4）并发症或包括腋神经损伤。

2. 盂肱关节后方不稳

（1）较前方不稳少见。

（2）或因癫痫发作导致。

（3）患者的姿势可表现为内收内旋位。

（4）机制：手臂前屈内收时候受到应力。

3. 多向不稳

（1）多向不稳罕见。

（2）患者的其他关节可普遍表现出松弛。

（二）不稳模式

1. 创伤性——T. U. B. S.

T. U. B. S.（Rockwood 等，1996）

　　T-创伤性肩关节不稳（traumatic shoulder instability）

　　U-单向（unidirectional）

　　B-bankart 损伤

　　S-手术治疗（surgical management）

---

2. 非创伤性——A. M. B. R. I.

A. M. B. R. I.（Rockwood 等，1996）

　　A-非创伤性肩关节不稳（Atraumatic shoulder instability）

　　M-多向不稳（Multidirectional instability）

　　B-双侧损伤（Bilateral lesions）

　　R-康复治疗（Rehabilitation management）

　　I-手术可选择下方关节囊移位（Inferior capsular shift. If surgery）

（三）相关骨折

1. 前脱位

（1）Bankart 损伤（图 4-14）

① 盂唇自盂前缘撕脱，使肱骨头向前滑动。

② 最常见于前方不稳。

③ 也可见于盂缘撕脱性骨折。

（2）Hill-Sachs 损伤（图 4-15）

📖 ① 关节盂前缘撞击，导致肱骨头后外侧压缩骨折。

② 伴有前脱位。

③ 关节面病变所占比例在 30% 以上，可能会导致不稳。

④ 肱骨头的后外侧面出现凹陷。

2. 后脱位

（1）反向 Bankart 损伤。

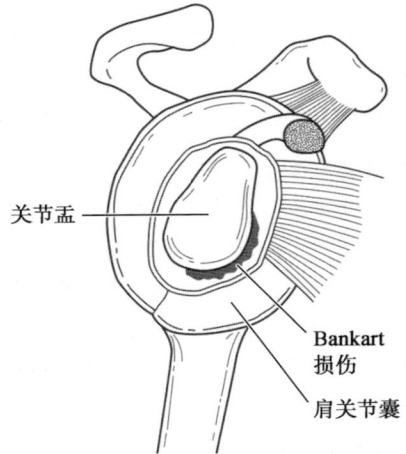

图 4-14　Bankart 损伤

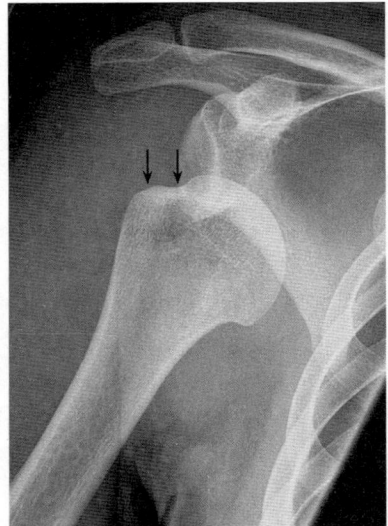

图 4-15　Hill-Sachs 损伤
［Il Hellerhoff 提供］

（2）反向 Hill-Sachs 损伤。

【临床特征】

（一）死臂综合征（dead arm syndrome）

1. 症状包括早期肩部疲劳、疼痛、麻木及感觉异常。

2. 手臂外展外旋位（"投掷位"）时最常见肩部脱出还纳。

3. 常见于需要反复进行手臂过头（overhead）运动的投掷运动员或排球运动员。

（二）松弛检查

有些患者似乎存在"双关节"，这是关节囊

松弛的非专业术语。患者可将拇指触及前臂的掌侧（屈肌）面。因组织松弛，这些患者比其他人更容易出现肩关节脱位。

【诱发试验】

（一）盂肱关节前方不稳

1. 恐惧试验（图 4-16）

肩关节外展外旋 90°时，患者感觉肩关节前方不稳而产生恐惧（担心脱位）。

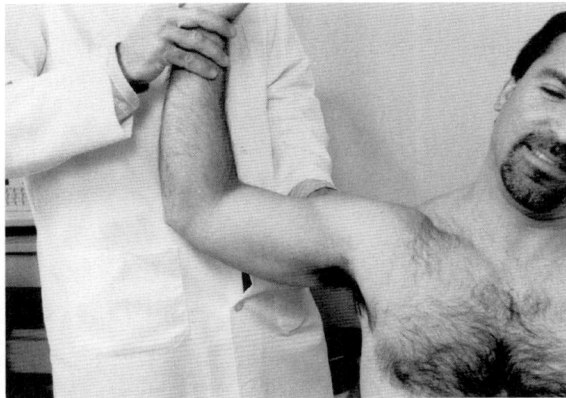

图 4-16 恐惧试验

图片来源：JFK Johnson Rehabilitation Institute，2000

2. 复位试验

仰卧位恐惧试验时在肩关节前方施加向后的力量防止前脱位，使恐惧感减轻。

3. 前抽屉试验

关节盂的肱骨头被动前移。

4. 前负荷-移位试验

（1）前抽屉试验基础上的改良形式。

（2）施力将肱骨头向肩胛盂挤压，然后被动前移肱骨头。如果患者重现不稳、疼痛和捻发音，即为阳性。

（二）盂肱关节后方不稳

1. Jerk 试验

上臂前屈 90°，并最大程度内旋，同时肘关节屈曲 90°。上臂水平内收，使其过身体水平面，同时向后方推压肱骨。上臂接近中线时，患者会猛地拉开手臂，以防止肱骨头后方半脱位或脱位。

2. 后抽屉试验

3. 后负荷-移位试验

（三）盂肱关节多向不稳

沟征（图 4-17）

检查者一手向下拽患者上臂，另一手固定其肩胛骨。如果肩峰与肱骨头之间出现凹陷，即为阳性。这表明盂肱关节松弛度增加。

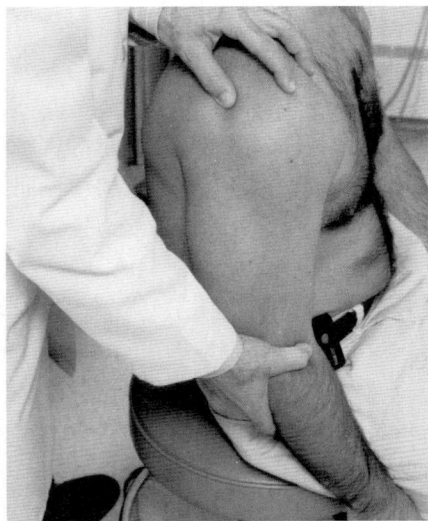

图 4-17 沟征

图片来源：JFK Johnson Rehabilitation Institute，2000

【影像学】

正位、肩胛骨 Y 位和腋侧位 X 线。

1. 腋位片评估盂肱关节脱位

2. 其他

（1）西点/俯卧腋侧位：Bankart 损伤。

（2）Stryker notch 位：Hill-Sachs 损伤。

【治疗】

（一）创伤性盂肱关节单向不稳（T. U. B. S.）

1. 非手术治疗

（1）吊带固定：固定时间不定。

（2）康复治疗：短期制动后，进行 ROM 和肩带复合体力量训练。

① 被动活动度（passive range of motion，PROM）与 Codman 钟摆练习。

② 康复早期进行等长练习。

2. 手术治疗

（1）对关节囊足够松弛者，仅进行肌力训练难以预防脱位复发。在运动爱好者中，如果康复治疗失败，应考虑手术治疗。

（2）三次脱位后，再发风险接近100%，可考虑手术治疗。对于运动员和运动爱好者，尤其既往存在伴有盂唇撕裂的肩关节脱位和不稳病史患者，应尽早考虑手术。

（二）盂肱关节后方不稳

1. 一般来说，康复治疗对于大多数患者来说是足够的。

2. 非手术治疗

（1）中立位制动约3周。

（2）需进行肩-肩胛骨后部肌群训练（冈下肌、三角肌后束、小圆肌、斜方肌和前锯肌）。

此阶段治疗最长可持续6个月。

3. 手术治疗

如康复治疗失败，后方关节囊缝合术是创伤性复发性肩关节后脱位的可选术式。

（三）盂肱关节多向不稳（A. M. B. R. I.）

1. 80%以上的患者康复效果极佳。

2. 治疗方案应包括教育患者避免自发性肩关节脱位，并避免已知的不稳位置。

3. 非手术治疗失败时，可选择手术治疗。此时可行下方关节囊移位术。

三、盂唇撕裂

【概述】

1. 盂唇包绕肩胛盂周围。肌腱（肩袖和肱二头肌）附着于盂唇上。任何盂唇撕裂或不稳均可能伴有肩袖或肱二头肌肌腱病变。

2. 盂唇撕裂的诱因包括反复手臂过头运动（棒球和排球）或创伤。

3. 撕裂可以发生在盂唇前、后或上方。

4. 前后方向的上盂唇撕裂（superior glenoid labral tear in the anterior-to-posterior direction，SLAP）损伤：关节盂缘上唇从前向后撕裂。

【临床特征】

症状和体征与肩关节不稳相似（弹响、交锁和疼痛）。

诱发试验

1. 负荷-移位试验

检查者将肱骨头推入肩胛盂，同时施加、向后的力。阳性结果表现为明显移位，提示上盂唇不稳。

2. O'Brien试验

（1）用于检测SLAP损伤；分两部分进行。

（2）上臂内旋前屈，并内收15°。检查者先施加向下的力到患者旋前的上臂，然后再施加向下的力到患者旋后的上臂。

（3）阳性结果为肩深部疼痛，当力施加在旋后位上臂时，疼痛减轻。

【影像学和治疗】

同GHJ不稳。

四、肩部撞击综合征和肩袖损伤

【概述】

（一）撞击综合征（图4-18）

1. 撞击综合征最有可能是肩痛最常见的原因。

2. 肩峰下间隙变窄，导致肩峰下滑囊、肱二头肌肌腱和肩袖（最常见的是冈上肌腱）的压迫和炎症。

3. 上肢在外展内旋时，肩峰下部与肱骨大结节发生撞击，损伤二者之间的肌腱（最常见的是冈上肌）。

4. 撞击综合征通常导致慢性肌腱病变，可进展为肩袖撕裂（完全或部分）。

5. 肩峰撞击综合征的临床分期（Neer，1972）：

（1）1期：水肿或出血——可逆（年龄<25岁）。

（2）2期：纤维化和肌腱炎（25—40岁）。

（3）3期：肩锁骨赘和肩袖撕裂（年龄>40岁）。

（二）肩袖撕裂

1. 肩袖由四块肌肉组成（S.I.T.S.；图4-19）

（1）冈上肌。

（2）冈下肌。

（3）小圆肌。

（4）肩胛下肌。

2. 肩袖的肌肉包绕肱骨头，具有旋转上肢、将肱骨头稳定在肩胛盂上的作用。

3. 肩袖撕裂主要发生在冈上肌腱，有多种原因引起，包括外伤和慢性撞击。肌腱的血供不足也会导致其易于受到损伤，特别是在距离肌肉止点约1cm处的关键区域血供不足。

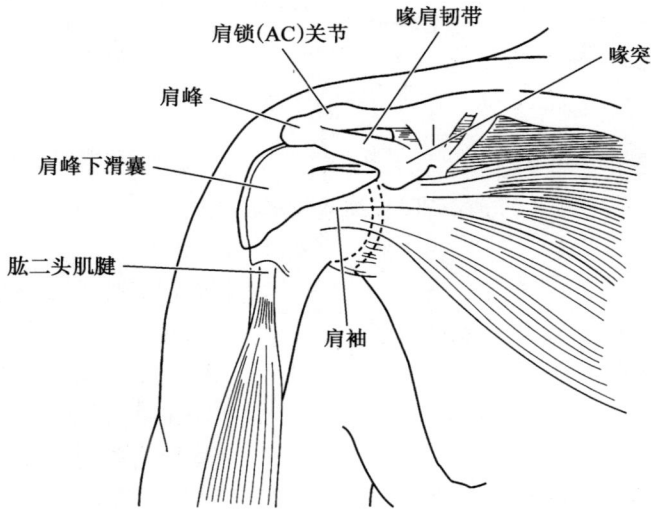

图 4-18　肩部解剖（前面观）

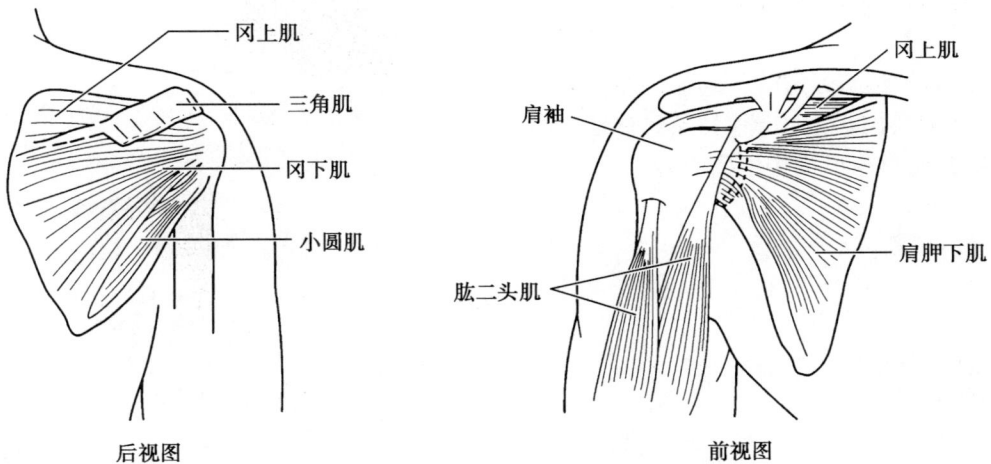

图 4-19　肩袖肌肉：后面观（左）；前面观（右）

4. 可由直接创伤或慢性撞击导致。这种伤害很少会影响 40 岁以下的青年人。

肩峰形态与肩袖撕裂的关系

1. 肩峰类型（图 4-20）

（1）Ⅰ型→平坦。

（2）Ⅱ型→弧形。

（3）Ⅲ型→钩状（Brown and Neumann，1999）。

2. 患者肩峰的解剖形状与肩袖撕裂的发生率有关。

3. 弧形或钩状肩峰的患者肩袖撕裂的风险较高。

【临床特征】

1. 在关节活动范围内发生的疼痛，尤见于反复手臂上举过头的运动。

（1）投掷棒球。

（2）游泳。

① 游泳划水的各阶段，包括"抓水"，推进性的推拉以及收回阶段。

② 发生于手臂过头泳姿的"抓水"阶段。

③ 机制：肩前屈、外展、内旋。

④ 较常见的致损泳姿：自由泳、仰泳、蝶泳。

⑤ 较少见的致损泳姿：蛙泳。

2. 冈上肌腱由于位于肩峰下，是最常受到

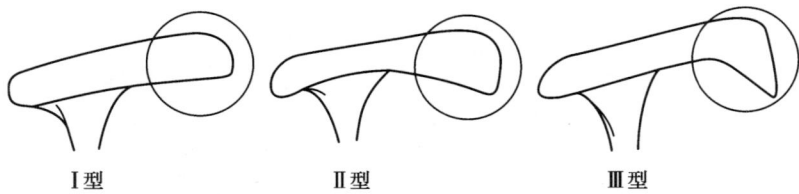

图 4-20   三种不同的肩峰类型

损伤的韧带。

（1）患者在进行上肢过头的运动时，会感觉到关节弹响、交锁，或关节牵拉感。

（2）肩胛带的任何地方都可能会出现放射痛。

（3）前屈、外展和内旋时疼痛无力，提示存在撞击（Hawkins 征）。

（4）不能启动外展，提示可能存在肩袖撕裂。

（5）存在夜间痛，患者常主诉不能患侧卧位睡眠。

（6）肱骨大结节或肩峰下间隙压痛。

（7）受累肌肉可发生萎缩，导致该区域外观上的畸形，常见于巨大慢性撕裂者。

诱发试验

1. 撞击试验：

（1）Neer 征（图 4-21）

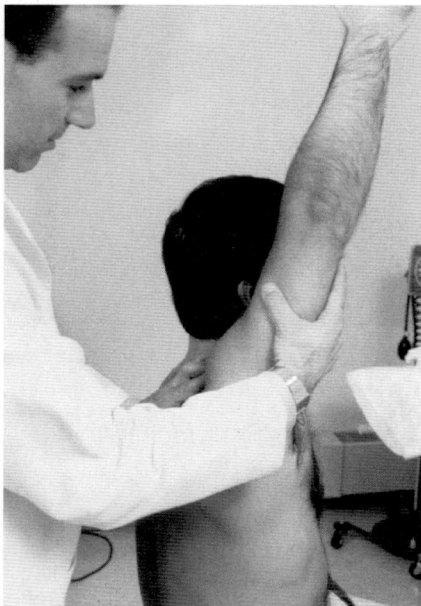

图 4-21   Neer 征

资料来源：JFK Johnson 康复研究所提供，2000 年

① 固定肩胛骨，被动前屈前臂>90°。

② 出现疼痛为阳性反应，表明冈上肌腱在肩峰和肱骨大结节之间受到压迫。

（2）Hawkins 征（图 4-22）

① 固定肩胛骨，被动屈曲内旋上肢至 90°。

② 出现疼痛为阳性反应，表明冈上肌腱在喙肩韧带和肱骨大结节之间受到压迫。

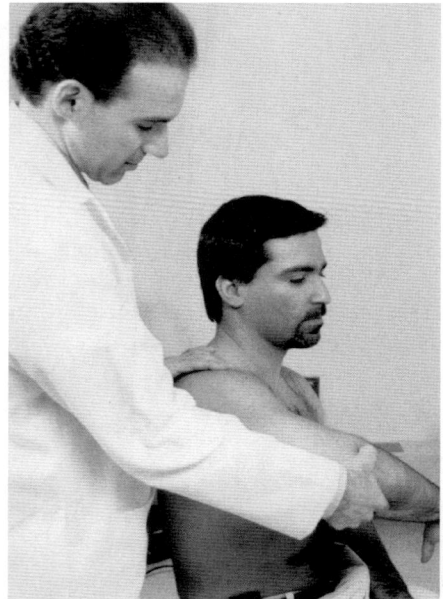

图 4-22   Hawkins 征

资料来源：JFK Johnson 康复研究所提供，2000 年

（3）疼痛弧征

上肢外展约 60°~120°时出现疼痛。

2. 肩袖试验

（1）空罐（冈上肌）试验

① 上肢前屈外展和内旋时出现疼痛和无力（拇指向下）。

② 肱骨外展时会伴随自然外旋。在评估冈上肌的完整性时，应嘱患者内旋肱骨，使肱骨

大结节位于肩峰下方。在此位置,肩关节的最大外展角度为120°。

（2）落臂试验

① 上肢被动外展至90°并内旋。

② 无论是否施加外力,患者都无法保持上肢外展位。

③ 最初三角肌会协助外展,但很快便无法继续维持。

④ 落臂试验阳性,表明肩袖完全撕裂。

【影像学】

（一）X线片（正位）

1. 撞击:通常正常。可见肱骨大结节慢性囊性变。

2. 慢性肩袖撕裂

（1）肱骨近端上移。

（2）肱骨大结节扁平化。

（3）肩峰下关节面硬化。

（4）关节盂、喙突、AC关节和肩峰上、内侧发生严重磨损。

（二）冈上肌出口位（尾侧倾斜15°的经肩胛骨"Y"位;图4-23）

评估肩峰形态

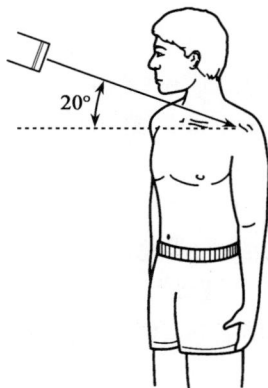

图4-23 肩袖X线片（15°~20°斜角位）

（三）MRI是评估肩袖完整性的金标准

1. 可以界定完全撕裂和部分撕裂。

2. 增强MRI（用钆造影）可以评估盂唇。

（四）关节造影

1. 有助于评估完全撕裂,但无法评估撕裂程度或部分撕裂。

2. 对于怀疑存在盂唇撕裂,但在常规MRI上未显示的患者,MRI关节造影可以将损伤显示出来。

3. 对含钆造影剂过敏的患者禁用。

（五）超声（US）

1. 肩袖完全撕裂可以表现为未显影、肩袖不连续,以及肩峰下滑囊和三角肌插入肌腱缺损区。

2. 肌腱增厚、信号不均匀、表面不规则或肩袖肌腱缺损,可提示肌腱部分撕裂或肌腱病。

3. 检查的质量取决于操作者经验。

【治疗】

撞击、慢性部分和完全撕裂。

（一）非手术治疗（康复治疗）

1. 急性期（长达4周）

（1）相对休息:避免任何会引起症状加重的活动。

（2）减轻疼痛,消除炎症。

（3）方式:超声波,离子导入。

（4）恢复无痛状态和肩肱ROM。

（5）延缓上肢肌肉萎缩。

2. 恢复期（数月）

（1）改善上肢ROM和本体感觉。

（2）全范围ROM活动无痛。

（3）改善肩袖（冈上肌）和肩胛稳定结构（菱形肌、肩胛提肌、斜方肌和前锯肌）的功能。

（4）评估单一运动平面的活动练习。

3. 功能期

（1）继续肌力训练,提高力量和耐力（增强式训练）。

（2）完成特定任务的训练。

（3）游泳者的康复重点在于加强肩袖肌肉和肩胛稳定结构的力量,包括前锯肌和斜方肌下部。

（4）注射皮质类固醇:每年最多3次（可能会削弱胶原组织,导致更多的微创伤）。

（二）手术治疗

1. 适应证

（1）完全撕裂或非手术治疗无效的部分撕裂。

（2）慢性肩袖撕裂手术修复的主要指征是减少或消除撞击疼痛。应告知患者相对于缓解疼痛而言,外展功能的恢复较难预测。

2. 部分撕裂(＜层厚 40%)

术式:部分前肩峰成形术和喙肩韧带松解术(coracoacromial ligament lysis,CAL)。

3. 部分撕裂(＞层厚 40%)

修复肩袖肌腱。

4. 急性肩袖撕裂(如运动员/外伤)

统计显示,急性撕裂后 3 周内行手术修复后的肩关节的整体功能,比晚重建更好。

五、肩关节退行性疾病(图 4-24,肩关节骨关节炎)

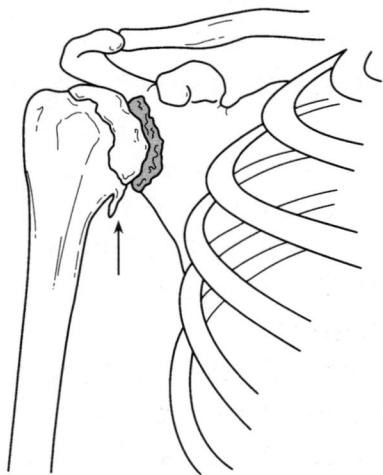

图 4-24 肩关节退行性疾病

【概述】

1. 关节软骨破坏,关节间隙狭窄。

2. 关节炎可能发生于盂肱关节或肩锁关节。

3. 肩关节退行性疾病可见于创伤后损伤、慢性肩袖病变、莱姆病等。

【临床特点】

1. 主动活动和被动活动受限伴疼痛,影响日常生活活动。

2. 疼痛较常见于肩关节内旋,也可见于肩外展。

3. 徒手肌力检查(manual muscle testing,MMT)是否受到影响,取决于疾病的严重程度。

4. 疼痛夜间为甚,休息后缓解。

5. 肩关节前方和后方触诊时压痛。

【影像学】

1. X 线正位:内旋、外旋或 40°斜位。

2. 腋位片。

3. X 线改变包括。

(1)关节面不规则。

(2)关节间隙狭窄(软骨损坏)。

(3)肩峰下硬化。

(4)骨赘改变。

(5)关节盂扁平化。

(6)肱骨头囊性改变。

【治疗】

(一)非手术治疗

1. 目的是减轻疼痛和炎症。

2. NSAIDs 及皮质类固醇注射治疗。

3. 康复治疗。

4. 关节活动度和肩袖力量训练。

(二)手术治疗

1. 全肩关节置换(Total shoulder arthroplasty,TSA)

(1)适应证:①疼痛。②缺血性坏死。③肿瘤。

(2)目的:①减轻疼痛。②保护关节。③重建功能。

第一阶段:0~6 周

1)TSA 术后注意事项。

① 避免主动外展和后伸>0°。

② 吊带固定。

③ 不可外旋>15°。

④ 不可主动活动,避免负重(NWB)。

2)治疗:轻柔被动活动(Codman 训练),轻柔主动活动(爬墙运动),等长收缩训练(渐进式)。

第二阶段:6~12 周

1)注意事项:停用吊带,开始轻负重。

2)治疗:等张肌力训练,主动—辅助活动(AAROM),主动活动(AROM)。

第三阶段:12 周后

1)注意事项:取消之前活动范围的限制。

2)治疗:开始渐进抗阻训练,主动活动和牵伸。

2. 肩关节融合术

（1）盂肱关节（GHJ）的切除和融合。

（2）典型病例是年轻的重体力劳动者，伴肩部反复创伤。

（3）适应证

① 继发于 OA 的严重肩痛。

② 肩关节置换术后的机械性松动。

③ 关节感染。

📖（4）融合体位

① 外展 50°。

② 前屈 30°。

③ 内旋 50°。

六、冈上肌钙化性肌腱炎

【概述】

1. 钙盐沉积最常累及冈上肌肌腱。

2. 沉积物大小与临床症状不相关。

【临床特征】

肩部活动时剧烈疼痛，尤其见于肩关节外展和手臂过头活动。

【影像学】

前后位肩部 X 线显示钙沉积，通常见于肌腱止点。

【治疗】

1. 肩峰下注射和物理治疗可改善症状。

2. 超声（US）引导下经皮穿刺、抽吸，并用生理盐水灌洗钙化灶，被证实有效。

3. 手术治疗不常用，剧烈疼痛和非手术治疗失败而不能完成 ADL 的患者可用。

七、粘连性关节囊炎（冻结肩，图 4-25）

【概述】

1. 肩部疼痛，盂肱关节活动受限。

2. 肩关节挛缩。

3. 病因不明，或为自身免疫性、创伤性或炎症性。

4. 多见于 40 岁以上的女性。

5. 与下述情况相关。

（1）颅内病变：脑血管意外（cerebral vascular accidents，CVA）、脑出血和脑肿瘤。

（2）抑郁症。

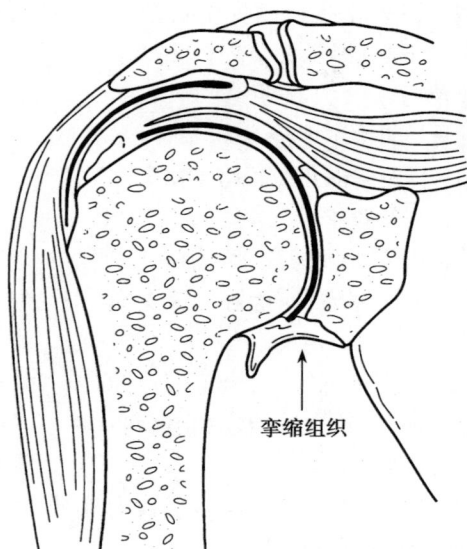

图 4-25 盂肱关节渐进性关节囊炎。注意增厚和挛缩的关节囊组织

（3）肩手综合征。

（4）帕金森病。

（5）医源性疾病（长期制动）。

（6）颈椎间盘病变。

（7）胰岛素依赖性糖尿病（IDDM）。

（8）甲状腺功能减退。

（一）【分期】

1. 疼痛期 渐进性弥漫性疼痛持续约 8 个月。

2. 粘连期 受限持续约 8 个月。

3. 解冻期 ROM 增加，肩部疼痛减轻。

（二）病理

关节囊滑膜组织与滑囊粘连。

【临床特征】

1. 疼痛，AROM 和 PROM 受限明显。

2. 外展和外旋 ROM 首先受限。其次是肩前屈、内收、后伸受限。

【影像学】

1. X 线片（前后位）——通常正常，但要排除潜在的肿瘤或钙沉积。治疗 3 个月后疼痛和关节活动没有改善的患者须摄 X 线片。

2. 可见骨量减少，其他正常。

3. 肩关节 MRI 提示 GHJ 关节囊和滑囊增厚。

4. 关节腔造影过程中可注射的造影剂量减少（<5mL）提示关节腔体积减小。

【治疗】

（一）非手术治疗

1. 恢复 PROM 和 AROM。

2. 缓解疼痛。

3. 皮质类固醇注射：肩峰下与盂肱关节内注射可减轻疼痛，使治疗效果最佳。疗效因人而异。

4. 家庭训练方案：全范围牵伸。

5. 理疗：超声波治疗和电刺激。

（二）手术治疗

1. 12 周非手术治疗后仍没有实质性进展者，可在麻醉下进行手法松解。

2. 关节镜下粘连松解术：通常用于手法松解无效的 IDDM 患者。

八、肱二头肌肌腱炎和断裂

【概述】

（一）肱二头肌肌腱炎（图 4-26）

1. 肱二头肌长头起自盂上结节。

2. 肱二头肌短头起自喙突顶点。

3. 典型的肱二头肌长头腱炎发生在肱骨头的结节间沟。

4. 上臂上举和内旋时，肌腱在肱骨头、肩峰和 CC 韧带之间受到撞击。

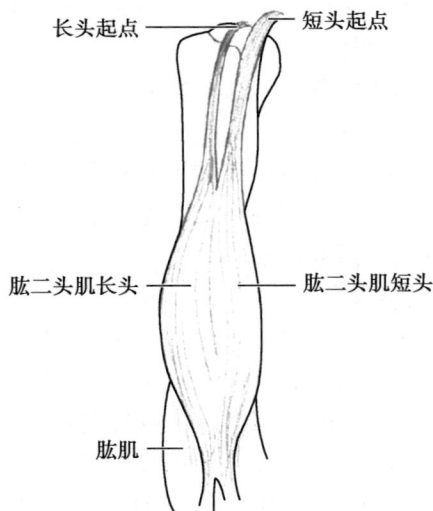

图 4-26　右臂前侧肌群

（二）肱二头肌断裂（图 4-27）

1. 断裂最常见于肱二头肌长头腱近端。

2. 缩回的肱二头肌可表现出"大力水手征"。

3. 远端断裂罕见，通常发生于进行剧烈体育活动者（如健美运动员和重体力劳动者）。

4. 见于 40 岁以上具有慢性撞击综合征病史的成人。

5. 在老年人中，也与肩袖撕裂相关。

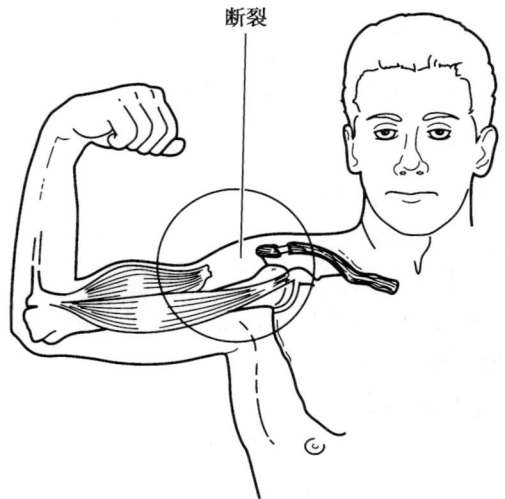

图 4-27　肱二头肌近端肌腱断裂（试图收缩时断裂表现更明显）

【临床特征】

1. 压痛点位于肱二头肌沟（图 4-28）。

2. 撞击征阳性与肩关节撞击综合征有关。

3. 臂肌腱断裂可发生剧烈疼痛，可听见咔嗒声（断裂声），可见瘀斑和局部隆起（"大力水手肌肉"）。

【诱发实验】

（一）肱二头肌肌腱炎：

1. Yergason 试验（图 4-29）：确定肱二头肌长头腱在肱二头肌沟中的稳定性。屈肘 90°，手腕抗阻旋后时，疼痛见于肩关节前方。

2. Speed 试验：肩关节屈曲、肘关节伸展、前臂抗阻旋后时，疼痛见于肩关节前方。

（二）肱二头肌断裂

Ludington 测试

1. 患者双侧手臂搭在头上（手指交叉），收

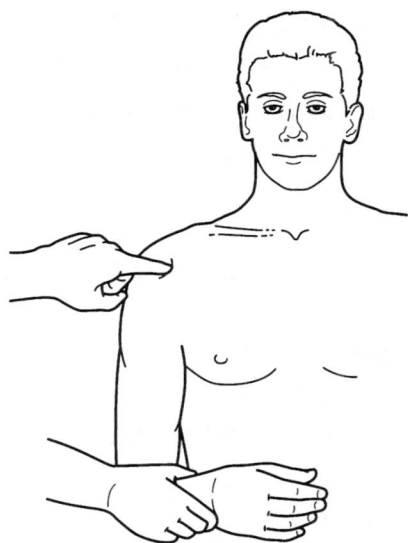

图 4-28　肱二头肌肌腱压痛点位于结节间沟

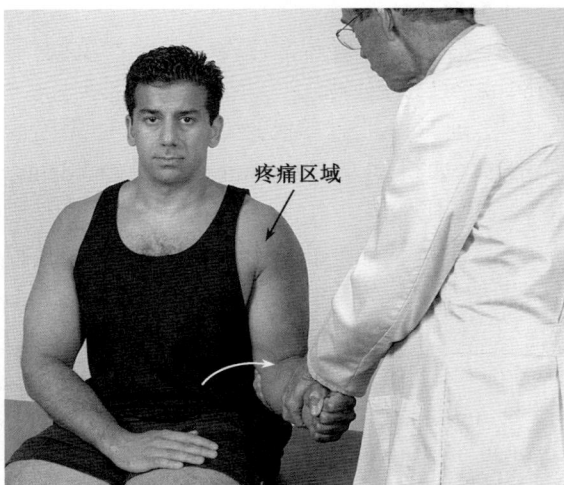

图 4-29　Yergason 测试. 患者手腕(前臂)抗阻旋后,疼痛可在肩关节前面引发
来源:Courtesy of JFK Johnson Rehabilitation Institute,2000.

缩和放松每侧的肱二头肌。

2. 肱二头肌收缩时,检查者触诊肱二头肌长头沟,患侧不能触及肱二头肌肌腱的收缩,健侧可触及。

【影像学】

1. X 线片无特异性发现。

2. MRI 可提示肌腱损伤或肱二头肌肌腱断裂。

3. 诊断性超声成像可在诊室内快速评估急性肱二头肌肌腱断裂。

【治疗】

(一) 肌腱炎

1. 非手术治疗适用于绝大部分患者。

2. 在可耐受范围内进行 ROM 和肌力训练。

3. 理疗。

4. 腱鞘内注射(因可能导致肌腱断裂而有争议)。

(二) 断裂

1. 大多数患者无指征进行肌腱缝合。

2. 肱二头肌肌腱固定术用于需要提重物的、运动多的年轻患者。

3. 部分患者出于美观要求,可行肱二头肌肌腱缝合。

九、三角肌拉伤和撕脱

【概述】

1. 三角肌起自锁骨前部、肩峰和肩胛冈。

2. 腋神经支配。

3. 参与盂肱关节的前屈、后伸和外展。

4. 三角肌完全断裂较罕见。

三角肌断裂最常见于手术损伤,也可见于挤压伤或严重的直接暴力。

5. 上臂外展和前屈时暴力直接作用于上臂,可造成拉伤和挫伤。

6. 三角肌前束在投掷运动的加速阶段受损。

7. 三角肌后束在投掷运动的减速阶段受损。

【临床特征】

1. 三角肌起点受损,可见于 V 级的肩锁关节(AC)脱位。

2. 肿胀、局部压痛和肩关节活动受限,可见于拉伤而不伴断裂者。

3. 急性断裂可出现肿胀、畸形、瘀斑和无力,可扪及凹陷。

【影像学】

1. 除非有显著损伤(如断裂)与合并伤(如肩关节脱位),X 线片一般为正常。

2. 在怀疑三角肌断离的患者中,肩 MRI 能更好地评估软组织病理改变。

【治疗】

1. 对于拉伤和挫伤患者,应采取冰敷和制动。然后采取牵伸和渐进肌力训练。

2. 对于完全断裂或撕脱患者,应采取手术缝合。

十、翼状肩胛(图4-30)(另见电诊断学或神经肌肉生理学,表5-31)

【概述】

类型

1. 内侧翼状肩胛:

(1) 前锯肌无力导致。

(2) 胸长神经麻痹的结果。

(3) 仰卧推举重物,或沉重的背包肩带可以损伤此神经。

(4) 肩胛骨上提后缩。

2. 外侧翼状肩胛:

(1) 斜方肌无力导致。

(2) 可由副神经病变导致。

(3) 神经损伤发生于颈后三角区。

(4) 肩胛骨下降和前伸。

【临床特征】

(一) 内侧翼状肩胛

1. 肩胛骨内侧缘离开肋骨成翼状。

2. 患者上臂前屈或对墙俯卧撑更加明显。

(二) 外侧翼状肩胛

1. 肩胛骨绕胸廓旋转,向外侧成翼状。

2. 可通过抗阻耸肩来测试斜方肌上部纤维。

3. 可通过俯卧划船动作测试斜方肌中、下部纤维。

4. 应考虑用电诊断检查判断神经损伤和预后。

【影像学】

1. 通常没有直接的帮助。

2. 翼状类型决定具体的影像检查。

【治疗】

肩胛稳定康复治疗。

十一、肩胛骨骨折(图4-31)

【概述】

1. 肩胛骨骨折通常伴发于其他严重损伤。初次检查往往容易漏诊。

2. 通常由严重的高速创伤直接作用到肩部造成[如机动车祸(motor vehicle accidents, MVA)、摩托车事故]。

3. 伴有其他严重损伤,如肋骨骨折、肺挫伤、气胸/血胸。

4. 骨折部位:关节盂、关节盂缘、喙突、肩胛颈部和体部,以及肩峰。

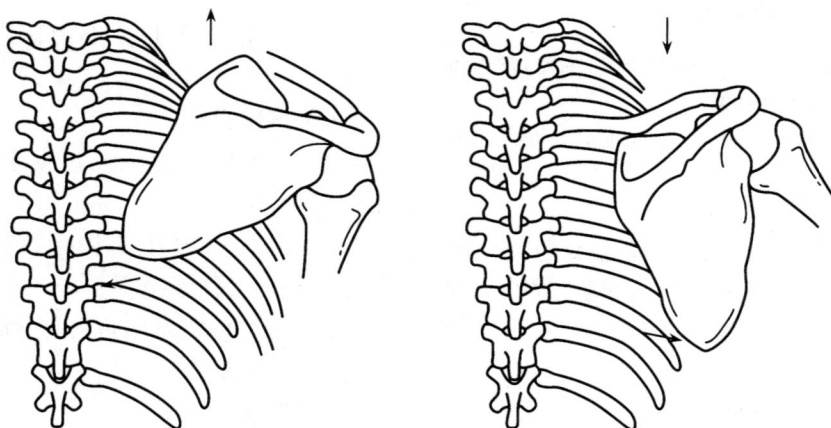

前锯肌麻痹
(内侧翼状肩胛)

斜方肌麻痹
(外侧翼状肩胛)

图4-30　翼状肩胛模式

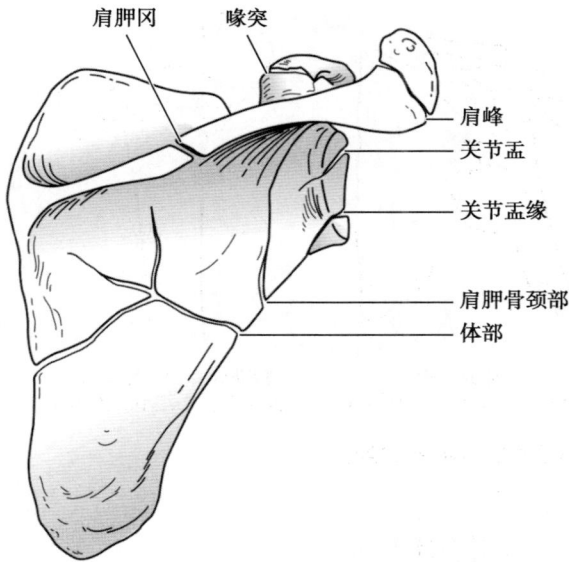

图 4-31　肩胛骨骨折模式

【临床特征】

肩胛和肩峰区压痛。

【影像学】

1. X 线片：正位、肩胛骨 Y 位、腋侧位 X 线。
2. CT 扫描。

【治疗】

1. 无移位的骨折用闭合治疗。
2. 通常在损伤后 1~2 周采取手臂吊带，随后进行患者可耐受的早期 ROM 训练。
3. 切开复位内固定（ORIF）：骨折移位大。
4. 注意：患者如肩胛骨体部骨折伴移位。由于存在肺挫伤风险，应考虑住院治疗。

十二、锁骨骨折

【概述】

根据骨折部位分类：

骨折位于锁骨内侧、中部（最常见），或锁骨远端 1/3。

【临床特征】

1. 一般见于外伤后，如跌倒或直接暴力影响，在肩/锁骨区域出现疼痛、肿胀、瘀斑，伴或不伴有明显畸形。
2. 也应评估 AC 关节和胸锁（sternocla-vicular，SC）关节，因为它们也可能出现损伤。

【影像学】

锁骨正位 X 线片，包含 AC 和 SC 关节。胸部 X 线检查以评估是否并发气胸。

【治疗】

1. 对于大多数锁骨骨折，可以采取非手术治疗。

（1）用简单吊带或 8 字吊带进行闭合复位和制动。

（2）根据年龄，制动 3~6 周。

（3）制动 3 周后开始渐进式运动。

2. 手术适用于开放性锁骨骨折、严重移位的骨折伴皮肤隆起，以及肩带向内侧明显移位的骨折。

AC 关节处锁骨骨折向外侧移位（>1cm），最好手术治疗。

十三、肱骨近端骨折

【概述】

1. 通常发生于老年骨质疏松患者低能量跌倒，或年轻患者高能量创伤。
2. 大约占所有骨折的 5%。
3. 分类基于四部分分类法。
4. 这种分类法涉及肱骨的四个不同部分相对于彼此的骨折移位（Snider, 1997）。这些区域是：

（1）大结节。

（2）小结节。

（3）肱骨头。

（4）肱骨干。

5. 这些部分之一必须呈 45° 成角畸形或移位至少 1cm，才被视为移位。

【四部分分类法（图 4-32）】

1. 一部分肱骨骨折：无移位，嵌入骨折。所有部分对线仍然正常。
2. 两部分肱骨骨折：一个骨碎片相对于其他三个部分发生位移。
3. 三部分肱骨骨折：两个骨碎片发生位移。
4. 四部分肱骨骨折：所有骨碎片发生位移。
5. 骨折常见位置包括：

（1）大结节。

（2）小结节。

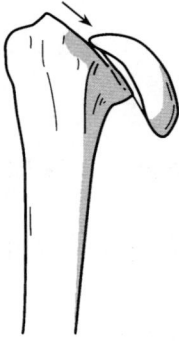

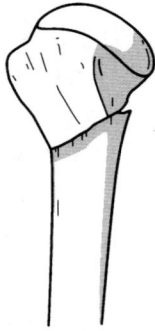

| 两部分骨折:解剖颈 | 两部分骨折:外科颈 | 三部分骨折:
外科颈,大结节,肱骨干 | 四部分骨折:肱骨头,
大结节,小结节,肱骨干 |

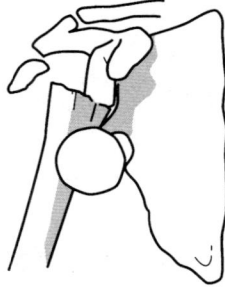

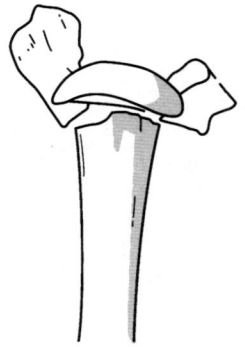

图 4-32　肱骨近端骨折移位类型(Neer 分型)

（3）外科颈(最常见)。

（4）解剖颈。

【临床特征】

1. 发生机制:跌倒时伸出手臂最为常见,通常是站立高度。因此,大多数骨折是由间接暴力引起的;但是直接损伤也可引发骨折。

2. 通常见于骨质疏松的老年妇女跌倒后。

3. 上臂疼痛、肿胀、瘀斑,轻微运动症状加剧。

4. 外科颈骨折时,冈上肌是主要的外展肌(即冈上肌导致肱骨近端碎片外展)。

5. 如神经受累,可出现感觉丧失。

6. 如果骨折影响血管供血,则桡动脉搏动减弱。

【影像学】

X 线(创伤系列):前后位,肩胛骨 Y 位,腋位,尖斜位,以及西点腋位。

【治疗】

1. 一部分(无移位)

（1）非手术治疗:吊带固定和早期康复治疗(6 周)。

（2）早期 ROM 训练:在患者可耐受的范围内尽早开始 Codman 训练和 AROM 训练。

（3）在患者可耐受的范围内尽早行 AROM 训练、钟摆训练。

2. 手术:ORIF。

多个部分(移位>2cm)。

【并发症】

1. 神经血管

（1）臂丛神经损伤。

（2）外科颈骨折累及腋神经。

（3）可能会影响桡神经和尺神经。

（4）正中神经影响最小。

（5）腋动脉是否损伤,取决于损伤的部位。

2. 肱骨头缺血坏死,见于累及肱骨回旋支动脉的解剖颈骨折。

十四、肱骨应力性骨折

【概述】

1. 疲劳性骨折见于过头运动的少年运动员,如棒球投手,也称为少年棒球肩(little leaguer's shoulder)。骨折发生在骨骼发育未成熟的肱骨近端骨骺板。

2. 成年人肱骨应力性骨折发生在肱骨干。

3. 可能的病因是投掷过程中反复的扭转力和反向的肌肉收缩。

【临床特征】

1. 起病隐匿,反复过头投掷时疼痛加重。

2. 压痛点位于应力性骨折处。

3. 肩外展和内旋时出现不适与抵抗。

4. 可出现轻度无力。

【影像学】

1. 早期 X 线片无异常。

2. 慢性疲劳性骨折中,可见内侧骨皮质中

1/3 处增厚。

3. 青少年投手中,肩外旋时正位 X 线片可见骨骺外侧部增宽,伴有相关硬化或囊性病变。

【治疗】

1. 通常在成人限制活动 8 周,青少年限制活动 12 周后,症状缓解。

2. 持续诱发因素可导致肱骨螺旋形骨折,或骨骺过早闭合。

3. 无症状时,循序渐进地恢复投掷运动。

第三节　上肢:肘部

功能解剖

(一) 肘关节

1. 肱尺关节。

2. 肱桡关节。

3. 近端桡尺关节。

(二) 肘关节活动范围

1. 肘关节屈曲:135°。

2. 肘关节伸展:0°~5°。

3. 前臂旋后:90°。

4. 前臂旋前:90°。

(三) 肘关节运动

1. 肘关节屈曲(图 4-33)

(1) 肱肌(肌皮神经,外侧束:C_5,C_6,C_7)。

(2) 肱二头肌(肌皮神经,外侧束:C_5,C_6)。

(3) 肱桡肌(桡神经,后束:C_5,C_6,C_7)。

(4) 旋前圆肌(正中神经,外侧束:C_6,C_7)。

2. 肘关节伸展(图 4-34)

(1) 肱三头肌(桡神经,后束:C_5,C_7,C_8)。

(2) 肘肌(桡神经,后束:C_7,C_8,T_1)。

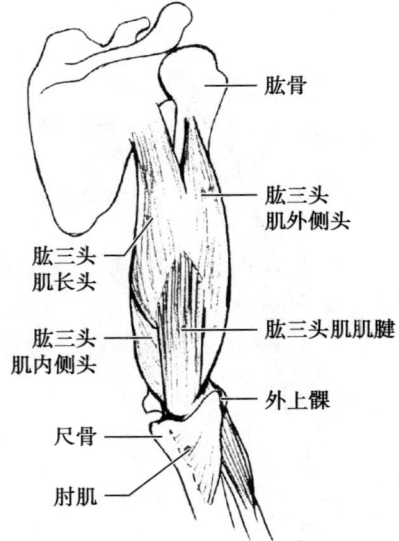

图 4-34　屈肘肌群(后面观)

3. 前臂旋后(图 4-35)

(1) 旋后肌[骨间后神经(桡神经),后束:C_5,C_6]。

(2) 肱二头肌(肌皮神经,外侧束:C_5,C_6)。

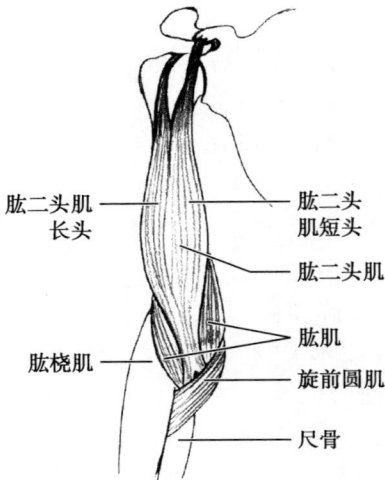

图 4-33　屈肘肌群(前面观)

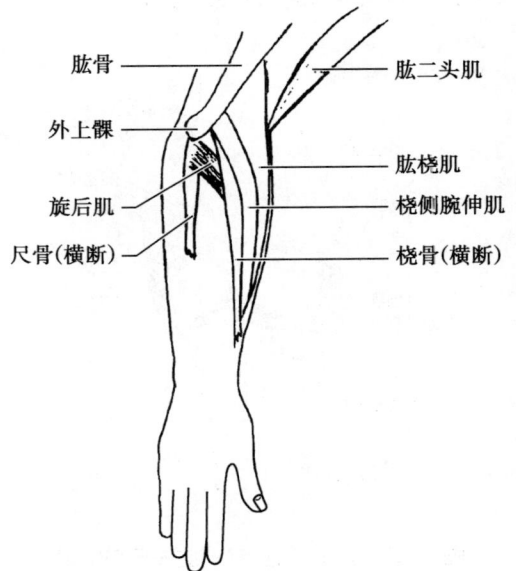

图 4-35　前臂旋后肌群(后外面观)

4. 前臂旋前（图 4-36）

（1）旋前圆肌（正中神经，外侧束；C_6，C_7）。

（2）旋前方肌［骨间前神经（正中神经）：C_7，C_8，T_1］。

（3）桡侧腕屈肌（FCR，正中神经，外侧束：C_6，C_7）。

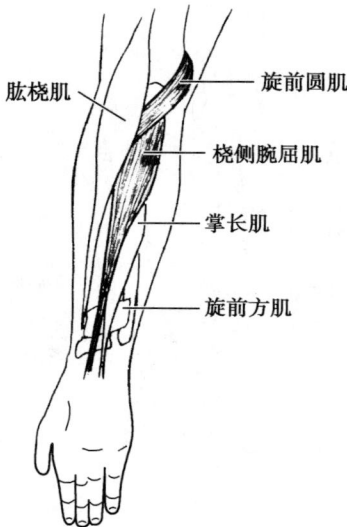

图 4-36　前臂旋前肌群（掌侧观）

（四）肘关节韧带（图 4-37）

1. 内侧（尺侧）副韧带［Medial（ulnar）collateral ligament，MCL］

肘关节（前束）的关键稳定结构。

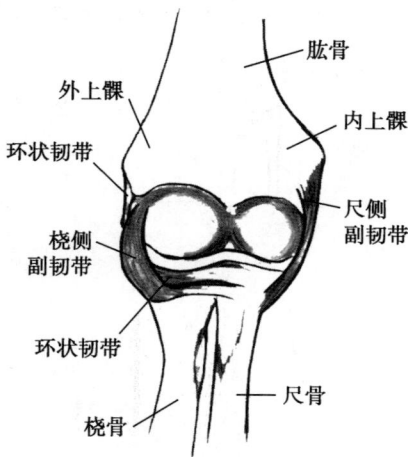

图 4-37　肘关节韧带（右肘关节前侧观）

2. 外侧（桡侧）副韧带［Lateral（radial）collateral ligament，LCL］

3. 环状韧带

维持桡骨小头的合适位置。

（五）肘关节常见的肌肉起点

1. 肱骨内上髁

（1）桡侧腕屈肌（flexor carpi radialis，FCR）。

（2）指浅屈肌（flexor digitorum superficialis，FDS）。

（3）指深屈肌（flexor digitorum profundus，FDP）。

（4）掌长肌。

（5）旋前圆肌。

（6）尺侧腕屈肌（flexor carpi ulnaris，FCU）。

2. 肱骨外上髁

（1）桡侧腕长伸肌（extensor carpi radialis longus，ECR-L）。

（2）桡侧腕短伸肌（extensor carpi radialis brevis，ECR-B）。

（3）尺侧腕伸肌（Extensor carpi ulnaris，ECU）。

（4）指伸肌。

（5）旋后肌。

（6）肘肌。

（六）肘关节力学：提携角

1. 提携角，即手臂完全伸直时上臂和前臂之间的解剖外翻角度。

2. 当手臂伸直和旋后时，提携角使手臂不碰到身体。

3. 正常提携角（解剖位）。

（1）男性：外翻 5°。

（2）女性：外翻 10°~15°。

（3）>20° 为异常。

（七）肘关节融合术

1. 适应证

（1）关节炎。

（2）手术失败。

📖 2. 融合位置

（1）单肘：屈 90°。

（2）双肘：一肘屈 110°，另一肘屈 65°。

第四节　肘部疾病

一、肱骨内上髁炎

【概述】

肱骨内上髁炎也被称为高尔夫肘或棒球投手肘。

（一）机制

1. 反复肘部外翻应力所致。

2. 常见于运动员，尤其是棒球投手和高尔夫球手。投手的投掷动作（特别是在后期引臂阶段和加速阶段）和高尔夫球手的挥杆动作（后挥杆和击球前的下挥杆）（图4-38）都会使肘部受到明显的外翻应力。

3. 同样也可见于高尔夫球击球前的向后和向下运动。

（二）病理学

1. 肘部屈肌总腱的炎症。

2. 反复微创伤会影响所有的肘部内侧的结构，包括内上髁、内侧髁突和肘部尺侧副韧带，可引起内上髁肥大。

3. 少年棒球肘（肘关节内侧髁突炎）。

（1）儿童骨骼尚未发育成熟，当肘部长期受到反复外翻应力负荷可引起反复性微创伤，导致肱骨内上髁炎及牵引性骨突炎。

（2）肥大的肱骨内上髁会发生内侧髁突微撕裂和骨折。

（3）可能会出现肱骨小头的剥脱性骨软骨炎。

【临床特征】

1. 内上髁远端屈肌总腱起点处压痛。

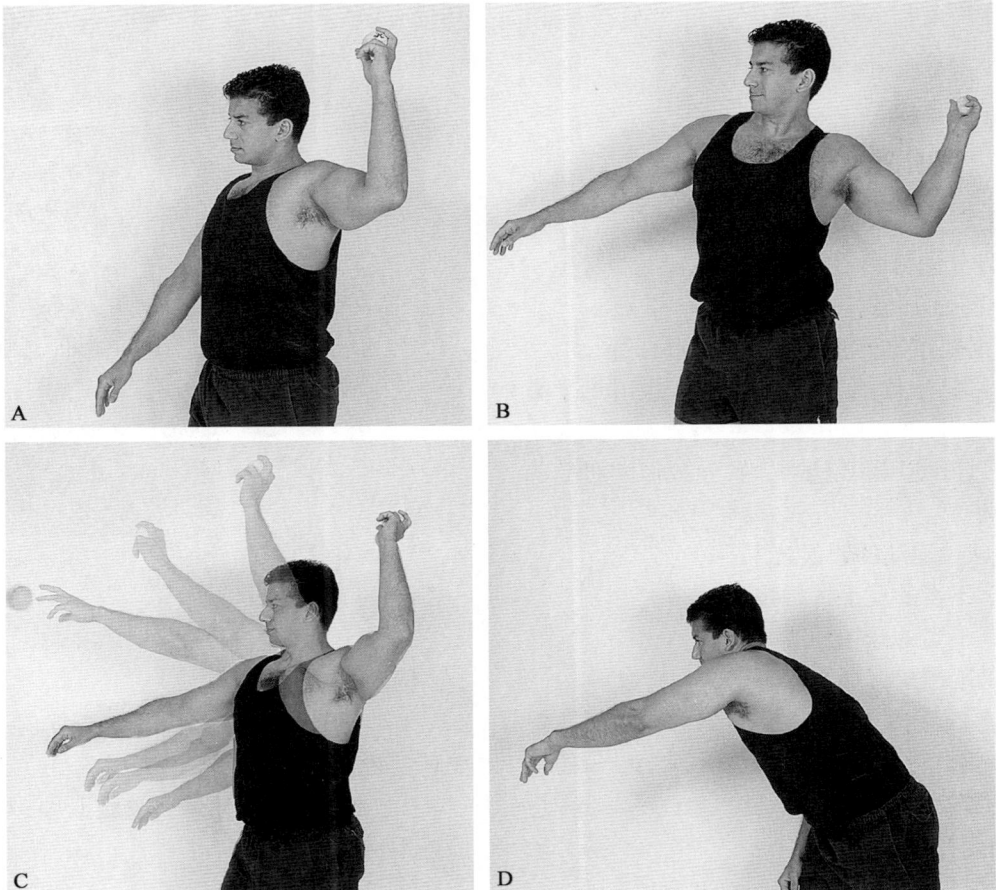

图 4-38　投掷机制

A. 投掷早期引臂阶段；B. 后期引臂阶段；C. 加速阶段；D. 随球甩手动作

2. 抗阻屈腕和旋前时可引发疼痛。

3. 外翻牵拉神经可导致尺神经病的症状。

【影像学】

1. X 线可见髁端增宽和/或内上髁撕脱。

2. MRI 可见内上髁隆起处水肿。

【治疗】

1. 非手术治疗

（1）短期：休息、冰敷、NSAIDs、制动。

（2）长期：活动和改良不当的投掷力学极其重要。

2. 手术固定

用于肘关节不稳。

棒球投掷动作的生物力学——四个阶段（图 4-38）：

- 早期引臂阶段
- 后期引臂阶段
- 加速阶段
- 随球动作

二、肱骨外上髁炎

【概述】

肱骨外上髁炎俗称网球肘。

（一）损伤机制

1. 需要重复伸腕和/或前臂旋后的活动。

2. 常见于球拍运动，如网球。也可见于高尔夫球手。

3. 过度使用和错误用力，导致伸腕肌腱的过度负荷。

4. 球拍运动的错误技术：

（1）不当的反手挥拍技术。

（2）不当的球拍网线张力。

（3）不当的握柄尺寸。

（二）病理学

桡侧腕短伸肌（extensor carpi radialis brevis, ECR-B）微撕裂。

【临床特征】

1. 外上髁远端伸肌腱起点处压痛。

2. 抓握时疼痛和无力。

3. 诱发试验

（1）Cozen 试验（图 4-39A）

检查者拇指置于患者外上髁远端伸肌腱起点处，固定患者肘关节。患者握拳、前臂旋前、桡偏，然后伸腕对抗检查者施加的阻力，疼痛即出现于外上髁（当肘部完全伸直时，测试会更敏感）。

（2）Mill 试验（图 4-39B）

腕关节被动桡偏屈腕，被动伸展肘关节时突然出现外上髁疼痛。

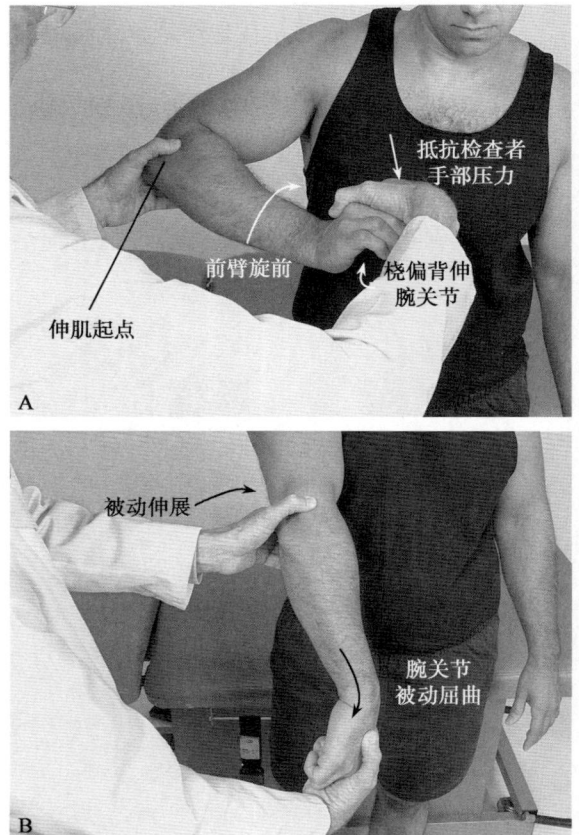

图 4-39
A. Cozen 试验；B. Mill 试验

【影像学】

1. 当怀疑关节炎和/或游离体时，拍摄肘关节 X 线片。

2. MRI 用于评估伸肌总腱撕裂，尤其是桡侧腕短伸肌肌腱。

【治疗】

1. 非手术治疗

（1）相对休息、冰敷和 NSAIDs 治疗 10~14d。

（2）物理治疗（牵伸、肌力训练和物理疗法）。

（3）夹板，绑带。

（4）注射皮质类固醇效果上存在争议。

（5）矫正不正确的生物力学和技术方法。

2. 手术治疗

桡侧腕伸肌肌腱清创。

📖 3. 治疗后重新运动时，球员应注意：

（1）减少球拍网线张力。

（2）增加握柄尺寸。

三、尺骨鹰嘴滑囊炎（图 4-40）

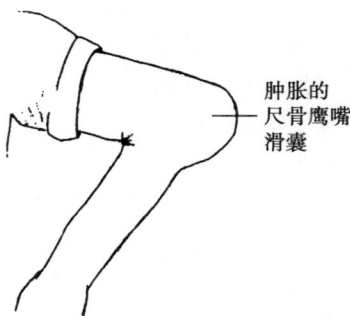

图 4-40 尺骨鹰嘴滑囊炎

【概述】

1. 尺骨鹰嘴滑囊炎也称为制图员肘、学生肘或矿工肘。

2. 发病机制：反复创伤、炎症性疾病［痛风、假性痛风和类风湿关节炎（rheumatoid arthritis，RA）］。

3. 病理学改变：炎症位于尺骨鹰嘴和皮肤之间的滑囊。

【临床特征】

1. 肿胀和疼痛位于肘关节后部，肘 ROM 减小。

2. 肘关节皮温增高和红斑可能提示感染。

【影像学】

无须影像学检查。

【治疗】

1. 如有感染应抽液并培养。

2. 非手术治疗：休息、NSAIDs 和护肘。

四、肘关节脱位

【概述】

1. 是儿童中最常见的脱位类型，成人中第 2 常见的脱位类型（仅次于肩关节脱位）

2. 常见于 25—30 岁的年轻人，其中体育活动造成的脱位占 50%。

3. 损伤机制

跌倒时，手张开触地。

【临床特征】

1. 可发生前脱位或后脱位，后脱位最常见，占 98%（图 4-41）。

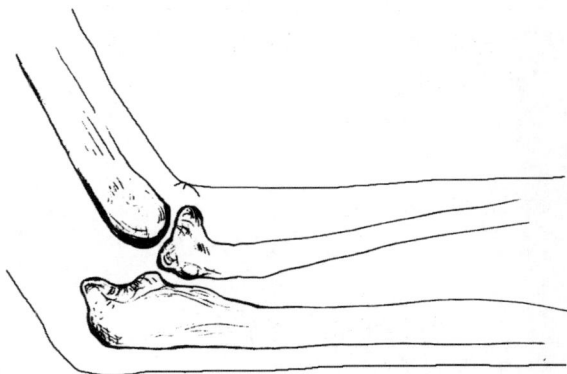

图 4-41 肘关节后脱位

2. 合并伤包括桡骨头骨折，以及肱动脉及正中神经损伤。

3. 症状

（1）跌倒时手张开触地后，不能屈肘。

（2）肩部和腕部疼痛。

（3）检查中最重要的部分是桡动脉和正中、尺、桡神经等血管神经评估。

【影像学】

1. 正侧位 X 线片。

2. 极少需要 CT 和 MRI 扫描。

【治疗】

1. 受伤后尽早复位。

2. 夹板固定 10d。

3. 开始 ROM 练习，NSAIDs。

【不良预后】

1. 肘关节 ROM 受限，尤其是伸肘。

2. 异位骨化形成。

3. 神经血管损伤。

4. 肘关节炎。

五、肱二头肌远端肌腱炎

【概述】

1. 肱二头肌肌腱过度负荷,通常是由于反复屈肘、旋后和抗阻伸肘所致。

2. 病理改变:肱二头肌远端肌腱微撕裂。

3. 并发症:肱二头肌肌腱撕脱。

【临床特征】

1. 起病隐匿,过度离心负荷后,肘窝疼痛。

2. 如怀疑撕脱,可见明显畸形("大力水手征")、肿胀、瘀斑,可闻及咔嗒声(撕裂声)。

【影像学】

无须影像学检查。

【治疗】

1. 非手术治疗:

(1)适当休息、冰敷和 NSAIDs。

(2)物理疗法。

(3)纠正错误的技术动作。

2. 手术治疗

有肌腱断裂/撕脱时,可行缝合术。

六、肱三头肌肌腱炎/撕脱

【概述】

1. 肌腱炎:反复伸肘导致的过度使用综合征。

2. 撕脱:主动伸肘时,减速反作用力所致。

【临床特征】

1. 肘后疼痛,肱三头肌肌腱止点处压痛。

2. 抗阻伸肘时疼痛。

3. 突然不能伸肘,可触及肱三头肌肌腱处空虚(撕脱)。

【影像学】

X 线片可排除其他病因。

【治疗】

1. 非手术治疗。

2. 手术治疗:缝合术。

七、肘关节外翻伸展过度负荷(valgus extension overload,VEO)综合征

【概述】

1. 棒球运动员投掷动作过程中,由于反复外翻应力导致肘关节过度使用而产生损伤,尤其是在投掷的引臂和加速阶段。

2. 外翻力产生的拉应力作用于肘部内侧,外侧剪切力作用于肘部后方(鹰嘴后内侧)。

3. 病理改变:尺骨鹰嘴与鹰嘴窝的反复撞击,造成鹰嘴骨赘和游离体形成。

【临床特征】

1. 肘后侧疼痛,伸肘受限。

2. 伸肘时关节有被抓住的感觉或交锁。

3. 诱发试验:VEO 测试。

(1)屈肘至 30°,施加外翻应力的同时反复伸肘至活动终点。

(2)可引起疼痛,尤其在伸肘末端的 5°~10°。

(3)外翻应力测试应在屈肘大于 90° 时进行,以排除尺侧副韧带(UCL)损伤。

【影像学】

前后位/侧位 X 线可显示鹰嘴游离体或骨赘形成。

【治疗】

1. 手术切除游离体/骨赘。

2. 术后物理治疗(physical therapy,PT),主要包括牵伸、屈肘肌离心训练,以便更好地控制快速伸肘,以及投掷的生物力学评估。

八、内侧(尺侧)副韧带[medial(ulnar)collateral ligament,MCL]扭伤

【概述】

1. 反复的外翻应力作用于肘部,投掷动作的加速阶段最显著。

2. 病理改变:尺侧副韧带(ulnar collateral ligament,UCL)前束炎症,前束是外翻稳定性的主要提供者。

【临床特征】

1. 投掷运动后出现明显的肘关节内侧疼痛。

2. 疼痛时,可听到"砰"的一声或咔嗒声。

3. 如有 UCL 撕裂,屈肘 20°~30°时,外翻应力作用于肘部可造成内侧疼痛或不稳。

诱发试验:外翻应力试验。

1. 肘关节内侧压痛,外翻应力作用时疼痛增加。

2. 应进行 VEO 试验,以鉴别 UCL 损伤和 VEO 综合征。

【影像学】

1. X 线片可显示沿 UCL 分布的钙化和骨刺。

2. 如外翻应力位 X 线显示出 2mm 的关节间隙,则提示 UCL 损伤。

3. 超声检查时,施加外翻用力时关节间隙增加。

【治疗】

1. 非手术治疗。

(1)休息、冰敷、NSAIDs。

(2)肌力训练和牵伸等康复措施。

(3)制定重返赛场的标准。

2. 必要时进行手术重建。

九、外侧(桡侧)副韧带［iateral(radial)collateral ligament,LCL］扭伤

【概述】

创伤导致肘关节脱位。

【临床特征】

1. 伸肘和前臂旋后时反复出现交锁或弹响。

2. 如有 LCL 撕裂,屈肘 20°~30°时,内翻应力作用于肘部可造成外侧疼痛或不稳。

诱发试验

1. 内翻应力试验

肘关节外侧压痛,施加内翻应力时疼痛增加。

2. 外侧轴—移试验

评估 LCL 的后外侧不稳。

【影像学】

内翻应力位 X 线表现出 2mm 的关节间隙,提示 LCL 损伤。

【治疗】

1. 非手术治疗。

(1)休息,冰敷和 NSAIDs。

(2)肌力训练和牵伸等康复措施。

(3)制定重返赛场的标准。

2. 必要时进行手术重建。

十、旋前圆肌综合征(另见第五章:电诊断医学和临床神经肌肉生理学)

【概述】

📖 肘部下列结构压迫正中神经所致。

1. Struthers 韧带或肱骨髁上骨刺。

2. 肱二头肌腱膜。

3. 旋前圆肌。

4. 指浅屈肌(flexor digitalis superficialis,FDS)的两个起点之间。

【临床特征】

1. 前臂近端肘关节远端钝痛。

2. 手部正中神经分布区麻木感。

3. 旋前时症状加重。

【影像学】

1. X 线片:排除骨刺。

2. 肌电图/神经传导检测(electromyography/nerve conduction studies,EMG/NCS):评估肘部正中神经。

【治疗】

1. 非手术治疗

(1)纠正活动姿势。

(2)避免加重因素。

(3)牵伸和肌力训练。

2. 手术治疗 在卡压位置松解正中神经。

十一、肘管综合征(另见第五章:电诊断医学和临床神经肌肉生理学)

【概述】

许多因素可影响尺神经在肘部的完整性:

1. Struthers 弓。

2. 尺神经的过度移位。

3. 肘部过度外翻应力。

4. 骨赘或游离体撞击尺神经。

5. 病理改变:尺神经的过度应激或损伤。

【临床特征】

1. 前臂内侧酸痛及感觉异常,可向远端放射至第 4 和第 5 指。

2. 尺神经支配的手固有肌无力:握力弱,肌肉萎缩。

3. 肘部 Tinel 征阳性。

4. Froment 征阳性。

【影像学】

1. 用 X 线来评估骨赘或游离体。

2. 如有软组织异常征象,可考虑 MRI 检查。

3. 在肘部上方和下方进行 EMG/NCS 检查。

【治疗】

1. 非手术治疗　相对休息、NSAIDs、护肘(夹板)以及改良动作技术。

2. 手术治疗　尺神经移位。

十二、肘关节骨软骨病(Panner 病/潘内氏病)(淘金者病)

【概述】

1. 肱骨小头骨骺的无菌性坏死。

2. 不应与肘部肱骨小头分离性骨软骨炎混淆(肱骨小头局部骨和软骨碎片)。

3. 发病机制:目前认为是由于骨骺血供受到影响所致。最初导致骨化中心开始重吸收,随后被修复/取代。

【临床特征】

1. 休息后症状缓解,活动后加剧。

2. 肘关节外侧压痛、肿胀。

3. 常见于青少年男孩利手侧的肘关节。

4. 伸肘 ROM 受限。

【影像学】

X 线片:硬化、分裂的斑片状透亮区。

【治疗】

非手术治疗:制动,然后逐步进行 ROM 训练。

十三、肱骨干骨折

【概述】

1. 很常见:占所有骨折的 5%。

2. 发病机制

(1)直接创伤(如 MVA)。

(2)跌倒时,力作用于伸展的手臂。

【临床特征】

1. 肱骨骨折移位的特征有严重的手臂疼痛、肿胀和畸形。

2. 如果有桡神经损伤,则患者表现出桡神经支配的肌肉(三头肌除外)出现力弱(图 4-42)。

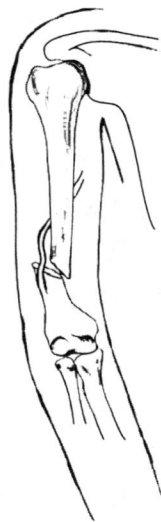

图 4-42　肱骨干骨折,绕神经压迫

【影像学】

正位和侧位 X 线可明确诊断。

【治疗】

1. 肱骨干骨折可非手术治疗(夹板固定 2 周)。

2. 肱骨干骨折需特别注意的并发症是桡神经损伤。

3. 95% 的患者在 6 个月内可恢复神经功能。在观察期间,患者应佩戴夹板固定,并与治疗师合作进行康复。若桡神经功能未恢复,则需行肌电图检查。

十四、肱骨远端骨折

【概述】

1. 分类较复杂。最常用的是根据有无移位来分类。骨折移位可累及单侧或双侧髁,可累及或不累及关节面(图 4-43)。

2. 并发症:

(1)神经血管损伤。

(2)骨折不愈合。

(3)骨折畸形愈合。

(4)肘关节挛缩。

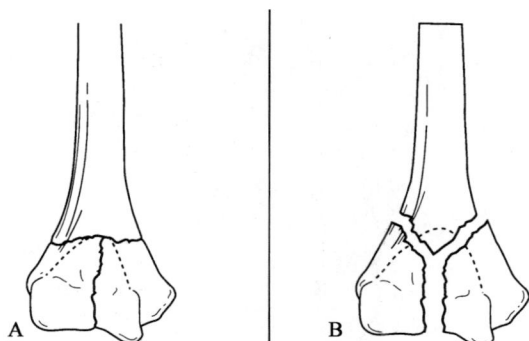

图 4-43

A. 肱骨远端,髁骨折无移位;B.肱骨远端,髁骨折伴移位

（5）ROM 受限。

【临床特征】

患者表现为肘部肿胀、瘀斑和疼痛。

1. 屈肘不能。

2. 检查是否有明显畸形。

3. 神经血管并发症,桡神经、正中神经和尺神经均可能受到影响。

【影像学】

肘关节后正侧位 X 线。

【治疗】

骨科转诊

1. 可以通过夹板固定和早期活动(运动)来治疗无移位的骨折。

2. 骨折移位者需要切开复位,但严重的粉碎性骨折除外。

十五、桡骨小头骨折

【概述】

1. 桡骨小头骨折常伴随肘关节脱位(图 4-44)。

2. 分型(图 4-44)。

（1）I 型:无移位。

（2）II 型:桡骨小头边缘骨折,微小移位。

（3）III 型:粉碎性骨折。

【临床特征】

1. 跌倒时,力作用于伸展的手臂,引起肘关节周围疼痛、肿胀和瘀斑。

2. 屈伸肘、前臂旋前和旋后时疼痛及 ROM 减少。

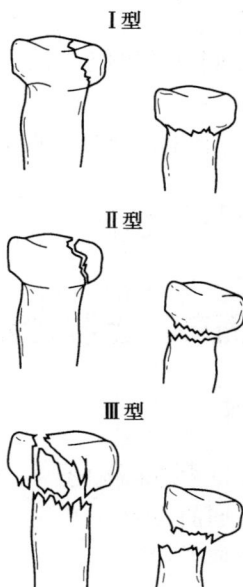

图 4-44　桡骨小头骨折分型

【影像学】

肘关节 X 线片。

【治疗】

骨科转诊。

1. I 型(无移位):非手术治疗。短期制动(3~5d),后进行早期 ROM 训练。

2. II 型(微小移位):骨折移位大于 2mm,或累及 30% 的桡骨小头者,需行手术固定。

3. III 型(粉碎性骨折):手术固定。

十六、尺骨鹰嘴骨折

【概述】

1. 直接暴力作用于肘关节,如肘关节屈曲时跌倒,肘部受到撞击。

2. 跌倒时,力作用于伸展的手臂,可导致骨折伴脱位。

3. 分型

（1）无移位。

（2）移位。

【临床特征】

1. 肿胀、瘀斑、明显畸形。

2. 轻微关节活动即会出现疼痛。

3. 尺神经受累者,麻木和感觉异常可放射至远端第 4 和第 5 指。

【影像学】

X 线片:正侧位及斜位。

【治疗】

1. 无移位:非手术治疗(制动,继之以物理治疗)。

2. 移位:手术固定。

第五节　上肢:腕部

功能解剖

(一)腕关节活动范围(图 4-45)

1. 腕关节屈曲:80°。

2. 腕关节伸展:70°。

3. 腕关节尺偏:30°。

4. 腕关节桡偏:20°。

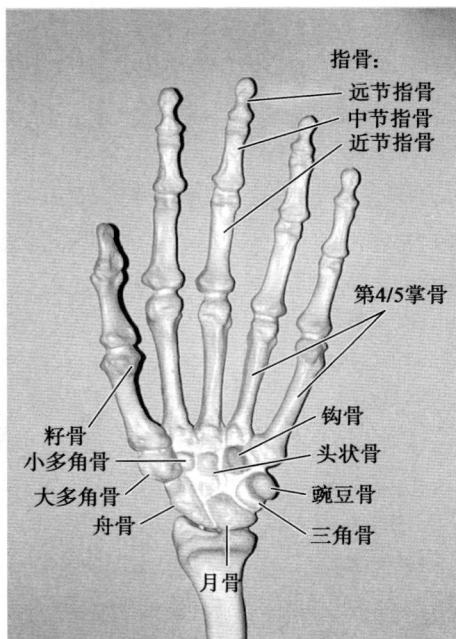

图 4-45　腕关节活动术语

(二)腕骨(图 4-46)

1. 近侧列腕骨:"舟月三角豆"(英语记为"Some Lovers Try Positions")(桡侧至尺侧方向排列)。

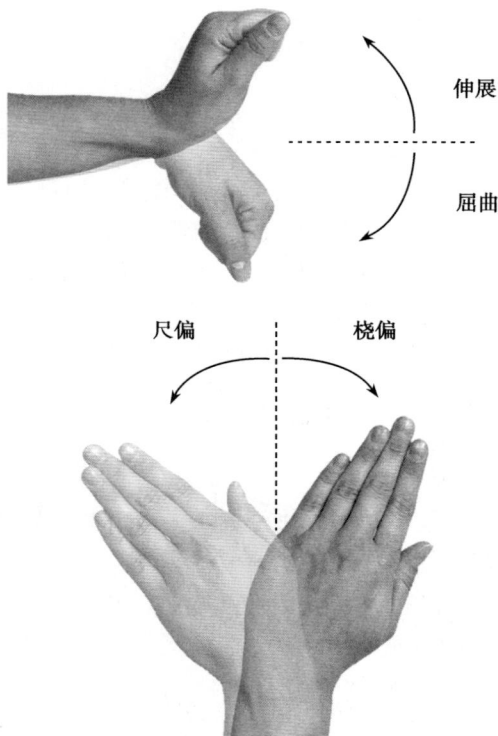

图 4-46　腕骨

(1)舟状骨。

(2)月骨。

(3)三角骨。

(4)豌豆骨。

2. 远侧列腕骨:大小头状钩(英语记为"That they Can't Handle")(桡侧至尺侧方向排列)。

(1)大多角骨。

(2)小多角骨。

(3)头状骨。

(4)钩骨。

(三)腕关节屈曲(图 4-47)

1. 桡侧腕屈肌(来自内侧束和外侧束的正中神经:C_6,C_7)。

2. 尺侧腕屈肌(来自内侧束的尺神经:C_8,T_1)。

3. 掌长肌(来自内侧束和外侧束的正中神经:C_7,C_8)。

4. 指浅屈肌(来自内侧束和外侧束的正中神经:C_7,C_8,T_1)。

5. 指深屈肌(来自内侧束和外侧束的正中神经:C_7,C_8,T_1 支配第 2 和第 3 指;来自内侧束的尺神经:C_7,C_8,T_1 支配第 4 和第 5 指)。

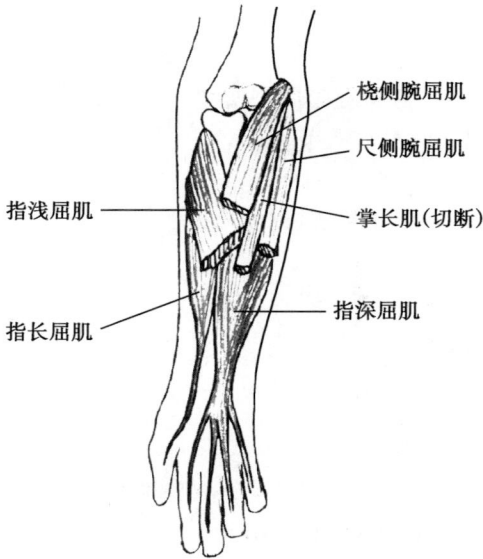

图 4-47 腕关节屈曲

6. 拇长屈肌（来自内侧束和外侧束的正中神经：C_8，T_1）。

（四）腕关节伸展（图 4-48）

1. 桡侧腕长伸肌（来自后束的桡神经：C_6，C_7）。

2. 桡侧腕短伸肌（来自后束的桡神经：C_6，C_7）。

3. 尺侧腕伸肌（来自后束的桡神经：C_7，C_8）。

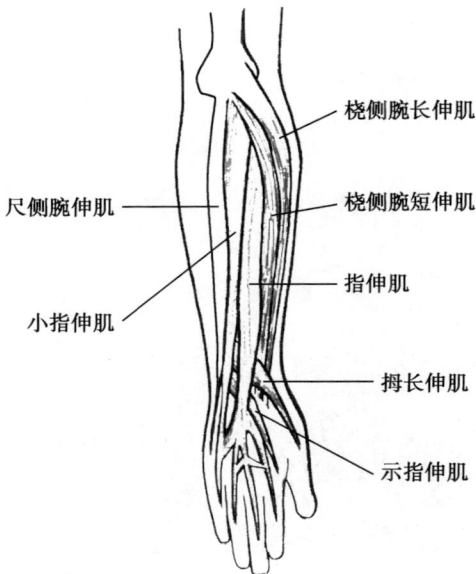

图 4-48 腕关节伸展

4. 指总伸肌（来自后束的桡神经：C_7，C_8）。

5. 小指伸肌（来自内侧束的尺神经：C_8，T_1）。

6. 示指伸肌（来自后束的桡神经：C_6，C_7，C_8）。

7. 拇长伸肌（来自后束的桡神经：C_6，C_7，C_8）。

（五）腕关节尺偏（内收）

1. 尺侧腕屈肌（来自内侧束的尺神经：C_8，T_1）。

2. 尺侧腕伸肌（来自后束的桡神经：C_7，C_8）。

（六）腕关节桡偏（外展）

1. 桡侧腕屈肌（来自内侧束和外侧束的正中神经：C_6，C_7）。

2. 桡侧腕长伸肌（来自后束的桡神经：C_6，C_7）。

（七）腕伸肌间室（图 4-49）

1. 第一间室

（1）拇长展肌。

（2）拇短伸肌。

2. 第二间室

（1）桡侧腕长伸肌。

（2）桡侧腕短伸肌。

3. 第三间室

拇长伸肌。

4. 第四间室

（1）指总伸肌。

（2）示指伸肌。

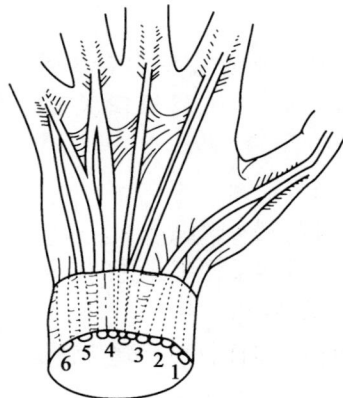

图 4-49 伸肌肌腱和六个间室（背侧）

5. 第五间室

小指伸肌。

6. 第六间室

尺侧腕伸肌。

第六节　腕部疾病

一、关节炎

【概述】

分型

1. 骨关节炎（osteoarthritis，OA）：关节软骨退变的非炎性疾病，关节边缘新骨形成。

2. 类风湿关节炎：对滑膜组织的自身免疫性攻击破坏了关节软骨，导致骨质破坏。

【临床特点】

（一）OA

1. 赫伯登结节（Heberden）和布夏尔结节（Bouchard）分别累及远端指间关节（distal interphalangeal，DIP）和近端指间关节（proximal interphalangeal，PIP）。

2. 受累区域压痛，腕关节活动时伴有捻发音。

（1）常见于拇指腕掌（carpometacarpal，CMC）关节。

（2）将掌骨向大多角骨方向挤压，根据是否产生伴有疼痛的研磨感，可以测试 CMC 关节是否受累。该研磨试验可识别轻度至重度疾病。拇指尺侧可出现局部压痛。

3. 关节间隙可见囊肿形成。

（二）RA

1. 手/腕滑膜炎主要影响掌指关节（metacarpophalangeal，MCP）和 PIP 关节。

2. MCP 尺偏。

3. 腕关节桡偏。

4. 尺骨背侧半脱位。

5. 疾病后期尺骨茎突受到侵蚀。

6. 天鹅颈畸形。

（1）手固有肌的短缩和挛缩所致。

（2）MCP 关节屈曲。

（3）PIP 关节过伸。

（4）DIP 关节屈曲。

7. 纽扣花畸形。

（1）伸肌腱帽撕裂所致。

（2）MCP 关节过伸。

（3）PIP 关节屈曲。

（4）DIP 关节过伸。

【影像学】

腕和指的 X 线片。

【治疗】

非手术治疗。详见第三章 RA 部分：风湿病学。

二、桡骨茎突狭窄性腱鞘炎（De Quervain's tenosynovitis）

【概述】

1. 拇短伸肌和拇长展肌腱鞘的反复或直接创伤导致了腱鞘炎。

2. 累及腕第一间室中的肌腱。

【临床特点】

1. 手腕活动时出现腕桡侧疼痛和压痛。

2. 可能出现水肿和捻发音。

3. 诱发试验：Finkelstein 试验（图 4-50）。

（1）拇指屈曲握于掌心内。然后使腕关节被动尺偏。

（2）如果引起疼痛则为阳性。

（3）阳性也可见于 RA 患者。

【影像学】

无须影像学检查。

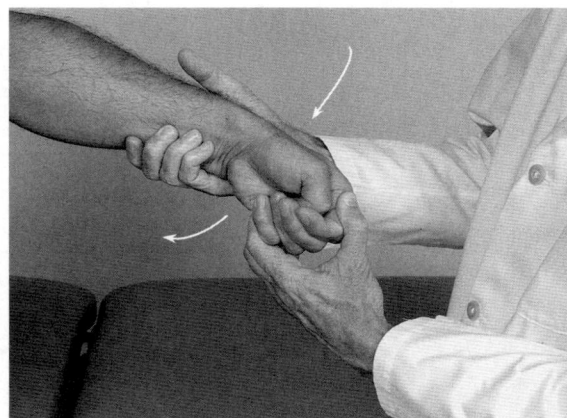

图 4-50　Finkelstein 试验

【治疗】

1. 非手术治疗

（1）拇指人字形夹板固定拇指。

（2）NSAIDs。

（3）注射皮质类固醇。

2. 手术松解紧密的腱鞘,消除使炎症恶化的摩擦,从而恢复肌腱顺滑的滑动能力。

三、腱鞘囊肿（图 4-51）

【概述】

关节间隙滑膜鞘形成了充满滑液的囊状结构。

【临床特点】

1. 光滑的小囊肿发生于手腕背侧或掌侧,

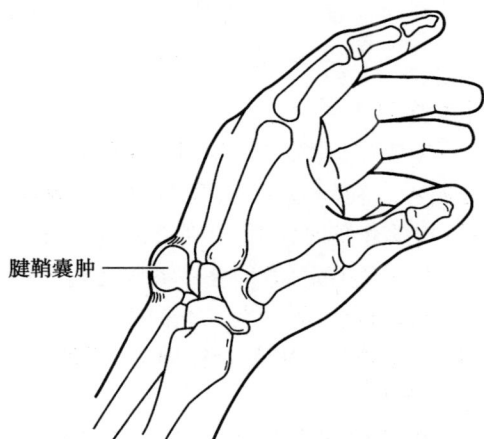

腱鞘囊肿

图 4-51　腱鞘囊肿

60% 发生于手腕背侧。

2. 手腕活动或轻压时可能引起疼痛。

【影像学】

必要时可行腕关节 X 线片检查

【治疗】

1. 制动。

2. 囊肿抽吸（90% 复发）。

3. 必要时行手术切除（10% 复发）。

四、月骨坏死（图 4-52）

【概述】

📖月骨坏死也称为 Kienböck 病。

1. 损伤机制

（1）特发性月骨供血不足,导致月骨缺血性坏死。

（2）因血管损伤和/或反复创伤（反复应力或骨折）所致。

（3）骨塌陷导致腕关节退行性病变。

2. 危险因素

（1）局部供血不足。

（2）短尺骨变异。

相比于正常人,短尺骨患者作用于月骨的剪切力增加,因此月骨坏死的发病率也增加。

【临床特点】

1. 尺侧疼痛、僵硬,月骨正上方的腕关节背侧肿胀。

2. 握力减退。

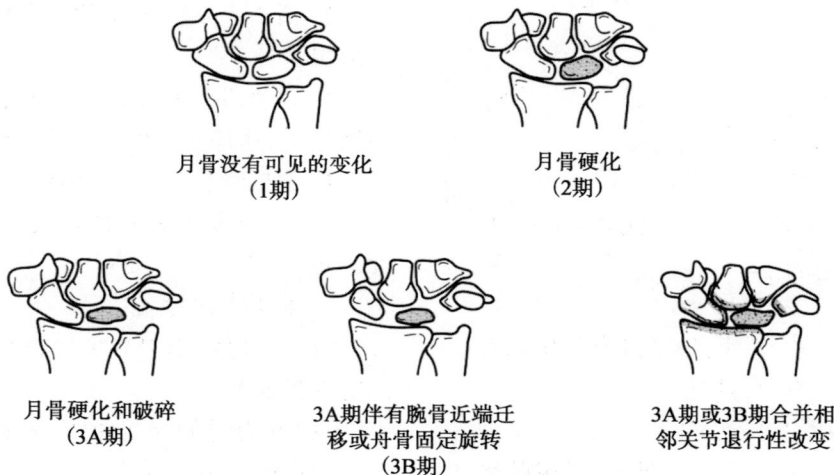

月骨没有可见的变化
（1期）

月骨硬化
（2期）

月骨硬化和破碎
（3A期）

3A期伴有腕骨近端迁
移或舟骨固定旋转
（3B期）

3A期或3B期合并相
邻关节退行性改变

图 4-52　月骨坏死分期

【影像学】

1. X线片:可看到月骨压缩性骨折、扁平化或硬化。

2. 骨扫描:月骨摄取增加。

3. MRI:月骨的 T_2 相信号增加,T_1 相信号减弱。

【治疗】

转诊骨科。

五、舟骨骨折

【概述】

腕关节最常见的骨折之一,占所有腕骨骨折的 70%。

1. 损伤机制。

(1)跌倒或受打击时,腕关节过伸(背屈)。

(2)血供不足者可进展为骨坏死。

(3)大部分血液供给骨远端 1/3,因此骨的中部和近端不愈合的概率更高(1/3 进展为骨坏死)。

2. 分型:解剖位置见图 4-53。

(1)腰部(65%)。

(2)结节(2%)。

(3)远极(10%)。

(4)近极(15%)。

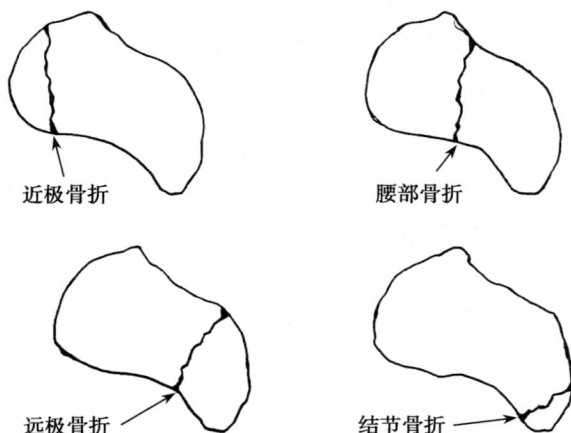

图 4-53　舟骨骨折

3. 并发症。骨坏死,如果没有正确治疗可能会导致腕骨塌陷(舟月骨)。

【临床特点】

1. 拇指和手腕(解剖鼻烟窝)区域肿胀和压痛。

2. 活动范围内疼痛,尤其在伸腕和桡偏时。

3. 舟骨结节触诊时压痛。

鼻烟窝解剖:边界(图 4-54)

(1)基底部:手舟骨。

(2)外侧:拇长展肌和拇短伸肌。

(3)内侧:拇长伸肌。

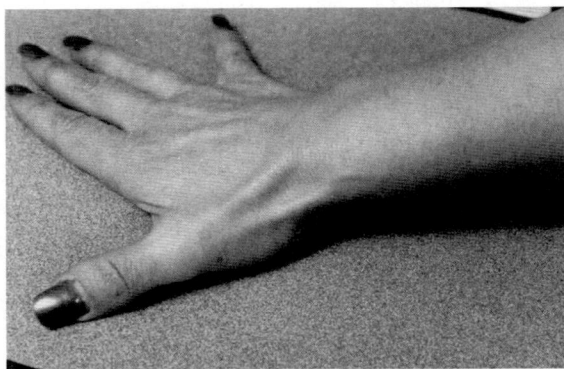

图 4-54　鼻烟窝

【影像学】

1. X线片:腕关节尺偏时的正位(posterior-anterior,PA)和斜位片,必要时可与对侧对比。如果最初没有发现骨折,应在 2 周内复查。

2. 如果仍有症状,应在 4~6 周复查 X 线片。

3. 若怀疑骨折,可行 CT 扫描。

4. 在损伤后 24h 骨扫描即可为阳性。

【治疗】

1. 骨折初期在 X 线上不一定有表现。因此,凡是在解剖鼻烟窝区域有压痛的患者均应予以相应处理,直至明确骨折。

2. 拇指人字形石膏固定手腕 10~14d,并复查影像学。

3. 舟骨骨折有多种分类方法,最常见的是根据骨折的部位或稳定性进行分类。

4. 根据骨折的部位(10% 近端,70% 中段,20% 远端)、骨折的稳定性以及受伤时间决定治疗方案。

5. 非手术治疗

(1)手腕处于中立位,拇指长人字形石膏固定手腕 6 周。

(2)6 周时如果 X 线片显示正常愈合,则改为拇指短人字形石膏。

(3)如果此时发生愈合不良,则需行手术

固定。

6. 潜在的手术干预

近端骨折,骨折位移>1mm,有延迟表现的骨折(延迟超过2~3周者)应转诊至骨科,由于此时缺血性坏死发生危险性高。

7. 一般而言:

（1）远端骨折愈合需8周。

（2）绝大部分腰部(中段)骨折愈合需3个月。

（3）近端骨折愈合需4个月或更长时间。

📖 六、钩骨骨折

【概述】

1. 体部骨折一般是受到直接暴力所导致。通过第4或第5掌骨的轴向冲击力导致钩骨骨折。

📖 2. 手腕/手掌表面的直接创伤,或是腕部强力扭转运动中来自相邻/附接肌腱的剪切力引起撕脱,均会导致钩部骨折。

3. 通常与此伤害机制有关的体育活动包括使用球拍的运动、棒球和高尔夫。这种损伤力量在挥杆末期发生。

4. 位于豌豆骨远端和桡侧,并形成Guyon管的桡侧边界,尺神经由此穿过。

5. 血管分布于桡侧基底部和尺侧末端。

【临床特点】

1. 用球拍、球棒或者球杆击球时腕关节尺侧和掌侧疼痛。

2. 钩骨钩部上方疼痛,和/或钩骨尺背侧疼痛。

3. 尺神经损伤可能导致尺骨分布区域的感觉异常或力弱。

4. 第4和第5掌骨轴向负荷时疼痛加剧。

5. 腕关节尺偏时手指屈曲抗阻可能会导致疼痛。

【影像学】

1. 正侧位、腕管位和45°旋后斜位X线检查。

2. 钩骨钩基底部骨折时可能需CT检查。

【治疗】

1. 体部骨折无移位:短臂石膏固定4~6周。

2. 体部骨折伴移位:建议手术。

3. 急性钩骨骨折:长时间石膏固定后50%可愈合(6周~4个月)。

4. 大多数急性钩骨骨折如果在1周内固定,应该有足够的血供来保证愈合。

5. 石膏固定时应保持腕部轻度屈曲和MCP轻度屈曲,以减少4指和5指屈肌腱的剪切力。

6. 损伤超过2周可能需要切除。

7. 尺侧手指的持续麻木需要进行电诊断评估。

七、大多角骨骨折

【概述】

1. 单纯大多角骨骨折较罕见。

2. 拇指掌骨基底部受到轴向负荷,压入到大多角骨所致。

3. 可出现撕脱骨折。

4. 分型

（1）体部。

（2）大多角骨掌骨。

（3）大多角骨脊。

【临床特点】

1. 体部和大多角骨掌骨骨折表现为腕背侧近端到拇指CMC关节压痛。

2. 大多角骨脊骨折表现为舟骨结节远端压痛点。

【影像学】

1. X线后正侧位、斜位、腕管位和Bett位(拇指外展伸直,手腕稍旋前,X线集中照射舟骨-小多角骨-大多角骨区域)。

2. 大多角骨掌骨。

【治疗】

1. 体部骨折、近端大多角骨脊骨折和大多角骨掌骨骨折无位移时,需短臂拇指人字形石膏固定4周。

2. 体部骨折和远端大多角骨脊骨折伴移位,建议手术。

八、桡骨远端骨折

【概述】

根据远端骨的位移和成角来命名骨折。

1. 柯莱斯（Colles）骨折（图 4-55A）

（1）最常见的骨折类型。

（2）桡骨远端骨折背侧移位及成角。

（3）伴有三角纤维软骨复合体（triangular fibrocartilage complex，TFCC）的撕裂和舟月骨分离。

2. 史密斯（Smith）骨折（图 4-55B）

（1）桡骨远端骨折掌侧移位和成角。

（2）反柯莱斯骨折。

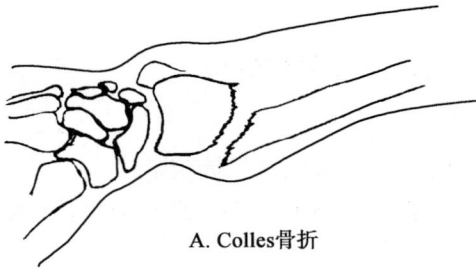

A. Colles骨折

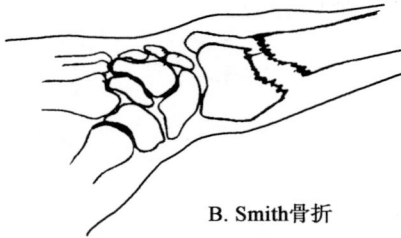

B. Smith骨折

图 4-55

A. 柯莱斯（Colles）骨折；B. 史密斯（Smith）骨折

【临床特点】

通常是在伸直手臂摔倒后出现急性疼痛、肿胀。

【影像学】

手腕和手部的正侧位 X 线片。

【治疗】

转诊骨科，根据位置、移位程度和可复位性选择闭合复位。

第七节　上肢：手部

功能解剖

（一）手骨（图 4-56）

1. 8 个腕骨（参见腕部章节）。

2. 5 个掌骨。

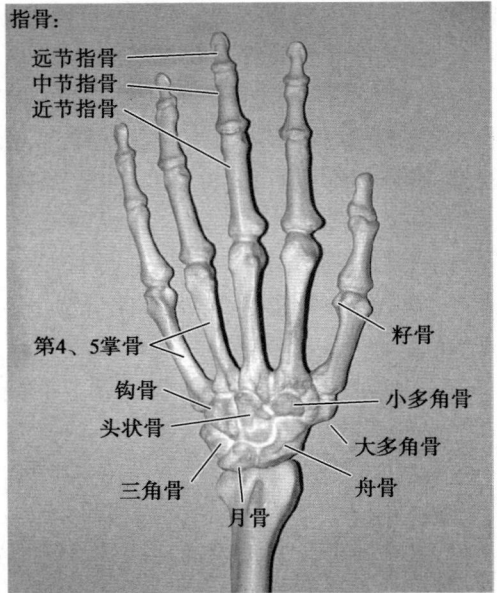

指骨：　远节指骨　中节指骨　近节指骨　第4、5掌骨　钩骨　头状骨　三角骨　月骨　籽骨　小多角骨　大多角骨　舟骨

图 4-56　手背面观：腕骨和手骨

3. 14 个指骨。

（1）5 个近节指骨。

（2）4 个中节指骨（拇指没有）。

（3）5 个远节指骨。

（二）肌腱功能："滑车系统"

1. 伸肌系统

指总伸肌止于第 2~5 指末端。

2. 屈肌系统

由指深屈肌（flexor digitorum profundus，FDP）和指浅屈肌 JUL（flexor digitorum superficialis，FDS）构成的两个肌腱滑车系统（图 4-57）。

（三）手指活动度（图 4-58）

1. 屈

（1）MCP：90°。

（2）PIP：90°。

（3）DIP：90°。

（4）拇指：MCP 50°，IP 90°。

2. 伸

（1）MCP：30°。

（2）PIP：0°。

（3）DIP：0°~10°。

（4）拇指：MCP 0°，IP 20°。

3. 外展

（1）手指：20°。

（2）拇指：70°。

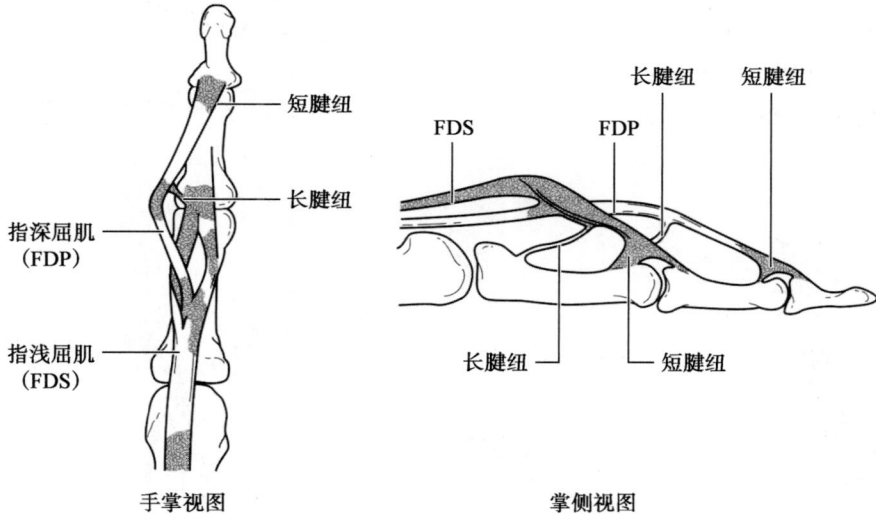

图 4-57 屈肌腱系统

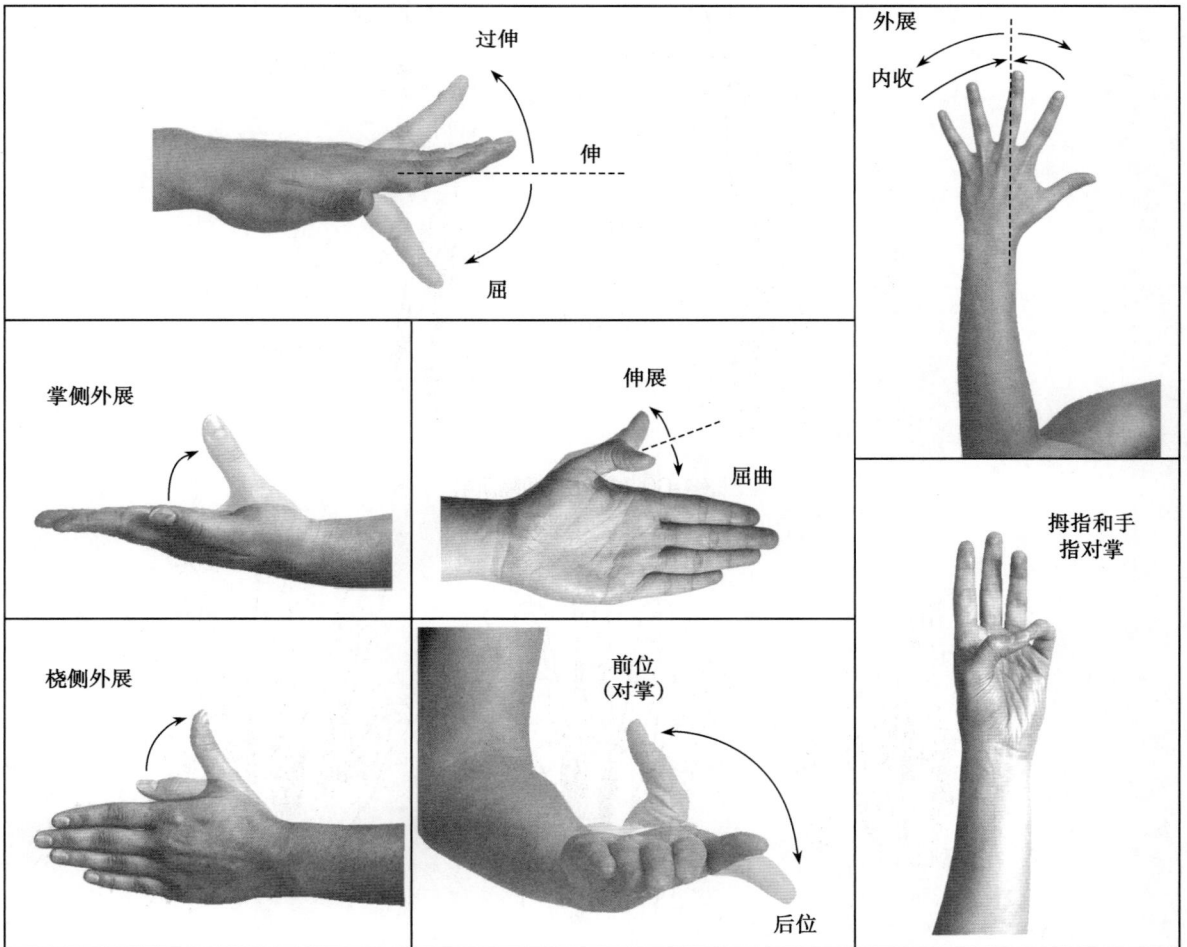

图 4-58 手指和拇指关节活动度术语

4. 内收

（1）手指：0°（从外展位返回）。

（2）拇指：0°（从外展位返回）。

5. 拇指腹对掌（opposition）

拇指：拇指和第 5 指指腹面靠近。

6. 拇指尖对掌（apposition）

拇指：拇指和其他手指指尖靠近，不以指腹接触。

（四）手指活动（图 4-59~图 4-61）

1. 手指屈肌群

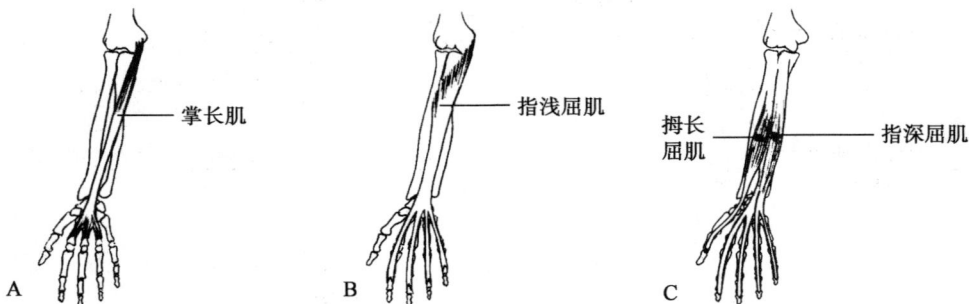

图 4-59　手屈肌群：前臂前间隔肌群
A. 第一层；B. 第二层；C. 第三层

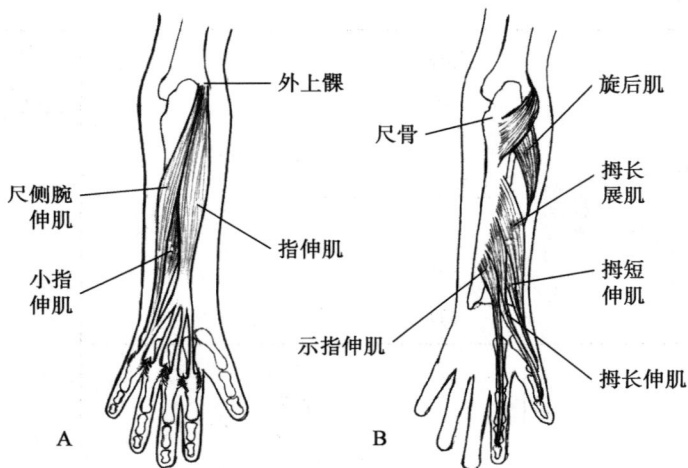

图 4-60　前臂后间隔肌群
A. 浅层；B. 深层

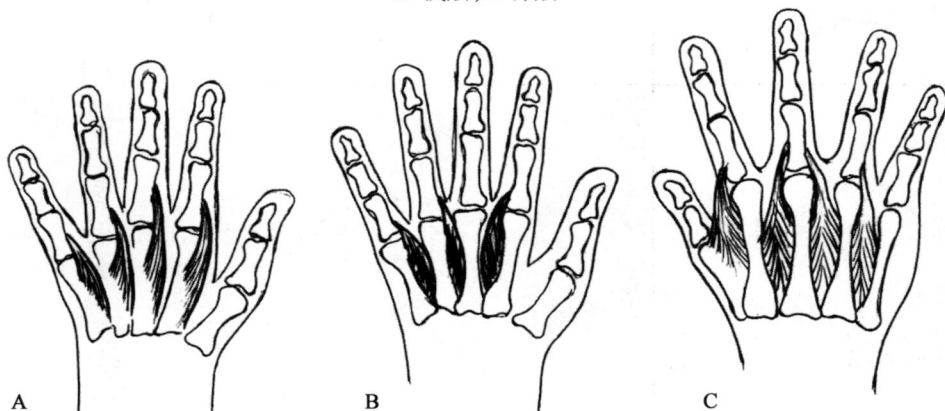

图 4-61　掌侧面：手固有肌群
A. 蚓状肌；B. 掌侧骨间肌；C. 背侧骨间肌

（1）FDP。

①2、3指［骨间前神经（正中神经）：C_8，T_1］。

②4、5指（尺神经：C_8，T_1）。

（2）FDS（正中神经：C_7，C_8，T_1）。

（3）蚓状肌。

①第1、2蚓状肌（正中神经：C_8，T_1）。

②第3、4蚓状肌（尺神经：C_8，T_1）。

（4）背侧和掌侧骨间肌（尺神经：C_8，T_1）。

（5）小指屈肌（尺神经：C_8，T_1）。

2. 手指伸肌群

（1）指总伸肌［骨间后神经（桡神经）：C_7，C_8］。

（2）示指固有伸肌［骨间后神经（桡神经）：C_7，C_8］。

（3）小指伸肌［骨间后神经（桡神经）：C_7，C_8］。

3. 手指外展肌群（"DAB"）

（1）"DAB" = 背侧骨间肌外展（Dorsal interossei ABduct）。

（2）4块背侧骨间肌（尺神经：C_8，T_1）。

（3）小指展肌（尺神经：C_8，T_1）。

4. 手指内收肌群（"PAD"）

（1）"PAD*" = 掌侧骨间肌内收（Palmar interossei ADduct）。

（2）3块掌侧骨间肌（尺神经：C_8，T_1）。

5. 拇指屈肌群

（1）拇短屈肌（浅头：正中神经；深头：尺神经：C_8，T_1）。

（2）拇长屈肌［骨间前神经（正中神经）：C_8，T_1］。

（3）拇对掌肌（正中神经：C_8，T_1）。

（4）拇内收肌（尺神经：C_8，T_1）。

6. 拇指伸肌群

（1）拇长伸肌［骨间后神经（桡神经）：C_7，C_8］。

（2）拇短伸肌［骨间后神经（桡神经）：C_7，C_8］。

（3）拇长展肌［骨间后神经（桡神经）：C_7，C_8］。

7. 拇指外展肌群

（1）拇长展肌［骨间后神经（桡神经）：C_7，C_8］。

（2）拇短展肌（正中神经：C_8，T_1）。

8. 拇指内收肌群

拇内收肌（尺神经：C_8，T_1）。

9. 拇指和第5指对掌肌群

（1）拇对掌肌（正中神经：C_8，T_1）。

（2）拇短屈肌，浅头（正中神经：C_8，T_1）。

（3）拇短展肌（正中神经：C_8，T_1）。

（4）小指对掌肌（尺神经：C_8，T_1）。

第八节　手部疾病

一、掌腱膜挛缩症（Dupuytren's contracture）（图 4-62）

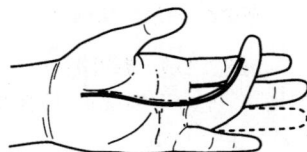

图 4-62　Dupuytren 挛缩
授权改自美国手外科协会：1995a

【概述】

掌腱膜由于纤维增生而增厚挛缩。

【病因】

1. 不明。

2. 具有显性遗传成分（北欧血统）。

3. 也被称为维京病（Viking disease）。

4. 常与糖尿病、乙醇中毒、癫痫、肺结核有关。

5. 典型者见于>40 岁的男性。

【临床特征】

1. 远端掌横纹出现无痛结节。最初，这些结节无压痛，随着病情进展可出现疼痛。

2. 由于结节变厚和挛缩，受累的手指发生屈曲。

3. 受累的环指（第 4 指）的 MCP 关节屈曲较常见。

【影像学】

无须影像学检查。

【治疗】

1. 非手术治疗:物理治疗、胶原酶注射、皮质类固醇注射、超声波治疗、夹板固定、按摩。

2. 如果病情严重且影响功能,可行手术松解。

二、狭窄性腱鞘炎(扳机指)(图4-63)

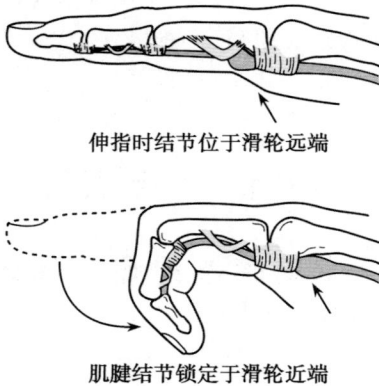

伸指时结节位于滑轮远端

肌腱结节锁定于滑轮近端

图4-63 扳机指

屈肌腱结节或增厚,撞击近端滑轮,使伸指困难;授权改自美国手外科协会:1995b

【概述】

1. 反复创伤引起的手指屈肌腱鞘炎症。

2. 炎症使肌腱处形成结节,使肌腱在滑车系统中滑动时产生异常。随着手指屈曲,结节在A1滑车系统下方通过时,在狭窄的环形腱鞘中被卡住,导致手指锁定在屈曲位。

3. 病因

(1)常与反复创伤、糖尿病、类风湿关节炎、痛风有关。

(2)见于>40岁的人。

【临床特征】

1. 屈指和/或伸指时被卡住或锁住,伴疼痛。

2. 检查时触及结节,可有压痛。

【影像学】

无须影像学检查。

【治疗】

1. 非手术治疗:皮质类固醇注射、夹板固定和NSAIDs。

2. 手术松解:非手术治疗失败后。

三、韧带损伤(图4-64)

【概述】

1. 涉及手指韧带(PIP和MCP)和/或拇指韧带(MCP)。

手的韧带包括侧副韧带和掌板。

2. 损伤可导致部分撕裂(扭伤)或完全脱位。

3. 损伤机制

(1)手指和/或拇指MCP和PIP韧带损伤(MCP)。

① 侧副韧带:外翻或内翻的应力作用于伸直位的手指。

② 掌板(译者按:又称掌侧韧带):过伸时背侧脱位,通常可复位。

(2)拇指MCP韧带损伤。

1)尺侧副韧带(ulnar collateral ligament,UCL)。

① 将外翻应力作用于拇指MCP关节来测试。

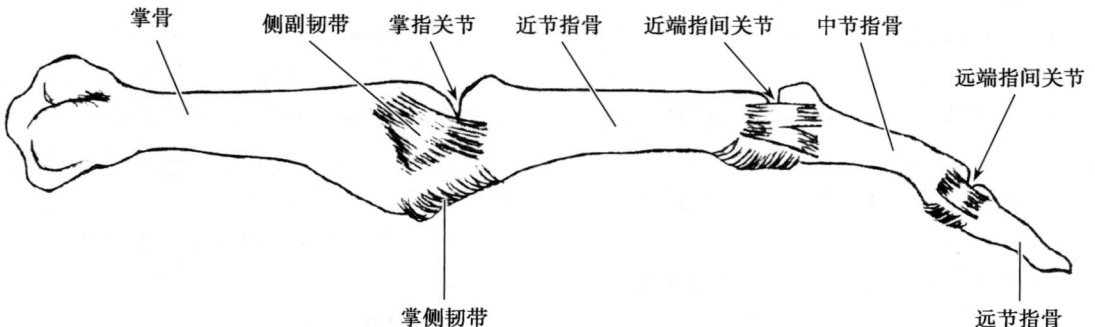

图4-64 MCP、PIP和DIP韧带(侧面观)

② 又称猎场看守人拇指或滑雪者拇指（请参考后文的内容）。

2）桡侧副韧带：不常见。

【临床特征】

1. 有手指外伤史，立即出现明显畸形。

2. 受累区域局部压痛与关节肿胀。

3. 触诊关节两侧，并施加应力到关节内侧和外侧，来评估关节的稳定性。

【影像学】

正侧位片，排除骨折，确保关节的正确复位与一致性。

【治疗】

1. 非手术治疗　简单脱位。

（1）通过稳定近端和牵引远端，来使关节复位。

（2）手指小夹板固定约 2 周。

（3）拇指 MCP 损伤者，用人字形绷带固定 3~6 周。

2. 手术治疗　复杂损伤。

📖 四、滑雪者拇指或猎场看守人拇指

【概述】

1. 常见于滑雪者、篮球运动员，以及其他控球运动员。

2. 可见于慢性侧副韧带松弛，或尺侧副韧带（ulnar collateral ligament，UCL）急性撕裂。

3. 尺侧副韧带（UCL）起自掌骨头背侧，向远端移行止于近节指骨底掌侧。超过 80% 的急性撕裂发生于远端止点。

4. 损伤机制是 MCP 关节近节指骨反复受外力发生桡偏，伴拇指过度外展或过度伸展。突然或慢性的过伸和/或过度外展会导致部分或完全撕裂。

5. 完全撕裂会导致内收肌腱膜截留于 MCP 关节内。这种情况称为 Stener 病变，将影响愈合。撕脱或撕脱骨折也可能存在，二者都需要手术治疗。

【临床特征】

1. MCP 关节不稳。

2. 在进行 MCP 关节应力检查之前，要先进行 X 线检查，排除无移位的撕脱骨折。

3. 检查时，稳定 MCP 关节桡侧并维持与屈曲 30°位。向 UCL 施加桡偏应力。触及韧带撕裂可能提示 Stener 损伤，在 MCP 关节尤为明显。

4. 韧带撕裂触诊，可以确定 Stener 病变。

（1）Ⅰ级损伤：疼痛，没有 MCP 移动。

（2）Ⅱ级损伤：应力作用下，MCP 尺侧开口增大，伴疼痛。

（3）Ⅲ级损伤：无疼痛，应力作用下，MCP 关节持续移动。

【影像学】

1. 应当通过应力性 X 线片进行双侧对比。X 线片上伸 MCP 时桡偏>40°，屈 MCP 时桡偏>20°，提示有不稳定。

2. 手术指征应当综合考虑上述的偏移临界值。

3. 若 X 线可疑，可以采用 MRI 或超声进行动态评估。

【治疗】

1. 拇指短人字形夹板配合短臂石膏固定 4~6 周。当无痛，伴桡偏应力存在硬终点，ROM 恢复至少 80%，以及力量增强，就可以重返赛场或进行完全活动。

2. Stener 病变不愈合者，韧带撕裂或撕脱骨折者，可能需要手术治疗。

五、屈指肌腱损伤：球衣指（jersey finger）（图 4-65）

【概述】

1. 屈指肌腱完全或不完全性损伤（浅屈肌和/或深屈肌）。最常累及第四指。

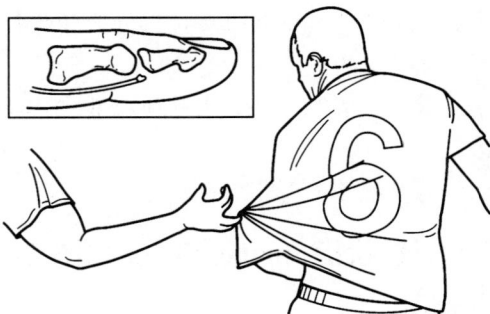

图 4-65　球衣指

受伤机制是深肌腱断裂；授权引自 Carter. 1983

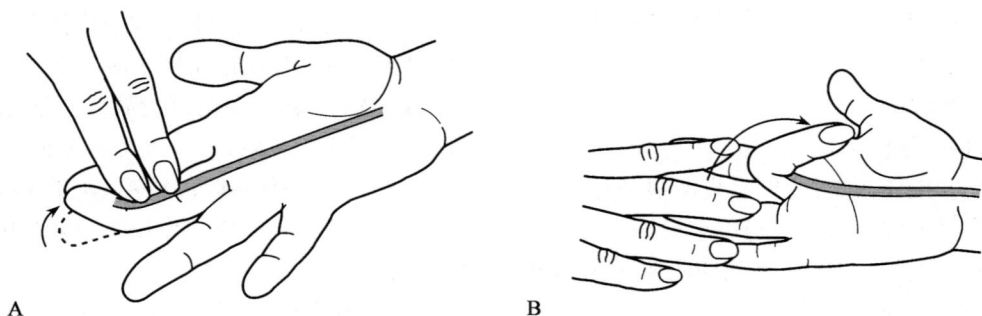

图 4-66　A. FDP 功能试验；B. FDS 功能试验

授权改自美国手外科协会：1990

FDP，指深屈肌；FDS，指浅屈肌

2. 常由运动创伤造成（足球、摔跤）。也可能是自发性（如 RA）。

3. 运动员中创伤的典型机制是，当试图抓住对手时，手指夹在对手的球衣里。指深肌腱从其止点处撕裂，可能伴有骨碎片。

📖【临床特征】

1. 患者不能主动屈曲 DIP 关节。

2. 指深屈肌试验（图 4-66A）：将 PIP 保持于伸直位时屈曲 DIP，PIP 保持于伸直位时指浅屈肌不能起作用。

3. 指浅屈肌屈曲检查（图 4-66B）

（1）消除指深屈肌的动作很重要，因为指深屈肌可以完成许多和指浅屈肌相同的动作（屈 MCP 和 PIP），因指深屈肌 的远端止于 DIP。

（2）使其他正常手指的 DIP 伸直，然后让患者屈曲不受限制的手指，此时该动作只能由正常的指浅屈肌肌腱完成。这个方法分离出了 FDS 的动作，并消除了 FDP 的动作。

【影像学】

X 线片可显示靠近肌腱止点处撕脱骨折。

【治疗】

1. 非手术治疗：很少能够通过非手术治疗恢复。

2. 骨科转诊：早期手术修复。

六、槌状指（mallet finger）（图 4-67）

【概述】

1. 槌状指俗称棒球指。

2. 伸指时，DIP 关节突然被动屈曲，导致伸

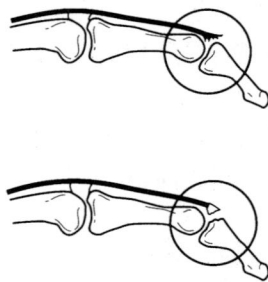

图 4-67　槌状指

上图：伸肌腱止点处断裂；下图：末节指骨小块撕脱

肌腱断裂。

3. 也可出现末节指骨撕脱性骨折。

【临床特征】

1. 屈曲的 DIP 关节不能主动伸直。

2. DIP 关节远端背侧区域压痛和水肿。

【影像学】

用手部 X 线用来评估远端指骨的撕脱性骨折。

【治疗】

1. 非手术治疗：用堆叠夹板或定制夹板，在 DIP 伸直位固定 6~8 周（图 4-68）。

（1）任何时候都保持手指伸直很重要。

（2）每周随访，评估手指屈曲活动。

（3）6 周的疗程结束后，应进行轻柔的主动屈指，并用夜间夹板固定 2~4 周。

2. 手术修复

愈合不良，或者撕脱骨片超过 1/3 的关节者，可采取手术修复。

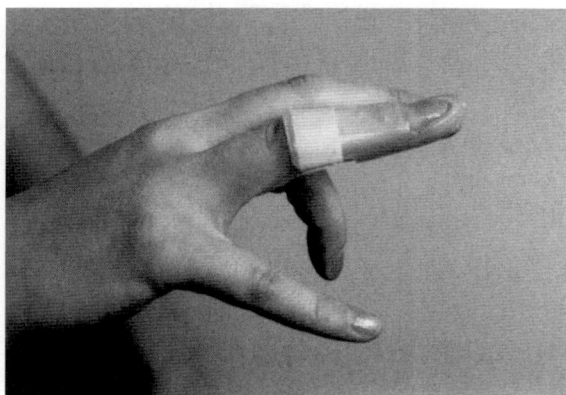

图 4-68　堆叠夹板治疗槌状指

七、第 1 掌骨基底部骨折

贝内特（Bennett）和罗兰多（Rolando）骨折。

【概述】

1. 贝内特骨折：拇指掌骨基底部的斜行骨折—半脱位。

2. 罗兰多骨折：拇指掌骨基底部骨折，可分为 T 形、Y 形或粉碎性骨折。

3. 并发症：贝内特骨折的撕脱性掌骨碎片，可因拇长展肌牵拉向近端半脱位。

【临床特征】

暴力作用于屈曲的拇指或第 5 指，使拇指或第 5 指基底部出现压痛和肿胀。

【影像学】

X 线片：正侧位及斜位片。

【治疗】

骨科转诊。

八、掌骨颈/干骨折（图 4-69）

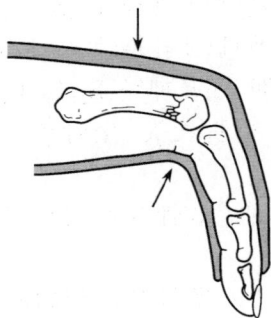

图 4-69　拳击手骨折

放置尺骨沟状夹板；授权引自 Green. 1993

【概述】

1. 也称为拳击手骨折。

2. 掌骨颈/干骨折通常因拳击墙壁或他人后发生。

3. 可发生于任何手指，常见于第 5 指。

【临床特征】

创伤后可见手部区域压痛和肿胀。

【影像学】

X 线片。

【治疗】

骨科转诊。

第九节　下肢：髋关节和骨盆

1. 骨盆带的五个关节包括双侧股骨髋臼（髋关节）、耻骨联合和双侧骶髂（sacroiliac，SI）关节。

2. 髋关节是一个非常稳定的、多向活动的球窝关节（enarthrosis）。

3. 由于高度活动性，髋关节的病变通常在负重、行走或运动过程中有所表现。

4. SI 关节和耻骨联合的病变对活动度限制的程度不如髋关节病变。

5. 男性股骨颈和股骨干之间的角度（125°）与女性（115°~120°）不同。这种差异是由于女性的骨盆更宽，以容纳产道和妊娠子宫。

（1）当股骨颈和股骨轴角度减小时，会发生髋内翻（Coxa vara）。患肢短缩，髋外展受限。膝外翻畸形。

（2）当角度增加时，会出现髋外翻（Coxa valga）。患肢延长，膝内翻畸形。

一、髋关节与骨盆功能解剖（图 4-70）

（一）肌肉

屈髋肌（图 4-71）

1. 髂腰肌（前支的直接分支：L_1，L_2，L_3，L_4）。

原发性屈髋肌

2. 缝匠肌（股神经：L_2，L_3，L_4）。

3. 股直肌（股神经：L_2，L_3，L_4）。

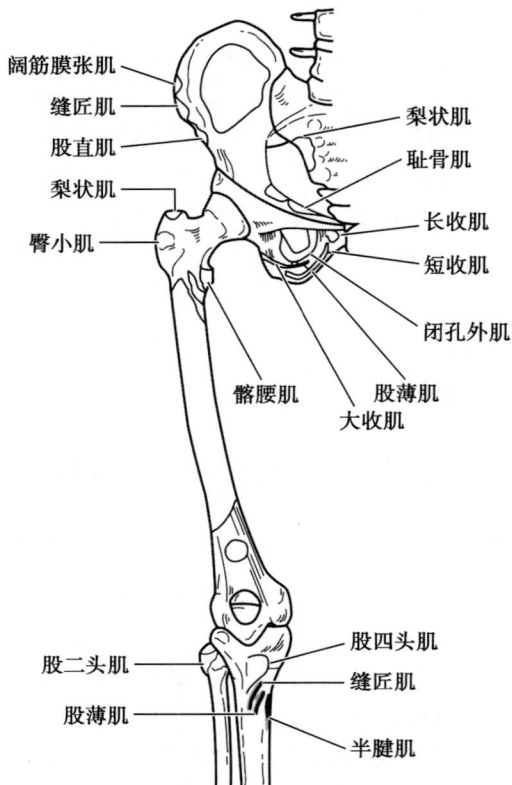

图 4-70 骨盆,大腿和膝关节区域

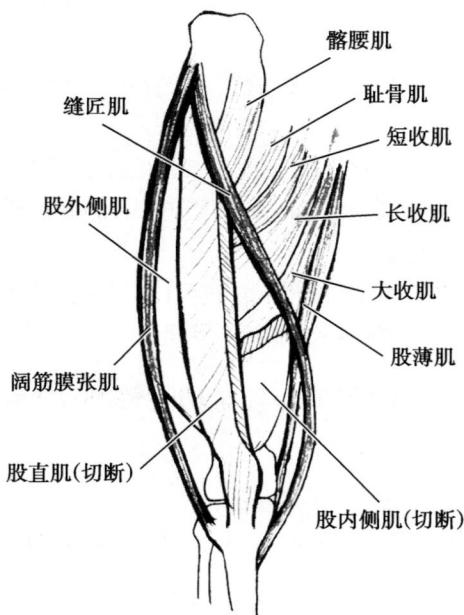

图 4-71 大腿屈肌(前面观)

4. 耻骨肌(股神经:L_2,L_3,L_4)。

5. 阔筋膜张肌(TFL;臀上神经:L_4,L_5,S_1)。

6. 短收肌(闭孔神经:L_2,L_3,L_4)。

7. 长收肌(闭孔神经:L_2,L_3,L_4)。

8. 大收肌[闭孔神经和坐骨(胫)神经:L_2,L_3,L_4,L_5,S_1]。

9. 股薄肌(闭孔神经:L_2,L_3,L_4)。

(二) 髋内收肌群(前面部分;图 4-72)

1. 股薄肌(闭孔神经:L_2,L_3,L_4)。

2. 耻骨肌(股神经:L_2,L_3,L_4)。

3. 长收肌(闭孔神经:L_2,L_3,L_4)。

4. 短收肌(闭孔神经:L_2,L_3,L_4)。

5. 大收肌[闭孔神经和坐骨(胫)神经:L_2,L_3,L_4,L_5,S_1]。

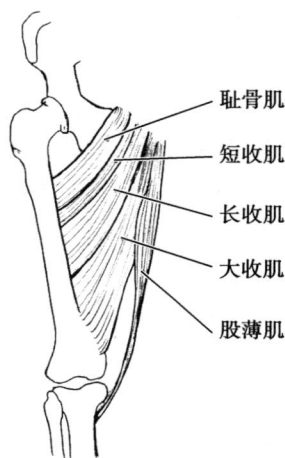

图 4-72 大腿内收肌(前面观)

(三) 髋内收肌群(后面部分;图 4-73)

1. 臀大肌(臀下神经:L_5,S_1,S_2)。

2. 闭孔外肌(闭孔神经:L_3,L_4)。

3. 股薄肌(闭孔神经,L_2,L_3,L_4)。

4. 股二头肌长头[坐骨神经(胫神经部分):L_5,S_1,S_2]。

5. 半腱肌[坐骨神经(胫神经部分):L_4,L_5,S_1,S_2]。

6. 半膜肌[坐骨神经(胫神经部分):L_5,S_1,S_2]。

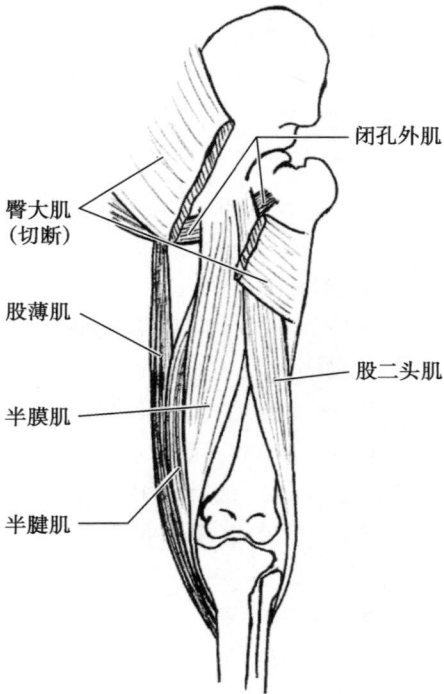

图 4-73 大腿内收肌群（后面观）

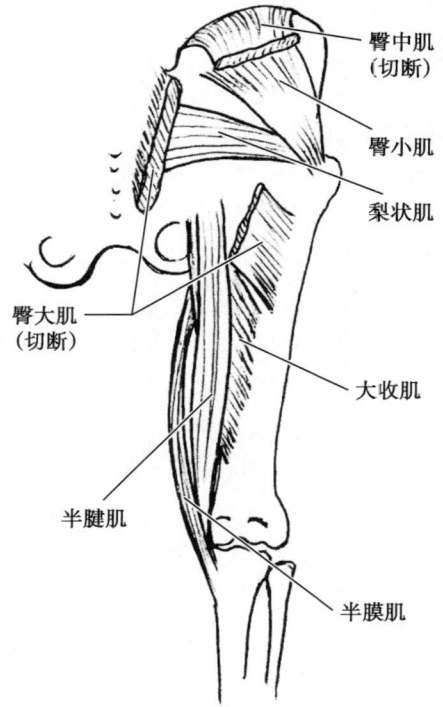

图 4-74 大腿伸肌群（后面观）

（四）髋外展肌群

1. 臀中肌（臀上神经：L_4，L_5，S_1）。

2. 臀小肌（臀上神经：L_4，L_5，S_1）。

（五）髋外展和内旋肌群

1. 阔筋膜张肌（臀上神经：L_4，L_5，S_1）。

2. 缝匠肌（股神经：L_2，L_3，L_4）。

3. 梨状肌（梨状肌支配神经：L_5，S_1，S_2）。

4. 臀大肌，上部纤维（臀下神经：L_5，S_1，S_2）。

（六）伸髋肌群（图 4-74）

1. 臀大肌（臀下神经：L_5，S_1，S_2）。主要的伸髋肌。

2. 臀中肌，后部纤维（臀上神经：L_4，L_5，S_1）。

3. 臀小肌，后部纤维（臀上神经：L_4，L_5，S_1）。

4. 梨状肌（梨状肌支配神经：S_1，S_2）。

5. 大收肌（坐骨神经分支：L_2，L_3，L_4）。

6. 腘绳肌（坐骨神经胫神经部分支配：L_5，S_1，S_2）。

（1）股二头肌长头（L_5，S_1，S_2）。

（2）半膜肌（L_5，S_1，S_2）。

（3）半腱肌（L_4，L_5，S_1，S_2）。

（七）髋外旋肌群（图 4-75）

外旋

1. 梨状肌（支配梨状肌神经：S_1，S_2）。

2. 闭孔内肌（支配闭孔内肌神经：L_5，S_1）。

3. 上孖肌（支配上孖肌神经：L_5，S_1，S_2）。

4. 下孖肌（支配下孖肌神经：L_5，S_1，S_2）。

5. 闭孔外肌（L_5，S_1，S_2）。

6. 股方肌（支配股方肌神经：L_4，L_5，S_1）。

7. 臀大肌（臀下神经：L_5，S_1，S_2）。

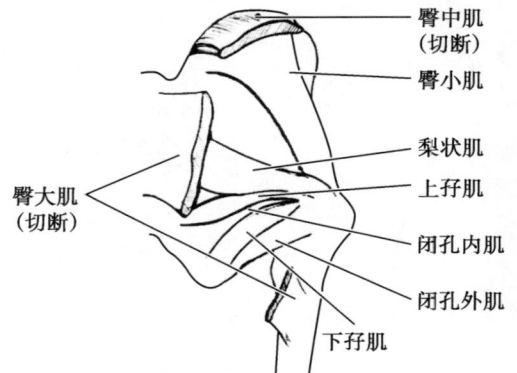

图 4-75 外侧（表面）大腿外旋肌群（股方肌未显示；后面观）

📖（八）髋内旋肌群（图 4-76）

内旋

1. 助记符号：TGGGSS（编者：以下内旋肌肉的英文首字母缩写）。

2. 阔筋膜张肌（TFL，臀上神经：L_4，L_5，S_1）。

3. 大收肌、长收肌和短收肌。

（1）大收肌［闭孔神经和坐骨神经（胫神经部分）：L_2，L_3，L_4，L_5，S_1］。

（2）长收肌和短收肌（闭孔神经：L_2，L_3，L_4）。

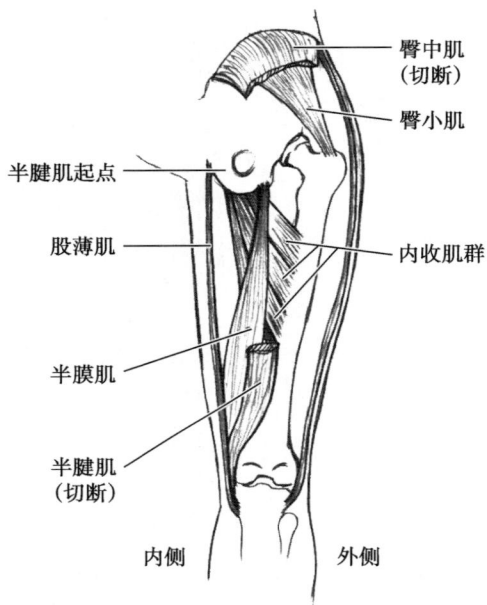

4. 臀中肌（臀上神经：L_4，L_5，S_1）。

5. 臀小肌（臀上神经：L_4，L_5，S_1）。

6. 股薄肌（闭孔神经：L_2，L_3，L_4）。

7. 半腱肌［坐骨神经（胫神经部分）：L_5，S_1，S_2］。

8. 半膜肌［坐骨神经（胫神经部分）：L_5，S_1，S_2］。

（九）韧带（图 4-77A，B）

1. 髋臼唇（盂唇） 髋臼唇的作用是加深髋臼，以达到稳固股骨头的目的。

2. 关节囊 纤维关节囊起自髋臼边缘，止于转子间嵴，形成包绕髋关节和大部分股骨颈的圆柱形髋袖。股骨颈周围的环状纤维限制关节囊活动，有助于将股骨头固定于髋臼内。

3. 髂股韧带

（1）也称"Y"形韧带，或比吉洛韧带，是人体最坚韧的韧带。

（2）髂股韧带起自髂前下棘（anterior inferior iliac spine，AIIS），止于转子间线。

（3）其功能是限制髋关节后伸、外展和外旋范围。

4. 坐股韧带

（1）坐股韧带起自髋臼后方的坐骨，混合入关节囊中。

（2）其功能是限制髋关节内旋范围。

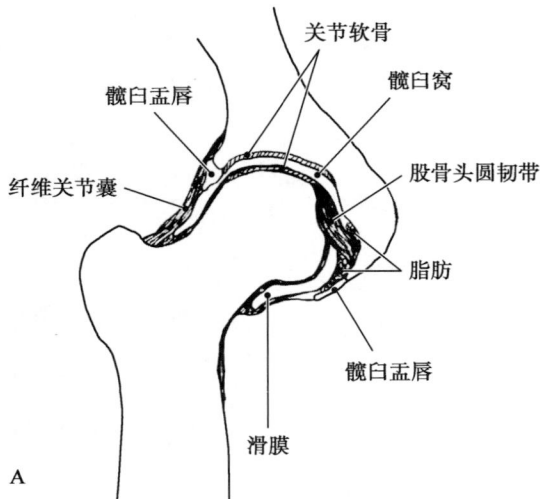

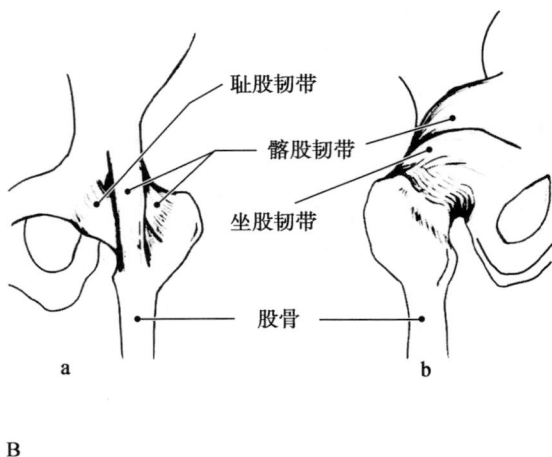

图 4-76　内侧（深部）大腿外旋肌群（后面观）

图 4-77　A. 髋关节冠状切面；B. 左髋关节前面观（a）及后面观（b）

5. 耻股韧带

（1）耻股韧带起自耻骨上支，混合入髂股韧带中。

（2）其功能是限制髋关节外展范围。

6. 股骨头圆韧带

（1）股骨头圆韧带起自髋臼切迹，止于股骨。

（2）该韧带相当薄弱，对髋关节稳定性作用较小。

（3）在 80% 的个体中，其内包绕着细小的动脉，为股骨头供血。

7. 成人髋关节的正常活动范围

（1）髋屈曲：120°。

（2）髋伸展：30°。

（3）髋外展：45°~50°。

（4）髋内收：0°~30°。

（5）髋外旋：35°。

（6）髋内旋：45°。

📖（7）骨关节炎首先会限制髋关节内旋活动范围。

二、髋关节测试

（一）FABERE（Patrick's）试验（图 4-78）

1. 通过施加刺激性动作以诱发疼痛，评估

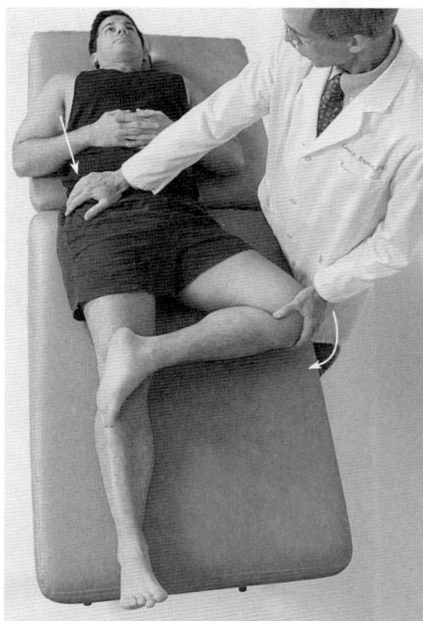

图 4-78　FABERE（Patrick's）试验（"4"字征）
来源：Courtesy of JFK Johnson Rehabilitation Institute，2000.

髋关节内病变或骶髂关节功能障碍。

2. 测试动作：屈曲（Flexion）、外展（ABduction）、外旋（External Rotation）和后伸（Extension）（取首字母组成 FABERE）。

3. 患者取仰卧位，被动屈曲、外展和外旋髋关节。检查者施加向下的压力以伸展下肢。

4. 髋关节前方或腹股沟区域的疼痛提示髋关节关节内或关节周的病变。

5. 髋关节后方区域的疼痛提示骶髂关节功能障碍。

（二）Thomas（托马斯）试验（图 4-79）

1. 该试验用于评估髋关节屈曲挛缩。

2. 患者取仰卧位，一侧髋关节屈曲，完全抵消腰椎前凸。固定腰椎和骨盆，同时被动伸展对侧髋关节。如果该侧髋关节不能完全伸展，提示存在屈曲挛缩。

（三）Ober 试验（图 4-80）

1. 该试验用于评估阔筋膜张肌和髂胫束（iliotibail band，ITB）的紧张度。

2. 患者取健侧卧位，患侧下肢屈膝 90°，伸髋 0°，然后尽可能髋关节外展。随后从完全外展处放下患侧下肢。

3. 如果大腿仍然保持外展，提示可能存在阔筋膜张肌或髂胫束挛缩。

（四）Trendelenburg（特伦德伦堡）试验（图 4-81）

1. 该试验用于评估臀中肌无力。

2. 患者取直立位，健侧足抬离地面。

3. 该实验可评估支撑侧下肢的臀中肌力量。

（1）阳性结果表现为非支撑侧骨盆下降。如患者右侧下肢支撑站立，左侧骨盆下降，提示右侧臀中肌无力。

（2）阴性结果表现为非支撑侧骨盆维持原有高度，或轻度抬高。

4. 影响臀中肌无力的原因：

（1）神经根病变。

（2）脊髓灰质炎。

（3）脊髓脊膜膨出。

（4）股骨大转子骨折。

（5）股骨头骨骺滑脱（SCFE）。

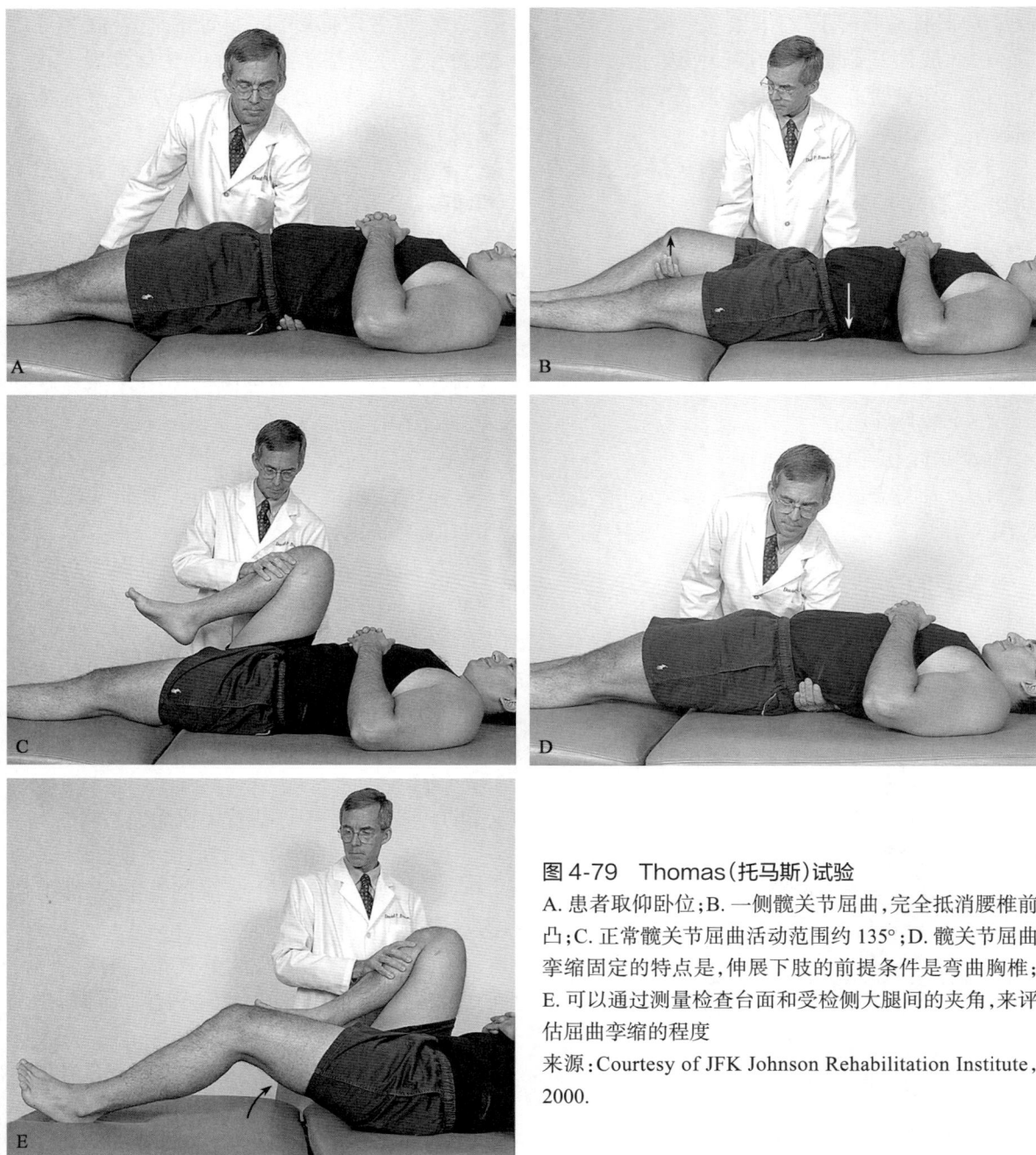

图 4-79   Thomas(托马斯)试验

A. 患者取仰卧位；B. 一侧髋关节屈曲，完全抵消腰椎前
凸；C. 正常髋关节屈曲活动范围约 135°；D. 髋关节屈曲
挛缩固定的特点是，伸展下肢的前提条件是弯曲胸椎；
E. 可以通过测量检查台面和受检侧大腿间的夹角，来评
估屈曲挛缩的程度

来源：Courtesy of JFK Johnson Rehabilitation Institute，
2000.

膝屈曲

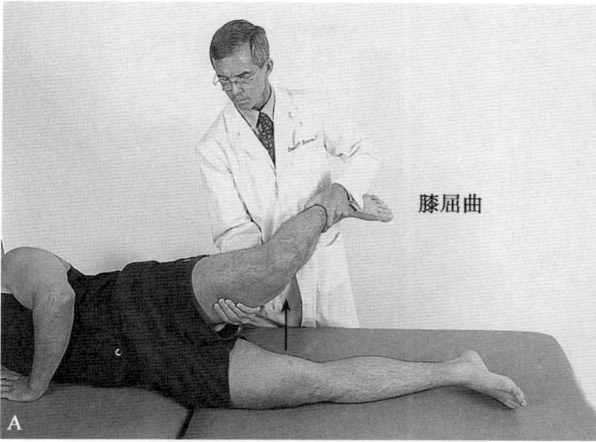

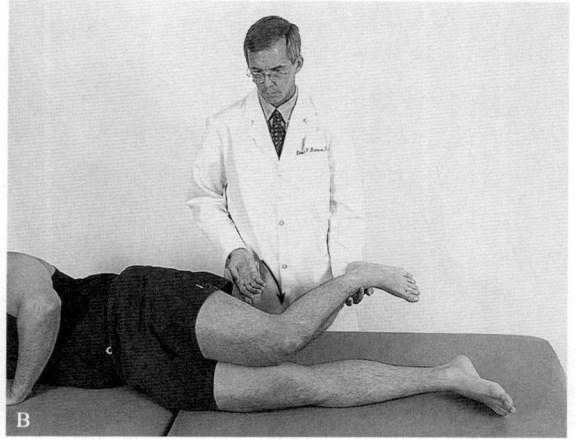

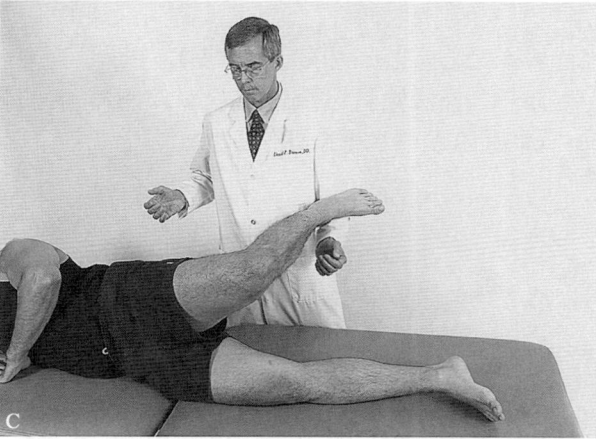

图 4-80　A. Ober 试验用于评估阔筋膜张肌挛缩情况;B. Ober 试验阴性;C. Ober 试验阳性
来源:Courtesy of JFK Johnson Rehabilitation Institute, 2000.

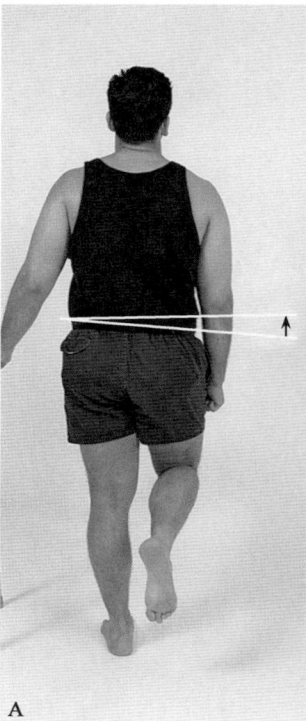

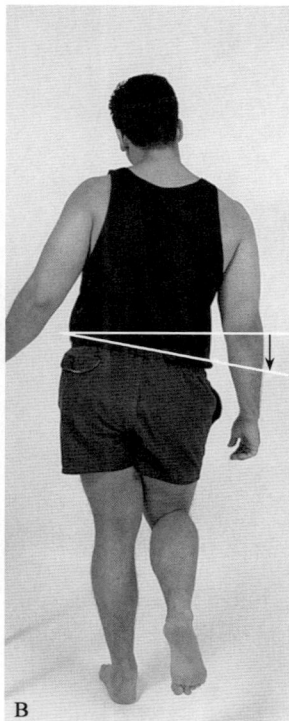

图 4-81　Trendelenburg 试验
A. 阴性;B. 阳性
来源:Courtesy of JFK Johnson Rehabilitation Institute, 2000.

（6）先天性髋关节脱位。

（7）去适应作用。

（五）股神经牵拉试验（Ely 试验）

1. 该试验用于评估股神经激惹状态。

2. 患者取俯卧位，屈膝>90°，然后伸髋。

3. 股神经激惹的阳性表现为受检侧大腿前方疼痛。

三、下肢不等长

（一）真性下肢不等长（图 4-82）

1. 下肢绝对长度需测量同侧髂前上棘（anterior superior iliac spine，ASIS）到内踝的距离。这两点是固定的骨性标志。

2. 确定下肢不等长的来源是股骨还是胫骨：

（1）患者取仰卧位，屈膝 90°，双足平放于检查台上。

（2）如果一侧膝关节较另一侧高，提示该侧胫骨较对侧长（图 4-82C）。

（3）如果一侧膝关节较另一侧突出，提示该侧股骨较对侧长（图 4-82D）。

（4）真性下肢不等长有许多原因，包括儿童期骨骺板骨折和脊髓灰质炎。

（二）假性下肢不等长（图 4-83）

1. 首先要排除真性下肢不等长的存在。

2. 假性下肢不等长可能由于骨盆倾斜或髋关节屈曲及内收畸形。

3. 患者取仰卧位，测量从脐到内踝的长度（从非固定标志点到固定标志点）。

4. 骨盆倾斜可以通过观察双侧髂前上棘或髂后上棘的水平来评估。

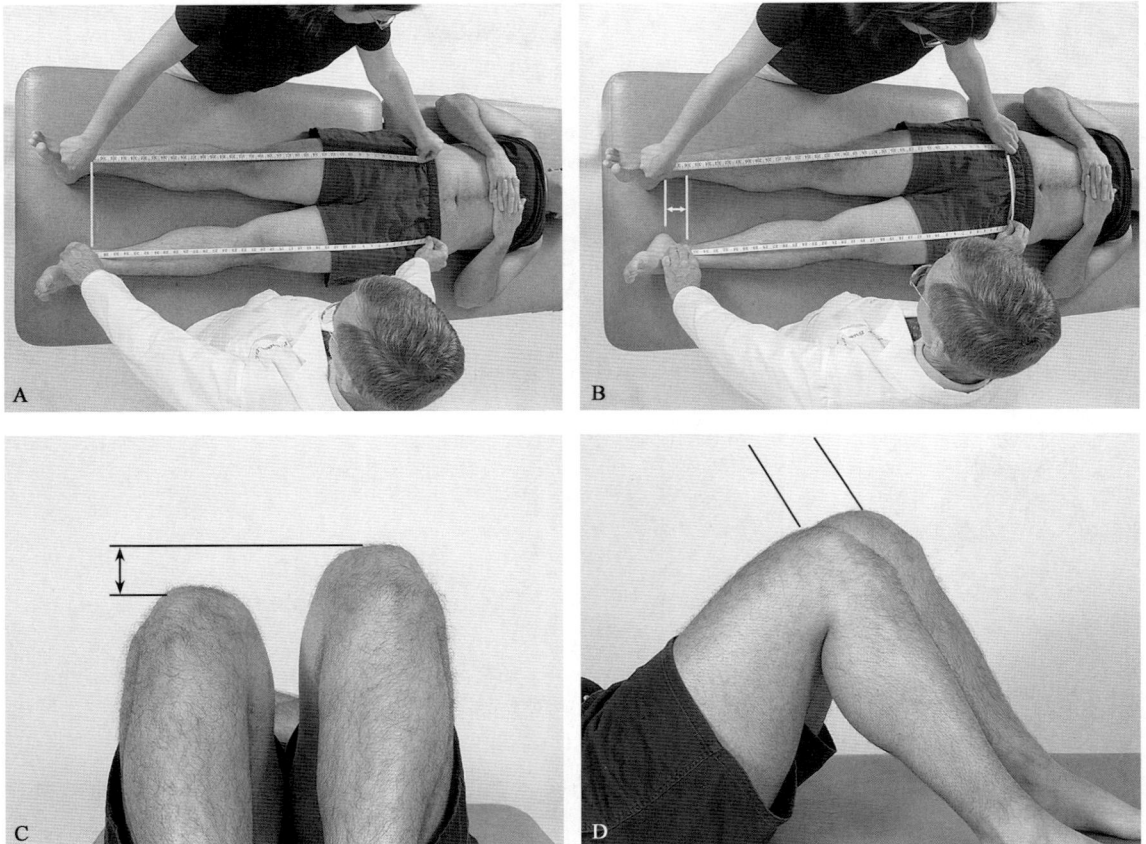

图 4-82　下肢不等长

A. 测量应该从一个固定的骨性标志（如髂前上棘）延伸至另一个骨性标志（如内踝），以评估下肢真实长度；B. 真性下肢不等长；C. 胫骨不等长；D. 股骨不等长

来源：Courtesy of JFK Johnson Rehabilitation Institute，2000.

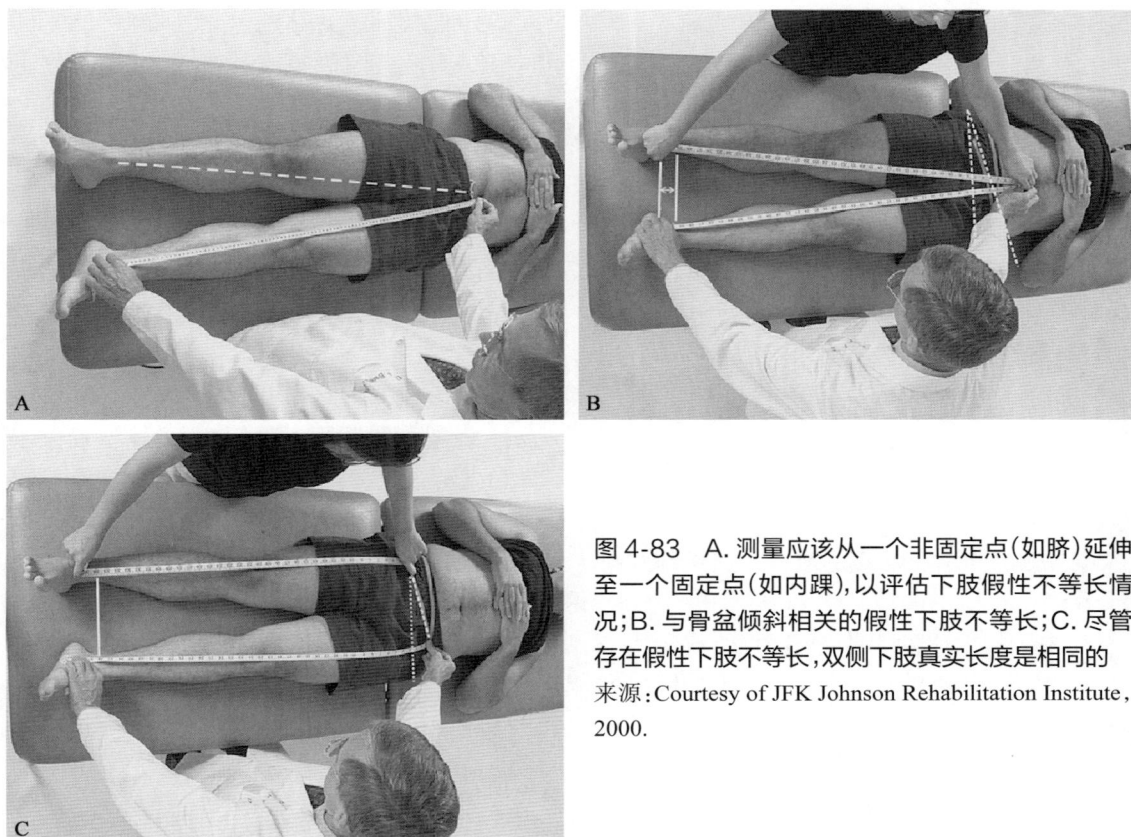

图 4-83 A. 测量应该从一个非固定点(如脐)延伸至一个固定点(如内踝),以评估下肢假性不等长情况;B. 与骨盆倾斜相关的假性下肢不等长;C. 尽管存在假性下肢不等长,双侧下肢真实长度是相同的

来源:Courtesy of JFK Johnson Rehabilitation Institute, 2000.

第十节 髋部疾病

一、腘绳肌拉伤

📖【概述】

1. 注意,腘绳肌和股四头肌的正常肌力比值为 3∶5。

2. 当髋关节被动屈曲同时膝关节维持伸展的情况下,腘绳肌处于最大牵伸位置。

3. 损伤经常发生于肌肉离心收缩时,常见于肌腱结合部位,多发生于外侧腘绳肌。

4. 与拉伤相关的因素包括不充分的热身运动、柔韧性差、运动疲劳、健康状况不良以及肌力不平衡。

康复训练计划应该纠正上述危险因素,同时改善核心不稳。

5. 损伤的严重程度从 I 级(拉伤)到 III 级(完全撕裂)。

6. 最常见于田径和体操运动损伤。

【临床特点】

1. 腘绳肌用力收缩或膝关节伸直时,出现腘绳肌区域疼痛。

2. 疼痛可能同时伴有功能障碍。

3. 肌腹或肌肉起点处压痛。

4. 检查者在触诊时,应尝试牵伸损伤肌肉。

5. 瘀斑会向下延伸至大腿,直至大腿远端、腘窝甚至小腿后侧。

6. 激发试验

膝关节伸直时诱发出坐骨区域疼痛并出现触诊压痛。

【影像学检查】

1. 通常无须影像学检查。

2. 如有必要,可拍摄 X 线片以排除坐骨结节撕脱骨折。MRI 可确定诊断。

【治疗】

1. 冰敷、压迫、限制活动和 NSAIDs 类药物。

2. 康复计划:

（1）轻柔的牵伸和关节活动度训练。

（2）力量训练之前，应该在耐受范围内，逐渐由向心运动向离心运动过渡。

（3）当炎症减轻后，进行核心稳定性/力量训练，同时纠正危险因素。

3. 预防损伤：保持腘绳肌柔韧性和肌力，尤其是进行离心运动训练；核心力量训练、神经肌肉控制训练和体育运动针对性训练。

4. 重返赛场：可变，根据损伤程度不同，通常从 3 周至 6 个月不等。

📖 二、髋屈肌群拉伤

【概述】

1. 常见于短跑，以及足球、体操、棒球和橄榄球运动。

2. 由于腰大肌离心收缩过负荷，或运动员用力屈曲完全伸直的髋关节导致，例如跨栏或踢球时。

【临床特点】

相应区域压痛，抗阻屈髋和被动伸髋时疼痛。

【影像学检查】

1. 髋关节正位和蛙式位 X 线检查用于排除骨性损伤，如骨突撕脱骨折［ASIS、坐骨结节、髂前下棘（AIIS）、小转子和髂嵴常见］。

2. 青少年运动员可发生骨骺板损伤。

【治疗】

1. 保护下负重、冰敷，尽早开始轻柔的主动关节活动度训练。

2. 步行和活动无痛，且关节活动度完全恢复的条件下，进行力量训练。

3. 渐进性力量训练，应该从闭链训练逐步进阶至开链训练，以及离心训练、短暂最大负荷训练，以预防损伤再发。

三、梨状肌综合征

【概述】

1. 肌肉疼痛累及梨状肌，髋外旋肌之一。

2. 梨状肌综合征可以因为慢性人体力学状态不佳导致，也可以由于髋关节被用力内旋出现急性损伤后出现。

3. 肌肉严重痉挛时，坐骨神经可能受到不同程度受累，因为在部分个体中，坐骨神经走行穿过梨状肌的肌纤维。

4. 康复目标是减轻疼痛和痉挛，恢复髋关节最大内旋关节活动度。

【临床特征】

1. 与梨状肌损伤相关的疼痛，可能出现于臀部外侧、髋关节后方、近端大腿后部和骶髂关节区。

2. 上楼梯时疼痛可能会加重。

3. 梨状肌肌腹出现压痛，具体位置位于骶骨和大转子连线。

4. 激发试验

FAIR 试验：髋关节屈曲（flexion）、内收（adduction）、内旋（internal rotation）时出现疼痛。

【影像学】

应拍摄腰椎和髋关节 X 线片，以排除其他可能引起疼痛的原因。

【治疗】

1. 初始治疗包括牵伸髋外旋肌群、NSAIDs 类药物和超声治疗。

2. 如果其他非手术治疗无效，可以选择皮质醇激素注射治疗。

四、髂腰肌滑囊炎和肌腱炎

【概述】

1. 过度使用或创伤，导致肌肉紧张和肌力不平衡，可能出现肌腱和滑囊的炎症。

2. 这种状况可能会导致某种类型的弹响髋综合征。

【临床特征】

1. 屈髋时可能出现髋关节弹响，伴或不伴疼痛。

2. 髂腰肌区域出现压痛。

3. 激发试验

抗阻屈髋时出现疼痛。

【影像学】

髋关节影像学检查可用于排除其他潜在的骨性疾病。

【治疗】

1. 冰敷、NSAIDs 类药物、牵伸和力量训练。

2. 如果其他非手术治疗无效,可以选择皮质醇激素注射治疗。

五、弹响髋综合征(髂胫束综合征)(图 4-84)

【概述】

1. 关节活动范围内或行走时,可闻及"弹响"声或"咔嗒"声。

2. 可分为内侧和外侧弹响髋综合征(图 4-84)。

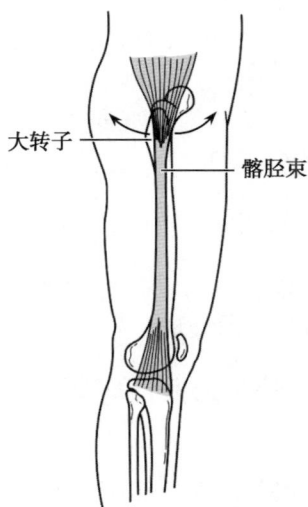

图 4-84　髂胫束综合征(外侧观)

3. 外侧弹响髋综合征:可能由于髂胫束或臀大肌紧张,在大转子区域产生弹响。

4. 内侧弹响髋综合征。

(1)可能由于髂腰肌肌腱紧张或髂腰肌肌腱炎,在骨盆的髂耻隆突区域产生弹响。

(2)尽管少见,但可能合并髋臼关节唇撕裂,或出现髋关节关节内游离体。

【临床特征】

1. 患者可能主诉髋部弹响声或咔嗒声,伴或不伴疼痛。

2. 外侧弹响髋综合征患者合并阔筋膜张肌及髂胫束或臀大肌压痛。

3. 内侧弹响髋综合征患者合并腹股沟前方(髂腰肌、关节唇撕裂或游离体)压痛。合并

髂腰肌肌腱炎的患者也可能合并有腹股沟前部和下腹部压痛。

4. 激发试验

(1)外侧弹响髋综合征:患者取侧卧位,被动内旋和外旋髋关节。

(2)内侧弹响髋综合征:伸展、外展和外旋受累髋关节。

【影像学】

无须 X 线检查。

【治疗】

1. 相对制动、冰敷和 NSAIDs 类药物。

2. 康复计划侧重于矫正生物力学异常,也可以进行关节活动度和牵伸训练。

六、髋内收肌群拉伤(腹股沟拉伤)

【概述】

1. 髋内收肌群拉伤是常见的运动损伤之一,通常由于髋关节用力抗阻外展造成。

2. 离心收缩时发生内收肌群损伤。

3. 潜在因素包括内收肌群相对无力和紧张。

4. 区分肌肉拉伤和内收肌撕脱性骨折非常重要。

【临床特征】

1. 疼痛出现在内收肌耻骨支起点远端或内收肌结节处。

2. 激发试验

(1)抗阻内收时疼痛,也可见于屈髋时疼痛。

(2)触诊时内收肌部位压痛。

【影像学】

拍摄髋关节 X 线,范围包含内收肌结节处,以排除撕脱性骨折。

【治疗】

休息、冰敷和 NSAIDs 类药物,之后逐渐进展至牵伸和力量训练。

七、髋部大转子滑囊炎(图 4-85)

【概述】

1. 炎症发生于大转子滑囊,它位于臀中肌、臀小肌和阔筋膜张肌(tensor fascia lata,

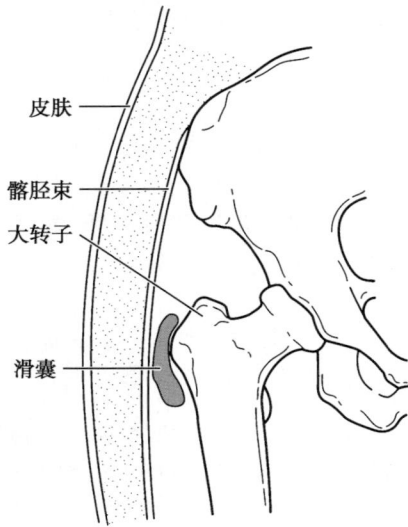

图 4-85　大转子滑囊

注意：大转子滑囊位于髂胫束与髋关节大转子之间（前面观）

TFL）的深部。

2. 它与许多导致步态力学改变、肌力失衡和柔韧性降低的情况有关，如髋关节骨关节炎、肥胖、下肢不等长、直接创伤、过度使用、腰椎间盘突出和偏瘫等。

3. 这些情况也可能导致外侧弹响髋综合征。

【临床特征】

1. 患者诉夜间痛，无法患侧卧位。

2. 诱发试验

（1）触诊大转子时有压痛，或从完全伸髋到屈髋过程有疼痛。

（2）可在大转子处触及弹拨声。

【影像学】

髋关节 X 线可排除其他骨性病变。

【治疗】

1. 髂胫束（iliotibial tract band，ITB）牵伸和非甾体抗炎药。病情严重者可借助拐杖来支撑和维持稳定。

2. 髋外展肌群肌力训练。

3. 顽固性病例可行局部皮质类固醇注射。

八、髋关节后脱位

【概述】

📖 1. 这是髋关节脱位最常见的类型（90%）。

2. 车祸时，髋关节处于屈曲、内收和内旋位，可能会发生后脱位。膝关节撞击前座椅背，使上述姿势下的股骨向后移位发生脱位。这种姿势下，股骨头后方由关节囊覆盖，而非髋臼覆盖。

3. 由于坐骨神经紧邻髋关节后方，髋关节发生后脱位时坐骨神经可能被拉伸或挤压。

4. 注意：髋关节前脱位可能导致股神经损伤。

5. 10%~20% 的患者可能发生缺血性坏死（avascular necrosis，AVN）。

【临床特征】

1. 髋关节呈屈曲、内收和内旋畸形。

2. 患侧下肢变短，因为脱位的股骨头高于健侧。

3. 患侧髋关节无法外展。

【影像学】

髋关节 X 线片。

【治疗】

由于可能存在血管损伤和坐骨神经损伤，所以需要骨科急诊处理。

九、股骨头缺血性坏死（图 4-86）

【概述】

1. 也称髋关节骨坏死或髋关节无菌性坏死。

2. 其特征是不伴脓毒症的股骨头坏死。

3. 血供中断是该病发生的明确的共同途径。

4. 若发生在 2~12 岁的儿童中，也称为 Legg-Calvé-Perthes 病。

5. 成人中最常见的病因是使用激素和酗酒。

【临床特征】

1. 腹股沟、大腿前部，甚至膝关节可出现疼痛。

2. 关节活动及髋关节负重可引发疼痛。

3. 起病时症状不明显。

4. 患肢可见摆动相和站立相时间缩短。

5. 髋关节内外旋活动范围丧失。髋关节屈曲时会出现外旋。

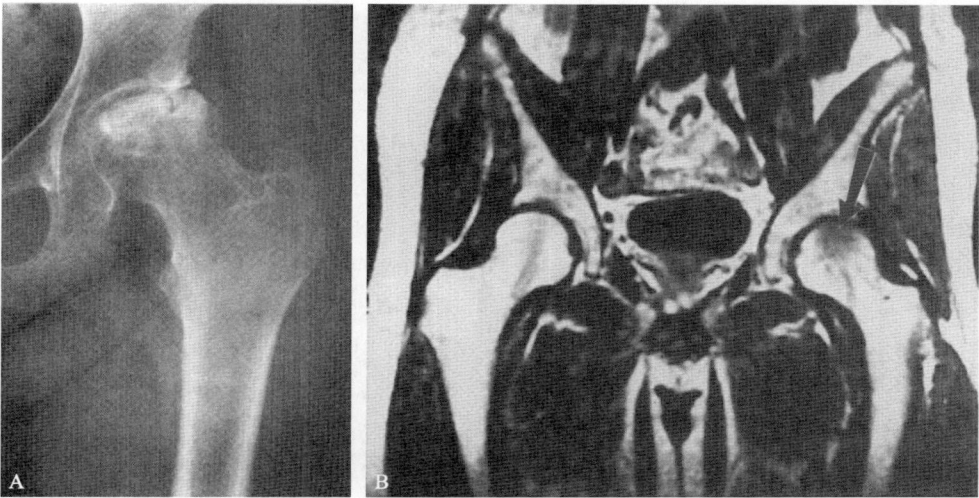

图 4-86　A. 左髋关节 X 线显示股骨头硬化；B. MRI 显示左侧股骨头（箭头）坏死（AVN）
资料来源：From Cabanela ME. Hip arthroplasty in osteonecrosis of the femoral head. In：Jones JPM，Urbaniak M，eds. *Osteonecrosis*. Rosemont，IL：American Academy of Orthopaedic Surgeons；1997，with permission；Poss R，ed. *Orthopedic Knowledge* Update 3. Rosemont，IL：American Academy of Orthopaedic Surgeons；1990：540，with permission.

【影像学】

1. X 线片示股骨头不规则或呈斑点状，晚期出现股骨头塌陷。

2. 需行双侧 MRI 检查，MRI 对于早期变化最灵敏，比骨扫描更具特异性。

3. T_1 加权呈低信号，可表现为环形、楔形或不规则轮廓。

4. T_2 加权表现为双线征，即在低信号范围内可见一高信号区。

【治疗】

1. 主要目标是修复和重塑股骨头时，维持股骨头位于髋臼内。

2. 儿童应用支具和夹板，有助于保持股骨头位于髋臼内。

3. 股骨头髓心减压术可用于治疗缺血性坏死早期、不伴股骨头形态改变的患者。

4. 缺血性坏死晚期、有证据表明伴有股骨头塌陷的成年人，可能需要行全髋关节置换术（total hip arthroplasty，THA）。

十、髋部骨折

【概述】

1. 髋部骨质疏松增加了骨折发病率。

2. 髋部骨质疏松既与不可改变的危险因素有关，也与可改变的因素有关。

（1）不可改变的危险因素包括年龄、性别和种族。

① 大约 60% 髋部骨折发生于年龄>75 岁的患者。

② 女性髋部骨折的发病率高于男性。

③ 在女性中，欧洲裔美国女性比非洲裔美国女性骨折发病率高，比例为（2~3）：1。

（2）可改变的危险因素。

① 乙醇和咖啡因摄入。

② 吸烟。

③ 药物（类固醇、抗精神病药、苯二氮䓬类药物）。

④ 营养不良。

⑤ 体重低于理想值 90%。

3. 针对髋部骨折和退变的手术，具有相当大的致残和死亡风险。

（1）静脉血栓形成见于 50% 以上的未采取预防措施的患者。注意：术后第 2~3 周，肺栓塞发生风险最高。

（2）全髋关节置换术后异位骨化发病率高（>50%），是最常见的并发症，尽管小于 10% 的患者丧失关节活动度（ROM）。

（3）髋部骨折后的幸存者，1年后死亡率为20%~30%，2年后死亡率约为40%。

（4）约50%的患者可恢复到发病前的功能水平。

4. 髋部骨折根据股骨近端解剖进行分类，主要包括三种类型：囊内、转子间和转子下（图4-87）。详见后文。

十一、囊内骨折或股骨颈骨折

【概述】

1. 股骨颈骨折按Garden分型（图4-88）。

（1）Ⅰ型：不完全骨折，无移位，偶有外翻成角。

（2）Ⅱ型：完全骨折，无移位，偶有不稳定。

（3）Ⅲ型：移位骨折，髋关节囊部分完好。

（4）Ⅳ型：移位骨折，髋关节囊完全撕裂。

2. 与骨折相关的并发症包括股骨头血供破坏导致的骨坏死（即AVN）。

3. 术后并发症可能有骨不连或骨坏死。

【临床特征】

髋部骨折常表现为髋部疼痛、肢体外旋大于正常，以及患肢明显短缩。

【影像学】

1. 髋关节X线片。

2. 隐匿性骨折可行骨扫描。

3. MRI是可选的影像学检查。

【治疗】

（一）GardenⅠ型和Ⅱ型

1. 手术治疗：可用针或空心髋螺钉穿过骨折部位进行固定。

2. 非手术治疗。

（1）如果患肢不适合手术，或者为陈旧性嵌顿骨折，可选择非手术治疗。

（2）康复早期可部分或完全负重。

（二）GardenⅢ型和Ⅳ型

1. 外科干预

（1）股骨头置换可选择骨水泥或非骨水泥型半髋关节置换术、全髋关节置换术或双极人工关节置换术。

（2）双极人工关节置入物由股骨部分与假体杯组成，股骨部分卡入假体杯中，可以在髋臼内自由活动。

① 假体内轴承界面和假体轴承与髋臼界面两个位置的活动，理论上可以减少人工髋臼关节的摩擦与撞击。

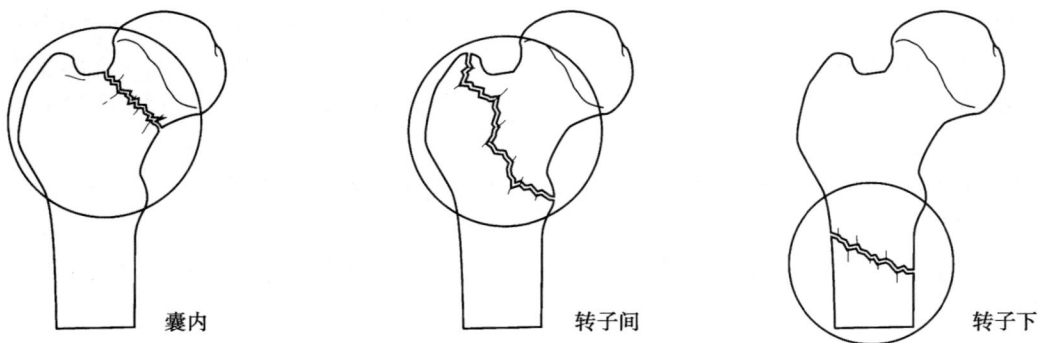

囊内　　　　　　转子间　　　　　　转子下

图4-87　基于股骨近端解剖的髋部骨折分类

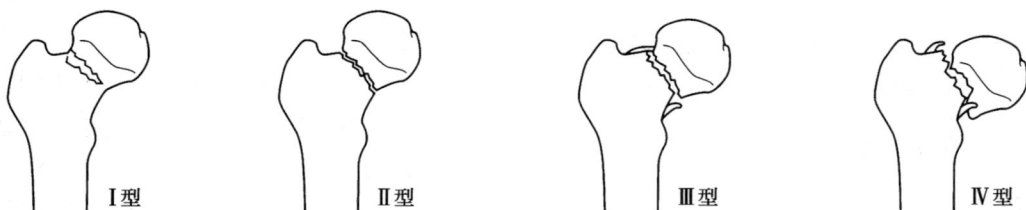

Ⅰ型　　　　Ⅱ型　　　　Ⅲ型　　　　Ⅳ型

图4-88　股骨颈骨折Garden分型

② 减少髋臼活动理论上应该可以减少髋臼的磨损和突出。

2. 术后康复

（1）骨水泥固定患者可立即完全负重。

（2）非骨水泥固定患者可部分或完全负重。

（3）全髋关节置换术（total hip arthroplasty，THA）包括后入路和前入路，后入路脱位风险更高。

📖（4）在后入路 THA 术后，预防髋关节脱位必须遵循全髋关节置换术后的注意事项，避免髋关节屈曲大于 90°，髋内收过中线以及髋过度内旋：

在减少屈髋和降低髋关节后脱位的风险方面，高椅优于低椅。

📖（5）在前入路术后，注意事项包括避免髋关节后伸和外旋（即与后入路术后注意事项相反）。

（6）髋关节置换术后脱位发生率不一。全麻下即刻复位可最大限度保全置换的关节。

（7）脓毒症是髋关节置换术后脱位的病因之一，必须予以重视。

十二、股骨转子间骨折（图 4-89）

📖【概述】

1. 是髋部骨折最常见的类型。

2. 严重的粉碎性骨折可能导致大量失血和低血容量。

3. 粉碎性骨折固定术后，可能出现下肢不

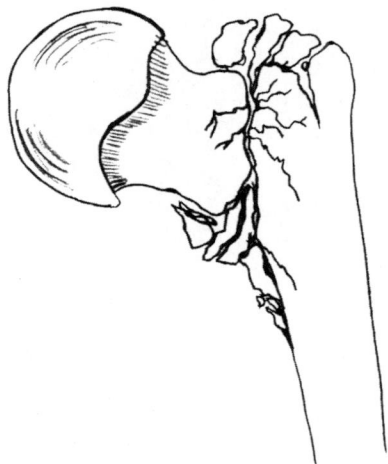

图 4-89 髋部转子间骨折（注意骨折块）

等长。

4. 该区域承受较大应力，需要牢固固定。

5. 骨折可分为无移位骨折、两部分移位骨折和三部分不稳定骨折。

【临床特征】

髋部骨折常表现为髋部疼痛，伴有髋外旋和肢体短缩。

【影像学】

X 线片，可能需行 CT 扫描或 MRI 检查。

【治疗】

1. 手术治疗

（1）可使用加压螺钉或角钢板固定。

（2）如果手术固定不稳定，可能需行股骨内侧截骨术。

2. 康复治疗

从部分负重进展到完全负重。

十三、股骨转子下骨折（图 4-90）

【概述】

1. 该区域承受很高的机械应力，且是最难通过手术稳定的区域。

2. 股骨转子下骨折可分为简单骨折、多段骨折或粉碎性骨折。

【临床特征】

髋部骨折的典型体征和症状表现为：髋部疼痛，伴有肢体外旋，可能出现肢体短缩和错位。

【影像学】

髋关节 X 线片，可能需行 CT 扫描。

【治疗】

1. 手术治疗

（1）需行切开复位内固定术（ORIF），有几

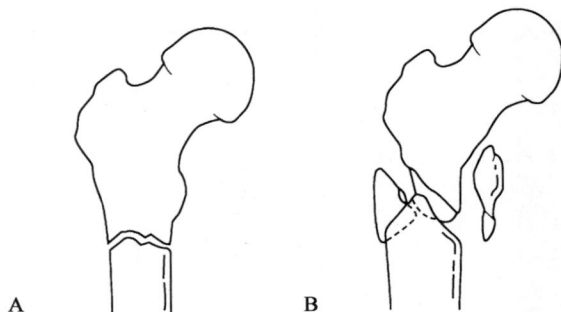

图 4-90 股骨转子下骨折
A. 简单骨折；B. 粉碎性骨折

种固定材料可供选择。

（2）某些病例中使用钢板和螺钉固定即可。

（3）可行髓内钉内固定，使股骨近端和转子区域牢固固定。

2. 非手术治疗

（1）在这类骨折中，康复治疗需延迟，骨折明显愈合才可进行。

（2）从部分负重进展到完全负重。

十四、股骨颈应力性骨折

【概述】

1. 股骨颈骨折有两种基本类型：压缩性骨折和横断骨折。

2. 压缩性骨折更常见，通常发生于股骨颈下方。此类骨折较稳定。

3. 横断骨折发生于股骨颈上方。此类骨折较不稳定，也称张力侧骨折。

4. 耐力性运动员如跑步运动员、铁人三项运动员和军队新兵容易发生股骨近端应力性骨折。

【临床特征】

1. 股骨颈应力性骨折表现为腹股沟疼痛，日常生活活动时疼痛加重。

2. 髋关节极度内旋和外旋时常出现疼痛。

【影像学】

1. X线片早期可无异常，经过一段时间后可出现骨膜增厚或透亮线。

2. 如果 X 线片显示阴性，应行骨扫描。

3. 出现症状 2~8d 后骨扫描可出现阳性表现。

【治疗】

1. 压缩性骨折

（1）因为此类骨折较稳定，可通过卧床休息治疗。

（2）当休息无疼痛时，可在不出现疼痛的前提下负重。

（3）如果压缩性骨折进展，需行内固定。

2. 横断骨折

因此类骨折移位风险高，通常行切开复位内固定治疗。

十五、股骨头骨骺滑脱（图 4-91）

【概述】

1. 此损伤发生于股骨头骨骺生长板，出现生长板移位。

2. 通常发生于 10—16 岁的儿童。

3. 与髋关节直接创伤有关。

【临床特征】

1. 股骨头骨骺滑脱（slipped capital femoral epiphysis，SCFE）通常表现为腹股沟或髋部疼痛，但也可表现为大腿或膝关节疼痛。

2. 通常出现痛性步态。

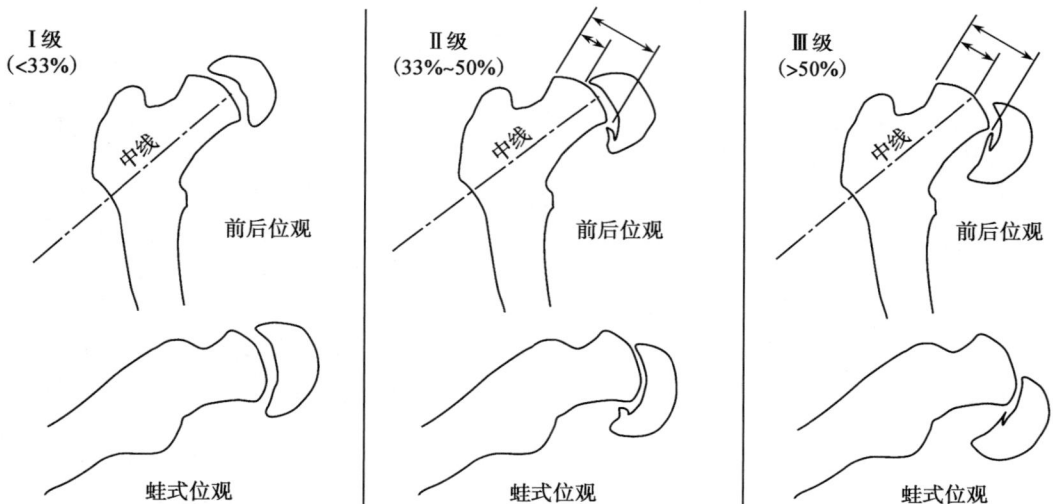

图 4-91 股骨头骨骺滑脱分级：Ⅰ级、Ⅱ级和Ⅲ级（百分数表示每个级别滑脱的程度）

3. 髋关节内旋受限,屈髋时出现肢体外旋。

4. 急性期出现肌肉痉挛和滑膜炎。

【影像学】

髋关节 X 线和(或)CT 可显示骨骺向内侧和后方移位。

【治疗】

1. 立即置于非负重体位。

2. 需行手术固定。

3. 需行内分泌检查排除下列情况:

(1) 生长激素缺乏症。

(2) 甲状腺功能亢进。

(3) 甲状腺功能减退。

(4) 垂体功能减退。

(5) 多发性内分泌腺瘤病(multiple endocrine neoplasia,MEN 综合征)。

十六、撕脱性骨折

坐骨结节撕脱性骨折

【概述】

1. 坐骨结节撕脱性骨折通常于伸膝屈髋位,腘绳肌强力收缩时发生。

2. 腘绳肌起点自坐骨结节撕脱。

【临床特征】

1. 坐骨结节撕脱性骨折表现为急性疼痛,坐骨结节处压痛。

2. 患者诉"爆裂"感或撕裂感,查体时可扪及明显缺损。

3. 坐骨撕脱伤必须与坐骨滑囊炎鉴别:

坐骨结节滑囊炎(又称"织布工臀")起病隐匿,多表现为进行性加重。

4. 直腿抬高(腘绳肌拉伸)时可出现疼痛或疼痛加重。

【影像学】

X 线片可显示坐骨撕脱。

【治疗】

1. 一般治疗包括休息、冰敷和可耐受的负重训练。

2. 当 ROM 达到全范围后,可开始进行抗阻训练。

3. 坐骨结节移位者需手术治疗。

4. 大腿后方形成明显的瘢痕包绕坐骨神经罕见。

髂前上棘撕脱性骨折

【概述】

1. 髂前上棘(anterior superior iliac spine,ASIS)是缝匠肌的附着点。

2. 髂前上棘撕脱性骨折通常于伸髋屈膝位,肌肉强力收缩(如踢、跑、跳)时发生。

3. 如股外侧皮神经受累,大腿前外侧可出现感觉异常。

【临床特征】

1. 急性疼痛,髂前上棘处压痛。

2. 屈髋时疼痛。

【影像学】

X 线片可显示撕脱性骨折。

【治疗】

1. 髂前上棘撕脱的一般治疗包括休息、冰敷和可耐受的负重训练。

2. 需行屈膝位夹板固定,以减小撕脱段的张力。

3. 疼痛缓解后行牵伸和肌力训练。

4. 髂前上棘移位者需行手术治疗。

髂前下棘撕脱性骨折

【概述】

1. 髂前下棘(anterior inferior iliac spine,AIIS)是股直肌的起点。

2. 用力踢或者股四头肌强力收缩可能导致此处的撕脱。

【临床特征】

1. 髂前下棘撕脱性骨折可表现为急性发作的髂前下棘疼痛或腹股沟疼痛。

2. 股四头肌收缩、髋关节屈曲或外展可引起疼痛。

【影像学】

X 线片可显示撕脱。

【治疗】

1. 此类撕脱的一般治疗包括休息、冰敷和可耐受的负重训练。

2. 当 ROM 达到全范围后,可开始进行肌力训练。

3. 髂前下棘移位者需行手术治疗。

十七、耻骨骨炎

【概述】

1. 是耻骨关节处的炎症。

2. 通常由内收肌累积性过度使用导致。

【临床特征】

1. 耻骨炎表现为耻骨联合或腹股沟疼痛,可放射至大腿。

2. 正常行走时耻骨区可出现爆裂声。

3. 抗阻内收可引起疼痛。

4. 单腿跳可引发腹股沟或耻骨区疼痛。

【影像学】

X 线和/或 CT 可显示骨膜增厚。

【治疗】

1. 一线治疗通常为休息和非甾体抗炎药。

2. 持续疼痛的患者需行皮质类固醇注射。

3. 疼痛减轻后可进行牵伸和肌力训练。

4. 严重患者可行关节融合术。

十八、骨化性肌炎

【概述】

1. 骨化性肌炎是肌肉内异位骨形成。

2. 继发于血肿的肌肉内血液包块形成骨化。

3. 通常是由肌肉反复创伤或髋部直接受到击打导致。

4. 最常见的骨化部位是股四头肌。

5. 其他骨化部位包括肱肌、三角肌、肋间肌、竖脊肌、胸肌和臀肌。

6. 骨化性肌炎早期,超声、热疗、按摩和反复创伤会加重病情。

【临床特征】

1. 病变部位可有疼痛,可扪及包块。

2. 如果骨化的肿块累及神经,可出现相关神经损伤症状。

【影像学】

1. 早期 X 线片可显示软组织肿块。

2. 14d 内可出现钙沉积。

3. 2~3 周可见骨化。

4. 早期骨扫描和 MRI 检查比 X 线片更灵敏。超声有助于在诊室或床旁诊断血肿和骨化

性肌炎。

【治疗】

1. 最重要的是防止挛缩。

2. 应逐步加强受累肌肉的力量训练。

3. 引起神经卡压、ROM 减小或功能丧失的病例需行手术治疗。

4. 如果可以,手术应推迟到 10~12 个月,此时病变成熟。

5. 症状顽固者可尝试放疗。

第十一节　下肢:膝部

一、膝关节功能解剖

1. 膝关节是一个改良的铰链关节。

2. 膝关节是人体最大的关节。因处于两个长的杠杆臂末端,即胫骨和股骨之间,所以容易受伤。

二、膝关节活动范围

1. 膝关节屈曲:135°。

2. 膝关节伸展:0°。

3. 膝关节内旋:10°。

4. 膝关节外旋:10°。

三、肌肉(图 4-92 和图 4-93)

(一)伸膝肌群

1. 股四头肌(股神经:L_2,L_3,L_4)。

(1)股直肌。

(2)股外侧肌。

(3)股中间肌。

(4)股内侧肌。

2. 所有肌肉均汇聚至股四头肌肌腱。

3. 股中间肌和股外侧肌向各自的方向牵拉髌骨。

(二)屈膝肌群

1. 腘绳肌

(1)半膜肌(坐骨神经、胫神经:L_4,L_5,S_1,S_2)。

(2)半腱肌(坐骨神经、胫神经:L_4,L_5,S_1,S_2)。

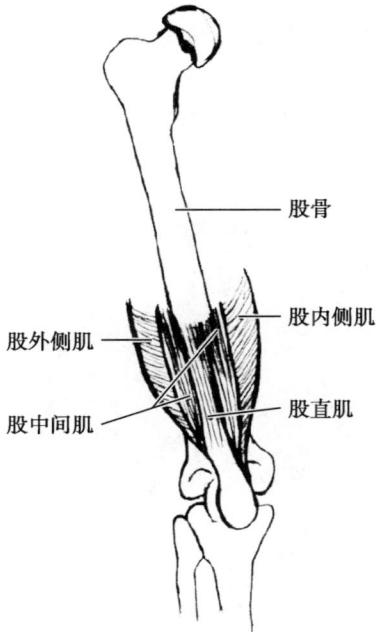

图 4-92　大腿前面和内侧面（深部肌群）

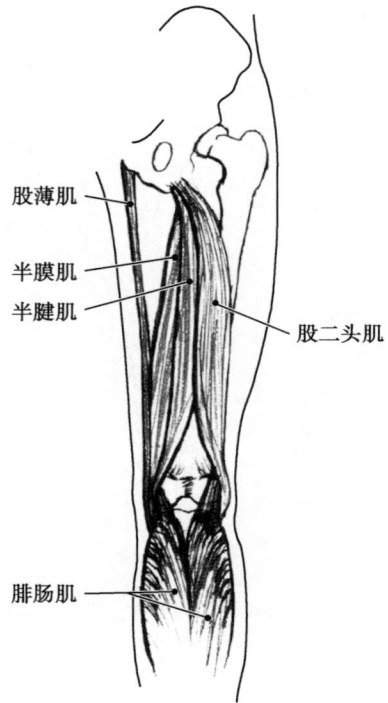

图 4-93　大腿后方肌群

（3）股二头肌。

① 长头（坐骨神经、胫神经：L_5，S_1，S_2）。

② 短头（坐骨神经、腓总神经：L_5，S_1，S_2）。

2. 缝匠肌（股神经：L_2，L_3）

3. 股薄肌（闭孔神经：L_2，L_3，L_4）

4. 腓肠肌（胫神经：S_1，S_2）

（三）内旋肌群

1. 半腱肌（坐骨神经、胫神经：L_4，L_5，S_1，S_2）

2. 半膜肌（坐骨神经、胫神经：L_4，L_5，S_1，S_2）

3. 缝匠肌（股神经：L_2，L_3）

4. 股薄肌（闭孔神经：L_2，L_3，L_4）

（四）外旋肌群（图 4-93）

股二头肌——长头和短头。

（五）其他肌群

腘肌（胫神经：L_4，L_5，S_1），解锁膝关节。

（六）骨性解剖

1. 膝关节可以分为股骨-胫骨内侧、股骨-胫骨外侧和髌骨-股骨三个间室。

（1）股胫关节

① 主要运动是屈和伸。

② 次要运动是膝关节屈曲时轴向旋转运动。

③ 股骨的基本运动是滚动和滑动。

（2）胫骨平台

① 其特点是弧形表面与股骨内侧髁及外侧髁相对应。

② 弧形表面的隆起有助于预防伸膝时旋转。

③ 胫骨平台外侧呈凸形，这种结构可容许股骨外侧髁比股骨内侧髁有更多的后方移动，可使膝关节在屈曲时发生胫骨内旋。

（3）髌骨

① 髌骨是一块嵌入在伸肌装置中的籽骨。

② 髌骨提供的机械作用可使伸肌群的效能提高 150%。

③ 髌骨关节面被纵嵴分成两部分，它有助于髌骨在股骨髁上的滑动。

2. Q 角（图 4-94）是股骨和胫骨长轴形成的角度，反映自然状态下膝关节自然外翻的程度：

（1）男性约 13°。

（2）女性约 18°。

3. 膝关节过度外翻的术语是膝外翻（八字腿）。

4. 膝关节过度内翻的术语是膝内翻

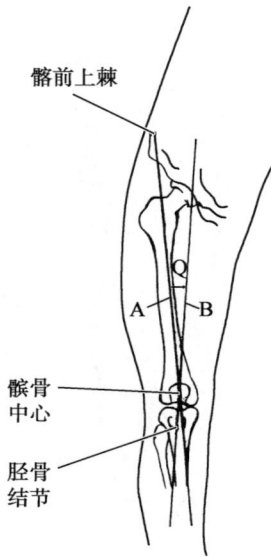

图 4-94 Q 角

（O 形腿）。

5. 膝关节过度外伸的术语是膝过伸（膝反屈）。

四、膝关节韧带（图 4-95~图 4-97）

（一）前交叉韧带（anterior cruciate ligament, ACL）

功能解剖

1. 前交叉韧带起于股骨外侧髁内侧面, 经过髁间窝, 止于胫骨髁间隆起内侧。

前交叉韧带向前、下、内侧行向胫骨附着点。

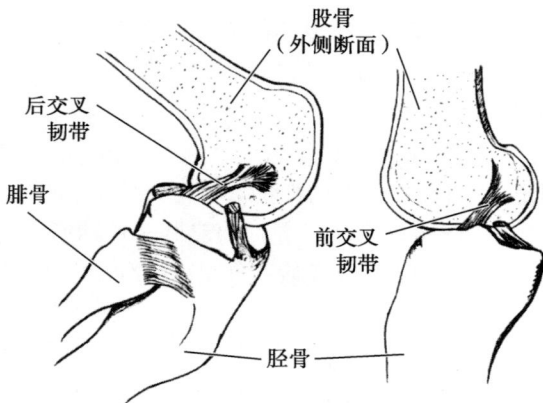

图 4-95 膝关节前交叉韧带（ACL）和后交叉韧带（PCL）

2. 其主要是限制胫骨前移。

3. 也可防止股骨后移和膝关节过伸。

4. 当足部固定及膝关节锁定时, ACL 能限制股骨内旋。

5. 膝关节伸直时 ACL 紧张, 屈曲时松弛。

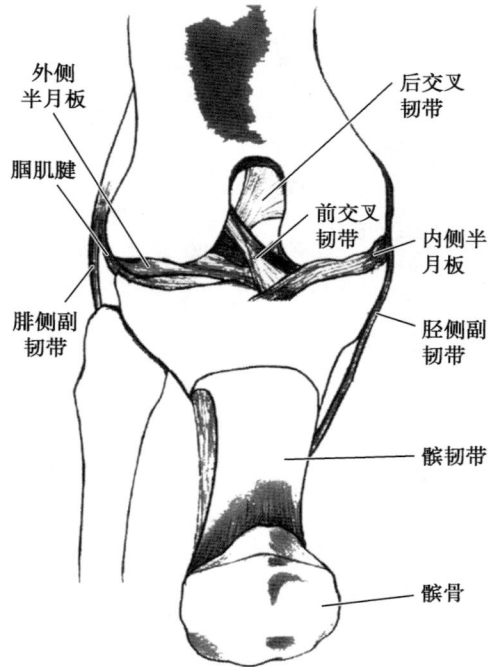

图 4-96 前面观-膝关节韧带

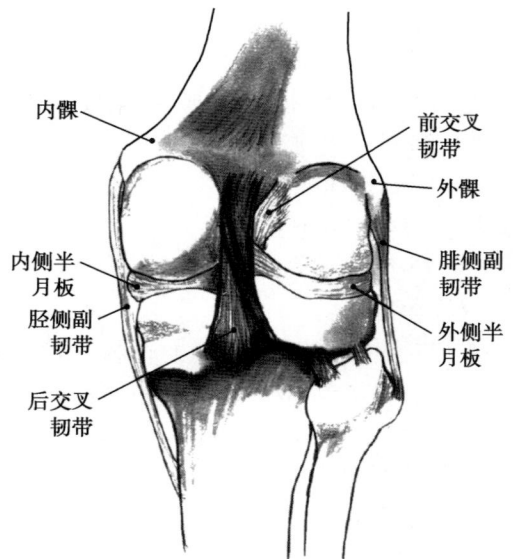

图 4-97 后面观-膝关节韧带

6. 股骨外旋时 ACL 松弛,内旋时紧张。

📖 7. 屈膝时,ACL 将股骨髁牵向前方。

8. ACL 缺失会导致后侧半月板压力增加。

（二）后交叉韧带（posterior cruciate ligament,PCL）

功能解剖

1. 后交叉韧带起于股骨内侧髁前外侧面,胫骨髁间窝,止于胫骨平台后方。

2. 后交叉韧带向后、下、外侧行向胫骨附着点。

3. 其主要功能是防止胫骨后移。

4. 膝关节伸直时 PCL 松弛,屈曲时紧张。

5. 伸膝时,PCL 将股骨牵向后方。

6. PCL 缺失会导致髌骨关节压力增加。

（三）内侧副韧带（medial collateral ligament,MCL）

功能解剖

1. MCL 起于股骨内侧髁,止于胫骨内侧髁上端。

2. MCL 附着于内侧半月板。

3. 膝关节完全伸直时 MCL 最紧张。

4. 在外翻应力作用下,屈曲角度逐渐增加时,MCL 的张力逐渐增大。

（四）外侧副韧带（lateral collateral ligament,LCL）

功能解剖

1. LCL 起于股骨外侧髁后部和上部,止于腓骨外侧的上端。

2. LCL 不与外侧半月板相连。

3. LCL 可限制内翻应力。

4. 最大应力出现在屈膝 70° 伴内收时。

（五）关节囊韧带（图 4-98）

一般而言,后方关节囊组织膝关节过伸。

（六）腘斜韧带（oblique popliteal ligament,OPL）

1. OPL 起于半膜肌腱。

2. OPL 加强了膝关节后方纤维性关节囊。

3. 抵抗伸膝。

4. OPL 附着于关节囊和外侧半月板。

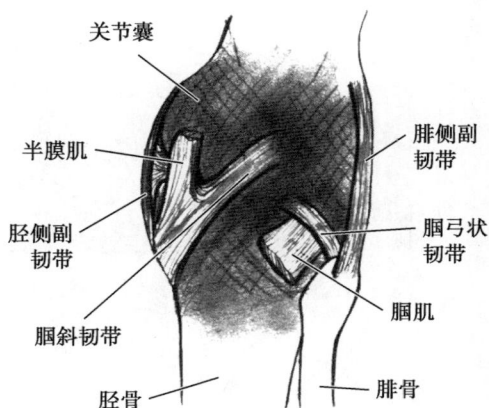

图 4-98　膝关节-关节囊韧带（后面观）

📖（七）腘弓状韧带复合体（arcuate popliteal ligament complex,APLC）

1. APCL 提供外侧半月板后角附着点。

2. 强化膝关节外侧部分,提供后外侧旋转稳定性。

3. 限制胫骨后移。

4. MRI 上,容易把附着点误认为外侧半月板后角撕裂。

📖 五、膝关节半月板（图 4-99）

1. 两个半月板（内侧和外侧）均是新月形的纤维软骨组织组成的。

2. 半月板加深了胫骨关节面,为股骨髁提供了更好的稳定性,增加了胫骨平台上的力的分散程度。

3. 半月板外周 1/3 血供良好。

4. 半月板内侧 2/3 血供差,损伤后通常不能通过手术修复。

（一）内侧半月板

1. 内侧半月板比外侧半月板要大且长（图 4-99B）。

2. 它呈 "C" 形。

3. 半月板外缘附着于内侧副韧带的一部分:

膝关节内侧受伤可同时损伤内侧副韧带和内侧半月板。

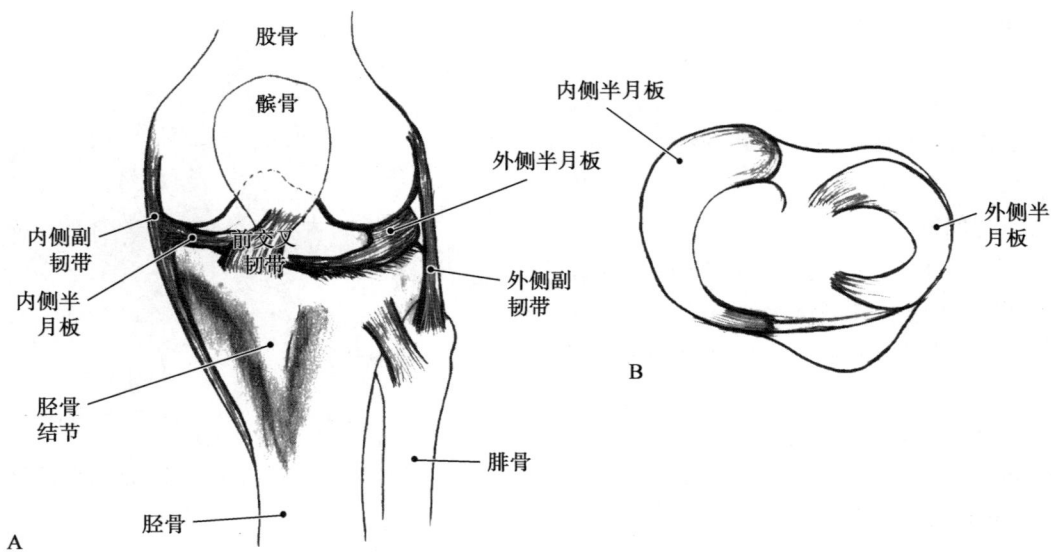

图 4-99　膝关节的主要结构
A. 前面观；B. 去除股骨后的上面观

（二）外侧半月板

1. 外侧半月板呈 "O" 形。

2. 其覆盖区域比内侧半月板大。

3. 通过后方半月板股骨韧带与股骨内侧髁相连。

六、膝关节滑囊（图 4-100）

（一）前方

1. 髌前囊

（1）位于皮肤和髌骨前方之间。

（2）是最容易损伤的滑囊。

（3）久跪可导致该滑囊炎症，也叫作"女仆"膝。

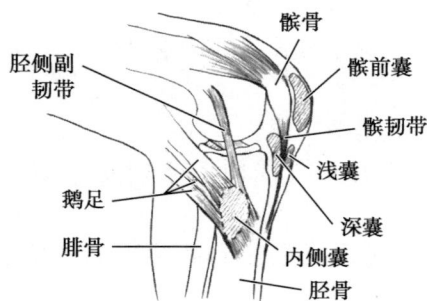

图 4-100　临床上有意义的膝关节滑囊（膝关节内侧面）

2. 髌上囊

位于股四头肌和股骨之间，通常与关节囊相连。

3. 髌下深囊

位于髌腱和胫骨之间。

4. 髌下浅囊或髌下皮下囊

（1）位于皮肤和胫骨结节之间。

（2）与保持直立位跪姿有关（如跪在祈祷台上），该滑囊炎症也叫作"牧师"膝。

（二）外侧滑囊

1. 有一滑囊位于股二头肌和腓侧副韧带之间。

2. 第二外侧滑囊位于腘肌和腓侧副韧带之间。

3. 第三外侧滑囊位于腘肌和股骨外侧髁之间。

（三）内侧滑囊

1. 鹅足滑囊

（1）位于缝匠肌、股薄肌、半腱肌肌腱和内侧副韧带之间（"Say Grace Before Tea"）。

（2）当疼痛和肿胀时，容易被误诊为"内侧半月板病变"。

2. 第二内侧滑囊位于半腱肌和内侧副韧带之间。

3. 第三内侧滑囊位于半膜肌和胫骨之间。

（四）后侧滑囊

1. 一个后侧滑囊位于腓肠肌内侧头和关节囊之间，延伸至半膜肌下方。

（1）与关节腔相通。

（2）异常拉力会激惹该滑囊。

（3）该滑囊肿胀时，也称为 Baker 囊肿。

（4）Baker 囊肿表现为一个肿胀的滑囊，局部突出于滑膜组织外。有时会因为皮温增高，腿围增粗和疼痛等症状体征，和下肢深静脉血栓（DVT）相混淆。

2. 还有一侧后侧滑囊位于腓肠肌外侧头和关节囊之间。

七、膝关节临床检查（Malanga 和 Nadler，2005）

（一）半月板损伤检查

1. 关节间隙触诊

（1）这是一项基本的临床检查，触诊内侧和外侧关节间隙有助于检测到半月板前角的损伤。

（2）比 McMurray 试验敏感。

（3）注意：其他疾病也常出现关节间隙处压痛。

2. 麦氏试验（McMurray's Test，图 4-101）

（1）该试验用来诊断半月板撕裂，尤其有助于诊断后侧半月板的撕裂。

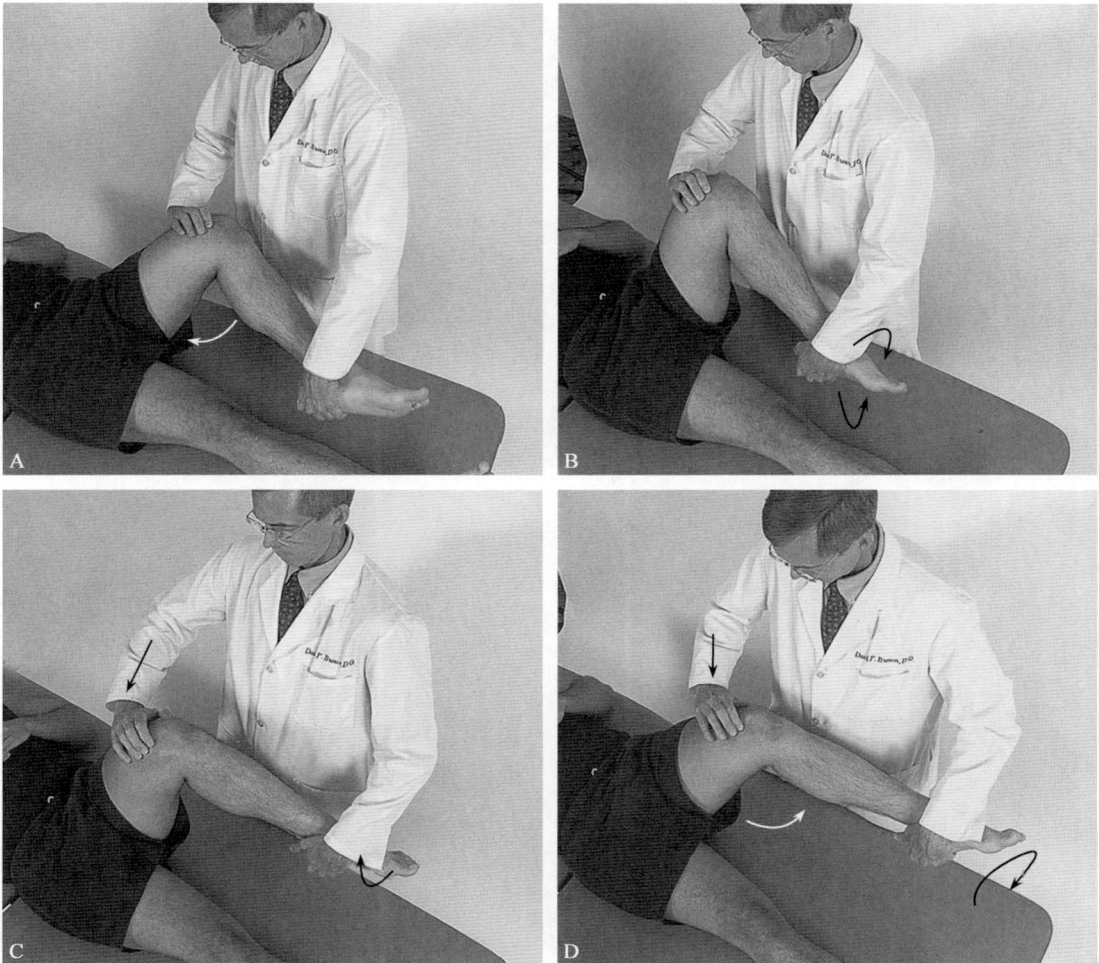

图 4-101　麦氏试验

A. 患者仰卧，膝关节屈曲；B. 膝关节屈曲时，在股骨上内外旋胫骨；C. 在膝关节上施加外翻应力，使胫骨外旋；D. 在膝关节外旋和外翻位，逐渐伸膝；内侧关节间隙出现疼痛或弹响声即为阳性，提示内侧半月板撕裂，通常在后部

授权引自：Courtesy of JFK Johnson Rehabilitation Institute，2000.

①患者仰卧,膝关节屈曲(图 4-101A)。

②检查者用大拇指按压外侧关节间隙,其余手指按压内侧关节间隙。

(2)膝关节屈曲时,在股骨上内外旋胫骨(图 4-101B)。

1)检查内侧半月板损伤

①膝关节屈曲,然后使胫骨外旋,推压膝关节侧方,对膝关节内侧施加外翻应力(图 4-101C)。

②伸膝过程中外旋胫骨,对膝关节内侧间室施加压力以检测内侧半月板。

③膝关节外旋和外翻位,逐渐伸膝。

④内侧关节间隙出现疼痛或弹响声即为阳性,提示内侧半月板撕裂(通常在后部)(图 4-101D)。

2)检查外侧半月板损伤

①伸膝过程中,施加内翻应力和内旋胫骨。

②内旋胫骨以增加外侧间室的压力,检查外侧半月板。

③出现疼痛及弹响即为阳性,提示外侧半月板撕裂(通常在后角)。

3. Apley 研磨试验(图 4-102)

(1)该试验用于诊断半月板撕裂。

(2)患者俯卧位,膝关节屈曲 90°。

(3)检查者用力下压足跟,压迫股骨和胫骨间的半月板。

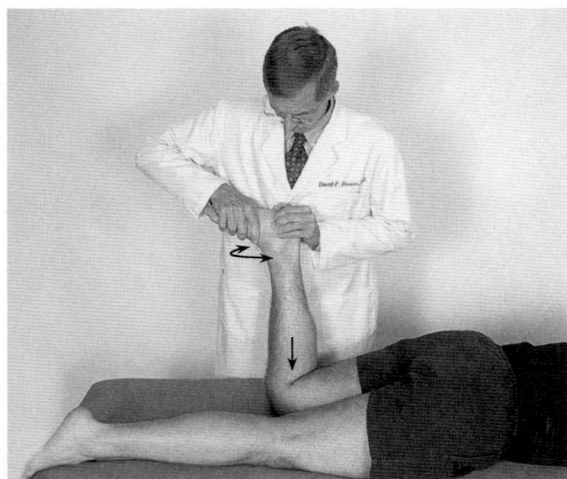

图 4-102　Apley 研磨试验

授权引自:Courtesy of JFK Johnson Rehabilitation Institute, 2000.

(4)保持向下压力并旋转胫骨。

(5)若产生疼痛即为阳性;询问患者,以确定疼痛位于外侧或内侧间室。

4. Apley 提拉试验(图 4-103)

(1)该试验用于诊断副韧带(内侧或外侧)损伤。

(2)患者俯卧位,膝关节屈曲。

(3)将胫骨上提,并作内旋或外旋运动。

(4)该动作使得半月板压力减轻。

(5)若产生疼痛则为阳性,提示副韧带损伤而非半月板损伤。

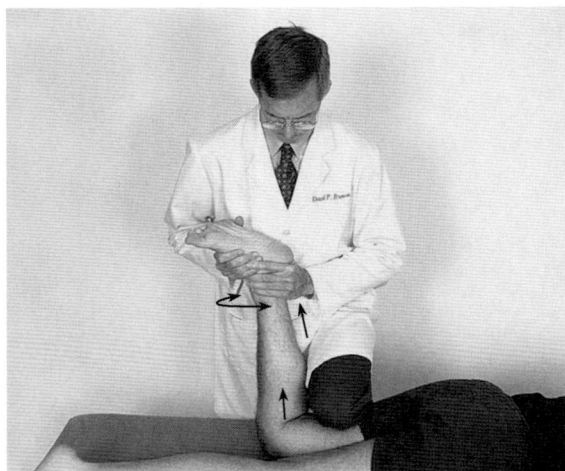

图 4-103　Apley 提拉试验

授权引自:Courtesy of JFK Johnson Rehabilitation Institute, 2000.

5. Bounce Home 试验(图 4-104)

(1)该试验用来检测伸膝障碍。

(2)患者仰卧,检查者握住足跟,屈曲其膝关节(图 4-104A)。

(3)使膝关节被动伸直,达到某一个固定点时,膝关节将"弹回家"进入伸直状态(图 4-104B)。

(4)阳性表现为膝关节不能完全伸直,并感激到弹性阻力(图 4-104C)。

(5)半月板撕裂、游离体、关节内肿胀或关节腔积液都会出现阳性。

(二)髌股关节紊乱的检查

髌股关节研磨试验(图 4-105)

1. 该试验用于检查髌股关节面的质量。

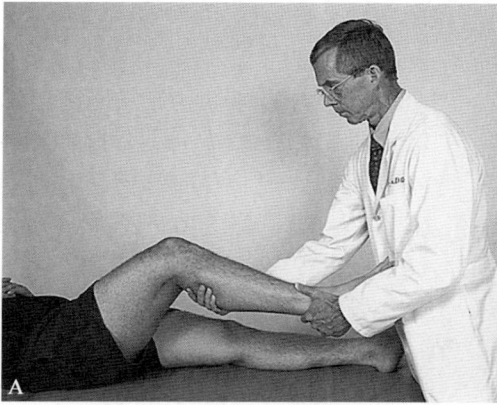

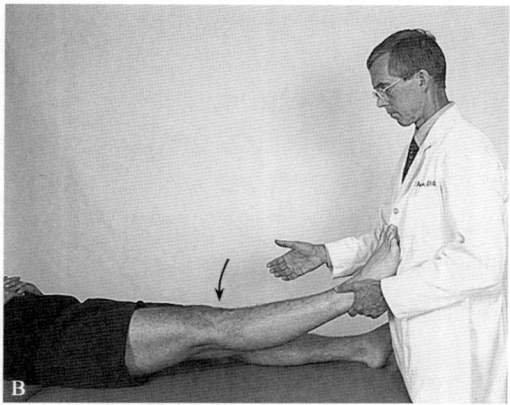

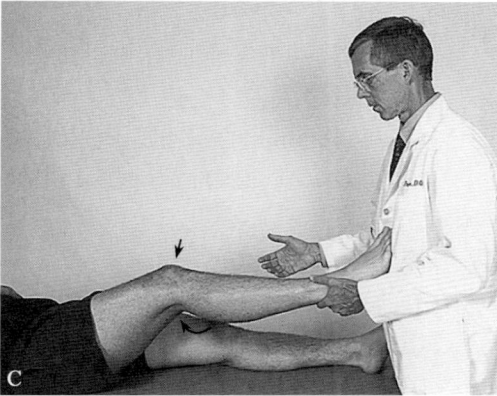

图 4-104　Bounce Home 试验
A. 检查者屈曲膝盖；B. 检查者将膝盖被动伸直；
C. 不能完全伸直者，该试验阳性
授权引自：Courtesy of JFK Johnson Rehabilitation Institute, 2000.

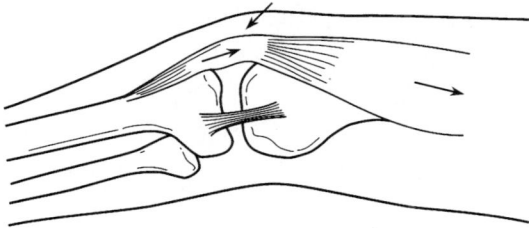

图 4-105　髌股关节研磨试验

2. 患者仰卧，下肢处于中立位。

3. 检查者将髌骨推向远端，嘱患者收缩股四头肌以对抗施加在髌骨上的力。髌骨应光滑地向近端滑动。

4. 髌骨活动中若产生疼痛或捻发音即为阳性。

（三）ACL 的检查

1. Lachman 试验（图 4-106）

（1）该试验用于评估 ACL 和膝关节前部的完整性。

（2）评估胫骨前移程度。

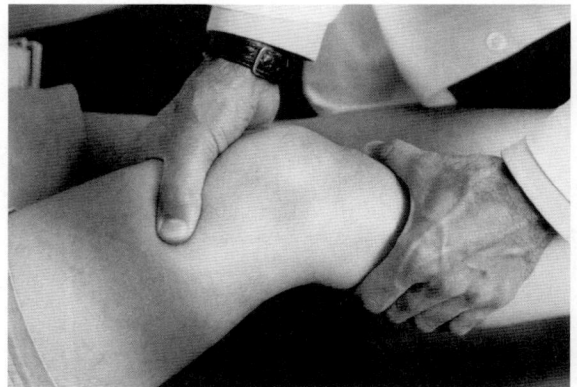

图 4-106　Lachman 试验
授权引自：Courtesy of JFK Johnson Rehabilitation Institute, 2000

（3）患者仰卧位，屈膝 15°~30°，检查者一只手握住股骨远端，另一只手握住胫骨近端。

（4）固定股骨远端，在胫骨上施加前移力量。

（5）胫骨前移明显，且没有明显终止点提示阳性。

（6）ACL 部分撕裂可能会提示一个软性终止点。

2. 前抽屉试验（图 4-107）

（1）该试验用于评估 ACL 完整性。

（2）患者仰卧位，屈膝 90°，检查者坐在患者足背上以固定足，用双手握住患者膝关节，拇指放在患者内外侧关节间隙，余手指放在腘绳肌止点，向前牵拉胫骨（图 4-107）。

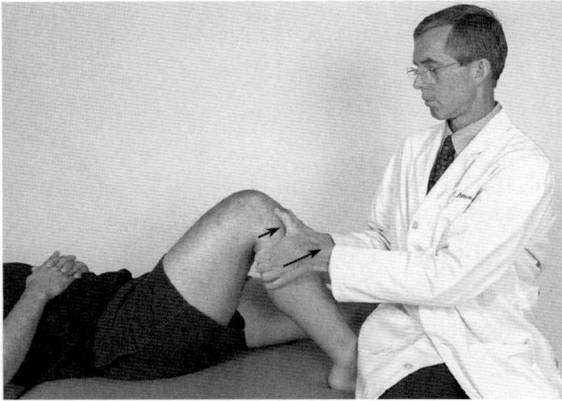

图 4-107 前抽屉试验

授权引自：Courtesy of JFK Johnson Rehabilitation Institute, 2000.

（3）胫骨从股骨前下方向前滑动没有明确终止点即为阳性。正常人有少许的前移活动度，但应该有确切的终止点（图 4-106）。

（4）外旋使后内侧关节囊紧张，从而限制前移，如果中立位和外旋位前移的距离相等，提示后内侧关节囊和 ACL 的损伤。

（5）内旋使后外侧关节囊紧张，如果中立位和内旋位迁移的距离相等，提示后外侧关节囊和 ACL 的损伤。

📖（6）关节内积血、腘绳肌痉挛和其他结构（如后方关节囊）也会限制胫骨迁移，因此该试验敏感性不高。

3. Lachman 试验与前抽屉试验

📖（1）Lachman 试验灵敏度较高，但临床医生较难实施。

（2）前抽屉试验中，膝关节放置在确定位置，因此腘绳肌力学上有优势。腘绳肌活动增加会抑制胫骨前移，导致发生假阴性结果。

（3）半月板撕裂会阻碍胫骨活动，在前抽屉试验中也会导致假阴性。

4. 轴转试验

（1）用于测试前外侧旋转不稳定性。

（2）对膝关节 ACL 损伤诊断特异性高。

（3）该动作复制了膝关节移位的刺激事件，患者常因意识到上述情况而紧屈膝关节。

（4）胫骨内旋时，施加轴向和外翻应力。

（5）开始时膝关节完全伸直，逐渐屈曲膝关节。

（6）前外侧胫骨平台的前外侧半脱位即为阳性。

（7）在膝关节完全伸直和屈曲 25° 两个位置下进行测试，后者可松弛后方关节囊的纤维。

（8）位移 5mm 的撕裂属于 I 度撕裂。

（9）本试验较 Lachman 试验和前抽屉试验困难。

（四）PCL 的检查

1. 后抽屉试验（图 4-108）

（1）该试验用于评估 PCL 的完整性。

（2）患者和检查者的位置同前抽屉试验。

（3）检查者将胫骨推向后方。

（4）胫骨滑向股骨后方没有明确终止点即为阳性。正常人有少许向后的活动度，但是会遇到明确的终止点。

2. 下垂试验

（1）该试验也可用于评估 PCL 的完整性。

（2）患者仰卧，屈膝 90°，足置于检查台上。

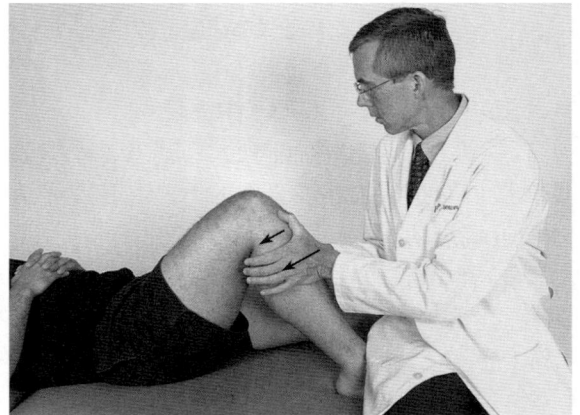

图 4-108 后抽屉试验：后交叉韧带撕裂

授权引自：Courtesy of JFK Johnson Rehabilitation Institute, 2000.

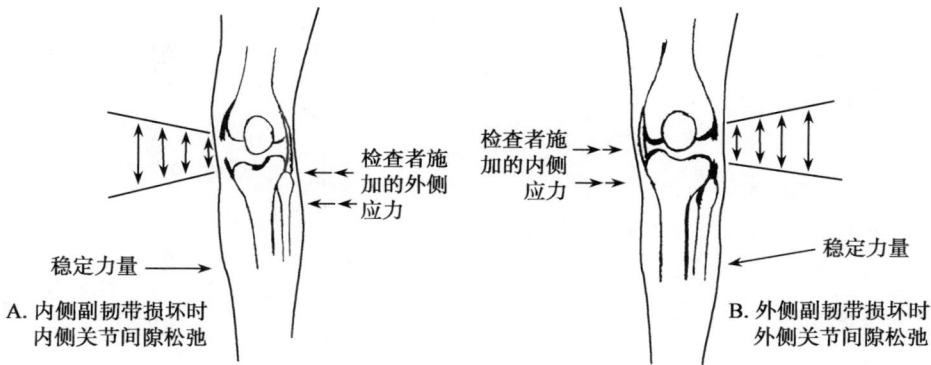

图 4-109　侧副韧带试验
A. 外翻应力试验评估 MCL 完整性；B. 内翻应力试验评估 LCL 完整性

（3）如果胫骨向后移位即为阳性。要和对侧比较。

（4）本试验也可在患者仰卧位屈髋和屈膝90°、检查者握住足跟时进行检查。

（五）评估侧副韧带的检查

侧副韧带试验（图 4-109）

1. 该试验通过分别施加内翻和外翻应力评估内侧副韧带和外侧副韧带（MCL 和 LCL）的完整性。

2. 患者仰卧位，检查者用手臂夹住患者踝部，两手拇指按压内侧和外侧关节间隙。

3. 如施加外翻应力，内侧间隙增宽，MCL可能损伤（图 4-109A）。

4. 如施加内翻应力，外侧间隙增宽，LCL可能损伤（图 4-109B）。

5. 在膝关节完全伸直和屈膝 25°两个位置测试，后者可松弛后方关节囊纤维。

6. 位移 5mm 的撕裂属于Ⅰ度撕裂。

7. 位移 5~10mm 的撕裂属于Ⅱ度撕裂。

8. >5~10mm 的撕裂属于完全撕裂。

9. 注意肌卫可能导致假阴性结果。

第十二节　膝部疾病

一、半月板损伤

【概述】

1. 半月板撕裂是由膝关节载荷和旋转产生的剪切力所致。

2. 内侧半月板损伤通常与剪切动作有关，由膝关节部分屈曲负重时胫骨旋转所致（闭链运动）。

内侧半月板损伤常发生于橄榄球、篮球和足球运动中。

3. 外侧半月板损伤常发生于下蹲时，膝完全屈曲伴旋转是其创伤机制（如摔跤运动）。

【临床特征】

（一）急性半月板撕裂

1. 急性半月板撕裂通常与一个特定的引发事件有关，常伴有咔嚓声（撕裂声）。

2. 阻塞性半月板撕裂可导致真性交锁，撕裂的半月板可减少关节活动度。

3. 内侧半月板后角撕裂常见，在外翻和外旋时发生。

4. 24h 内可出现关节积液。

5. 患者常诉关节僵硬。

（二）退行性撕裂

1. 可能与轻微创伤相关。

2. 常见于 40 岁以上患者。

3. 撞击事件可较轻微。

（三）体格检查

1. 关节活动度减少。

（1）关节积液将限制膝关节屈曲。

（2）半月板碎片的撞击限制伸膝。

2. 压痛

（1）内侧关节间隙压痛提示内侧半月板损伤。

（2）外侧关节间隙压痛提示外侧半月板

损伤。

诱发试验：

Apley 研磨试验和麦氏试验。

【影像学】

1. MRI 是诊断半月板撕裂的金标准。

（1）矢状位显示半月板前角和后角最佳。

（2）冠状位显示半月板体部最佳。

（3）撕裂表现为线性高信号影延伸至关节表面。

（4）50 岁以上人群中，多达 60% 的人存在无症状、退行性半月板撕裂。

2. 关节造影比 MRI 价格低廉，但因为其需要注射造影剂至关节腔来评估半月板完整性，为有创性。

【治疗】

1. 物理治疗对非阻塞性半月板撕裂治疗的有效性得到证实。

2. 阻塞性半月板损伤由于半月板内侧 2/3 血供不佳，因此组织愈合能力差，此损伤需手术切除。

半月板切除后，1~2d 后患者在其耐受范围内逐渐负重。

3. 由于外侧半月板血供良好，损伤后通常行手术切除。

半月板修复术后，通常在 4~6 周不负重。在此期间进行肌力训练。

二、ACL 损伤

【概述】

1. 在运动员（橄榄球、足球、篮球和速降滑雪）中，ACL（图 4-110）是膝关节最容易损伤的韧带。

2. 损伤机制包括切入动作、减速动作和膝关节过伸。

（1）非接触损伤最常见。

（2）接触损伤通常累及其他结构：

① 50% 以上的 ACL 撕裂伴有半月板撕裂。

② MCL 附着于内侧半月板，因此恐怖三联征（O'Donoghue 三联征）包括 ACL、MCL 和内侧半月板的同时损伤。

③ 外翻应力作用在屈曲、旋转的膝关节，

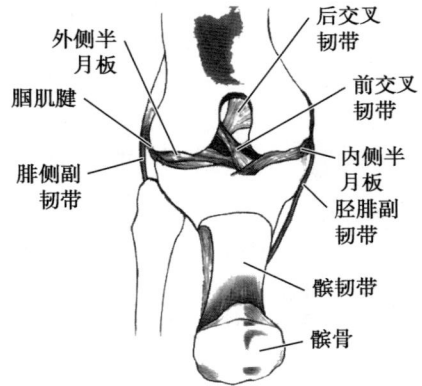

图 4-110　ACL 解剖
ACL. 前交叉韧带

从而导致损伤。

【临床表现】

1. 病史

（1）有突然的咔嗒声（撕裂声），膝前区疼痛伴后外侧关节间隙疼痛。

（2）膝盖通常不稳。

（3）早期肿胀；24h 内有明显关节积液。急性 ACL 损伤在 2~12h 出现严重的关节积液。

2. 体格检查

（1）关节腔积液。

（2）压痛位置可变，与半月板撕裂和撕脱骨折有关。

（3）前抽屉测试阳性，或为假阴性。

（4）Lachman 试验阳性，也有 10% 的病例呈假阴性。检查结果与检查者和肌卫有关。

Lachman 试验分类及评分标准

平移分级	运动定义
I	平移 <5mm
II	平移 5~10mm
III	平移 >10mm

终点分级	运动定义
A	固定股骨，被动前移胫骨，运动终点是稳固、硬的
B	固定股骨，被动前移胫骨，运动终点是缺失、不清楚或软的

授权引自：Mulligan EP，McGuffie DQ，Coyner K，et al. The reliability and diagnostic accuracy of assessing the translation endpoint during the Lachman Test. Int J Sports Phys Ther. February 2015；10（1）：52-61.

（5）根据体格检查时对胫骨前移和终点硬度的感知进行评分。

① 1 级：平移 3~5mm。

② 2 级：平移 5~10mm，或部分撕裂。

③ 3 级：平移>10mm，或完全撕裂。

【影像学和检查】

1. X 线可显示撕脱骨折，见于 ACL 的胫骨止点或附着于胫骨近端外侧囊边缘（Segond 的 ACL 撕裂的骨折病理学）。

2. ACL 撕裂时，关节穿刺术能缓解压力和疼痛，并抽出血液或血性液体。

3. MRI 准确率达 85%~90%，可显示 ACL 的破裂或部分撕裂。

4. 关节镜准确率接近 100%。

【治疗】

1. 在评估的同时，早期部分负重，冰敷和加压治疗。

2. 对基本活动需求少，韧带松弛度低（如 1 级）和半月板完整性已严重破坏的患者行非手术治疗。

3. 对年轻，有更高需求的患者，尤其是 3 级和重建失败的患者施行重建手术：

（1）早期部分负重。

（2）2 周后进行关节活动度训练，以重新获得屈膝功能。

（3）之后开始闭链训练。

（4）避免开链练习，尤其是那些接近完全伸膝的动作。

（5）最初 3~6 个月避免 0°~45° 的抗阻训练。

（6）Lenox Hill 去旋转矫形器可控制膝关节轴向旋转，也可控制前-后方和内-外侧。

（7）运动特异性训练从第 6~12 周开始。

（8）康复目标是在 6~12 个月恢复最大关节活动度、肌力和灵活性。

三、PCL 损伤

【概述】

1. 屈膝时撞击到胫骨前方是导致 PCL 损伤最常见的原因（仪表盘损伤）。胫骨相对于股骨后移导致 PCL 损伤。

2. 膝关节过屈是导致运动员 PCL 损伤最常见的原因。

3. PCL 损伤较 ACL 损伤少见。

【临床特点】

1. 病史

（1）损伤是咔嗒声（撕裂声）可有或无。

（2）起初肿胀不明显，24h 后肿胀明显。

（3）完全伸膝能力会受损。

（4）负重时会无痛。

2. 体格检查

（1）关节腔积液。

（2）急性期常见腘窝压痛。

（3）完全伸膝能力会受损。

（4）后抽屉试验和下垂试验阳性（股四头肌痉挛可导致假阴性）。

【影像学】

1. X 线可显示胫骨撕脱。

2. MRI 对 PCL 撕脱的诊断准确性较 ACL 撕脱差。

3. 关节镜的诊断准确率较 MRI 高。

【治疗】

1. 伴胫骨骨块撕脱的韧带断裂，有手术修复指征。

2. 单纯 PCL 断裂是否需行手术修复尚存在争议。

3. 康复：早期俯卧位渐进性抗重力进行被动活动膝关节，并加强股四头肌肌力训练。

四、MCL 撕裂

【概述】

1. MCL 是膝关节最常损伤的韧带。

2. 足球和滑雪运动容易造成 MCL 损伤。

3. 膝关节外侧受到撞击是其损伤机制。

4. 然而，无直接打击外伤史也可造成 MCL 撕裂。持续外翻应力也可导致该损伤。

【临床特征】

1. 病史

（1）通常存在外侧打击力（外翻应力）作用于膝关节，伴咔嗒声（撕裂声）。

（2）通常即刻出现膝关节内侧疼痛。

（3）早期疼痛过后，即使存在 MCL 完全撕裂也可步行和奔跑。

（4）数小时内膝关节变得僵硬。

2. 体格检查

（1）膝关节内侧有程度不等的肿胀和压痛。

（2）出现少量关节腔积液。

（3）外翻应力测试下内侧不稳定。

（4）关节间隙较对侧增宽 5~8mm 提示完全撕裂。

（5）屈膝 30° 时出现不稳是 MCL 损伤的特异性表现，完全伸膝时不稳提示 MCL 和后方关节囊损伤。

（6）有可能并发恐怖三联征，包括 MCL 撕裂、ACL 撕裂和内侧半月板撕裂（O'Donoghue 三联征），需进行评估。

【影像学】

1. X 线可显示骨骺骨折。

2. MRI 可发现 MCL 撕裂，也可判断相关损伤（如 ACL 和内侧半月板损伤）。

3. 超声可显示出 MCL 撕裂。

【治疗】

1. 单纯 MCL 撕裂可行保守知识。

2. 可使用膝关节支具。

3. 康复注重肌力和稳定性训练。

4. 骨骺骨折可伴或不伴 MCL 撕裂。

5. 若 MCL 撕裂合并其他损伤，可能需要手术治疗。

五、LCL 撕裂

1. 单纯的 LCL 损伤罕见，评估膝关节后外侧角不稳定性。

2. 膝关节脱位后常造成 LCL 撕裂。

3. 需考虑是否存在相关血管、交叉韧带和腓神经的损伤。

六、髂胫束（iliotibial band，ITB）综合征

【概述】

1. 膝关节屈伸活动过程中 ITB 滑过股骨外侧髁。

2. ITB 由阔筋膜张肌（TFL）远端延伸，走行在腿外侧，止于外侧胫骨的 Gredy 结节。

3. 髂胫束缺乏弹性，内收肌/外展肌肌力不平衡可导致其功能障碍。

【临床特征】

1. 股骨外侧髁和/或 Gredy 结节处疼痛，行走和慢跑（编者按：小步）加重疼痛。跑步（编者按：大步）可改善症状。

2. 患者出现髋外旋、小腿内旋和足旋前等适应性改变。

3. 应用 Ober 试验来评估 ITB 紧张度（Ober 试验描述参见"髋关节"一节）。

4. 可应用如下方式进一步评估与 ITB 紧张度相关的膝关节痛：鉴于 ITB 跨越股骨外侧髁的骨突，因此患者在伸膝约 30° 时此处出现疼痛。

【影像学】

X 线有助于评估可能存在的撕脱性骨折。

【治疗】

1. 牵引 ITB、屈髋肌和臀大肌是康复训练的重点。

2. 髋外展肌、臀大肌和 TFL 的肌力训练也非常重要。

3. 支具可能有效，必须矫正足部过度旋前。

4. 症状顽固的患者可行股骨外侧髁注射治疗。

七、髌骨相关损伤

髌骨稳定性取决于以下三个方面：①股骨髁间窝的深度；②良好的髌骨形状；③足够的肌肉控制能力。

1. 正常的髌骨运动沿垂直方向进行。

2. 膝关节完全伸直时，股四头肌将髌骨拉近股骨髁的作用力减少。

3. 屈膝时髌股关节负重增加。

（1）步行：体重的 1/2。

（2）上下楼梯：体重的 3.3 倍。

（3）蹲：体重的 6 倍。

4. 膝关节过伸时，髌骨有从股骨分离的趋势，股骨髁髌面的外侧缘有防止髌骨半脱位的作用。

八、复发性髌骨半脱位

【概述】

1. 如果股骨髁先天发育不良，导致髌面外侧缘变平，或内侧缘较凸出，在完全伸膝时髌骨可向外侧脱位。

2. 膝外翻增加使髌骨向外侧移位。

3. 膝内翻增加使髌骨向内侧移位。

4. 过度膝反屈使髌骨结构拉长，使髌骨和股骨髁接触面减小。

5. 股内侧肌无力使髌骨向外侧移位。

6. 胫骨扭转畸形导致髌骨向外侧移位。

7. 股骨外髁较平导致髌骨向外侧移位。

8. 髌腱在胫骨结节的止点发生外移，使髌骨向外侧移位。

【临床特征】

1. 急性期髌骨可向内侧或外侧移位。

2. 髌骨半脱位后膝关节有屈曲倾向。

3. 髌骨周围区域疼痛和压痛。

4. 可存在关节积液。

5. 可存在股内侧肌萎缩。

6. 不能完全伸膝。

7. 髌骨常在屈膝 25°~30° 时复位。

【影像学】

X 线检查

1. 后前位 X 线片显示髌骨在滑车沟的位置。

2. 侧位 X 线片显示髌骨高度，分别在屈膝 45° 和完全伸膝时摄片。

3. 日出（隧道）位显示髌股关节和股骨髁高度。

【治疗】

参见髌股关节疼痛和过度负重综合征的治疗。

九、髌股关节疼痛综合征（patellofemoral pain syndrome，PFPS）

【概述】

1. 髌股关节疼痛综合征也称为跑步者膝或自行车手膝。

2. 如与骑车相关，需考虑的因素包括自行车的合适性、自行车装备的近期变动、训练距离和强度等。

3. 这是膝前区疼痛综合征最常见的原因。

4. PFPS 是由反复微创伤所导致的过度使用性损伤，造成髌周滑膜炎。

5. 复发性髌骨半脱位的潜在因素也和该综合征类似，两者都存在髌骨运动轨迹的问题。

【临床特征】

1. 表现为膝前区隐匿性或急性疼痛。

2. 可存在关节积液。

3. 关节活动中可能出现捻发音。

4. 上下楼梯症状加重。

5. 挤压髌骨在髌股间室处产生疼痛。

6. 体格检查可发现向外侧移位的高位髌骨（patella alta），这是由于股外侧肌紧张和股内侧肌相对无力，导致髌骨轨迹运动功能障碍。

7. 低位髌骨（patella baja）较少见，若出现则提示股四头肌断裂。

8. 检查伸膝过程中最后 30° 很重要。

9. 外侧支持带紧张和/或股内侧斜肌（vastus medialis oblique，VMO）发育不良将导致髌骨向外侧移动或髌骨受到剪切力，导致软骨损伤。

10. 髌骨旋转也提示存在肌力不平衡。

（1）髌骨内旋称为"斜视髌骨"。

（2）髌骨外旋称为"蛙眼髌骨"。

11. 屈髋肌紧张可影响步态，产生症状。

Thomas 试验（参见髋一节中的内容）。

12. 测量 Q 角，正常：女性约 18°，男性约 13°（参见图 4-94）。

📖 增加 Q 角的因素：股骨内旋，髌腱在胫骨结节处的止点外移和膝外翻。

13. 外展肌紧张也可影响步态。

Ober 试验（参见髋一节中的内容）。

14. 腘绳肌紧张可增加髌股关节负荷。

15. 直腿抬高试验。

【影像学】

1. X 线检查

（1）后前位 X 线片显示髌骨在滑车沟的位置。

（2）侧位 X 线片显示髌骨高度，分别在屈膝 45° 和完全伸膝时摄片。

（3）日出（隧道）位显示髌股关节和股骨髁高度。

2. MRI

MRI 可观察到关节软骨退变,但不常用于评估髌股关节疼痛（参见髌骨软化症一节）。

3. CT

（1）如果怀疑骺板（生长板）损伤,则行 CT 检查。

（2）CT 能评估膝关节最后 15° 屈曲过程中的髌骨半脱位情况,而 X 线片无法反映出上述情况。

（3）CT 也能发现肿瘤。

4. 骨扫描

（1）症状出现 4 个月内而诊断不明确的患者可行骨扫描。

（2）骨扫描有助于检测关节内病变:剥脱性骨软骨炎、骨髓炎或肿瘤。

📖【治疗】

（一）非手术治疗

1. 绝大部分病例通过非手术治疗改善症状。

2. 控制症状是首要目标,可通过以下方法进行。

（1）减轻疼痛。

（2）增强肌力。

（3）增加关节活动度。

3. 调整活动。

（1）体育爱好者:减少引起髌股关节压力增加的活动（如爬、跳和蹲）。也需纠正任何可导致这种情况发生的力学机制。

（2）非体育爱好者:学院式的基本运动,能耐受的情况下逐渐增加活动量。

4. 合适的自行车。

（1）调整坐垫位置。坐垫位置太靠前或太低将增加膝前区压力,但是太高会导致膝关节后方疼痛。

（2）自行车手在用力踩脚踏板过程中,减少膝关节的过度屈曲是防止髌骨关节综合征（patellofemoral syndrome,PFS）和髌腱炎所致膝前区疼痛的关键。

（3）调整脚踏板的自锁片旋转方向。自锁

片内旋使膝前区压力增大,自锁片外旋使膝内侧压力增大。

5. 急性期每天冰敷 4~6 次,每次 10~15min。在亚急性期,运动前后也可能需要冰敷。

6. 急性期使用 NSAIDs,疼痛缓解后撤药。

7. 运动疗法。

重点是股四头肌,尤其是股内侧斜肌（VMO）肌力训练。

（1）股四头肌小弧度活动（0°~15°）,以增强股内斜肌（VMO）。

（2）在膝关节无痛的活动范围内进行股四头肌离心等张肌力训练。

（3）股四头肌等长肌力训练（quad sets）。

（4）直腿抬高以训练髂腰肌肌力。

（5）为了平衡作用力,牵伸腘绳肌、髂胫束、内收肌和股外侧肌也同样重要。

（6）早期肌力训练和牵伸训练后进行本体感觉训练。

（7）当关节活动度完全恢复、无痛,且力量恢复至正常肌力的 80% 时,可增加活动量。

8. 膝盖贴扎。

（1）有效的辅助治疗。

（2）将髌骨贴扎在位,以减轻关节活动时的疼痛。

① 提供本体感觉反馈,以改变髌骨活动轨迹。

② 有助于平衡股内侧肌和股外侧肌的收缩力量。

9. 髌骨支具（髌骨位开口的膝套或束带）。

（1）有效的辅助治疗。

（2）可预防再损伤。

（3）可使患者恢复活动。

（二）手术治疗

1. 很少需要手术治疗,但如有以下情况,需考虑手术治疗:

（1）非手术治疗 4~6 个月后无效。

（2）存在明显的需手术的病变。

2. 手术治疗。

（1）外侧膝关节囊和韧带松解。

（2）髌骨重建。

（3）髌骨切除术。

十、髌骨软化症（chondromalacia patella）

【概述】

1. 髌骨软化症本质上是关节镜诊断。关节镜下表现为软骨粗糙或纤维化。这些表现同样存在于髌股关节综合征中。MRI对髌骨软化症诊断的准确性仅一般。

2. 由于软骨退变，其特点是髌骨关节面软骨变软。

3. 髌股关节长期过度负荷和髌骨运动轨迹功能障碍是造成该病的因素。因此，复发性髌骨半脱位和髌股关节过度负荷综合征的功能和解剖因素和该病相似。

4. 感染、创伤或自身免疫性疾病也可导致髌骨软骨退化。

【临床特征】

髌骨软化症的临床表现与之前描述的髌股关节疼痛综合征（patellofemoral pain syndrome，PFPS）相似。

【影像学】

1. 影像学检查与前述的髌股关节疼痛综合征（PFPS）相似。

2. MRI可发现髌骨关节软骨面缺损，这是该病最明显的特点。

【治疗】

异常的髌骨力学机制通常是髌骨软化症的病因，因此，该病治疗方法和髌股关节疼痛综合征相似。

十一、滑膜皱襞综合征（plica syndrome）

【概述】

1. 滑膜内层从髌下脂肪垫向内包绕股骨髁，经由附着于髌骨上的股四头肌肌腱，向外绕至外侧支持带。

2. 皱襞是膝关节滑膜内层冗余的折叠，这很常见且通常无症状。

3. 滑膜皱襞综合征是指皱襞发炎的一种病理状态。

4. 滑膜皱襞综合征可发生于髌骨内侧、髌骨下、髌骨上或髌骨外侧区域。

【临床特征】

1. 如前所述，皱襞通常可无症状。

2. 出现膝前区疼痛，隐匿性起病，长时间屈膝或者久坐使得疼痛逐渐加重，而站立或者伸膝时疼痛更为显著。

3. 直接创伤后，如ACL撕裂或半月板撕裂，滑膜皱襞出现炎症，产生症状。

4. 如果滑膜皱襞夹在髌骨和股骨内侧髁之间，膝关节可能会有打软腿的感觉。

5. 屈膝和伸膝时仔细触诊，可触摸到滑膜皱襞。

6. 如果滑膜皱襞出现纤维化，伸膝时会发生弹响。

【影像学和检查】

1. 因为滑膜皱襞综合征通常伴有髌股关节功能紊乱，影像学检查和髌股关节疼痛相似。

2. MRI、关节造影和关节镜检查均有助于评估滑膜皱襞综合征和导致膝关节疼痛的其他潜在原因。

【治疗】

1. 治疗方法同前文所述的髌股关节综合征。

2. 如果非手术治疗无效，可行滑膜皱襞切除术治疗。

十二、髌腱炎（跳跃者膝）

【概述】

1. 髌腱炎通常与髌腱微撕裂有关。

2. 是髌骨伸肌装置过度使用所引起的综合征。其与反复的、高强度的股四头肌负荷有关，如跳跃、蹲、跪和爬楼梯。

3. 最常受累的部位是髌骨下极。

4. 髌骨上极和胫骨结节止点处也会受累。

【临床特征】

1. 患者在高冲击性运动如跳跃时产生疼痛。

2. 疼痛可在活动过程中消失，但之后疼痛会变得更为明显。

3. 除髌骨上极点或下极外，髌腱也存在压痛。

【影像学】

1. 膝关节 X 线评估骨骼情况。

2. 膝关节 MRI 可评估髌腱的完整性。

【治疗】

按前述的髌股关节疼痛综合征的治疗指南进行。

十三、剥脱性骨软骨炎

【概述】

1. 反复微小应力作用于软骨下骨,影响该区域骨的血供,从而继发该疾病。

2. 表现为长骨末端局灶节段性缺血性坏死,儿童和成人剥脱性骨软骨炎的原因尚不清楚。

3. 坏死的软骨下骨形成,表面覆盖着关节透明软骨。

4. 覆盖缺损区域的软骨退变,可全部从残余的骨上分离,进入关节成为游离体。

5. 膝关节的好发部位是股骨内侧髁。

6. 其他受累的区域包括股骨远端、髌骨、肘、距骨和肱骨远端。

7. 主要影响青少年。

8. 虽然认为是反复微小应力作用于软骨下骨,影响该区域骨的血供,从而继发该疾病,但目前尚未找到明确支持该说法的证据。

【临床特征】

1. 逐渐出现关节疼痛和激惹,伴滑膜积液和打软腿的感觉。

2. 行走时足向外旋转可减轻疼痛。

3. 为了触及股骨内侧髁,需屈膝 90° 将压力直接向内作用于髌骨下极。

4. 游离体可导致关节交锁。

【影像学】

X 线可显示病变区域。MRI 能更好地明确病变部位。

【治疗】

1. 如果在碎片剥脱前明确诊断,缺损则可能会愈合。

膝关节呈休息位摆放,避免负重。

2. 如果不愈合或发生碎片剥离,需要手术切除。

十四、腘肌腱炎

【概述】

1. 腘肌起自股骨外侧髁的外侧面,止于股骨后部的三角区域。

2. 腘肌主要功能是内旋胫骨(胫骨固定时外旋股骨＝股骨固定时内旋胫骨,取决于哪个是固定骨)。

3. 腘肌通过外旋股骨,辅助解锁膝关节。

4. 与 ACL 一起,腘肌限制股骨前移。

5. 急性和慢性的过度负荷会导致腘肌腱炎症。

【临床特征】

1. 在下坡过程中伴随(小腿)过度旋前时,出现膝关节外侧疼痛。

2. 在类似跑步下山活动中,股骨前移会导致腘肌应力增加。

3. 腓侧副韧带和 LCL 前方点状压痛。

4. "4" 字或盘腿姿势诱发疼痛。

【治疗】

1. 避免跑步下山,直到症状消失。

2. 休息,冰敷,加压,NSAIDs。

3. 可能需要足弓垫或内侧足跟楔形垫。

第十三节　下肢：小腿

功能解剖

(一) 肌肉群

小腿有三组肌肉群,根据它们与胫骨的关系分为:前群、外侧群和后群。

(二) 前群肌肉(图 4-111)

1. 该群肌肉由踝背屈肌、趾伸肌和足外翻/足内翻肌组成。

2. 踝背屈肌和足内翻肌。

(1) 胫骨前肌(腓深神经:L_4,L_5)。

(2) 姆长伸肌(腓深神经:L_4,L_5):伸姆趾。

3. 踝背屈肌和足外翻肌。

(1) 趾长伸肌(腓深神经:L_4,L_5):伸趾。

(2) 第 3 腓骨肌(腓深神经:L_4,L_5)。

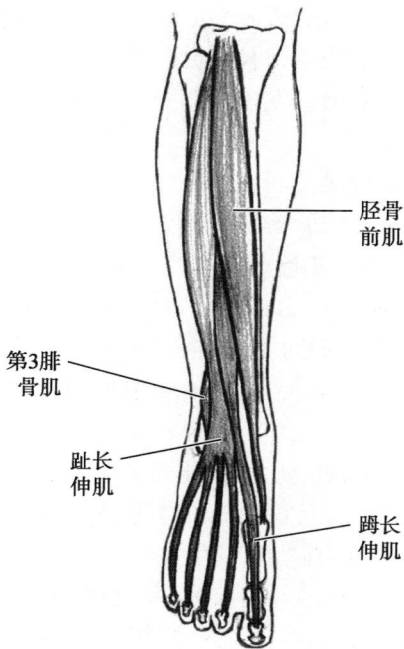

图 4-111　小腿前肌群

（三）外侧肌群（图 4-112）

1. 这一组是足外翻肌和较弱的跖屈肌。

2. 腓骨短肌（腓浅神经：L_5，S_1）。

3. 腓骨长肌（腓浅神经：L_5，S_1）。

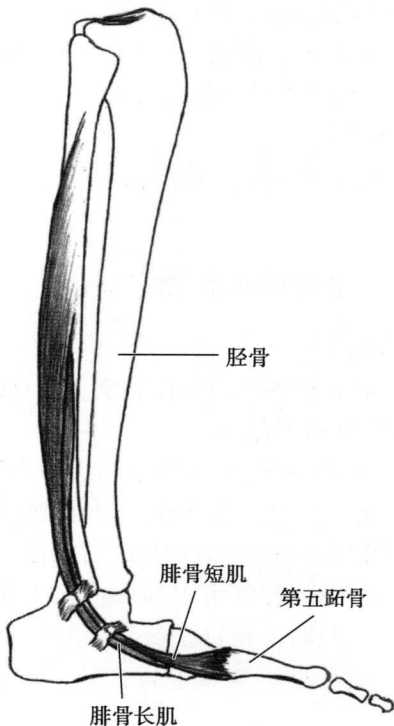

图 4-112　小腿外侧肌群

（四）后肌群（图 4-113）

1. 腓肠肌（胫神经，L_5，S_1，S_2）：跖屈。

2. 跖肌（胫骨神经，L_5，S_1，S_2）：较弱的跖屈。

3. 比目鱼肌（胫神经，L_5，S_1，S_2）：跖屈。

4. 趾长屈肌（胫神经，L_5，S_1，S_2）：屈曲外侧四趾，足内翻，跖屈。

5. 胫骨后肌（胫神经，L_5，S_1，S_2）：足内翻，跖屈。

6. 姆屈肌（胫神经，S_2，S_3）。

7. 腘肌（胫神经，L_5，S_1，S_2）：内旋。

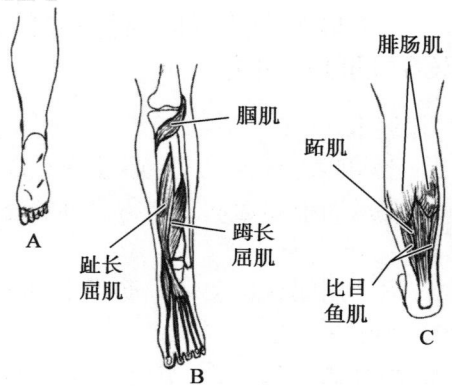

图 4-113　腿的后部肌肉

A. 跖后屈曲；B. 后跖屈曲，后肌群的中间深层；C. 后面，后肌群浅层

（五）骨筋膜室（图 4-114）

小腿有四个骨筋膜室：

1. 前筋膜室　前骨筋膜室内包括胫骨前肌、趾长伸肌、姆长伸肌和第三腓骨肌；胫前动、静脉和腓总神经。

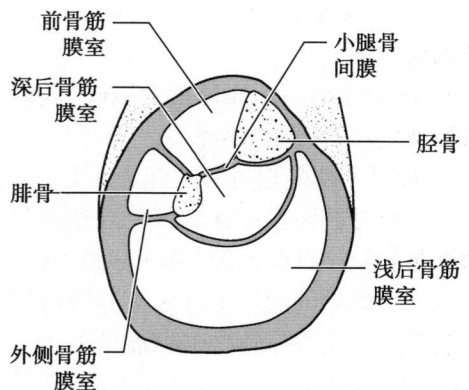

图 4-114　小腿横切面（注意筋膜室）

2. 外侧骨筋膜室　外侧骨筋膜室由腓骨长肌、腓骨短肌、腓浅神经和腓总神经组成,分为腓浅支和腓深支。

3. 深后骨筋膜室　深后骨筋膜室包括趾长屈肌、踇长屈肌、胫骨后肌和腘肌;胫后动静脉和腓后动静脉;还有胫神经。

4. 浅表骨筋膜室　浅后骨筋膜室包括:腓肠肌、比目鱼肌和跖肌。

第十四节　小腿疾病

一、下肢慢性劳力性筋膜室综合征（CECS）的临床研究

【概述】

1. 此病的特点是慢性骨筋膜室内压力升高。

2. 在运动中和运动后测得骨筋膜室内压力升高。

3. 运动期间或运动后骨筋膜室内压力过高,导致神经受压迫。

4. 动脉血流减少、微循环受阻、动脉或静脉闭塞导致组织缺血。

5. 与此综合征相关的疼痛与以下因素有关:

（1）高压力刺激筋膜或骨膜内的感觉受体。

（2）释放生化因子造成的血流减少。

6. 小腿疼痛也可由胫骨应力性骨折或骨膜炎引起。这些症状可能与 CECS 同时发生。

【临床特征】

1. 在 CECS 中,疼痛通常会随着运动强度的增加而增加。

2. 活动停止后疼痛通常会减轻。偶尔,如果锻炼特别耗费体力,疼痛会持续下去。

3. 神经系统受累可导致麻木无力。

（1）前骨筋膜室 CECS 可能导致脚踝背屈无力和足背第一趾蹼间隙(腓深神经)麻木。

（2）外侧骨筋膜室 CECS 可导致背屈肌无力和背侧第一趾蹼间隙麻木(腓浅神经),足外翻,足背和小腿远端前外侧(腓浅神经)无力和麻木。

（3）深后骨筋膜室 CECS 导致足内在肌痛性痉挛和足内侧弓(胫神经)麻木。

（4）触诊可发现骨筋膜室变硬,运动后,存在深压痛。

（5）可触及筋膜疝。

（6）远端脉搏消失罕见。

【影像学和检查】

1. 通过压力计测压技术测量骨筋膜室压力,是评价 CECS 的最佳方法:

（1）压力升高应伴有可复制的确切的疼痛综合征。

（2）运动前后测量压力。运动后压力下降速度缓慢,延迟 6~30min 才能恢复到运动前的压力水平,可判断为阳性。

2. 狭缝/芯导管技术:将导管插入隔室,通过与压力放大器和记录器相连的传感器监测压力。

3. MRI 已经被一些从业者发现对诊断 CECS 很有用,但其有效性尚未达成共识。

4. X 线片、CT、骨扫描和 MRI 有助于探寻下肢疼痛的其他来源。

5. 肌电图和神经传导速度测定有助于判断非相关的症状的原因。

6. 运动前后的肌电图/神经传导速度测定已经作为诊断工具,但结论有限。

【治疗】

目前 CECS 最有效的治疗方法是筋膜切开术。

二、急性骨筋膜隔室综合征（ACS）

【概述】

1. 肌肉和神经的灌注急剧下降,血供不足以维持这些组织存活。

2. 在 ACS 中,骨筋膜室内压力迅速增加,引起继发性静脉压力升高,从而静脉阻塞。恶性循环使得骨筋膜室组织压力持续性增高。

3. 肌肉和神经组织坏死可在 4~8h 发生。因此,需要及时诊断和急诊手术治疗。

4. 最常见于腿或前臂创伤,与长骨骨折有关。

5. 前臂掌侧和小腿前骨筋膜室(胫骨区

域)是最常受影响的(胫骨是最常伴发的骨)。

6. 没有骨折的 ACS 患者延迟诊断和治疗的风险显著增加。

7. 非创伤性原因引起的 ACS 较少见,包括但不限于缺血-再灌注损伤、s/p 血管重建程序、血管疾病、血栓形成、降低血清渗透量的条件、某些动物咬伤或长时间肢体压迫(如严重药物或乙醇中毒或术中体位不佳)。

8. 如果不治疗,组织坏死可发展为继发性肌肉麻痹、肌肉挛缩和感觉障碍,称为 Volkmann 缺血性坏死。缺血性肌肉挛缩会导致爪形手和爪形足畸形。

【临床特征】

1. 早期最主要的症状是剧烈疼痛,有时出现受累骨筋膜室远端的感觉减退(常见于足尖,如 ACS 发生于前臂,则为手掌内侧)

2. 特征是疼痛、感觉异常和瘫痪(3ps)。

3. 体格检查

(1)如果存在临床表现,须除去石膏或敷料进行检查。

(2)最重要的体征是牵伸穿过骨筋膜室内的长肌时产生的极度疼痛(跖屈足趾或手指的完全背伸时,将牵伸前臂或胫骨的长肌)。

(3)行骨筋膜室压力计测压(插入导管)来判断压力的可疑增加,是诊断骨筋膜隔室综合征的必需检查。

(4)注意:脉压在 ACS 中通常完全正常,因为骨筋膜室内压力很少超过动脉收缩压或平均动脉压水平。

【影像学和检查】

1. 测压技术(手持式测压仪或针式测压仪)可直接测量骨筋膜室压。狭缝导管技术-将导管插入隔室并通过连接到压力放大器和记录仪的传感器监控压力。

2. 一般指南指出,当舒张压减去心内压≤20mmHg 时,就存在骨筋膜隔室综合征。

【治疗】

1. ACS 患者在 4~8h 内出现肌肉坏死。

2. 确诊后,立即行筋膜切开术。开放伤口延迟关闭或在水肿消退后进行植皮手术。

3. 如果不及时治疗,ACS 可能会导致永久性的功能丧失和组织损伤,包括肌肉坏死和神经损伤。手指和脚趾通常呈爪形,几乎不能活动。

三、胫骨内侧应激综合征(MTSS)

【概述】

1. 又名外胫夹,这种情况是一种过度使用或重复应力损伤,由骨膜-筋膜连接处的骨膜慢性牵引引起。

2. 这是运动引起的腿痛的常见原因。

3. 由于快速运动过度负荷,骨膜可能与骨骼分离。

4. 缺陷部位可被纤维脂肪充盈。

5. 比目鱼肌沿胫骨内侧附着可能是最可能发生撕脱的部位。

6. 在某些情况下,脚部的其他深层屈肌也会受到影响。

7. 外胫夹的主要诱因是小腿过度旋前。

【临床特征】

1. 患者出现沿胫骨后内侧缘逐渐开始疼痛。

2. 疼痛可能会随着运动而改善,但在完成运动后会恶化,并会持续到第 2 天早上。

3. 沿胫骨内侧缘整个长度或限于 2~4cm 的触诊会有压痛。

4. 可能的病史包括:在坚硬地面上重复跑步,不合适的热身,不合适的鞋子,或者最近更换了鞋子。

5. 可能有过度使用跖屈肌的历史,如在跳跃时。

【影像学】

X 片显示正常。第三期骨扫描可显示沿胫骨内侧边界的摄取区。MRI 有助于排除应力性骨折的可能性。

【治疗】

1. 休息是处理胫骨内侧应激综合征(MTSS)的第一个要点。包括减少刺激活动的数量或完全避免该活动。

2. 在休息或正常行走时出现疼痛,建议拐杖行走。

3. 初期行冰敷和牵伸治疗。

4. 恢复活动应该是渐进的,应该在患者几天没有疼痛的情况下恢复。最初应使用柔软、平整的表面。

5. 应获得患者运动常规的全面历史,包括跑步里程、训练常规和强度的变化,以及鞋类。常见的训练错误包括增加"太多、太快"的训练方案,以及在坚硬或不平整的地面上大量跑步。

6. 训练应该从受伤前强度和距离的 50% 开始。

7. 内翻过度也是 MTSS 的一个重要危险因素。矫正器对矫正过度内翻或前足内翻是有用的。

8. 耐药病例可能需要切开后内侧筋膜,但很少需要。

四、应力性骨折

【概述】

1. 胫骨应力性骨折是跑步运动中最常见的应力性骨折。

2. 跑步者下肢应力性骨折发生率见表 4-2。

表 4-2   运动员下肢应力性骨折的发生率

骨头	发生率(%)
股骨颈	7
股骨上端	5
股骨远端	2
腓骨	24
胫骨	34
干骺端	7
胫骨上段	12
胫骨中段	4
胫骨下段	11
跖骨	20
第二跖骨(大都应激骨折)	11
第三跖骨	7
其他	2
籽骨	2
跟骨,距骨,舟骨	

资料来源:改编自 DeLisa JA,Gans BA,eds.《康复医学:原理与实践》,第二版,费城,宾夕法尼亚:Lippincott Williams & Wilkins;1993 年,授权使用

3. 它们是运动员下肢疼痛的常见原因(发病率为 25%)。

4. 重复负荷导致骨不可逆变形时发生应力性骨折。微裂缝会形成,并且随着持续的过度使用,正常的骨生长和更替无法弥补。结果,它们会结合并在骨头中传播,成为有症状的应力性骨折。

5. 低骨密度(BMD)会增加应力性骨折的风险。低骨密度的原因包括:

(1)女性月经的推迟。

(2)低体重(小于理想体重 75%)的人。

(3)营养不良与低钙摄入相关。

(4)吸烟和酗酒。

(5)女运动员三联征。

6. 生物力学条件会导致应力性骨折的高风险。

(1)过度内翻对腓骨和胫骨造成更大的压力(例如膝外翻和宽阔的步态可能导致过度内翻)。

(2)下肢不等长,肌肉不平衡,缺乏灵活性,和失调的因素也可以把高力量在小腿上。

(3)条件反射很差。

7. 外部因素可能导致应力性骨折:

(1)典型的错误训练方法包括突然增加强度和时间的活动("太多,太早")或引起过度疲劳的训练,都会导致应力性骨折。

(2)在硬地上跑或穿磨破的鞋子也可能是一个原因。

【临床特征】

1. 疼痛随运动强度增加而加重。

2. 疼痛通常局限于骨折部位。

3. 可能会发生夜间疼痛

4. 触诊时,骨折部位有压痛。

5. 骨折部位可能会红肿。

【影像学】

1. X 射线是一线检查方法,但最初很少有异常。

(1)应力性骨折可能不会看到,2~3 周后症状发展。

(2)骨膜增厚,其次是皮质透亮。

(3)在愈合过程中,应力性骨折在皮质骨

肥厚区域内呈现透亮影。

2. MRI

（1）MRI 是最敏感和具体的,成为调查应力性骨折的首选测试。

（2）MRI 对骨扫描具有相当的灵敏度和更好的特异度。

（3）MRI 也可以看到骨折,并区分骨折和其他损伤。

3. 骨扫描

（1）骨骼扫描可用于 X 线阴性和应力性骨折仍高度怀疑时。

（2）骨骼扫描非常灵敏(接近 100%),但特异度较低。

（3）第三相局部骨摄取增加即为阳性。

（4）肿瘤、骨髓炎、骨梗死和骨发育不良也可导致局部摄取增加。

4. CT

（1）CT 扫描可以显示出 X 线片无法显示的骨折线。

（2）CT 也可以区分其他导致骨扫描摄取增加的病变。

【治疗】

（1）治疗方案取决于骨折的严重程度、部位和症状持续时间。

（2）第一至第四跖骨的应力性骨折通常在休息时即可愈合,不需要固定。

（3）如果在正常行走时出现疼痛,患者应在 7~10d 不负重。

（4）正常行走时无疼痛者应避免加重伤害(即相对休息)。

（5）最初可使用非甾体抗炎药和冰敷来控制疼痛。

（6）即刻进行肌力和牵伸。

（7）非冲击性活动,如骑自行车和游泳,可用于保持心脏健康。

（8）在恢复冲击性活动之前,至少需要 1~2 周的无痛正常下床活动。

（9）在最初几天内,以短时间低强度(10~15min)谨慎开始冲击性活动,并在能耐受的情况下逐渐增加。

（10）矫正器是一种有用的辅助治疗,可以减少冲击力,帮助纠正过度的旋前或旋前。

（11）应该考虑柔软的地面上跑步。

（12）应该进行日常锻炼的评估。

（13）钙摄入量应为每天 1 500mg,维生素 D 为 400~800U。

第十五节　下肢:脚踝和脚

功能解剖学

（一）踝关节(图 4-115)

1. 胫骨远端:形成内踝和踝关节关节的上关节面。

2. 腓骨远端:形成外踝和踝关节上表面的一部分。

外踝平面比内踝低,在踝关节稳定方面非常重要。

3. 距骨由四个部分组成:

（1）体、颈、头和顶。

（2）血液供应差,愈合时导致并发症。

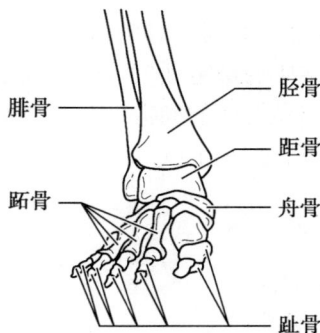

图 4-115　踝关节

（二）足骨(图 4-116)

1. 七块跗骨。

（1）距骨。

（2）跟骨。

（3）舟骨。

（4）骰骨。

（5）三块楔形骨(内侧、中间和外侧)。

2. 5 块跖骨。

3. 14 块趾骨。

（1）近、中、远端。

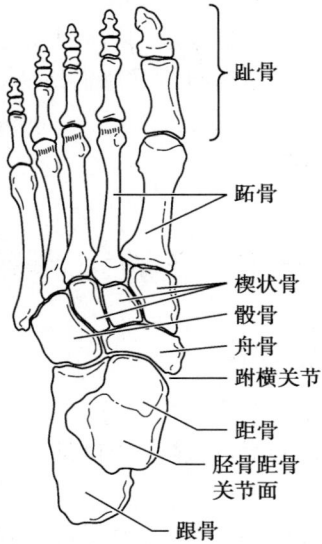

图4-116　脚和脚踝的骨头：背侧观

（2）大脚趾只有近端和远端趾骨。

4. 两块籽骨。

位于第一跖骨头跖面。

（三）踝关节韧带（图4-117）

📖 1. 外侧面

（1）距腓前韧带（ATFL）。

① 最主要的稳定踝关节外侧的韧带。

② 最容易损伤的韧带。

（2）跟腓韧带（CFL）。

（3）距腓后韧带（PTFL）。

2. 内侧　三角韧带稳定内侧踝关节，强于外侧韧带。它由深层和表层组成。

（1）深层（保持稳定上更重要）。

① 胫距前韧带。

② 胫距后韧带。

（2）浅层。

① 胫舟韧带。

② 胫跟韧带。

（3）三角韧带：保持足内踝和距骨靠紧，保持足内侧纵弓。

① 弹簧韧带（跟周足底韧带）。

② 内侧和后侧距跟韧带。

3. 前侧　联合韧带。

（1）由四条韧带组成，这些韧带维持胫骨和腓骨远端的完整性，并抵抗使胫腓骨分离的任何作用力。

（2）韧带。

① 胫腓韧前带。

② 胫腓后带。

③ 胫腓横韧带。

④ 骨间韧带。

（四）足的韧带

1. 跖跗韧带：将第二跖骨头连接到第一楔骨上。

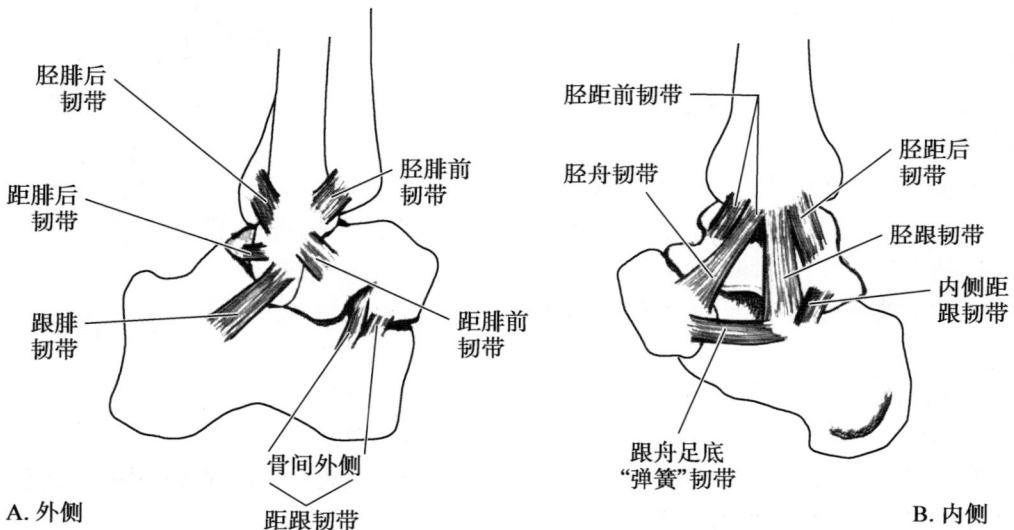

图4-117　踝关节和距下关节的韧带

A. 外侧观；B. 内侧观

2. 横跖韧带。

足踝关节度

1. 踝

（1）背伸:20°。

（2）跖屈:50°。

2. 足

（1）距下关节。

① 内翻:5°。

② 外翻:5°。

（2）足前部。

① 外展:10°。

② 内收:20°。

（3）第一跖趾（MTP）。

① 屈曲:45°。

② 伸展:80°。

前部肌肉	
足内翻	足外翻

	足内翻	足外翻
背屈	• 胫骨前肌（腓深神经—L_4,L_5） • 踇长伸肌（腓深神经—L_5,S_1）	• 趾长伸肌（腓深神经—L_5,S_1） • 第三腓骨肌（腓深神经—L_5,S_1）

后部肌肉	侧部肌肉
足内翻	足外翻

	足内翻	足外翻
跖屈	• 胫骨后肌（胫神经—L_4,L_5） • 趾长屈肌（胫神经—S_1,S_2） • 踇长屈肌（胫神经—S_2,S_3） • 跖肌（胫神经—S_1,S_2） • 腓肠肌（胫神经—S_1,S_2） • 比目鱼肌（胫神经—S_1,S_2）	• 腓骨长肌（腓浅神经—L_5,S_1,S_2） • 腓骨短肌（腓浅神经—L_5,S_1,S_2）

（五）足部运动

1. 足趾屈曲

（1）趾长屈肌（胫神经:S_2,S_3）。

（2）踇长屈肌（胫神经:S_2,S_3）。

（3）趾短屈肌[足底内侧神经（胫神经）:S_2,S_3]。

（4）踇短屈肌[足底内侧神经（胫神经）:S_2,S_3]。

（5）跖方肌[足底外侧神经（胫神经）:S_2,S_3]。

（6）骨间肌[足底外侧神经（胫神经）:S_2,S_3]。

（7）小指短屈肌[足底外侧神经（胫神经）:S_2,S_3]。

（8）蚓状肌。

① 第一蚓状肌[足底内侧神经（胫神经）:L_4,L_5]。

② 第二,三和四蚓状肌[足底外侧神经（胫神经）:S_2,S_3]。

2. 足趾伸展

（1）趾长伸肌（腓深神经:L_5,S_1）。

（2）踇长伸肌（腓深神经:L_5,S_1）。

（3）趾短伸肌（腓深神经:S_1,S_2）。

（4）蚓状肌（如前所述）。

3. 足趾外展

（1）踇外展肌[足底内侧神经（胫神经）:S_2,S_3]。

（2）小指外展肌[足底外侧神经（胫神经）:S_2,S_3]。

（3）骨间背侧肌[足底外侧神经（胫神经）:S_2,S_3]。

4. 足趾内收

（1）踇收肌[足底外侧神经（胫神经）:S_2,S_3]。

（2）跖侧骨间肌[足底外侧神经（胫神经）:S_2,S_3]。

第十六节　踝部疾病

外踝疾病

■ 外踝扭伤（图4-118）

【概述】

1. 最常见的踝关节扭伤,占所有踝关节扭伤的85%以上。

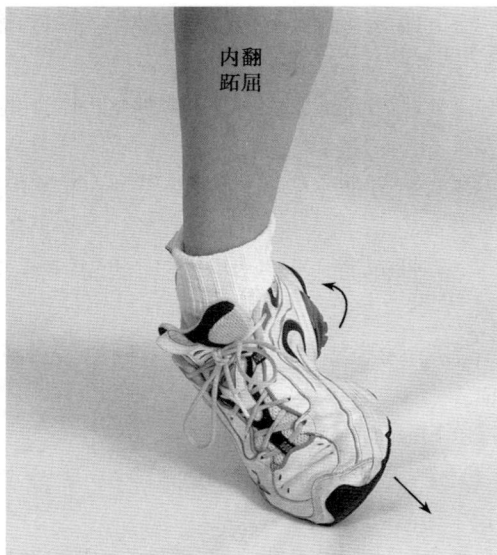

图4-118　外踝扭伤

2. 损伤机制

（1）足处于跖屈内翻位,是最容易造成韧带损伤的位置。

（2）有踝部"翻转"的病史。

3. 受损的韧带

（1）距腓前韧带（ATFL）。

外踝扭伤中最常损伤的韧带。

（2）跟腓韧带（CFL）。

① 外踝扭伤中第2容易损伤的韧带。

② 内翻时稳定踝关节。

（3）距腓后韧带（PTFL）。

外踝扭伤中最不易损伤的韧带。

【临床特征】

（一）踝关节扭伤分级

1. 1级（轻度）

（1）距腓前韧带部分撕裂。

（2）跟腓韧带和跟腓后韧带完整。

（3）外踝压痛点轻度肿胀。

（4）没有不稳定。

（5）应力试验。

① 前抽屉试验:阴性。

② 距骨倾斜试验:阴性。

2. 2级（中度）

（1）距腓前韧带完全撕裂。

（2）跟腓韧带部分撕裂。

（3）广泛肿胀和瘀斑。

（4）应力试验。

① 前抽屉试验:阳性。

② 踝关节大幅度前移或可察觉的关节移位声。

③ 距骨倾斜试验:阴性。

3. 3级（重度）

（1）距腓前韧带和跟腓韧带完全撕裂。

（2）应力试验。

① 前抽屉试验:阳性。

② 距骨倾斜试验:阳性。

③ 在胫骨上内翻距骨,两侧比较,以查找是否存在临床的不对称。

4. 脱位

距腓前韧带,跟腓韧带和距腓后韧带完全撕裂。

（二）诱发试验（图4-119）

1. 前抽屉试验（图4-119A）

检查距腓前韧带的完整性。

2. 距骨倾斜试验/内翻应力试验（图4-119B）

（1）测试跟腓韧带和距腓前韧带的完整性。

（2）踝关节跖屈时施加内翻应力。

【影像学】

• 后前位、侧位和斜位X线片

• 应力位X线片:前抽屉试验和距骨倾斜试验。

• 前抽屉试验可有5mm以上的移位。

• 距骨倾斜试验显示,和对侧相比,有5°~10°的差异。

• 距骨倾斜大于30°,提示三条外侧韧带均断裂。

• 超声可证实距腓前韧带和跟腓韧带撕裂。

【治疗】

1. 1~2级

（1）急性。

① 休息、冰敷、压迫和抬高（RICE）,NSAIDs,镇痛药和制动。

② 早期活动。

（2）非手术治疗:康复。

① PT:关节活动度训练、肌力和本体感觉训练,贴扎和支具。

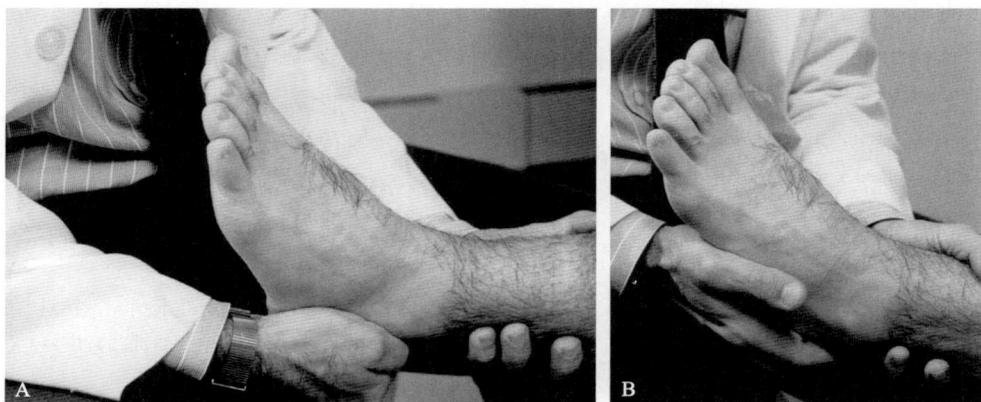

图 4-119 测试韧带稳定性的应力试验
A. 前抽屉征；B. 内翻试验（距骨倾斜）

② 物理因子治疗：湿热敷、温水漩涡浴、交替浴、超声和短波透热。

2. 3 级

有争议：非手术与手术治疗，存在学术争议。

（1）康复治疗和佩戴支具 6 个月。

（2）韧带修复术和腓骨短肌腱固定术。

（3）如果患者是运动精英，且非手术治疗失败（如患者有持续的严重不稳定），可考虑在伤后 3 个月尽早行韧带重建术。

📖（4）手术指征包括大块骨撕脱、严重的踝关节内侧和外侧韧带损伤和严重的复发性损伤。

■ 腓骨肌腱损伤

【概述】（图 4-120）

1. 腓骨长肌止于第 1 跖骨基底。

2. 腓骨短肌止于第 5 跖骨基底。

3. 这些肌肉均能起跖屈踝关节和外翻足的作用。

4. 损伤机制。

（1）腱鞘炎或肌腱断裂：反复强力外翻足部，导致肌腱的炎症或退变，或自外踝后方至其止点处走行过程中的滑膜炎。

（2）半脱位或脱位：踝和足的突然背屈，会导致腓骨肌腱的半脱位或脱位。这常见于滑雪损伤中。

【临床特征】

1. 沿着腓骨肌肌腱走向的外踝后区域的疼痛肿胀。

2. 如果怀疑半脱位或脱位，会突然出现无力，并且不能主动外翻足部。

3. 踝关节外侧区域出现断裂的感觉。

4. 诱发试验：抗阻背屈和外翻时出现疼痛。

【影像学】

1. 无须影像学检查。如有指征可行 MRI 检查。

2. 当踝关节背屈外翻时，超声有助于发现外踝区域腓骨肌腱的半脱位。

【治疗】

1. 腱鞘炎：和外踝扭伤治疗相同。

2. 断裂/半脱位/脱位：先需要进行骨科评估。

3. 跖屈位固定 4~6 周。

第十七节 内踝疾病

■ 内踝扭伤：三角韧带

【概述】

1. 很少见的踝关节扭伤，发生率为 5%。

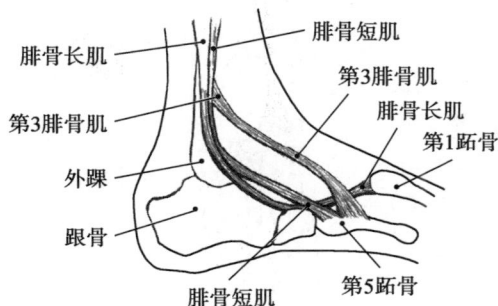

图 4-120 腓骨长肌、腓骨短肌和第 3 腓骨肌解剖

📖2. 内踝韧带比外踝韧带强大。

3. 三角韧带由以下四部分组成(图 4-121):

(1)胫距前韧带。

(2)胫距后韧带。

(3)胫舟韧带。

(4)胫跟韧带。

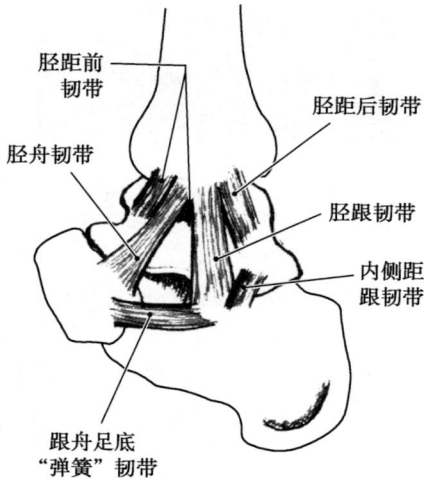

图 4-121　三角韧带

4. 三角韧带的功能是在足外翻时稳定踝关节。

5. 三角韧带是稳定踝关节内侧最主要的韧带,尤其在内翻时。

(一)损伤机制

1. 当足处于旋前外翻位,同时身体上部内旋,可绊住足而损伤韧带。踢足球时,没有踢到球却踢到地面,或橄榄球比赛尝试附加分时。

2. 纯外翻损伤少见。

(二)扭伤程度分级

1. 1 级:拉伤。

2. 2 级:拉伤,部分撕裂。

3. 3 级:完全撕裂。

(三)并发症

踝关节韧带联合损伤和 Maisonneuve 骨折(见"韧带联合"一节)

【临床特征】

1. 内侧足肿胀、瘀斑,外翻时疼痛。

2. 诱发试验。

(1)前抽屉试验阴性。

(2)外翻试验阳性(踝关节外翻时压迫三角韧带)。

【影像学】

1. 后前位、侧位和斜位 X 线片。

2. 如有指征行 MRI 检查。

【治疗】

1. 和外踝扭伤的方法相同。

2. 制动 4~6 周。

3. 模塑鞋矫形器固定 4~6 个月。

4. 若非手术治疗失败则行手术治疗。

■ 胫骨后肌腱损伤

【概述(图 4-122)】

1. 解剖

(1)起点:骨间膜及胫腓骨后面。

(2)止点:舟骨结节、股骨和第 2~4 跖骨基底部。

2. 功能　踝跖屈和足内翻。

维持足内侧纵弓。

3. 损伤机制

腱鞘炎或肌腱断裂。

(1)反复用力内翻足部导致肌腱或沿其走向的滑膜的炎症或退变。

(2)5%~10% 与副舟骨有关。

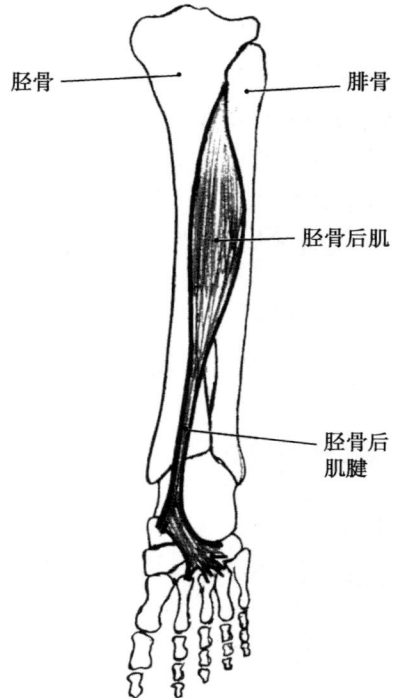

图 4-122　胫骨后肌和肌腱(后面观)

📖【临床特征】

1. 踝关节后内侧疼痛,隐匿性起病,活动后加重。

2. 后足内侧部肿胀。

3. 踮足动作使疼痛加重。

4. 内翻和跖屈时无力。

5. 典型的"多足趾"征,见于胫骨后肌腱断裂(图4-123)。

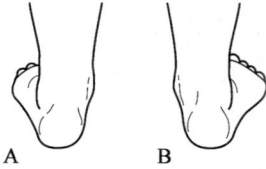

图4-123

A. 正常;B. 阳性"多足趾"征

当从患者足部后方观察足趾时,在内侧纵弓塌陷后,可以看到患足较多数目的足趾。

6. 恶性对线不良综合征(malicious malalignment syndrome),包括宽骨盆、股骨前倾增大,斜视髌骨、Q角过大和足部过度旋前。足部过度旋前会导致胫骨后部疼痛。

【影像学】

无须影像学检查。如有指征行 MRI 检查。

【治疗】

1. 急性期 和外踝扭伤的方法相同。

2. 非手术治疗 康复,使用矫形器以矫正旋前。

3. 手术治疗 肌腱移位,切除副舟骨。

一、后踝疾病

■ 跟腱疾病

【概述】(图4-124)

1. 腓肠肌和比目鱼肌复合体功能

(1)跖屈踝关节。

(2)使足旋后。

2. 损伤机制

(1)跟腱炎:反复的过度离心负荷,导致肌腱炎症或微撕裂。

(2)跟腱断裂。

① 炎症性:炎症和退变导致一系列胶原纤

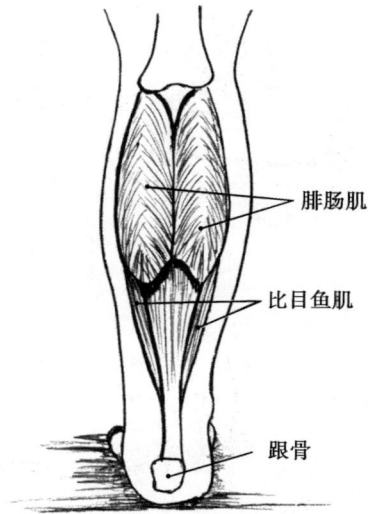

图4-124 腓肠肌和比目鱼肌解剖

维的微撕裂或断裂,最终导致跟腱断裂。

📖② 血管性:跟腱止点上方 2~6cm 血管异常形成。

③ 机械性:在伸直位时,足部突然蹬离(如跳跃着陆)。

3. 跟腱炎的危险因素

(1)训练错误:是最常见的危险因素。

① 突然增加训练里程和强度。

② 更换常穿的鞋子。

(2)解剖因素:过度旋前、腘绳肌和跟腱紧张、高弓足和膝内翻。

(3)年龄增加导致肌腱弹性变差和抗张强度下降。

【临床特征】

1. 肌腱炎

(1)后踝疼痛,肿胀。

(2)蹬离动作诱发疼痛。

2. 跟腱断裂

(1)伴随着突然的弹响声,随即出现肿胀、瘀斑和跖屈无力。

(2)Thompson 征阳性提示跟腱断裂(图4-125)。

(3)跟腱完整的情况下,挤压小腿三头肌会引发跖屈动作(Thompson 征阴性)。

(4)跟腱断裂时,由于肌腱分离,足不能跖屈(Thompson 征阳性)。

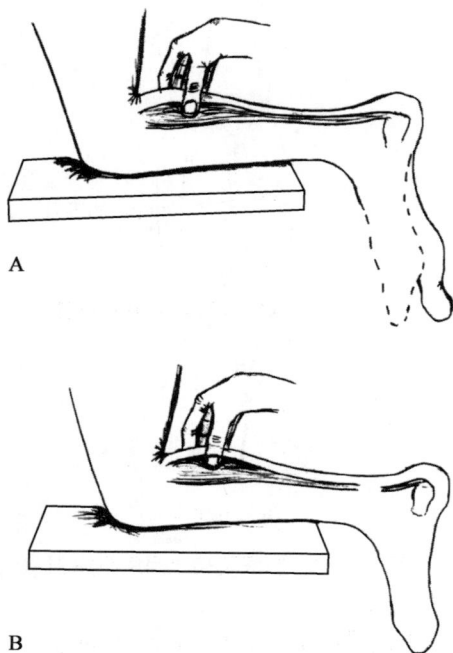

图 4-125 Thompson 征
A. 阴性；B. 阳性

【影像学】

1. 无须影像学检查。如果诊断有疑问可行 MRI 检查。

2. 超声有助于辨别部分撕裂和完全撕裂。

【治疗】

📖 1. 跟腱炎

（1）相对休息，冰敷，抗炎药物治疗。

（2）康复：短期制动（夹板或支具），牵伸，肌力训练，抬高鞋跟。

（3）不要将皮质类固醇注射到跟腱，因为其可能导致跟腱断裂。

📖 并发断裂：跟腱止点以上 2~5cm 血供较差，是最易发生断裂的部位。皮质类固醇减少软骨细胞和纤维细胞的代谢率，弱化肌腱和关节软骨的结构完整性。

2. 跟腱断裂

（1）非手术治疗：无负重下使用拐杖，石膏/CAM 矫形鞋，2 周后进行物理治疗。继续无负重下使用拐杖和石膏/CAM 矫形鞋维持跖屈位制动 8~12 周；逐渐恢复背屈活动，在第 12 周末使足能处于中立位；逐渐恢复主动活动和负重状态（可抬高鞋跟）。

（2）手术治疗：肌腱修复术，石膏固定 2 周，然后用度盘锁栓支具在跖屈位固定 4~6 周，逐渐恢复到中立位。逐渐恢复主动活动（可抬高鞋跟）。经常运动的人群常需手术治疗。

■ 足长屈肌（flexus hallucis longus，FHL）损伤

【概述】

1. 足长屈肌（flexus hallucis longus，FHL）损伤，也称为"舞蹈者"肌腱炎。

2. 足长屈肌解剖（图 4-126）

（1）起点：骨间膜和腓骨远端。

（2）止点：踇趾远节趾骨基底部。

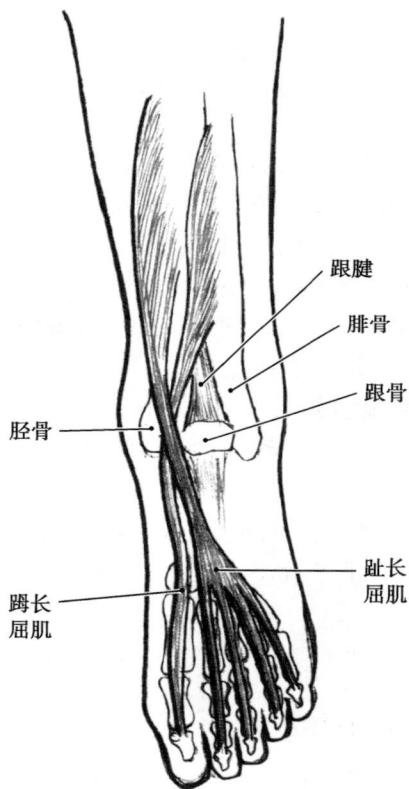

图 4-126 踇长屈肌解剖（后面观：跖屈）

3. 足长屈肌功能

（1）屈曲趾所有关节。

（2）跖屈踝关节。

4. 足长屈肌损伤机制

反复蹬离动作导致滑膜或肌腱的炎症，炎症顺延载距突沟部和外踝后方行至长屈肌止点处。

【临床特征】

1. 蹬趾后内侧部沿肌腱走行压痛。

2. 蹬趾屈曲能力减弱。

3. 主动跖屈和被动背屈时疼痛加重。

【影像学】

无须影像学检查。

【治疗】

足蹬长屈肌损伤和外踝韧带扭伤的治疗方法相同。

二、滑囊炎:跟骨后外生骨疣和跟骨骨质增生

Haglund 综合征

【概述】

1. 跟骨后疼痛　由以下三联引起。

（1）跟骨后滑囊炎。

（2）跟腱炎。

（3）Haglund 畸形（跟骨后上外生骨疣）。

2. 跟骨后滑囊炎病因　是踝后部疼痛的常见原因,多见于女性,与穿高跟鞋有关。

3. 跟骨后滑囊炎的解剖（图 4-127）　在跟骨后上部和跟腱远端之间的滑囊炎症,或皮肤和跟腱之间的滑囊引起疼痛。

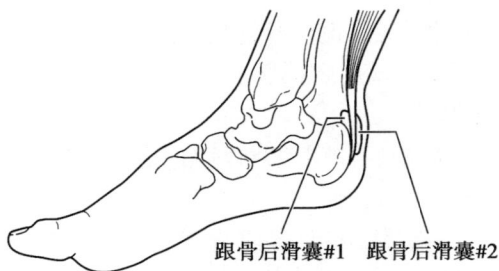

跟骨后滑囊#1　跟骨后滑囊#2

图 4-127　跟骨后滑囊炎:内面观

4. 损伤机制

（1）由于某一物体(如高跟鞋或足跟支撑较硬的鞋子)产生的重复性压力和剪切力,导致滑囊及跟腱的增厚和炎症,以及跟骨后部的膨大。

（2）2 种改变

① Haglund 畸形（"泵疙瘩"）:跟骨后外生骨疣（跟骨后上方结节增大）。

② Sever 病:骨突炎,在软骨板处与主骨分离的独立的骨化区域。常发生于年轻群体,尤其是常有腓肠肌牵拉应力的女性体操运动员。

【临床特征】

1. 肌腱远端后部/跟腱止点处有压痛和肿胀。

2. 触诊可发现跟腱止点处较小的软组织肿胀,"泵疙瘩"。

3. 跟腱止点肌腱炎或跟骨后滑囊炎也会出现类似的疼痛。

【影像学】

无须影像学检查。

【治疗】

1. 更换或调整鞋子。

2. 若非手术治疗失败,则手术切除滑囊。

三、前踝疾病

（一）胫腓联合损伤

【概述】

1. 胫腓联合损伤也称为高位踝扭伤。

2. 胫腓联合是指被韧带固定在一起的胫腓骨关节连接,其功能在于:

（1）保持踝关节完整性。

（2）抵抗使胫腓骨分离的作用力。

3. 韧带解剖（图 4-128）

（1）胫腓前韧带。

（2）胫腓后韧带。

（3）骨间韧带。

（4）胫腓横韧带。

4. 损伤机制

（1）踝关节过度背屈和强力外翻。

（2）踝关节外旋时,直接撞击足部。

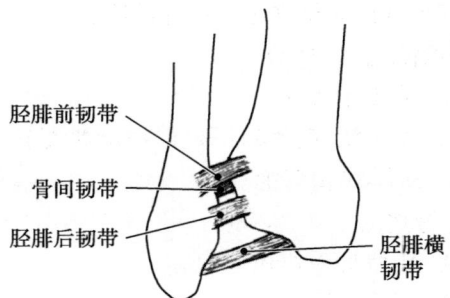

胫腓前韧带

骨间韧带

胫腓后韧带

胫腓横韧带

图 4-128　踝关节联合韧带

【临床特征】

1. 慢性表现:踝关节前上方疼痛和肿胀。

2. 诱发试验。

(1)挤压试验。

胫腓骨远端靠近损伤处挤压痛。

(2)应力试验。

屈膝90°,踝关节中立位,检查者用力外旋足部时出现疼痛。

【影像学】

1. 后前位、侧位、斜位、踝穴位X线片。MRI,CT。

2. 排除胫骨和腓骨远端间隙增宽。

3. 拍摄腓骨近端X线片以排除Maisonneuve骨折(图4-129)。

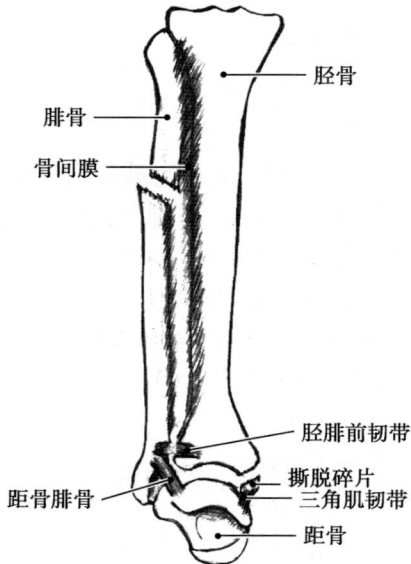

图4-129　Maisonneuve骨折

📖 4. Maisonneuve骨折:胫腓前韧带断裂,延伸至骨间膜,常导致近端腓骨骨折。

【治疗】

1. 非手术治疗。

2. 手术治疗:螺钉固定以稳定踝关节。

(二)跗骨窦综合征

【概述】

1. 距骨韧带扭伤。

2. 损伤机制。

(1)足部过度内翻导致距骨内收。

(2)关节炎病史:类风湿性关节炎、痛风和血清阴性脊椎关节病。

(3)既往踝关节损伤史:胫骨、跟骨或距骨内翻扭伤或骨折。

【临床特征】

1. 跗骨窦区足踝前外侧疼痛(图4-130)。

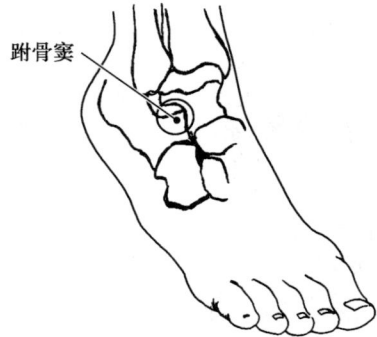

图4-130　跗骨窦

2. 诊断:通过向跗骨窦注射局麻药可缓解症状。

【影像学】

无须影像学特殊检查。

【治疗】

1. 非手术治疗:与踝关节外侧扭伤相同;皮质类固醇注射。

2. 手术:隧道内容物减压。

(三)胫前肌腱损伤

【概述】

1. 胫前肌使踝关节背伸并使足内翻。

2. 损伤机制。

(1)腱鞘炎:肌腱或滑膜在上支持带下运动时发生炎症。

(2)肌腱断裂。

①老年人退行性变。

②过度的离心负荷。

【临床特征】

1. 在第一跖骨和第一楔骨可扪及胫前肌肌腱(图4-131),沿着肌腱靠近胫骨干外侧向近端移行,可触及胫前肌肌腹。

2. 有慢性踝关节疼痛病史的患者。

3. 随着时间的推移逐渐增加的无痛足部拍地步态。

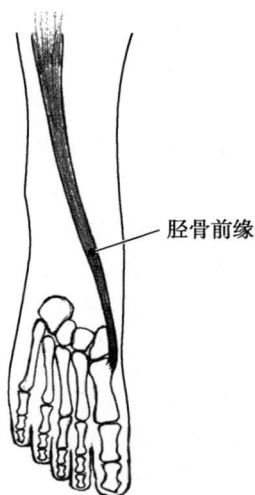

图 4-131　胫前肌腱触诊

4. 由于主动背屈和被动趾屈,疼痛和无力增加。

5. 踝关节前部可见明显缺损。

【影像学】

无须影像学检查,如有指征可行 MRI 检查。

【治疗】

根据患者的年龄和功能需求,选择非手术治疗与手术治疗。

（四）胫前肌痉挛（另见相关主题中的"痉挛部分"）

【概述】

马蹄内翻畸形时,胫前肌过度活跃引起踝关节内翻和旋后。

【临床特征】

1. 常见于上运动神经元损伤患者:脑瘫（CP）、脑血管意外（CVA）和创伤性颅脑损伤（TBI）。这些疾患都可能导致胫前肌痉挛。

2. 体检中存在马蹄内翻畸形。

3. 跟腱常短缩,加剧马蹄内翻畸形。

【影像学】

X 线片:后前位,侧位检查。

【治疗】

1. 非手术治疗:关节活动、拉伸、铸造、支撑、化学神经松解、神经毒素注射（肉毒杆菌毒素）。

2. 手术治疗:SPLATT 胫前肌腱分离转移术。

📖 胫前肌腱分离转移术（SPLATT）。

（1）技术要点:胫前肌肌腱分开,部分肌腱转移到足外侧。一半仍然附着于它的止点,而肌腱外侧半部分的远端,经过隧道止于第三楔骨和骰骨。

（2）提供了一个外翻力,以对抗动态内翻畸形,提供一个平坦的基底部以负重。

（3）胫前肌腱分离转移手术通常结合跟腱延长术,以减少踝趾屈。

（4）可能导致过度矫正的并发症。

（五）距骨颈骨折

【概述】

1. 病因

（1）距骨前外侧面的剪切力导致浅部损伤。

（2）距骨后内侧面的压应力导致深部损伤。

2. 损伤机制

（1）外翻和背屈。

（2）内翻和跖屈。

3. 霍金斯（Hawkins）分类

（1）Ⅰ型:距骨颈无移位的垂直骨折。

（2）Ⅱ型:距骨颈骨折移位,与距下关节分离,踝关节保持完整。

（3）Ⅲ型:距骨颈移位骨折,距骨体从距下关节和踝关节脱位。

4. 并发症

📖（1）骨缺血性坏死（AVN）,最常见于距骨体。缺血坏死的风险与移位程度成正比。

（2）距骨穹隆骨折可形成软骨下碎片,分离后会进入关节间隙。

【临床特征】

1. 慢性踝关节损伤。

2. 少量积液可能引起疼痛。

3. 关节活动受限。

【影像学】

X 线片:踝关节位;MRI。

【治疗】

1. 非手术治疗:免负重。

2. 手术治疗:如必要,切开复位内固定。

第十八节　足部疾病

一、足底筋膜炎（图 4-132）

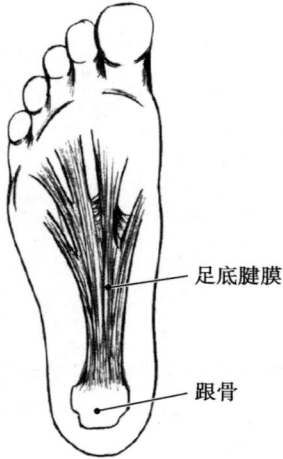

足底腱膜

跟骨

图 4-132　足底腱膜

【概述】

1. 足底筋膜发炎引起的足底内侧疼痛。

2. 女性多于男性。

3. 其他相关：HLA-B27；血清阴性脊椎关节病。跟骨骨刺可能是病因之一：50%~75% 的跟骨骨刺伴足底筋膜炎。

4. 损伤机制

（1）足底筋膜张力增加会导致慢性炎症，最常见的是发炎。

（2）引起张应力高的疾病包括高足弓、平足、肥胖、跟腱紧张和骨刺等。

📖【临床特征】

1. 从足跟内侧足底筋膜起始处沿着足弓触诊有压痛。

2. 姆趾过伸时触压足底筋膜可引起疼痛。

3. 晨起或开始负重活动时（站立、久坐后走路）疼痛加剧，运动后疼痛减轻。

4. 跟腱紧张常与足底筋膜炎有关。

【影像学】

X 线片评估骨刺。

【治疗】

1. 非手术治疗：90%~95% 有效，在考虑术前应至少进行 6 个月的非手术治疗：

（1）物理因子治疗。

（2）非甾体抗炎药。

（3）矫形器；鞋子的改造（足跟垫、软垫和足跟加高）。

（4）跟腱和足底筋膜伸展。

📖（5）注射：不要向皮下组织或筋膜层注射麻醉药/皮质类固醇。远离浅层脂肪垫，避免脂肪坏死。

（6）如果其他非手术治疗措施失败，可在休息时穿戴背屈矫形鞋进行矫正。

2. 手术：足底筋膜松解术（罕有适应证）。

📖 二、莫顿（Morton）神经瘤（图 4-133）

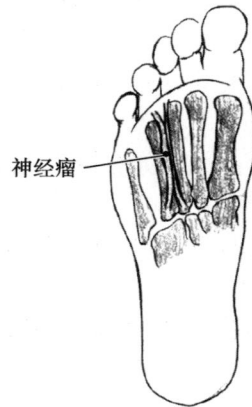

神经瘤

图 4-133　莫顿神经瘤，趾间神经周围纤维化

【概述】

1. 趾间神经（跖神经分支）激惹、退变，引起神经周围纤维炎症，使其变得粗大，在跖骨头间的间隙产生疼痛。

2. 最常见的影响是第三跖骨间隙（第三和第四指之间），其次是第二跖骨间隙。

3. 影响女性多于男性。

【临床特征】

1. 突发锐痛并放射到相应的部位，常见感觉障碍和麻木。

📖 2. 查体：一只手直接按压趾骨间隙，然后于足部外侧和内侧用力，挤压跖骨头。

3. 孤立的趾骨间隙疼痛，符合莫顿神经瘤临床特征。

【影像学】

无须影像学检查。

【治疗】

1. 非手术治疗

（1）鞋子改造：鞋垫起足够的缓冲作用，选择宽鞋头、低鞋跟的鞋子。

（2）调节鞋垫：跖骨垫（又名神经瘤垫）。

（3）皮质类固醇注射可用于诊断和治疗。

2. 手术治疗　如有指征，可行切除术。

三、跗趾疾病：跖趾关节扭伤、跗外翻和跗僵症

【概述】

定义

1. 跖趾关节（MTP）扭伤

（1）也被称为"人工草皮趾"，好发于运动员。

（2）第一节跖趾关节韧带和关节囊的急性损伤。

（3）慢性扭伤可导致跗僵症。

2. 跗外翻

（1）第一跖趾关节向外侧斜偏移位，跗骨与跖骨间角度>正常的15°。

（2）最终导致跖趾关节内侧凸起、疼痛（跗囊炎）。

3. 跗僵症

（1）第一节跖趾关节退行性关节病，导致疼痛和僵硬（跖趾关节炎）。

（2）影响女性多于男性。

【临床特征】

1. 跖趾关节扭伤：第一跖趾关节疼痛、肿胀、无力的急性发作，尤其是足底。被动背屈诱发疼痛。

2. 跗外翻：第一跖趾关节外侧偏斜，伴跖趾关节内侧隆起、疼痛。

3. 跗僵症：跖趾关节疼痛、肿胀，活动度受限，减痛步态。

4. 第二趾畸形：第二趾通常会出现骑跨跗指。

【影像学】

X线片检查。

【治疗】

1. 非手术治疗：RICE（休息、冰敷、加压、抬高）、贴扎、合适的鞋子或鞋子矫形（如高趾垫、船形鞋底）。

2. 手术治疗：清创术（僵症）。

第十九节　足趾疾病：锤状趾、爪状趾和槌状趾

📖 一、锤状趾（图 4-134）

【概述】

1. 第2~5趾畸形，近端趾间关节（PIP）屈曲。

2. 当足趾平放在地面上时，跖趾关节（MTP）背伸，远端趾间关节（DIP）通常不受影响。

3. 因长期穿着尺码过小的鞋子，挤压足趾引起，也可能在创伤后出现。

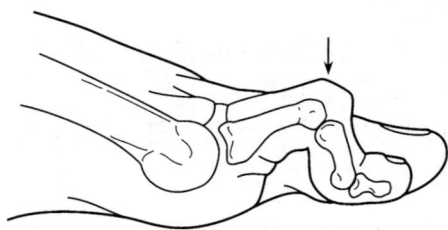

图 4-134　锤状趾

【临床特征】

1. 如上所述，伴明显畸形。

2. 足趾疼痛，患者穿鞋困难。

【影像学】

站立位后前位和侧位 X 线片，有助于排除其他疾患。

【治疗】

1. 穿宽松鞋子。鞋子应该比最长的足趾长 1.27cm（1/2 英寸）。定制足部矫正器。

2. 家庭锻炼，如被动拉伸。

二、爪形趾（图 4-135）

【概述】

1. 特征是跖趾关节（MTP）背伸、近端趾间关节（PIP）屈曲，远端趾间关节（DIP）屈曲。

2. 畸形通常是由于足部固有肌肉力量不

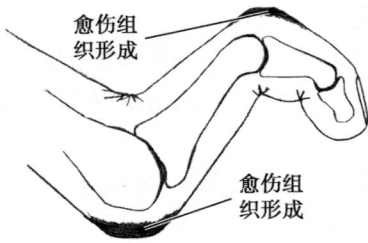

图 4-135　爪形趾

足,常继发于影响这些肌肉的神经系统疾病(如糖尿病、乙醇中毒、周围神经病变、Charcot-Marie-Tooth 疾病和脊髓肿瘤)。

【临床特征】

1. 疼痛是主要症状。

2. 如果病情进展迅速,则表明有相关的神经系统疾病。

【影像学】

足部 X 线片有助于确诊。

【治疗】

1. 穿带有软鞋垫和高趾鞋垫的鞋子。

2. 可用夹板固定。

3. 如果非手术治疗失败,可能需要手术矫正。

三、槌状趾(图 4-136)

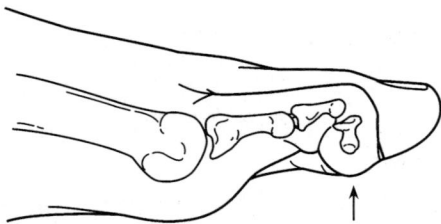

图 4-136　槌状趾

【概述】

1. 特征是跖趾关节(MTP)、近端趾间关节(PIP)位置尚可,远端趾间关节(DIP)屈曲。

2. 通常是由于穿太紧的鞋子挤压造成的。

【临床特征】

明显畸形、疼痛、足趾尖有胼胝。

【影像学】

后前位和侧位 X 线片有助于排除撕脱性骨折。

【治疗】

1. 修剪胼胝。

2. 穿软鞋垫和高趾鞋垫的鞋子。

3. 手术治疗治疗包括屈肌腱切断术。如果畸形固定,就需要做髁切除术。

四、Lisfranc 关节损伤

【概述】

1. 跖跗关节也被称为 Lisfranc 关节。Lisfranc 关节损伤是指中足损伤,包括跖趾关节扭伤、骨折/脱位(图 4-137)。

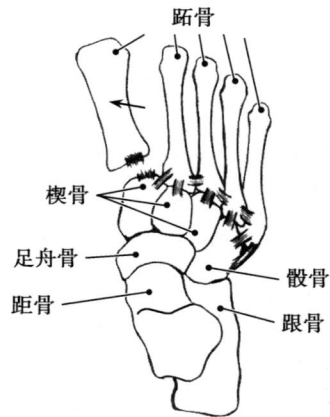

图 4-137　单纯的 Lisfranc 脱位

2. 损伤机制

(1)低能量创伤:直接撞击关节或中足轴向负荷并旋转所致。

常见于运动员。

(2)高能量创伤:不常见。由于直接的、高能量的冲击性创伤(如车祸)造成较大的损伤。

【临床特征】

1. 足或踝模糊疼痛,足背疼痛和肿胀。

2. 该损伤很容易漏诊,常误诊为外踝扭伤。

3. 固定后足旋转前足可能会加剧疼痛。

【影像学】

1. X 线片:踝关节和整个足部的后前位、侧位和斜位 X 线片。通常在第一和第二跖骨之间移位。

2. MRI 或 CT(必要时)。

【治疗】

1. 非手术治疗:无关节移位者,建议免负重,制动 6~8 周,之后再继续适当支撑康复。

2. 手术治疗:稳定对于维持整个足部的骨性结构非常重要。

五、足部骨折

【概述】

1. 琼斯(Jones)骨折:第 5 跖骨基底部横行骨折是最常见的跖骨骨折。

2. 第五跖骨底部骨折,可按区域分类。

(1)1 区:假琼斯(Jones)骨折,即粗隆撕脱性骨折。

(2)2 区:干骺端-骨干交界处发生断裂。有骨不连的风险。

(3)3 区:隔膜应力断裂,通常由重复荷载引起。有骨不连的风险。

3. 舞者骨折:第五跖骨远端骨干骨折。

4. 胡桃夹子骨折:骰骨骨折。

5. 行军骨折:跖骨应力性骨折。

【临床特征】

1. 触诊疼痛;受累部位肿胀和瘀斑。

2. 通常是由于创伤或累积性应力性骨折引起。

【影像学】

足踝 X 线片;如有必要行 MRI 或 CT 检查。

【治疗】

1. 琼斯(Jones)骨折。

(1)免负荷石膏固定 6 周。

(2)如果出现骨折不愈合,行切开复位内固定术。

2. 胡桃夹子骨折:行切开复位内固定术。

3. 行军骨折。

(1)制动,相对休息。

(2)必要时予以石膏固定。

(3)第五跖骨行军性骨折因为骨折移位的风险增加,可能需要手术固定。

六、草皮趾

【概述】

📖 草皮趾多因第一跖趾关节关节囊因过度伸展而扭伤。

通常发生在运动员穿着软鞋在坚硬的人工场地上比赛时。

【临床特征】

背伸第一跖趾关节,可复制关节囊疼痛。

【影像学】

可能需要进行后前位和侧位 X 线片,以排除骨折,同时注意籽骨。

【治疗】

穿硬头鞋,贴扎,第一跖骨夹板固定,和(或)使用矫形垫。

第二十节　关节注射与穿刺

一、概述

(一) 穿刺指征

1. 诊断性穿刺

(1)关节液分析。

(2)排除感染。

(3)确定炎症和骨关节炎之间的差异。

(4)评估晶体性关节病。

(5)关节液呈血性,提示可能有创伤(如前交叉韧带撕裂、骨软骨骨折)。

2. 治疗性穿刺　关节液抽出可暂时减轻疼痛。

(二) 注射指征

1. 诊断性注射　麻醉药可减轻特定部位的疼痛。

2. 治疗性注射　皮质类固醇可减轻特定部位的炎症。

(三) 关节穿刺和注射禁忌证

一般禁忌证

1. 感染

(1)局部:皮肤蜂窝织炎。

(2)全身性:菌血症或败血症。

2. 凝血异常

(1)由抗凝药引起。

(2)出血时间延长。

(3)遗传性凝血功能障碍。

3. 淋巴水肿　在几例患者中观察到注射部位出现严重水肿。

4. 皮肤病　注射部位有银屑病斑块。

5. 使用麻醉药(如利多卡因)的禁忌证：对利多卡因一类麻醉药过敏。

6. 使用皮质类固醇的禁忌证

（1）皮质类固醇过敏。

（2）感染：蜂窝织炎、化脓性关节炎或邻近骨的骨髓炎。

（3）免疫功能不全的患者。

（4）病因不明的急性单关节炎。

（5）手术治疗植入物之前。

（6）术后关节植入物之后。

（7）骨软骨骨折（影响愈合）。

（8）邻近骨骼严重骨质疏松。

（9）夏科氏关节病（增加缺血性坏死风险）。

（四）皮质类固醇可能的不良反应

1. 局部

（1）感染。

（2）皮下脂肪萎缩。

（3）皮肤色素脱失。

（4）肌腱断裂。

2. 全身性

（1）皮肤潮红。

（2）月经不调（大剂量）。

（3）糖耐量受损。

（4）骨质疏松症（长期使用）。

（5）精神障碍（大剂量）。

（6）激素性关节病。

（7）肾上腺抑制。

（8）免疫抑制（长时间、大剂量）。

（9）缺血性坏死。

3. 麻醉药副作用

（1）药物过量有关的症状。

① 早期征象：嘴唇和舌头发麻。

② 后期症状：抽搐、昏迷、呼吸衰竭。

（2）过敏症状。

① 轻度：潮红、瘙痒、荨麻疹。

② 进展期：胸闷、腹痛、恶心、呕吐。

③ 灾难性：过敏反应，循环衰竭，死亡。

（五）皮质类固醇

1. 皮质类固醇的强度、持续时间和不良作用各不相同。

2. 常用药物包括甲泼尼龙、曲安奈德和倍他米松。

3. 注射浅表结构时，曲安奈德比甲泼尼龙更容易引起组织萎缩。

（六）黏弹性补充剂/透明质酸注射

1. 透明质酸是一种大分子、线性糖胺聚糖，是滑膜和关节软骨细胞外基质的重要成分。对关节润滑、组织水分保持和蛋白质稳态非常重要。

2. 滑膜细胞合成内源性透明质酸，促进软骨细胞合成蛋白聚糖，具有抗炎、镇痛作用。

3. FDA 已经批准了几个品牌的透明质酸和高分子透明质酸产品，主要用于治疗采用非手术治疗方法效果欠佳的，有症状的膝关节骨性关节炎。这些产品使用从 1 次注射到 3~5 次注射不等。

4. 对鸟类产品（如羽毛、鸡蛋或家禽）过敏的患者应谨慎。

5. 不良作用与其他类型的注射相同。

6. 疼痛缓解的持续时间可长达 6 个月。

（七）富血小板血浆（PRP）注射

1. 富含血小板的血浆，含有大量生长因子，有助于促进各种肌肉骨骼系统损伤的修复。它可以通过招募干细胞和增加受伤区域的血供，用来帮助肌腱、韧带和关节的愈合过程。

2. 富血小板血浆来源于患者的自体血液。经过离心机梯度离心分离制备，在影像引导下注射于损伤的肌腱或韧带。

二、常用注射技术

（一）肩部

1. 肩锁（AC）关节

（1）确定肩峰的上端，关节间隙约在肩峰上方 2cm 处。

（2）将针头从 AC 关节上方，向内倾斜约 30°插入。

2. 肩峰下滑囊

（1）外侧入路

① 确定肩峰的外边缘。

② 在肩峰中部，稍微向上倾斜进针。

（2）后外侧入路

① 定位肩峰后外侧缘。

②在肩峰中部,于肩峰下略微向上倾斜进针。

（二）肘部

1. 外侧髁

（1）支撑肘关节,屈肘90°,前臂旋后。

（2）肱骨外上髁远端,触及桡侧腕伸肌腱的起点。

（3）识别外侧髁前方的小关节面。

（4）沿肘横纹,与外侧髁关节面垂直刺入,触及骨骼,然后稍微回抽。

（5）注意桡神经。

2. 内侧髁

（1）前臂伸直。

（2）确定内侧髁前突的关节面。

（3）与关节面垂直刺入,触及骨骼。

（4）注意尺神经。

3. 尺骨鹰嘴滑囊

（1）确定尺骨鹰嘴尖端的滑囊。

（2）在穿刺时,有医生使用Z字形入路,以免形成窦道。

（三）手

1. 第一腕掌（CMC）关节炎

（1）手放置于中立位,拇指向上,手部放松。

（2）在解剖学上"鼻烟窝"的尖端,确定掌骨和大多角骨之间的关节间隙。

（3）将针头与关节处的表面呈90°刺入。

2. 克尔文氏（de Quervain）腱鞘炎

（1）手垂直放置于检查台,拇指轻微弯曲。

（2）识别拇长展肌肌腱和拇短伸肌肌腱。

（3）沿两个肌腱间隙进针。

3. 扳机指

（1）识别肌腱结节。

（2）如果针在手指屈曲的情况下移动,则稍微抽出,直到针仍在腱鞘内,但在肌腱外部。

（四）髋部

大转子滑囊炎

1. 患者健侧卧,大腿伸直,小腿弯曲。

2. 在压痛中心进针直至触及骨骼,回退1~2mm。

（五）膝部

1. 膝关节

（1）髌骨下内侧入路可能比外侧入路有更多的针位空间。

（2）将针插入髌骨内侧缘中点与股骨髁之间,刺入髌骨下方进入关节腔。

（3）髌骨上外侧入路是盲目或在超声引导下进行膝关节内注射的另一种方法。

（4）患者仰卧,膝关节伸直,识别髌腱。将针头刺入髌骨上方约一指宽和髌骨外侧一指宽的交叉处,然后将针头刺入髌上囊。

（5）髌骨内侧入路和关节镜下入路（前外侧入路和前内侧入路）使用与膝关节镜检查相同的入口点,也是替代方法。

2. 鹅足滑囊

（1）抗阻下屈膝,触诊内侧腘绳肌肌腱的胫骨附着点来确定滑囊。

（2）肌腱下方靠近胫骨附着处,可有明显压痛区域,可发现滑囊。

（3）在压痛中心将针头刺入直至触及骨骼,回退1~2mm。

（六）踝部

胫距关节

1. 足处于中立位,被动屈伸踝关节,在足踝外侧的小三角形空间可触诊到胫距关节间隙。

2. 朝胫骨中点方向进针,刺入关节。

（七）足部

1. 莫顿（Morton）神经瘤

（1）最常见的注射位置在第三和第四跖骨头间隙。

（2）在跖趾关节（MTP）,靠近间隙近端1~2cm进针。

（3）向足底方向进针,直到足底皮肤稍微隆起,将针头回抽1cm进入神经瘤。

2. 足底筋膜炎

（1）识别足跟的触痛区域,通常位于跟骨内侧的远端。

（2）在足底脂肪垫上方,足底内侧柔软部位进针。

（3）将针头推至跟骨筋膜连接处。

（4）警惕并发症：足底脂肪垫萎缩和足底筋膜断裂。

三、触发点

【定义】

1. 骨骼肌或筋膜内的过度激惹点，对应力敏感，会产生压痛，并有牵涉痛。

2. 活跃的触发点在休息时也会产生牵涉痛。

3. 潜在的触发点在休息时不会产生牵涉痛。

4. 直接按压可诱发牵涉痛。

5. 可限制活动，并导致无力。

【定位】

1. 起源可以是肌筋膜、皮肤、筋膜、韧带或骨膜。

2. 疼痛从触发点放射到牵涉区域。

【原因】

1. 急性创伤或反复的微创伤。

2. 长时间静态姿势引起的肌肉紧张和不平衡。

3. 缺乏动态锻炼。

4. 慢性肌肉收缩可能由乙酰胆碱（ACh）释放失控引起。

【治疗】

1. 治疗应采用综合的康复计划，以获得最佳效果。

可采用热/冰、超声、经皮神经电刺激、冷冻喷雾、拉伸、按摩、姿势调整和穴位按压（缺血性压迫疗法）。

2. 触发点注射可作为该治疗方案的辅助手段。

3. 在许多尝试过的肌筋膜触发点的注射方法，效果各异。

（1）在压痛区干针插入，辅以压痛区辣椒碱使用。

（2）单独注射局麻药。

（3）注射皮质类固醇和局麻药混合物。

（4）无确凿证据支持使用肉毒毒素治疗肌筋膜疼痛。

（5）注射皮质类固醇和肉毒毒素的副作用可能包括肌炎。

第二十一节　脊柱康复（另见疼痛医学第十一章"脊柱源性疼痛"和"介入性脊柱手术"部分）

一、简介

1. 颈部和背部疼痛是导致残损和残疾的主要肌肉骨骼疾病表现。

尤其是腰部损伤的年发病率高达 15%（Deyo et al., 2002; Hoy et al., 2010）和 84%（Dagenais et al., 2008; Manchikanti, 2002; Thiese et al., 2014; Walker, 2000）的终生患病率（70% 的颈部，15% 的胸部），仅在美国就有 1 亿多人受到影响。

2. 幸运的是，该病的自然进程良好，因为症状通常是自限性的。虽然有可能治愈，但由于发生了结构和功能的病理性改变，症状有可能复发。这些问题可以通过适当的综合治疗方案加以解决和限制。

3. 本章节重点讨论与脊柱肌肉骨骼疾病有关的相关主题，也可作为学习指南，但并不刻意成为一个包含所有内容的综合性材料。为了更详细地了解本主题下的知识，读者可以参考本章末尾的参考文献。

（一）临床过程

1. 残疾和重返工作岗位的能力一般在 1 个月内得到改善，但 1/3 的人可能在受伤后 1 年内持续不适，其中 20% 的人存在活动能力受限。

结果	时间
约 50% 缓解	1~2 周
约 90% 缓解	6~12 周
约 85% 复发	1~2 年

2. 约 10% 的腰痛患者持续存在不适感。根据其发病率统计，腰痛患者是去家庭医生处就诊第二常见的原因。

3. 这类患者得到正确治疗主要取决于准

确的诊断,由于所涉及结构的复杂性,有时会比较困难。

4. 诊断性查体可用于进一步明确病理,以便有针对性地治疗。

5. 无论如何,病例筛查首先要有完整的病史和体格检查,评估是否存在危险信号(需要高度警惕及时处理的情况),制定综合的治疗方案。

📖（二）危险信号

临床表现	病情
共济失调步态/上运动神经元改变	脊髓病
直肠/膀胱/性功能障碍	马尾神经综合征,脊髓病
夜间疼痛/体重减轻	肿瘤
发热/寒战	感染

1. 在劳动人群中,腰痛是仅次于上呼吸道感染,导致缺勤的最常见原因之一。

2. 由于医疗费用、工作时间减少、残疾赔偿金、生产损失、员工再培训、诉讼费用,每年的经济损失高达数十亿美元。

（1）每年约有 2 500 万美国人因腰痛而缺勤 1d,甚至更多天。

（2）超过 500 万人因腰痛致残,年患病率持续增长,甚至高于美国人口速度率。

3. 发展为慢性腰痛的患者,花费了 80%~90% 的医疗保险支出。

📖（三）缺勤

缺勤时间	重返工作岗位期望值
约 6 个月	50%
约 1 年	25%
约 2 年	0

二、功能解剖学

（一）颈椎

1. 非典型:C_1 和 C_2。

［特征］

（1）C_1 椎体(寰椎,图 4-138)

① 包含两个侧块的环行骨。

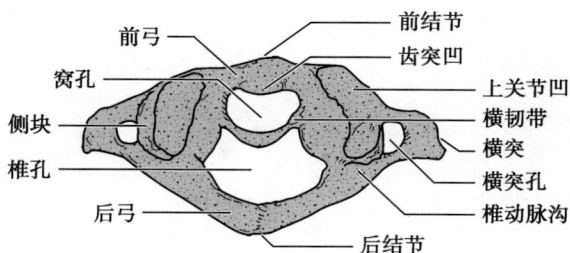

图 4-138　寰椎上面观

② 无椎体或棘突。

（2）C_2 椎体(枢椎,图 4-139)

① 椎体有齿状突。

② 棘突分叉(C_2~C_6 椎体棘突末端分叉)。

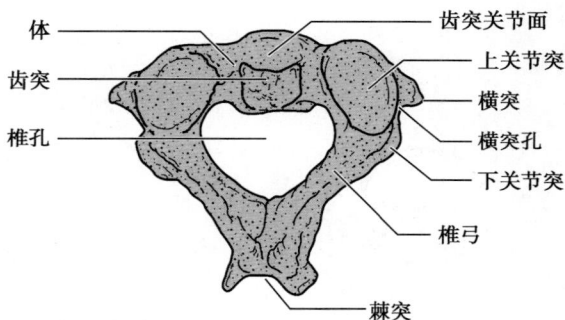

图 4-139　枢椎上面观

2. 典型:C_3~C_7 椎体(图 4-140)。

［特征］

（1）前区

① 存在椎体。

② 颈椎钩突:沿颈椎椎体上外侧缘的凸起。

📖③ 由于椎间盘退变,这些突起的边缘与上一椎体接近,会形成一个退变的关节,称为钩椎关节(Luschka 关节)。

④ 钩椎关节的功能主要是限制侧向移动(图 4-141)。

（2）后区

椎弓根、上关节突(SAPs)、下关节突(IAP)、椎板、横突(TPs)、横突孔和棘突。

① C_3,C_4,C_5,C_6:棘突分叉。

② C_7 棘突不分叉。

（二）胸椎

T_1~T_{12}(图 4-142)。

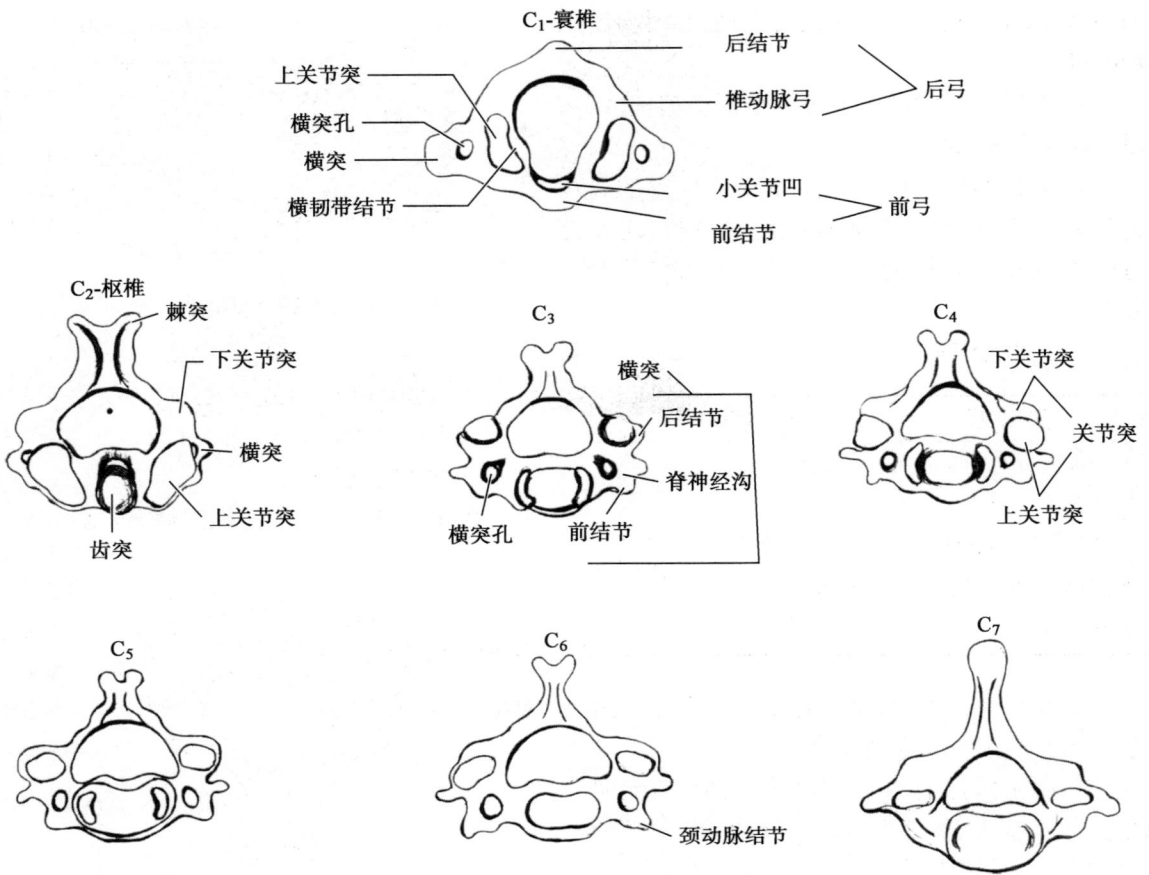

图 4-140   典型的颈椎椎体：上面观

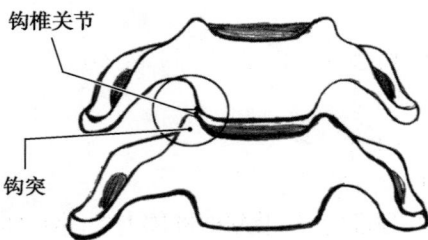

图 4-141   钩椎关节

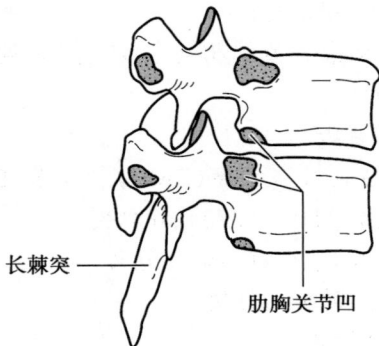

图 4-142   胸椎侧面观

［特征］

1. 前区   椎体与肋骨头部形成关节。

2. 后区   椎弓根、上关节突、下关节突、椎板、横突,棘突。

（三）腰椎

$L_1 \sim L_5$（图 4-143）

［特征］

1. 前区   存在椎体。

2. 后区   椎弓根、上关节突、下关节突、横突、乳突、椎板,棘突。

［定义］

1. 腰骶移行椎

（1）腰骶移行椎：先天性解剖变异,在普通人群中发生率为 4%~30%（Konin and Walz,2010）。

（2）确定患者腰骶部移行椎体（LSTV）的重要性在于正确识别病变部位,尤其是在计划进行介入性脊柱手术或切开手术时。

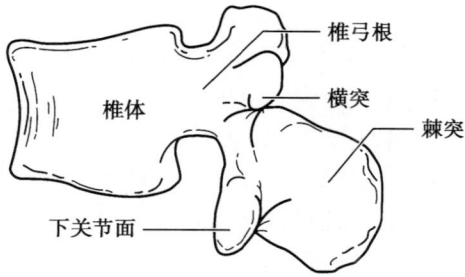

A

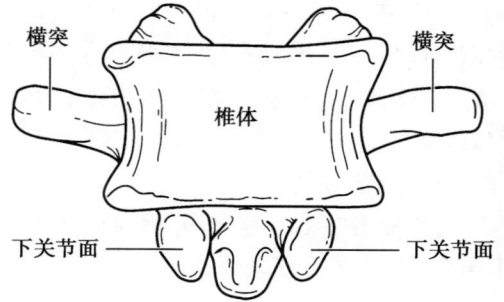

B

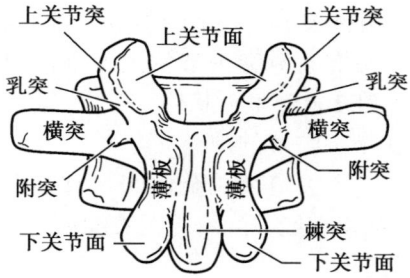

C

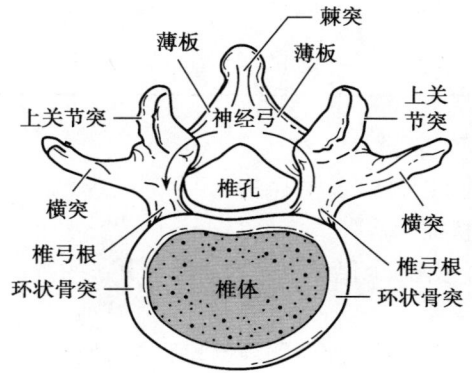

D

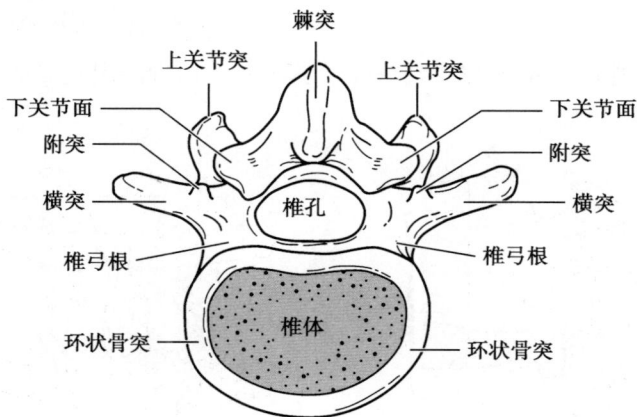

E

图 4-143　腰椎五面观

A. 左侧面观；B. 前面观；C. 后面观；D. 俯面观；E. 仰视图

2. 腰椎骶化:是指腰 5 椎体与骶骨不规则的部分或完全融合。发病率约 1% 完全融合,约 6% 部分融合。

3. 骶椎腰化:是指第 1 骶椎部分或完全与其他骶椎不连。这就形成了一个额外的腰椎节段("腰 6"椎体),其余四个骶椎节段融合在一起。发病率约为 4%。

4. 脊柱运动节段

三关节复合体(图 4-144):相邻两个腰椎之间形成一个三关节复合体。

关节 1	椎体终板-椎间盘-终板关节
关节 2	关节突关节(小关节)
关节 3	关节突关节(小关节)

(四) 骶椎

📖 骶 1~ 骶 5(图 4-145)。

[特征]

1. 由五个骶椎(S_1~S_5)融合组成的三角形骨。

2. 四对孔(前、后)、骶骨岬、骶骨翼、骶管裂孔、骶角、骶中间嵴,外侧嵴类似于棘突。

3. 骶骨韧带:见图 4-146。

(五) 尾椎

[特征]

3~4 个尾椎融合,有横突、裂孔和尾骨角。

(六) 椎间小关节

[特征](图 4-147)

1. 也称为关节突关节(ZP 或 Z 关节)、小面关节

2. 关节突关节是一个真正的滑膜关节。

(1) 上关节突(SAP)。

(2) 下关节突(IAP)。

(3) 关节囊。

(4) 关节软骨。

(5) 关节面。

📖[关节突关节方向]

1. 颈椎

(1) 寰枢关节(AA)和寰枕关节(AO)由于解剖结构不典型,没有真正的小关节。

(2) $C_3~C_7$ 关节面呈冠状(额状)位。

2. 胸椎关节突关节的关节面也呈冠状位。

3. 腰椎关节突关节从上腰椎区域开始呈矢状位,在 $L_5~S_1$ 呈冠状位。

[关节突关节的神经支配]

1. 每个关节突关节由来自脊神经后支的两个内侧支神经支配。神经支配模式因脊髓区域而异。

2. 颈椎关节突关节由该节段及下一节段的内侧支支配:

如 $C_5~C_6$ 关节面由 C_5 和 C_6 内侧支支配。

3. 胸椎、腰椎关节突关节受来自该节段及其上一节段神经内侧支支配。

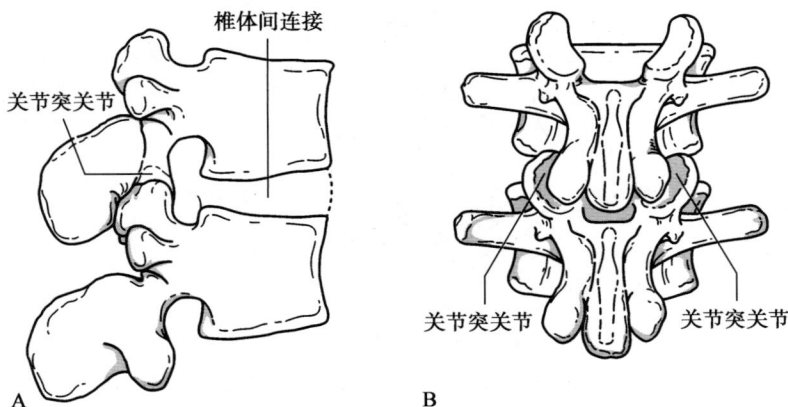

图 4-144　三关节复合体

A. 侧视图;B. 后视图

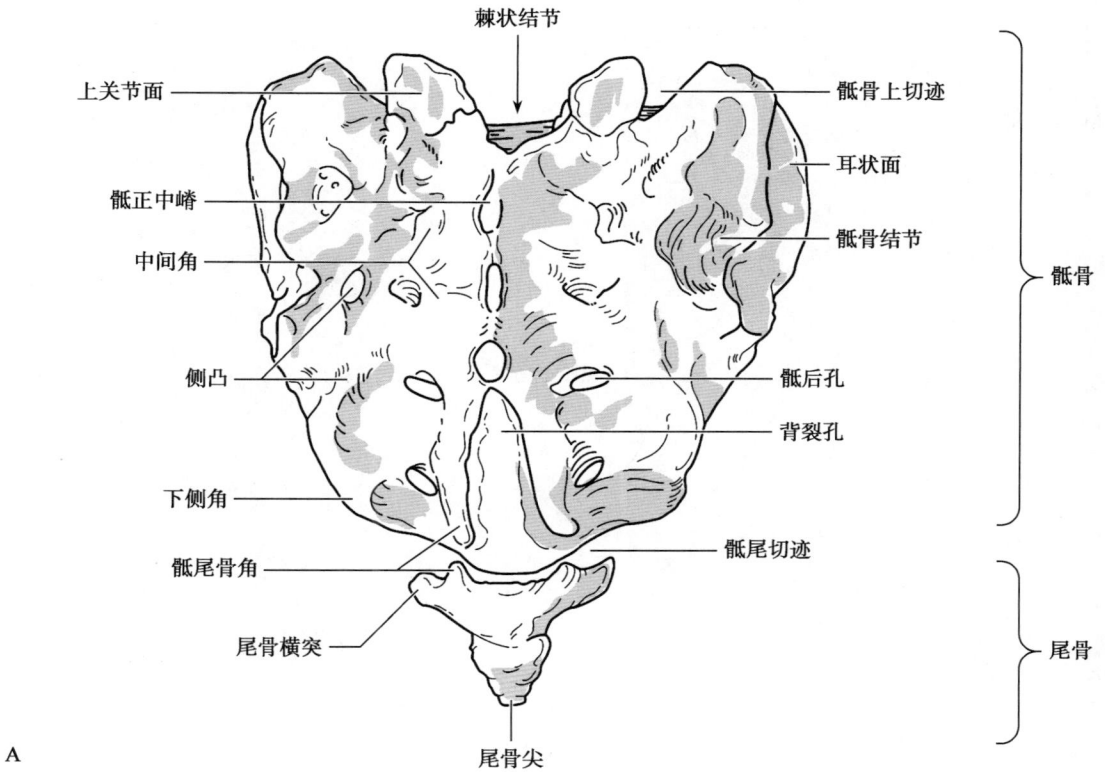

棘状结节

上关节面

骶正中嵴

中间角

侧凸

下侧角

骶尾骨角

尾骨横突

尾骨尖

骶骨上切迹

耳状面

骶骨结节

骶后孔

背裂孔

骶尾切迹

骶骨

尾骨

A

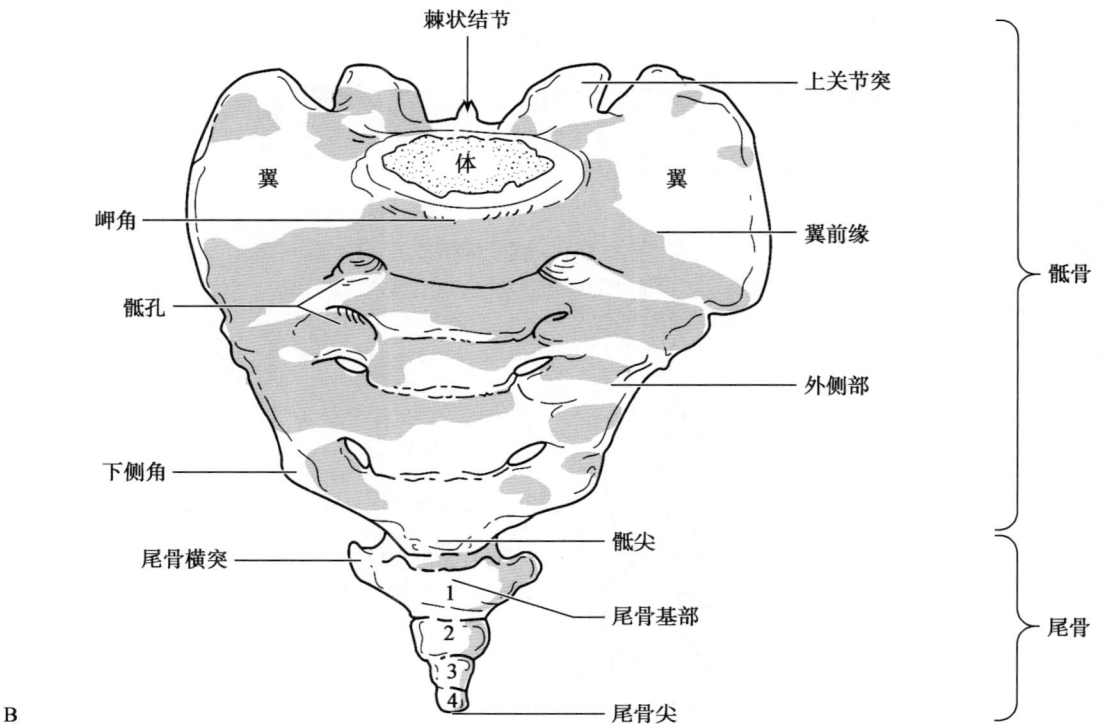

棘状结节

翼

岬角

骶孔

下侧角

尾骨横突

体

翼

上关节突

翼前缘

外侧部

骶尖

尾骨基部

尾骨尖

骶骨

尾骨

1
2
3
4

B

图 4-145　骶椎与尾椎
A. 背表面；B. 骨盆面观

髂腰上韧带

髂腰前韧带

髂腰下韧带

髂腰下韧带

髂腰韧带

骶髂后韧带

骶棘韧带

骶结节韧带

A

B

髂骨

骶前韧带

前软骨

前腔

骨间韧带

骶髂后韧带

C

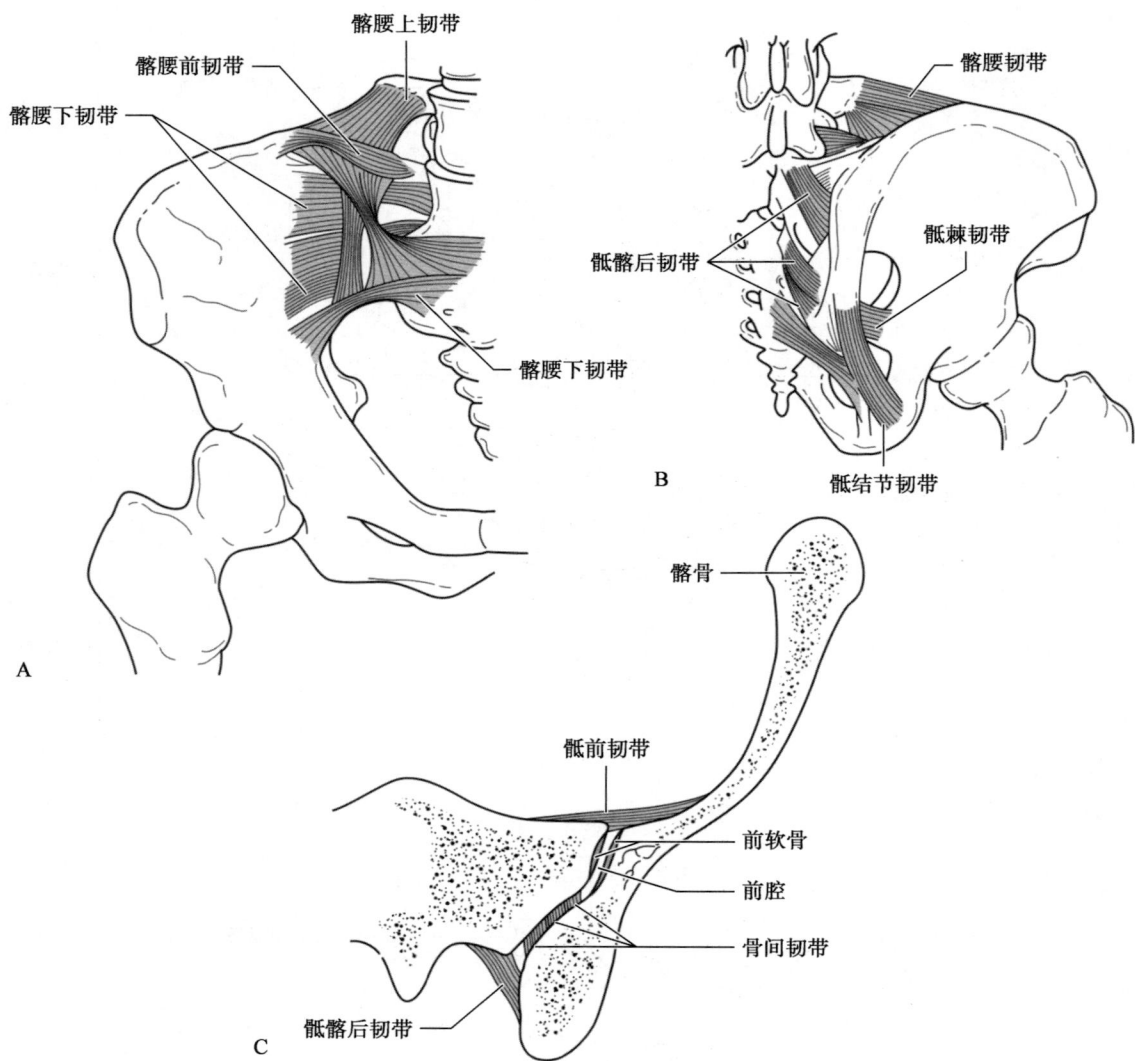

图 4-146 腰骶韧带
A. 前面观；B. 后面观；C. 轴位观

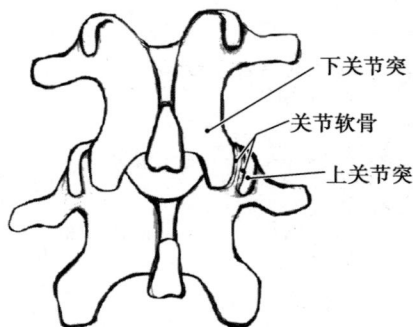

下关节突

关节软骨

上关节突

图 4-147 腰椎小关节后面观。后方的关节囊已切除，露出关节腔

如 L_4~L_5 关节面由 L_4 及 L_3 内侧支支配。

〔功能〕

1. 限制脊椎活动。

2. 对抗剪切力和旋转力。

3. 承重:随着脊柱后伸和椎间盘高度减少时,其承重增加。

📖（七）椎间盘

〔特征〕（图4-148）

1. 髓核 由水和蛋白聚糖构成的富含黏蛋白的胶状混合物,分布于Ⅱ型胶原形成的网中,支撑纤维环以防止其变形。

2. 纤维环 由Ⅰ型胶原纤维倾斜交叉排列,包裹髓核,附着于椎体终板上。这种排列方式使其能够承受拉应力及压应力,但具有较小的扭转应力负荷。

3. 椎体终板 椎体骨性突起上的软骨覆盖物,形成椎间盘和椎体之间的界面(形成椎间盘的顶部和底部)。

〔血管供应〕

1. 由椎体终板提供。

2. 成年后椎间盘基本上无血管分布。

〔神经支配〕（图4-149）

1. 椎间盘外 1/3 含纤维环,接受腹侧支双重支配,髓核缺乏神经支配。

2. 纤维环的前外侧部分由腹侧支和灰交通支支配。

3. 环纤维化的后部由窦椎神经(腹侧支发出的分支)支配。

📖 神经支配（图4-149）

神经	支配
腹侧支	躯干肌,参与构成神经丛
背侧支	外侧支:髂肋肌 中间支:最长肌 内侧支:多裂肌、回旋肌、棘间肌、横突间肌、脊柱后侧韧带、关节突关节
窦椎神经	后纵韧带,椎间盘后半,前部硬脊膜,椎体

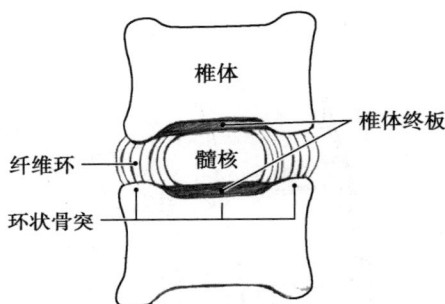

图 4-148 椎间盘

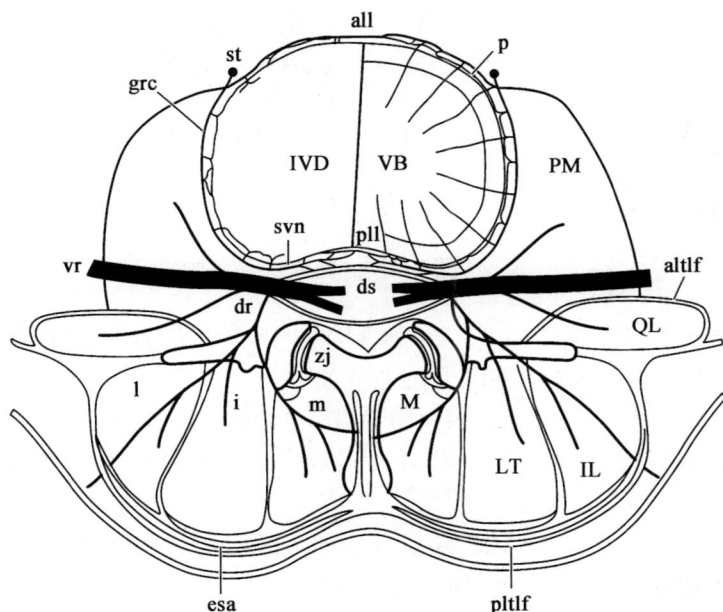

图 4-149 腰椎的神经支配。横断面视图,右侧为 VB(椎体)和 P(骨膜),左侧为 IVD(椎间盘)

All. 前纵韧带;altlf. 胸腰椎筋膜前层;dr. 脊神经背支;ds. 硬膜囊;esa. 竖脊肌腱膜;grc. 灰交通支;i. 中间支;IL. 腰髂肋肌;IVD. 椎间盘;l. 外侧支;LT. 胸最长肌;m. 内侧支;M. 多裂肌;p. 骨膜;pll. 后纵韧带;pltlf. 胸腰筋膜后层;PM. 腰大肌;QL. 腰方肌;st. 交感干;svn. 窦椎神经;VB. 椎体;vr. 腹支;zj. 关节突关节

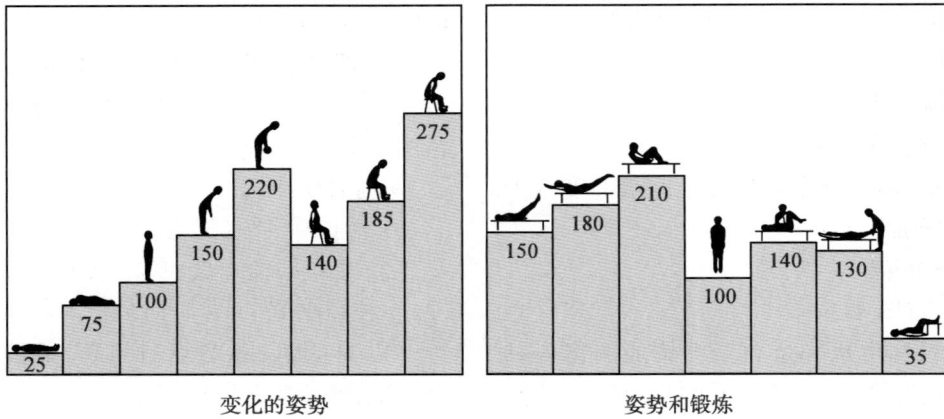

图 4-150 不同体位时椎间盘内压变化。受试者不同位置下第 3 腰椎间盘压力（负荷）的相对变化

注：图中以中立的直立姿势时椎间盘内压力为 100%；由此计算其他姿势和活动的压力

来 源：Nachemson AL. The lumbar spine：an orthopaedic challenge. Spine. 1976；1：59-71. doi：10.1097/00007632-197603000-00009，经允许转载。

［功能］

1. 使椎体间产生活动。

2. 承重（图 4-150）。

［老化效应］

减少	增加
髓核含水量	纤维组织
软骨素、角蛋白比值	软骨细胞
蛋白聚糖分子量	无定形组织

（八）脊椎韧带（图 4-151）

1. 前纵韧带（ALL）

（1）位于脊柱前方，纵贯脊柱全长，覆盖每个椎体和椎间盘的前部。

（2）功能：限制脊柱过度后伸和椎间盘向前移动。

2. 后纵韧带（PLL）

（1）附着于椎体和椎间盘的后缘，从颈 2 到骶椎，向上延续至枕骨的顶盖膜。

（2）功能：防止脊柱过度前屈。

3. 脊柱后部的韧带 包括黄韧带、棘间韧带和棘上韧带。

4. 黄韧带（LF）

（1）纵向连接相邻椎弓根，附着于相邻椎板上。

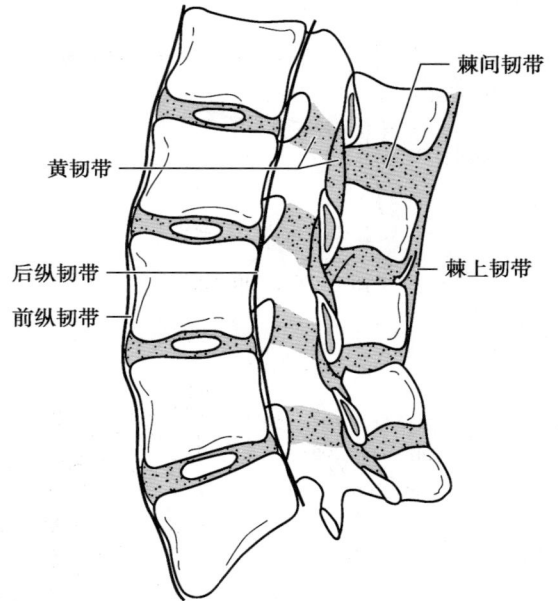

图 4-151 腰椎韧带，正中矢状位

（2）功能：维持椎间盘恒定的张力，协助脊柱前屈后恢复直立姿势。

5. 棘间韧带（ISL）和棘上韧带（SSL）

（1）从棘突到棘突。棘上韧带从 C_7 延伸至 L_3。

（2）功能：轻微限制脊柱分离和前屈。

6. 项韧带（LN）

（1）棘上韧带向上的延续，从枕骨隆突延

伸至 C_7。

（2）功能：颈深部肌肉的边界。

7. 横突间韧带（ILs）

（1）连接横突与横突。

（2）功能：限制脊柱侧曲。

（九）体表标志

1. 颈部区域

（1）前方

① C_2：平下颌角处能触及横突。

② C_3：舌骨。

③ C_4、C_5：甲状软骨。

④ C_6：第一环状软骨，颈动脉结节。

（2）后方

① C_2：中线上第一个可触及的棘突（枕骨以下两指宽）。

② C_7：颈椎最突出部位（最大的颈椎棘突；无分叉）。

③ 关节柱：棘突两边外侧。

2. 胸部

（1）T_3：肩胛冈。

（2）T_8：肩胛下角。

（3）T_{10}：脐部。

（4）T_{12}：最下位肋骨。

3. 腰部

（1）L_4：髂嵴。

（2）S_2：髂后上棘（PSIS）。

（十）背部肌肉组织（图 4-152）

1. 背部外在肌群

（1）浅层

① 斜方肌。

② 背阔肌。

（2）中间层　后锯肌，下后锯肌。

2. 背内在肌肉

（1）浅层　头夹肌，颈夹肌。

（2）中间层　竖脊肌。

① 髂肋肌：腰、胸、颈。

② 最长肌：胸，颈，头。

③ 棘肌：胸，颈，头。

（3）深层

1）横突棘肌

① 半棘肌：胸，颈，头。

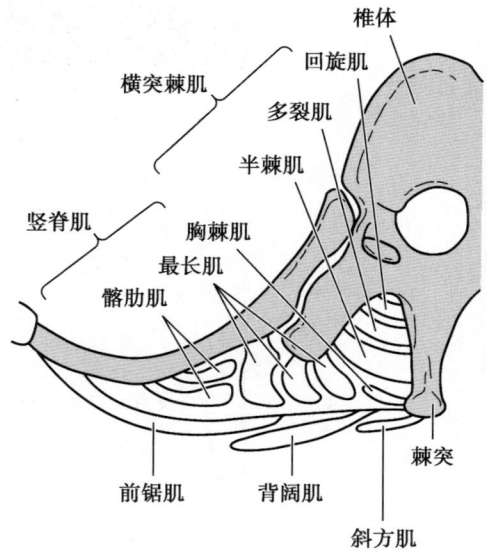

图 4-152　背部肌肉：横切面，胸部

② 多裂肌。

③ 回旋肌。

2）棘突间，横突间肌。

（十一）相关的脊柱生物力学

姿势	脊柱屈曲
直立位	竖脊肌轻度收缩
屈曲早期	竖脊肌活动增强
屈曲中期	臀大肌活动增强
屈曲后期	腘绳肌活动增强
屈曲末期	竖脊肌活动减弱

关节	颈椎活动范围
寰枕关节	颈椎总屈伸角度的 50%
寰枢关节	颈椎总旋转角度的 50%
C_3~C_7 关节	剩余的活动范围分布在各典型颈椎节段上

三、背痛的病理生理学

退变的级联过程：退行性脊柱病（图 4-153）

（一）概述

1. Kirkaldy-Willis 和 Burton（1992）提出

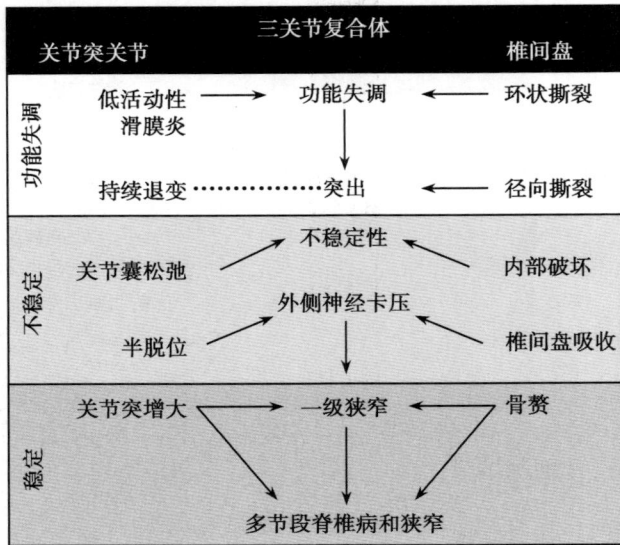

图 4-153　椎间盘退变的级联过程

了三关节复合体的功能退变分级。它起始于弯腰时对脊柱的旋转应力或压应力。

2. 该级联过程包括三个阶段:(a)功能失调期,(b)失稳期,(c)再稳定期。但是在任何阶段都可能出现初始的症状。

3. 每一个部件(椎间盘或关节突关节)病变都会影响其他部件(关节突或椎间盘)以及相邻脊椎节段的退变。

4. 脊柱整体退化可称为退行性脊柱病。

(二) 分期

功能失调期	初期的典型原因通常是反复创伤引起。然而,此期发生的病理变化是可逆的。关节突关节发生轻度关节囊撕裂、软骨退变和滑膜炎,所有这些都会导致运动异常。椎间盘可能有小的纤维环撕裂和/或终板分离。脊柱局部肌肉紧张,像有支具固定脊柱,导致活动能力下降
失稳期	由于瘢痕形成,接连发生的每一次损伤都会导致关节突关节囊和纤维环的不完全愈合。随着功能障碍的增加,关节软骨进一步退变,关节囊扩张/松弛增加。随着纤维环撕裂进一步加剧,导致髓核物质的流失。最终导致该节段的过度活动

续表

再稳定期	退变的进展导致关节突关节软骨破坏/肥大、侵蚀、交锁和关节周围纤维化。椎间盘髓核物质进一步流失,椎间隙狭窄,终板破坏,纤维化,骨赘形成。 同时受累的运动节段出现关节僵硬,卡压脊神经。患者整体上感觉脊椎僵硬

第二十二节　椎间盘疾病

一、椎间盘突出

【概述】

1. 髓核突出(HNP)是指椎间盘内部髓核穿过纤维环的一种椎间盘损伤。突出的髓核会启动磷脂酶 A2 的释放,磷脂酶 A2 激活炎症介质,如白三烯、前列腺素、血小板活化因子、缓激肽和细胞因子。

2. 多见于 30—40 岁。

3. 腰椎区域 $L_4 \sim L_5$ 或 $L_5 \sim S_1$ 椎间盘的发生率较高,其次是 $C_5 \sim C_6$ 椎间盘。

4. 幸运的是,这些损伤中约 3/4 的患者将在 6 个月至 1 年内通过非手术治疗得到治愈。

（一）分型（图 4-154）

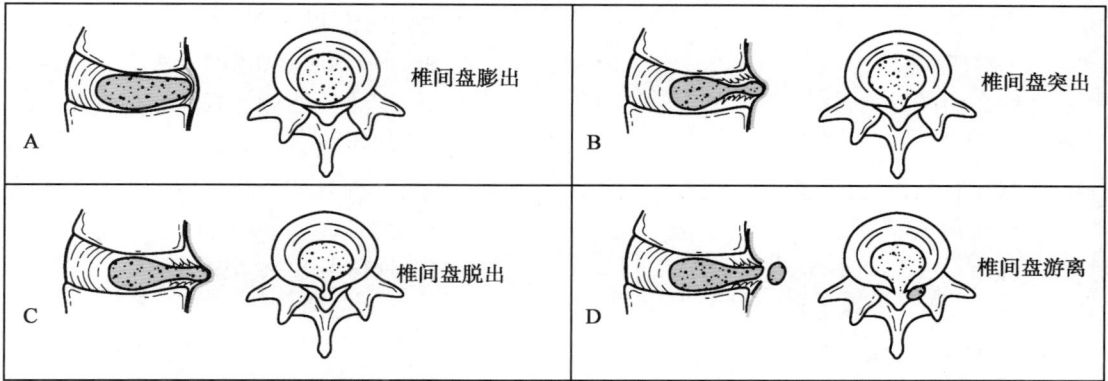

图 4-154 椎间盘分型
A. 椎间盘膨出；B. 椎间盘突出；C. 椎间盘脱出；D. 椎间盘游离

椎间盘分型	
A. 椎间盘膨出	纤维环完整，椎间盘凸起超出椎体后缘
B. 椎间盘突出	髓核突出到纤维环缺口
C. 椎间盘脱出	髓核突出到后纵韧带
D. 椎间盘游离	髓核碎片游离在椎管

（二）椎间盘突出位置（图 4-155）

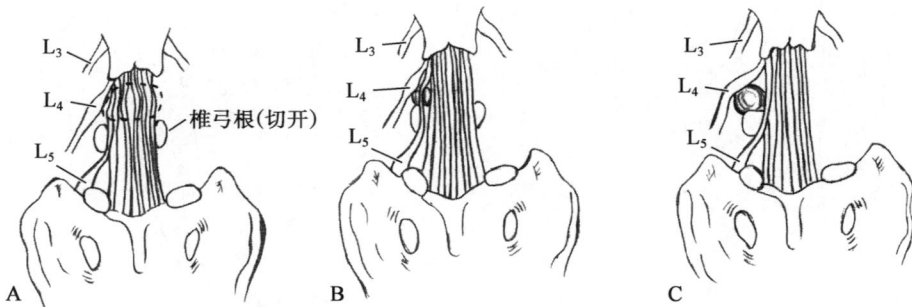

图 4-155 椎间盘突出部位
A. 中央型；B. 后外侧型；C. 极外侧型

中央型	可出现伴有或不伴有神经根症状的脊柱轴性疼痛。如果马尾神经受累，可累及多个神经根；如果脊髓受累，可引起脊髓病变
后外侧型	更常见于腰椎，因后纵韧带延续至腰椎后逐渐变窄。$L_4 \sim L_5$ 椎间盘后外侧突出可压迫 L_5 神经根
外侧型/椎间孔型	可伴有或不伴有神经根症状的脊柱轴性疼痛。会影响该节段椎体间的神经根出口，如 $L_4 \sim L_5$ 椎间盘突出可压迫 L_4 神经根。

【病因】

1. 自发性。

2. 负重活动。

3. 咳嗽/打喷嚏。

4. 脊柱弯曲/扭转活动。

【临床特征】

1. 症状与突出位置相关。

2. 急性颈部或腰背部不适,向上肢或下肢放射。

3. 对椎间盘的化学或机械刺激或神经根刺激引起的肌力减弱、麻木、感觉异常或疼痛。可以观察到腰椎侧弯或侧移。

4. 腰椎活动(前屈:中央型和后外侧型椎间盘突出;后伸:外侧型/椎间孔型椎间盘突出)、坐位、打喷嚏、咳嗽或 Valsalva 动作(瓦氏动作:咽鼓管充气检查法),以及神经根牵拉试验,会使症状加重。

【神经分布】(图 4-156)

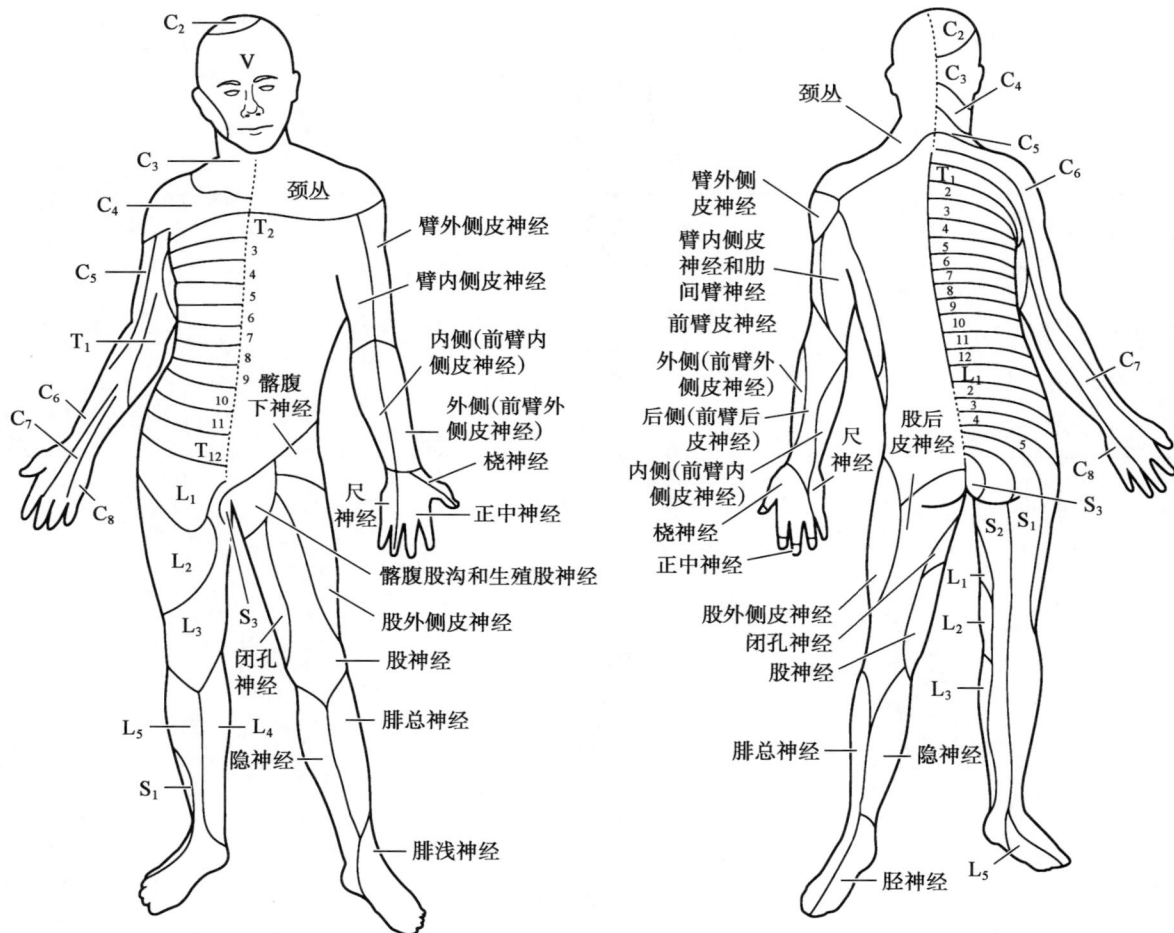

图 4-156   皮节与周围神经分布

神经根	肌力减弱	反射异常	感觉缺损
C_5	肱二头肌	肱二头肌腱反射	上臂外侧
C_6	桡侧腕伸肌	肱桡肌腱反射	前臂外侧
C_7	肱三头肌	肱三头肌腱反射	中指

续表

神经根	肌力减弱	反射异常	感觉缺损
C$_8$	指深屈肌	无	前臂内侧
T$_1$	小指展肌/骨间肌	无	臂内侧
T$_2$, T$_4$	无		• 基于神经节段支配的带状表现。 • 没有腹痛或胸痛。 　T$_2$ 腋窝顶部 　T$_4$ 乳头线 　T$_6$ 剑突下 　T$_{10}$ 脐平面 　T$_{12}$ 腹股沟韧带
T$_5$~T$_{10}$	腹直肌上部	无	
T$_{11}$~L$_1$	腹直肌下部		
L$_2$	髂腰肌	提睾反射	大腿前方
L$_3$	股四头肌	膝腱反射	大腿前方与外侧
L$_4$	胫前肌	膝腱反射	内踝
L$_5$	蹚长伸肌	内侧腘绳肌腱反射	足背
S$_1$	腓肠肌-比目鱼肌	跟腱反射	足外侧与小趾

神经根激惹试验

颈椎	
Spurling 试验（图 4-157） 患者取坐位，检查者使其颈椎后伸、旋转并侧屈，以诱发神经根症状	📖 **压顶试验**（图 4-158） 检查者在患者头顶施加向下压力以诱发神经根症状

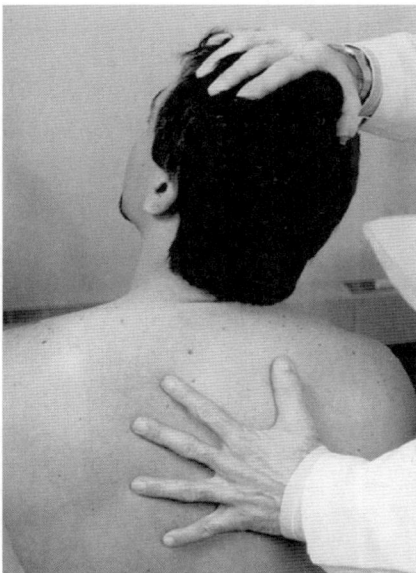

图 4-157　Spurling 试验

图片来源：Courtesy of JFK Johnson Rehabilitation Institute. George Higgins，2000.

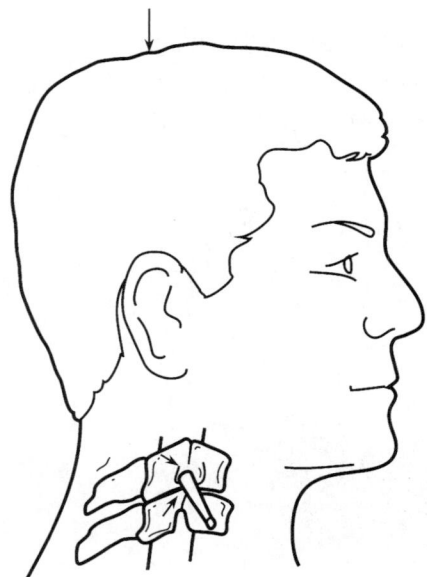

图 4-158　压顶试验

腰椎

直腿抬高试验（Lasegue 试验；图 4-159）

- 患者仰卧位，下肢伸直，检查者屈曲患者髋关节诱发神经根症状。该试验使坐骨神经在屈髋 30°~60°时紧张。
- 踝背屈可增加敏感性（Lasegue 征）。
- 交叉直腿抬高试验，屈曲对侧髋关节时诱发患侧疼痛

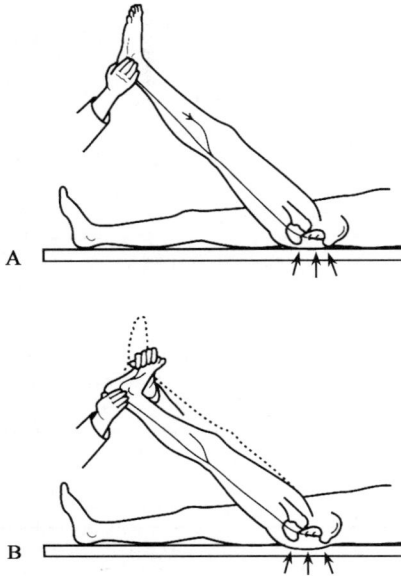

图 4-159   直腿抬高试验

A. 髋关节屈曲 30-60 度时坐骨神经张力；B. 踝关节背屈可产生 Lasegue 征

弓弦试验（Bowstring 试验）（图 4-160）

- 直腿抬高试验阳性后，降低髋关节屈曲角度，以减轻根性症状。在腘窝处加压以诱发症状。

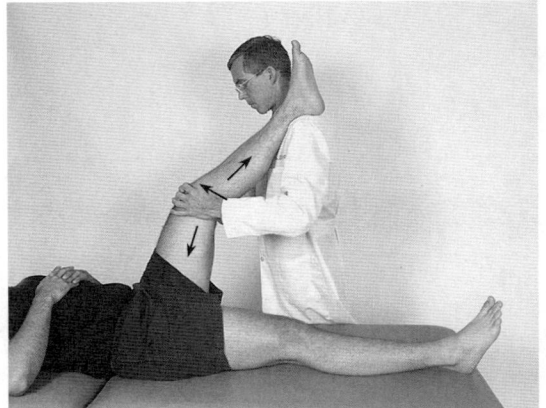

图 4-160   弓弦试验

图片来源：Courtesy of JFK Johnson Rehabilitation Institute，2000.

股神经牵拉试验（反直腿抬高试验或 Ely 试验，图 4-161）

- 患者俯卧位，屈膝后被动伸髋诱发大腿前方疼痛。该试验将牵拉股神经、L_2~L_4 神经根

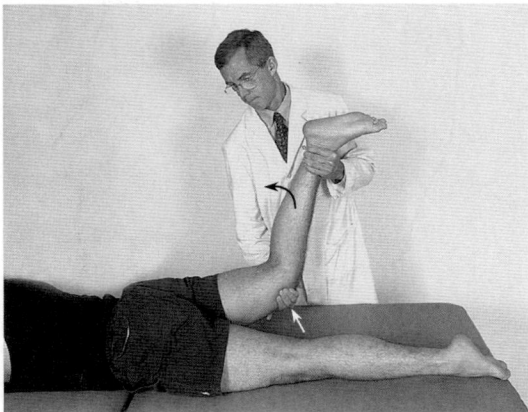

图 4-161   股神经牵拉试验

图片来源：Courtesy of JFK Johnson Rehabilitation Institute，2000.

坐位神经根试验（Slump 试验，图 4-162）

- 患者坐位前倾，颈椎前屈并使膝关节伸展，诱发神经根症状

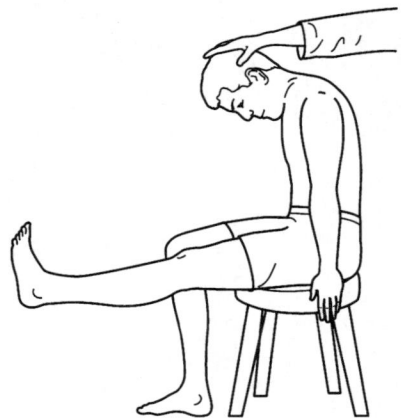

图 4-162   Slump 试验

上运动神经元征

跖反射（巴宾斯基征；图 4-163）

● 沿足弓由下到上刮擦足底，观察是否出现跗指背伸。

霍夫曼征（图 4-164）

● 轻触患者背伸的中指，观察是否出现拇指和示指的抽搐动作。

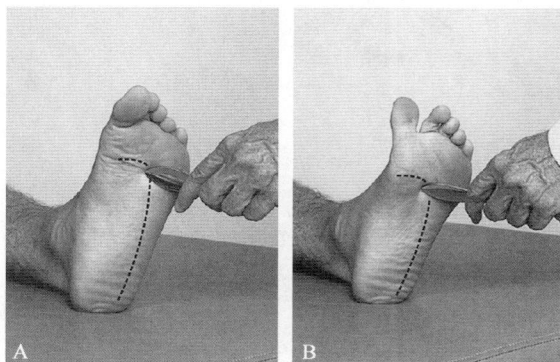

图 4-163　跖反射——巴宾斯基征
A. 阴性；B. 阳性

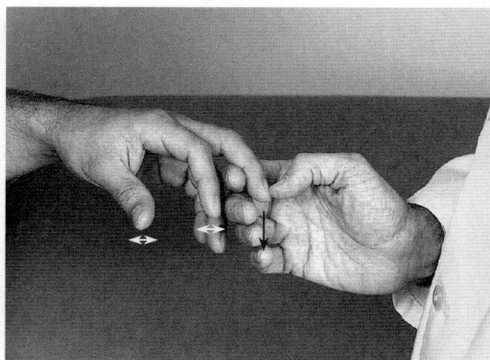

图 4-164　霍夫曼征

【诊断性检查】

1. 影像学：X 线片、MRI、CT 脊髓造影。

2. X 线片表现：椎间盘高度降低，椎体骨赘、硬化，椎间孔狭窄，关节突关节病。

3. MRI：更好地显示软组织病理改变，如椎间盘退变、纤维环撕裂、椎间盘突出和神经卡压。

【治疗】

（一）非手术治疗

1. 相对休息：不推荐绝对的卧床休息。

2. 药物。

非甾体抗炎药（NSAIDs）、镇痛药、口服类固醇、辅助用药（三环类抗抑郁药、选择性 5-羟色胺再摄取抑制剂）、肌松药等。

3. 康复计划：

（1）病人教育。

（2）牵伸训练：针对腘绳肌柔韧性训练。

（3）肌力训练：以核心肌力量训练为重点。

（4）脊柱稳定性康复。

① 麦肯基（Mackenzie）方案是偏向于伸展的方案，旨在使身体末端的疼痛向心化。

② 后外侧型椎间盘突出，倾向于采用伸展性方案。

③ 极外侧型椎间盘突出，倾向于中立位或偏向屈曲的方案。

（5）物理治疗。

1）温热疗法（热、冷）、电刺激等。

2）牵引。

① 椎体牵张可减轻神经压迫。

📖 ● 颈部：屈曲 20°~30°，牵引重量为 25 磅。如果治疗目的是缓解肌肉痉挛，则摆放于更小的前屈角度。

📖 ● 腰部：需要增加牵引力，或使用分体式牵引床来克服摩擦。

② 适应证

■ 神经根性疼痛（最广泛接受的适应证）。

■ 椎旁肌痉挛。

③ 禁忌证

■ 韧带不稳。

■ 病因不明的神经根病变。

■ 急性损伤。

■ 类风湿关节炎（RA）。

■ 椎基底动脉硬化性疾病。

■ 脊柱感染（Pott 病）。

4. 辅具：佩戴贴合性较好的腰脱，以增加舒适度。注意：长期佩戴腰脱，会引起失用性肌萎缩，导致腹部/躯干肌肉力量减弱。

5. 家庭训练计划。

6. 心理干预，肌肉放松技术，针灸。

（二）硬膜外类固醇注射（ESIs）

1. 有关更详细的讨论,请参阅第十一章"疼痛医学"中的"脊柱介入治疗"部分。

2. 应在荧光透视下使用对比增强技术进行检查。

3. 原理:通过在特定神经根部位注射皮质类固醇来减轻炎症,从而减轻神经根刺激症状。

4. 并发症/不良反应。

（1）穿刺部位:出血、感染、组织损伤、神经损伤,包括脊髓损伤（Ziai et al.,2006）。

（2）麻醉药物:精神错乱、过敏、抽搐、癫痫发作、血管内注射导致死亡。

（3）皮质类固醇:免疫抑制,水电解质紊乱,肾上腺功能抑制,症状反跳。潜在疾患的恶化:糖尿病、充血性心力衰竭、高血压。

（4）其他,如栓塞导致卒中。

（三）木瓜凝乳蛋白酶注射

1. 原理:溶解被后纵韧带包裹的韧带下的突出物。

2. 并发症/不良反应:过敏反应、慢性疼痛、疗效欠佳。

（四）手术治疗

1. 与非手术治疗措施相比,手术在早期可能显示更快地缓解神经根性疼痛症状。然而随着时间推移,手术并没有显示出有统计学意义的优势。

2. 手术可以改善下肢疼痛。然而2年后,手术患者的功能受限和腰痛,与非手术治疗相一致（JN Weinstein et al.,2006）。

3. 持续性疼痛,经多种非手术治疗方法无效,逐渐出现进行性无力、马尾神经综合征或脊髓病变,应考虑手术治疗。

二、马尾神经综合征（图 4-165；另见第七章,脊髓损伤）

【概述】

1. 马尾神经根损伤。

2. 常见于大的中央型椎间盘突出。

3. 其他原因包括椎管狭窄、硬膜外肿瘤、

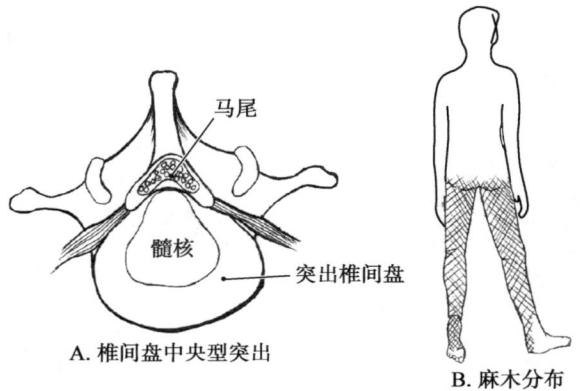

图 4-165　马尾神经综合征

血肿、脓肿和创伤。

【临床特征】

1. 腰部、臀部、肛周不适和下肢无力。

2. 神经源性直肠,神经源性膀胱(尿潴留、尿频、尿失禁)。

3. 性功能障碍。

4. 鞍区、大腿后方、臀部、足底的麻木。

三、脊髓病

【概述】

脊髓损伤。患者可能有神经根病、椎间盘突出症或脊椎病病史。肿瘤,动静脉畸形,多发性硬化,梅毒,脊髓空洞症、肌萎缩侧索硬化症或 RA（C_1~C_2 半脱位）也可考虑。

【临床特征】

1. 痉挛或共济失调步态异常、肌力下降、感觉改变、直肠或膀胱功能障碍。

2. 上运动神经元体征包括反射亢进、阵挛、痉挛、勒米特征、巴宾斯基征和霍夫曼征阳性。

四、椎间盘内破裂

【概述】

这是指椎间盘内部结构的退变,没有明显的突出。它与环状裂隙和核组织紊乱有关。髓核的降解会导致放射状裂缝和环的腐蚀,引起伤害性纤维的化学和机械刺激。

椎间盘破裂分级（图4-166）	
0	无纤维环破裂
1	内 1/3 纤维环破裂
2	内 2/3 纤维环破裂
3	外 1/3 纤维环破裂 ± 圆周扩展

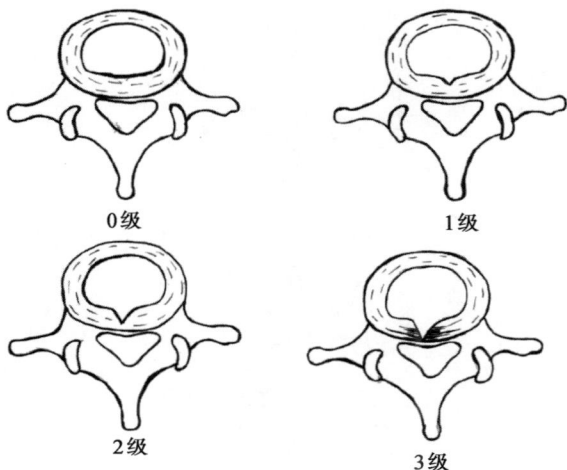

图 4-166　盘内破裂。椎间盘内破裂的径向裂隙等级（等级说明见正文）

【病因学】（图 4-167）

纤维环因过度负荷而断裂。

【临床特征】

1. 持续的、深的、疼痛的轴向不适，随着机械应力的增加而增加；即，坐、弯曲、扭转、举重。

2. 可能没有神经系统受累。

【影像学】

1. 影像学：MRI、CT、椎间盘造影。

2. 椎间盘造影后 CT 能很好地显示纤维环裂隙。

3. 在 T_2 加权 MRI 图像上可以看到环空中的高强度区（HIZ）。

【治疗】

1. 非手术治疗

（1）相对休息、药物治疗；康复计划。

（2）硬膜外类固醇注射（ESIs）可能有潜在的好处。

（3）椎间盘电热法纤维环成形术（IDET）尚未被证明是一种有效的治疗方法（Freeman，2006）。

2. 手术治疗

对于持续疼痛的患者，如果更保守的措施失败，可以考虑融合稳定在内的脊柱手术。

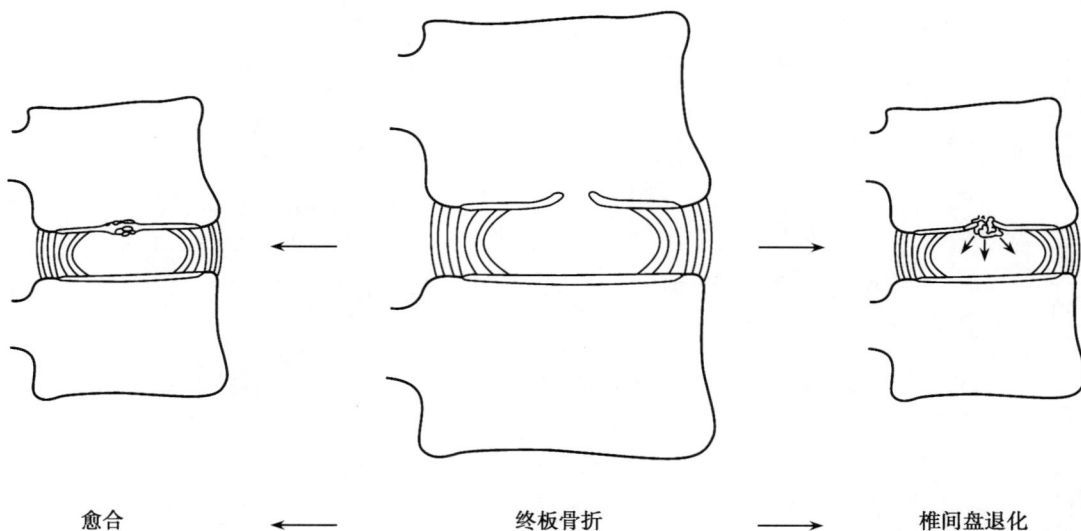

愈合　　←　　终板骨折　　→　　椎间盘退化

图 4-167　终板骨折的可能结果：椎间盘压缩导致椎体终板骨折。骨折可能愈合或引发椎间盘退化

第二十三节   脊柱骨骼疾病

一、椎管狭窄

【概述】

1. 脊柱发生退行性改变,导致椎间盘狭窄、椎体骨赘增生、小关节关节病和黄韧带肥大。

2. 可导致脊柱中央管、侧隐窝或神经孔狭窄,并可能导致神经卡压。

3. 神经压迫或缺血可导致相关肢体疼痛综合征,通常出现在 50 岁左右。

4. 腰椎区域受累最常见,影响 L_4~L_5 水平。

【分类】

1. 中央椎管狭窄(图 4-168)

(1)中央椎管缩小通常继发于脊椎病变,包括小关节面和黄韧带肥大;也可能是由于其他疾病引起的,包括椎间盘突出、硬膜外脂肪增多症或退行性腰椎滑脱。

(2)颈椎前后(AP)尺寸:

① 正常脊髓直径约为 10mm,椎管直径为 17mm。

② 当中央管 <10(绝对狭窄)~12mm(相对狭窄)时,可能会出现神经后遗症。

2. 侧隐窝狭窄(图 4-169)

腰椎:横向狭窄进一步细分为三个卡压区域,贯穿运动段。

(1)侧隐窝。

(2)中间区。

(3)椎间孔。

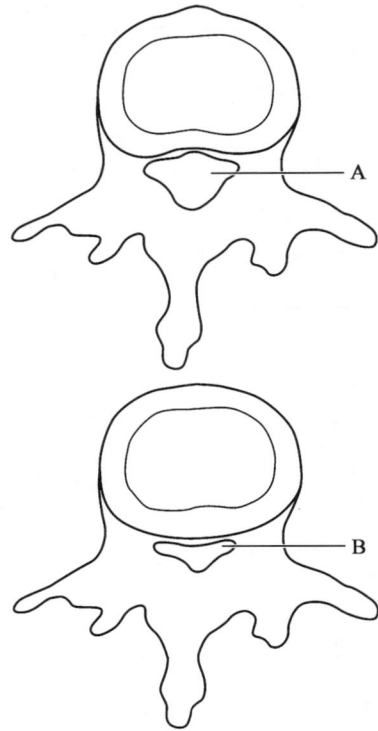

图 4-168   中央性椎管狭窄

A. 正常;B. 中央管狭窄

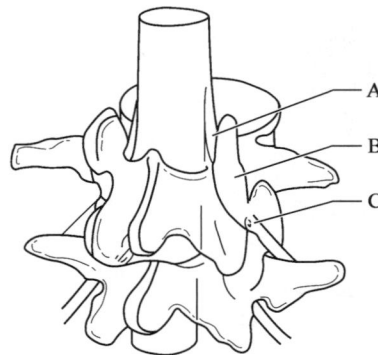

图 4-169   侧隐窝狭窄

A. 侧隐窝;B. 中间区;C. 椎间孔

区域	入口区(侧隐窝)	椎间孔狭窄:中间区(PARS 区)	椎间孔狭窄:出口区(椎间孔)
边界	后部:上关节突 前部:椎体后部和椎间盘 内侧壁:开放	后部:椎弓峡部 前部:椎体后部 内侧壁:开放	后部:关节突关节(下一水平) 前部:椎间盘后部(下一水平)
内容物	下行神经根	背根神经节腹侧运动根	脊神经
病因学	肥大关节突关节	椎弓峡部下部的骨赘	肥大关节突关节
神经根 水平	神经根在下方(L_3~L_4 侧隐窝累及 L_4 神经根)	与椎体相同(L_3 部分累及 L_3 神经根)	椎体上一水平(L_4 SAP 或 L_3~L_4 椎间盘累及 L_3 神经根)

SAP. 关节突关节炎

【病因学】

1. 先天性

（1）先天。

（2）软骨发育不全。

2. 后天性

（1）退化（最常见）。

（2）脊椎病和/或脊椎滑脱。

（3）医源性（椎板切除术后/融合）。

（4）创伤后。

（5）代谢（佩吉特病）。

（6）肿块性病变（如椎间盘突出、肿瘤、脓肿）。

【中央型椎管狭窄症的临床特点】

1. 也称为神经源性跛行（假性跛行）。注意，神经源性跛行症状是位置依赖性的：症状通常随着腰椎伸展（站立/行走）而加重，随着腰椎屈曲（坐姿/前屈）而改善。相反，血管性跛行症状会随着劳累程度而变化，而不是随着位置而变化：活动增加会加重坐姿或直立时的症状（由于腿部肌肉对血管的需求增加），休息时症状会有所改善。

2. 神经源性跛行引起的疼痛可表现为臀部、大腿或站立或行走时的腿部疼痛，坐着或前倾可缓解疼痛（"特征性标志"）。这可能是由于结构压迫或静脉充血引起的神经压迫。

3. 颈部或背部逐渐不适，伴有上肢或下肢受累。

4. 如果有足够大脊髓压迫，脊髓病变可能伴有更高程度的脊髓受累。

【影像学】

影像学检查包括：X线片、MRI、CT、CT脊髓造影。

MRI是鉴别中心性椎管狭窄的理想影像学检查。典型的发现包括脊椎病变，椎体骨赘生物，黄韧带肥大，小关节病，这些都会导致椎管狭窄。

【治疗】

1. 非手术治疗

（1）相对休息、药物。

（2）康复计划：侧重于屈曲或中性的脊柱稳定计划，水疗法。

（3）硬膜外类固醇注射。

2. 手术治疗包括减压和/或稳定手术。

神经源性与血管性跛行		
症状	神经源性	血管性
不适	麻木、疼痛、疼痛	痉挛，紧绷
位置	臀部、大腿、小腿	腿/小腿
恶化	站着，走着，平躺着	步行、骑自行车
自行车试验	无痛	疼痛
下山步行	疼痛	无痛
上坡步行	无痛	疼痛
缓解	弯曲姿势、弯曲、坐姿	站立、休息、平躺
相关因素	背痛，脊椎活动减弱，肌肉萎缩，无力，脉搏正常	很少有背痛，脊椎活动正常，罕见肌肉萎缩或无力，脉搏异常，脱发，皮肤发亮

二、脊椎峡部裂（图4-170，图4-171）

【概述】

1. 椎体缺损最常见于儿童和青少年的L_5椎体水平。

2. 位于椎弓根、椎板和上关节突（SAP）交界处的椎间部骨折。

3. 这可能导致脊椎滑脱（见"脊椎滑脱"一节）。

【病因学】

最常见的形式是年轻运动员重复性的过度伸展和旋转力（如体操、足球、摔跤等运动）的结果。

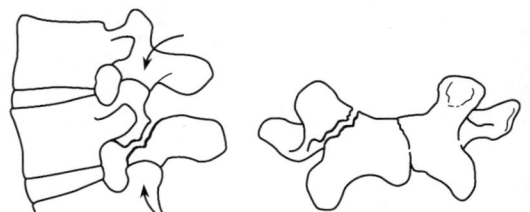

图4-170　腰椎峡部裂

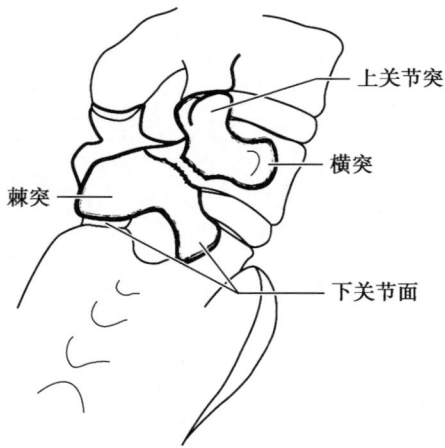

图 4-171 脊椎峡部裂（斯科蒂犬颈部的部分骨折）

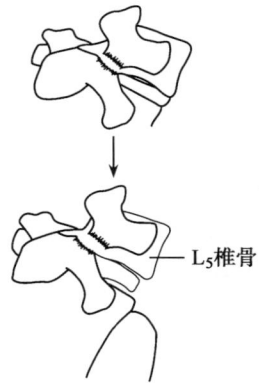

图 4-172 腰椎峡部裂伴滑脱，斜视。在这种情况下，斯科蒂犬的项圈（par）变宽是因为脊椎骨滑动

【临床特征】

1. 局部背痛因运动（过度伸展）、站立、俯卧和屈曲而加剧。

2. 神经系统检查应正常。

【影像学】

1. X 线片：斜位 X 线片显示"斯科蒂犬"上的"断颈"部分缺损（图 4-171）。

2. 如果 X 线片呈阴性，可考虑进行骨扫描。

（1）骨扫描可能在 5~7d 呈阳性，持续时间长达 18 个月。

（2）有助于区分急性和慢性骨折。

3. 如果 X 射线和骨扫描结果为阴性，并且仍然怀疑是急性椎弓峡部骨折，则可以进行单光子发射计算机断层扫描（SPECT）。

SPECT 可提高骨扫描灵敏度。

4. 可使用高分辨率 MRI。

【治疗】

相对休息，避免高强度运动/活动，直到无痛，物理治疗，逐渐过渡回游戏。

三、脊椎滑脱（图 4-172）

【概述】

1. 椎体相对于其下方的椎体滑动。可能是前移或后移。

2. 它可以出现在任何椎体水平，但最常见于腰椎区域。

3. 男性发病率为女性的 2~4 倍。

【分类】

脊椎滑脱的分级基于相对于下方椎体或骶骨的位移百分比（图 4-173）。

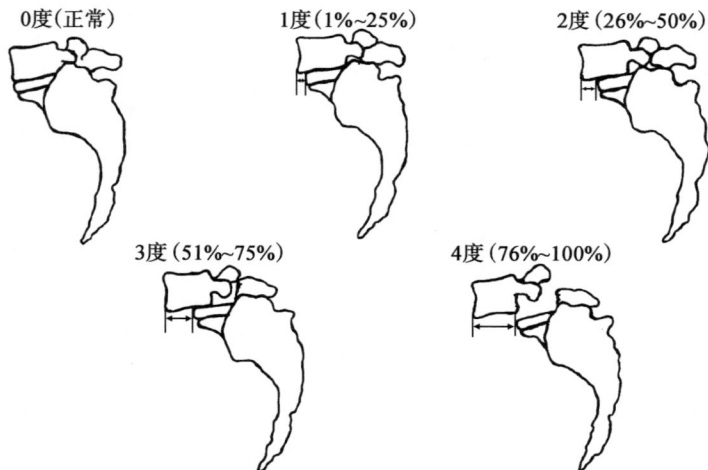

图 4-173 滑脱（脊椎滑脱）的 Meyerding 分级

四、Meyerding 滑脱分级（脊椎滑脱）

0 度	0% 滑动（正常）
1 度	1%~25% 滑移
2 度	26%~50% 滑移
3 度	51%~75% 滑移
4 度	76%~100% 滑移
脊柱脱位	>100% 滑移

【脊椎滑脱的病因】

分类	类型	年龄	标准
I	发育不良（先天性）	儿童	先天性腰骶关节畸形
II	峡部裂（青少年和年轻人中最常见的类型）	5—50 岁	椎弓根骨折（A 亚型），最常见于 L_5~S_1 或伸长（B 亚型）
III	退变（成人最常见的类型）	老年人	关节突关节病导致半脱位。一般位置：L_4~L_5
IV	创伤性的	年轻人	周围部位急性骨折
V	病理性的	任何年龄	全身性疾病：癌症、感染、代谢紊乱
VI	术后	成人	过度切除神经弓或小关节导致结构不稳定

【临床特征】

1. 下腰痛随着运动加剧，腿筋紧绷，在滑脱部位可明显感觉到台阶。

2. 神经根症状可能伴有明显的滑脱，导致中央或椎间孔狭窄。

【影像学】

1. X 射线、MRI、CT（Dreyfuss et al., 1995；Dreyer 和 Dreyfuss, 1996；Schwarzer et al., 1994）。

屈曲和伸展 X 线片可能显示节段不稳定的迹象。

2. 射线评估不稳定性

（1）平移>3.5mm（颈部）和>5mm（胸部或腰部）；图 4-174）。

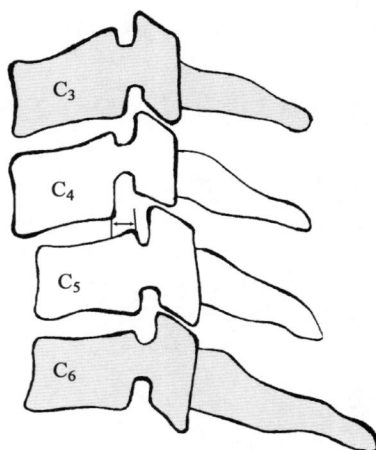

图 4-174 颈椎矢状面平移增加。颈椎不稳为平移>3.5mm

（2）两个相邻椎体的旋转运动>11°，腰椎>15°（图 4-175）。

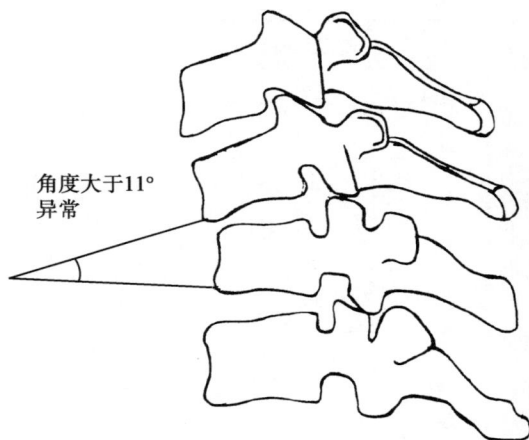

角度大于11° 异常

图 4-175 颈椎旋转矢状面增加

【治疗】

1. 非手术治疗

1 级、2 级和无症状 3 级。

（1）相对休息，减少加重活动。康复计划：侧重于屈曲姿势和腘绳肌柔韧性的脊柱稳定锻炼。

（2）无症状 1 级滑脱可恢复活动，但无症状 2 级和 3 级滑脱限制运动。脊椎滑脱的进展是并不常见，治疗将取决于危险因素和角度的程度。

（3）如果活动减少或怀疑滑脱增加而疼痛

加剧,则使用胸腰椎矫形器(TLSO)支撑。

2. 手术治疗

(1)症状为 3 级、4 级和 5 级,以及不稳定脊椎滑脱。

(2)脊柱手术干预通常包括双侧后外侧融合,有无减压。

五、脊柱侧凸(另见第十章,儿童康复)

【概述】

1. 以侧弯和脊椎旋转为特征的脊柱畸形。

2. 它可能与固定的结构曲线或可简化的功能曲线相关。

3. 与不适的相关性尚不清楚,但腰痛通常是最初的症状。它与曲线的严重程度有关,通常从凸度开始。

【病因学】

结构性脊柱侧凸		
特发性	最常见的	
	子类型	
	幼儿	出生至 3 岁;与先天性缺陷有关
	少年	4~10 年;曲线进展的高风险
	青少年	最常见;10 年后到成熟期;进展风险高
先天的	可能是由于早期胚胎发育缺陷	
	子类型	
	开放	脊髓脊膜膨出所致
	关闭	可能与神经系统缺损有关,与楔形椎骨,半椎骨,先天性条状或块状椎骨相关
神经肌肉	某些神经肌肉疾病可能有一个快速的曲线进展与相关的肺和脊髓并发症	

【临床表现】

模式	特点
右胸曲线	最常见;顶端通常见于 T_7 或 T_8
双主曲线(S 形曲线)	右胸左腰弯曲;轻微的外观畸形
腰椎曲线	左腰椎曲线大于右腰椎曲线

续表

模式	特点
胸腰椎曲线	外观畸形比胸廓弯曲少,可能有肋骨和侧翼变形
左胸曲线	罕见;可能与脊髓异常有关

【影像学】

1. 脊柱侧凸调查　X 线片有助于确定诊断和预后。

(1)是否需要随访脊柱侧弯 X 片,取决于骨骼成熟度、患者年龄和弯曲程度。

(2)曲线进展迅速的年轻患者需要更频繁的 X 线片随访。

2. 旋转(图 4-176)

(1)椎弓根部分在后前方(PA)视图上估计椎体旋转量。

(2)分级:0(无旋转)至 4(完全椎弓根旋转不可见)。

3. 曲线:Cobb 角(图 4-177)

从最倾斜的近端和远端椎骨的终板上绘制的垂直线形成的角度,用于测量脊柱侧凸曲线。

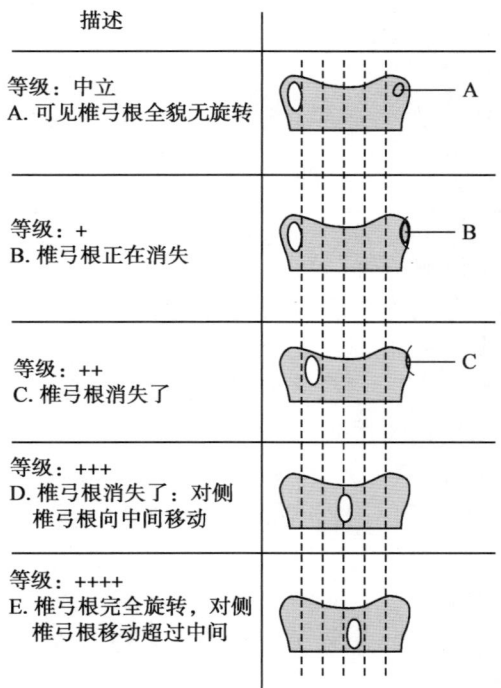

描述	
等级:中立 A. 可见椎弓根全貌无旋转	A
等级:+ B. 椎弓根正在消失	B
等级:++ C. 椎弓根消失了	C
等级:+++ D. 椎弓根消失了:对侧椎弓根向中间移动	D
等级:++++ E. 椎弓根完全旋转,对侧椎弓根移动超过中间	E

图 4-176　使用椎弓根法测量椎体旋转。椎体分为 6 个节段,根据椎弓根在节段内的位置,将椎体旋转分为 0~4+级

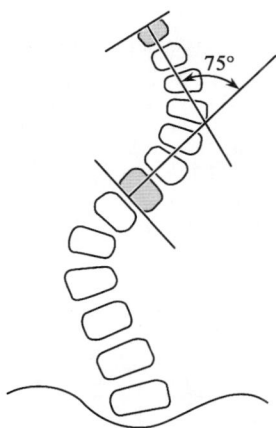

图 4-177　Cobb 角

【治疗】

治疗	角度（Cobb 角）
观察	<20°
支具	20°~40°
手术	>40°（>35° 神经肌肉疾病）

1. 非手术治疗

（1）康复计划。

（2）支具。

① 防止曲度恶化，但不能纠正脊柱侧凸。

② 每天穿 23h 直到脊柱发育完成。

③ 当 X 射线照片显示出成熟的迹象和曲线稳定时，可以开始停止使用支具。

④ 停止使用支具后，应每隔 2~3 年对患者进行终身评估。

支撑类型：

○ 密尔沃基支架	○ 胸部曲线高（顶点位于 T_8）
○ 低位胸腰椎支具	○ 下胸椎、胸腰椎和腰椎曲线（顶点低于 T_8）

2. 手术治疗

脊柱侧凸的脊柱手术治疗适应证。

（1）不断进展。

（2）>40° 弯曲的骨骼，>骨骼成熟 50°，神经肌肉疾病 <35°，或进行性肺功能丧失。

六、脊柱后凸综合征（青少年后凸）

【概述】

📖 1. 常见青少年椎体终板和小关节紊乱，导致胸部后凸畸形增加。

2. 脊柱后凸通常包括三个连续的椎骨，且通常大于 45°。

【病因学】

1. 软骨内骨化失败导致以下情况：

（1）椎间盘突出症。

（2）椎体前部楔入。

（3）固定性胸腰椎后凸畸形。

2. 最近的文献也注意到常染色体显性遗传模式（Bezalel et al., 2014）。

【临床特征】

1. 更常见于青少年男性。

2. 可出现进行性、无疼痛的胸部后凸。

3. 胸椎后凸保持固定，不能矫正过度伸展。

4. 由于椎体生长板的局部应力损伤，年轻运动员可能会出现背痛。

📖【影像学】

影像学检查包括 X 射线、CT、MRI。

1. 椎体楔形变，不规则终板，许莫氏结节，典型的后凸角度增加。

2. 许莫氏结节是椎间盘物质通过椎体终板突出进入椎体松质骨，椎体楔形变（约 5°）（图 4-178）。

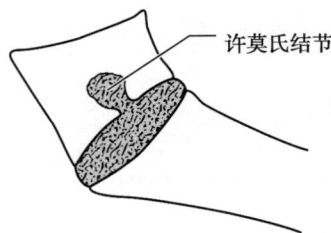

图 4-178　许莫氏结节

【治疗】

1. 非手术治疗。

（1）康复计划：专注于胸部伸展和腹部强化训练。

（2）脊柱后凸≤74°时可使用支撑,时间长短取决于骨骼成熟度。

2. 手术治疗:后凸>75°或骨骼成熟度>65°者,可考虑手术治疗。

七、椎体压缩性骨折

【概述】

1. 通常与骨质疏松症相关,这些骨折最常见于胸腰椎交界处。这是由于固定的刚性胸椎和高度活动的腰椎之间的过渡(另见第十二章"骨质疏松症"一节,相关主题)。

2. Denis(1983)描述了评估胸腰椎骨折并确定其稳定性的三柱模型(图 4-179)。(另请阅读第九章肺、心脏和肿瘤康复中的"肿瘤康复"部分。)

列	组件	稳定性
前柱	• 前纵韧带 • 椎体前 2/3 和环纤维化	稳定
中柱	• 后纵韧带 • 椎体后 1/3 和环纤维化	不稳定
后柱	• 黄韧带、棘上韧带和棘下韧带 • 后部元素:椎弓根,小面,棘突	稳定

GENANT 椎体畸形分级系统 （GENANT et al.,1993）	
0 级	正常
1 级	轻度:身高降低 20%~25%
2 级	中等:身高降低 25%~40%
3 级	严重:高度下降>40%

【病因学】

1. 外伤。

2. 骨质疏松症/骨质疏松症。

3. 骨软化症。

4. 药物相关(皮质类固醇)。

5. 肿瘤(另见第九章,肺、心脏和肿瘤康复)。

【临床特征】

1. 突发持续性胸腰椎疼痛。

2. 随着 Valsalva 动作,卧床,咳嗽,屈曲或意外创伤(例如下马路缘)而加剧。

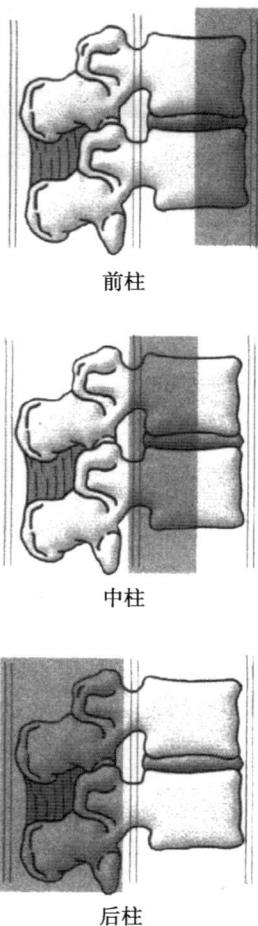

前柱

中柱

后柱

图 4-179　脊柱稳定性的三柱模型

资料来源:来自 Nesathurai S,ed. 脊髓损伤患者的康复:一个家庭指南。马萨诸塞州波士顿:Arbuckle 学术出版社;1999 年,经许可

【影像学】

1. 影像学:X 射线、骨扫描、SPECT、CT、MRI。

2. 影像学研究中常见的前椎体楔入(图 4-180)。SPECT 骨扫描可能增加了灵敏度。

【治疗】

1. 非手术治疗

（1）适用于导致椎体高度下降 <25% 的骨折。短期卧床休息后限制活动。

（2）镇痛药。

（3）康复计划:专注于过度伸展运动。

（4）支具。

（5）如果怀疑骨丢失导致骨折,则进行骨密度评估。

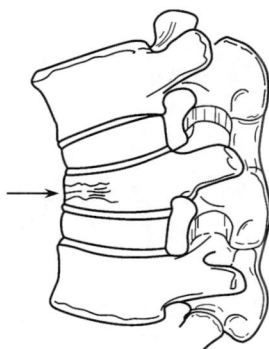

压缩性骨折

图 4-180　胸部压缩性骨折

（6）如果怀疑病理性骨折,则进行肿瘤评估。

Elastic binder 弹性黏合剂 弹性的束缚,如腰围	• 起到限制运动的作用 • 增加腹内压
定制胸腰骶矫形器/三点支撑 Jewett 支具	• 更大程度固定 • 患者处于轻度过度屈曲患者处于轻度过伸 • 骨质疏松患者应谨慎使用 Jewett 支具

📖 2. 介入治疗

（1）在以下情况下,椎体填充扩张术（椎体成形术或后凸成形术）是与癌症相关的压迫性骨折的一种选择,这些症状使生活质量明显下降（Chandra et al.,2013）。

（2）经皮椎体填充扩张术已越来越多地用于骨质疏松性骨折,但其长期疗效,成本效益以及椎骨成形术和椎体后凸成形术的安全性尚不清楚。

（3）比较椎体成形术与假椎体成形术的随机对照研究表明,骨质疏松性椎体骨折患者的预后无明显差异。有必要进一步研究以阐明其在治疗骨质疏松性骨折中的作用（Buchbinder et al.,2009;Kallmes et al.,2009;Wardlaw et al.,2009）。

3. 手术治疗脊柱手术　适用于骨折导致椎高下降、不稳定性和晚期脊柱后凸畸形减少超过 50%、导致神经功能受损者。

📖 八、椎体爆裂性骨折

1. 严重的创伤,通常是高处坠落引起的涉及椎体前、中柱的椎体压缩性骨折。

2. 最常见于胸腰椎区域。

3. 治疗基于其是否稳定。

（1）稳定

① 神经未受损伤。后柱保持完整。

② 椎体前柱高度塌陷不足 50% 者。

（2）不稳定

① 存在神经。

② 椎体前柱高度损失超过 50%。

③ 中央管损伤超过 30%。

④ 后路成分损伤。

4. 放射影像发现　放射影像包括 X 线片、CT 扫描、MRI 检查。

5. 治疗

（1）稳定:通常在支具辅助下,4~6 个月的非手术治疗。后续 X 线片照片进行站立以评估驼背。

（2）不稳定:通过手术减压和融合治疗或避免神经系统损害。

第二十四节　脊柱关节疾病

📖 一、关节突综合征

【概论】

1. 小关节突是真正的滑膜关节,包含关节囊、半月板和滑膜。

2. 这些关节还承受着脊柱下方逐渐增加的压缩负荷,在腰椎区域达到大约 12%~25%。

3. 当椎间盘退变并高度降低时,更大的载荷会施加在关节上,并影响退行级联（退化层叠）。

【病因学】

1. 躯体功能障碍/促进节段。

2. 位置过载。

3. 关节囊撕裂/损伤。

4. 半月板/滑膜撞击。

5. 脊椎病。

【临床表现】

1. 轴向疼痛伴发神经根疼痛（图 4-181）。

2. 旋转和伸展会加剧颈部或背部疼痛。没有神经系统的异常。

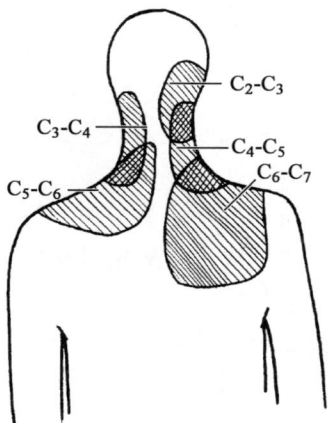

图 4-181 颈椎关节突关节（Z 关节）介导疼痛模式（后面观）

【影像学】

影像学检查包括 X 线片、MRI、CT。

1. 没有专门针对关节突介导性疼痛的影像学研究。

2. 可观察到退化性变化，但不具有诊断性。

3. MRI 可能显示关节囊和关节面肥大（增大）。

4. 诊断小关节疼痛的金标准是使用双重诊断内侧分支阻滞（Dreyfuss et al.，1995；Dreyer 和 Dreyfuss，1996；Schwarzer et al.，1994）。

【治疗】

1. 非手术治疗

（1）相对休息。止痛药。

（2）康复计划：侧重于屈曲或中立姿势的腰椎稳定；适当的身体力学。

2. 介入治疗 只有在诊断块呈阳性的情况下，介入手术可包括关节突关节注射或背支内侧支射频消融。

FABERE（Patrick 试验；图 4-182）

通过屈曲，外展，髋关节外旋和腿部伸展（检查者向下的力）进行疼痛再现。同侧疼痛发生在退行性髋关节；对侧疼痛发生在功能障碍的骶髂关节中。

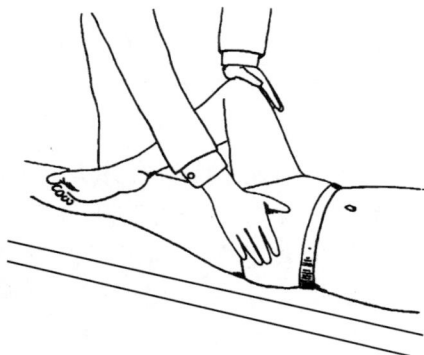

图 4-182 Patrick（FABERE）试验

Gaenslen 试验（图 4-183）（床边试验）

当对侧髋关节屈曲时，检查者将受累腿伸到桌子外，可重现骶髂关节疼痛。

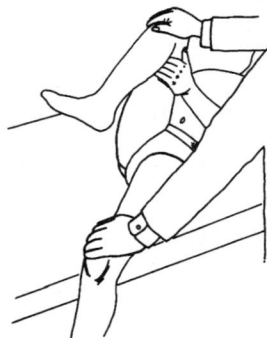

图 4-183 Gaenslen 试验

续表

骨盆挤压试验(图 4-184)

患者卧位时,髂嵴受到向下的力,导致骶髂关节疼痛

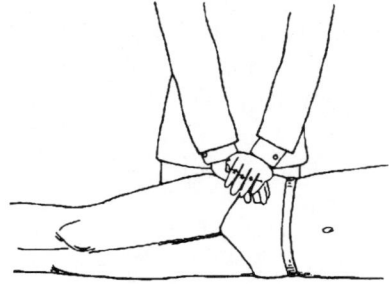

图 4-184 骨盆挤压试验

二、骶髂关节功能障碍

【概论】

1. 骶髂关节复合体包括骶髂关节囊,覆盖关节的肌肉和韧带,以及支配骶髂关节前后的侧支神经。

2. 骶髂关节是骶骨和髂骨之间的耳状关节,其前部有滑膜关节,后部有联合。

3. 由(L_4)/L_5 背支和 S_1~S_3(S_4)背支的侧支支配。

【病因学】

1. 上/下运动的关节模式。

2. 重复过载。

3. 创伤。

4. 关节囊撕裂/损伤。

非强制性骶髂关节联合试验

Yeoman 试验(图 4-185)

- 髋关节伸直和髂骨旋转骶髂关节疼痛

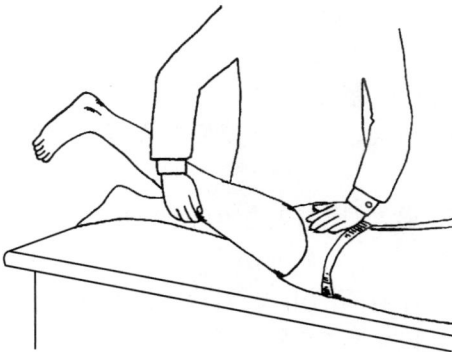

图 4-185 Yeoman 试验

Gillet 试验(图 4-186)

- 当患者将腿抬高到 90° 时,监视髂后上棘运动。抬高的腿上的,髂后上脊应该向下旋转。该运动的限制被认为是异常的

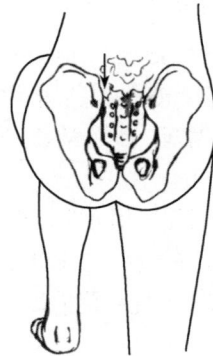

图 4-186 Gillet 试验

坐位屈曲试验（图 4-187）

● 当坐着的病人前倾时，监测其髂后上棘。髂后上棘头侧不对称运动提示骶髂功能障碍。用站立屈曲试验来区分功能障碍的一侧

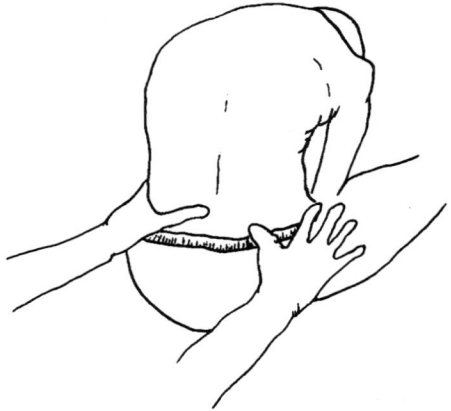

图 4-187　坐位屈曲试验

【临床症状】

1. 背部、臀部、腿部或腹股沟急性或逐渐疼痛，关节压痛。

2. 骶髂关节运动异常；体位变化增加了不适。

3. 相关肌肉的不适，可能包括腰方肌、竖脊肌和梨状肌。

4. 无神经异常。

5. 对于临床骶髂关节置换术尚无金标准参考。临床检查具有明显的假阳性率和可变的灵敏度。

【影像学/诊断学】

1. X 线片，骨扫描，CT，MRI。

2. 这些研究可被认为排除耐药病例的其他病理。除了骶髂炎，影像学诊断骶髂关节功能障碍是不可靠的。

3. 透视引导下的诊断性骶髂关节阻滞对诊断骶髂关节疼痛有较高的诊断价值。

4. 血清学检查可提示潜在的关节病。

【治疗】

1. 非手术治疗　包括相对休息、药物治疗。其康复计划可使用手法治疗、髂关节带辅助。

2. 介入治疗　骶髂关节注射。

第二十五节　脊椎软组织疾病

一、扭伤/拉伤

【概述】

这可能是一个被过度使用的术语，指超负荷损伤引起的肌肉或韧带损伤。

【病因学】

1. 过度使用症。

2. 过度的偏心收缩。

3. 加-减速损伤。

4. 急性创伤。

【临床症状】

1. 肌肉疼痛伴有痉挛并在受伤区域提供保护。

2. 迟发性肌肉酸痛可在 24~48h 发生，通常发生在偏心负荷损伤后。

3. 与实际的组织破坏相比，更容易引起节段性或躯体功能障碍。

4. 神经系统检查正常。

【影像学】

1. 无可用。

2. 通常由于肌肉痉挛，可在侧位 X 线片上看到前凸弯曲下降。

【治疗】

1. 非手术治疗：相对休息，必要时镇痛药。

2. 康复项目：增强活动范围，脊柱稳定锻炼，手法治疗，关注灵活性。

二、肌筋膜疼痛综合征（另见"触发点"部分）

【概述】

1. 表示一种区域性疼痛障碍，其特征是紧绷肌束的超敏感区，称为肌筋膜触发点。

2. 触发点与压痛点的区别是：有可触及的、紧张的肌纤维带的限定压痛区，触诊时可引起协调性疼痛，并伴有局部抽搐反应（图 4-188）。

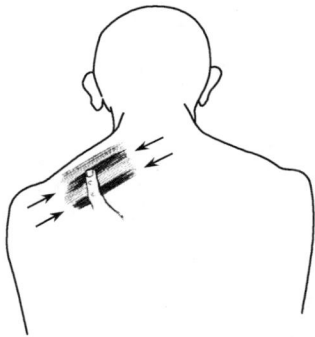

图 4-188　肌筋膜触发点：在触发点（暗点区）指尖按压紧绷的腱束，产生"局部抽搐反应"，使肌束缩短

3. 它还可能导致活动度下降和疼痛导致的无力。

【病因学】

1. 姿势力学。

2. 过劳损伤。

3. 失调。

4. 创伤。

5. 压力。

【临床症状】

1. 肌肉压痛，痉挛，触发点，活动度下降。

2. 非肌肉症状，包括感觉异常，睡眠模式差和疲劳。

3. 神经系统检查正常。

【影像学】

1. 无可用。

2. 如果怀疑有其他潜在的病理（病状），请考虑进一步检查。

【治疗】

主要是非手术治疗。

1. 纠正病因。必要时给予镇痛药改善不适。

2. 以柔韧性、强化、脊柱稳定和有氧运动为重点的康复计划。

3. 牵拉和拉伸，或者触发点注射可能是有益的。

4. 心理咨询。

三、纤维肌痛症

参见第三章，风湿病和第十一章，疼痛医学。

第二十六节　脊柱感染

一、椎体骨髓炎和椎间盘炎

【概述】

椎体干骨后端（？）栓塞性感染，导致缺血、梗死和累及椎间盘的骨破坏。危险因素包括高龄、糖尿病、免疫缺陷、穿透性创伤、牙科感染、泌尿生殖系统（GU）操作和侵入性脊柱操作。它最常见于腰椎，但在静脉吸毒的颈段增加，在胸腰椎连接处肺结核增加。

【病因学】

1. 金黄色葡萄球菌（常见）。

2. 假单胞菌（静脉药物滥用）。

3. 结核分枝杆菌病（波特病）（图 4-189）。

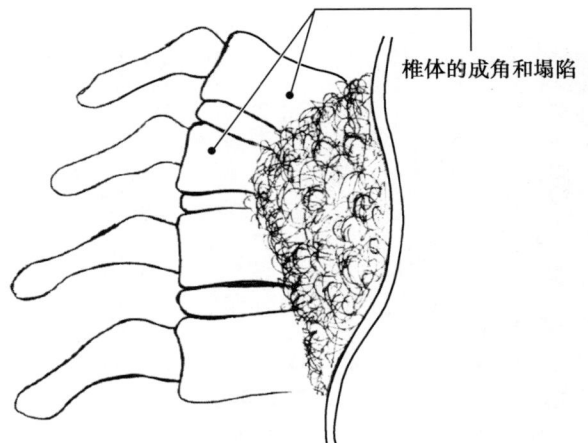

椎体的成角和塌陷

图 4-189　波特病：脊柱结核

【临床症状】

1. 发热和背痛。

2. 如果椎体塌陷,可能造成脊柱畸形。

3. 由于硬膜外脓肿直接压迫硬膜而发生神经系统受累包括神经根疼痛、脊髓病或瘫痪。

4. 最常见的涉及胸部超过腰椎。

【诊断研究】

1. X 线片:2 周时,X 线片可以显示终板破坏的证据。

2. MRI 的灵敏度和特异度最强。

(1)发现终板糜烂、椎间盘炎、骨髓炎、脓肿。

(2)T_2 相:椎体/椎间盘高信号。

(3)T_1 相:相应区域的低信号。

3. 骨扫描和单光子发射计算机断层显像。

4. CT 显示低密度影,骨小梁、皮质、终板破坏。

5. 实验室检查。

(1)白细胞增多、红细胞沉降率增高、C 反应蛋白增高。

(2)革兰氏染色和培养阳性。

6. 骨组织活检阳性。

【治疗】

1. 非手术治疗

(1)静脉和口服抗生素。

① 金黄色葡萄球菌:青霉素,第一代或第二代头孢。

② 假单胞菌:广谱青霉素。

③ 结核(肺结核):12 个月结核治疗(利福平,异烟肼,乙胺丁醇,吡嗪酰胺)。

(2)使用内固定或支具固定脊柱。早期行走。

2. 手术 脊柱手术包括脊柱减压和脊柱稳定。

二、非脊柱来源的器质性背痛

【概述】

导致脊椎疼痛的因素可能与其他疾病有关。这些疾病必须与任何疼痛表现一起考虑,因为它们可能是主要的功能障碍,尽管主要的症状是脊柱。

【病因学】

内脏疾病	生殖系统(前列腺炎,肾结石,尿路感染),妇科学(子宫内膜异位症,盆腔炎,异位妊娠),胃肠疾病(胰腺炎,胆囊炎,消化道溃疡)
心理障碍	抑郁,焦虑,歇斯底里,躯体化障碍
肿瘤疾病	原发肿瘤,转移瘤。多发性骨髓瘤,淋巴瘤,白血病,腹膜后肿瘤
心血管疾病	主动脉瘤(背部疼痛伴搏动性腹部肿块)
风湿病	血清阴性的脊椎关节病(即强直性脊柱炎、银屑病脊柱炎、赖特综合征、炎症性肠病)和佩吉特病
血液病	镰状细胞性贫血,地中海贫血

【临床症状】

全身症状是取决于病情,在确定适当的诊断研究和治疗方案时可以优先于疼痛问题。

三、非器质性来源的背痛

【概述】

1. 患者可能表现出夸大的主诉,没有解剖的基础,无器质性病变。存在多重筛选试验。Waddell 征尤其适用于腰背痛患者。

2. Waddell 征适用于描述腰背痛患者非器质性成分。

(1)超过五分之三的迹象可能会引起怀疑。

(2)这些体征可以记住首字母缩写 DOReST。

(3)值得注意的是,Waddell 征阳性不能排除器质性成分。

(4)它也不能诊断任何特定的疾病。

Waddell 征

体征(做、休息)	评价
焦虑	仰卧直腿抬高试验表现为严重的神经根疼痛,而坐位直腿抬高试验无疼痛。两者都是正的

续表

体征 (做、休息)	评价
过度反应	对请求的不恰当的、不成比例的反应 这可能表现为夸张的言语、面部表情、颤抖或崩溃
区域化	没有解剖基础的运动或感觉异常,如袜子手套分布,肢体无力,或齿轮型僵硬
模仿(假装)	在头上施加轻微轴向载荷,腿部或腰部疼痛。或同时出现骨盆和肩膀旋转时腰部疼痛
压痛(触痛)	轻触软组织或揉搓皮肤会导致过度的敏感性或剧烈的疼痛再现

- 伪病(诈病、装病)

【概述】

1. 患者可能会因为次要增益问题而歪曲自己的病情。诈病不仅仅是单纯的症状放大或对事件的欺骗性歪曲,它还是精神障碍的诊断和统计手册(第五版;DSM-5,美国精神病学协会,2013)。

2. 装病被定义为故意制造错误的或严重夸大的身体和心理症状,以获得主要或次要的利益。

3. 装病的诊断标准由 DSM-5 定义。

【病因学】

1. 受外部刺激。

2. 逃避工作。

3. 逃避军事责任。

4. 获得经济赔偿。

5. 获得药物。

6. 逃避刑事诉讼。

【影像学】

没有具体的研究来确定病人是否在装病或表现出相关的疾病。某些心理测试可能会对病人的病情有所了解,但诊断主要依靠临床怀疑和排除器质性病因。

【治疗】

这取决于解决与每个患者的个人情况有关的潜在问题。它可能需要采取多学科方法,包括医学领域的不同方面,并应对某些社会问题。

第二十七节 脊柱介入治疗

📖 1. 经皮穿刺诊断和治疗技术在脊柱疼痛方面不断发展。了解这些手术的好处和后果是提供高质量病人护理、改善预后和提高生活质量的一个重要方面。本节是这些程序的介绍,可以考虑在脊柱康复的综合方法。

2. 请阅读第十一章脊柱介入治疗部分,疼痛医学,为进一步讨论。

一、患者筛选

1. 完整的病史和体格检查,辅以适当的诊断研究,如先进的脊柱成像和电诊断研究,必须为医生选择治疗方案提供证据。

2. 在进行任何介入治疗之前,最重要的是筛查任何严重的隐匿性病理,如活动性感染、未控制的糖尿病、肿瘤和其他疾病过程。

📖 二、并发症

1. 在提供适当的护理时,对介入治疗风险的彻底理解是至关重要的。回顾所有相关有问题的结果超出了本节的范围。

2. 应对与血管迷走神经兴奋、过敏/过敏反应、各种感染、硬膜外血肿、硬膜穿刺头痛、脊髓阻滞、气胸、呼吸抑制、癫痫、脑/小脑/脊髓梗死或压迫相关的问题,必须预料到会导致瘫痪和死亡。

3. 因此,必须了解与血管内、蛛网膜下腔、硬膜下、神经内的、骨髓腔内和胸腔内损害相关的并发症。

4. 轻微并发症。

(1)增加轴向疼痛。

(2)体位性头痛。

(3)面部潮红。

(4)血管迷走神经兴奋(可能需要停止或头低脚抬高的平仰卧位体位的操作和支持性护理,并增加静脉输液)。

(5)浅表皮肤感染。

(6)失眠。

(7)恶心呕吐。

5. 常见并发症(Botwin et al.,2003)

（1）硬膜外血肿。

（2）库欣综合征。

（3）硬膜外脂肪瘤—可有自限性。

（4）硬膜下阻滞。

（5）椎管内阻滞。

（6）癫痫。

（7）直接针刺伤。

（8）脊髓梗死。

（9）脑卒中。

（10）失明。

（11）死亡。

三、诊断性介入治疗

诊断性介入治疗可以帮助确定或排除一个特定的结构是脊椎疼痛的产生者。

（一）诊断性内侧支传导阻滞（图4-190）

1. 一种纯粹的诊断性测试，通过麻醉支配特定关节的背支的内侧分支来评估小关节是否为潜在的疼痛发生期。术前和术后疼痛评分应进行。

2. 主要用于正式诊断小关节综合征。这是进行射频消融之前的先决条件。

3. 它不被认为是一种治疗干预。

（二）椎间盘造影术（图4-191）

1. 诊断性手术，确定或排除椎间盘是有或无根性症状的轴性脊柱疼痛的主要疼痛源。

2. 由于明显的假阳性率，它的诊断效用仍然有争议。此外，研究表明接受椎间盘造影术

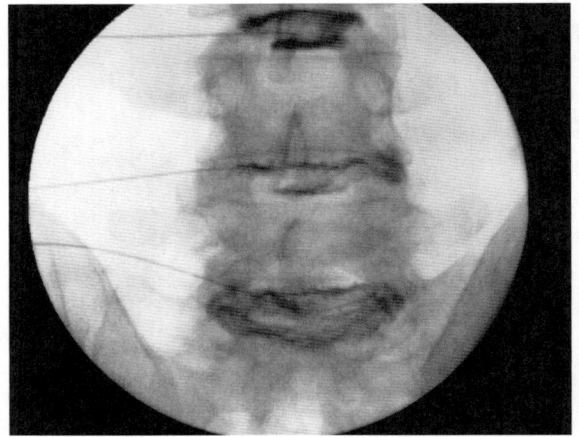

图4-191　腰椎间盘造影术

检查的患者椎间盘会加速退变。

3. 该过程通过将造影剂注入椎间盘髓核进行；注射造影剂使椎间盘压力增加：

由于椎间盘内压力增加不能耐受，或造影剂通过环状裂隙渗漏，到达疼痛感受器纤维，椎间盘异常会产生同步疼痛。注意，可能会引起不一致的疼痛，但不应认为是一个阳性的结果。

（三）选择性脊神经根阻滞（图4-192）

1. 麻醉某一特定脊神经以确认或排除某一特定脊神经根作为主要疼痛产生源的诊断性测试。

2. 如果患者出现神经根症状，但诊断性研究（如MRI、肌电图）没有明确的、确证的结果，则可使用该方法。

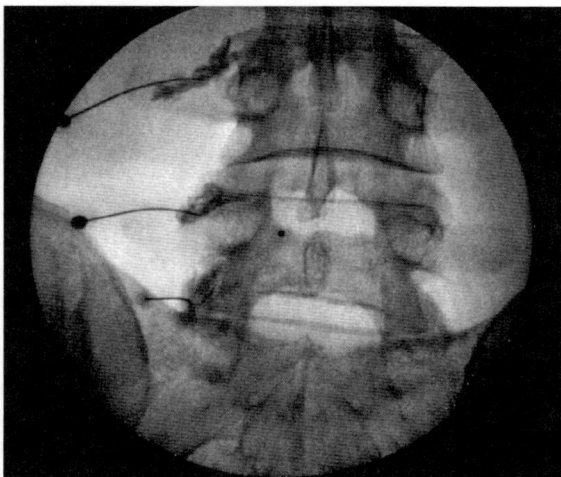

图4-190　腰内侧支阻滞

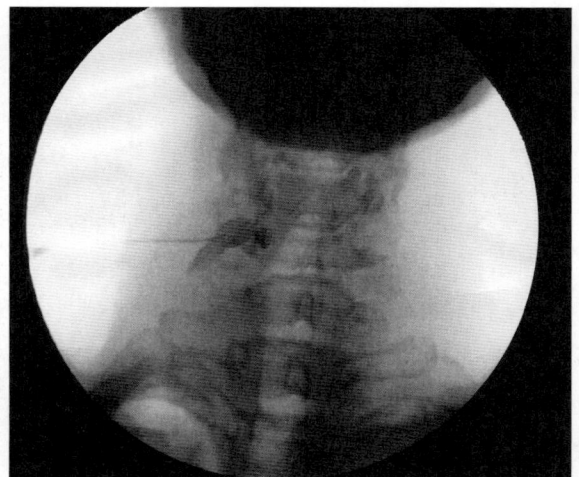

图4-192　颈脊髓神经阻滞

3. 如果患者表现为多节段病变,影响了准确诊断,即广泛性椎管狭窄或多发性椎间盘突出,则可使用该技术。

（四）诊断性骶髂关节阻滞

1. 对骶髂关节区疼痛的诊断是困难的,因为从临床和影像学的角度来看,目前还没有被广泛接受的金标准。在检验临床检查操作的可靠性、敏感性和特异性的研究中存在显著差异。

2. 为了诊断骶髂关节疼痛,脊柱介入治疗学会（SIS）指南推荐安慰剂对照的诊断性关节内阻滞,以帮助确认或排除骶髂关节是疼痛的主要来源。这是通过高剂量麻醉的关节内 SI 关节阻滞来观察这个关节是不是疼痛的来源。它可以用来帮助区分关节突或椎间盘介导的脊椎疼痛。

（五）交感神经阻滞（图 4-193）

1. 交感神经阻滞主要通过麻醉特异性交感神经节来帮助诊断交感神经介导的疼痛综合征〔如复杂性局部疼痛综合征（CRPS）〕。

2. 交感神经阻滞试验,如果上肢/下肢或躯干疼痛是由交感神经介导的。麻醉椎体前特定位置的交感神经纤维。

3. 它主要用于通过重置正常的交感神经来诊断交感神经介导的复杂性局部疼痛综合征（即 CRPS）

4. 它可能有更持久的治疗效果,以及作为执行射频消融的前导。

（六）介入治疗操作

脊柱介入治疗可以通过减少炎症或控制慢性疼痛来为患者提供长期的缓解。这些治疗通常是一个综合计划的一部分,重点是优化功能恢复。它们通常与适当的药物疗法、物理疗法和心理障碍筛查相结合。

（七）关节突关节注射（图 4-194）

1. 影像学检查无法准确诊断脊柱关节突疼痛。

2. 考虑治疗性注射之前,应先进行诊断性阻滞。

3. 目标是在诊断阻滞后通过关节内注射皮质类固醇来长期缓解特定关节突关节的疼痛。这有助于确认小关节介导的疼痛诊断。

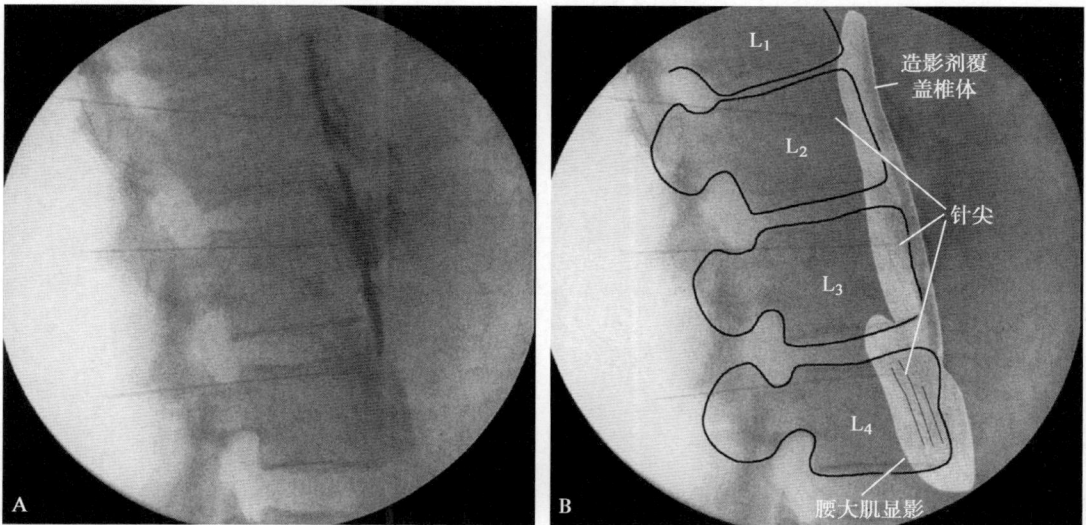

图 4-193　腰椎神经溶解性交感神经阻滞时的侧位透视

A. 三根针的位置,其尖端在 L_2、L_3 和 L_4 的前外侧表面。每根针上放置 1mL 造影剂。造影剂通过 L_2 和 L_3 的针紧密地扩散到椎体的前外侧表面。在腰 4 处,与针相邻的造影剂在前、下方向弥漫性分布,提示在腰大肌内注射。在神经溶解前,针必须重新定位,向更前和更内侧的方向。神经溶解是通过每根针放置 2~3mL 的神经溶解溶液（10% 苯酚在碘乙醇 180mg/mL 或 50%~100% 乙醇)进行。射频神经消融术的针位相同;B. 标记图像

资料来源:Rathmell JP. Atlas of Image Guided Intervention in Regional Anesthesia and Pain Medicine. Philadelphia, PA:Lippincott Williams & Wilkins;2006,with permission.

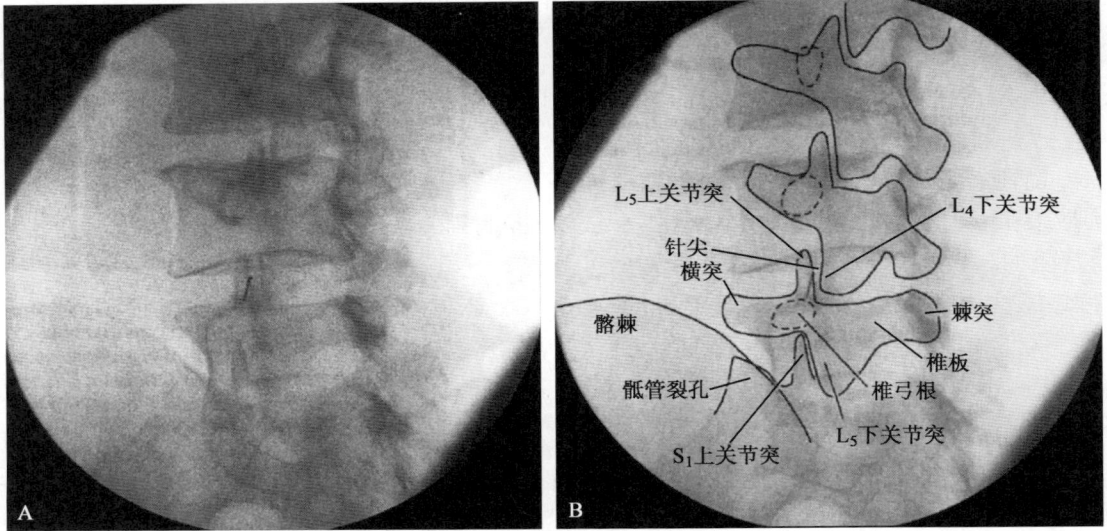

图 4-194　腰椎关节突关节内注射时的腰椎斜位片

A. 针位于左侧 L_4/L_5 小关节内，针从下稍向上穿刺；B. 标记图像

来源：Rathmell JP. Atlas of Image Guided Intervention in Regional Anesthesia and Pain Medicine. Philadelphia, PA：Lippincott Williams & Wilkins；2006，with permission.

4. 治疗性小关节注射可以抑制小关节内的炎症介质，这些炎症介质可能是由异常生物力学、退行性关节疾病、创伤和椎板切除术后综合征引起的。

5. 最近的研究指出了这种方法的局限性。

（八）小关节射频消融术（图 4-195）

1. 目的是通过消融支配关节突的内侧分支神经，长期缓解小关节介导的脊柱疼痛。

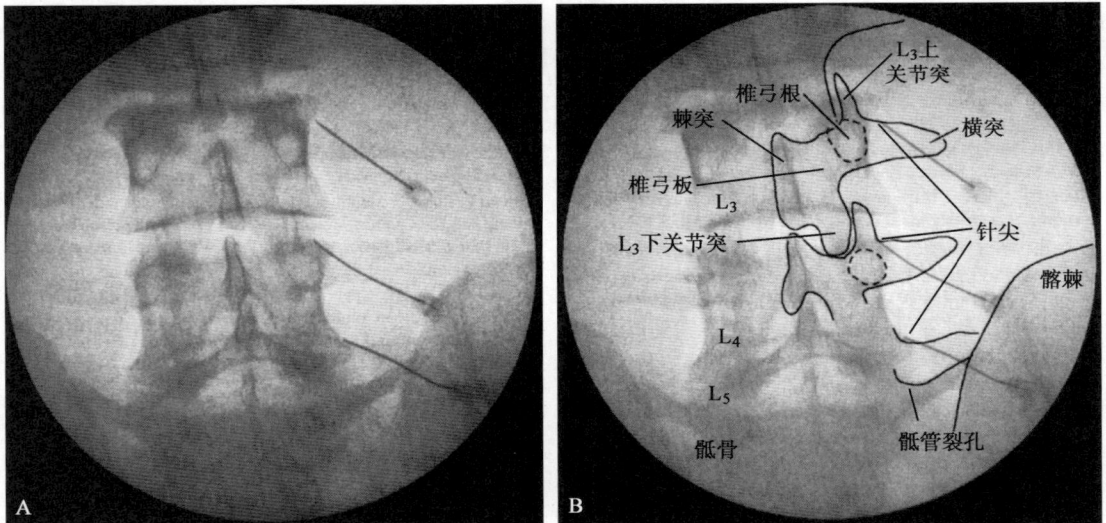

图 4-195　腰椎小关节射频治疗期间腰椎的 AP（前后位）视图

A. 右侧 L_3、L_4、L_5 椎体横突基部和上关节突处有三个射频套管，注意套管的角度与内侧分支神经平行；B. 标记图像

资料来源：Rathmell JP. Atlas of Image Guided Intervention in Regional Anesthesia and Pain Medicine. Philadelphia, PA：Lippincott Williams & Wilkins；2006，with permission.

2. 经两个阳性诊断的内侧分支阻滞确认后,将射频探头平行于支配症状小关节的内侧分支放置。特殊关节突关节的去神经支配是通过对神经内侧支的热凝作用来实现的。

（九）硬膜外类固醇注射

1. 目的是通过治疗神经根病的炎症成分,提供长期缓解神经根疼痛。这是通过在硬膜外空间的受累脊神经根周围注入皮质类固醇溶液来实现的。它可以治疗受病变影响的发炎的神经结构,如椎间盘突出或椎管狭窄。

2. 经椎间孔入路（图 4-196）通过神经孔将最大浓度的药物注射到靶点。标点有胸腰椎孔腹侧置针和颈椎背侧置针,以避开椎动脉。

3. 椎板间隙途径（入路）（图 4-197）：这种注射通过层间空间的阻力损失或悬滴技术,将药物注入特定水平的整体硬膜外腔。标志包括一个硬膜外空间,由前面的硬膜和后面的黄韧带包围。当注射部位黄韧带被刺穿时,注射器的阻力就会丧失。硬膜外导管可用于辅助更具针对性的注射。

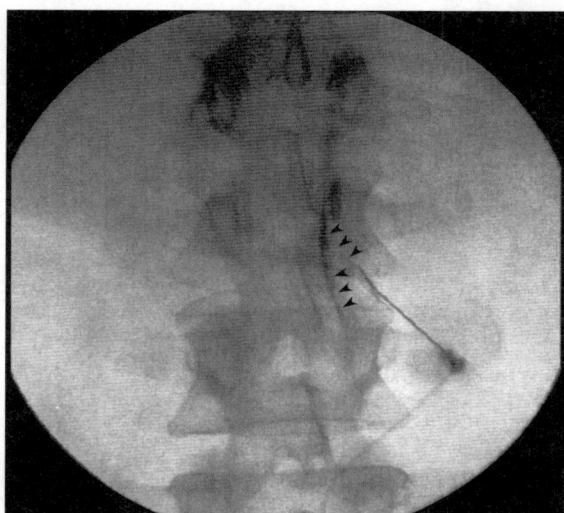

图 4-196　腰椎经椎间孔注射（前后位图）。注射造影剂后,经椎间孔注射右 $L_3 \sim L_4$ 针。针尖位于椎弓根下方,造影剂延伸至椎弓根下右侧硬膜外间隙（上组箭头）。造影剂也沿着硬膜外腔的左侧延伸,以勾勒出右 L_4 神经根,因为它从 $L_4 \sim L_5$ 的侧隐窝流出（下组箭头）

资料来源:Rathmell JP. Atlas of Image Guided Intervention in Regional Anesthesia and Pain Medicine. Philadelphia, PA:Lippincott Williams & Wilkins;2006,with permission.

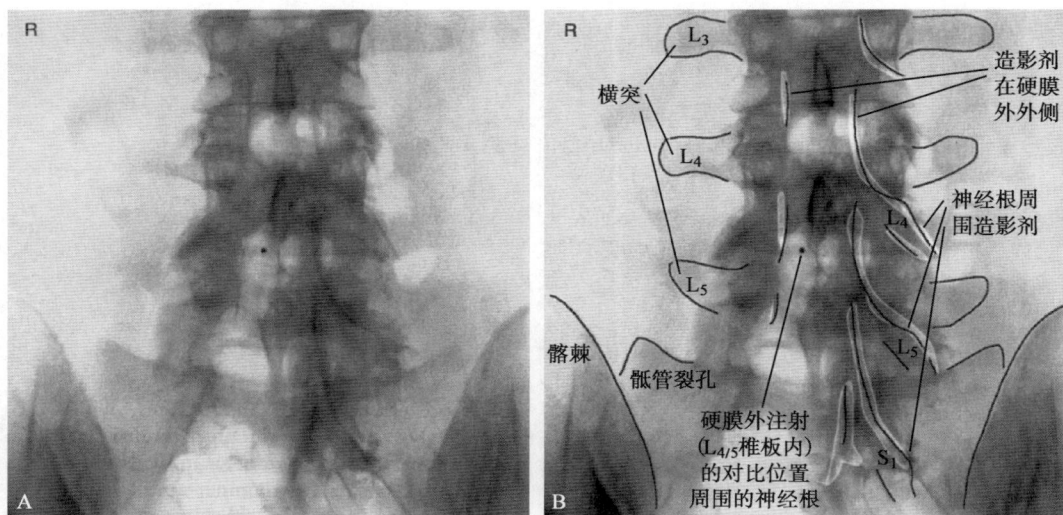

图 4-197　腰椎椎板间注射（前后位）腰骶椎的硬膜外腔造影

A. 当使用更大体积的注射液（在本图中,10mL 的造影剂溶液）时,注射液在硬膜外前间隙和后间隙内广泛扩散,并从椎间孔流出,包围神经根。然而,在出现明显的血流障碍时,如右 L_4/L_5 椎间盘突出,右 L_4 神经根受压,注射药物通常遵循阻力最小的路径,从与椎间盘突出相对的一侧排出孔;B. 标记图像

资料来源:Rathmell JP. Atlas of Image Guided Intervention in Regional Anesthesia and Pain Medicine. Philadelphia,PA:Lippincott Williams & Wilkins;2006,with permission.

4. 骶尾部途径（入路）（图4-198）：此注射将药物送入骶管，最多向上至腰4~腰5层。入口点在骶骨角之间通过骶尾骨韧带进入骶骨裂孔。针被推进到S_3神经孔的水平，以避开硬脑膜。硬膜外导管可以用来辅助注射，更有针对性地注射。

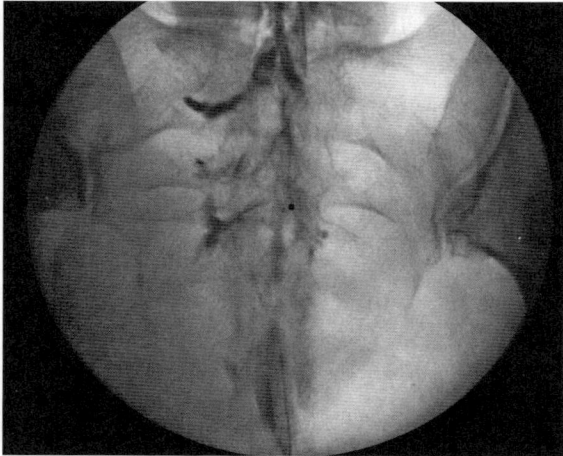

图4-198　骶尾硬膜外注射

（十）治疗性骶髂关节注射（图4-199）

1. 目的是通过关节内注射皮质类固醇来缓解骶髂关节的疼痛。

2. 它可以抑制关节内可能由异常生物力学引起的炎症介质（如退行性关节疾病、创伤、腰椎后融合）或脊椎关节病。

（十一）骶髂关节射频神经切断术

目的是为骶髂关节提供更长时间的疼痛缓解。这是通过在骶后神经丛L_5~S_3侧支的特定区域放置一个特氟龙涂层的电极来实现的。

它通过凝结骶髂关节的神经支配来阻止骶髂关节感知疼痛。

由于缺乏前瞻性随机对照试验和标准化病变技术，骶髂关节射频消融神经切开术的疗效证据有限。（Aydin et al., 2010）

（十二）椎间盘内治疗

1. 这些手术的目的是长期缓解椎间盘源性疼痛或神经根性疼痛。通过在椎间盘中放置一个特殊的装置来改变环空完整性或降低椎间盘内压力。

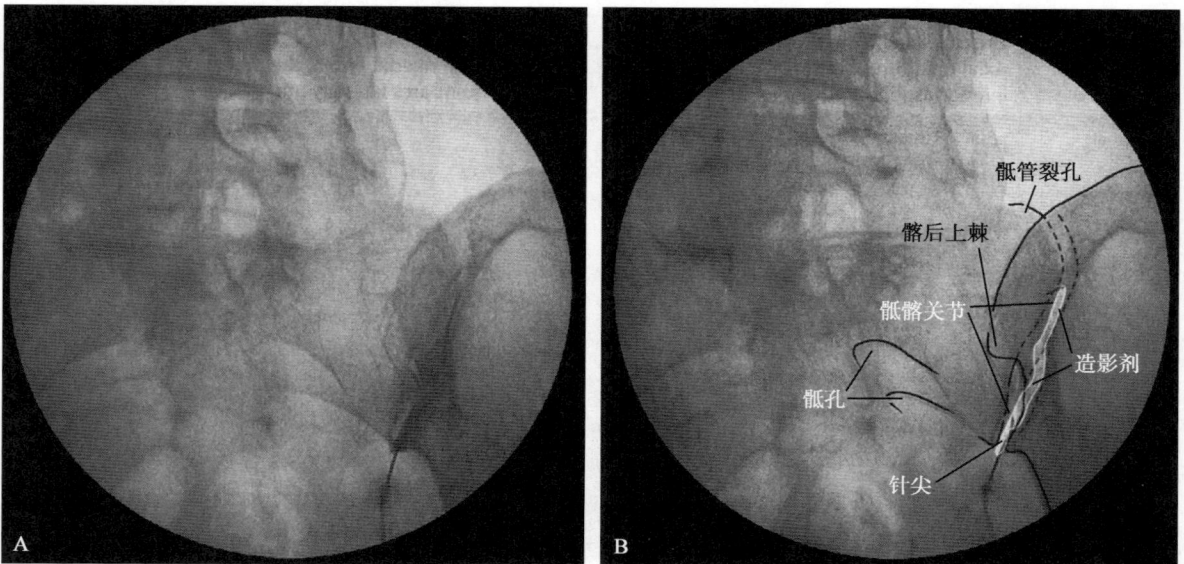

图4-199　右骶髂关节内注射的前后面观

A. 右骶髂关节后下侧放置22号脊髓针，注入1.5mL造影剂，对比剂延伸到关节的上部；B. 标记图像

资料来源：Rathmell JP. *Atlas of Image Guided Intervention in Regional Anesthesia and Pain Medicine.*

Philadelphia, PA：Lippincott Williams & Wilkins；2006，with permission.

2. 椎间盘内电热治疗（IDET；图 4-200 ）。

（1）这种治疗主要针对椎间盘源性脊柱疼痛。钝头热导管通过引入套管穿过核环连接处的椎间盘后部，进入核内。在核-环形交界处穿过椎间盘的后侧，已提出跨环形裂缝的热凝可消融椎间盘伤害感受器，重塑胶原纤维和使炎症介质变性。

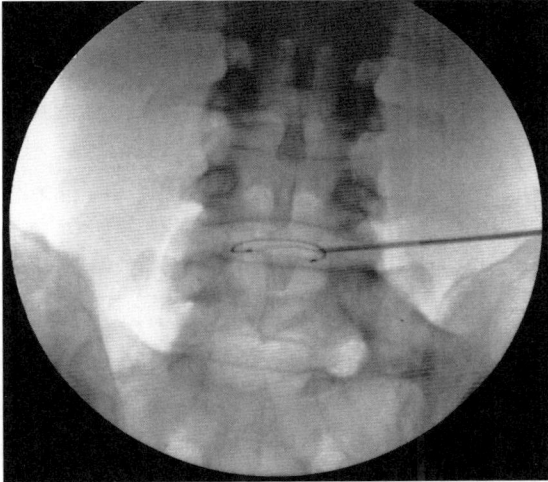

图 4-201　腰椎髓核成形术

材料的目的是降低椎间盘内压力，减轻椎间盘内伤害受器或脊神经根的压力（如核成形术、髓核切除器、旋切减压、激光）。

关于经皮椎间盘减压的文献很少，特别是缺乏盲法、随机化的研究（Manchikanti et al., 2009 ）。

（十三）植入式治疗

1. 这些设备的目标是通过调节疼痛信号传输或持续提供止痛药物来延长疼痛缓解时间。

2. 脊髓刺激器（SCS；图 4-202 ）：主要通过门控理论调节脊髓中的疼痛信号。

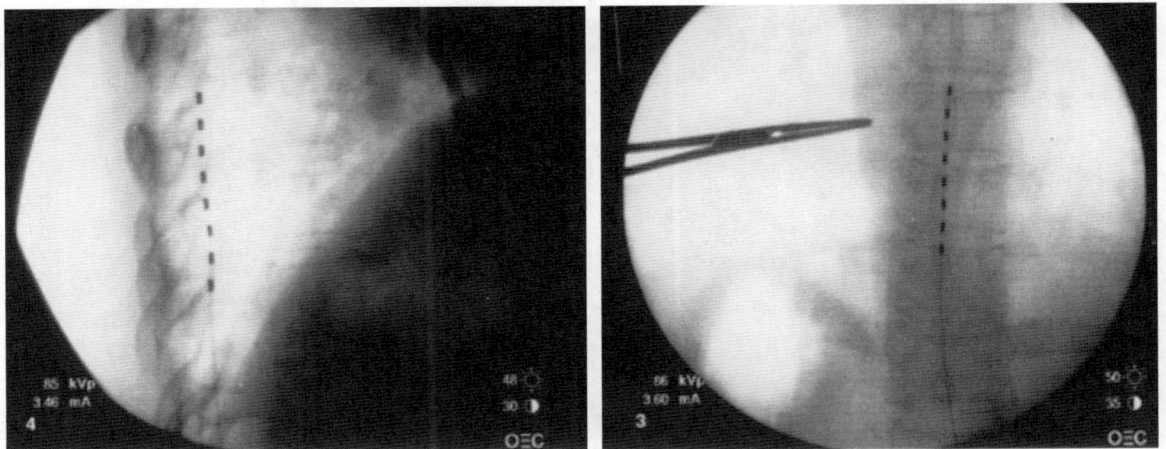

图 4-200　Lumbar IDET. 腰椎椎间盘内电热治疗
IDET. 椎间盘内电热治疗

（2）当前文献没有显示 IDET 优于安慰剂。

3. 经皮椎间盘减压术（图 4-201）：这种治疗主要针对椎间盘源性和神经根性疼痛。一种特殊的装置通过导入套管进入髓核。这种去除

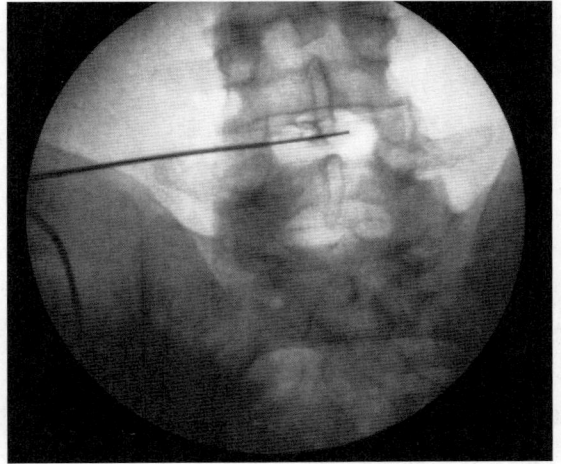

图 4-202　脊髓刺激器的前后位图和侧位图

（1）只有在脊髓刺激器试验取得成功后，才能考虑再进行脊髓刺激器植入。

（2）成功的脊髓刺激器试验后，一个永久的 SCS 可能被植入。将脊髓刺激器电极置于脊柱背侧至硬膜外间隙。

3. 鞘内疼痛泵：药物如阿片类药物（吗啡或氢吗啡酮、舒芬太尼、芬太尼、美沙酮）、局部麻醉药（布比卡因、罗哌卡因）和 α_2 肾上腺素能激动药（氯尼定）直接传递到脊髓受体以介导疼痛：

将专用导管置入鞘内空间，与腹部皮下组织的泵/储液系统相连。

（十四）硬膜外粘连松解（硬膜外粘连溶解）

1. 此手术适用于诊断影像证实的因粘连而引起的或无神经根疼痛的脊柱疼痛。

2. 通过（骶）尾侧、层间或经椎间入路，将半硬性导管置入硬膜外腔。它将药物输送到粘连区域，以减少炎症，并促进硬膜外纤维化的逆转。

3. 禁忌证包括感染、凝血障碍和蛛网膜炎。

4. 缺乏文献和证据证明治疗本术式对术后综合征有效。

（十五）椎体增强术

1. 目标是缓解椎体压缩性骨折的疼痛，对于那些在 4~6 周的非手术治疗中疼痛缓解最小或没有缓解的人。骨折最常见的病因是骨质疏松症。其他原因有转移性疾病、多发性骨髓瘤、扩张性血管瘤、佩吉特病和许莫结节疼痛（急性）。

2. 通过将聚甲基丙烯酸甲酯（PMMA）水泥放入骨折部位来执行以下步骤。

（1）椎体成形术：聚甲基丙烯酸甲酯（PMMA）水泥通过引入套管直接注入椎体。它的主要焦点是缓解疼痛。

（2）后凸成形术（图 4-203）：聚甲基丙烯酸甲酯（PMMA）水泥通过球囊捣固器/插入器插管间接放置在椎体内。其重点是缓解疼痛和恢复椎体高度。

3. 经皮椎体增强术已经被越来越多地应用于骨质疏松性骨折，但其长期疗效，成本效益以及椎骨成形术和后凸成形术的安全性在当前文献中仍不清楚。最近，比较椎板成形术与假手术的随机对照研究表明，骨质疏松性椎体骨折患者的预后没有显著差异（Buchbinder et al.，2009；Kallmes et al.，2009；Wardlaw et al.，2009）。有必要进一步研究以阐明其在治疗骨质疏松性骨折中的效用。

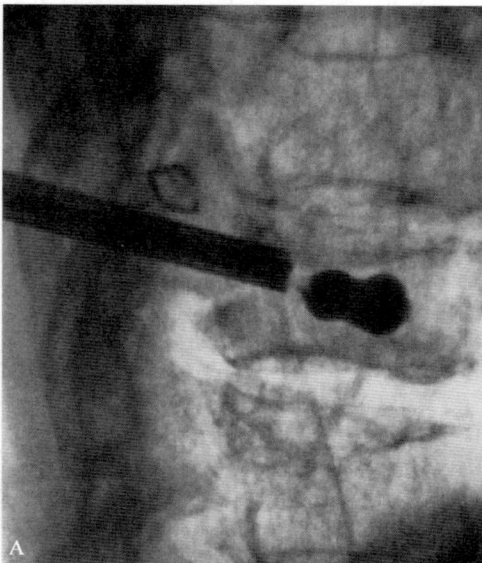

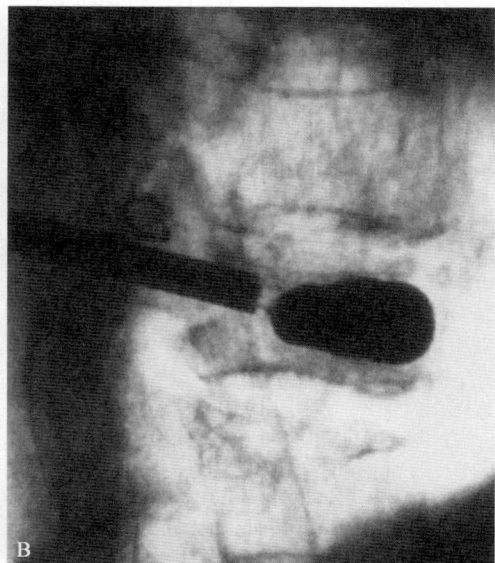

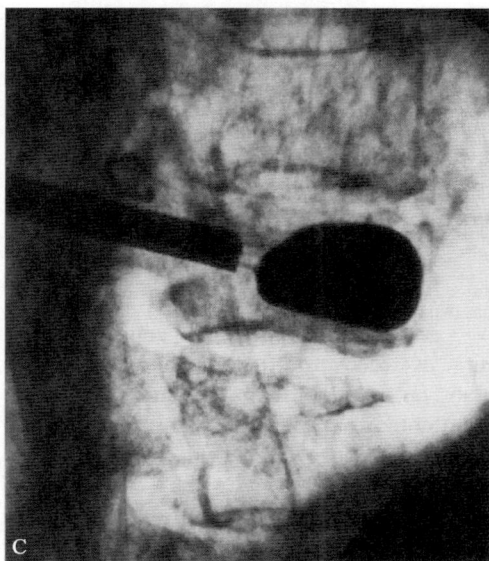

图4-203　后凸成形术。膨胀持续（A~C），直到椎体高度恢复。IBT（球囊骨内填塞）接触椎体皮质壁，IBT达到最大压力等级而无自发下降，或达到最大球囊体积

资料来源：Slipman CW，Derby R，Simeone F，et al. Interventional Spine：An Algorithmic Approach. Philadelphia，PA：Saunders；2008，with permission.

（何红晨　郭华　马钊　兰纯娜　丁钥　王笋　王昫垚　武思瑶　张仲坤 译，毕胜 审校）

参 考 文 献

Adams MA, Dolan P, Hutton WC. The lumbar spine in backward bending. *Spine*. 1988;13:1019–1026. https://journals.lww.com/spinejournal/Abstract/1988/09000/The_Lumbar_Spine_in_Backward_Bending.9.aspx.

Alexander IJ: *The Foot: Examination and Diagnosis*. New York, NY: Churchill Livingstone; 1990.

Al-Hadithy N, Gikas P, Mahapatra AM, Dowd G. Review article: plica syndrome of the knee. *J Orthop Surg* (Hong Kong). 2011;19(3):354–358. doi:10.1177/230949901101900319.

American Psychiatric Association. *Diagnostic and Statistical Manual of Mental Disorders*. 5th ed. Arlington, VA: American Psychiatric Publishing; 2013.

Andersson GBJ. Diagnostic considerations in patients with back pain. *Phys Med Rehabil Clin North Am*. 1998;9(2):309–322. doi:10.1016/S1047-9651(18)30261-4.

Aydin SM, Gharibo CG, Mehnert M, Stitik TP. The role of radiofrequency ablation for sacroiliac joint pain: a meta-analysis. *PM R*. 2010;2(9):842–851. doi:10.1016/j.pmrj.2010.03.035.

Bachoura A, Ferikes AJ, Lubahn JD. A review of mallet finger and jersey finger injuries in the athlete. *Curr Rev Musculoskelet Med*. 2017;10(1):1–9. doi:10.1007/s12178-017-9395-6.

Battié MC, Videman T, Kaprio J, et al. The twin spine study: contributions to a changing view of disc degeneration. *Spine J*. 2009;9(1):47–59. doi:10.1016/j.spinee.2008.11.011.

Botwin KP, Castellanos R, Rao S, et al. Complications of fluoroscopically guided interlaminar cervical epidural injections. *Arch Phys Med Rehabil*. 2003;84(5):627–633. doi:10.1016/S0003-9993(02)04862-1.

Brinjikji W, Luetmer PH, Comstock B, et al. Systematic literature review of imaging features of spinal degeneration in asymptomatic populations. *AJNR Am J Neuroradiol*. 2015;36(4):811–816. doi:10.3174/ajnr.A4173.

Brown DE, Neumann RD. *Orthopedic Secrets*. 2nd ed. Philadelphia, PA: Hanley & Belfus; 1999.

Buchbinder R, Johnston RV, Rischin KJ, et al. Percutaneous vertebroplasty for osteoporotic vertebral compression fracture. *Cochrane Database Syst Rev*. 2018;(4):CD006349. doi:10.1002/14651858.CD006349.pub3.

Buchbinder R, Osborne RH, Ebeling PR, et al. A randomized trial of vertebroplasty for painful osteoporotic vertebral fractures. *N Engl J Med*. 2009;361(6):557–568. doi:10.1056/NEJMoa0900429.

Butler D, Trafimow JH, Andersson GB, et al. Discs degenerate before facets. *Spine*. 1990;15:111–113. https://journals.lww.com/spinejournal/Abstract/1990/02000/Discs_Degenerate_Before_Facets.12.aspx.

Cabanela ME. Hip arthroplasty in osteonecrosis of the femoral head. In: Urbaniak JR, Jones JP, Jr., eds. *Osteonecrosis: Etiology, Diagnosis, and Treatment*. Rosemont, IL: American Academy of Orthopaedic Surgeons; 1998.

Cailliet R. *Low Back Pain Syndrome*. Philadelphia, PA: F. A. Davis; 1995:121–127.

Chou R, Bajsden J, Carragee EJ, et al. Surgery for low back pain: a review of the evidence for an American Pain Society Clinical Practice Guideline. *Spine*. 2009;34(10):1094–1109. doi:10.1097/BRS.0b013e3181a105fc.

Chou R, Qaseem A, Snow V, et al. Diagnosis and treatment of low back pain: a joint clinical practice guideline from the American College of Physicians and the American Pain Society. *Ann Intern Med*. 2007;147:478–491. doi:10.7326/0003-4819-147-7-200710020-00006

Dagenais S, Caro J, Haldeman S. A systematic review of low back pain cost of illness studies in the United States and internationally. *Spine J*. 2008; 8: 8–20.

DeLisa JA, Gans BA, eds. *Rehabilitation Medicine: Principles and Practice*. 2nd ed. Philadelphia, PA: Lippincott Williams & Wilkins; 1993.

Denis F. The three column spine and its significance in the classification of acute thoracolumbar spinal injuries. *Spine*. 1983;8(8):817–831. doi:10.1097/00007632-198311000-00003.

Deyo RA, Mirza SK, Martin BI. Back pain prevalence and visit rates: estimates from US National Surveys, 2002. *Spine*. 2006;31:2724–2727.

Dreyer SJ, Dreyfuss PH. Low back pain and the zygapophysial (facet) joints. *Arch Phys Med Rehabil*. 1996;77(3):290–300. doi:10.1016/S0003-9993(96)90115-X.

Dreyfuss P, Dreyer S, Herring S. Lumbar zygapophysial (facet) joint injections. *Spine*. 1995;20:2040–2047. https://journals.lww.com/spinejournal/Abstract/1995/09150/Lumbar_Zygapophysial__Facet__Joint_Injections.19.aspx.

Englund M, Guermazi A, Gale D, et al. Incidental meniscal findings on knee MRI in middle-aged and elderly persons. *N Engl J Med*. 2008;359(11):1108–1115. doi:10.1056/NEJMoa0800777.

Fardon DF, Milette PC, Combined Task Forces of the North American Spine Society, American Society of Spine Radiology, and American Society of Neuroradiology. Nomenclature and classification of lumbar disc pathology. Recommendations of the Combined task Forces of the North American Spine Society, American Society of Spine Radiology, and American Society of Neuroradiology. *Spine*. 2001;26(5):E93–E113. https://www.spine.org/Portals/0/assets/downloads/ResearchClinicalCare/Nomenclature.pdf.

Fox AJ, Wanivenhaus F, Burge AJ, et al. The human meniscus: a review of anatomy, function, injury, and advances in treatment. *Clin Anat*. 2015;28(2):269–287. doi:10.1002/ca.22456.

Freeman BJ. IDET: a critical appraisal of the evidence. *Eur Spine J*. 2006;15(suppl 3):S448–S457. doi:10.1007/s00586-006-0156-2.

Frymoyer JW, Pope MH, Clements JH, et al. Risk factor in low back pain. An epidemiological survey. *J Bone Joint Surg Am*. 1983;65(2):213–218. https://journals.lww.com/jbjsjournal/Abstract/1983/65020/Risk_factors_in_low_back_pain__An_epidemiological.10.aspx.

Galbraith RM, Lavallee ME. Medial tibial stress syndrome: conservative treatment options. *Curr Rev Musculoskelet Med*. 2009;2(3):127–133. doi:10.1007/s12178-009-9055-6.

Gardner A, Gardner E, Morley T. Cauda equina syndrome: a review of the current clinical and medico-legal position. *Eur Spine J*. 2011;20(5):690–697. doi:10.1007/s00586-010-1668-3.

Genant HK, Wu CY, van Kuijk C, Nevitt MC. Vertebral fracture assessment using a semiquantitative technique. *J Bone Miner Res*. 1993;8:1137–1148. doi:10.1002/jbmr.5650080915.

Gilroy J, Holliday PT. *Basic Neurology*. New York, NY: Macmillan; 1982.

Gorbaty JD, Hsu JE, Gee AO. Classifications in brief: Rockwood classification of acromioclavicular joint separations. *Clin Orthop Relat Res*. 2017;475(1):283–287. doi:10.1007/s11999-016-5079-6.

Habusta SF, Griffin EE. Chondromalacia patella. In: *StatPearls* [Internet]. Treasure Island, FL: StatPearls Publishing. https://www.ncbi.nlm.nih.gov/books/NBK459195. Updated February 24, 2019.

Hoy DG, Brooks P, Blyth F, Buchbinder R. The epidemiology of low back pain. *Best Pract Res Clin Rheumatol*. 2010;24:769–781.

Huang W, Qian Y, Zheng K, et al. Is smoking a risk factor for lumbar disc herniation? *Eur Spine J*. 2016;25(1):168–176. doi:10.1007/s00586-015-4103-y.

Inoue N, Espinoza Orías A. Biomechanics of intervertebral disc degeneration. *Orthop Clin North Am*. 2011;42(4):487–499. doi:10.1016/j.ocl.2011.07.001.

Kallmes DF, Comstock BA, Heagerty PJ, et al. A randomized trial of vertebroplasty for osteoporotic spinal fractures. *N Engl J Med*. 2009;361(6):569–579. doi:10.1056/NEJMoa0900563.

Kirkaldy-Willis WH, Burton CV, eds. *Managing Low Back Pain*. 3rd ed. New York, NY: Churchill Livingstone; 1992.

Lips P. Epidemiology and predictors of fractures associated with osteoporosis. *Am J Med*. 1997;103(2A):3S–8S, discussion 8S–11S. doi:10.1016/s0002-9343(97)90021-8.

Ma D, Liang Y, Wang D, et al. Trend of the incidence of lumbar disc herniation: decreasing with aging in the elderly. *Clin Interv Aging*. 2013;8:1047–1050. doi:10.2147/CIA.S49698.

Mahan MA, Sanders LE, Guan J, et al. Anatomy of psoas muscle innervation: cadaveric study. *Clin Anat*. 2017;30(4):479–486. doi:10.1002/ca.22879.

Malanga GA, Nadler S. *Musculoskeletal Physical Examination: An Evidence-based Approach*. Philadelphia, PA: Hanley & Belfus; 2005.

Manchikanti L. Epidemiology of low back pain. *Pain Physician*. 2002;3:167–192.

Manchikanti L, Derby R, Benyamin RM, et al. A systematic review of mechanical lumbar disc decompression with nucleoplasty. *Pain Physician*. 2009;12(3):561–572. https://www.painphysicianjournal.com/current/pdf?article=MTIxOQ%3D%3D&journal=49.

Maricar N, Parkes MJ, Callaghan MJ, et al. Erratum to "Where and how to inject the knee—A systematic review" [Seminars in Arthritis and Rheumatism 2013;43:195-203]. *Semin Arthritis Rheum*. 2015;44(5):e18. doi:10.1016/j.semarthrit.2014.03.006.

Mulligan, EP, McGuffie, DQ, Coyner, K, Khazzam M. The reliability and diagnostic accuracy of assessing the translation endpoint during the Lachman Test. *Int J Sports Phys Ther*. 2015;10(1):52–61. https://www.ncbi.nlm.nih.gov/pmc/articles/PMC4325288.

Nachemson AL. The lumbar spine: an orthopaedic challenge. *Spine*. 1976;1:59–71. doi:10.1097/00007632-197603000-00009.

Nash TP. Comment on "A cervical anterior spinal artery syndrome after diagnostic blockage of the right C6-nerve root.", PJAM Brouwers et al., PAIN 91 (2001) 397–399. *Pain*. 2002;96:217–218. doi:10.1016/S0304-3959(02)00005-2.

Neer CS 2nd. Anterior acromioplasty for the chronic impingement syndrome in the shoulder: a preliminary report. *J Bone Joint Surg Am*. 1972;54:41–50.

Neer CS, II. Displaced proximal humeral fractures. I. Classification and evaluation. *J Bone Joint Surg*. 1970;52(6):1077–1089. doi:10.2106/00004623-197052060-00001.

Nesathurai S, ed. *The Rehabilitation of People With Spinal Cord Injury: A House Officer's Guide*. Boston, MA: Arbuckle Academic Publishers; 1999.

Philips HC, Grant L. The evolution of chronic back pain problems: a longitudinal study. *Behav Res Ther*. 1991;29(5):435–441. doi:10.1016/0005-7967(91)90127-O.

Poss R, ed. *Orthopedic Knowledge Update 3*. Rosemont, IL: American Academy of Orthopaedic Surgeons; 1990:540.

Qaseem A, Wilt TJ, McLean RM, et al. Noninvasive treatments for acute, subacute, and chronic low back pain: a clinical practice guideline from the American College of Physicians. *Ann Intern Med*. 2017;166(7):514–530. doi:10.7326/M16-2367.

Rathmell JP. *Atlas of Image Guided Intervention in Regional Anesthesia and Pain Medicine*. Philadelphia, PA: Lippincott Williams & Wilkins; 2006.

Robertson W, Kelly BT, Green DW. Osteochondritis dissecans of the knee in children. *Curr Opin Pediatr*. 2003;15:38–44. doi:10.1097/00008480-200302000-00007.

Rockwood CA, Green DP, Bucholz RW, Heckman JD. *Rockwood and Green's Fractures in Adults*. 4th ed. Philadelphia, PA: Lippincott-Raven; 1996.

Röllinghoff M, Zarghooni K, Schlüter-Brust K. et al. Indications and contraindications for vertebroplasty and kyphoplasty. *Arch Orthop Trauma Surg*. 2010;130(6):765–774.

Schroeder GD, Guyre C, Vaccaro A. The epidemiology and pathophysiology of lumbar disc herniations. *Semin Spine Surg*. 2016;28(1):2–7. doi:10.1053/j.semss.2015.08.003.

Schwarzer AC, April C, Derby R, et al. Clinical features of patients with pain stemming from the lumbar zygapophysial joints. Is the lumbar facet syndrome a clinical entity? *Spine*. 1994;19:1132–1137. https://journals.lww.com/spinejournal/Abstract/1994/05001/Clinical_Features_of_Patients_with_Pain_Stemming.6.aspx%E5%AF%86.

Sharps LS, Isaac Z. Percutaneous disc decompression using nucleoplasty. *Pain Physician*. 2002;5(2):121–126. https://www.painphysicianjournal.com/current/pdf?article=MjQz&journal=11.

Shin B-J. Risk factors for recurrent lumbar disc herniations. *Asian Spine J*. 2014;8(2):211–215. doi:10.4184/asj.2014.8.2.211.

Slipman CW, Derby R, Simeone F, Mayer TG. *Interventional Spine: An Algorithmic Approach*. Philadelphia, PA: Saunders; 2008.

Slipped disk: overview. National Library of Medicine website. https://www.ncbi.nlm.nih.gov/books/NBK279472. Updated June 1, 2017.

Snider RK, ed. *Essentials of Musculoskeletal Care*. Rosemont, IL: American Academy of Orthopaedic Surgeons; 1997.

Soares A, Andriolo RB, Atallah ÁN, da Silva EMK. Botulinum toxin for myofascial pain syndromes in adults. *Cochrane Database Syst Rev*. 2014;(7):CD007533. doi:10.1002/14651858.CD007533.pub3

Thiese MS, Hegmann KT, Wood EM, et al. Prevalence of low back pain by anatomic location and intensity in an occupational population. *BMC Musculoskelet Disord*. 2014;15:283.

van de Graaf VA, Noorduyn JCA, Willigenburg NW, et al. Effect of early surgery vs physical therapy on knee function among patients with nonobstructive meniscal tears: the ESCAPE randomized clinical trial. *JAMA*. 2018;320(13):1328–1337. doi:10.1001/jama.2018.13308.

Vanharanta H. Etiology, epidemiology and natural history of lumbar disc disease. *Spine*. 1989;3:1–12.

Von Forell GA, Stephens TK, Samartzis D, Bowden AE. Low back pain: a biomechanical rationale based on "patterns" of disc degeneration. *Spine*. 2015;40(15):1165–1172. doi:10.1097/BRS.0000000000000982.

Von Korff M. Studying the natural history of back pain. *Spine*. 1994;19(suppl 18):2041S–2046S. https://journals.lww.

com/spinejournal/Abstract/1994/09151/Studying_the_Natural_History_of_Back_Pain.5.aspx.

Walker BF. The prevalence of low back pain: a systematic review of the literature from 1966 to 1998. *J Spinal Disord.* 2000;13:205–217.

Wardlaw D, Cummings SR, van Meirhaeghe J, et al. Efficacy and safety of balloon kyphoplasty compared with non-surgical care for vertebral compression fracture (FREE): a randomised controlled trial. *Lancet.* 2009;373(9668):1016–1024. doi:10.1016/S0140-6736(09)60010-6.

Weinstein JN, Tosteson TD, Lurie JD, et al. Surgical vs nonoperative treatment for lumbar disc herniation: the Spine Patient Outcomes Research Trial (SPORT): a randomized trial. *JAMA.* 2006;296:2441–2450. doi:10.1001/jama.296.20.2441.

Weinstein SM, Herring SA, Derby R. Contemporary concepts in spine care. Epidural injections. *Spine.* 1995;20:1842–1846. https://journals.lww.com/spinejournal/Abstract/1995/08150/Contemporary_Concepts_in_Spine_Care_Epidural.18.aspx.

Windsor RE, Storm S, Sugar R. Prevention and management of complications resulting from common spinal injections. *Pain Physician.* 2003;6:473–484. https://www.painphysicianjournal.com/current/pdf?article=MTcw&journal=17.

Zhang Y-G, Sun Z, Zhang Z. et al. Risk factors for lumbar intervertebral disc herniation in Chinese population: a case–control study. *Spine.* 2009;34(25):E918–E92. doi:10.1097/BRS.0b013e3181a3c2de.

Ziai WC, Agnieszka AA, Llinas RH. Brainstem stroke following uncomplicated cervical epidural steroid injection. *Arch Neurol.* 2006;63:1643–1646. doi:10.1001/archneur.63.11.1643.

Zuckerman JD, Koval KJ, Cuomo F. Fractures of the scapula. In: Heckman JD, ed. *Instructional Course Lectures 42.* Rosemont, IL: American Academy of Orthopaedic Surgeons; 1993:271–281.

推 荐 读 物

Abdi S, Datta S, Trescot AM, et al. Epidural steroids in the management of chronic spinal pain: a systematic review. *Pain Physician.* 2007;10(1):185–212. doi:10.1016/S1073-5437(08)70164-5.

Allen MJ, Stirling AJ, Crawshaw CV, Barnes MR. Intracompartmental pressure monitoring of leg injuries. An aid to management. *J Bone Joint Surg Br.* 1985;67-B(1):53–57. doi:10.1302/0301-620X.67B1.3968144.

Aprill C, Bogduk N. High-intensity zone: a diagnostic sign of painful lumbar disc on magnetic resonance imaging. *Br J Radiol.* 1992;65(773):361–369. doi:10.1259/0007-1285-65-773-361.

Aprill C, Bogduk N. The prevalence of cervical zygapophyseal joint pain. A first approximation. *Spine.* 1992;17(7):744–747. doi:10.1097/00007632-199207000-00003.

Asplund C, St Pierre P. Knee pain and bicycling: fitting concepts for clinicians. *Phys Sports Med.* 2004;32(4):23–30. doi:10.3810/psm.2004.04.201.

Baker R, Dreyfuss P, Mercer S, et al. Cervical transforaminal injection of corticosteroids into a radicular artery: a possible mechanism for spinal cord injury. *Pain.* 2003;103(1–2):211–215. doi:10.1016/S0304-3959(02)00343-3.

Barnsley L, Lord SM, Wallis BJ, et al. The prevalence of chronic cervical zygapophyseal joint pain after whiplash. *Spine.* 1995;20(1):20–25; discussion 26. doi:10.1097/00007632-199501000-00004.

Beckman WA, Mendez RJ, Paine GF, et al. Cerebellar herniation after cervical transforaminal epidural injection. *Reg Anesth Pain Med.* 2006;31(3):282–285. doi:10.1097/00115550-200605000-00018.

Bergquist-Ullman M, Larsson U. Acute low back pain in industry. A controlled prospective study with special reference to therapy and confounding factors. *Acta Orthop Scand.* 1977;(170):1–117. doi:10.3109/ort.1977.48.suppl-170.01.

Bezalel T, Carmeli E, Been E, Kalichman L. Scheuermann's disease: current diagnosis and treatment approach. *J Back Musculoskelet Rehabil.* 2014;27(4):383–390. doi:10.3233/BMR-140483.

Bigos SJ, Spengler DM, Martin NA, et al. Back injuries in industry: a retrospective study. III. Employee-related factors. *Spine.* 1986;11(3):252–256. doi:10.1097/00007632-198604000-00012.

Boden SD, Davis DO, Dina TS, et al. Abnormal magnetic-resonance scans of the lumbar spine in asymptomatic subjects. A prospective investigation. *J Bone Joint Surg Am.* 1990;72(3):403–408. doi:10.2106/00004623-199603000-00012.

Boden SD, McCowin PR, Davis DO, et al. Abnormal magnetic-resonance scans of the cervical spine in asymptomatic subjects. A prospective investigation. *J Bone Joint Surg Am.* 1990;72(8):1178–1184. doi:10.2106/00004623-199072080-00008.

Bogduk N. *Medical Management of Acute Cervical Radicular Pain. An Evidence Based Approach.* Newcastle: Cambridge Press; 1999.

Bogduk N. *Practice Guidelines: Spinal Diagnostic and Treatment Procedures.* San Francisco, CA: International Spine Intervention Society; 2004.

Bogduk N, Govind J. *Medical Management of Acute Lumbar Radicular Pain. An Evidence Based Approach.* Newcastle: Cambridge Press; 1999.

Bogduk N, Twomey LT. *Clinical Anatomy of the Lumbar Spine and Sacrum.* 3rd ed. New York, NY: Churchill Livingstone;

1997.

Bogduk N, Twomey LT. *Clinical Anatomy of the Lumbar Spine and Sacrum*. 4th ed. New York, NY: Churchill Livingstone; 2005.

Bohlman HH, Emery SE. The pathophysiology of cervical spondylosis and myelopathy. *Spine*. 1988;13(7): 843–846. doi:10.1097/00007632-198807000-00025.

Boos N, Weissbach S, Rohrbach H, et al. Classification of age-related changes in lumbar intervertebral discs: 2002 Volvo Award in basic science. *Spine*. 2002;27(23):2631–2644. doi:10.1097/00007632-200212010-00002.

Bose B. Quadriparesis following cervical epidural steroid injections: case report and review of the literature. *Spine J*. 2005;5(5):558–563. doi:10.1016/j.spinee.2005.03.015.

Boswell MV, Colson JD, Sehgal N, et al. A systematic review of therapeutic facet joint interventions in chronic spinal pain. *Pain Physician*. 2007;10(1):229–253. https://www.painphysicianjournal.com/current/pdf?article=Nzgw&journal=31.

Boswell MV, Hansen HC, Trescot AM, Hirsch JA. Epidural steroids in the management of chronic spinal pain and radiculopathy. *Pain Physician*. 2003;6(3):319–334. https://www.painphysicianjournal.com/current/pdf?article=MTky&journal=16.

Botwin KP, Gruber RD, Bouchlas CG, et al. Complications of fluoroscopically guided transforaminal lumbar epidural injections. *Arch Phys Med Rehabil*. 2000;81(8):1045–1050. doi:10.1053/apmr.2000.7166.

Botwin KP, Gruber RD, Bouchlas CG, et al. Fluoroscopically guided lumbar transformational epidural steroid injections in degenerative lumbar stenosis: an outcome study. *Am J Phys Med Rehabil*. 2002;81(12):898–905. doi:10.1097/00002060-200212000-00003.

Braddom RL. *Physical Medicine and Rehabilitation*. Philadelphia, PA: Saunders; 1992:3–42, 728–754, 813–850.

Braddom RL. *Physical Medicine and Rehabilitation*. 3rd ed. Philadelphia, PA: Elsevier; 2007.

Braddom RL. *Physical Medicine and Rehabilitation*. 4th ed. Philadelphia, PA: Elsevier; 2010:854–855, 1011, 1021–1022.

Braddom RL, Chan L, Harrast MA. (2011). *Physical Medicine and Rehabilitation*. Philadelphia, PA: Saunders/Elsevier.

Brinker MR, Miller M. *Fundamentals of Orthopaedics*. Philadelphia, PA: Saunders; 1999.

Brouwers PJ, Kottink EJ, Simon MA, et al. A cervical anterior spinal artery syndrome after diagnostic blockade of the right C6-nerve root. *Pain*. 2001;91(3):397–399. doi:10.1016/S0304-3959(00)00437-1.

Calliet R. *Shoulder Pain*. 3rd ed. Philadelphia, PA: F. A. Davis; 1991.

Canale ST, Beaty JH. *Campbell's Operative Orthopaedics*. 12th ed. Philadelphia, PA: Mosby; 2012.

Chandra RV, Yoo AJ, Hirsch JA. Vertebral augmentation: update on safety, efficacy, cost effectiveness and increased survival? *Pain Physician*. 2013;16:309–320. https://www.painphysicianjournal.com/current/pdf?article=MTk0Mw%3D%3D&journal=76.

Chopra P, Smith HS, Deer TR, Bowman RC. Role of adhesiolysis in the management of chronic spinal pain: a systematic review of effectiveness and complications. *Pain Physician*. 2005;8:87–100. https://www.painphysicianjournal.com/current/pdf?article=NzA%3D&journal=22.

Cole AJ, Herring SA, eds. *The Low Back Pain Handbook: A Practical Guide for the Primary Care Clinician*. Philadelphia, PA: Hanley & Belfus; 1997.

Crock HV. A reappraisal of intervertebral disc lesions. *Med J Aust*. 1970;1(20):983–989. doi:10.5694/j.1326-5377.1970.tb116676.x.

Dagenais S, Caro J, Haldeman S. A systematic review of low back pain cost of illness studies in the United States and internationally. Spine J. 2008, 8

DeLee JC, Drez D, Miller MD. *DeLee and Drez's Orthopaedic Sports Medicine*. 3rd ed. Philadelphia, PA: Saunders; 2010.

DeLisa JA, Frontera WR. *Physical Medicine & Rehabilitation: Principles and Practice*. 5th ed. Philadelphia, PA: Lippincott Williams & Wilkins; 2010:181, 188, 567–568, 570, 573, 835, 838, 856, 1208–1209.

DeLisa JA, Gans BA. *Physical Medicine and Rehabilitation: Principles and Practice*. 4th ed. Philadelphia, PA: Lippincott; 2005.

DeLisa JA, Gans BA. *Rehabilitation Medicine: Principles and Practice*. 3rd ed. Philadelphia, PA: Lippincott-Raven; 1999:1423–1451, 1599–1625.

Derby R, Lee S-H, Kim B-J, et al. Complications following cervical epidural steroid injections by expert interventionalists in 2003. *Pain Physician*. 2004;7(4):445–449. https://www.painphysicianjournal.com/current/pdf?article=MTI0&journal=21.

Deyo RA, Mirza SK, Martin BI. Back pain prevalence and visit rates: estimates from U.S. national surveys, 2002. *Spine*. 2006;31:2724–2727. doi:10.1097/01.brs.0000244618.06877.cd.

Donatelli R, Wooden M. *Orthopaedic Physical Therapy*. St. Louis, MO: Churchill Livingstone; 2009.

Dreyfuss P, Michaelsen M, Pauza K, et al. The value of medical history and physical examination in diagnosing sacroiliac joint pain. *Spine*. 1996;21(22):2594–2602. doi:10.1097/00007632-199611150-00009.

Dreyfuss P, Schwarzer AC, Lau P, et al. Specificity of lumbar medial branch and L5 dorsal ramus blocks. A computed tomography study. *Spine*. 1997;22(8):895–902. doi:10.1097/00007632-199704150-00013.

Dwyer A, Aprill C, Bogduk N. Cervical zygapophyseal joint pain patterns. I: A study in normal volunteers. *Spine.* 1990;15(6):453–457. doi:10.1097/00007632-199006000-00004.

Everett CR, Novoseletsky D, Cole S, et al. Informed consent in interventional spine procedures: how much do patients understand? *Pain Physician.* 2005;8(3):251–255. https://www.painphysicianjournal.com/current/pdf?article=Mzk0&journal=25.

Finn KP, Case JL. Disk entry: a complication of transforaminal epidural injection–a case report. *Arch Phys Med Rehabil.* 2005;86(7):1489–1491. doi:10.1016/j.apmr.2005.03.003.

Fortin JD, Aprill CN, Ponthieux B, et al. Sacroiliac joint: pain referral maps upon applying a new injection/arthrography technique. Part II: clinical evaluation. *Spine.* 1994;19(13):1483–1489. doi:10.1097/00007632-199407000-00011.

Fortin JD, Dwyer AP, West S, et al. Sacroiliac joint: pain referral maps upon applying a new injection/arthrography technique. Part I: asymptomatic volunteers. *Spine.* 1994;19(13):1475–1482. doi:10.1097/00007632-199407000-00010.

Freeman BJ, Fraser RD, Cain CM, et al. A randomized, double-blind, controlled trial: intradiscal electrothermal therapy versus placebo for the treatment of chronic discogenic low back pain. *Spine.* 2005;30(21):2369–2377; discussion 2378. doi:10.1097/01.brs.0000186587.43373.f2.

Frontera WR, Silver JK, Rizzo TD. *Essentials of Physical Medicine and Rehabilitation.* 2nd ed. Philadelphia, PA: Saunders, 2008.

Frymoyer JW. *The Adult Spine: Principles and Practice.* Philadelphia, PA: Lippincott-Raven; 1997.

Fu FH, Stone DA. *Sports Injuries: Mechanisms, Prevention & Treatment.* 2nd ed. Philadelphia, PA: Lippincott Williams & Wilkins; 2001.

Furman MB, Giovanniello MT, O'Brien EM. Incidence of intravascular penetration in transforaminal cervical epidural steroid injections. *Spine.* 2003;28(1):21–25. doi:10.1097/00007632-200301010-00007.

Glaser SE, Falco F. Paraplegia following a thoracolumbar transforaminal epidural steroid injection. *Pain Physician.* 2005;8(3):309–314. https://www.painphysicianjournal.com/current/pdf?article=Mzk3&journal=25.

Gonzalez EG, Materson RS. *The Nonsurgical Management of Acute Low Back Pain.* New York, NY: Demos Vermande; 1997.

Gordon SL, Weinstein JN. A review of basic science issues in low back pain. *Phys Med Rehabil Clin N Am.* 1998;9(2):323–342, vii. doi:10.1016/S1047-9651(18)30262-6.

Greenman PE. *Principles of Manual Medicine.* 2nd ed. Philadelphia, PA: Williams & Wilkins; 1996.

Haig AJ, Tong HC, Yamakawa KS, et al. Spinal stenosis, back pain, or no symptoms at all? A masked study comparing radiologic and electrodiagnostic diagnoses to the clinical impression. *Arch Phys Med Rehabil.* 2006;87(7):897–903. doi:10.1016/j.apmr.2006.03.016.

Hammer WI. *Functional Soft Tissue Examination and Treatment by Manual Methods.* Burlington, MA: Jones & Bartlett; 2006.

Hanly JG, Mitchell M, MacMillan L, et al. Efficacy of sacroiliac corticosteroid injections in patients with inflammatory spondyloarthropathy: results of a 6 month controlled study. *J Rheumatol.* 2000;27(3):719–722.

Hansen HC, McKenzie-Brown AM, Cohen SP, et al. Sacroiliac joint interventions: a systematic review. *Pain Physician.* 2007;10(1):165–184. https://www.painphysicianjournal.com/current/pdf?article=Nzc3&journal=31.

Hawkins LG. Fractures of the neck of the talus. *J Bone Joint Surg Am.* 1970;52(5):991–1002. doi:10.2106/00004623-197052050-00013.

Helm S 2nd, Jasper JF, Racz GB. Complications of transforaminal epidural injections. *Pain Physician.* 2003;6(3):389–390. https://www.painphysicianjournal.com/current/pdf?article=NDEz&journal=16.

Herkowitz HN. *Rothman-Simeone The Spine.* 4th ed. Philadelphia, PA: Saunders; 1999.

Hooten WM, Martin DP, Huntoon MA. Radiofrequency neurotomy for low back pain: evidence-based procedural guidelines. *Pain Med.* 2005;6(2):129–138. doi:10.1111/j.1526-4637.2005.05022.x.

Hoppenfeld S. *Physical Examination of the Spine and Extremities.* New York, NY: Appleton-Century Crofts; 1976.

Houten JK, Errico TJ. Paraplegia after lumbosacral nerve root block: report of three cases. *Spine J.* 2002;2(1):70–75. doi:10.1016/S1529-9430(01)00159-0.

Huston CW, Slipman CW, Garvin C. Complications and side effects of cervical and lumbosacral selective nerve root injections. *Arch Phys Med Rehabil.* 2005;86(2):277–283. doi:10.1016/j.apmr.2004.02.018.

Jenkins DB. *Hollinshead's Functional Anatomy of the Limbs and Back.* 7th ed. Philadelphia, PA: Saunders; 1998.

Jensen MC, Brant-Zawadzki MN, Obuchowski N, et al. Magnetic resonance imaging of the lumbar spine in people without back pain. *N Engl J Med.* 1994;331(2):69–73. doi:10.1056/NEJM199407143310201.

Kannus P, Renström P. Treatment for acute tears of the lateral ligaments of the ankle. Operation, cast, or early controlled mobilization. *J Bone Joint Surg Am.* 1991;73(2):305–312. doi:10.2106/00004623-199173020-00021.

Kibler WB, Herring SA, Press JA. *Functional Rehabilitation of Sports and Musculoskeletal Injuries.* Gaithersburg, MD: Aspen Publishers; 1998.

Kornick C, Kramarich SS, Lamer TJ, et al. Complications of lumbar facet radiofrequency denervation. *Spine.* 2004;29(12):1352–1354. doi:10.1097/01.BRS.0000128263.67291.A0.

Kostler W, Strohm PC, Sudkamp NP. Acute compartment syndrome of the limb. *Injury.* 2004;35(12):1221. doi:10.1016/j.injury.2004.04.009

Lento PH, Primack S. Advances and utility of diagnostic ultrasound in musculoskeletal medicine. *Curr Rev Musculoskeletal Med.* 2008; 1:24–31. doi:10.1007/s12178-007-9002-3.

Lord SM, Barnsley L, Wallis BJ, et al. Chronic cervical zygapophyseal joint pain after whiplash. A placebo-controlled prevalence study. *Spine.* 1996;21(15):1737–1744; discussion 1744. doi:10.1097/00007632-199608010-00005.

Ludwig MA, Burns SP. Spinal cord infarction following cervical transforaminal epidural injection: a case report. *Spine.* 2005;30(10):E266–E268. doi:10.1097/01.brs.0000162401.47054.00.

Luukkainen R, Nissilä M, Asikainen E, et al. Periarticular corticosteroid treatment of the sacroiliac joint in patients with seronegative spondyloarthropathy. *Clin Exp Rheumatol.* 1999;17(1):88–90. https://www.clinexprheumatol.org/article.asp?a=1813.

MacMahon PJ, Eustace SJ, Kavanagh EC. Injectable corticosteroid and local anesthetic preparations: a review for radiologists. *Radiology.* 2009;252(3):647–661. doi:10.1148/radiol.2523081929.

Magee D. *Orthopedic Physical Assessment.* Philadelphia, PA: Saunders; 1987.

Manchikanti L. *Low Back Pain, Diagnosis and Treatment.* Paducah, KY: ASIPP Publishing; 2002.

Manchikanti L, Bakhit CE. Percutaneous lysis of epidural adhesions. *Pain Physician.* 2000;3(1):46–64. https://www.painphysicianjournal.com/current/pdf?article=MzQx&journal=2.

Manchikanti L, Derby R, Benyamin RM, et al. A systematic review of mechanical lumbar disc decompression with nucleoplasty. *Pain Physician.* 2009;12(3):561–572. https://www.painphysicianjournal.com/current/pdf?article=MTIxOQ%3D%3D&journal=49.

Manchikanti, L. Epidemiology of low back pain. Pain Physician. 2002. 3(2) pp 167-192.

Manchikanti L, Singh V, Vilims BD, et al. Medial branch neurotomy in management of chronic spinal pain: systematic review of the evidence. *Pain Physician.* 2002;5(4):405–418. https://www.painphysicianjournal.com/current/pdf?article=MjEy&journal=13.

Maugars Y, Mathis C, Berthelot JM, et al. Assessment of the efficacy of sacroiliac corticosteroid injections in spondyloarthropathies: a double-blind study. *Br J Rheumatol.* 1996;35(8):767–770. doi:10.1093/rheumatology/35.8.767.

Miller MD. *Review of Orthopaedics.* 3rd ed. Philadelphia, PA: Saunders; 2000.

Mixter WJ, Barr JS. Rupture of the intervertebral disc with involvement of the spinal canal. *N Engl J Med.* 1934;211:210–215. doi:10.1056/NEJM193408022110506.

Modic MT, Masaryk TJ, Ross JS. *Magnetic Resonance Imaging of the Spine.* Chicago, IL: Year Book Medical Publishers; 1989.

Mooney V, Robertson J. The facet syndrome. *Clin Orthop Relat Res.* 1976;(115):149–156. doi:10.1097/00003086-197603000-00025.

Moore KL, Dalley AF, Agur AMR. *Clinically Oriented Anatomy.* 4th ed. Philadelphia, PA: Williams & Wilkins; 1999.

Nachemson AL. Disc pressure measurements. *Spine.* 1981;6(1):93–97. doi:10.1097/00007632-198101000-00020.

Netter FH. *Musculoskeletal System, Vol 8, Part 1: Anatomy, Physiology and Metabolic Disorders.* Summit, NJ: Ciba-Geigy Corporation; 1991.

O'Young B, Young MA, Stiens SA. *Physical Medicine and Rehabilitation Secrets.* Philadelphia, PA: Hanley & Belfus; 1997.

Pauza KJ, Howell S, Dreyfuss P, et al. A randomized, placebo-controlled trial of intradiscal electrothermal therapy for the treatment of discogenic low back pain. *Spine J.* 2004;4(1):27–35. doi:10.1016/j.spinee.2003.07.001.

Pengel LHM, Herbert RD, Maher CG, et al. Acute low back pain: systematic review of its prognosis. *BMJ.* 2003;327:323–327. doi:10.1136/bmj.327.7410.323.

Pierce CM, O'Brien L, Griffin LW, et al. Posterior cruciate ligament tears: functional and postoperative rehabilitation. *Knee Surg Sports Traumatol Arthrosc.* 2013;21(5):1071–1084. doi:10.1007/s00167-012-1970-1.

Racz GB, Heavner JE, Raj PP. Percutaneous epidural neuroplasty: prospective one-year follow up. *Pain Digest.* 1999;9:97–102.

Raj PP, Leland L, Erdine S, et al. *Radiographic Imaging for Regional Anesthesia and Pain Management.* Philadelphia, PA: Churchill Livingstone; 2003.

Reid DC. *Sports Injury Assessment and Rehabilitation.* Philadelphia, PA: Churchill Livingstone; 1992.

Rivera JJ, Singh V, Fellows B, et al. Reliability of psychological evaluation in chronic pain in an interventional pain management setting. *Pain Physician.* 2005;8(4):375–383. https://www.painphysicianjournal.com/current/pdf?article=NTE2&journal=26.

Saal JA, Dillingham MF. Non-operative treatment and rehabilitation of disk, facet and soft-tissue injuries. In: Nicholas JA, Hershman EB, eds. *The Lower Extremity and Spine in Sports Medicine.* 2nd ed. St. Louis, MO: Mosby; 1995.

Saal JA, Saal JS. Intradiscal electrothermal treatment for chronic discogenic low back pain: prospective outcome study with a minimum 2-year follow-up. *Spine.* 2002;27(9):966–973; discussion 973. doi:10.1097/00007632-200205010-00017.

Saal JA, Saal JS, Herzog RJ. The natural history of lumbar intervertebral disc extrusions treated non-operatively. *Spine.* 1990;15(7):683–686. doi:10.1097/00007632-199007000-00013.

Saal JS, Saal JA, Yurth EF. Non-operative management of herniated cervical intervertebral disc with radiculopathy. *Spine.* 1996;21(16):1877–1883. doi:10.1097/00007632-199608150-00008.

Sarwark JF, ed. *Essentials of Musculoskeletal Care.* Rosemont, IL: American Academy of Orthopaedic Surgeons; 2010:230–232, 1144–1146.

Schellhas KP, Pollei SR, Gundry CR, et al. Lumbar disc high intensity zone. Correlation in magnetic resonance imaging and discography. *Spine.* 1996;21:79–86. doi:10.1097/00007632-199602010-00009.

Schwarzer AC, Aprill CN, Derby R, et al. The relative contributions of the disc and zygapophyseal joint in chronic low back pain. *Spine.* 1994;19(7):801–806. doi:10.1097/00007632-199404000-00013.

Segal N, Dunbar EE, Shah RV, Colson J. Systematic review of diagnostic utility of facet (zygapophysial) joint injections in chronic spinal pain: an update. *Pain Physician.* 2007;10:213–228. https://www.painphysicianjournal.com/current/pdf?article=Nzc5&journal=31.

Segal N, Shah RV, McKenzie-Brown AM, Everett CR. Diagnostic utility of facet (zygapophysial) joint injections in chronic spinal pain: a systemic review of the evidence. *Pain Physician.* 2005;8:211–224. https://www.painphysicianjournal.com/current/pdf?article=NTk%3D&journal=23.

Shah RV, Everett CR, McKenzie-Brown AM, Sehgal N. Discography as a diagnostic test for spinal pain: a systematic and narrative review. *Pain Physician.* 2005;8(2):187–209. https://www.painphysicianjournal.com/current/pdf?article=NTg%3D&journal=23.

Sinaki M, Bahram M. Low back pain and disorders of the lumbar spine. In: Braddom RL, ed. *Physical Medicine and Rehabilitation.* Philadelphia, PA: W. B. Saunders; 1996.

Singh V, Piryani C, Liao K, Nieschulz S. Percutaneous disc decompression using coblation (Nucleoplasty™) in the treatment of chronic discogenic pain. *Pain Physician.* 2002;5(3):250–259. https://www.painphysicianjournal.com/current/pdf?article=MjMz&journal=12.

Sivananthan S, Sherry E, Warnke P, et al. *Mercer's Textbook of Orthopaedics and Trauma.* 10th ed. London, United Kingdom: CRC Press; 2012.

Slipman CW, Bhat AL, Gilchrist RV, et al. A critical review of the evidence for the use of zygapophyseal injections and radiofrequency denervation in the treatment of low back pain. *Spine J.* 2003;3(4):310–316. doi:10.1016/S1529-9430(03)00025-1.

Slipman CW, Jackson HB, Lipetz JS, et al. Sacroiliac joint pain referral zone. *Arch Phys Med Rehabil.* 2000; 81:335–337. doi:10.1016/S0003-9993(00)90080-7.

Slipman CW, Plastaras C, Patel R, et al. Provocative cervical discography symptom mapping. *Spine J.* 2005;5(4):381–388. doi:10.1016/j.spinee.2004.11.012.

Taylor RS, Taylor RJ, Fritzell P. Balloon kyphoplasty and vertebroplasty for vertebral compression fractures: a comparative systematic review of efficacy and safety. *Spine.* 2006;31(23):2747–2755. doi:10.1097/01.brs.0000244639.71656.7d.

Thiese MS, Hegmann, KT, Wood EM, Garg A, Moore JS, Kapellusch J, Foster J, Ott U. Prevalence of low back pain by anatomic location and intensity in an occupational population. BMC Musculoskeletal Disorders. 2014. 15:283.

Travell JG, Simon DG. *Myofascial Pain and Dysfunction: The Trigger Point Manual.* Baltimore, MD: Williams & Wilkins; 1992.

van der Wurff P, Buijs EJ, Groen GJ. A multitest regimen of pain provocation tests as an aid to reduce unnecessary minimally invasive sacroiliac joint procedures. *Arch Phys Med Rehabil.* 2006;87(1):10–14. doi:10.1016/j.apmr.2005.09.023.

Von Korff M, Deyo RA, Cherkin D, Barlow W. Back pain in primary care. Outcomes at 1 year. *Spine.* 1993;18:855–862. doi:10.1097/00007632-199306000-00008.

Von Korff M, Saunders K. The course of back pain in primary care. *Spine.* 1996;21:2833–2837; discussion 2838–2839. doi:10.1097/00007632-199612150-00004.

Waddell G, McCulloch JA, Kummel E, et al. Nonorganic physical signs in low-back pain. *Spine.* 1980;5(2):117–125. doi:10.1097/00007632-198003000-00005.

Walker BF. The prevalence of low back pain: a systematic review of the literature from 1966 to 1998. J Spinal Disord 2000: 13:pp205-217.

Wen DY. Intra-articular hyaluronic acid injections for knee osteoarthritis. *Am Fam Physician.* 2000;62(3): 565–570. https://www.aafp.org/afp/2000/0801/p565.html.

Wheeless CR. *Wheeless' Textbook of Orthopedics* [online]. http://www.wheelessonline.com/ortho.

White AA, Punjabi MM. *Clinical Biomechanics of the Spine.* 2nd ed. Philadelphia, PA: J.B. Lippincott; 1990.

Yin W, Willard F, Carreiro J, et al. Sensory stimulation-guided sacroiliac joint radiofrequency neurotomy: technique based on neuroanatomy of the dorsal sacral plexus. *Spine.* 2003;28:2419–2425. doi:10.1097/01.BRS.0000085360.03758.C3.

第五章

电诊断医学和临床神经肌肉生理学

第一节　概述

电诊断（electrodiagnostic，EDX）医学应被视为全面病史和体格检查的延伸。结合神经传导检测（nerve conduction studies，NCS）和针极肌电图（EMG）的数据，可以进一步明确周围神经疾病发展过程的病理生理学，以阐明其病灶部位、病程严重程度和预后。它是诊断疾病的有效手段，可以作为临床检查的扩展，但不能替代。

本章重点介绍 EDX 医学以及神经肌肉疾病相关的电生理变化。本手册将用作学习指南，而不是包含所有方面的内容。为了更详细地学习该部分内容，读者可阅读本章末尾的"参考文献"和"推荐读物"部分。

第二节　周围神经系统解剖学基础

一、神经元解剖与功能

1. 细胞体

（1）运动或感觉神经的细胞体。

（2）运动神经元细胞体位于脊髓的前（腹）角区域，轴突投射至远端。它调节整个运动单位的属性。

（3）感觉神经元细胞体是双极细胞，带有两个轴突（一个轴突投射至近端，另一个轴突投射至远端），位于脊髓根部靠近椎间孔的背根神经节（dorsal root ganglion，DRG）中。

2. 轴突

（1）发自感觉或运动神经细胞体，传导电流并运输细胞营养物质（轴突运输）。无髓鞘或

由施万细胞包裹形成髓鞘。

（2）在每个脊髓层面，来自运动神经元和感觉神经元的轴突分别形成腹侧和背侧神经根，然后汇合成混合（感觉、运动）脊神经。每根脊神经分出后支和前支。

（3）运动轴突从它们的细胞体发出成为运动神经根。

（4）感觉轴突投射至脊髓近端和远端成为感觉神经根。

（5）包裹轴突的髓鞘是电绝缘体，有助于加速电信号沿轴突传导。

3. 神经

（1）神经是传递信号到身体各个部位和接收身体各个部位信号的一束轴突组成。感觉神经将来自身体的感觉信号传递到中枢神经系统（central nervous system，CNS）。运动神经将运动信号从 CNS 传递至身体各处的骨骼肌。

（2）神经纤维被神经结缔组织所覆盖。

4. 周围神经

（1）运动和感觉神经纤维在身体不同水平上结合（脊神经、腹侧支、神经丛），最终以周围神经终止。

（2）一条周围运动神经由来自轴突远端的多个神经分支组成。它们支配各自的肌纤维。

（3）神经支配比（innervation ratio，IR）是指一个轴突支配的肌纤维数量。这一比率取决于运动单位的功能。

（4）粗大运动的肌肉中，一个轴突支配的肌纤维数量较多（高比率）。精细运动的肌肉中，一个轴突支配的纤维数量较少（低比率）。

① 支配腿部肌肉的轴突 IR 为 600∶1，即一根轴突支配 600 条肌纤维，而眼部肌肉的 IR 是 1 条肌纤维与 1 个轴突（1∶1）。

② IR 越高,该运动单位产生的力越大。肌节是由一个脊髓节段所支配的一组肌肉。

(5)感觉神经支配身体的各个节段,并排列成称为皮节的神经节段。

5. 神经肌肉接头(neuromuscular junction,NMJ)

(1)运动神经突触与肌纤维的接触点称为NMJ。

(2)这些接触点是沿着轴突传导的电冲动转化为化学反应的位置。然后,化学信号在突触后膜再转化为电脉冲,以启动肌纤维动作电位(action potentials,APs)。

6. 肌纤维

(1)这些梭外肌纤维是运动单位的最终末成分(请参阅后面运动单位的部分)。在这里,来自 NMJ 突触后膜的电信号引起肌纤维去极化和肌纤维 APs。

(2)肌纤维的特性,包括颤搐反应,取决于受其支配的 α 运动神经元类型。

(一)神经结缔组织(图 5-1)

1. 神经内膜　这是围绕每个轴突及其髓鞘的结缔组织。

2. 神经束膜

(1)这是围绕有髓和无髓神经纤维分支或束的坚韧的、具有防护作用的结缔组织。

(2)它有助于稳固神经并发挥弥散屏障作用。各个轴突可以沿着神经路径从一束穿越到另一束。

3. 神经外膜

(1)这是围绕整个神经的松散结缔组织,

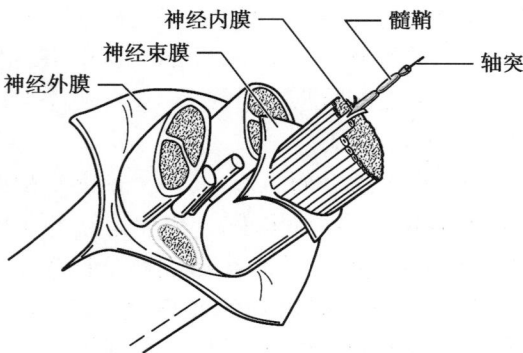

图 5-1　神经元结缔组织:神经的内部解剖结构

它将神经束束缚在一起并保护其不受压迫。

(2)神经元结缔组织:神经的内部解剖结构。

(二)运动单位(图 5-2)

运动单位是神经肌肉系统的基本功能单元。它由以下部分组成:

1. 前角细胞(运动神经细胞体)

2. 运动神经轴突

3. 周围神经

4. 神经肌肉接头

5. 肌纤维

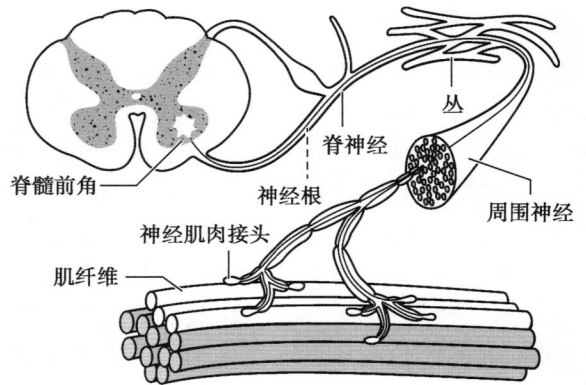

图 5-2　运动单位

(三)α 运动神经元

1. 表 5-1 中列出的三个运动神经元支配特定肌纤维,肌梭外的或肌梭内的。

表 5-1　三种类型的运动神经元

运动神经元	支配类型
α	梭外肌纤维-骨骼肌
γ	梭内肌纤维-肌梭
β	梭内和梭外肌纤维

2. 针极肌电图可检测与运动单位有关的因素,但仅限于评估 α 运动神经元。根据大小和生理学特征描述 α 运动神经元及相关的运动单位参数(图 5-3)。

3. 募集顺序与它们的大小有关,从较小的运动单位开始。这种有序激活可以使收缩力平稳增加,这在 Henneman Size 原则中有所描述。

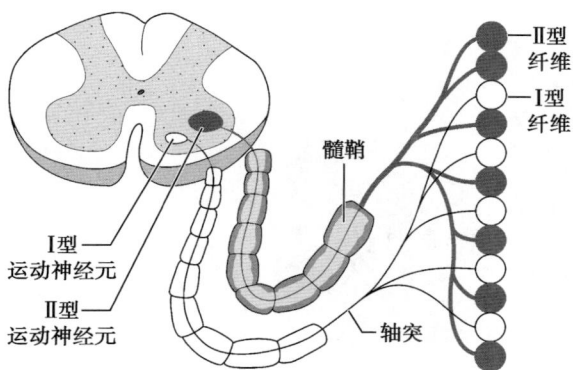

图 5-3　I 型和 II 型 α 运动神经元

Henneman Size 原则
- 较小的 α 运动神经元的兴奋阈值较低,导致其在主动收缩期间首先被募集。
- 较大的 α 运动神经元具有较高的兴奋阈值,并且在需要更多运动单位参与以产生更大的收缩力时被募集。

4. 肌纤维类型

肌纤维类型	神经支配特征
I 型	细胞体小
	轴突直径小
	支配比率低
	慢收缩肌纤维
II 型	细胞体大
	轴突直径大
	支配比率高
	快收缩肌纤维

5. 神经纤维分类(表 5-2)

(1)神经纤维的功能因其生理特性而异。可根据其直径、传导速度和功能进行分类。

(2)表 5-2 描述了对不同神经纤维进行分类的两个主要分类系统。

📖(3)EDX 检测仅评估 Ia(大的,有髓的)纤维。

二、神经生理学

(一)静息膜电位

1. 这是静止时轴突细胞膜的电压。正常静息膜电位(resting membrane potential,RMP)为 $-90 \sim -70mV$。

2. 转运通道:这些是细胞膜上的开口,这些开口允许 Na^+ 和 K^+ 被动地移入和移出细胞膜。

3. Na^+-K^+ATP 依赖泵(图 5-4)。

(1)通过细胞半透膜内 Na^+-K^+ATP 依赖泵主动输出 3 个 Na^+ 离子,同时输入 2 个 K^+ 离子,在细胞内维持负电位。

(2)这样可以使每个离子保持细胞内部缺乏正离子的浓度梯度。否则,神经 RMP 会从通过离子转运通道扩散的离子中消散。

(二)去极化

1. 当由阴极(负极)和阳极(正极)组成的刺激器向神经施加外部电流刺激时,轴突上的正电荷会被吸引到阴极下方,从而降低膜电位。

表 5-2　神经纤维分类

LLOYD 和 Hunt (感觉)	ERLANGER 和 GASSER (感觉和运动)	直径(μm)	速度(m/s)	功能
Ia 纤维	A-α 纤维	10~20 最大	50~120 最快	运动:α 运动神经元 感觉:肌梭
Ib 纤维	A-α 纤维	10~20	50~120	感觉:Golgi 腱器官,触觉,压力觉
II 类纤维	A-β 纤维	4~12	25~70	运动:梭内和梭外肌纤维 感觉:肌梭,触觉,压力觉
III 类纤维	A-γ 纤维	2~8	10~50	运动:γ 运动神经元,肌梭
	A-δ 纤维	1~5	3~30	感觉:触觉,疼痛,温度
IV 类纤维	B 类纤维	1~3	3~15	运动:自主神经节后 C 类纤维
	C 类纤维	<1	<2	运动:自主神经节前 C 类纤维 感觉:疼痛,温度

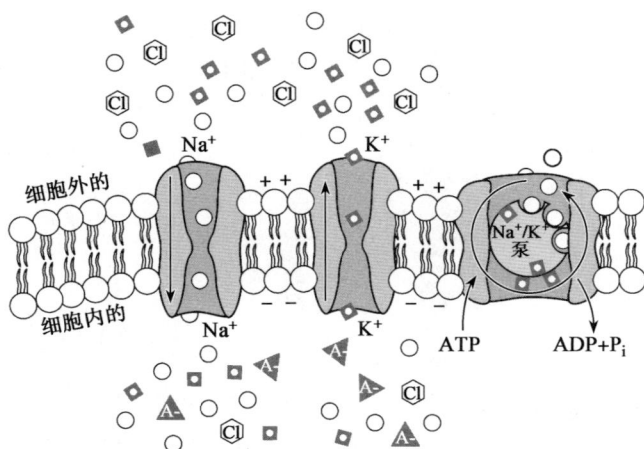

图 5-4 Na$^+$-K$^+$ATP 依赖泵：输入 2 个 K$^+$离子，输出 3 个 Na$^+$离子；因此，细胞内会保持负电位

2. 膜对 Na$^+$的渗透性越来越强，Na$^+$通过打开的电压门控通道涌入细胞，并趋于平衡。钠电导过程是产生 AP 的最重要事件。

3. AP（图 5-5）：这是细胞兴奋产生的电压变化。电冲动沿轴突或肌膜传播。也可以由刺激器引起。全或无反应沿着轴突在两个方向上传播。

4. 全或无反应。

（1）刺激必须足够强大才能达到一定的兴奋阈值。达到兴奋阈值后，生成的 AP 保持大小和形态不变。

（2）如果低于此阈值，则不会产生电位。任何大于阈值的刺激强度都不会产生更大的动作电位。

5. Na$^+$电压门控通道（图 5-6）。

（1）这些是用于离子交换的蛋白质通道。它们具有激活和失活门控，因去极化而发生构象变化。

（2）激活后，它们会增加 Na$^+$内流。

6. 绝对不应期：这与关闭失活的门控后的时间有关。它们不会立即重新打开。此时，无论使用多大的重复刺激，都无法形成 AP。在某些疾病状态下，绝对不应期可能会有所不同（例如骨骼肌神经支配时延长）。

7. 相对不应期：这是属于绝对不应期后的一段时间。此时，可以用更强烈的刺激诱发 AP。在某些疾病状态下（如骨骼肌失神经支配时间延长），相对不应期也可能增加或减少。

8. 温度效应（图 5-7）。

（1）Na$^+$通道将保持打开状态约 25μs。温度降低会影响蛋白质构型，并导致闸门的打开和关闭延迟。如后所述，这通常会改变波形。

（2）由于时间离散增加或相位抵消，波幅可能会下降。

（3）注意局部冷却与全身肢体冷却的差别。

三、温度下降到 30~32℃以下，波形会发生变化

参数	变化
潜伏期	延长 1ms
波幅	增加 20%
时限	增加
传导速度	降低 10m/s
相位	增加

1. 传播

（1）当 Na$^+$通过去极化作用进入细胞时，它会从膜上移开，并沿轴突电阻最小的路径传播电流。由于髓鞘覆盖，因此通过膜回流的亲和力很低。因此，电位"跳跃"到下一组钠离子通道，到达位于髓鞘之间的 Ranvier 节。

（2）这种电流从一个 Ranvie 节传播到另一个 Ranvie 节的过程称为容积传导。

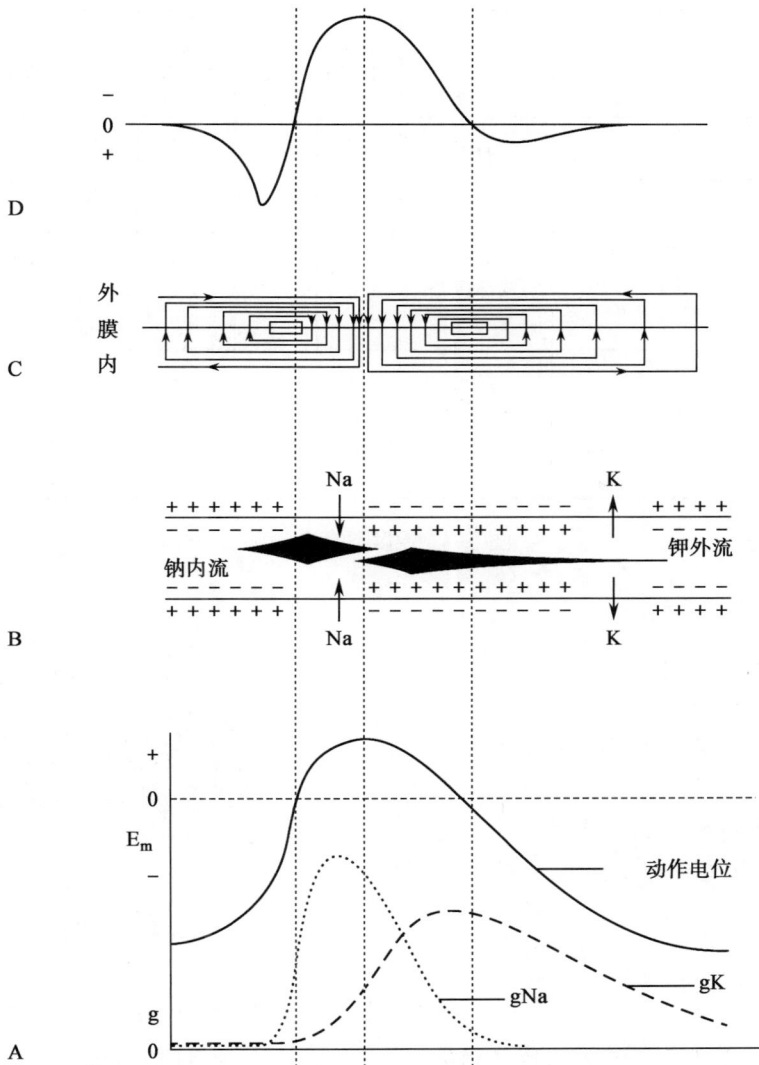

图5-5 A. 钠和钾离子电导随时间的变化,导致跨膜电位的变化并产生了动作电位;B. 动作电位期间钠和钾离子流入的空间关系。注意跨膜离子电位的变化对应于去极化和复极化;C. 局部回路电流描述了细胞外钠离子进入细胞,然后在细胞内纵向迁移的途径;D. 与细胞内单相动作电位相关的三相细胞外波形

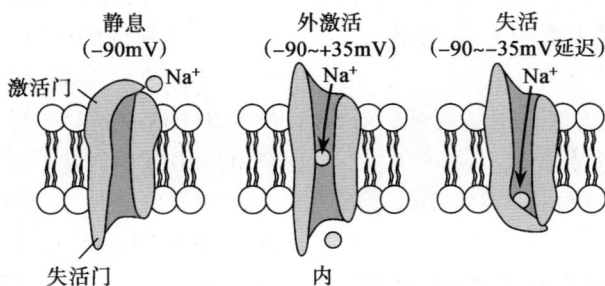

图5-6 Na$^+$电压门控通道

	温度	起始潜伏期(ms)	峰潜伏期(ms)	负向波峰时限(ms)	波幅(μV)	速度(m/s)
	33℃(正常)	2.1	2.6	1.0	22.0	67
	20℃(局部冷却)	2.4	3.1	1.6	27.5	60
	20℃(全身冷却)	2.8	3.7	1.5	22.0	50

图 5-7 温度下降的影响

2. 定向记录

顺向记录

1. 动作电位在沿着其典型的生理传导方向被记录下来。

2. 来自运动纤维的正常生理传导是远离脊髓,而来自感觉纤维的神经冲动则向脊髓传播。

逆向记录

1. 动作电位沿其典型的生理传导相反的方向传播被记录下来。

2. 逆向运动神经检测记录了向脊髓传播的动作电位冲动,而逆向感觉检测则记录了远离脊髓传播的感觉冲动。

复极化

复极化是使去极化的膜回到其静止状态的过程。它取决于 Na^+ 通道失活和 K^+ 通道激活。

K^+ 电压-门控通道(图 5-8):

(1)蛋白质通道,在去极化稍后打开,允许 K^+ 移出细胞以建立电荷平衡。

(2)通道关闭存在延迟,会导致膜处于超极化状态,称为超射现象。

(3)由于 K^+ 转运通道恢复了 RMP,钾电导过程最终使波形返回其基线。

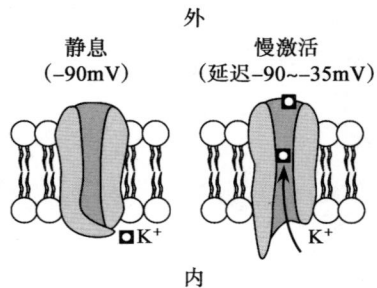

图 5-8 K^+ 电压-门控通道

(一)神经肌肉接头(图 5-9)

1. 运动轴突远端部分有细小的树枝状末端分支,可支配单个肌纤维。神经的这一部分和单条肌纤维形成运动终板。

2. 轴突末端包含各种神经结构,包括线粒体和带有乙酰胆碱(ACh)的突触囊泡,并不直接与肌纤维接触,而是通过初级和次级突触间隙与肌纤维分开。

(二)神经肌肉接头组成

1. 突触前的区域

(1)轴突末端的球根状区由三个含有乙酰胆碱的贮存室组成。乙酰胆碱被存在在由 5 000~10 000 个分子组成的量子囊泡中。

(2)ACh 从主要贮存室和动员贮存室迁移以补充即刻贮存室,该贮存室在生成每个动作电位的过程中被耗尽。ACh 的迁移需要 4~5s。

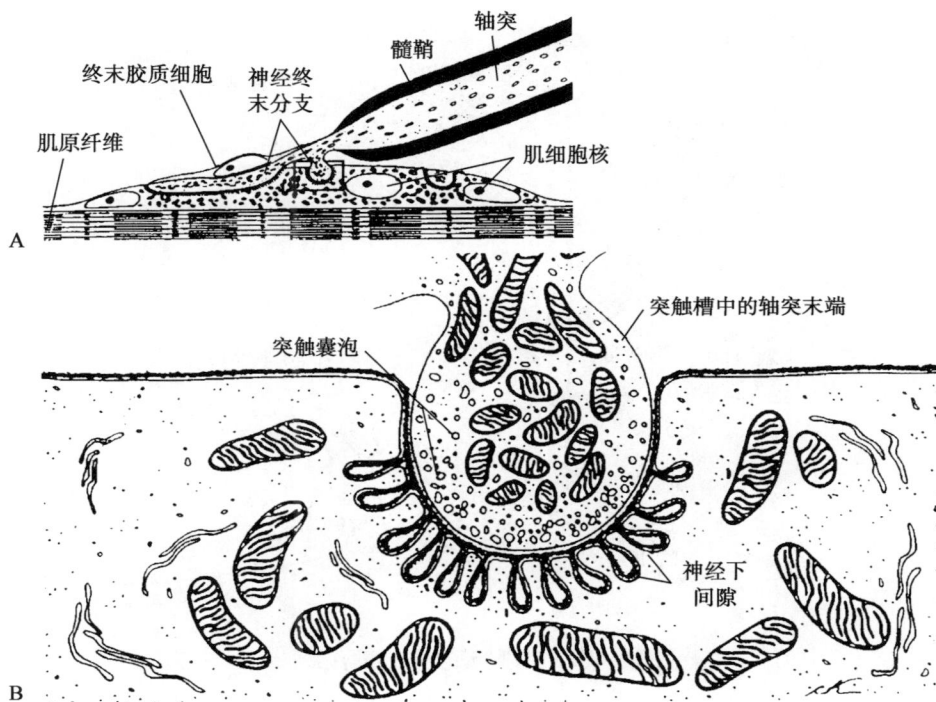

图 5-9　神经肌肉接头

A. 接头纵截面；B. 放大视图

贮存室	内容
主要贮存	300 000 量子
动员贮存	10 000 量子
即刻贮存	1 000 量子

2. 突触间隙　是一个 200~500 埃宽的空间，其中 ACh 从突触前区域跨越至突触后区域上的受体。它包含乙酰胆碱酯酶，该酶在 ACh 穿过间隙时将其降解为乙酸盐和胆碱。

3. 突触后区域　这是布满 ACh 受体的膜。它具有肠曲以将其表面积增加到突触前膜表面的大约 10 倍。在每个折叠的波峰处，受体位于突触前活性区的对面，这是 ACh 释放的部位。每个突触后的 ACh 受体都需要两个 ACh 分子才能被激活。

（三）神经肌肉接头生理学

1. 静息状态　在失活期，每 5s 发生一次自发的量子释放，由此产生一种微小终板电位（miniature endplate potential，MEPP）。

2. 兴奋状态

（1）在激活期间，神经去极化会打开电压门控钙（Ca^{2+}）通道。Ca^{2+} 流向神经末梢，并持续约 200ms。

（2）这导致多个量子释放到突触间隙中，从而增加了 MEPPs 的数量。这些 MEPPs 累加形成终板电位，从而产生运动单位动作电位（motor unit action potential，MUAP；图 5-10）。

3. 安全系数　终板电位波幅必须足够高才能启动 AP。通常，终板电位波幅是启动 AP 所需数量的 4 倍。然而，由于即刻可用的 ACh 量下降，终板电位波幅在每次终板电位产生后都会下降。

终板电位初始的过量波幅称为安全系数，为 ACh 从主要贮存室和动员贮存室移出以补充即刻贮存室留出时间。这样可避免终板电位波幅下降到引发 AP 所需的阈值以下。安全系数取决于两个参数：

（1）含量：每条神经去极化释放的 ACh 数量。

（2）量子反应：ACh 受体对释放的 ACh 分子产生反应的能力。

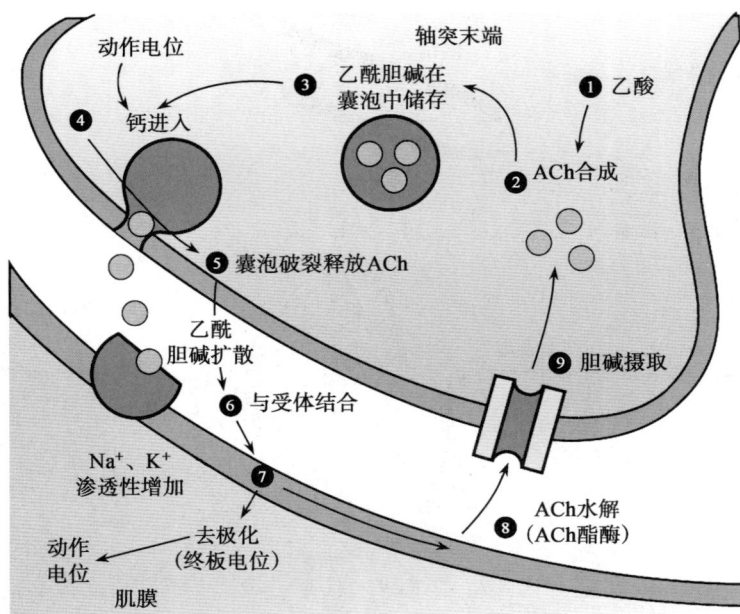

图 5-10 乙酰胆碱的释放和再循环

(四) 骨骼肌纤维 (图 5-11 和图 5-12)

骨骼肌纤维是圆柱形的多核细胞,包含由肌动蛋白和肌球蛋白组成的收缩元件。肌节是肌肉肌原纤维的基本单位。

肌节 (图 5-11) 从 Z 线到 Z 线。它的大小在收缩过程中会发生变化 (图 5-12)。

1. 骨骼肌纤维分类 (表 5-3)

肌纤维的特性取决于其神经支配的运动单位。如果肌纤维失神经支配,α 运动神经元将启动神经再支配。

2. 骨骼肌生理学

(1) 肌纤维收缩 (图 5-13)

① 由肌纤维去极化引发的动作。刺激以 3~5m/s 的速度双向传播。它通过 T 管系统渗透到肌肉深层。

② 这导致 Ca^{2+} 从肌浆网中释放出来。它

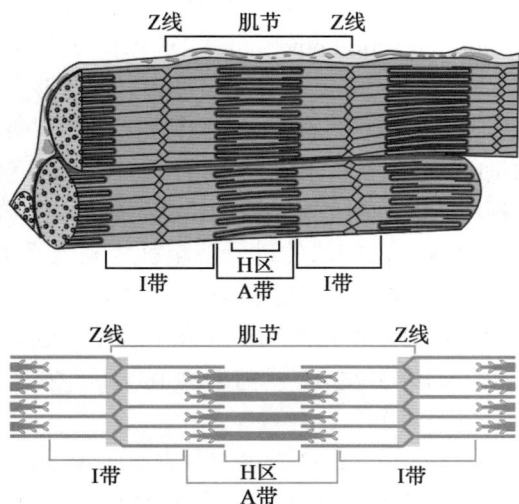

图 5-11 肌节

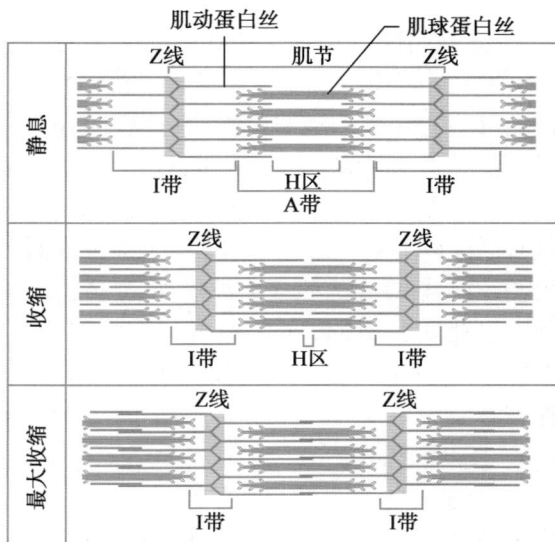

图 5-12 肌节的位置变化

表5-3 肌纤维分类

特征	I型（SO）慢肌纤维 氧化	II型-A（FOG）快肌纤维 氧化-糖酵解	II型-B（FG）快肌纤维 糖酵解
α运动神经元	小	大	浅白
颜色	深色	深色	白色
募集	早	晚	晚
疲劳	高耐疲劳	耐疲劳	易疲劳
发力	低（4~8Hz）	中（20~30Hz）	高（20~30Hz）
发放频率	慢,持久	快,不能持久	快,不能持久
运动	精细,准确	粗大	粗大
支配比率	小	大	大
波幅/时限	小	大	大
O_2能力	有氧	无氧	无氧

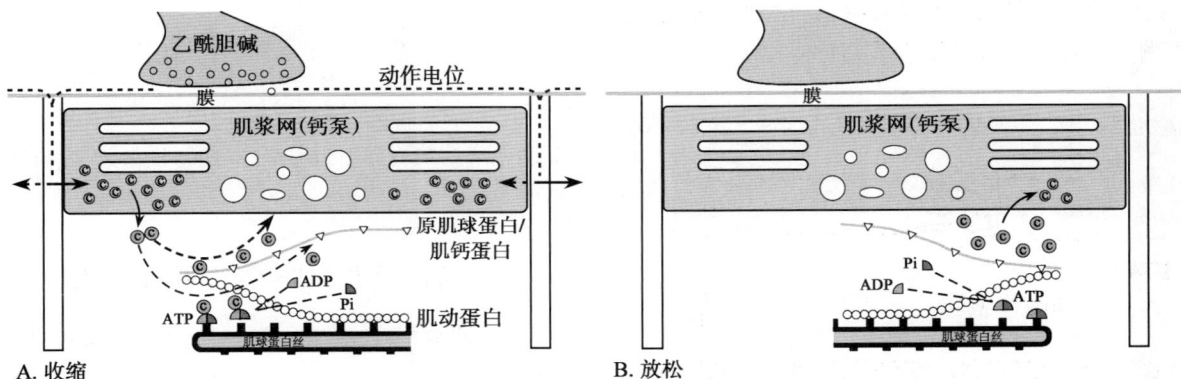

图5-13 肌肉收缩:肌肉兴奋-收缩耦合。图显示了动作电位引起钙离子从肌浆网释放出来并随后由钙泵重新摄取

与肌钙蛋白-肌球蛋白复合物结合,并暴露肌动蛋白的活性位点。由ATP驱动的肌球蛋白头端与活性位点结合。肌动蛋白丝和肌球蛋白丝彼此滑动以缩短肌肉。

（2）肌纤维放松:在ATP驱动下,Ca^{2+}主动地泵回肌浆网中。这使得原肌球蛋白可以阻断肌动蛋白的活性位点。由于肌动蛋白和肌球蛋白丝保持永久连接,因此ATP缺乏会导致死后僵直。

第三节 病理生理学

一、脱髓鞘病变（图5-14）

1. 脱髓鞘病变是一种神经髓鞘损害,但轴突仍然完好无损的病变。由于髓鞘绝缘的缺失,脱髓鞘作用增加了膜电容,从而阻碍了跳跃传导。

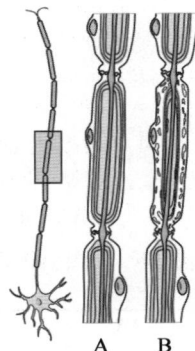

图5-14 脱髓鞘
A.正常神经;B.损伤节段的髓鞘破坏

2. 脱髓鞘病变意味着沿轴突的信号传导变慢。神经营养因子得以维持,并且由于施万细胞的增殖可能导致髓鞘再生。严重的可能会发生传导阻滞。随着时间推移,可能发生髓鞘再生。在某些慢性疾病状态下,脱髓鞘和髓鞘再生反复出现。

传导阻滞

AP 无法沿结构完好的轴突穿过脱髓鞘区域,称为传导阻滞。在损伤区域内,近端和远端刺激部位之间的 CMAP 幅度下降幅度>50%。

AP. 动作电位;CMAP. 复合肌肉动作电位

3. 病因学

（1）局部压迫会导致短暂性缺血、水肿或髓鞘内陷,并伴有结节套叠(图 5-15)。

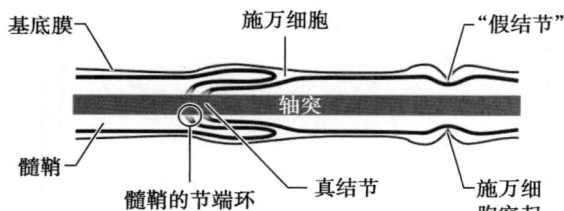

图 5-15 结节套叠。结节内陷到相邻结节的示意

（2）引起髓鞘退化的慢性疾病,会导致周围神经病变。

4. 脱髓鞘的 EDX 表现

由于脱髓鞘影响信号沿神经的传导速度,它可以影响 NCS 与时间有关的指标,特别是潜伏期、传导速度和时间离散度。

NCS	EMG
潜伏期:延长	正常插入电位
传导速度:减慢	静息电活动:正常,+/−肌纤维颤搐
波形离散:增加	募集:正常或减少
波幅:由于波形离散和时相抵消,可能会降低	MUAP:正常

MUAP. 运动单位动作电位

5. 恢复

（1）自限性:随着损害因素的消除,脱髓鞘病理学上可以逆转。短暂缺血可立即逆转,但水肿可能需要数周时间。

（2）再髓鞘化(图 5-16):这是修复过程,其中脱髓鞘区域由施万细胞产生新的髓鞘。这种新的髓鞘较薄,节间距离更短。传导速度改善,但通常比正常人慢。

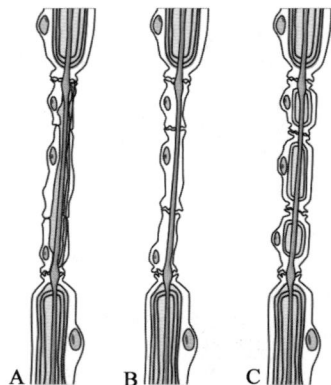

图 5-16 髓鞘再生
A. 髓鞘溶解和施万细胞增殖;B. 髓鞘移除;C. 再髓鞘化完成

二、轴突损害(图 5-17 和图 5-18)

1. 轴突损害表现 可能为两种典型形式:轴突变性或沃勒变性。这两种都可能影响细胞体,引起中央染色质溶解。

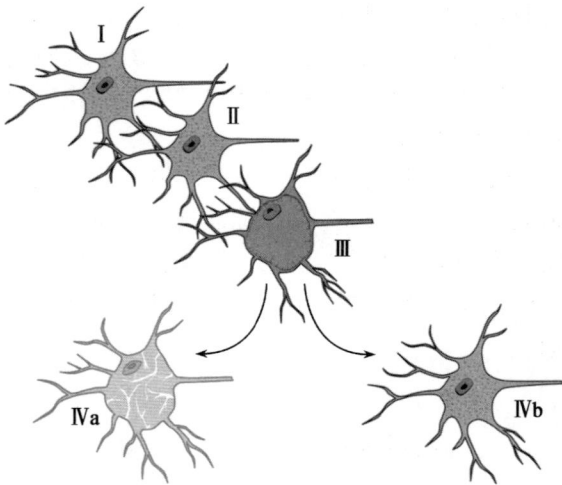

图 5-17 轴突损害
Ⅰ. 正常神经细胞;Ⅱ. 受伤后:Nissl 小体变性;Ⅲ. 细胞体肿胀,核偏移;Ⅳa. 细胞死亡;Ⅳb. 细胞恢复

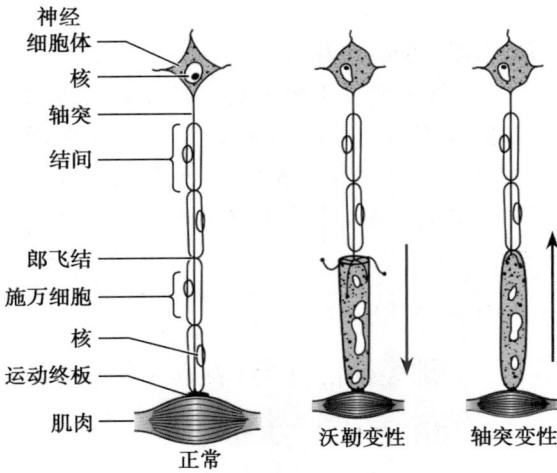

图 5-18　轴突损害的程序化变化

2. 轴突变性（图 5-18）　神经损伤以"逆死"形式开始，并以长度依赖方式影响神经。轴突变性从远端开始，逐渐向近端发展。

3. 沃勒变性（图 5-18）

（1）在神经病变部位远端发生轴突变性。损伤部位近端的神经节段基本完整，在损伤部位 1~2cm 处有较小的逆死。

（2）对于远端运动轴突，变性通常在 7 天内完成。

（3）对于远端感觉轴突，变性通常在 11 天

内完成。

4. 病因学

可能发生于:(a)局部挤压;(b)牵拉;(c)横断或(d)周围神经病变。

5. EDX 表现

轴突损伤影响神经传导波形的波幅，因为波幅代表神经中传导最快的轴突数量。波幅降低代表轴突损伤。

NCS	EMG
波幅:降低	插入电位:异常
波形离散:正常	静息电活动:异常
传导速度和末端潜伏期:如果最大和最快轴突损伤,两者可同时出现轻度减慢	募集电位:降低 MUAP:异常

EMG. 肌电图;MUAP. 运动单位动作电位;NCS. 神经传导检查

6. 恢复

（1）侧支发芽（图 5-19）:

修复过程是完整未受损的运动单位的轴突发出神经突,支配受损运动单位失神经支配的肌纤维。与未受损的轴突相比,新芽与较小的终末支、较薄的髓鞘及较弱的 NMJ 连接。当肌纤维成为新的运动单元的一部分时,其纤维类型就会

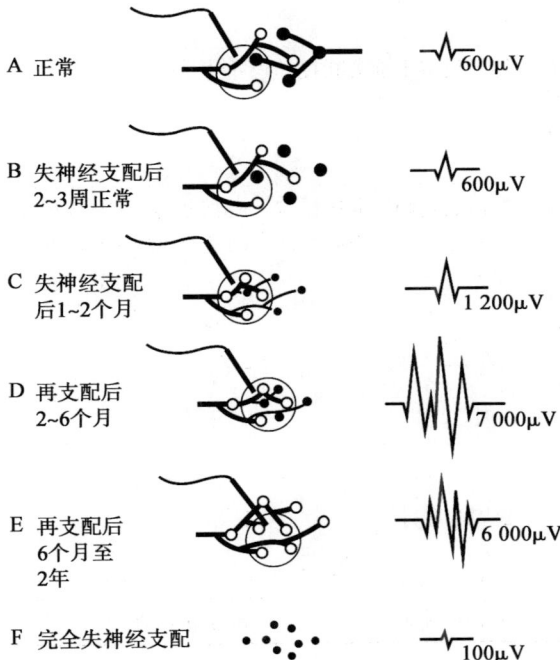

图 5-19　运动单位重塑

A. Ⅰ型为浅色圆圈;Ⅱ型为深色圆圈。运动单位去极化产生 600μV MUAP;B. Ⅱ型运动单位变性后 2~3 周,Ⅰ型 MUAP 仍产生 600μV 的电位;C. 在 1~2 个月,Ⅱ型肌纤维已经萎缩,而Ⅰ型肌纤维的神经侧支发出分支支配它们,且由于Ⅱ型纤维萎缩,Ⅰ型运动单位区域缩小,从而产生更大的 MUAP（1 200μV）;D. 随着连接的成熟,MUAP 波幅（7 000μV）和相位数进一步增加。到 6 个月时,属于Ⅰ型运动单位的所有肌肉纤维均属于同一纤维类型;即Ⅱ型纤维已转变为Ⅰ型纤维;E. 随着成熟度进一步增加,由于侧支传导动作电位更快,MUAP 波幅和相位数会降低;F. 一个完全失神经支配的例子

增加,并表现出其特征,所在支配区域增加。这种重塑导致运动单位的放电同步性差,继发于未成熟的终末分支,导致多相波和波幅增加。

📖（2）轴突再生（图 5-20）：

其修复过程是轴突将沿着其原始路径重新生长到其支配的肌纤维。如果支持的结缔组织保持完整,它将以大约 1 毫米/天或 35 毫米/月的速度行进。这些新生轴突的直径减小、髓鞘更薄、节间距离更短。通过神经再支配,形成低振幅、长时限的多相电位,即新生电位。如果结缔组织不能完整地引导神经正确再生,则可能形成神经瘤而无法到达最终的终末器官。因此,从损伤部位到末梢器官的距离越短,预后较好。

> **侧支发芽与轴突再生**
>
> 如果轴突再生则会支配其原来的肌肉纤维,但神经侧支芽生纤维到达这些肌纤维,这些神经拥有最大轴突、最厚髓鞘和最强 NMJ 的优势,从而保留对这些肌纤维的支配。

NMJ. 神经肌肉接头

三、神经损伤分类（表 5-4 和 5-5）

神经损伤两种分类方式
（1）Seddon 分类（表 5-4）
（2）Sunderland 分类（表 5-5 和图 5-21）

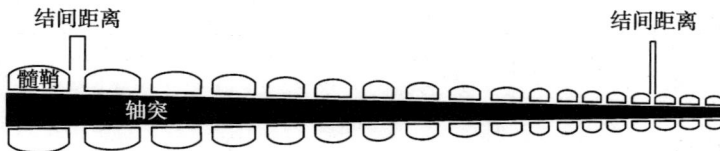

图 5-20　轴突再生：轴突直径减小,髓鞘较薄,节间距离更短

表 5-4　Seddon 分类

特征	神经失用	轴突断裂	神经断裂		
病因	神经卡压	神经挤压	神经横断损伤		
描述	轴突完整、局灶性髓鞘损伤 传导阻滞	轴突中断 结缔组织/施万细胞完整 传导功能丧失	轴突中断 结缔组织破坏 传导功能丧失		
神经传导检测	损伤远端刺激传导正常,但损伤近端刺激传导异常	传导类似于神经失用,直到4~5天后发生沃勒变性	传导类似于轴突断裂,但不能恢复		
	损伤远端刺激波形: 即刻 / 2周 / >2周（波形）	损伤近端刺激波形:（无波形）	损伤远端刺激波形: 即刻 / 2周 / 数周至数月（波形）	损伤近端刺激的波形（无波形）	损伤远端刺激的波形 即刻 / 2周 / 2年（波形）	损伤近端刺激的波形（无波形）
EMG	募集正常/减少	异常电活动	异常电活动		

EMG,肌电图

表 5-5　Sunderland 分类

1 型	传导阻滞（神经失用）
2 型	轴突损伤（轴突中断）
3 型	2 型+神经内膜损伤
4 型	3 型+神经束膜损伤
5 型	4 型+神经外膜损伤（神经断裂）

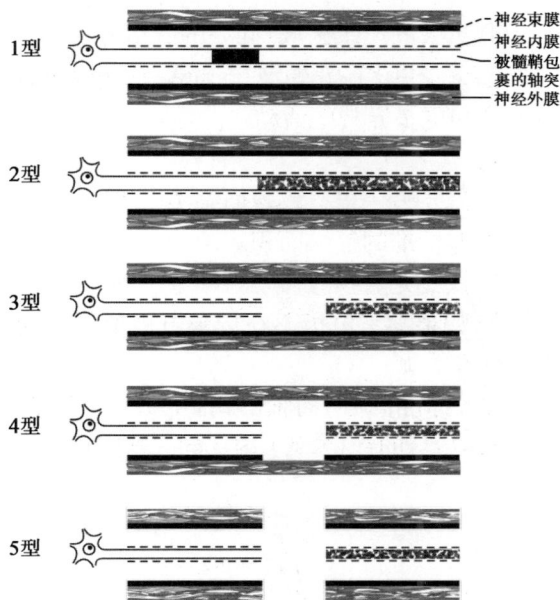

图 5-21　Sunderland 分类

第四节　临床仪器装置

电诊断检测包括神经传导检测和针极肌电图。

一、电路（欧姆定律）

电流通过导线的电流强度（I）安培，等于发电机的电压（V）伏特除以电阻（R）欧姆。下面的公式称为欧姆定律：

📖 电流=电压/电阻（I＝V/R 或 V＝I×R）

二、电诊断仪器装置（图 5-22）

电极

电极用于记录或刺激皮肤表面、肌肉或神经。电极可以是活动电极、参考电极、刺激电极或接地电极。包括表面或针状电极。为了获得准确的结果，必须通过皮肤洗剂、油类、凝胶等降低电极与皮肤之间的阻抗（电阻）。

1. 记录电极　记录电极是放置在皮肤或软组织上以从肌肉或神经中获取电活动的装置。有关更多详细信息，请参见下一部分表面与针状电极。

（1）活动电极（G1）：活动电极用来记录来自神经 AP 的电活动。在感觉神经动作电

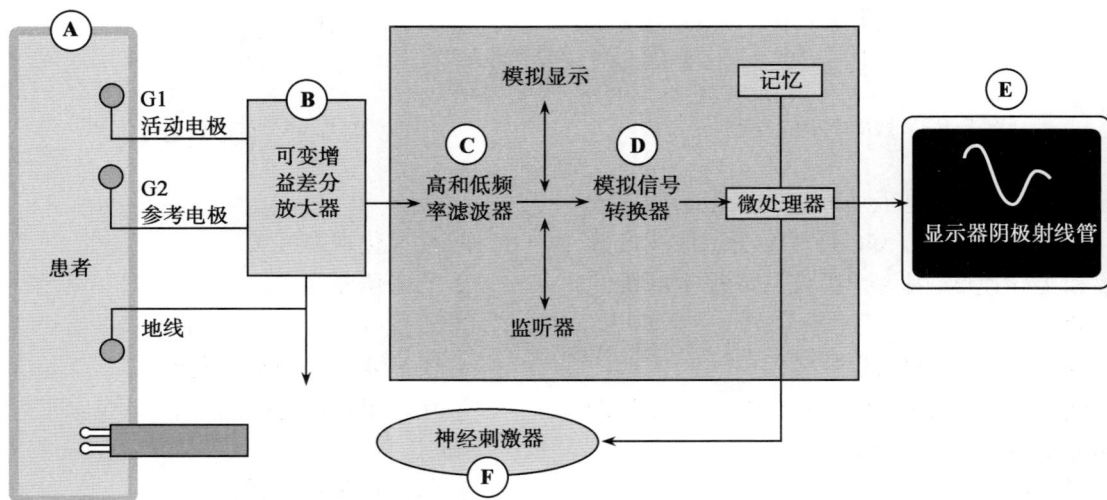

图 5-22　电诊断仪器

A. 通过刺激器（F）兴奋贴有记录电极患者的周围神经；B. 差分放大器接收动作电位；C. 信号过滤；D. 模拟信号在馈入扬声器的同时被转换为数字表示；E. 信号显示在阴极射线管上；F. 刺激器用于刺激周围神经系统

位（sensory nerve action potential，SNAP）中，将记录电极直接置于神经干体表，并记录来自神经的电活动。用于运动神经检测的记录电极（复合肌肉动作电位）放置在该神经支配肌肉的运动终板上。记录的复合肌肉动作电位（compound muscle action potential，CMAP）代表肌纤维产生电活动的总和，它是运动神经电活动的间接表现。

（2）参考电极（G2）：在感觉或运动神经检测过程中，参考电极被放置在不带电区域（肌腱或骨骼）上。

2. 表面电极（图5-23） 将表面电极放置在皮肤上以记录神经或肌肉 APs。它们通常是金属电极或内衬黏合剂背衬和导电凝胶的一次性电极贴片。

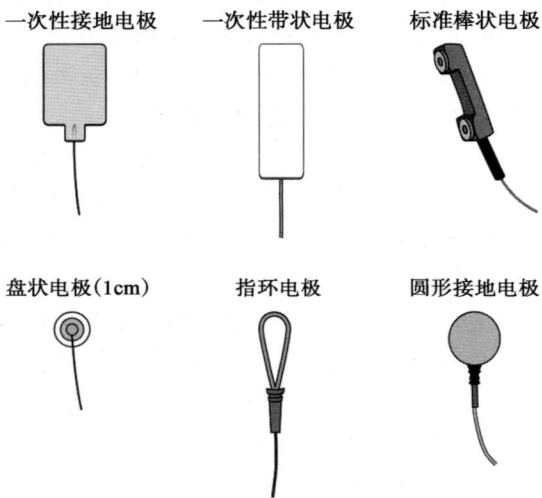

图 5-23 表面电极的类型

3. 针电极：针电极插入皮肤以记录肌肉或神经 APs。如果用于 NCS，则无法评估波形的波幅和传导速度，因为针头仅采取很少纤维的电活动。

（1）单极针电极（图5-24）：

这是 22~30 号铁氟龙涂层的针头，针尖的暴露范围为 0.15~0.2mm^2。

［优点］

① 价格便宜。

② 锥形针头：全向记录。

③ 减轻痛苦（特氟龙减少摩擦）。

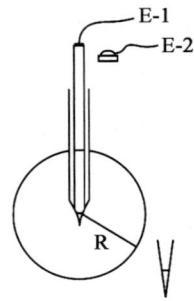

图 5-24 单极针电极

④ 更大的记录区域（同心的 2 倍）。

⑤ 记录更多的正锐波（positive sharp waves，PSWs）和更多异常电活动。

［缺点］

① 需要另一根针或表面参考电极。

② 非标准的针尖面积。

③ 铁氟龙磨损。

④ 如果参考电极不在记录电极附近，可能会有更多干扰。

（2）标准同心（同轴的）针电极（图5-25）：这是 24~26 号的针（参考），内部导线裸露（活动）。

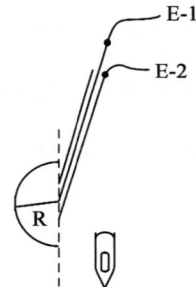

图 5-25 同心针电极

［优点］

① 标准化裸露区域。

② 参考位置固定。

③ 干扰少。

④ 不需要单独的参考电极。

⑤ 用于定量肌电图。

［缺点］

① 斜面针头：单向记录。

② 较小的记录区域。

③ MUAP 波幅较小。

④ 更疼痛。

（3）双极同心针状电极（图 5-26）：是带有活动和参考电极的针电极。

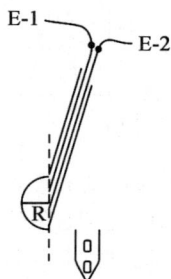

图 5-26 双极针状电极

［优点］
① 最适合孤立的 MUAP。
② 更少的伪像。

［缺点］
① 价格昂贵。
② 更疼痛。

（4）单纤维针电极（图 5-27）：是一根针（参考电极）包含一根直径为 25μm 的裸线（活动电极）。

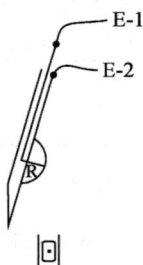

图 5-27 单纤维电极

［优点］
① 查看单个肌纤维。
② 用于评估纤维类型密度。
③ 用于评估颤抖。
④ 用于评估纤维阻塞。
⑤ 有助于评估 NMJ 病和运动神经元疾病。

［缺点］
① 不用于传统肌电图。
② 价格昂贵。

4. 接地电极　表面参考位置为记录电极和刺激电极之间的零电压。

5. 刺激电极（图 5-28）　刺激电极是一种双极电极，用于向神经施加电脉冲刺激以诱发神经 AP。刺激器有一个阴极和一个阳极。

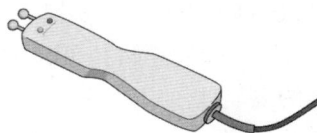

图 5-28 双极刺激器

（1）阴极产生负脉冲，从轴突吸引正电荷。

> 📖 **阳极阻滞**
> 当刺激器的阴极和阳极倒转时发生的一种理论上的局部阻断。这使神经发生超极化，从而抑制动作电位的产生。

（2）阳极产生正脉冲，从轴突吸引负电荷。

三、神经传导刺激

通过电刺激神经并记录信号来完成 NCSs。记录的信号受多种技术因素的影响，包括刺激强度和时程以及噪声和干扰信号。

（一）刺激强度

1. 阈值刺激　这种电刺激强度足以使神经产生可检测到的诱发电位。

2. 最大刺激　是指再增加刺激强度也不会使动作电位波幅进一步增加的刺激强度。

3. 次最大刺激　这是强度低于最大刺激水平，但高于阈值水平的电刺激。这可能会导致误认为波幅降低并潜伏期延长，从而造成轴突病变或传导阻滞的假象。

4. 超强刺激

（1）这种电刺激强度比最大刺激高至少 20%，通常用于 NCS。

📖（2）如果刺激强度设置得太高，由于容积传导可能会产生不良结果。当刺激电流通过神经周围的组织扩散时，发生容积传导。皮肤、细胞外液、肌肉和其他神经可能受到刺激，这可能导致如下结果。

① 减少传导时间并缩短潜伏期。

② 波形改变。

③ 波幅保持不变。

（二）刺激时程

通常，刺激时程设置为 0.1ms，并且可以递增增加以确保超强刺激。如果使用单极针电极进行刺激，则从 0.5ms 开始。更长的刺激时程将引起更多的疼痛。

（三）平均刺激

该过程是从较大的噪声和干扰信号中提取所需的神经生理信号。这些无用信号可能来自生物或环境，如 EMG 音频反馈、针伪影、60 赫兹（Hz）线路干扰、前置放大器靠近机器、荧光灯或患者。

📖 信噪比（S：N）：平均过程将 S：N 提高了一个因数，即执行的平均数目的平方根。平均的数目必须增加 4 倍才能使 S：N 翻倍。

$$📖\ S：N=\frac{信号波幅\ \times\sqrt{\#\ 平均执行}}{噪声波幅}$$

（四）刺激伪迹

这是在将刺激施加到皮肤时出现的一种干扰电流扩散到电极。可以通过以下方法将其最小化：

1. 将接地电极放在记录电极和刺激器之间。

2. 放置阳极和阴极于合理位置。

3. 清洁皮肤上的污垢，汗渍和液体。

四、差分放大器（图 5-22B 和 5-29）

差分放大器是前置放大器中一种针对交流电的设备。它可以消除在活动和参考电极处收集到的干扰波形，并放大保留下来的电位（图5-29）。它应具有高阻抗和共模抑制性能，但系统内部的噪声也应低。

共模抑制比（common mode rejection ratio，CMRR）

这是指有选择地放大不同的信号并拒绝共同的信号。通常用 dB 表示，并且应 ≥90dB。CMRR 越大，放大器的效率越高。

---

dB. 分贝；CMRR. 共模抑制比

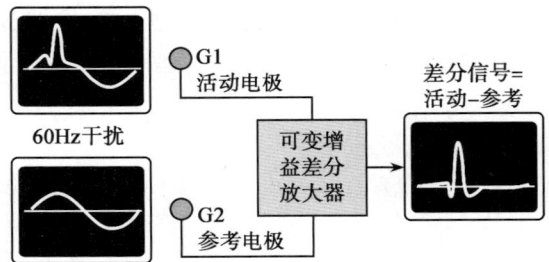

图 5-29　差分放大器功能示意图。差分放大器仅放大活动输入和参考输入上存在的信号差。当两个输入端的 60Hz 干扰相同时，将消除干扰，仅留下差分信号，即将要检测的动作电位

五、滤波器（图 5-30）

该设备由电阻器和电容器组成，用于排除不需要的波形。

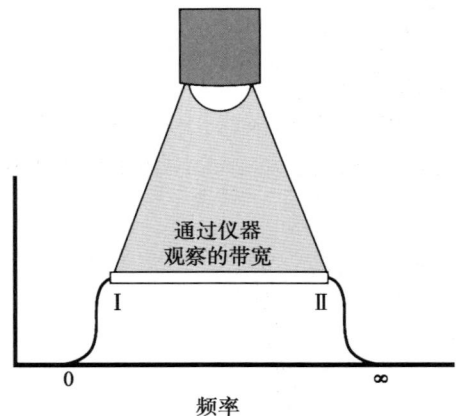

图 5-30　频率带宽。这是滤波器允许仪器显示的频率示意图

Ⅰ. 低频滤波器；Ⅱ. 高频滤波器

📖 1. 两种类型的滤波器

（1）高频（低通）滤波器（HFF）：HFF 会删除频率高于其阻断设置的信号。频率低于阻断设置的信号不受影响，影响叠加波形的较快部分。

（2）低频（高通）滤波器（LFF）：LFF 会删除频率低于其阻断设置的信号。高于阻断设置的信号不受影响。影响叠加波形的较慢部分。

2. 滤波器设置

（1）感觉 NCS：20~10kHz。

（2）运动 NCS：2~10kHz。

（3）EMG：20~10kHz。

3. 滤波器调整 随着 LFF 的增加（如从 1 增至 500Hz）或 HFF 的降低（如从 10 000Hz 降低至 500Hz，同时将 LFF 保持在 1Hz），波形会发生变化。

4. 滤波器变化对 NCS 波形的影响

升高低频滤波器（图 5-31 I-IV）

- 缩短峰潜伏期
- 降低波幅
- 将电位从双相变为三相
- 不改变起始潜伏期

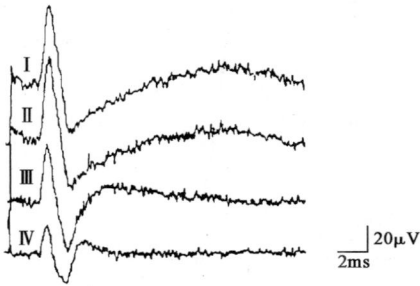

图 5-31 升高低频滤波器：低频滤波器（I-IV）从 1Hz 到 500Hz 的顺序升高

降低高频滤波器（图 5-32 I-IV）

- 延迟峰潜伏期
- 降低波幅
- 出现更长的负峰
- 延迟起始潜伏期

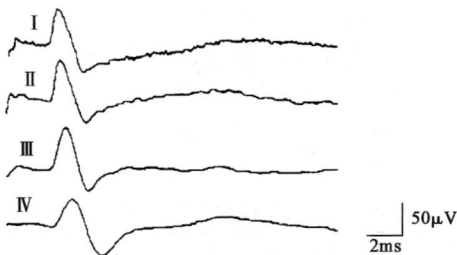

图 5-32 降低高频滤波器：将高频滤波器（I-IV）从 10 000Hz 依次降低到 500Hz

六、显示屏

1. 一旦信号被记录、放大、过滤并传递，模拟信号到数字转换器就会显示在计算机屏幕上。屏幕上会有一个网格投影，水平轴代表扫描速度，垂直轴代表灵敏度。可以调整每一个参数，以操纵记录的波形进行准确的测量。

2. 扫描速度与分配给每个 X 轴分区的时间有关，以 ms 为单位。

3. 灵敏度与分配给每个 Y 轴分区的高度有关，以毫伏（mV）或微伏（μV）为单位。增益一词有时与灵敏度互换使用。增益实际上是输出与输入的比率测量，没有类似于 mV 或 μV 的单位值。

4. 设置

	感觉	运动	EMG
扫描速度	5ms	2ms	10ms
灵敏度	10μV	5mV	100μV（插入电活动）
			1mV（募集电位分析）

七、安全问题

1. 电诊断（EDX）检测的每个方面都有某些危险因素。在 NCS 期间，需要考虑电的风险；在针 EMG 中，应解决某些出血风险。虽然没有绝对禁忌证，但这些相对风险要与常识和从病史中获得的信息（如不明原因出血或瘀斑、心脏起搏器或除颤器）进行权衡。

2. 电危险因素：在常规 EDX 检测中，对人体施加电流应谨慎。从理论上讲，施加刺激可能会影响心脏传导或因电击而造成身体伤害。

3. 心血管设备：由常规 NCS 产生的远场电位不会产生可检测到刺激的电活动。它们对植入式心脏起搏器或心脏内除颤器没有风险。然而，一般建议在刺激器和任何导线、静脉导管线或导管之间有 15cm（6 英寸）的间隔。此外，应避免在安装起搏器或心脏除颤器的同侧刺激臂丛神经。

4. 禁忌证：

（1）外部心脏起搏器：外部起搏线可能会对 NCS 刺激比较敏感。

（2）中心静脉导管可能会在心脏中产生刺激。但是，外周静脉导管线没有问题。

5. 出血风险：

（1）EMG 引起的临床相关出血问题极为罕见。对服用抗血小板或抗凝药物或有凝血障碍的患者需要考虑是否调整 EMG 检测方案。

（2）在本检测中，通常不鼓励使用抗凝药

或抗血小板药。血小板计数<50 000/μL 的患者可能要谨慎,国际标准化比率(INR)在 3.0 下被认为是可以接受的。

6. 其他:

(1)颈部检测需要考虑到颈窦和迷走神经的位置。刺激这些可能会影响心脏的节律。

(2)电极的放置方式不应对心脏产生反应。

(3)应考虑其他常识性问题,以避免对 NCS 产生外部影响,例如避免与裸露的金属或潮湿的表面接触。

第五节 神经传导检测

1. 这些检测评估周围神经传导电脉冲的能力。通过刺激神经产生代表性波形,并评估其参数以评价周围神经元功能。

2. 波形图:

(1)这些记录电位代表多个正弦波的汇总。每个波形的不同相位和波幅相加或抵消以产生最终电位。

(2)显示的最终电位表示所有亚成分频率的平均值(图 5-33)。

(3)频率定义为同一事件在 1s(每秒循环数)中发生的次数,以 Hz 为单位。

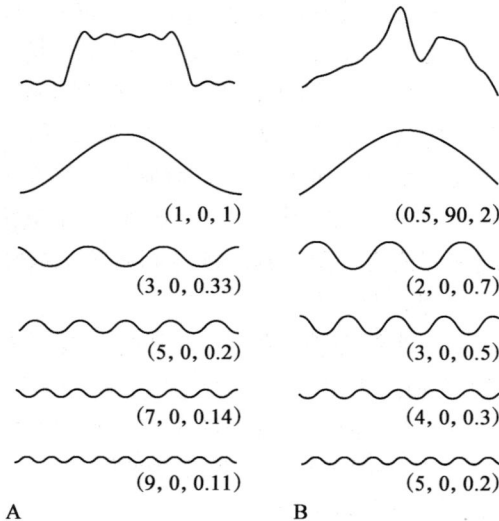

图 5-33 波形子成分(叠加)

A. 一个方波和五个亚成分正弦波,一起叠加会产生方波;B. 更具生物学表现的电位及其子成分正弦波,频率、相数变化和相对波幅将在后面每个子成分波形中介绍

一、参数(图 5-34)

1. 潜伏期(表 5-6)

(1)起始潜伏期是电刺激后开始出现诱发电位所需的时间。

① 对于感觉检测,起始潜伏期反映最快纤维的传导。

② 对于运动检测,末端潜伏期表示从运动

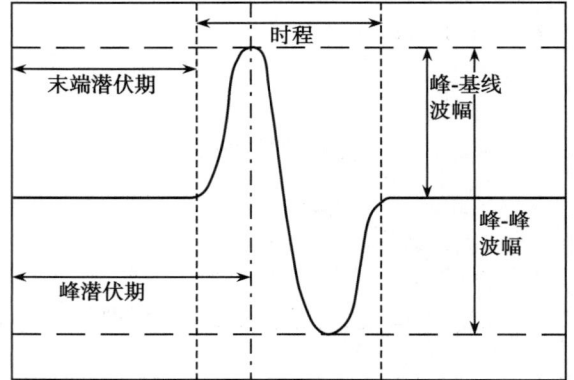

图 5-34 波形参数

表 5-6 运动及感觉神经纤维的神经反应性

神经纤维	神经反应性
运动	神经兴奋的潜伏期:电刺激起始和开始跳跃性传导之间的时间,需要 0.1ms 或更短 传导:AP 沿有髓轴突向终末分支、无髓末梢及 NMJ 的跳跃性传导 突触传递:信号穿过 NMJ 启动单个纤维 AP 的化学传递,需要 0.2~1ms
感觉	神经兴奋的潜伏期:同前 传导:同前 突触传递:由于没有 NMJ,所以不适用

AP. 动作电位;NMJ. 神经肌肉接头

检测参数	描述
起始潜伏期	表示动作电位沿最快轴突传导的起始时间 标记在动作电位偏离基线的起始点
峰潜伏期	表示动作电位沿大多数轴突传导的起始时间,对传导速度减慢检测更准确 标记在波形的峰值处

刺激部位到 NMJ 的时间间隔、跨 NMJ 的时间延迟以及肌肉纤维的去极化。最快纤维的传导与起始潜伏期无关。

（2）峰值潜伏期表示沿大多数轴突的潜伏期，并在波形波幅的峰值处测量。两种潜伏期主要取决于神经的髓鞘。

2. 传导速度

（1）传导速度是脉冲沿着神经行进的速度，主要取决于髓鞘的完整性，通过距离（以毫米为单位的近端刺激部位减去以 mm 为单位的远端刺激部位）除以传导时间计算（以 ms 为单位的近端潜伏期减去以 ms 为单位的远端潜伏期）。

（2）正常值通常为：上肢>50m/s，下肢>40m/s。

（3）神经损伤和技术因素可导致传导速度降低。即使在严重的轴索损伤中传导速度也可能保持正常，因为 NCS 记录的是存活的最快神经纤维的速度。

📖 传导速度的变化：

年龄

- 新生儿的传导速度是成年人的 50%。在 1 岁时，它是成年人的 80%。3—5 岁时与成年人相当。
- 由于节段性脱髓鞘/再髓鞘化以及正常衰老导致大量纤维损失，因此可以看到典型的变化。
- 50 岁之后，传导速度每 10 年降低 1~2m/s。

温度

- 正常情况下，上肢约为 32℃，下肢约为 30℃。
- 每降低 1℃，传导速度降低 2.4m/s。
- 低于 29℃时每下降 1℃，传导速度下降 5%。

1. 波幅

（1）是两点之间的最大电压差。

（2）在感觉检测中，感觉神经波幅反映了激活的感觉神经纤维的总和及其放电的同步性。通常从基线到负峰或从第一个负峰到下一个正峰进行测量。

（3）在运动检测中，波幅反映了已激活的肌纤维的数量。通常从基线到负峰进行测量记录。虽然大多数情况下 CMAP 波幅降低是由于轴突损伤（如在典型的轴突神经病中），但 CMAP 波幅低的其他原因包括传导阻滞，某些 NMJ 障碍和肌病。

2. 时限

（1）测量从初始离开基线到与基线首次交叉的时限。

（2）在感觉神经中，是对感觉神经纤维放电同步性的量度。

（3）在运动神经中，是对单个肌肉纤维放电同步性的量度。

3. 面积　是波形的波幅和时限的函数。

4. 时间离散度（图 5-35）

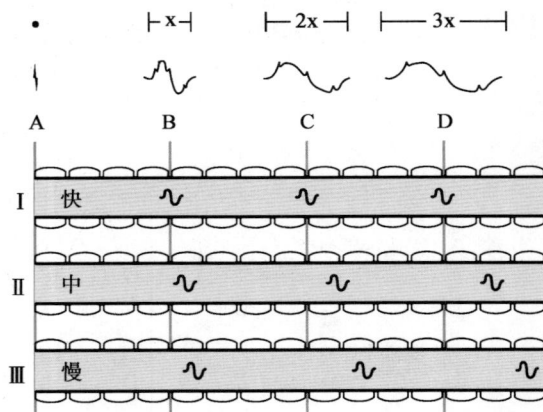

图 5-35　时间分散度。不同传导速度的三种轴突：Ⅰ. 快速传导轴突；Ⅱ. 中速传导轴突；Ⅲ. 慢速传导轴突。分别在神经 A、B、C 三个不同位置进行检测电；然后传导从左边向右边进行。在点 A，每个轴突的信号几乎同时到达，产生一个非常紧凑的记录响应。在 B 点，信号的同步性较差，产生较小的波幅和较长时程的响应，当信号到达 C 点和 D 点时，这种离散会增加

（1）反映最快和最慢的神经纤维的传导速度范围。近端刺激较远端刺激，波形较为扩展（分散）。波形下的面积基本上保持恒定。

（2）这是由于较慢的纤维传导到达记录电极晚于快纤维。

（3）当慢速和快速纤维到达记录电极的时间相对一致时，远端刺激通常不会出现这种情况。

5. 相位抵消（图 5-36 和图 5-37）

刺激神经远端

单一反应   叠加反应

快神经传导

慢神经传导

刺激神经近端

单一反应   叠加反应

快神经传导

慢神经传导

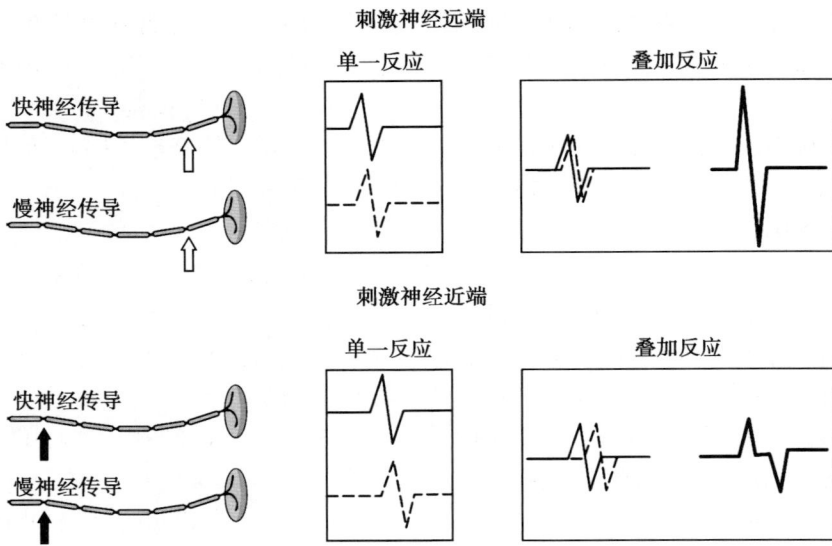

图 5-36　感觉-SNAP 相位抵消。空心箭头表示对远端神经的刺激；各个 SNAP 的相位相加。实线箭头表示对近端神经的刺激；随着距离的增加，当相位到达记录电极时，它们足够分散，从而相加更少甚至抵消

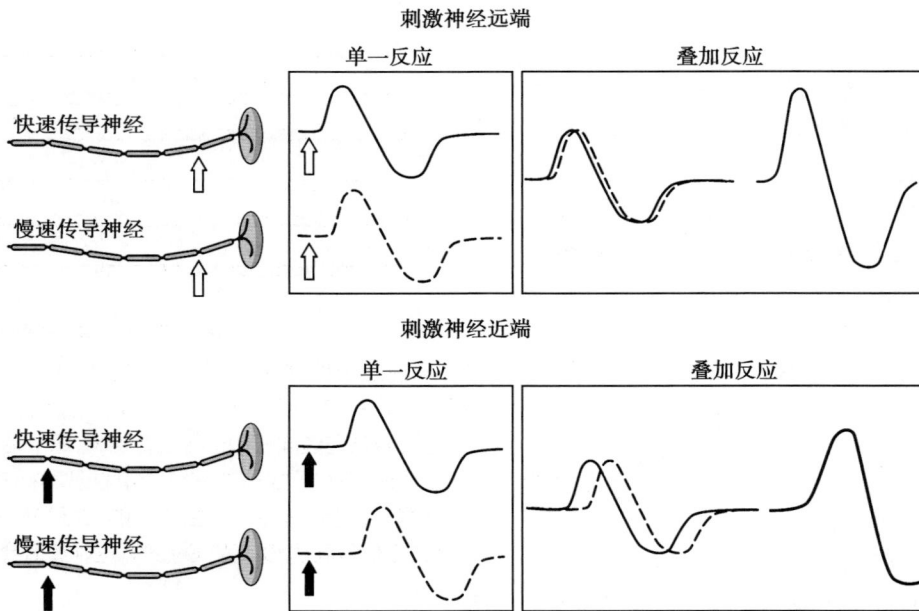

SNAP. 感觉神经动作电位

刺激神经远端

单一反应   叠加反应

快速传导神经

慢速传导神经

刺激神经近端

单一反应   叠加反应

快速传导神经

慢速传导神经

图 5-37　运动-CMAP 相位抵消。空心箭头表示刺激神经远端，使两个 MUAPs 放电，产生的电位是其大小的 2 倍。实心箭头表示刺激神经近端，由于 MUAPs 负相波的时限较长，导致两个 MUAPs 仍相加

CMAP. 复合肌肉动作电位；MUAP. 运动单位动作电位

（1）从近端向远端刺激进行比较时，波幅会降低，时限会增加，因为 SNAP 时限较短，所以变化最为明显。

（2）刺激神经后，一个轴突的 AP 可能与邻近轴突的 AP 相位相反。一个轴突的负偏转可以抵消另一个轴突的正偏转，从而波幅变小。这些轴突叠加形成一个 AP，表现为一个时限增宽的长波。

（3）因此，记录近端 SNAP 时，下降 50% 被认为是正常的。

（4）CMAP 波幅则没有那么大的降低，因为它有一个较长的时限，还有 NMJ 的缓冲作用。因此，波幅会有 15% 的小幅度下降。

二、感觉神经动作电位

1. 感觉神经传导检测是沿着感觉神经纤维传导冲动，也可帮助定位损害相对于 DRG 的位置（图 5-38）。

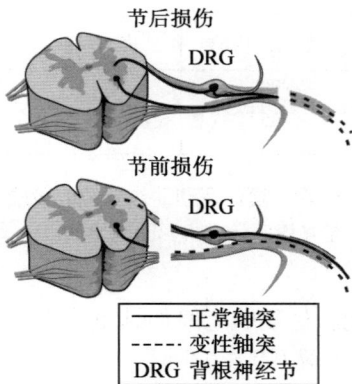

图 5-38　节后损伤导致运动和感觉轴突沃勒变性。DRG 中细胞体轴突和进入脊髓腹侧的轴突是独立分开的。复合运动动作电位和 SNAP 反应减弱或消失。节前损伤对运动神经纤维的损伤与节后损伤相同，但周围感觉纤维仍与细胞体保持完整连接。因此，节前损伤 SNAPs 是正常的

DRG. 背根神经节；SNAP. 感觉神经动作电位

📖 2. DRG 位于椎间孔中，并包含感觉细胞体。尽管临床感觉异常，但靠近它的病变（感觉神经根病变或脊髓损伤）仍保留 SNAP 波形。这是因为从细胞体到周围轴突的轴突运输继续保持完整。S 对于不完全性周围神经损伤，通

常认为 SNAP 比 CMAP 更为敏感。

3. 技术注意事项：

（1）逆向检测：

① 比顺向检测更容易记录反应。

② 由于所需的刺激强度较小，可能比顺向检测更舒适。

③ 由于远端记录部位的神经更浅，可能波幅更大。

（2）记录电极：活动电极和参考电极之间的距离至少应为 4cm。小于此距离将会产生以下形式的波形变化（图 5-39）。

当电极间距离<4cm 时的检测结果

参数	变化
📖 峰潜伏期	降低
波幅	降低
时限	降低
上升时间	降低

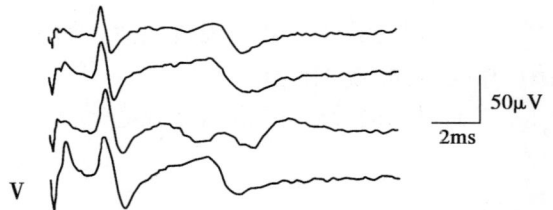

轨迹	电极间距（cm）	波幅（μV）	潜伏期（ms）起始	峰
I	1.0	57	2.8	3.1
II	2.0	73	2.8	3.2
III	3.0	78	2.8	3.4
IV	4.0	87	2.8	3.4

图 5-39　活动电极与参考电极之间的距离。正中神经感觉神经动作电位和改变电极间距离的影响（I~IV 电极间距依次增加）

三、复合运动动作电位（图 5-40）

1. 运动神经传导电位被称为复合运动动作电位，也称为 M 波，代表冲动沿着运动单位运动神经纤维的传导。

2. 记录肌肉运动点所诱发的运动电位。它因运动单位的完整性而变化，但由于运动神经元的胞体位于脊髓中，因此无法区分神经节

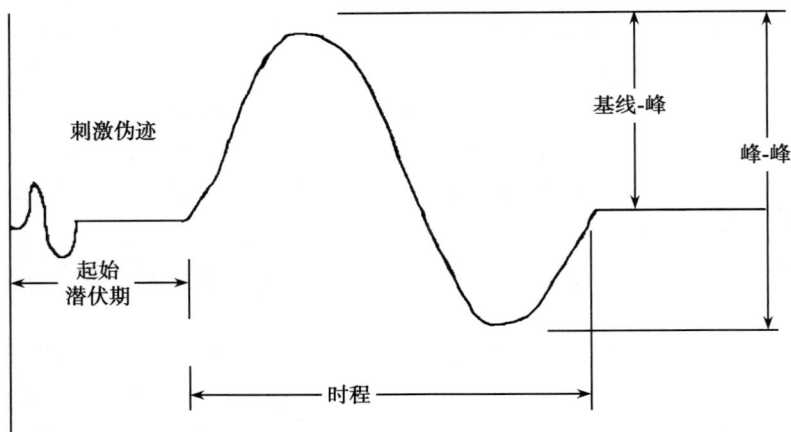

图 5-40   复合运动动作电位

前和节后病变。

3. 如果病变靠近 DRG（见上一节 SNAP）或影响单纯的运动神经，则 CMAP 可能是异常的，而 SNAP 正常（图 5-38）。

4. 技术注意事项：

（1）相位：

电位应为两相，且初始为负相波。如果初始正相波，则可能是由于：

① 运动点的活动电极位置不合适（图 5-41）。

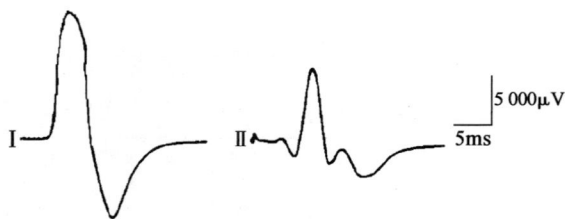

图 5-41   复合运动动作电位电极放置
I. 在终板区域上方；II. 远离终板区域

② 来自其他肌肉或神经的容积传导。

③ 异常的神经支配。

（2）记录电极：

假的波幅降低和不准确的潜伏期可能是由于：

① 活动电极和参考电极不要太靠近。如果发生这种情况，则在两个位置都会记录相似的波形并相拒，从而降低了波形的波幅（图 5-42）。

② 次最大刺激。

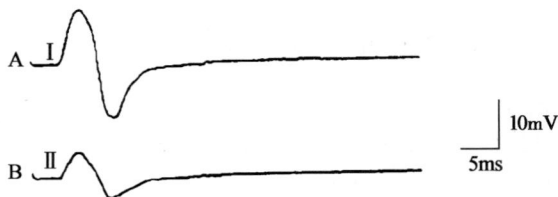

轨迹	起始潜伏期	波幅	
		基线-峰	峰-峰
	ms	mV	
I	3.4	10	20
II	3.4	4	8

图 5-42   复合运动动作电位电极放置
I. 在终板区域上方；II. 远离终板区域

③ 刺激处皮肤增厚如结茧或水肿处。测量差异（表 5-7）

表 5-7   测量差异

NCS	SNAP	CMAP
解剖学方面	感觉神经纤维	运动神经纤维，NMJ,肌纤维
潜伏期相关	峰或起始潜伏期	起始潜伏期
波幅测量	峰-峰（μV）	基线-峰（mV）

CMAP. 复合运动动作电位；NCS. 神经传导检测；NMJ. 神经肌肉接头；SNAP. 感觉神经动作电位

传导参数的正常值（表 5-8）

以下是基本运动和感觉 NCS 所建议的正常值。每个 EDX 实验室可能具有不同的正常值。

表 5-8 包含基本运动和感觉 NCS 的建议正常值

神经	数值
正中神经 运动	
末端潜伏期	3.7 ± 0.3（8cm）
波幅	13.2 ± 5.0
CV	56.7 ± 0.2
正中神经 感觉	
末端潜伏期	3.2 ± 0.5（14cm）
波幅	41.2 ± 25.0
CV	56.9 ± 4.0
尺神经 运动	
末端潜伏期	3.2 ± 0.5（8cm）
波幅	6.0 ± 1.9
肘下 CV	61.8 ± 5.0
肘上 CV	62.7 ± 5.5
尺神经 感觉	
末端潜伏期	2.4 ± 0.5（10cm）
波幅	14.0 ± 8.8
CV	61.9 ± 5.9
桡浅感觉神经	
末端潜伏期	2.3 ± 0.4（10cm）
波幅	31.0 ± 20.0
CV	58 ± 6.0
腓神经 运动	
末端潜伏期	4.5 ± 0.8（8cm）
波幅	4.4 ± 1.4
腓骨小头下 CV	51.6 ± 4.1
腓骨小头上 CV	53.9 ± 4.3
胫神经 运动	
末端潜伏期	3.4 ± 0.5（10cm）
波幅	11.8 ± 4.5
CV	53.9 ± 4.3
腓肠神经 感觉	
末端潜伏期	2.9 ± 0.3（14cm）
波幅	20.5 ± 6.1
CV	65.7 ± 3.7
桡神经 运动	
末端潜伏期	2.4 ± 0.5（10cm）
波幅	14.0 ± 8.8
CV	61.9 ± 5.9
腓浅神经 感觉	
末端潜伏期	2.9 ± 0.3（14cm）
波幅	20.5 ± 6.1
CV	65.7 ± 3.7

CV. 传导速度

四、H 反射（图 5-43）

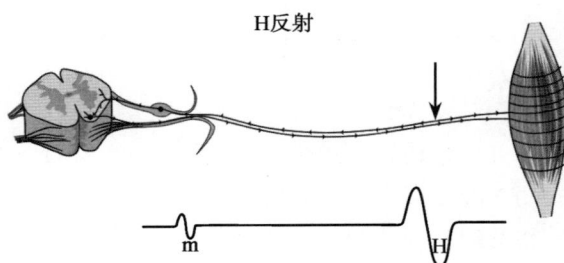

图 5-43 H 反射。H 反射是通过刺激传入感觉纤维（箭头）而产生的，是向脊髓的顺向传导。在脊髓中，α 运动神经元突触受到刺激，诱发肌肉 H 反射。当部分运动神经轴突受到直接刺激时，会产生最初的 M 反应

1. NCS 的这种迟发反应是电诱发的类似于单突触反射。在下肢，它相当于跟腱反射的 EDX。

2. 在长时程（1.0ms）内以次最大刺激启动。这会优先激活 IA 传入神经纤维，从而引起脊髓的顺向感觉反应，然后产生顺向运动反应返回到记录电极。

3. 可以通过抗阻收缩兴奋肌肉来增强波形，而通过拮抗收缩或增加刺激引起电流冲撞抵消而消失。

4. 合适强度的每次刺激，H 波形态和潜伏期保持不变。注意，平均 10 个 F 波可替代一个 H 反射。

5. 作用：反映了近端神经诱发电位的传导，通常用于检测下肢 S_1 神经根病或上肢 C_7 神经根病。

6. 公式：

H 反射 =9.14+0.46（从内踝到腘窝的腿长，以厘米为单位）+0.1（年龄）。

7. 潜伏期：

（1）正常：28~30ms。

（2）左右差异：>0.5~1.0ms 就具有临床意义。

（3）>60 岁：增加 1.8ms。

8. 位置：

（1）比目鱼肌：胫神经，S_1 通路。

（2）桡侧腕屈肌（FCR）：正中神经，C_7 通路。

9. 变化：正常婴儿和患有上运动神经元（UMN；皮质脊髓束）病变的成年人，都可以检测到此波形。可以通过抗阻收缩兴奋肌肉来增强波形，并可通过拮抗抗阻收缩来抑制 H 反射。

10. 局限性：

（1）评估长的神经通路，可以掩盖局灶性病变并隐藏损伤部位的特异性变化。在不完全性病变中 H 反射可以是正常的。

（2）它也无法区分急性和慢性病变。一旦异常，它总是异常。

（3）陷阱：虽然在 S_1 神经根病中可以观察到 H 反射缺失，但并非特异的诊断依据。在其他多种情况下也可以观察到 H 反射缺失，包括全身性周围神经病、多发性神经病和上运动神经元病变。也是老年人的正常表现。

五、F 波（图 5-44）

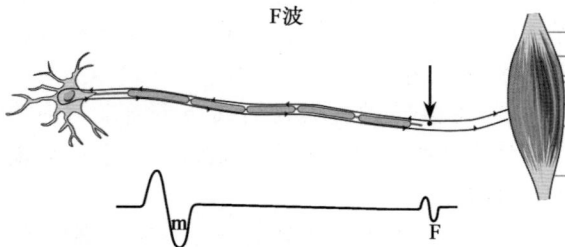

图 5-44　F 波反应：刺激（点）后发生去极化（箭头）。最初，去极化动作电位沿运动神经双向传导，首先直接到达产生 M 反应的肌纤维，然后逆行至轴突和神经元，再引起其中部分神经元兴奋沿轴突向远端传导，从而产生延迟的 F 反应

1. F 波是在 CMAP 之后发生的微小迟发运动反应，大约为 CMAP 波幅的 1%~5%。它产生于短时程超强刺激，它向脊髓中的前角细胞产生逆向运动反应，再从脊髓向记录电极产生顺向运动反应。

2. F 波是纯运动反应，并不代表真正的反射，因为其传导的神经通路没有突触。由于每次刺激会激活不同组的前角细胞，因此每次刺激所产生的 F 波波形和潜伏期多会有所变化（图 5-45）。

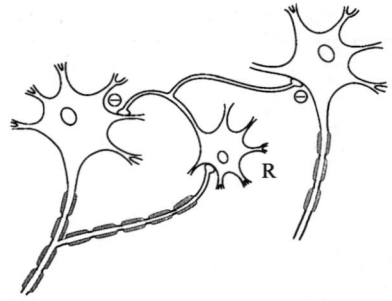

图 5-45　施万细胞激活。抑制性神经元、施万细胞（R）被刺激激活，进而抑制（-）α 运动神经元放电

3. 作用：可能对多发性神经病和神经丛病有帮助，但对神经根病无太大帮助。

4. 潜伏期：

（1）正常：上肢：28ms；下肢：56ms。

（2）左右差异：上肢的差异为 2.0ms；下肢有 4.0ms 的差异。

（3）重复刺激出现率降低与潜在异常相关。

5. 位置：可以从任何肌肉获得。

6. 局限性：

（1）评估长神经通路，该通路可能掩盖局灶性病变并隐藏损伤部位的特异性。

（2）仅评估运动纤维。

六、A-(轴突)波

1. 进行 CMAP 检测时，次最大刺激可引起反应，超强刺激可消除反应。刺激可以沿着运动神经进行逆行传导，并向先前失神经支配和神经再支配形成的新生侧支传导。它通常发生在 CMAP 和 F 波之间，有着恒定的潜伏期（图 5-46）。

2. 作用：此波形表示神经损伤后的侧支发芽。

七、瞬目反射（图 5-47 和图 5-48）

1. 这种 NCS 是一种电诱发的类似于角膜反射。通过刺激三叉神经的眶上分支，电反应传导到脑桥并分支到外侧延髓，然后分支通过面神经到同侧和对侧眼轮匝肌。

2. 两种反应：同侧 R1 和双侧 R2。眨眼与 R2 反应相关（表 5-9）。

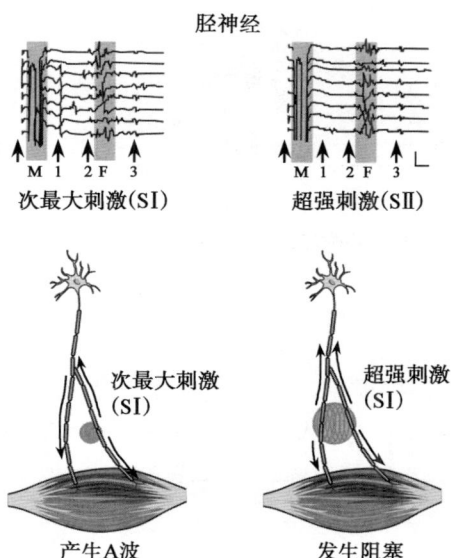

胫神经

次最大刺激(SI)　　　超强刺激(SⅡ)

M 1 2 F 3　　　M 1 2 F 3

次最大刺激
(SI)

超强刺激
(SI)

产生A波　　　　发生阻塞

图 5-46　A 波
A. 箭头 1、2 和 3 代表 A 波,M 是复合运动动作电位,F 是 F 波,S(Ⅰ)是弱刺激,S(Ⅱ)是强刺激[注:在 S(Ⅰ)中看到的 A 波被抵消了];B. S(Ⅰ)产生 A 波,S(Ⅱ)发生阻断

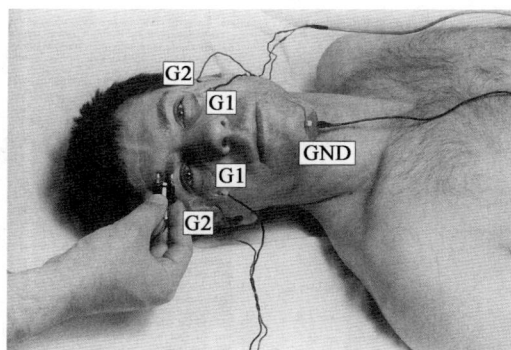

图 5-47　瞬目反射过程。同时记录两个眼轮匝肌。活动记录电极(G1)放置在瞳孔稍外下方,瞳孔在中间位置。而参考记录电极(G2)放置在外眦外侧。每一侧都在眉毛内侧刺激同侧眶上神经。图片显示了右侧瞬目反射的记录和刺激部位

表 5-9　瞬目反射通路

通路	神经纤维
传入	第Ⅴ颅神经感觉支(三叉神经)
传出	第Ⅶ颅神经运动支(面神经)

反应	通路
R1(早)	通过脑桥
R2(晚)	通过脑桥和延髓外侧

影响 R1 的损害	影响 R2 的损害	
三叉神经	意识水平	地西泮
脑桥	Parkinson 病 习惯化	
面神经	延髓外侧综合征	

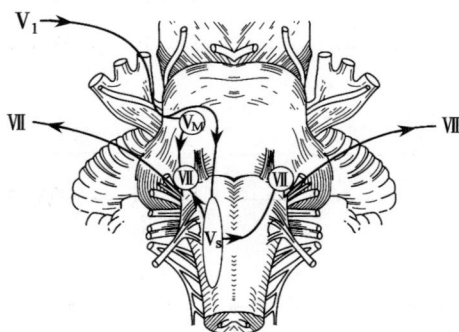

图 5-48　瞬目反射解剖学。瞬目反射传入回路经三叉神经(V₁)第一分支传导,它与脑桥中部的第Ⅴ颅神经(V_M)三叉神经感觉主核和延髓的三叉神经脊束核(V_S)形成突触。较早的 R1 电位是由感觉主核与同侧面神经运动核(Ⅶ)之间的突触连接介导的。较晚的 R2 反应是由三叉神经脊束核与同侧和对侧面神经核(Ⅶ)之间的多突触通路介导的。R1 和 R2 的传出回路均通过面神经到眼轮匝肌

八、直接面神经检测(图 5-50)

　　1. 第Ⅶ颅神经(面神经)的 NCS 的刺激位置是下颌角茎突乳突孔远端。在鼻肌记录。

　　2. 患者出现周围神经损伤时,上、下面部肌肉无力表现相同。

📖 **联带运动**
　　面神经损伤会导致异常的轴突再生,从而导致神经再支配不适当的肌肉。这可能表现为闭眼时嘴唇抽搐或咀嚼时假流眼泪。

📖 3. 潜伏期(图 5-49A 和 B)
　　(1)正常:R1<13ms。
　　(2)R2 同侧(直接)<40ms。
　　(3)R2 对侧(间接)<41ms。

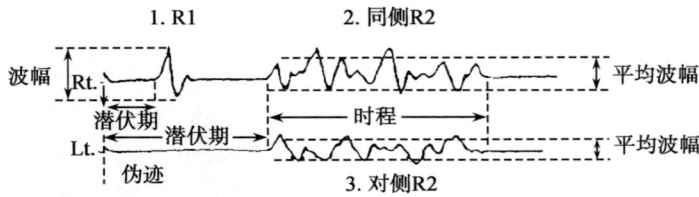

图 5-49A　瞬目反射。R1 的脑桥（1）通路。R2 的脑桥和延髓外侧（2 和 3）通路

V1的刺激位点

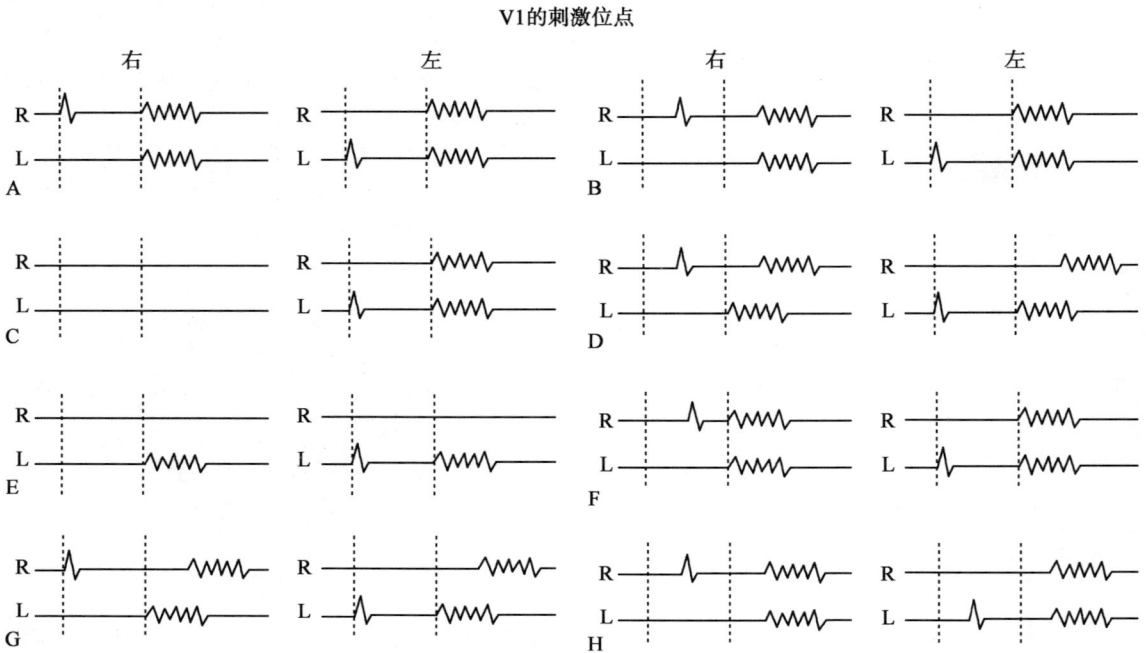

图 5-49B　异常的瞬目反射模式

A. 正常模式。记录双眼轮匝肌；在每一侧刺激眶上神经会产生同侧 R1（早）和双侧 R2（晚）电位；B. 不完全性右三叉神经病变。刺激受损的右侧，包括同侧 R1，R2 和对侧 R2 在内的所有电位都有延迟，刺激未受损侧电位均正常；C. 完全性右三叉神经病变。刺激受损的右侧，所有电位均未引出。刺激未受损的一侧电位均正常；D. 不完全性右面神经病变。刺激患侧会导致同侧 R1 和 R2 延迟，但对侧 R2 正常，刺激未受损侧会导致同侧 R1 和 R2 正常，但对侧 R2 会延迟，在这种模式下，无论刺激哪一侧，患侧所有电位都异常；E. 完全性右面神经病变。刺激患侧会导致同侧 R1 和 R2 电位缺失，但对侧 R2 却正常，刺激未受损侧会导致同侧 R1 和 R2 正常，但对侧 R2 缺失；F. 右脑桥中部病变（三叉神经感觉主核和/或脑桥中间神经元到同侧面神经核的病变），刺激患侧会导致 R1 缺失或延迟，但同侧和对侧 R2 完整，刺激未受损侧电位均正常；G. 右侧延髓病变（三叉神经脊束和核 V，和/或延髓中间神经元到同侧面神经核的病变），刺激患侧 R1 和 R2 正常，但同侧 R2 缺失或延迟；刺激未受损侧同侧 R1 和 R2 电位正常，但对侧 R2 延迟或缺失；H. 脱髓鞘性周围神经病。瞬目反射的所有电位都可能明显延迟或缺失，反映出运动和感觉通路之一或两者传导都变慢

3. 如果病变位于面神经核（中枢）之上，则下面部肌肉受累重于上面部。

4. 作用：可以检测面神经损伤，例如贝尔麻痹、肿瘤、骨折、中耳感染、糖尿病、腮腺炎、莱姆病等。

5. 结果：可以定期对其进行检测 2 周以上以评估预后。相对于轴突性损伤，脱髓鞘性损害的预后较好。7 天内诱发电位缺失提示预后不良。

📖 6. 治疗：干预措施可能包括泼尼松、推拿或电刺激。

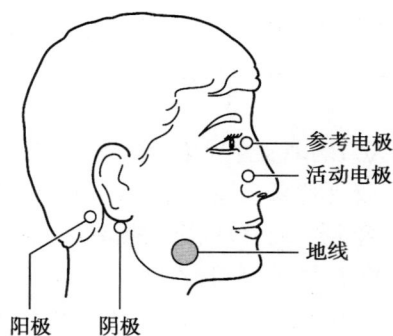

图 5-50　面神经检测

直接面神经

NCS	波幅/预后
CMAP	<非受累侧的 10% 预后差,可能不完全恢复,恢复时间>1 年
CMAP	介于非受累侧的 10%~30% 预后良好,恢复时间为 2~8 个月
CMAP	>非受累侧的 30% 预后较好,恢复时间为 2 个月

CMAP. 复合肌肉动作电位;NCS. 神经传导检测

九、膈神经运动检测

1. 膈神经的 NCS 是在胸锁乳突肌后方锁骨上方约 3cm 处刺激,在膈肌记录,记录电极 G1 放在剑突上方两指宽处,G2 放在距 G1 16cm 的前肋缘上。

2. 膈肌 CMAP 通常是双相的,初始相位向上。

3. 膈肌针极肌电图:

(1)可以使用 EMG 针电极检测膈肌,方法有以下三种:肋下,肋间下部和胸骨下。为了安全和确保适当的针位置,最常用的是肋下入路。

(2)肋下入路方式,将 EMG 针电极在第八,第九或第十肋骨软骨后面的肋缘下方插入。

(3)通过观察吸气时电活动来确认 EMG 针在膈肌中的位置很重要。

(4)纤颤电位(FIB)和正锐波的存在强烈提示神经源性损伤。在部分失神经支配的膈肌中,在各次吸气电活动之间可以观察到纤颤电位和正锐波。在完全失神经支配的膈肌中,没有吸气电活动,只能看到 FIB 和 PSW。

4. 膈肌麻痹的治疗:

(1)在患有中枢性呼吸麻痹和上颈段脊髓损伤(C_3 以上病变)的患者中,越来越多地采用膈神经起搏,以使其脱离呼吸机。理论上,这些患者应该没有任何内在的肺部疾病。

(2)可以通过开胸术在胸腔内植入电极,近来可以通过视频胸腔镜手术(VATS)植入。或者,可通过腹腔镜方法在膈肌内放置电极。在这种方法中,使用运动点检测技术将肌内电极放置在膈神经入口点附近。

第六节　体感诱发电位(图 5-51)

1. 体感诱发电位检测评估了神经系统对外部刺激的时间响应。它们利用传入电位代

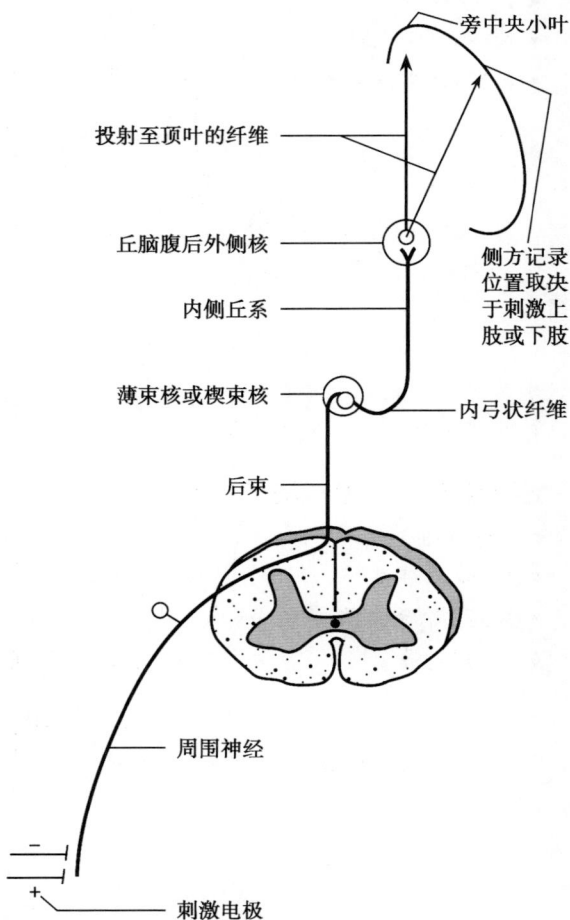

图 5-51　体感诱发电位传导通路从周围神经到顶叶皮质。刺激下肢神经检测薄束传导通路,刺激上肢神经检测楔束传导通路

表上行感觉通路的功能,其从周围神经行至神经丛、根、脊髓(后束),以及对侧的内侧丘系、丘脑、感觉皮质。

2. 体感诱发电位由重复次最大刺激感觉神经、混合神经或皮节引发的,并从脊柱或头皮上记录。最常用于检测的神经是上肢正中神经和下肢胫神经。

3. 功能:

(1)体感诱发电位(somatosensory evoked potential,SSEP)检测:(a)周围神经损伤,(b)中枢神经系统疾病如多发性硬化,或(c)脊柱手术的术中监测。

(2)90%的多发性硬化可检测出 SSEP 变化,下肢比上肢更容易出现异常。最常见的异常是峰间潜伏期延长。也可以出现波幅减少或缺失。

(3)脊髓手术期间,若胫神经 SSEP 缺失,而正中神经电位存在,提示神经损伤在手术部位水平。麻醉会影响上下肢的 SSEP 电位。

正中神经 SSEP(图 5-52)

- N9-Erb 点(反映臂丛完整性)
- N11-根
- N13 -颈髓连接处(楔束核)
- P14-脑干下部
- N18-脑干上部
- N20-初级皮层体感接收区

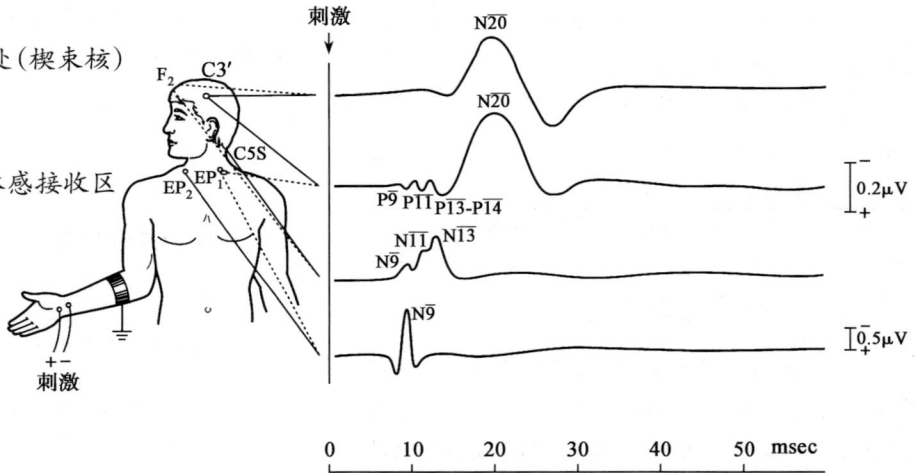

图 5-52 正中神经体感诱发电位

胫神经 SSEP(图 5-53)

- PF-腘窝
- L$_3$-第三腰椎
- N22-T$_{12}$ 和腰骶脊柱
- N45-皮层

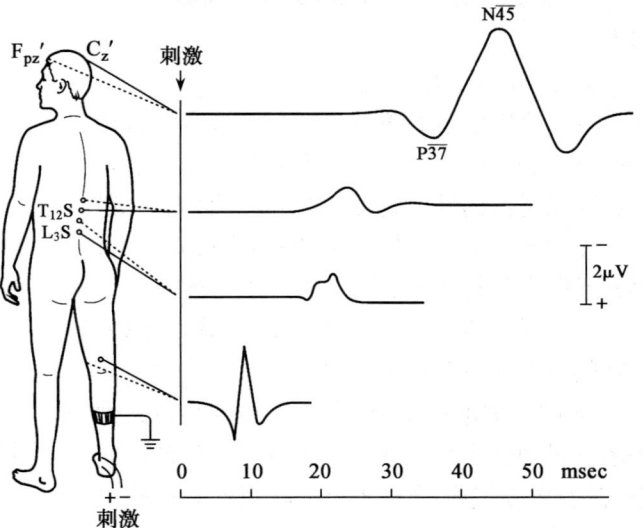

图 5-53 胫神经体感诱发电位

4. 优点　体感诱发电位理论上评估外周神经系统和中枢神经系统的感觉成分。它可以帮助检测中枢神经系统(脑、脑干、脊髓)的功能障碍,以及发现严重的周围神经疾病的脊神经背根和周围神经障碍。异常结果可即刻出现。

5. 局限性

(1)只评估能感知振动和本体感觉的神经纤维。

(2)在神经病变局灶性定位存在局限性。评估长神经通路,会减弱局灶性病变并隐藏损伤部位的特异性。

(3)睡眠和大剂量的全身麻醉药(氟烷、恩氟烷、异氟烷)可能会对它产生不利影响。用一氧化二氮或小剂量异氟烷可以避免这种情况。

第七节　针极肌电图基础

针极肌电图评估神经和肌肉功能。将记录针电极插入肌肉可观察以下参数:①插入电活动;②静息电活动;③主动募集。

📖 一、插入电活动(图 5-54 和表 5-10)

1. 插入电活动是指用针电极物理破坏肌肉细胞膜而机械诱发的放电电位。这是电损害电位。

表 5-10　插入点活动

特征	正常	增加	减少
时限	300ms	>300~500ms	<300ms
病因	肌肉去极化	失神经支配 细胞膜激惹	肥胖 纤维化 肿胀 电解质紊乱

2. 在神经源性和肌源性疾病中均可发现插入电活动增加。

3. 在极少的情况下,明显的肌肉萎缩,插入电活动可能会降低。

4. 由于血管阻塞或骨筋膜隔室综合征导致的严重急性肌肉缺血时,也可能出现插入活动减少或消失。

二、静息电活动

(一)正常的自发性活动(图 5-55 和表 5-11)

将针头插入正常肌肉后,静止时应保持电沉默。但是,如果将其放置在 NMJ(运动终板)中或附近,则会出现两个波形:MEPPs 和 EPPs。针扎入该区域会有明显疼痛,但是这些波形也提示肌肉保持神经支配。

📖 1. MEPPs 自发地出现在 NMJ 处,称为终板噪声。

(1)它们是由穿过 NMJ 的 ACh 单个量子

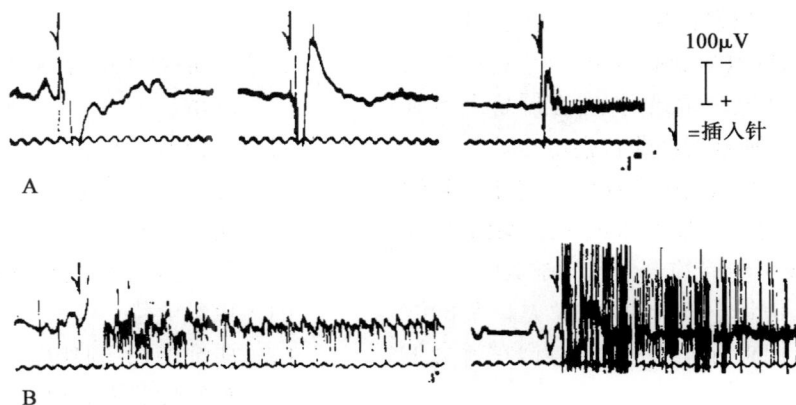

图 5-54　插入电活动
A. 正常;B. 增加的

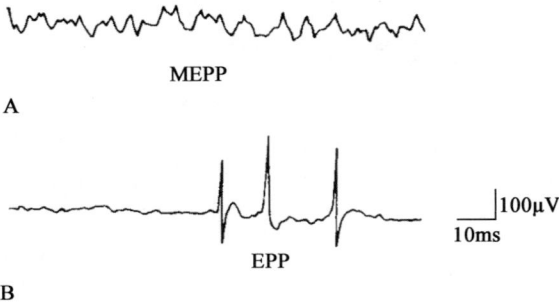

图 5-55 终板活动

A. 由于波幅小,MEPP-单相负向电位主要表现为基线不规则;B. EPP-双相,通常为负向单纤维动作电位

EPP. 终板电位;MEPP. 微小终板电位

表 5-11 正常的自发性活动

特征	MEPP	EPP
初始相位	负向(单相)	负向(双相)
时限	0.5~1.0ms	2.0~4.0ms
波幅	10~50μV	<1 000μV(1mV)
放电频率	150Hz	50~100Hz
节律	不规律	不规律
产生位置	终板	终板/激惹
声音	海贝音	像油在热锅中爆溅的声音

EPP. 终板电位;MEPP. 微小终板电位

正常的自发胞吐作用引起的,产生非传播性亚阈值 EPP。它们具有 10~50μV 的独特小波幅和单相负波。

(2)这种"终板噪声"每 5s 发生一次,是由自发量子释放(100~200 量子)而引起的。当用标准细胞外针电极记录时,会在屏幕上看到 10~50μV 的不规则基线的非传播电位。

2. EPPs 是由于乙酰胆碱释放增加引起的终板尖波,是由针刺激肌纤维或多个 MEPPs 同步引起的,形成可传播的单个肌纤维 AP。

它的标志是其不规则性,它总是以负向波的形式出现。如果针稍微移动一点,它就会被错认为正向波。

(二)异常自发电活动

[概述]

1. 病理性波形可以从肌纤维或运动单位

(神经源性)产生。它们可能由多种情况引起,包括肌肉失神经支配或肌病(炎症、营养不良)。如果是肌源性的,则该活动可能提示肌纤维神经支配缺失。

2. 神经 RMP 的负性和不稳定性降低,使其更容易接近阈值以激活 AP。它要么独立于外部刺激而放电,要么由针头运动引起。如果是神经源性,它可能具有 MUAP 的外观形态(图 5-56)。

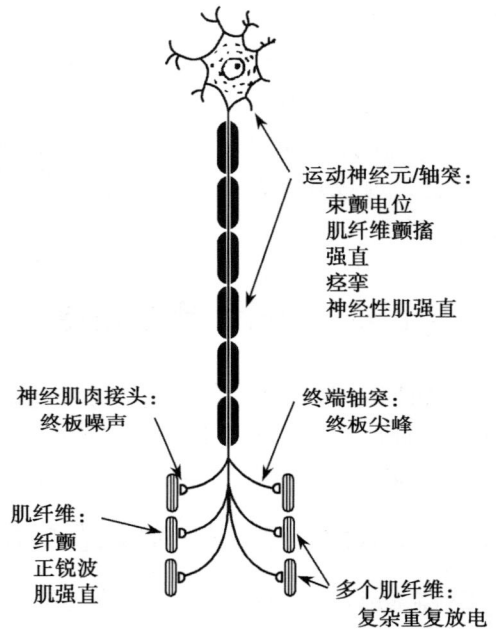

图 5-56 自发电活动的产生来源。自发电活动产生于多种来源。每个产生来源都与特定的形态相关

3. 来自肌纤维的异常自发电活动:

(1)纤颤。

(2)正锐波。

(3)复杂重复放电。

(4)肌强直放电。

4. 来自运动单位的异常自发电活动:

(1)束颤电位。

(2)肌纤维颤搐放电。

(3)神经性肌强直放电。

[各论]

1. 肌纤维或神经的、病理性来源的、异常自发电活动(表 5-12 和表 5-13)

表 5-12　FIBs 与 PSWs 特征

特征	FIBs	PSWs
起始相位和形态	正向（双相）	正向（双相）
时限	1~5ms	10~30ms
波幅	早:>300μV 晚:<25μV	<1mV
放电频率	1~10Hz	1~20Hz
节律	规律	规律
起源	接头后	接头后
声音	雨点落在锡罐盖上的声音	低顿的爆裂声或轧轧声

FIBs. 纤颤电位;PSWs. 正锐波

表 5-13　纤颤电位和正锐波的分布与出现程度

等级	特征
0	无
1+	在两个部位可见持续的单个发放时间>1s
2+	在三个或更多部位可见中度发放>1s
3+	在肌肉的大多数区域处可见许多发放
4+	在肌肉的所有部位可见持续性放电

（1）纤颤（Fibrillations,FIBs）（图 5-57）

① 自发放电的动作电位源自失神经支配的单个肌纤维,继发于失控的 ACh 释放。

② 尽管它们通常与神经病变相关,但也可以在肌病中看到。

③ 在针 EMG 上,听起来像"雨点落在屋顶声",电位发放规律。

（2）正锐波（Positive sharp waves,PSWs）（图 5-58）

① 与 FIBs 相似,PSWs 代表单条肌纤维的自发放电。

② 是针电极记录到的单条肌纤维的动作电位,可传播但没有经过针尖。这抑制了波形负向偏斜。

③ 与 FIBs 具有相同的病理学意义。

④ EMG 上听起来像是沉闷的嗡嗡声或爆裂声,发放电位规律。

⑤ 与 FBIs 相似,它们可见于神经源性和

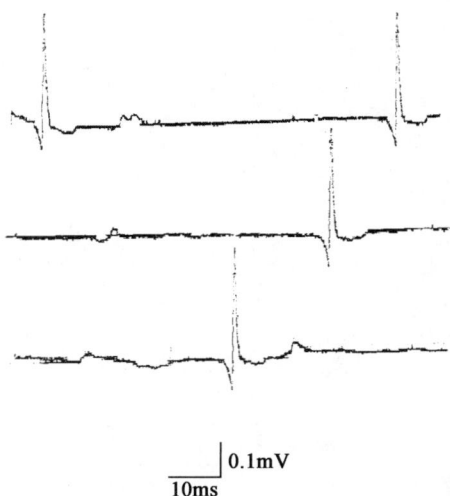

图 5-57　纤颤电位

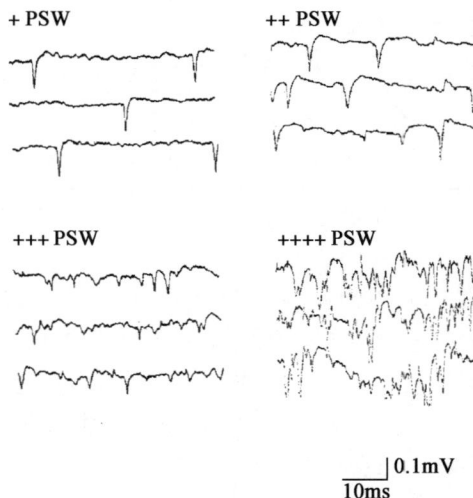

图 5-58　正锐波

肌源性疾病。

［病因学］

① 神经疾病:前角细胞疾病、神经根病、神经丛病、周围神经病、单神经病。

② NMJ 疾病:重症肌无力、肉毒毒素中毒。

③ 肌肉疾病:肌营养不良、多发性肌炎、皮肌炎、高钾性周期性麻痹,酸性麦芽糖酶缺乏症。

（3）复合重复放电（Complex repetitive discharges,CRDs）（图 5-59 和表 5-14）

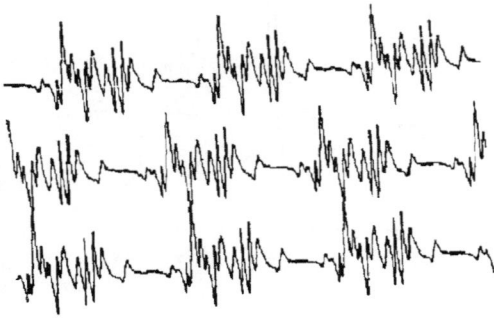

图 5-59   复合重复放电

表 5-14   复合重复放

特征	复合重复放电
形态	类似于 FIB、PSWs、MUAP
波幅	500~1 000μV
放电频率	10~100Hz
节律	规律/突然启动和突然停止
来源	突触后/旁路传递
声音	摩托艇发动机声响

FIBs,纤颤电位;MUAP,运动单位动作电位;PSWs,正锐波

CRDs 以前称为"奇异的高频放电",CRDs 是自发、多相/锯齿状的 APs,起源于主要起搏点,然后启动一组单根肌纤维近乎同步放电。

（4）电流通过旁路传递传播到其他肌纤维（图 5-60）。这是由失神经支配的肌纤维通过邻近运动单位轴突的侧支发芽而神经再支配而产生的。当这些纤维失神经支配时,该运动单位的一组肌纤维失去神经控制。这些肌纤维彼此紧靠在一起并充当起搏点纤维的回路。

它的标志是每次放电之间和每次放电之内的规则间隔以及"摩托艇发动机"声。

[病因学]

① 神经疾病:前角细胞疾病、慢性神经根病、周围神经病。

② 肌肉疾病:多发性肌炎、皮肌炎、肌营养不良、肢带营养不良、黏液性水肿。

③ 正常的变异。

（5）肌强直放电（图 5-61 和表 5-15）

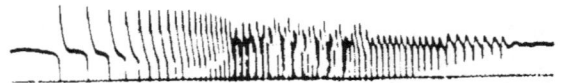

图 5-61   肌强直放电

表 5-15   肌强直放电

特征	肌强直放电
形态	类似于单肌纤维动作电位
时限	>5~20ms
波幅	20~300μV
放电频率	20~100Hz
节律	逐渐增强、逐渐减弱
起源	接头后
声音	俯冲轰炸声

这些是由于针移动、振动或随意收缩触发的双相单肌纤维 APs,它们是由肌膜中离子通道的改变引起的,可以在有或没有临床肌强直的情况下看到。它的标志是发放频率和波幅平滑变化以及"俯冲轰炸"声。

[病因学]

① 神经疾病:慢性神经根病、周围神经病。

② 肌肉疾病:强直性肌营养不良、先天性肌强直、肌强直病、多肌炎、皮肌炎、酸麦芽糖酶

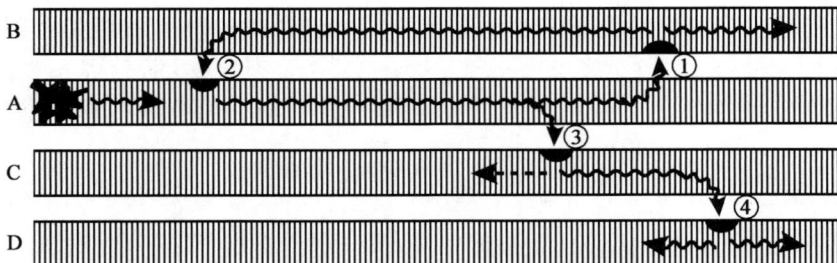

图 5-60   旁路传递。A 纤维是起搏点,将脉冲传递给 B、C 和 D,循环往复

缺乏症、高钾血症性周期性麻痹。

③药物:普萘洛尔。

2. 运动单位产生的异常自发电活动(神经源性)

(1)束颤电位(图 5-62 和表 5-16 和表 5-17)

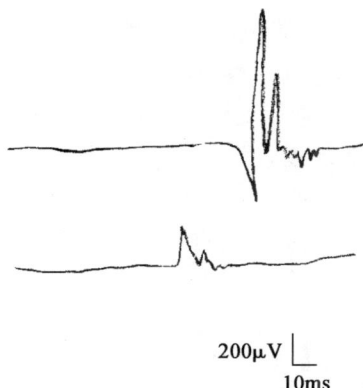

200μV
10ms

图 5-62 束颤电位

表 5-16 束颤电位

特征	束颤电位
形态	类似于 MUAP,有不规律的长时间隔
波幅	<300μV
放电频率	<1~2Hz
节律	不规律
起源	接头前
声音	爆米花声,低沉、不规律的爆破声

MUAP. 运动单位动作电位

表 5-17 束颤电位的分布及放电程度

等级	特征
0	无
+/−	不确定
1+	两处,2~10/min
2+	多处,10~15/min
3+	任何部位,<60/min
4+	任何部位,>60/min

① 这些是自运动神经元或其轴突先于其终末分支的自发放电,并导致间歇性肌纤维收缩。如果与 FIBs 或 PSWs 相关联,则它们被认为是病理性的。

② 束颤电位具有 MUAP 外观,放电模式不规律。它的标志是慢得多的频率,带有"爆米花"声。束颤电位可以是病理性的或良性的。仅凭检测很难区分两者。但是,良性束颤电位与肌肉无力、萎缩或反射异常无关。

[病因学]

① 神经疾病:前角细胞疾病、肌强直、Creutzfeldt-Jakob 综合征、神经根病、单神经病。

② 代谢性疾病:甲状腺毒症、肌强直。

③ 正常变异。

(2)肌纤维颤搐放电(图 5-63 和表 5-18)

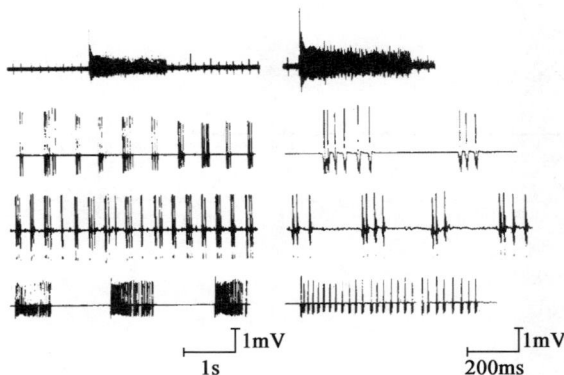

1mV
1s

1mV
200ms

图 5-63 肌纤维颤搐放电

表 5-18 肌纤维颤搐放电

特征	肌纤维颤搐放电
形态	一串 MUAPs 爆破式发放
波幅	0.1~2mV
放电频率	放电:40~60Hz 放电间隔:0.1~10Hz
节律	半规律
起源	神经
声音	行军士兵的脚步声

MUAP. 运动单位动作电位

① 这些是重复放电的有节律的 MUAPs 组,它们可能与临床肌纤维颤搐有关,表现为缓慢的连续肌纤维收缩,这使体表的皮肤呈现出涟漪的外观。

② 肌纤维颤搐放电在多种情况下均可见,但最常见于放射相关的神经病。

③ 它的标志是每次放电之间和每次放电内的半规整性,并带有"行军士兵"的特征性声音。

[病因学]

① 面部肌纤维颤搐:多发性硬化、脑干赘生物、多发性神经根病、贝尔麻痹。

② 肢体肌纤维颤搐:放射神经丛病(最常见)、卡压性神经病、响尾蛇毒液中毒。

(3) 神经性肌强直放电(图 5-64 和表 5-19)

第一骨间背侧肌

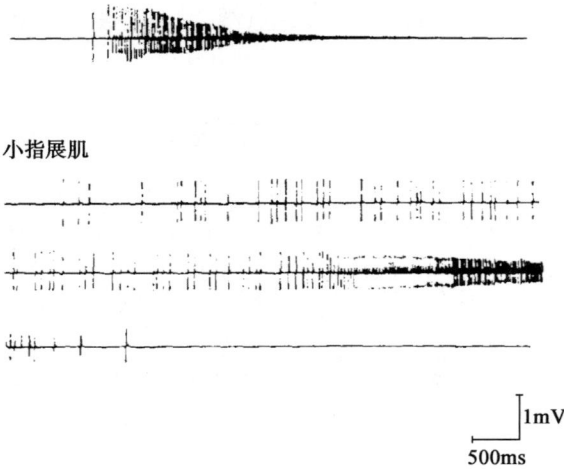

小指展肌

1mV
500ms

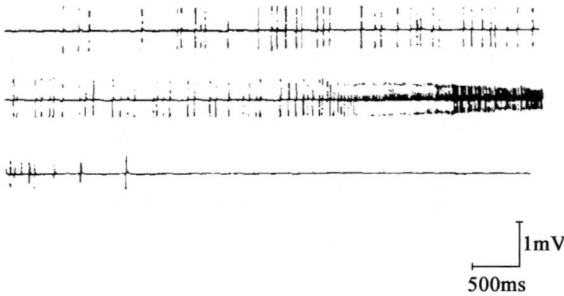

图 5-64　脊髓性肌萎缩症中的神经性肌强直放电

表 5-19　神经性肌强直放电

特征	神经性肌强直放电
形态	高频、重复放电伴波幅逐渐降低
波幅	逐渐降低
放电频率	150~250Hz
节律	规律;持续性或爆发式放电
声音	砰砰声
外观	旋风样

① 这些是由周围运动轴突受损引起的波幅逐渐衰减的高频重复性放电。其波形的逐渐衰减是由于单一肌纤维疲劳和减弱造成的。

② 通常在神经性肌强直(Isaac 综合征)中看到。这是一种与肌肉纤维持续兴奋有关的疾病,导致继发于神经易激的肌肉抽动和僵硬。

③ EMG 上的标志包括高频、重复放电,其幅度逐渐减小,并在 EMG 上发出特征性的"砰砰"声。

[病因学]

① 神经疾病:神经性肌强直、慢性神经病、肌强直。

② 毒素:抗胆碱酯酶。

3. 痉挛放电(图 5-65 和表 5-20)

(1) 这些自发放电与肌肉大部分区域的 MUAPs 重复放电相关。它们起源于运动轴突的高频放电,不是起源于肌肉。

(2) 它们通常与疼痛的非自主肌肉收缩有关,并且是同步的。

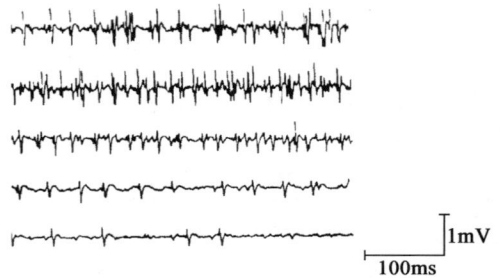

1mV
100ms

图 5-65　肌痉挛放电

表 5-20　痉挛放电

特征	痉挛放电
形态	多个正常 MUAPs 高频率、不规则放电
时限	突发突止
波幅	可达 1mV
频率	40~60Hz
节律	不规则

MUAP. 运动单位动作电位

[病因学]

电解质紊乱、尿毒症、妊娠、黏液水肿、剧烈运动、长时间的肌肉收缩、肝硬化、先天性肌强直、强直性肌营养不良、stiff-man 综合征。

4. 伪迹电位(图 5-66 和图 5-67)

(1) 这些波形会掩盖神经生理信号。干扰电位是来自正在检测的系统外部的干扰信号。

(2) 噪声被描述为来自系统内部的干扰信

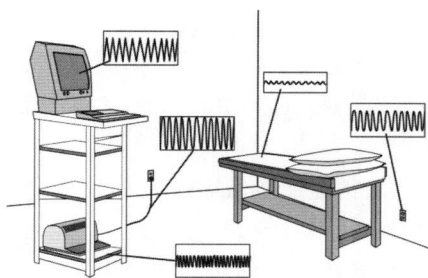

图 5-66 噪声和干扰信号源 3。电源插座、电源线和设备(包括肌电图仪本身)附近的噪声最大

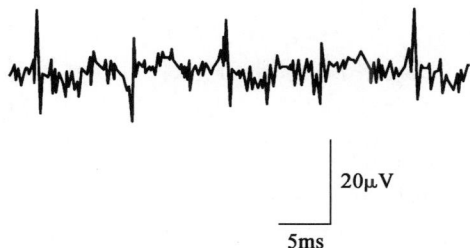

20μV

5ms

图 5-67 荧光灯干扰

引自：Dumitru D. Electrodiagnostic Medicine. Philadelphia, PA：Hanley & Belfus；1995，with permission.

号。它们来自 EMG 仪器、打印机、非屏蔽电源线、电源插座、荧光灯或起搏器。

三、用力收缩电活动

1. 肌纤维的随意收缩动作电位被记录并叠加成一个 MUAP。

2. 运动单位动作电位(motor unit action potential, MUAP)(图 5-68 和表 5-21)：

针电极记录范围内来自同一运动单位的肌纤维复合动作电位。其范围通常为 5~15mm。

表 5-21 运动单位动作电位(MUAP)

特征	运动单位动作电位(MUAP)
起始偏离基线方向	正向/负向
时限	5~15ms
波幅	1μV~2mV
上升时间	<500ms
相位数	2~4
频率	取决于用力程度
节律	取决于用力程度
起源	接头前

(一)参数

1. 波幅

(1)代表在针电极附近记录的肌纤维数。从波峰到波谷进行测量。神经再支配可使波幅增加，肌纤维丢失而使波幅降低，或者因与 NMJ 功能障碍相关的阻滞而变化。

(2)正常：1mV。

2. 上升时间

(1)代表 MUAP 从其基线到达负波峰值所需的时间。它表示针尖与运动单位的接近程度。

(2)正常：<500μs。

3. 时程

(1)代表运动单位内肌纤维的数量。是从波形基线的初始偏离到最终返回基线的时间。随着运动单位内侧支发芽而增加(>15ms)或随着肌纤维数量丢失而减少(<5ms)。

(2)正常：5~15ms。

4. 转折 这些是波形方向上改变但不越

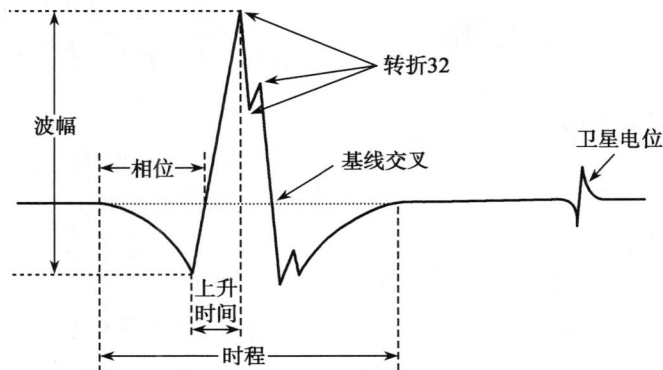

图 5-68 运动单位动作电位

过基线的波形变化。它们也称为锯齿。

5. 相位

（1）代表肌纤维 Aps 放电的同步性,计算方法是波形穿过基线的次数加 1。

（2）五个或更多基线相交次数代表多相性,可能是由于病理性肌纤维信号丢失、纤维 CV 改变或侧支发芽神经再支配引起的。

然而,这种情况在成年人中可达 15%（同心针）或 30%（单极针）,在老年人中更常见。

（3）正常:2~4 个相位。

（二）异常

1. 长时程、大波幅（long-duration,large-amplitude,LDLA）多相电位

（1）这些电位通常是由于失神经支配和侧支发芽的神经再支配而产生的。这种神经再支配过程导致每个运动单位的肌纤维数量增加。

（2）在神经性疾病中最常见,但在慢性肌病中由于纤维的分裂,也会出现这种电位,如炎症性或营养不良性肌病。募集模式有助于区分肌源性或神经源性病理过程。

2. 短时程、小波幅（short-duration,small-amplitude,SDSA）多相电位

（1）这些电位通常是由于肌纤维丢失或功能障碍而产生的。在肌病和 NMJ 疾病中最常见。也可见于严重神经性损伤引起轴突再生的新生运动单位中。

（2）这两个过程的募集模式有所不同。

3. 神经源性电位

（1）该术语被认为是不准确的,因为某些疾病过程模仿了该 MUAP 特征,无论其病理是源于神经还是肌肉。它指的是因神经病变中常见的失神经支配和神经再支配过程而发生的 LDLA MUAPs。

（2）该术语还缺少对运动单位参数的定量描述。

4. 肌源性电位

（1）该术语也被认为是不准确的,因为某些疾病过程模仿了该 MUAP 特征,无论病理是源于肌肉还是神经。它指的是由肌肉疾病引起的 SDSA MUAPs。

（2）该术语缺乏对运动单位参数的定量

描述。

5. 不稳定电位

（1）这是指 MUAP 的波幅,时程和斜率发生变化。

（2）最常见于 NMJ 疾病,该疾病会导致不规则的放电阻滞。它也可能发生于运动神经元病、神经疾病或肌肉创伤和神经再支配。

📖 6. 卫星电位

（1）这些是神经再支配早期的小电位。

（2）它们是固定出现在主要 MUAP 后面的电位,这可能是由于新形成的神经发芽通常很小,没有髓鞘或髓鞘稀薄→传导非常缓慢。

（3）这些卫星电位非常不稳定,其放电频率（FR）可能略有不同,或者可能会阻滞而不放电。随着时间的推移,神经新芽的成熟和 CV 的增加,卫星电位将成为主要复合电位中的附加相位或转折锯齿。

7. 双相/多相电位　这是指两个或多个 MUAPs 以半规律方式反复放电。常见于缺血、通气过度、手足抽搐、运动神经元疾病或代谢性疾病。

8. 巨大电位　这是指在脊髓灰质炎等疾病过程中发生的非常大的 MUAPs（>5mV）。也被称为大波幅电位。

四、募集（表 5-22）

募集是指增加连续兴奋运动单位以增加收缩力的能力。在正常小力收缩的情况下,单个 MUAP 会先放电,然后第二个 MUAP 会被募集。

表 5-22　正常的 MUAP 募集模式

第1个（A）	第2个（B）	第3个（C）	第4个（D）
A-5Hz			
A-10Hz	B-5Hz		
A-15Hz	B-10Hz	C-5Hz	
A-20Hz	B-15Hz	C-10Hz	D-5Hz

（一）运动单位募集模式（图 5-69）

1. 正常的 MUAP 募集模式-法则

（1）第一个 MUAP 的起始频率大约为

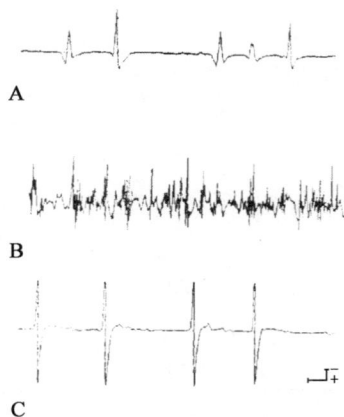

图 5-69 运动单位募集

A. 正常;B. 早募集(肌源性);C. 募集减少(神经源性)

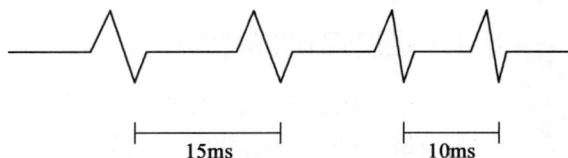

图 5-70 放电频率:1 000/13=大约 75

5Hz。为了产生更多的力量,必须增加 FR 和募集更多的运动单位。

(2)当 FR 继达到大约 10Hz 时,第二个 MUAP 以大约 5Hz 开始。

(3)当第一个 MUAP 的频率达到 15Hz 时,第二个 MUAP 的频率应为 10Hz,第三个 MUAP 的频率应为 5Hz。

(4)如果需要更多的力,则第一个的 FR 可能达到 20Hz,第二个的 FR 可能达到 15Hz,第三个的 10Hz,第四个的 FR 大约开始于 5Hz。

2. 早募集(肌源性)

(1)指许多轻度收缩的 MUAPs 异常早期放电。

(2)最常见于肌源性疾病,导致肌纤维丢失以及某些 NMJ 疾病。这种缺失导致每个运动单位产生较小的力。因此,必须调用更多的运动单位。

3. 募集减少(神经源性)

(1)指用最大力收缩但放电少于预期的 MUAPs。

(2)最常见于神经源性疾病,但也可见于严重的肌病。

(二)募集参数

1. 放电频率(firing Rate,FR)(图 5-70)

放电频率是每秒 MUAP 放电的次数。它以 Hz 表示,通过用 1 000 除于以 ms 为单位的放电间期(II)来计算。FR =1 000 / II。

2. 募集频率(recruitment frequency,RF)是指第二个 MUAP 开始发放时的第一个 MUAP 的放电频率。是由收缩力增加引起的。正常约是 20Hz 或更低。高于此的值与神经源性病理过程相关。

3. 募集间隔(recruitment interval,RI) 这是第二个 MUAP 开始发放时,同一 MUAP 两次放电之间的尖峰间隔(以 ms 为单位)。是由收缩力增加引起的。正常情况下大约为 100ms。

4. RI 和 RF 以下参数有助于区分神经源性和肌源性。

(1)RI 减少(RF 增加);运动单位的丢失限制了运动单位的额外激活以增加收缩力。这会导致第一个运动单位发放更快,直到第二个运动单位最终加入为止。这缩短了来自同一个运动单位的连续 MUAPs 之间的间隔。

(2)RI 增加(RF 减少):肌纤维的丢失会导致第二个运动单位尽早加入,以帮助增加收缩力。这发生在第一个运动单位有机会增加其发放频率之前。这延长了来自同一个运动单位的连续 MUAPs 之间的间隔。

(3)募集率(recruitment ratio,RR):用来代表募集能力,尤其是当患者难以控制收缩力时。通过将第一个 MUAP 的 FR 除以屏幕上出现不同 MUAP 的数量计算得出。当在屏幕上看到两个不同的 MUAPs 时,以 10Hz 触发的运动单位显示 RR 为 5。10Hz /2 个不同 MUAP =5。正常 RR 小于 10(图 5-71)。

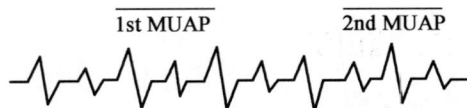

图 5-71 募集率:10Hz /2 个不同 MUAP =5

MUAP. 运动单元动作电位(motor unit action potential)

五、干扰模式（图 5-72）

1. 这是 MUAP 连续出现的定性或定量描述。

2. 它是最大随意收缩期间记录到的肌肉电活动。它由募集和激活组成。

3. 激活是被中枢控制的过程，是运动单位更快放电以产生更大收缩力的能力。

4. 在中枢神经系统疾病、疼痛和癔症中可能减少。

5. 此外，如果要求患者产生力量并且保持较低频率（Hz）状态下仅观察到少数 MUAP，则可能表明患者配合不佳导致的激活降低，而不是异常募集的结果。

模式（图 5-72）	表现
完全	无法辨认单个 MUAPs。全屏有 4~5 个 MUAPs
减少	大力收缩室仅见部分 MUAPs
不连续的	大力收缩时全屏能辨别出单个 MUAPs
单运动单位	大力收缩全屏只能看到单一 MUAP

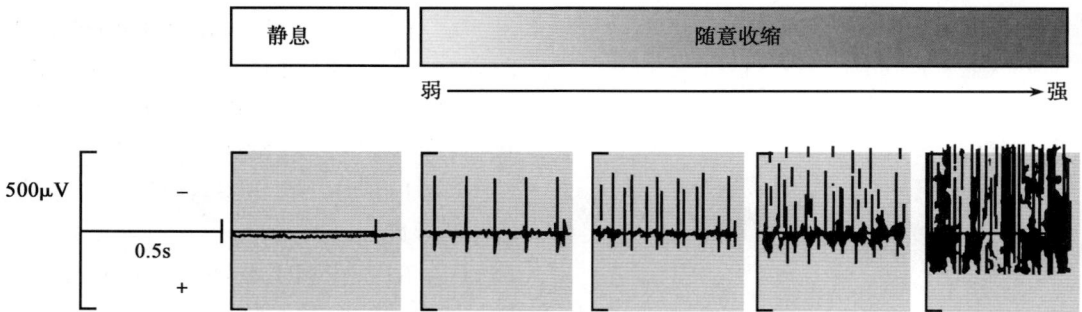

图 5-72　干扰模式：正常募集模式

第八节　神经根病

一、概述（图 5-73）

1. 神经根部病理过程。按降序排列，最常见的是纯感觉障碍、感觉运动障碍或纯运动障碍。这涉及多个原因，因为感觉纤维的直径较大，每个皮节都由一个脊神经根支配，更容易受伤。

2. NCSs 通常是正常的。单纯的感觉损伤 EMG 结果是阴性的。由于 DRG 未受损，感觉 NCS 正常。

3. 诊断影像学检查（MRI）上无结构异常或 EMG 上无生理性异常表现。

二、病因学

1. 常见的：

① 椎间盘髓核突出（HNP）：最常见；通常见于 <50 岁的成年人。

② 椎管狭窄：通常见于 50 岁以上的成年人。

2. 不常见："HI MADAM"：

① H-带状疱疹。

② I-炎症：结核、莱姆关节炎、HIV、梅毒、隐球菌感染和结节病。

③ M-肿瘤转移。

④ A-蛛网膜炎：脊髓造影术、手术、激素类药物和麻醉。

⑤ D-糖尿病。

⑥ A-脓肿。

⑦ M-椎管占位：脑膜瘤、神经纤维瘤、白血病、脂肪瘤、滑膜囊肿和血肿。

三、临床结果（表 5-23）

四、电诊断结果

1. 评估神经根病的原则应至少包括一条运动和一条感觉神经传导检测，以及包括足够数量代表所有相关肌节的肌肉针 EMG 检查。

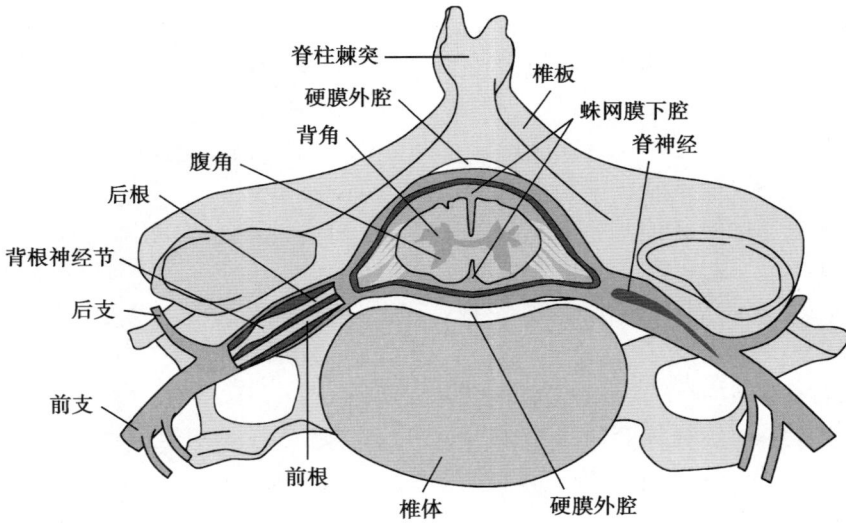

图 5-73　颈椎横截面

表 5-23　神经根病的临床表现

神经根	反射减弱/消失	无力	麻木/感觉异常
C_5	肱二头肌反射	屈肘	肩外侧
C_6	肱桡肌反射	屈肘	前臂桡侧、拇指、示指
C_7	肱三头肌反射	伸肘	中指
C_8	无	屈指	环指、小指、小鱼际
T_1	无	指内收	前臂尺侧
L_1	无	屈髋	腹股沟区域
L_2	无	屈髋/伸膝	腹股沟区/大腿近端前外侧
L_3	髌反射	屈髋/伸膝	腹股沟区/大腿中段前外侧
L_4	髌反射	伸膝/踝背屈	大腿前外侧/小腿前内侧/足内侧
L_5	腘绳肌内侧	踝背屈 踇伸 足外翻	大腿/小腿后外侧,足背
S_1	跟腱反射	跖屈 足外翻	大腿/小腿后侧,足趾外侧和足跟

2. 神经传导检测:

① 在神经根病变的情况下,EDX 检测时的 NCS 部分很少出现异常。NCS 的主要作用是评估是否存在合并的神经损伤来解释患者的症状。

② SNAP:如果病变位于 DRG 的近端则正常。

③ CMAP:正常或波幅降低。病变位于运动神经元细胞体的远端。如果损伤是单纯脱髓鞘、不完全性或神经再支配,则 CMAP 可能是正常的。

3. 迟发反应:

① H 反射:S_1 神经根病可能异常,但不能确诊。

② F 波:对神经根病不敏感或无特异性。肌肉受多个根的神经支配,这可以导致 F 波的潜伏期正常。

4. 针极肌电图:

① 诊断神经根病的针极肌电图标准包括由相同的脊神经根、但其他周围神经支配的两个或更多肌肉发现异常。理想情况下,应评估六块肌肉(五块周围肌肉+1 块脊柱旁肌)。

📖 ② 筛查颈椎或腰椎神经根病的最佳肌肉数为六(五块周围肌+1 块脊柱旁肌)。如果六块肌肉之一异常,则应评估其他肌肉。评估中应优先考虑无力的肌肉。

📖 ③ 传统上,FIBs 或 PSWs 应该存在于源自同一神经根的两条不同的周围神经支配的两块不同的肌肉中。如果病变是脱髓鞘性神经病、纯感觉神经损伤、慢性神经损伤或随机抽样检查时遗漏,则不会出现 FIBs 或 PSWs。

5. SSEP:

① 优点:它检测感觉通路和近端脱髓鞘损伤。

② 缺点:检测的通路较长可能掩盖记录部位之间的局灶性病变,并且对于神经根病没有用处。

📖 颈部肌节(表 5-24)
　腰骶肌节(表 5-25)

📖 双重神经支配的肌肉(表 5-26)

📖 电诊断结果的时间表(表 5-27)

表 5-24　继发于椎间盘髓核突出(HNP)的神经根病可累及的肌肉

神经根	$C_{3/4}$	C_5	C_6	C_7	C_8
病因	$C_2 \sim C_3 + C_3 \sim C_4 HNP$	$C_4 \sim C_5 HNP$	$C_5 \sim C_6 HNP$	$C_6 \sim C_7 HNP$	$C_7 \sim T_1 HNP$
累及的肌肉	临床诊断 无具体的肌节 支配颅骨后外侧 患者可以主诉 C_2 和 C_3 神经分支的枕大神经和枕小神经区域的头痛	菱形肌 三角肌 肱二头肌 冈上肌 冈下肌 肱肌 肱桡肌 旋后肌 椎旁肌	三角肌 肱二头肌 肱桡肌 冈上肌 冈下肌 旋后肌 旋前圆肌 桡侧腕屈肌 伸指总肌 椎旁肌	旋前圆肌 桡侧腕屈肌 伸指总肌 肱三头肌 椎旁肌	肱三头肌 尺侧腕屈肌 指深屈肌 小指展肌 第 1 骨间肌 旋前方肌 拇短展肌 椎旁肌

表 5-25　继发于椎间盘髓核突出(HNP)的神经根病可累及的肌肉

根	$L_{2/3/4}$	L_5	S_1	$S_{2/3/4}$
病因	$L_1 \sim L_2 / L_2 \sim L_3 / L_3 \sim L_4 HNP$	后外侧 $L_4 \sim L_5 HNP$	后外侧 $L_5 \sim S_1 HNP$	医源性,马尾,椎管狭窄
受累肌肉	髂腰肌 髂肌 股薄肌 长收肌 股四头肌内侧头 胫前肌 椎旁肌 根性损害和仅两条神经损伤之间难以鉴别	臀大肌 臀中肌 阔筋膜张肌 胫前肌 腓肠肌内侧头 腘绳肌内侧 胫后肌 跖肌 椎旁肌	臀大肌 臀中肌 阔筋膜张肌 腓肠肌内侧头 腘绳肌内侧 跖肌 胫后肌 椎旁肌	跨展肌 小趾外展肌 肌电图检测肛门外括约肌 其他临床表现:球海绵体反射,肛门反射,肛门外扩肌张力,直肠和膀胱功能

表 5-26 双重神经支配的肌肉

肌肉	神经	
胸大肌	胸内侧神经	胸外侧神经
肱肌	肌皮神经	桡神经
指深屈肌	正中神经（AIN）-1,2 指深屈肌	尺神经-3,4 指深屈肌
蚓状肌	正中神经	尺神经
拇短屈肌	正中神经	尺神经
耻骨肌	股神经	闭孔神经
大收肌	坐骨神经（胫神经部分）	闭孔神经
股二头肌	坐骨神经（胫神经部分）	坐骨神经（腓总神经部分）

表 5-27 电诊断结果的时间表

时间	异常
0	募集电位减少 募集电位间期缩短 F 波延迟 H 反射异常（S_1 神经根病）
4 天	严重者复合肌肉动作电位（CMAP）波幅降低（比对侧降低约 50%）
1 周	异常自发电位首先见于椎旁肌 以下情况可以为正常： ● 神经再支配 ● 后支未受累 仅有 10%~30% 可见异常
2 周	异常自发电位可出现于肢体肌肉
3 周	异常电活动可出现于肢体肌肉和椎旁肌
5~6 周	神经再支配开始出现
6 个月至 1 年	再支配的运动单位波幅增加 神经再支配完成
每 3~4 个月	可行 EMG 复查以明确神经再支配情况，为临床提供证据

第九节 神经丛病

一、概述

神经丛病发生在 DRG 远端和周围神经近端的典型病理过程。呈弥漫性异常表现，不符合任何特定的皮肤或肌节分布。

二、病因

神经丛病常见的病因包括以下三种：

1. 外伤：牵引、横断、产伤、压迫和出血。
2. 癌症（肿瘤及放射治疗）。
3. 特发性（神经痛性肌萎缩）。

三、电诊断结果

1. 无力肌肉主动募集有助于排除更多相关病理过程，如神经断裂。然而，在急性损伤中，如果不能产生主动募集，则神经完全阻滞表现与神经断裂或轴索断裂相同。

2. NCS：

（1）SNAP 和 CMAP 的异常结果因神经丛

损伤部位而变化。

（2）SNAP 帮助定位病变是 DRG 近端或远端。SNAP 波幅下降是由于 DRG 远端轴突损失所致。如果 SNAP 正常，但 CMAP 有明显异常，那么损伤在近端。

（3）远端 CMAP 波幅是神经丛病的主要预后因素，因为它代表轴突丢失，在这种情况下，应该进行两侧比较。

（4）有关更多详细信息，请参见本节中的具体损伤模式。

3. 迟发反应：

（1）F 波可能在多发性神经病变中延迟或消失，但由于其无法定位局灶性病变，因此是非特异性的。

（2）H 反射有助于评估 S_1 通路，但不能确定诊断。

4. 针 EMG 结果：异常电活动的受累肌肉按神经丛分布（如上干分布），但椎旁肌活动正常。

四、臂丛解剖（图 5-74）

（一）起源

神经纤维起源于 C_5~T_1 神经根的前支，神经根进一步分支，形成干、股、索和终末神经分支。

（二）路径

1. 前支在前斜角肌和中斜角肌之间穿过。在颈后三角，C_5 和 C_6 形成上干，C_7 形成中干，C_8 和 T_1 形成下干。

2. 这些干穿过锁骨后分成前后股，再形成索。束是根据它们与腋动脉的关系命名的。

3. 上、中、下干的三个后股形成后束。

4. 外侧束由上干和中干的前股形成，内侧束由下干的前股形成。

5. 外侧束分出肌皮神经，并与内侧束合并形成正中神经。

6. 后束分出桡神经和腋神经，内侧束分出正中神经和尺神经。

五、臂丛损伤

（一）臂丛上干神经病/Erb 麻痹/"刺针"

［概述］累及上干的 C_5~C_6 神经根。

［病因学］可见于神经牵拉或压迫或产伤。

也可见于运动有关的撞击，涉及 C_5~C_6 神经根或上干。

［临床表现］经典的表现是服务员收小费姿势。手臂发生内收（三角肌和冈上肌无力），内旋（小圆肌和冈下肌无力），伸展（肱二头肌和肱桡肌无力），旋前（旋后肌和肱桡肌无力），屈腕（桡侧腕长伸肌和短肌无力；图 5-75）。

［EDX］在 C_6 横突顶端 Erb 点刺激臂丛上干（图 5-76）。

［治疗］康复、间歇夹板和限制活动。

（二）臂丛下干神经病/Klumpke 麻痹

［概述］

C_8~T_1 神经根或下干受累。

［病因］

可能发生于产科牵拉损伤（Klumpke 麻痹）、MVA 中的用力内收、跌倒、肩关节脱臼、肺上沟瘤、胸廓出口综合征等。

［临床表现］

患者可能有手掌小肌肉萎缩和爪形手畸形（蚓状肌无力；图 5-77）。肩胛带肌肉功能得以保留。

［EDX］

SNAP 电位正常可能提示神经根撕脱。撕脱可能与受伤部位有关，因为 C_8 和 T_1 根缺乏保护性支撑。另外，前臂内侧皮肤的感觉反应缺失或减少。

［治疗］

不完全性损伤可康复治疗，神经根撕脱伤需要外科手术探查。

（三）胸廓出口综合征（thoracic outlet syndrome，TOS）（图 5-78）（臂丛下干病变）

TOS（图 5-78）是一种由于血管或神经源性原因引起的臂丛下干病变。

1. 血管性 TOS

［概述］

与锁骨下动脉、锁骨下静脉或腋静脉有关。

［病因］

可能是由于动脉或静脉受损而引起的。

［临床表现］

动脉受累可出现肢体缺血、坏死、不明确的疼痛或疲劳、颜色和温度降低。静脉受累可出现四肢皮肤颜色变蓝、肿胀、发痒。

C_5 C_6 C_7 C_8 T_1

胸长神经
前锯肌(C_5,C_6,C_7)

根

肩胛背神经
菱形肌(C_5),肩胛提肌

肩胛上神经
冈下肌(C_5,C_6)
冈上肌(C_4,C_5,C_6)

胸外侧神经
胸大肌后部
(C_5,C_6)

中
上 锁骨 下
第一肋骨

A = 前股

P = 后股

股

肩胛上神经
肩胛下肌(C_5,C_6,C_7)

胸内侧神经
胸大肌内侧(C_7,C_8,T_1)
胸小肌(C_8,T_1)

臂内侧皮神经

前臂内侧皮神经

束

外 后 内

分支

肌皮神经　腋神经　桡神经　正中神经　尺神经

胸背神经
背阔肌(C_6,C_7,C_8)

肩胛下神经
大圆肌(C_5,C_6)
肩胛下肌(C_5,C_6,C_7)

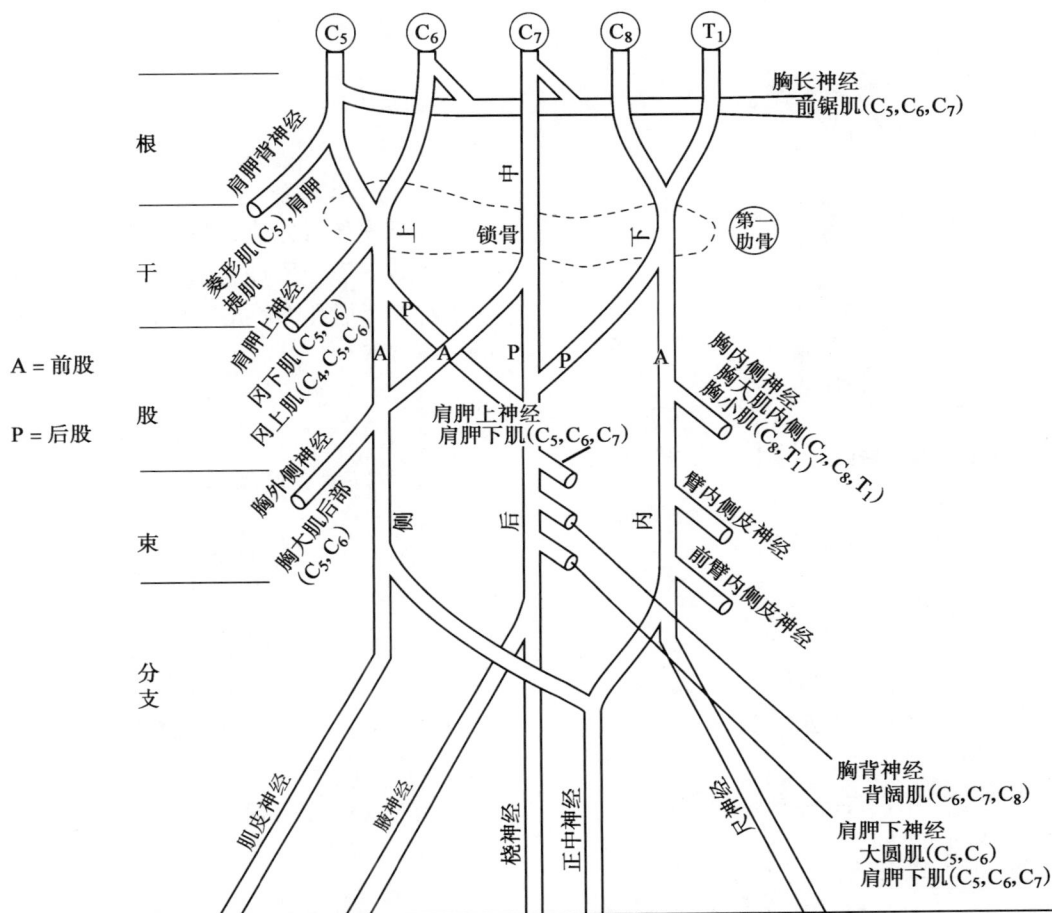

神经根	肌皮神经	腋神经	桡神经	正中神经	尺神经
桡神经	•肱二头肌 •肱肌	•三角肌 •小圆肌	•旋后肌		
桡神经	•喙肱肌		•肱桡肌		
桡神经				•旋前圆肌 •桡侧腕屈肌	
桡神经			•桡侧腕长伸肌 •肱三头肌		
桡神经			•桡侧腕短伸肌 •伸指总肌 •示指伸肌 •小指伸肌 •尺侧腕伸肌 •拇长展肌 •拇短伸肌 •拇长伸肌	•掌长肌	•尺侧腕屈肌
桡神经			•肘肌	•指浅屈肌	
桡神经				•指深屈肌-2块肌肉 •拇长屈肌 •旋前方肌 •蚓状肌-2块肌肉 •拇对掌肌 •拇短展肌 •拇短屈肌1/2	•指深屈肌-2块肌肉 •背侧骨间肌-4块肌肉 •掌侧骨间肌-3块肌肉 •蚓状肌-2块肌肉 •拇内收肌 •拇短屈肌1/2 •小鱼际肌 　–小指对掌肌 　–小指展肌 　–屈小指短肌 •掌短肌

图 5-74　臂丛(具体肌肉对应的神经根节段水平,见下侧表格)

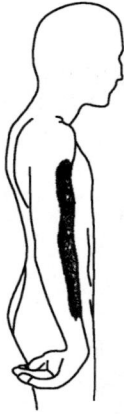

图 5-75　服务员收小费姿势：感觉缺失的皮肤部位被阴影遮住

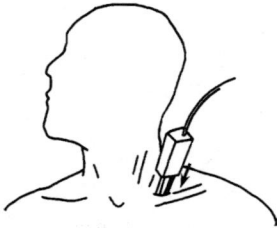

图 5-76　Erb 点电刺激

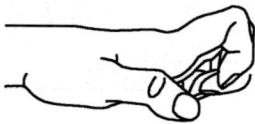

图 5-77　尺爪形手

2. 神经源性 TOS

［概述］

这种损害很少见，实际上 1 000 000 例患者中仅有 1 例可见。

［病因（图 5-78）］

可出现于纤维束之间、第一颈肋与锁骨之间的臂丛下干受压（肋锁骨综合征）、斜角肌（前斜角肌综合征和中斜角肌综合征）或胸小肌（胸小肌综合征）。

［临床表现］

1. 患者在前臂和手内侧可能会感到疼痛和麻木，并随着头活动而增加。颈部、锁骨和腋窝也有不适感。

2. 还可见到手部肌肉消瘦（正中神经鱼际肌>尺神经支配的手内固有肌）。

3. 一种评估神经血管束的方法是 Adson 测试（图 5-79）。这是通过内收、伸展和外旋患者的手臂来执行的。在监测桡侧脉搏的同时，让患者将头部朝着手臂（病变侧）旋转。脉搏的减少或消失可能与锁骨下动脉受压有关，提示胸廓出口综合征。

［EDX 精要］

📖 异常结果包括正中神经 CMAP、尺神经 SNAP /CMAP 和内侧前臂皮肤的波幅降低。正中神经 SNAP 不会幸免。EMG 中，正中神经和

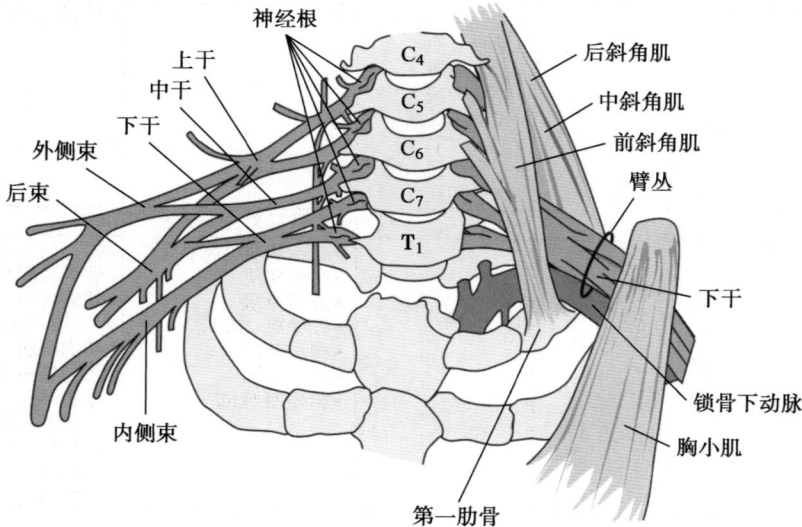

胸廓出口的神经血管和肌肉结构

图 5-78　胸廓出口

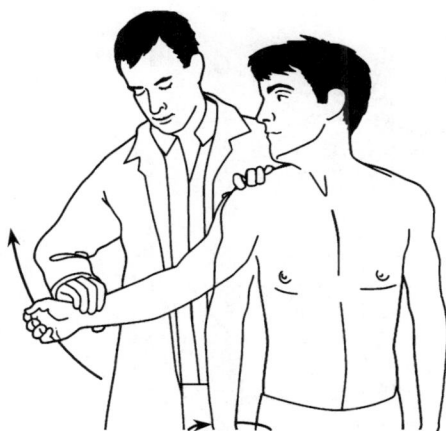

图 5-79　Adson 测试

尺神经手部肌肉（下干）也可能发生异常的自发活动。

[治疗]

康复的重点是活动度训练，牵伸对应的肌肉（前/中斜角肌、胸小肌、斜方肌和肩胛提肌）；加强肩胛骨稳定性（上/中斜方肌和菱形肌）；重视引起第一肋骨卡压综合征的姿势力学。

可采用第一肋骨或纤维带切除手术。

（四）神经痛性肌萎缩

[概述]

神经痛性肌萎缩可损伤臂丛的多条神经。也可称为 Parsonage-Turner 综合征、臂神经炎、臂神经病、特发性臂丛病变、肩带神经炎和麻痹性臂丛神经炎。

[病因学]

神经痛性肌萎缩的病因是特发性、炎症性、免疫介导。

[临床表现]

1. 所有年龄段的患者均可受累，且以男性为主。最常见的首发症状是突然发作的严重疼痛，多位于肩部或肩周区。内收和旋转会加剧疼痛。

2. 疼痛可能在几小时到几天内消失，常在 2~3 周开始缓解，同时伴有无力。

3. 双侧受累约占患者的 1/3，常为不对称的。斑片状或多灶性受累最常见，也是本综合

征的一个特征。

[EDX 要点]

异常的运动和感觉 NCS 和/或自发电活动可同时出现，见于单神经病（肩胛上神经、胸长神经、腋神经、前骨间神经（anterior interosseus nerve, AIN）、副神经）或神经丛病变。由 C_5 和 C_6 水平支配的肌肉更容易受累。

[治疗]

干预措施包括预防挛缩的康复。神经痛性肌萎缩是自行恢复。

（五）肿瘤性与放射性神经丛病变（表 5-28）

[概述]

1. 臂丛病变可由肿瘤压迫和/或肿瘤治疗引起。

2. 原发性神经丛肿瘤可发生于神经鞘瘤、神经瘤和神经纤维瘤。

3. 继发性神经丛受累可源于肺或乳腺的 Pancoast 肿瘤。

4. 放射治疗可导致神经纤维化和神经滋养血管收缩，导致轴突和施万细胞的破坏，可能在放射治疗几个月或几年之后才出现。

[临床表现/EDX 要点]

表 5-28　肿瘤性与放射性神经丛病变 EMG

特征	放射性损伤	肿瘤
常见损伤部位	臂丛上干	臂丛下干
临床表现	EMG 示肌纤维颤搐	Horner 综合征
感觉	无痛	疼痛

（六）神经根撕脱（图 5-80）

[概述]

严重的神经丛损伤可能导致神经根断裂。这可能是由于牵拉性损伤破坏保护性结缔组织的支持。C_8 和 T_1 根缺乏保护，是最常见的神经根撕脱部位。MRI 有助于鉴别神经根牵拉和撕脱。

[临床]

患者出现受累节段神经根支配的感觉消失或无力收缩，与连枷肩症状相似。

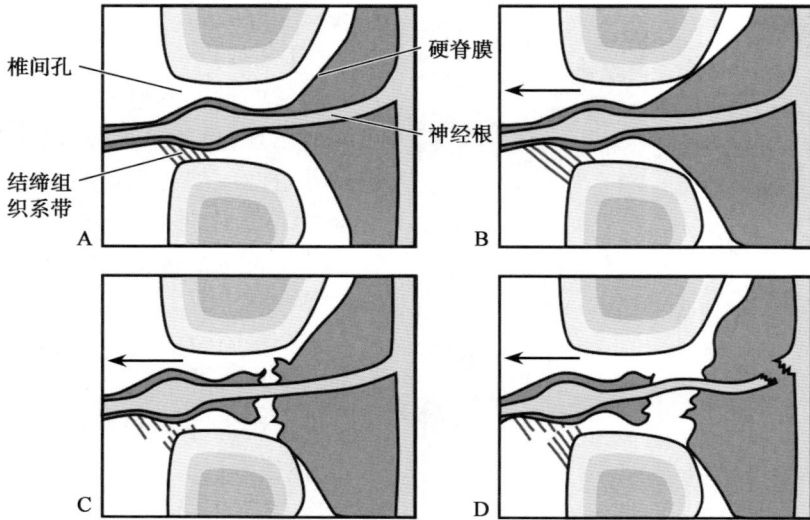

图 5-80 神经根性撕脱伤

A. 出椎间孔的正常神经根;B. 神经根轻微牵拉,使硬脊膜阻塞椎间孔,仍由组织系带支持;C. 硬脊膜及组织系带断裂;D. 神经根断裂

注:箭头表示牵引力的方向

［EDX 要点］

📖 CMAP 消失,SNAP 正常。针极肌电图可见撕脱神经根支配的肌肉(包括椎旁肌)募集电位缺失和异常自发电活动。

六、腰骶丛(图5-81)

【解剖】

腰骶丛的起源主要是下面两种。

1. 来自 L_1、L_2、L_3 和 L_4 根腹侧支的神经纤维形成腰丛。

2. 起源于 L_4、L_5、S_1、S_2、S_3 和 S_4 根腹侧支的神经纤维形成骶丛。

【走行】

1. 每一神经丛的腹侧支,分成前股和后股。

2. 腰丛前股形成闭孔神经,后股形成股神经和股外侧皮神经。直接从腰丛发出的终末分支包括髂腹下神经、髂腹股沟神经、生殖股神经。

3. 在骶丛中,胫神经起源于前股,腓总神经起源于后股。腰骶干由连接腰丛和骶丛的 L_4 和 L_5 神经纤维形成,穿过骨盆边缘。

4. 直接从骶丛发出的终末分支包括臀上神经、臀下神经。

七、腰骶丛切除术

【多种潜在原因】

1. 神经痛性肌萎缩类似于臂丛损伤。

2. 肿瘤性与放射性神经丛病变类似于臂丛损伤。

3. 腹膜后出血:可导致腰大肌血肿形成。

4. 髋关节脱位。

5. 产科损伤/头盆比例失调:表现为产后足下垂。

【EDX 要点】

1. 腰丛评估

(1) SNAP:股外侧皮神经(L_2~L_3),隐神经(L_4)。

(2) CMAP:股神经(L_2~L_4)。

(3) EMG:股神经、闭孔神经支配的肌肉和髂腰肌。正常的棘旁肌。

2. 骶丛评估

(1) SNAP:腓浅神经(L_5),腓肠神经(S_1)。

(2) CMAP:腓深神经(L_4~S_1),胫神经(L_5~S_2)。

(3) 肌电图:由胫神经、腓(腓)神经、臀上神经和臀下神经支配的肌肉。椎旁肌正常。

L₂ → L_2
L₃ → L_3
L₄ → L_4
L₅ → L_5
S₁ → S_1
S₂ → S_2
S₃ → S_3

股外侧皮神经

臀上神经
阔筋张肌（L_4,L_5）
臀中肌（L_4,L_5,S_1）
臀小肌（L_4,L_5,S_1）

臀下神经
臀大肌（L_5,S_1,S_2）

隐神经

坐骨神经

腓神经分支	胫神经分支
腓二头肌（短头） （L_5,S_1,S_2）	半膜肌（L_5,S_1,S_2） 半腱肌（L_5,S_1,S_2） 股二头肌（长头） （L_5,S_1,S_2） 大收肌（L_4）

股神经
　缝匠肌（L_2,L_3）
　髂肌（L_2,L_3）
　耻骨肌（L_2,L_3）
股四头肌
　股内侧肌（L_2,L_3,L_4）
　股中间肌（L_2,L_3,L_4）
　股外侧肌（L_2,L_3,L_4）
　股直肌（L_2,L_3,L_4）

闭孔神经
　闭孔外肌（L_3,L_4）
　耻骨肌（L_2,L_3）-
　　可接受闭孔神经支配
　短收肌（L_2,L_3,L_4）
　长收肌（L_2,L_3,L_4）
　股薄肌（L_2,L_3）
　大收肌

腓总神经
　腓深神经
　　趾长伸肌（L_5,S_1）
　　胫骨前肌（L_4,L_5）
　　拇长伸肌（L_5,S_1）
　　第三腓骨肌（L_5,S_1）
　　趾短伸肌（L_5,S_1）
　腓浅神经
　　腓骨长肌（L_5,S_1）
　　腓骨短肌（L_5,S_1）

腓肠神经

胫神经
　腓肠肌（内侧头）（S_1,S_2）
　腓肠肌（外侧头）（S_1,S_2）
　跖肌（S_1,S_2）
　比目鱼肌（S_1,S_2）
　腘肌（L_4,L_5,S_1）
胫后神经
　胫骨后肌-四指（L_4,L_5）
　趾长屈肌（S_2,S_3）
　拇长屈肌（S_2,S_3）
足底内侧神经
　趾短屈肌（S_2,S_3）
　拇展肌（S_2,S_3）
　拇短内侧屈肌（S_2,S_3）
　第一蚓状肌（S_2,S_3）
足底外侧神经
　小趾外展肌（S_2,S_3）
　跖方肌（S_2,S_3）
　小趾短屈肌（S_2,S_3）
　2-4蚓状肌-3块肌肉（S_2,S_3）
　背侧骨间肌-4块肌肉（S_2,S_3）
　足底骨间肌-3块肌肉（S_2,S_3）
　拇展肌（S_2,S_3）

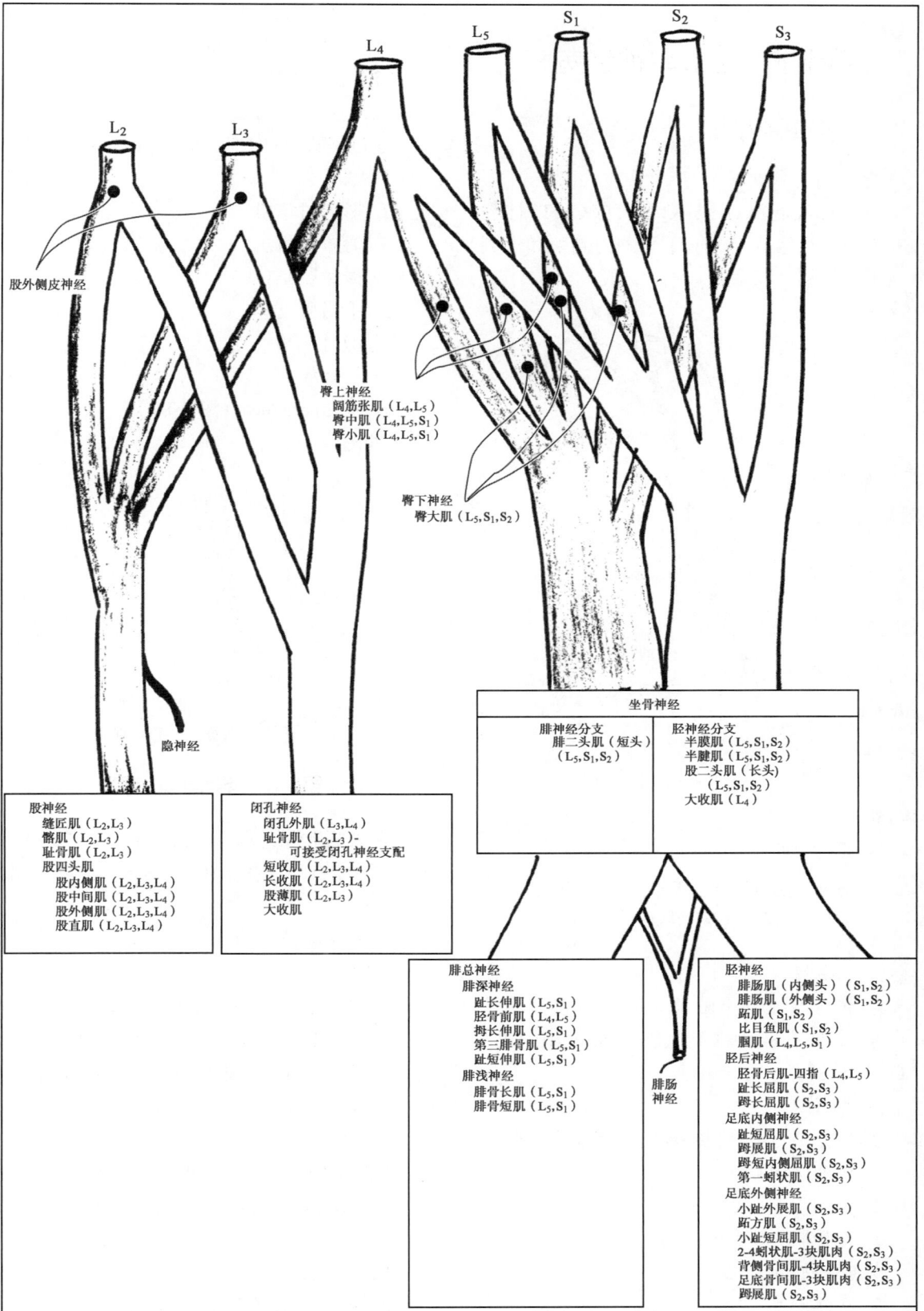

图 5-81　腰骶丛和神经支配

第十节 上肢单神经病

一、正中神经

【解剖】

正中神经起源（图 5-82）：来自 $C_5 \sim T_1$ 神经根的神经纤维组成上、中、下干→内侧束和外侧束→正中神经。

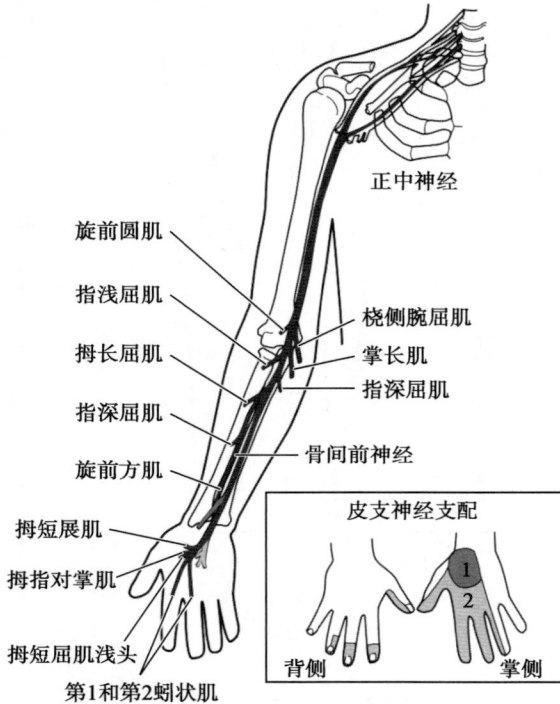

图 5-82 正中神经。手部皮支支配区域
1. 大鱼际皮肤；2. 掌面区域，如图所示

（一）手臂

手臂的神经位于腋动脉内侧。它沿着肱骨向下延伸，在肱骨内侧上髁的 Struthers 韧带（LOS）下运行。

（二）前臂

支配前臂的肌肉和感觉皮支有如下六种。

1. 旋前圆肌（PT）。
2. 桡侧腕屈肌（FCR）。
3. 掌长肌。
4. 指浅屈肌（FDS）。
5. 掌侧皮支。
6. 正中神经的 AIN 支（4P）。

（1）拇长屈肌（FPL）。
（2）指深屈肌（FDP1 和 2）。
（3）旋前方肌（PQ）。

（三）手

通过腕管，正中神经支配 "LOAF" 肌肉。

1. 蚓状肌（1，2）。
2. 拇指对掌肌。
3. 拇短展肌。
4. 拇短屈肌（浅）。
5. 手指皮支。

【损伤】

（一）手臂

1. Struthers 韧带（图 5-83）。

［概述］

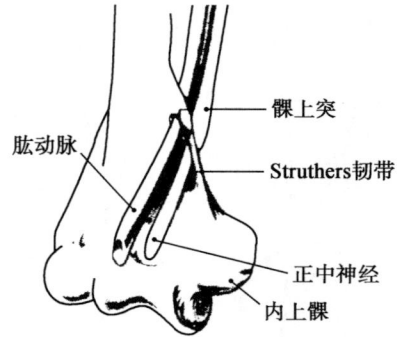

图 5-83 Struthers 韧带

在内侧上髁近端 3~6cm 处有一个 2cm 的骨刺。在 1% 的人群中，它通过韧带连接到上髁部。

［病因］

神经被韧带下的肱动脉缠绕。

［临床表现］

可累及正中神经支配的所有肌肉。可表现为握力差（FDP 和 FDS 无力）和屈腕较差（FCR 无力）。前臂远端感觉迟钝、疼痛。第 2 和第 3 指屈曲困难（FDP 无力）。肱动脉脉搏可能会减弱。

［EDX 表现］

NCS：正中神经 SNAP 和 CMAP 异常。

肌电图：正中神经支配肌肉异常，包括 PT。

［治疗］

康复或手术松解。

2. 肱二头肌腱膜（图 5-84）

［概述］这是连接肱二头肌和尺骨增厚的

外侧　　　　　　　内侧

肱二头肌

正中神经

肱桡肌

肱二头肌
腱膜病(纤
维性撕裂)

浅弓

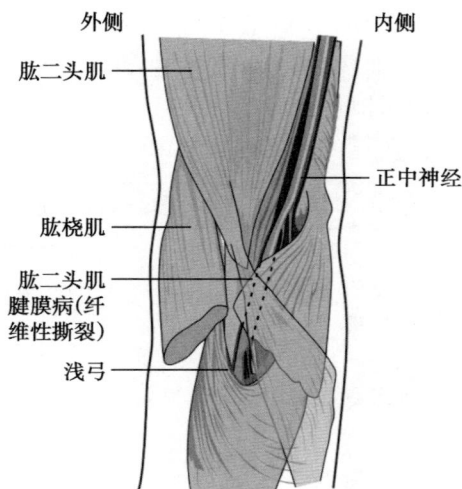

图 5-84　纤维性撕裂

前臂筋膜,位于前臂近端的正中神经上方。

［病因］神经可因卡压或动脉血气或静脉
穿刺引起的血肿压迫而损伤。

［临床表现］与 LOS 相似。

［EDX 结果］类似于 LOS。

［治疗］干预措施包括康复或手术解压。

（二）前臂

1. 旋前圆肌综合征（图 5-85）

［概述］

正中神经在旋前圆肌的两个头之间穿行,

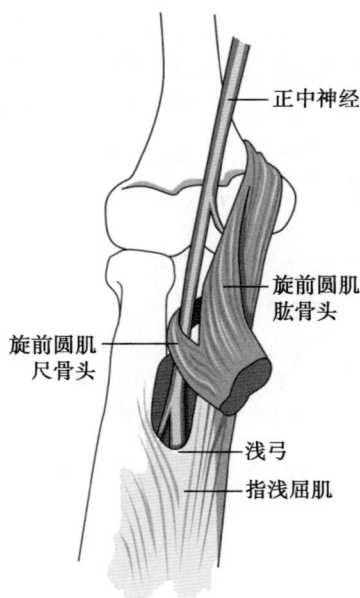

正中神经

旋前圆肌
肱骨头

旋前圆肌
尺骨头

浅弓

指浅屈肌

图 5-85　正中神经在旋前圆肌或指浅屈肌处的卡压

并在指浅屈肌下方下行。因该肌肉常压迫神经
而得名。旋前圆肌常不会受累,因为其神经分
支在神经卡压位置的近端发出。然而,当神经
穿过该肌肉时也可发出分支支配该肌肉。

［病因］

神经可因 PT 两个头之间或指浅屈肌筋膜
桥接卡压而损伤。

［临床表现］

除旋前圆肌外的所有正中神经支配的肌肉
均可受累。用力旋前（PT）或手指屈曲（FDS）
时患者常诉前臂近端麻痛。前臂和手部肌肉易
疲劳。

［EDX 结果］

NCS:正中神经 SNAP 和 CMAP 异常。除 PT
外,所有正中神经支配的肌肉可见异常电活动。

［治疗］

干预措施包括康复或手术减压。

2. 骨间前神经（AIN）综合征

［概述］

骨间前神经（AIN）综合征是正中神经运
动支的损伤,是一种纯运动综合征,没有感觉皮
支,但有到达手腕关节的感觉支。

📖 支配 FPL（拇长屈肌）、PQ（旋前方肌）和
FDP1,2（4 个 P 肌）。FPL 通常是第一块受累的
肌肉。

［病因］

神经可能因特发性突起、前臂骨折、撕裂或
压迫而受伤。

［临床表现］

病人可能表现出"OK"征阳性(异常)
（图 5-86）,或者因拇指和示指不能对指（FPL,
FDP 无力）而难以握拳（图 5-87）。受累的肌肉
包括 FPL、PQ 和指深屈肌第 1、2 个头。感觉
保留。

［EDX 结果］

NCS:正 中 神 经 SNAP 正 常,拇短展肌
CMAP 正常。

EMG:骨间前神经支配的肌肉电活动异常
（FPL,FDP1 和 2,以及 PQ）。

［治疗］

干预措施包括康复或手术探查。

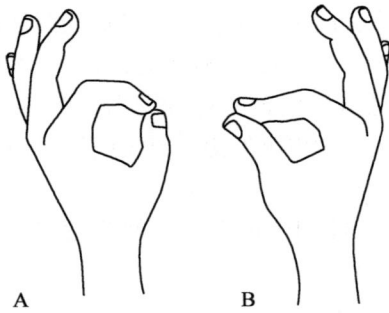

图 5-86 A. 正常;B. 阳性 OK 征(或夹捏征)

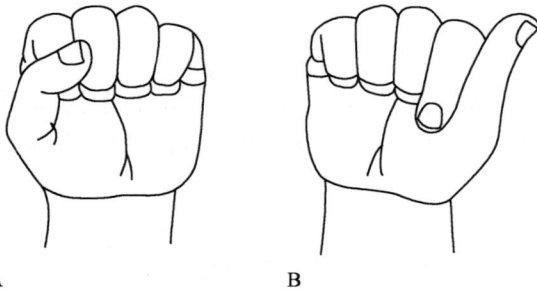

图 5-87 A. 正常;B. 由于拇指和示指协同屈曲困难而无法握拳

3. 腕管综合征

[概述]

(1)腕管综合征是由腕管内正中神经受压引起的一种正中神经病,是上肢最常见的神经卡压。

(2)表现特征是伴随着异常的感觉和疼痛的一种神经损伤临床综合征,累及第 1、2、3 指和 4 指的 1/2。

(3)仅有 EDX(电诊断)异常并不能确定诊断,因为 10%~15% 的临床腕管综合征(CTS)患者电诊断检查正常。

(三)腕管内的结构(图 5-88)

📖 内容:9 个肌腱和一条神经	边界
浅层	腕横韧带
4 个 FDS 肌腱	腕弓骨
1 个 FPL 肌腱	
正中神经	
FCR 桡侧腕屈肌肌腱在腕管外面	
深层	
4 个 FDP 肌腱	

FCR,桡侧腕屈肌;FDP,指深屈肌;FDS,指浅屈肌;FPL,拇长屈肌

[病因]

腕管内的神经损伤方式有以下几种:

1. 特发性骨突起。

2. 甲状腺疾病、充血性心力衰竭、肾衰竭、肿块(肿瘤、血肿)和妊娠(通常发生在 6 个月并可在产后解决)等造成腕管内容物体积增加。

3. 骨折、关节炎和类风湿性腱鞘炎引起的腕管内空间容积减少。

4. 糖尿病、神经根型颈椎病和 TOS 引起的双卡压综合征。

[临床表现]

1. 常缓慢起病,通常夜晚明显。拇指、示指和中指最常受累。CTS 最常见的症状包括夜间麻木、刺痛和手部疼痛;手指或手桡侧有触电感觉。

2. 除了拇指根部外,桡侧 3 个半手指感觉

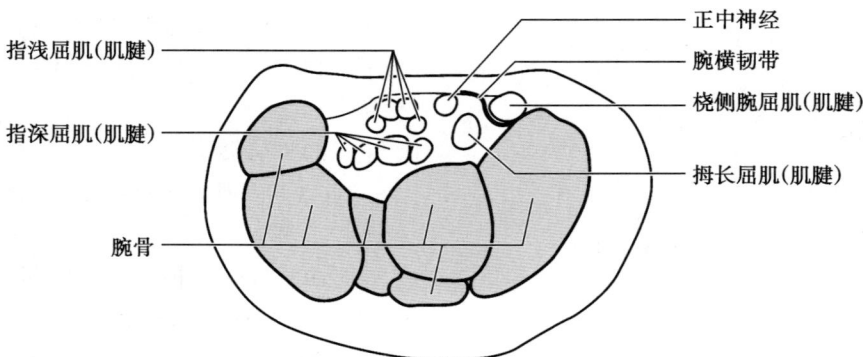

图 5-88 腕管横断面(在第一排腕骨的水平)

异常。肌无力见于"LOAF"（蚓状肌 1 和蚓状肌 2，拇指对掌肌，拇短展肌和拇短屈肌）。

3. 激发试验如表 5-29 所示。

表 5-29 腕管综合征的激发试验

激发试验	结果描述
Tinel 征	腕部正中神经的触诊
Phalen 试验	手腕保持 90°屈曲约 1min
止血带试验	血压袖带充气加压 1min 再现症状
腕管压缩试验	在腕管上方拇指按压 30s
反向 Phalen 试验	手腕背伸 90°保持约 1min

CTS 的临床症状的严重程度与 EDX 表现的严重程度并不一定相关，常见的临床表现如下：

（1）轻度 CTS：病人自觉麻木、感觉异常或感觉障碍，放射到第一、第二、第三和第四个手指桡侧半。睡眠时症状可能会加剧，抖动手腕可缓解。

（2）中度 CTS：患者出现正中神经分布的持续性感觉缺失，累及整个手掌，放射到近端。手的精细活动功能受损。

（3）重度 CTS：患者主诉严重的感觉缺失，大鱼际肌肉萎缩。

[EDX 结果]（表 5-30）

感觉传导速度检测比运动传导更敏感，因为较大的感觉纤维比稍小的运动神经纤维更易受累。常采用逆行感觉传导速度检测，其优势是波幅较大，易于操作。

表 5-30 腕管综合征的 EDX 表现

严重程度	NCS	EMG
轻度	SNAP 时限延长；CMAP 正常	正常
中度	SNAP：上述异常＋波幅降低；CMAP：潜伏期延长	正常
重度	SNAP 缺失；CMAP：上述异常＋波幅降低	电活动异常

CMAP. 复合运动动作电位；EMG. 电图；NCS. 神经传导速度检查；SNAP. 感觉神经动作电位

[特定检测]

📖 在常规的正中神经 NCSs 中，腕管脱髓鞘病变会导致远端运动和感觉传导速度减慢，潜伏期延长。如果脱髓鞘导致传导阻滞或继发性轴突丢失，远端 CMAP 和 SNAP 波幅也会降低。正中神经远端节段性传导有助于区分 CTS 和周围神经病，CTS 传导速度最大程度地减慢常在腕部，而周围神经病常在远端出现传导速度的减慢。

10%~25% 的 CTS 患者正中神经传导正常；这些患者中，使用更敏感的 NCSs 进一步检测。通常包括对比同侧正中神经和尺神经。最常用的比较正中神经-尺神经的方法是（a）腕部正中神经与腕部尺神经混合神经潜伏期（典型的差值为 0.4ms），以及（b）正中-尺神经的腕至 4 指感觉传导潜伏期（相差 0.5ms 为异常）。

[治疗]

干预措施可能包括以下内容：

1. 保守治疗

（1）适应证：症状轻微，无乏力/肌肉萎缩或 EMG 失神经现象。

（2）矫形器：手夹板中立位到 30°伸展。

（3）药物：非甾体抗炎药（NSAIDs），或类固醇注射剂、利尿剂和维生素 B_6。

（4）符合人体工程学的改装。

（5）治疗潜在的内科疾病。

2. 手术指征

📖（1）持续麻木/感觉异常，尽管进行了保守治疗，但仍感到剧烈疼痛。

（2）由于神经损伤程度严重，严重的 CTS 伴严重的肌肉萎缩者手术成功率不高。

📖[预后]

保守治疗可能会出现不良预后。

（1）症状持续时间>10 个月。

（2）持续感觉异常。

（3）在 10s 内 Phalen 试验阳性。

（4）肌无力、萎缩。

（5）NCS 潜伏期延长。

（6）肌电图异常自发电活动。

(四)神经变异

1. Martin-Gruber 吻合支（图 5-89）

[概述]

Martin-Gruber 吻合支是正中神经到尺神经

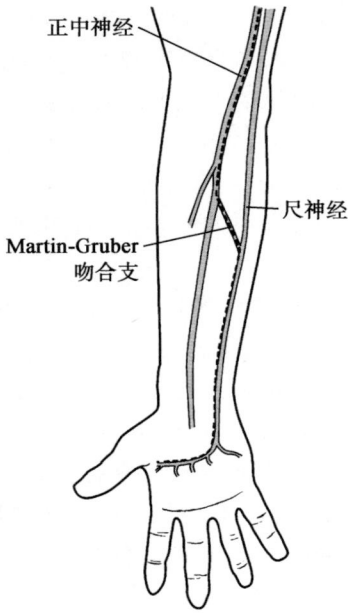

图 5-89 Martin-Gruber 吻合支

的吻合。正中神经的 AIN 支（anterior interosseous nerve 前骨间神经）的纤维与尺神经吻合。或者，正中神经近端的神经纤维交叉到前臂的尺神经，支配拇内收肌（ADP）、小指展肌（ADM），最常见的是第 I 背侧骨间肌（DI）。15%~20% 的人口会发生这种变异。

［EDX 结果］

（1）正中神经 CMAP 的起始为正偏转（图 5-90A），正中神经在肘前窝处刺激，在手腕处记录不到。这是由于近端刺激通过吻合口激活尺神经/肌肉，以及通过容积传导尺神经电位先于正中神经电位到达，导致正中神经纤维在腕部卡压和传导速度减慢的结果。

（2）与腕部相比，正中神经在肘部刺激 CMAP 波幅增加（图 5-90B）。这同时刺激正中神经和尺神经支配的肌肉，见于无正中神经卡压的情况下。

（3）这证明是人为因素导致的 CV 增快。这是一个错误数字，是刺激拇短展肌 ADM 分支得到的正常近端潜伏期。进而用延长的正中神经远端潜伏期进行计算，则得到一个 CV 增加的假象。

（4）示例：肘部潜伏期（6.0ms）－腕部潜伏期（4.5ms）=1.5ms；前臂测量（150mm）/前臂潜伏期（1.5ms）=100m/s。

2. Riche-Cannieu 吻合支

［概述］

Riche-Cannieu 吻合支是手部正中神经返支与尺神经深运动支的连接，形成一只完全由尺神经支配的手。

［EDX 结果］

在 APB 记录时，刺激正中神经 CMAP 缺失，但刺激尺神经可引出 CMAP。

二、尺神经

【解剖】

起源及走行（图 5-91）：神经纤维起源于 C_8~T_1 根，向下经下干、内侧束，最终形成尺神经。

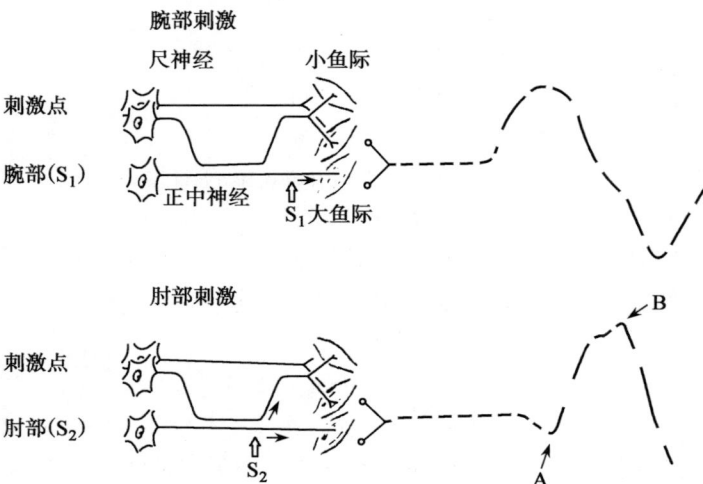

图 5-90 伴有腕管综合征的 Martin-Gruber 吻合支电诊断结果

A. 正中神经支配的原尺神经支配的肌肉，导致 CMAP 波起始的正位偏转，是由于正中神经的变异部分尚未卡压，能较早到达原尺神经支配的肌肉记录电极所致，因此，正中神经的起始正偏转是由较早到达正中神经支配的原尺神经支配肌肉记录电极的反应引起的；B. 正中神经 CMAP 的波幅增加见于肘部（而不是腕部）。这是因为同时刺激肘部的正中神经支配的肌肉和尺神经支配的肌肉

CMAP. 复合运动动作电位

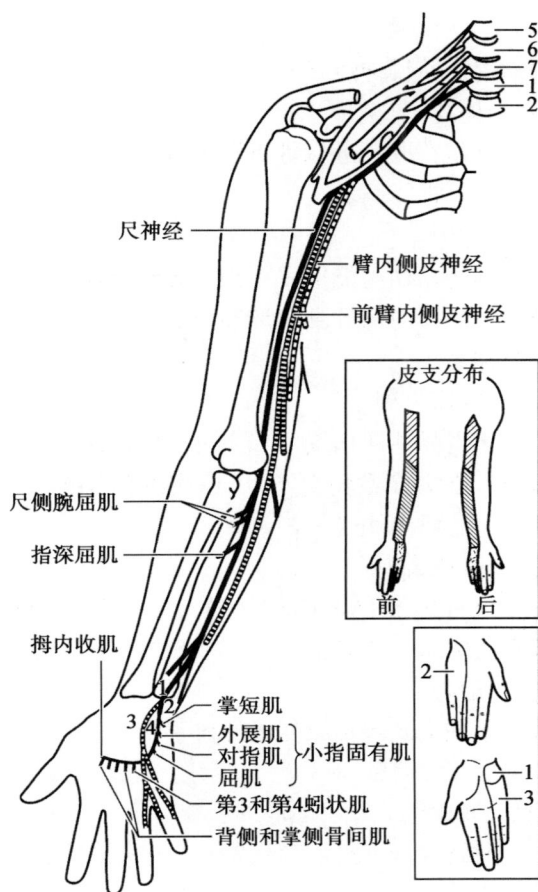

图 5-91　尺神经

（一）手臂

神经沿肱三头肌内侧头的内侧表面下行，行走在厚厚的筋膜深槽内，被称为 Struthers 弓（AOS）。继续向后延伸到内上髁和尺骨鹰嘴之间的髁后沟内。

（二）前臂

神经继续向远端进入肘管，支配如下：

1. 尺侧腕屈肌（flexor carpi ulnaris，FCU）。

2. 第 3 和 4 指深屈肌（flexor digitorum profundus，FDP）。

3. 手掌尺侧皮神经。

4. 尺背皮神经（dorsal ulnar cutaneous，DUC）。这些分支不经过 Guyon 管（较近端 5~8cm），在腕部远端尺神经病变中不会累及，但在较近端的压迫中可受累。

5. 指背神经。

（三）手

穿过 Guyon's 腕尺管，分成三个分支：

1. 感觉浅支。

2. 小鱼际支。

（1）小指对指肌。

（2）小指展肌。

（3）小指屈肌。

3. 深运动支。

（1）掌短肌。

（2）4 块背侧骨间肌（DAB：外展）。

（3）3 块掌侧骨间掌侧肌（PAD：内收）。

（4）2 块蚓状肌。

（5）1 块拇内收肌。

（6）1/2 块拇短屈肌（深头）。

1-1/2 条神经

1 -1/2 块拇指肌肉

1 块拇内收肌

1/2 块拇短屈肌（深头）

1-1/2 块前臂肌肉

1 块尺侧腕屈肌

1/2 指深屈肌（3，4）

1 -1/2 个手指的感觉

1 个第五指

1/2 个第四指

【损伤】

（一）手臂

Struthers 弓（图 5-92）

[概述]这是臂内侧连接肱三头肌和肱二头肌的筋膜带。

[病因学]

尺神经可因筋膜带下受压而损伤。

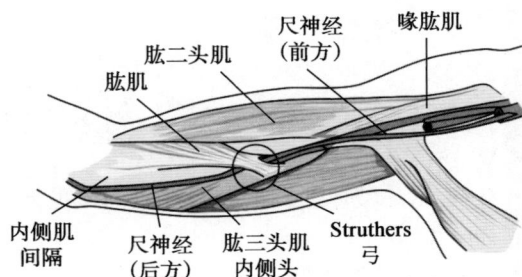

图 5-92　弓状筋膜带

［临床表现］

1. 所有尺神经支配的肌肉均可受累。

2. 屈腕可能导致桡侧偏(尺侧腕屈肌无力)。

3. 尺神经的所有感觉支都可出现感觉异常。

4. 爪型手(图 5-93):当手休息位时,伸指总肌(EDC)的牵拉导致第 4、5 指的近端指间关节(PIP)和远端指间关节(DIP)部分屈曲,而 MCP 伸展。

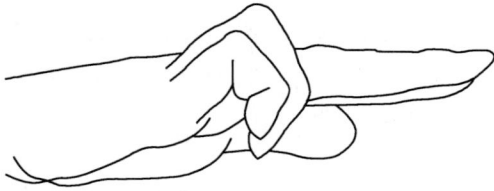

图 5-93 爪型手

［特殊体征］

1. Froment 征(图 5-94):这项测试表明,在纯拇指内收的情况下,无法用拇指和示指握住一张纸(拇指内收肌无力)。患者用正中神经支配的 FPL 肌替代,导致指间关节屈曲。

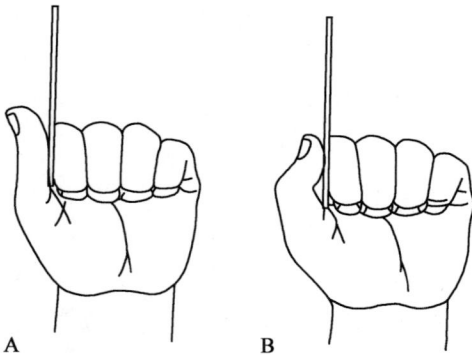

图 5-94

A. 正常;B. Froment 征

2. Wartenberg 征:第 5 指不能内收(骨间肌无力)。

［EDX 结果］

1. NCS:DUC SNAP 异常;尺侧 SNAP 和 CMAP 异常。

2. EMG:尺神经支配的所有肌肉可见异常电活动。

［治疗］

干预措施康复或 AOS 手术松解。

(二)前臂

迟发性尺神经麻痹

［概述］

这是在肱骨远端骨折后数月至数年内发生的一种尺神经病。

［病因］

神经损伤可能继发于创伤导致骨骼增生或瘢痕形成。肘部外翻畸形导致的携物角增加会牵拉神经。

［临床表现］

患者哪些肌肉受累和主诉症状取决于受损部位。在大多数情况下,可以表现为尺神经支配的所有肌肉均受累。

［EDX 结果］

尺神经 SNAP、CMAP 异常与尺神经支配所有肌肉肌电图异常。

［治疗］

干预措施包括康复或外科手术。

肘管综合征

［概述］

肘管综合征是肘部最常见的卡压部位。它的边界是内上髁和尺骨鹰嘴,上面覆盖着一条腱膜带。跨过 NCS 的检测应该在肘关节屈曲 90°~110° 体位下进行(图 5-95)。这可避免测量的神经长度低于实际长度,而导致假阳性的结果。

［病因学］

神经受 FCU 腱膜或弓状韧带近端边缘压迫而受损。

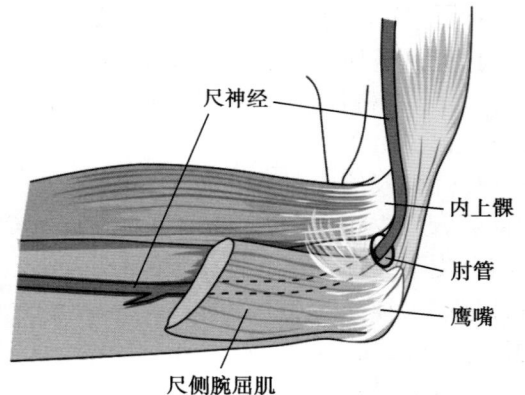

图 5-95 肘管

[临床表现]

可累及尺神经支配的所有肌肉,但有一个例外:FCU 可受累或不受累。患者可能会出现类似于 AOS 受伤的症状。叩击尺神经沟,可表现为 Tinel 征阳性,即出现尺神经分布区域感觉异常。

[EDX 结果]

1. NCS:运动神经传导检测比感觉 NCS 更有用。通常在 ADM 记录。然而,第 I 背侧骨间肌可能更早出现异常,因为这些神经束更易损伤。

2. 如果肘上和肘下的尺神经 CMAP 波幅均降低,可能是 Martin-Gruber 变异所致。可以通过在肘部刺激正中神经来验证,可以获得一个动作电位波形,这个动作电位波幅正好是刺激尺神经所"缺失"的波幅。

(1)SNAP:尺神经传导与 DUC 结果异常。

(2)CMAP:跨过肘部的 CV 大约下降 10~15ms(最一致的发现);幅度下降 20% 为异常。

3. EMG:尺神经支配肌肉(手固有肌>前臂肌)异常电活动。由于神经束位于内上髁后沟中,手固有肌的异常比例达 70%,而尺神经支配的前臂肌肉 EMG 异常的比率为 25%。此外,支配 FDP 的神经束中有更多神经纤维经过 Cubital 管,因此比检测 FCU 更可靠。

[治疗]

干预措施包括康复或手术减压。

(三)手

Guyon 管

[概述]

📖 在腕部尺神经不同分支可以受累(图 5-96)。

[病因]

Guyon 管内尺神经损伤的 SHEA 分类

腕尺管	
I 型	累及尺神经深支、小鱼际肌和感觉
II 型	累及尺深运动支
III 型	累及尺感觉浅支

注:也可累及 Guyon 管或其近端尺神经的三个分支:小鱼际肌支、尺神经深运动支和感觉浅支。

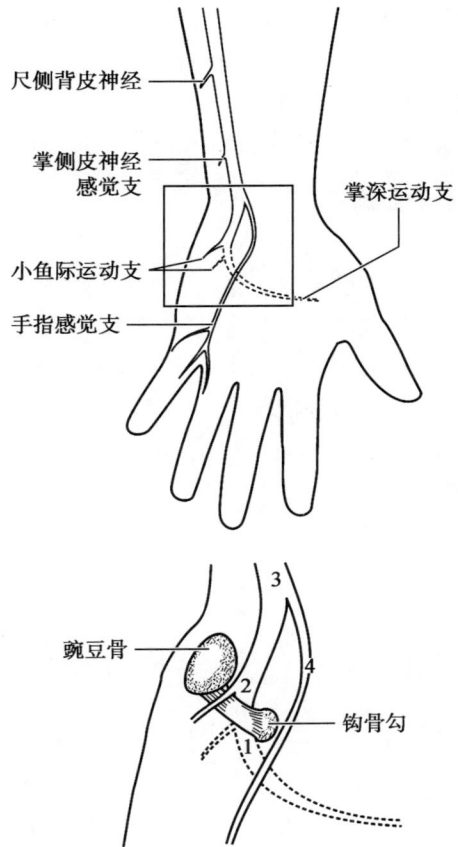

图 5-96 腕部尺神经的详细解剖。腕部尺神经卡压常见于:(1)纯运动仅影响手掌深运动支;(2)纯运动影响掌深和小鱼际运动支;(3)运动和感觉(腕尺管近端病变),以及极少数;(4)仅涉及第 4 和第 5 指掌侧的感觉纤维

骑自行车运动(骑车者麻痹)、腕结节或类风湿关节炎(RA)、创伤或腕骨骨折可伤及尺神经。

[临床表现]

1. 尺神经支配的所有手固有肌均可受累(见下一页顶部的方框)。

2. 患者可主诉第 1 骨间肌无痛性的萎缩无力。表现为严重的爪形手(蚓状肌无力),而 FDP 保持正常,导致手指明显的屈曲畸形。

[EDX 结果]

1. NCS

(1)SNAP:第 5 指尺神经 SNAP 异常,但 DUC 神经 SNAP 不受影响,因为 DUC 神经位于损伤部位的近端。

(2)CMAP:异常(取决于受累的神经分支)。

2. EMG 尺神经支配的手部肌肉异常电活动。

[治疗]

干预措施包括康复或外科手术。

累及的肌肉	
4 背侧骨间肌	小鱼际:
3 掌侧骨间肌	小指对掌肌
2 蚓状肌	小指展肌
1 拇内收肌	小指屈肌
1/2 拇短屈肌	

注：Guyon 管的尺神经压迫可能会保留小鱼际肌。

三、桡神经

【解剖】

起源及走行：桡神经纤维起源于 $C_5 \sim T_1$ 根，下行经上、中、下干、后束、最终形成桡神经（图 5-97）。

（一）臂

1. 桡神经位于腋动脉后方，在肱三头肌长头和内侧头之间下行，经螺旋沟。

（1）在螺旋沟（桡神经沟）上方发出分支支配的肌肉。

① 肱三头肌。

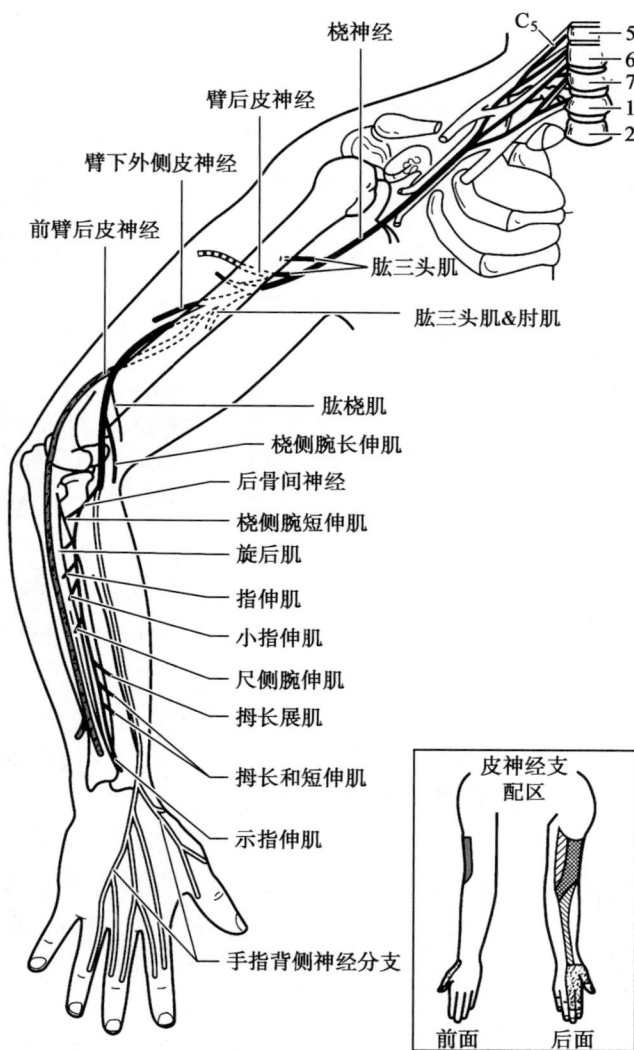

桡神经
臂后皮神经
臂下外侧皮神经
前臂后皮神经
肱三头肌
肱三头肌&肘肌
肱桡肌
桡侧腕长伸肌
后骨间神经
桡侧腕短伸肌
旋后肌
指伸肌
小指伸肌
尺侧腕伸肌
拇长展肌
拇长和短伸肌
示指伸肌
手指背侧神经分支

C_5
5
6
7
1
2

皮神经支配区
前面　后面

图 5-97　桡神经

②肘肌。

③臂后皮神经。

④臂下外侧皮神经。

（2）在螺旋沟下方发出分支支配的肌肉：

①BR。

②ECR-L。

③前臂后皮神经。

2. 肱骨外上髁近端 10cm 处，神经穿入外侧肌间隔进入臂前部。在肱桡肌和肱肌之间向远端行走。

在外上髁，它分为运动支［后骨间神经（PIN）］和感觉分支（桡浅神经）。

（二）肘部

1. 桡浅神经。

2. 后骨间神经支配。

（1）桡侧腕短伸肌（ECR-B）

（2）旋后肌。

（3）EDC。

（4）小指伸肌（（EDM）。

（5）尺侧腕伸肌（ECU）。

（6）拇长展肌（APL）。

（7）拇长伸肌（EPL）。

（8）拇短伸肌（EPB）。

（9）示指伸肌（EIP）。

【损伤】

（一）腋窝

拐杖麻痹

［概述］

此水平的神经损伤可累及臂丛后束，最常累及桡神经。

［病因学］

腋拐使用不当可压迫桡神经或臂丛后束。

［临床表现］

患者可主诉桡神经支配的所有肌肉无力，包括肱三头肌，臂和前臂后侧感觉减退。

［EDX 结果］

1. NCS：

（1）桡神经 SNAP 和 CMAP 异常。

（2）臂丛后束损伤会累及桡、腋神经和/或肩胛上神经，导致这些神经的 SNAP 和 CMAP 异常。

2. EMG

（1）桡神经支配的所有肌肉异常电活动。

（2）臂丛后束损伤会导致对相应的肌肉异常电活动。

［治疗］

干预措施重在康复，停止使用拐杖、静态上举夹板或动态夹板。

（二）臂

螺旋沟（桡神经沟）

［概述］

螺旋沟的桡神经损伤也被称为周六麻痹或蜜月麻痹。

［病因学］

1. 螺旋沟处桡神经损伤最常见的原因是外伤，特别是合并肱骨骨折。

2. 螺旋沟处桡神经损伤的其他常见机制包括医源性损伤（上肢手术、术中使用的 BP 袖带）、压迫（"周六麻痹"）（图 5-98）和肌内注射。

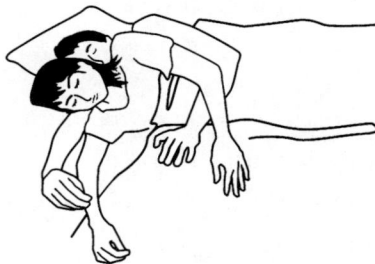

图 5-98　蜜月麻痹（又称周六麻痹）的发病机制

［临床表现］

1. 螺旋沟以下的桡神经支配肌肉中无力。螺旋沟上方的桡神经支配的肱三头肌和肘肌未受累。

2. 患者出现屈肘无力（BR 无力）、旋后无力（旋后肌无力）、手腕下垂（ECR-L、ECR-B、ECU 无力）和手指伸展无力（EDC 无力）。保留部分伸肘功能（肱三头肌、肘肌）。感觉障碍可见于手背和前臂后部。

［EDX 结论］

1. NCS：桡神经 SNAP 和 CMAP 异常。

2. EMG：螺旋沟以下桡神经支配的所有肌

肉异常电活动。肱三头肌的分支发自螺旋沟近端,因此,肱三头肌正常。

[治疗]

干预重在康复方面。手术适用于神经断裂、骨折或开放性损伤。

> **垂腕的鉴别诊断**
>
> 单神经病变:PIN,桡神经
>
> 神经根病变:C_6 或 C_7
>
> 弥漫性多发性神经病:铅中毒
>
> 神经丛病变:后索、上干、中干
>
> 中枢:脊髓损伤/TBI/CVA 等

CVA. 脑血管意外;PIN. 后骨间神经;TBI. 创伤性脑损伤

(三)前臂

1. 桡管综合征

[概述]

肘部桡神经解剖走行变异较大。通常穿过肱肌和上臂之间的肌间隔。桡神经可在穿肌内隔前或后分为 PIN 和桡浅支。

[病因学]

桡神经在肘部桡管内的肱肌和肱二头肌之间受压。

[临床表现]

(1)患者通常表现为前臂近端外侧疼痛,活动后加重,类似于外上髁炎。

(2)桡管综合征患者会出现桡管区域疼痛,该区域位于外上髁远端约 3~4cm 处。相反,外上髁炎的疼痛将局限于外上髁,即 ECR-B 的止点。

桡管综合征	肱骨外上髁炎(网球肘)
诱发症状再现:	诱发症状再现:
伸肘时第三指抗阻伸直	直接触诊外上髁
抵抗旋后	Cozen's 试验:抗阻伸腕
桡管触诊	诱发疼痛
	抗阻旋后疼痛减轻

[EDX 结果]

NCS 和针 EMG 检查通常是正常的。

[治疗]

干预措施包括康复或手术减压。

2. 后骨间神经(posterior interosseus nerve,PIN)综合征(旋后肌综合征、FROHSE 综合征)

[概述]

PIN 损害,PIN 是桡神经的运动分支。PIN 综合征是一种纯运动综合征。

[病因]

后骨间神经是桡神经在肘关节水平附近分出的深支,为运动支。后骨间神经卡压综合征是指此神经由于各种原因受压而出现肘外侧疼痛、手部无力等临床表现的综合征。旋后肌的两个头在肱骨外上髁的顶部和内侧缘形成一个纤维性腱弓,后骨间神经从该弓下通过,若被该弓压迫,而产生后骨间神经卡压综合征,该纤维性腱弓被命名为 Frohse 弓。

📖 通过旋后肌 Frohse 弓处的神经受到压迫而损伤(图 5-99)。脂肪瘤、神经节囊肿、类风湿性关节炎或 Monteggia 骨折也可伤及后骨间神经。Monteggia 骨折是尺骨近三分之一处骨折和桡骨头脱位。它通常发生于跌倒时手过度伸展伴前臂完全旋前位。

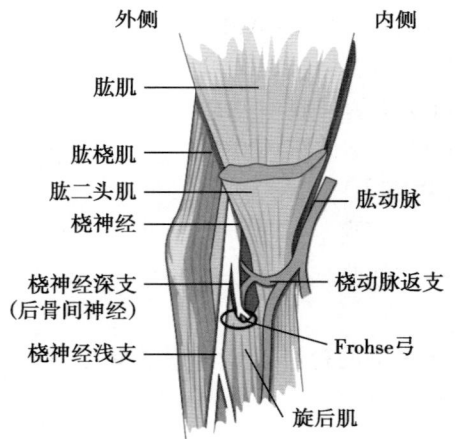

图 5-99　Frohse 弓

[临床表现]

(1)PIN 综合征表现为 PIN 支配的所有远端伸肌(EDC、EIP、ECU、EPB、EPL、APL)无痛性无力。

(2)PIN 综合征可不累及旋后肌,位于 PIN 卡压位置近端的 BR、肱三头肌、ECR-L、ECR-B 和肘肌不受累。

(3)可出现假性爪手畸形(手指伸肌无

力）。腕关节伸展（ECU 无力）时桡侧偏，不累及感觉。

［EDX 结果］

NCS：桡神经 SNAP 正常。在 PIN 神经支配的肌肉上记录桡神经 CMAP 异常。

EMG：PIN 支配的肌肉异常电活动，可包括旋后肌。PIN 损伤不累及桡神经支配的近端肌肉。

［治疗］

干预措施包括康复或手术释放。

3. 桡神经浅支病变（Wartenberg 综合征）（图 5-100）

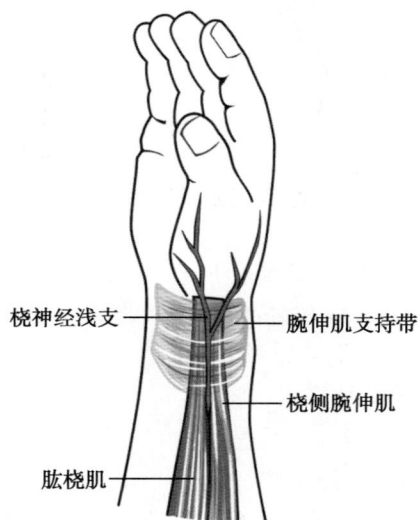

图 5-100　桡神经浅支病变损伤

［概述］

桡神经浅支病变也被称为 Wartenberg 综合征或感觉异常性手痛，也被称为腕表综合征。

［病因］

手表腕带过紧、戴手铐、外周静脉注射等造成腕部桡浅神经损伤/卡压。

［临床表现］

这是一种纯感觉综合征，不累及肌肉。患者可仅有感觉异常，包括手背桡侧麻木、灼热或刺痛。腕关节掌侧屈和尺侧屈或被动旋前时不适感可加剧。

［EDX 结果］

NCS：桡神经 SNAP 异常而 CMAP 正常。

EMG：正常。

［治疗］

干预包括解除压迫。

四、肌皮神经

【解剖】

1. 起源（图 5-101）

肌皮神经的神经纤维起源于 C_5、C_6 和 C_7 脊神经根，下行经上干和侧束，最终形成肌皮神经。

2. 走行

（1）臂：神经沿肱骨内侧方向走行，支配如下三块肌肉。

① 喙肱肌。

② 肱二头肌。

③ 肱肌（也受桡神经支配）。

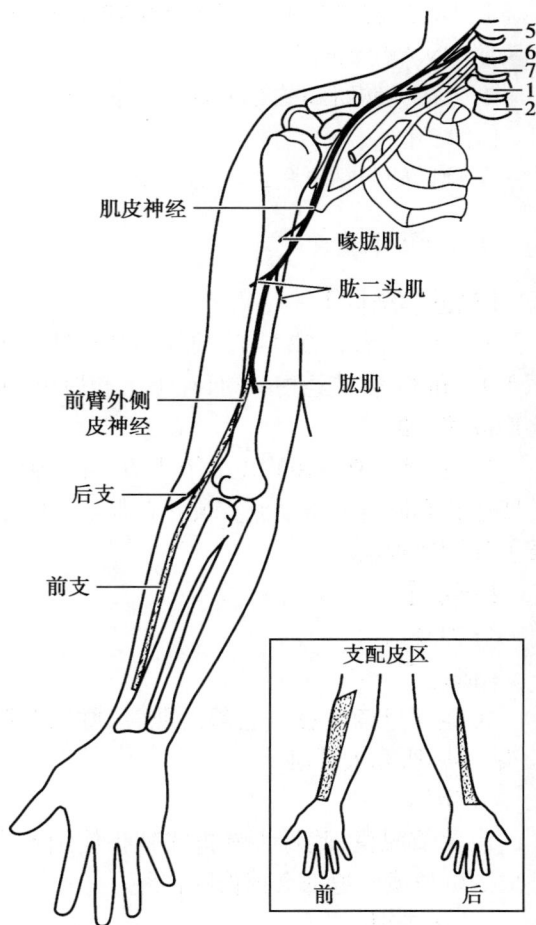

图 5-101　肌皮神经

（2）前臂：下行到肘前窝前方（肱二头肌腱外侧），形成前臂外侧皮神经，支配前臂外侧的皮肤感觉。

【损伤】

肌皮神经病

［概述］

神经远端损伤比近端损伤更常见。

［病因学］

喙肱肌近端或远端卡压性伤害，因为此处神经走行表浅。创伤（肱骨近端骨折、肩关节脱位、枪伤）、压迫和静脉切开术也可造成神经受损。

［临床表现］

1. 累及肌皮神经支配的肌肉，包括肱二头肌和肱肌。通常情况下，喙肱肌不受累。

2. 患者可出现屈肘无力（肱二头肌、肱肌无力）和前臂外侧的感觉异常。

［EDX 结果］

1. NCS：前臂外侧皮神经 SNAP 异常，肱二头肌 CMAP 异常。

2. EMG：肱肌和肱二头肌异常电活动。

［治疗］

干预措施包括康复或手术减压。

五、腋神经

【解剖学结构】

1. 起源（图 5-102） 腋神经的神经纤维来源于 C_5 和 C_6 脊神经根，下行经上干和后束，最终形成腋神经。

2. 走行 神经在肱盂关节下方，穿过腋窝的四边孔和肱骨后方。它支配小圆肌、三角肌、臂上外侧皮神经。

【损伤】

腋神经病

［概述］

神经穿过四边孔。它邻近肱骨、肱三头肌长头、小圆肌和大圆肌。

［病因学］

肩关节脱位、肱骨头骨折或腋拐使用不当造成的牵拉或压迫都会损伤腋神经。

［临床表现］

可累及腋神经支配的所有肌肉（三角肌和

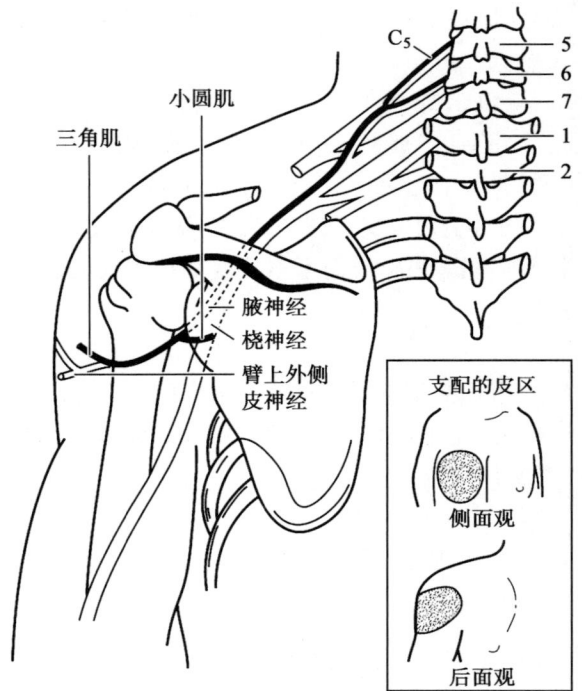

图 5-102 腋神经

小圆肌）。患者可能会出现肩前屈和外展无力（三角肌无力）和外旋无力（小圆肌轻微无力）。也可有肩外侧的感觉异常。

［EDX 结果］

NCS：SNAP 不适用。

CMAP：异常。

EMG：腋神经支配的肌肉（三角肌、小圆肌）活动电异常。三角肌的前部、外侧部比后部更容易出现异常。

［治疗方案］

干预措施包括康复或外科减压，以及停止使用拐杖。

六、肩胛上神经

【解剖】

1. 起源（图 5-103） 其神经纤维来源于 C_5 和 C_6 脊神经根，继续下行经上干，其分支形成肩胛上神经。

2. 走行

颈部

（1）它穿过颈后三角区，从斜方肌下方下行到肩胛骨的上缘。

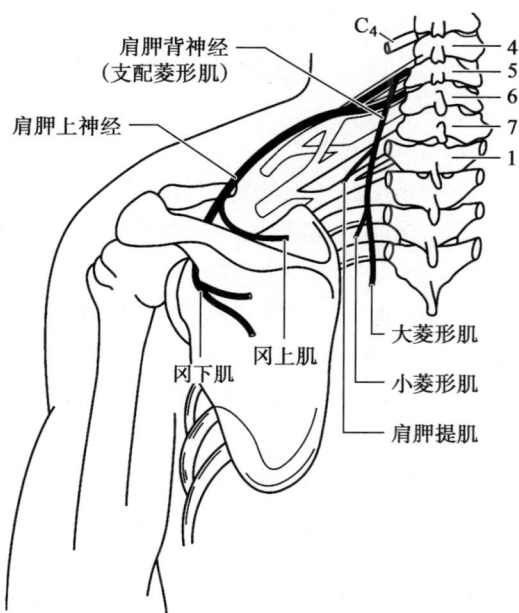

图 5-103　肩胛上神经

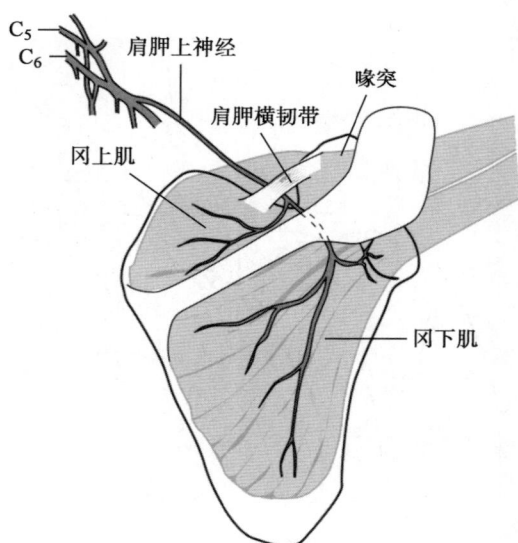

图 5-104　肩胛上神经损伤部位

📖（2）它穿过肩胛上切迹,该切迹被肩胛横韧带覆盖,发出分支支配冈上肌。然后,神经绕过冈盂切迹,支配冈下肌。

【损伤】

📖肩胛上神经病

［概述］

这是唯一一条在臂丛干水平的周围神经损伤。它是神经痛性肌萎缩中最常受累的神经（图 5-104）。

［病因学］

创伤可损伤该神经,包括肩胛骨被动前伸、穿透伤、严重肩袖撕裂引起的牵拉、蜇刺/Erb 麻痹、肩盂囊肿压迫、血肿、肩胛上或冈盂切迹卡压或盂唇旁囊肿等,这些原因都可造成神经损伤。

涉及肩部过度活动的运动,包括越过头顶的投掷/击打重复性运动,如排球、棒球和曲棍球,也可损伤神经。排球运动更常损伤 IS 肌的分支。

［临床表现］

肩胛上切迹处神经损伤会导致 SS 和 IS 肌肉均无力。冈盂切迹处神经损伤仅会导致 IS 肌无力。患者可表现为盂肱关节外展（SS）和/或外旋（IS）无力。

［EDX 结果］

NCS：SNAP 不适用；CMAP 异常。

EMG：冈盂切迹处卡压损伤时,IS 会出现异常电活动,如果神经卡压在肩胛上切迹,则 SS 和 IS 都会出现异常电活动。

［治疗］

干预措施可包括康复、盂唇旁囊肿抽吸术或外科减压术。

七、胸长神经

【解剖】

1. 起源（图 5-105）　其神经纤维直接起源于 C_5、C_6 和 C_7 脊神经根。

2. 走形　神经沿胸壁向远端行走,支配前锯肌。

【损伤】

翼状肩

［概述］

1. 胸长神经支配前锯肌,负责肩胛骨的伸展和外旋。

2. 副神经支配斜方肌；斜方肌收缩可使肩胛骨抬高和内旋。

3. 前锯肌和斜方肌有助于平衡肩胛骨在相反的方向运动。由于神经损伤导致其中一块肌肉功能障碍可导致翼状肩。

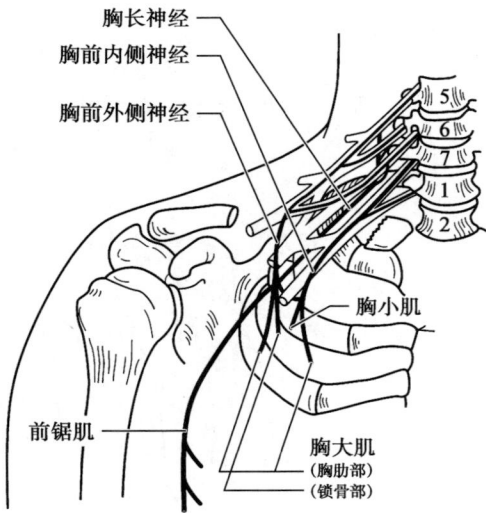

图 5-105　胸长神经

4. 翼状肩有两种主要类型,相互有所不同(表 5-31)。

（1）内侧翼是由胸长神经损伤引起的前锯肌无力所致。

（2）外侧翼是由副神经损伤引起的斜方肌无力所致。

［病因］

跌倒、多 MVA、体育活动或肩包牵拉可造成胸长神经损害。

［临床表现］

翼状肩,同时伴有肩部疼痛和无力。

［EDX 结果］

NCS:SNAP 不适用。

CMAP:异常。

表 5-31　翼状肩:内侧与外侧翼状肩

	内侧翼状肩	外侧翼状肩
损伤	胸长神经	副神经
受累肌肉/功能	前锯肌(正常功能:肩胛骨前伸和外旋)	斜方肌(正常功能:肩胛骨后缩和内旋)
肩胛骨位置(内侧缘)	由于斜方肌反向后缩不能,导致肩胛骨后缩和内缘上抬,向中线靠拢	由于前锯肌反向前伸不能,导致肩胛骨后缩,肩胛骨内缘远离中线
肩外展原因	翼下降	翼上升

EMG:胸长神经损伤后出现前锯肌异常电活动。斜方肌和 SCM 的异常电活动提示副神经损伤。

［治疗］

1. 干预措施包括康复或外科手术。

2. 前锯肌损伤/胸长神经损伤的治疗。

（1）急性期,减轻疼痛和 ROM 训练。

（2）中期,被动牵伸菱形肌、肩胛提肌和胸小肌。

（3）晚期,加强包括斜方肌在内的所有肩带肌群的牵伸。

3. 斜方肌麻痹/副神经损伤的治疗:包括物理治疗,以充分加强相邻的菱形肌和肩胛提肌等肌群的力量。

4. 如果患者保守治疗失败,推荐采用肌肉转移术修复。

第十一节　下肢单神经病变

一、股外侧皮神经

【解剖】

1. 起源（图 5-106）　这些纯感觉神经纤维来源于腰丛 L_2 和 L_3 神经根的后股。

2. 走行　主要走行在盆腔/大腿,股外侧皮神经向远端穿过髂窝,向前行至髂棘,从腹股沟韧带下方通过,支配大腿外侧的皮肤感觉。

【损伤】

股外侧皮神经病变(感觉异常痛症)

［概述］

股外侧皮神经病变也被称为感觉异常痛症,是一个临床诊断。

［病因］

1. 反复的轻度创伤、腹部膨隆、怀孕或紧身衣引起的慢性压迫。如糖尿病、肿瘤、感染和快速增重或减重也会影响神经。

2. 也可见于医源性原因,包括下腹部/盆腔手术和腹腔镜疝修补术的切口。

［临床表现］

股外侧皮神经病变是一种纯感觉障碍综合

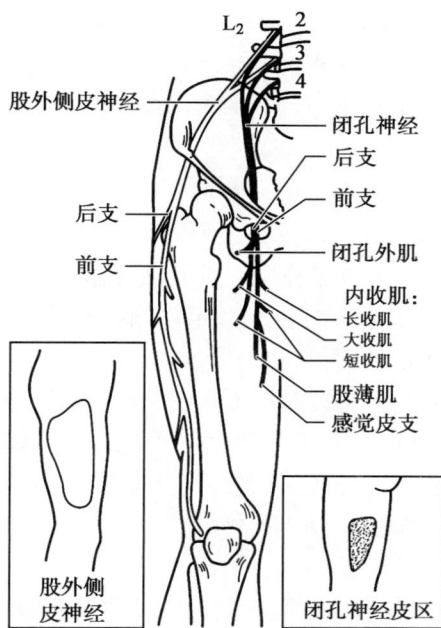

图 5-106　股外侧皮神经

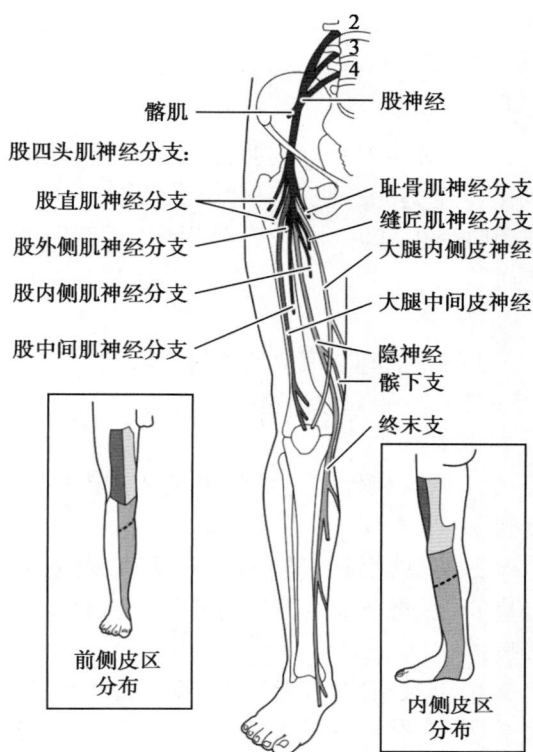

图 5-107　股神经

征,不累及肌肉。患者可出现大腿外侧异常感觉,包括疼痛、麻木、灼热或隐痛,伸髋或过度屈髋、长时间蹲下或开车会加剧疼痛。

［EDX 结果］

1. NCS:股外侧皮神经 SNAP 异常。CMAP 不适用。

2. EMG:不适用。

［治疗］

干预包括康复、非甾体抗炎药、可的松注射、手术减压。症状可以是自限性的。此外,应去除有压迫性的衣服(例如宽的腹带、紧身运动服)。

二、股神经

【解剖】

1. 起源(图 5-107)　股神经的其神经纤维起源于 L_2、L_3 和 L_4 脊神经根,经腰丛后股下行,终末形成股神经。

2. 走行　股神经穿过腰大肌,在股动脉外侧的腹股沟韧带下走行,并通过股三角支配下列肌肉:

(1)髂肌。

(2)耻骨肌(1/2)。

(3)缝匠肌。

(4)股四头肌:①股直肌;②股外侧;③股中间肌;④股内侧肌。

隐神经是一条纯感觉神经,从股神经发出的分支,通过内收肌管到达下肢,支配大腿前内侧、小腿和足的皮肤感觉。

【损伤】

(一)股神经病变

［概述］

股神经是腰丛最大的神经分支。

［病因学］

1. 创伤(例如骨折、腹部/骨盆手术、前路全髋关节置换术、心脏导管造成的直接损伤),腹膜后血肿、肿瘤或腹股沟韧带压迫。

2. 最常见的原因是腹部或盆腔手术的医源性损伤。

［临床表现］

受累肌肉包括股神经支配的所有肌肉。患者可会出现伸膝无力(股四头肌无力),膝关节控制不稳,大腿前侧和小腿内侧感觉减退。如果神经损伤部位在腹股沟韧带上方则表现为屈髋无力。

［EDX 结论］

1. NCS:隐神经 SNAP 异常;股直肌 CMAP 异常。

2. EMG:股神经支配的肌肉异常电活动。闭孔神经支配的肌肉(例如,长收肌)和/或腰椎旁肌受累可提示 $L_{3/4}$ 神经根病,而不是股神经病。

［治疗］

干预措施包括康复或外科手术。

（二）糖尿病性肌萎缩

［概述］

1. 糖尿病性肌萎缩最常见的病因是股神经病。

2. 糖尿病性肌萎缩是一种糖尿病近端神经病变,不同于其他类型的糖尿病远端周围神经病。

3. 糖尿病性肌萎缩是一种腰骶神经根、神经丛病,可累及神经丛、神经根以及周围神经,主要是累及腰骶神经丛。

［病因学］

1. 糖尿病肌萎缩的确切原因尚不清楚,可能由多灶性免疫介导的微血管炎引起的。神经活检显示多灶性神经纤维丢失,提示缺血性损伤和血管周围浸润。

2. 这种肌肉萎缩常发生在体重明显减轻之后。

［临床表现］

该病常见于 50 岁以上糖尿病老年人群,男性更多见,多为 2 型糖尿病患者。

首发症状是腰部或下肢近端的单侧疼痛,常在几周到几个月内扩散到对侧。

先后出现下肢近端、远端肌肉无力和萎缩。体重减轻常出现在肌萎缩之前。

患者主诉大腿不对称性的疼痛、伸膝无力(股四头肌)和萎缩。也可出现膝反射消失。

［EDX 结果］

1. NCS:SNAP 异常;CMAP 异常。

2. EMG:异常电活动可见于股神经支配的肌肉(±),内收肌、髂腰肌和棘旁肌。

［治疗］

糖尿病性肌萎缩是一种自限性疾病,经过几个月的时间可逐渐恢复。部分患者会遗留下肢无力。治疗的重点是控制疼痛和控制血糖。物理疗法有助于改善肌肉力量和功能性活动能力。

（三）隐神经病

［概述］

隐神经是股神经中最大、最长的感觉分支。它支配大腿内侧、内踝和足内侧弓的感觉。

［病因学］

神经会在髋内收肌管(又称伸缩管;亨特氏管)或缝匠肌和股薄肌之间卡压。也可能与医源性创伤有关,包括膝关节镜检查、半月板切除术或血管手术,如导管术或取栓术。

［临床表现］

它是纯感觉障碍综合征,不累及肌肉。

患者会出现膝关节内侧疼痛(髌下分支),伴有沿着腿和足内侧向远端放射的异常感觉。

［EDX 结果］

1. NCS 隐神经 SNAP 异常,股神经 CMAP 正常。

2. EMG 股神经支配肌肉 EMG 正常。

［治疗］

干预措施包括康复或外科手术。

三、闭孔神经

【解剖】

1. 起源(图 5-108) 闭孔神经起源于 L_2、L_3 和 L_4 脊神经根,经腰丛前股在骶髂关节前方形成闭孔神经,支配髋内收肌群。

2. 走行 神经穿过腰大肌和闭孔后,支配耻骨肌(1/2)、短收肌、长收肌、大收肌、闭孔外肌、股薄肌及皮支。

【损伤】

闭孔神经病

［概述］

闭孔神经损伤可与股神经损伤同时发生。闭孔神经支配大腿内侧皮肤感觉,并支配大腿内侧肌群,包括闭孔外肌、短收肌、长收肌、大收肌和股薄肌。

［病因学］

手术、血肿或肿瘤压迫、骨盆骨折或闭孔疝

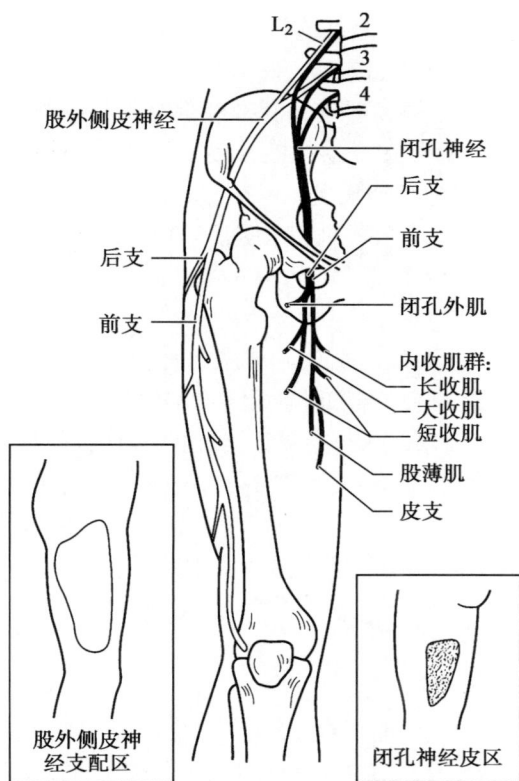

图 5-108　闭孔神经

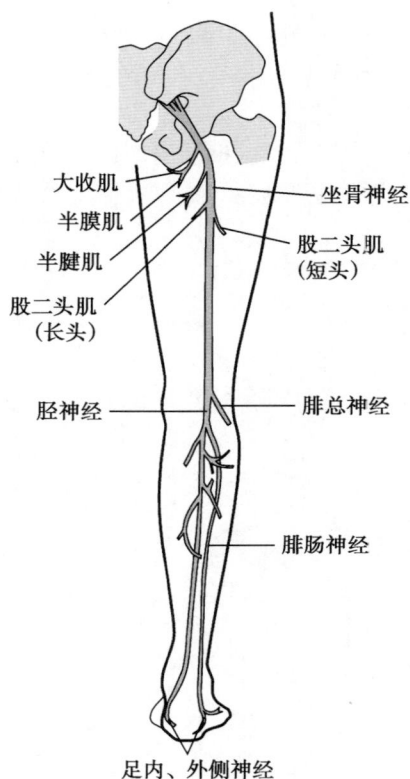

图 5-109　坐骨神经

可损伤闭孔神经。

［临床表现］

1. 闭孔神经支配的所有肌肉均可受累。

2. 最常见的症状是腹股沟/大腿内侧皮肤感觉异常，包括疼痛、麻木和/或感觉异常。

3. 患者也可表现为髋关节内收和内旋无力。步行时出现髋外旋和异常的外展，导致较大步宽的"剪刀步态"。

［EDX 结果］

NCS：不适用。

EMG：闭孔神经支配肌肉的异常电活动。

［治疗］

干预措施包括康复或手术修复。

四、坐骨神经

【解剖】

1. 起源（图 5-109）　坐骨神经来自 L_4、L_5、S_1、S_2 和 S_3 根的神经纤维，经骶丛的前股和后股，最终形成坐骨神经，沿大腿后部下行。

📖 2. 走行　坐骨神经通过股骨小转子与坐骨结节之间的坐骨大孔穿出骨盆。坐骨神经是由胫神经（内侧部分）和腓总神经（外侧部分）两部分组成。两条神经一同下行至腘窝处，分为独立的两条神经：腓总神经支和胫神经支。

📖 在大腿支配的肌肉：坐骨神经的腓总神经成分支配的股二头肌短头；坐骨神经的胫神经成分支配的股二头肌长头、半腱肌、半膜肌、大收肌（也由闭孔神经支配）。

【损伤】

坐骨神经病变

［概述］

坐骨神经是人体内最大的神经。腓总神经成分构成坐骨神经外侧 2/3。

［病因学］

髋部外伤、髋关节置换、注射、血肿、骨盆骨折、穿透伤或妊娠子宫都可造成神经损伤。

📖 梨状肌综合征是一种少见的盆腔出口压迫性坐骨神经病变，主要累及坐骨神经的腓神经部分，因腓神经在梨状肌下方或从肌肉中间穿行（图 5-110）。梨状肌综合征的诊断尚无共识，发病率约为 4%。

[临床表现]

1. 坐骨神经支配的所有肌肉均可受累。

2. 患者主诉症状取决于神经受损部分。

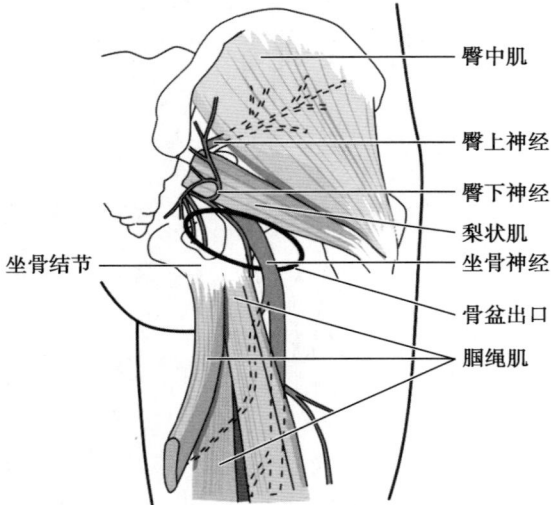

图 5-110 梨状肌综合征

可表现为屈膝无力（腘绳肌无力）以及腓神经和胫神经所支配的肌肉和感觉皮支。

3. 腓神经部分比胫神经部分更易损伤，因腓神经部分在骨盆内的活动度更小，其神经束更大，但神经外膜组织保护却较少。

4. 外侧腘绳肌和跟腱反射可出现异常。

[EDX 结果]

1. NCS

（1）SNAP：腓浅和腓肠感觉神经异常

（2）胫神经和腓神经 CMAP 异常

2. EMG 坐骨神经支配的所有肌肉均可有异常电活动，包括股二头肌的短头和长头。

[治疗]

干预措施包括康复或手术减压。

五、胫神经

【解剖】

起源及走行（图 5-111）：胫神经的神经纤维起源于 L_4、L_5、S_1 和 S_2（S_3）脊神经根，作为坐骨神经的一部分下行，然后在腘窝处分支，

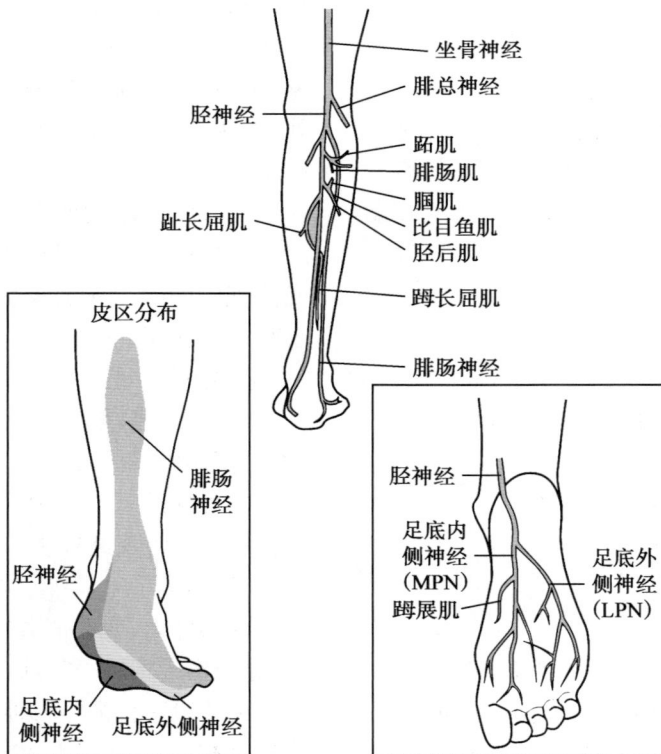

图 5-111 胫神经

形成胫神经。

在大腿远端 1/3 处,坐骨神经的胫神经部分在后部下行到膝关节处,并继续向远端行走,支配跖肌、腓肠肌内侧头和外侧头、腘肌比目鱼肌;在比目鱼肌处,继续下行形成胫后神经并支配胫后肌(TP)、趾长屈肌(FDL)、跨长屈肌(FHL);神经在屈肌支持带下方走行,分为三支:足底内侧神经支配跨展肌、趾短屈肌、跨短屈肌、蚓状肌,感觉支足底外侧神经支配蚓状肌、小趾展肌、跖方肌、骨间肌、跨内收肌,感觉支跟神经感觉支。

【损伤】

跗管综合征

[概述]

胫神经可在跗管内受压(图 5-112 和表 5-32)。这种情况罕见。

[病因学]

内踝屈肌支持带下方受压可损伤胫神经。

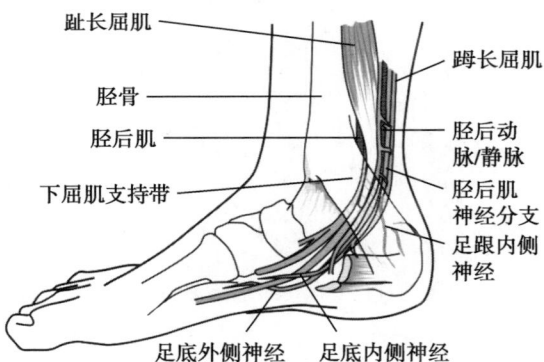

图 5-112　跗管后

表 5-32　跗管及其内容

Tom	胫后肌
Dick	趾长屈肌
And	胫后动脉
Very	胫后静脉
Nervous	胫神经
Harry	跨长屈肌

注:跗管的内容助记法如下:Tom,Dick,And Very Nervous Harry.

[临床表现]

1. 跗管远端胫神经支配的所有肌肉均可受累。患者常出现足内在无力的症状。

2. 踝关节周围疼痛、麻木和感觉异常可延伸至脚趾和脚底。由于跟骨支远离跗管近端,脚后跟的感觉可不受累。

3. 可通过踝关节内翻来重现上述症状。在踝内侧可出现 Tinel 征阳性。

[EDX 表现]

1. NCS　SNAP:跖神经异常,跟神经正常;CMAP:足底内侧和外侧神经异常。

2. EMG　胫神经支配肌肉的异常电活动。

[治疗]

干预措施包括康复或手术减压。

六、腓总(腓)神经

【解剖】

1. 起源　其神经纤维起源于 $L_4 \sim S_2$ 脊神经根,经坐骨神经下行,形成腓总神经。

2. 走行(图 5-113 和图 5-114)　在大腿后部,坐骨神经内的腓神经支配股二头肌短头;股二头肌是唯一在腓骨颈以上水平由腓神经支配的肌肉。坐骨神经在腘窝上方分出腓总神经(腓)和胫神经。

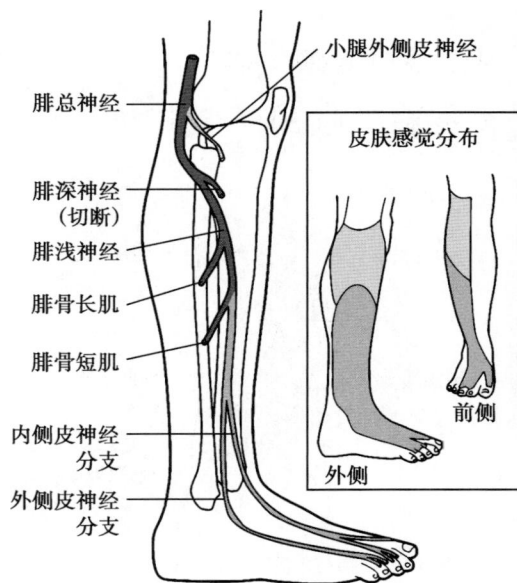

图 5-113　腓浅(腓)神经支配

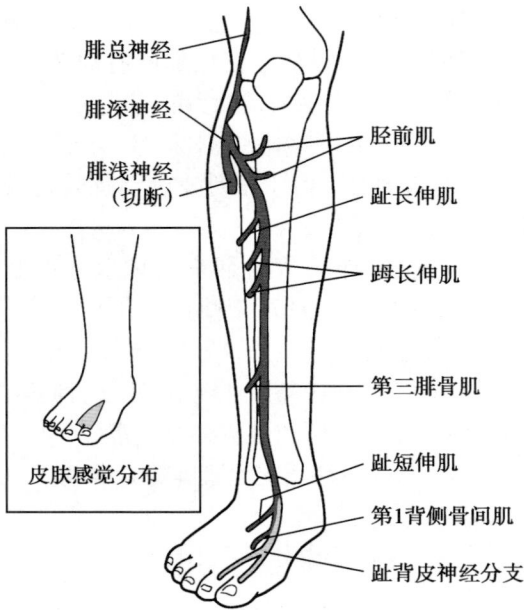

图 5-114 腓深(腓)神经支配

腓浅(腓)神经支配:	腓深(腓)神经支配:
腓骨长肌	胫前肌
腓骨短肌	趾长伸肌
内侧皮神经	拇长伸肌
外侧皮神经	第三腓骨肌
	趾短伸肌
	第一骨间背侧肌
	背侧远端皮神经

七、副腓总(腓)神经

1. 概述(图 5-115)

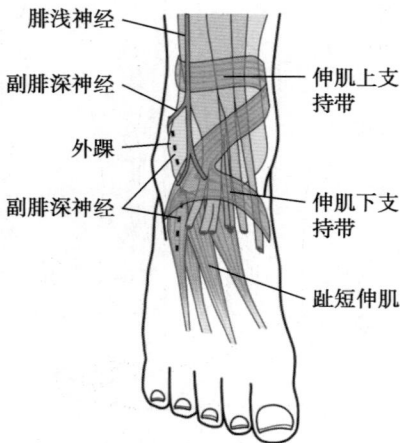

图 5-115 副腓总(腓)神经

(1)这是腓浅神经(腓总神经)的一个变异的神经分支,经外踝后方支配部分或全部趾短伸肌(extensor digitorum brevis,EDB)。

(2)见于 1/3 的人群。

2. EDX 所见 与膝部刺激相比,在踝部刺激获得的 CMAP(在 EDB 记录)更低,在腓骨头上方刺激的波幅更大。可以通过刺激外踝后方在 EDB 记录 CMAP 来确认是否存在副腓总神经变异。因为神经的这种变异,即使腓深神经损伤,EDB 也能幸免。

【损伤】

(一)常见腓神经病变

[概述](图 5-116)

腓骨小头是该神经损伤最常见的损伤部位。

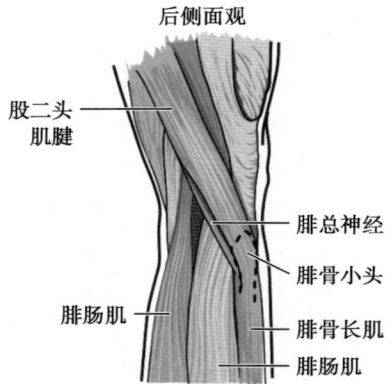

图 5-116 腓神经靠近腓骨小头

[病因]长时间的双腿交叉、体重减轻、术中不良体位、石膏应用不当、长时间蹲姿(摘草莓者麻痹)和糖尿病等代谢紊乱均可导致神经损伤。

[临床表现]

1. 腓总神经深支和浅支所支配的所有肌肉(股二头肌短头除外)均可受累。

2. 患者可主诉踝背屈肌无力[胫骨前(TA)、趾长伸肌(EDL)、拇长伸肌(EHL)],导致足下垂或足拍打地面以及跨阈步态。只有踝背伸和踝外翻无力者有助于临床上鉴别腓神经损伤和 L_5 神经根病。神经根病也会累及踝关节内翻肌肉。

3. 腓深神经和腓浅神经支配的皮区可能会出现感觉缺失。

4. 腓骨小头处可出现 Tinel 征阳性。

［EDX 所见］

1. NCS

（1）SNAP：腓浅神经 SNAP 异常。

（2）CMAP：从腓骨小头下方到上方出现异常的波形变化。如果 EDB 萎缩，可以在 TA 记录。

2. EMG：腓浅神经和腓深神经所支配的肌肉异常电活动。股二头肌短头除外（坐骨神经腓神经分支）。

［治疗］

干预措施包括康复或外科手术。

（二）腓深神经病变

［概述］

腓深神经损伤与跗管综合征有关（图 5-117），指腓深神经在踝关节下伸肌支持带下方卡压。

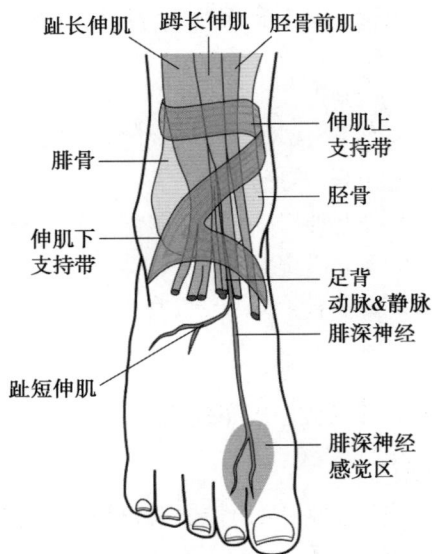

图 5-117　跗骨前隧道

［病因］

当腓深神经末端经过伸肌支持带时可能会受到鞋子（长筒靴、紧身鞋、高跟鞋）或内在因素（骨赘、腱鞘囊肿、脂肪瘤）的压迫以及外伤（踝关节扭伤或骨折）而损伤。

［临床表现］

患者主诉脚痛、无力和肌肉萎缩（EDB）。

第一及第二足趾间可能有麻木和感觉异常。疼痛一般位于足背上方，可随着活动而减轻。

［EDX 所见］

1. NCS

（1）SNAP：腓深神经 SNAP 异常（第一趾间区域感觉异常）。

（2）CMAP：在 EDB 记录，腓神经 CMAP 异常（EDB 异常）。

2. EMG　腓深神经所支配肌肉异常电活动。

［治疗］

干预措施包括康复或手术切除。

（三）腓浅神经病变

［概述］

神经支配腓骨长、短肌，并向远端延伸为纯感觉神经。

［病因］

可因外伤、踝关节扭伤、骨筋膜隔室综合征或脂肪瘤而致神经损伤。

［临床表现］

患者主诉小腿远端前外侧及足背疼痛、麻木和/或感觉异常（第一及第二足趾间除外）。若损伤位于支配腓骨长、短肌的神经近端，则出现足外翻无力。

［EDX 所见］

1. NCS

（1）SNAP：腓浅神经 SNAP 异常，腓深神经 SNAP 正常。

（2）CMAP：腓浅神经 CMAP 无法引出，腓深神经 CMAP 正常。

2. EMG　腓骨长、短肌可见异常电活动，腓深神经所支配的肌肉正常。

［治疗］

干预措施包括康复或手术治疗。

八、腓肠神经

【解剖学】

1. 起源（图 5-118）　这些神经纤维来源于胫神经和腓总神经的分支。

2. 神经走行　腓肠神经从小腿后方近端至外踝近端。支配小腿外侧和足部皮肤感觉。

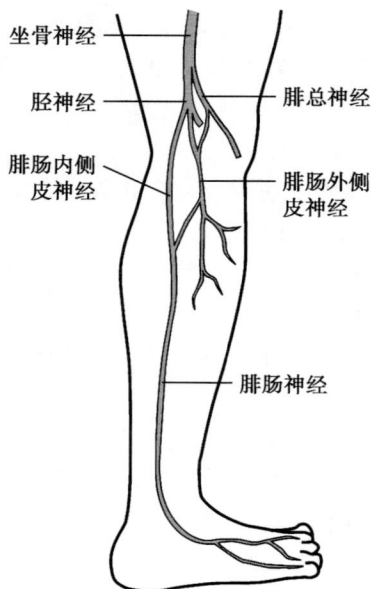

图 5-118 腓肠神经

【损伤】

腓肠神经病变

[概述]

腓肠神经是纯感觉神经。

[病因]

过紧的袜子压迫、Baker 囊肿或神经节囊肿或外伤(如撕裂伤)可能会损伤神经(Bryan et al.,1999)。

[临床表现]

腓肠神经是纯感觉神经支,无肌肉支配。病人可主诉小腿外侧和足部感觉异常。沿神经走行可引出 Tinel 征阳性。

[EDX 所见]

1. NCS

(1)SNAP 异常。CMAP 不适用。

(2)注:老年患者的腓肠神经反应降低或缺失可视为正常现象(Tavee et al.,2013)。

2. EMG 不适用。

[治疗]

干预措施包括康复或外科手术。

九、臀上及臀下神经

【解剖学】

(一)臀上神经

1. 起源 这些神经纤维来源于 L_4、L_5、S_1 脊神经根。

2. 神经走行 在骨盆区,臀上神经通过梨状肌上方的坐骨切迹,支配以下肌肉:

(1)臀中肌。

(2)臀小肌。

(3)阔筋膜张肌(tensor fascia lata,TFL)。

(二)臀下神经

1. 起源 这些神经纤维来源于 $L_5 \sim S_2$ 脊神经根。

2. 神经走行 在骨盆区,臀下神经支配臀大肌。

【损伤】

[概述]

通常是由医源性原因造成的神经损伤,如髋关节置换术、不当的肌内注射或盆腔占位。

[临床表现]

1. 臀上神经病变表现为髋外展和外旋无力。表现为 Trendelenburg 步态,骨盆向健侧倾斜。

2. 相反,臀下神经病变表现为伸髋无力,无感觉障碍。

[EDX 所见]

1. NCS SNAP 及 CMAP 不适用。

2. EMG 不适用。

(1)臀上神经病变:仅在臀中肌、臀小肌和 TFL 中出现异常电活动。

(2)臀下神经病变:仅在臀大肌中出现异常电活动。

十、多发性单神经炎

【概述】

1. 也被称为多发性或多灶性神经病变。

2. 这是一种多灶性周围神经病变,神经损伤发生在两个或多个不同的神经区域。

3. 这是指一组症状(综合征),而不是一种疾病。包括一系列的症状:麻木、感觉异常、局灶性无力或瘫痪、肠/膀胱功能障碍。

【病因】

1. 轴束损伤可由多种因素引起,包括炎症(血管炎)、血管损害(闭塞)、压迫和感染。

2. 它与许多疾病有关:

(1)风湿病[结节性多动脉炎、类风湿

关节炎、系统性红斑狼疮（systemic lupus erythematosus，SLE）、硬皮病、Wegener 肉芽肿病、Sjögren 综合征]。

（2）糖尿病最常见；淀粉样变性。

（3）脱髓鞘[急性炎性脱髓鞘性多发性神经病（AIPD）、慢性炎性脱髓鞘性多发性神经病（CIPD）]。

（4）感染（莱姆病、麻风病、HIV、甲肝、乙肝、丙肝）。

（5）癌症（神经系统肿瘤，恶性侵袭）。

【临床表现】

1. 根据病因学以及周围神经、颅神经、神经根或神经丛的受累位置。

2. 发病可分为急性、亚急性或渐进性，病理学表现为不对称性。

3. 感觉异常，主要影响痛觉和温度觉（细小神经纤维），定位不准确，伴有移行性关节痛和肌痛。

4. 不对称分布的足下垂或足回退无力，肌牵张反应消失。

5. 异常结果主要取决于病因，神经梗死主要导致轴突变性，而较少出现节段性脱髓鞘。轴突受累时间越长，恢复越差。

6. 神经活检可提供明确诊断.

【EDX 所见】电生理检测可根据受累的神经而呈现典型的异常模式。

多发性单神经炎的 EDX 表现

轻微的脱髓鞘	轴束变性
EDX 所见	EDX 所见
正常 CV	波幅降低
慢性阶段	EMG 异常，自发电活动减少
波形离散正常无传导阻滞	募集和多相波的时限和波幅增加，提示有侧支生成

CV. 传导速度；EDX. 电诊断；EMG. 肌电图

第十二节　多发性周围神经病（周围神经病变）

1. 周围神经病（多发性神经病）有多种病因，通常分为遗传性或后天性。

2. 可表现为急性临床症状或隐匿性进展。

3. 电诊断不仅可以进一步了解神经病变的类型，还可以深入了解受影响的神经纤维，以更好地了解疾病。

4. 多发性周围神经病变可累及周围神经的髓鞘和（或）轴突。若脱髓鞘广泛，可伴有轻度轴束损伤。

5. 确定始发及主要的病情变化有助于了解疾病进程。始发病情状况有助于确定神经病变原因，而主要病情特点则有助于评估预后。多表现为弥漫性或多灶性。

类型	表现
弥漫性	所有受累神经，呈长度依赖性，受累程度相对一致
局灶性	累及一条或多条神经，不对称分布或零散分布

【病因学】（表 5-33 和表 5-34）

1. 起始症状、部位、临床表现特点、家族病史和合并症对于确定该病是遗传性的还是获得性的疾病很重要。

2. 对多发性神经病类型的具体分类采用的具体临床和电诊断标准，概括如下：

（1）表 5-33：分类Ⅰ。

（2）表 5-34：分类Ⅱ。

【概述】

多发性周围神经病包括遗传性与后天性周围神经病变。

（一）遗传性周围神经病变

1. 这是影响 PNS 最大的一组进行性疾病。基因检测在明确诊断中起着重要作用。它们通常分为：

（1）遗传性感觉运动性周围神经病（hereditary motor and sensory neuropathies，HMSN）。

（2）遗传性感觉和自主神经病变（hereditary sensory and autonomic neuropathies，HSAN）。

（3）遗传性运动神经病（hereditary motor neuropathies，HMN）。

2. 遗传性多发神经病分类：

（1）基于临床表现（HMSN、HSAN、HMN）

进行主要分类。

（2）基于遗传特点和 EDX 所见（脱髓鞘及轴束变性）进行亚分类。

（3）特定基因突变也相关。

3. HMSN 又称 Charcot-Marie-Tooth 病，是最常见的遗传性多发性周围神经病，是 *PMP22* 基因的复制突变所致。

与 *PMP22* 基因突变相关的也被认为是遗传性压力易感性周围神经病（hereditary neuropathy with liability to pressure palsy，HNPP）。这是由于基因的交互缺失导致了这种独特的诊断，表现为运动性和感觉性单神经病变的反复、短期发作。它们可以持续数小时到数周，通常在神经卡压或轻微外伤后出现。

4. HSAN 障碍较罕见，主要影响感觉和自主神经功能。分几个亚类，特点是感觉缺失，包括痛觉、温度觉及体温调节障碍、膀胱功能障碍和认知障碍。

5. HMN 的特点是进行性肌萎缩及四肢无力。这是由前角细胞异常引起并导致脊髓远端肌肉萎缩，可发展累及声带和面肌。

（二）获得性神经病变

1. 这些与疾病进展、炎症过程或医源性疾病相关，最常见的有：

（1）糖尿病（最常见）。

（2）急性炎症性脱髓鞘性多发性神经根神经病（acute inflammatory demyelinating polyradiculopathy，AIDP）。

（3）药物。

2. 因为其典型的远端症状，获得性多发性神经病是我们最常见到的。

呈长度依赖性的神经受累特点：它影响神经的最远端并向近端进展，如糖尿病、甲状腺疾病、酗酒、维生素 B_{12} 缺乏和危重病神经病变。

3. 脱髓鞘炎性神经病变可表现为多发性神经根病，累及周围神经、神经根和颅神经。

4. 也可能以不对称方式累及多条神经，表现为同时发生的神经病变或随机分布于全身或四肢。

这些表现可能出现在缺血过程中，如血管炎性神经病变。

5. 虽然不常见，但可以上肢异常首发。

这可能发生在血管炎性神经病变、慢性炎症性脱髓鞘性多发性神经根神经病（chronic inflammatory demyelinating polyradiculopathy，CIDP）、HNPP 毒性、卟啉病、炎症性神经病、糖尿病等。

【多发性神经病的临床表现】

1. 典型的三联征，下肢比上肢多见。

（1）手套或袜套样感觉障碍。

（2）远端肌无力。

（3）MSR 减弱或缺失。

2. 遗传性多发性神经病通常表现：

（1）感觉丧失。

（2）共济失调。

（3）肌肉痉挛发生率增加。

3. 获得性多发性神经病通常表现：

（1）烧灼感。

（2）疼痛。

（3）感觉异常。

【电诊断结果】

周围神经病变的诊断标准包括至少评估三条肢体。SNAPs、CMAPs 和 MUAPs 的异常取决于累及神经的病理类型和时间。

周围神经病变的 EDX 基本表现：

1. 脱髓鞘与轴束变性的典型表现如下表所示。糖尿病和尿毒症等疾病可呈混合型。

2. 了解遗传性和获得性神经病的不同表现有助于鉴别诊断并指导治疗方案和预后。

3. 异常 EDX 所见：

（1）潜伏期延长，传导速度减慢。

（2）波幅下降或缺失。

（3）F 波潜伏期延长或缺失。

（4）传导稳定性降低（"重复刺激"波形缺失）。

（5）同步性差异增加（重复刺激时最快和最慢波形之间的潜伏期差异较大）。

【特殊检查】

1. 小神经纤维异常和相关的自主神经功能障碍通过传统 NCS 可能检测不出来，如果有直立性血压变化、皮肤干燥、眼睛干燥、口干等系统性症状的患者可考虑采用其他检查。

	脱髓鞘损害	轴束损害
NCS	末端潜伏期延长 传导速度减慢 传导阻滞 波形离散增加	末端潜伏期接近正常 传导速度接近正常 SNAP/CMAP 波幅降低
EMG	无纤颤电位或正锐波 肌纤维颤搐放电 募集电位减少	纤颤电位(+) 正锐波(+) 募集电位减少 波幅和时限增加 多相电位

CMAP. 复合肌肉动作电位;EMG. 肌电图;NCS. 神经传导检测;SNAP. 感觉神经动作电位。

NCS 结果	获得性周围神经病	遗传性周围神经病
传导阻滞	阳性	阴性
传导速度	局灶性减慢	弥漫性减慢
波形离散	增加	正常

NCS. 神经传导检测

2. 小纤维神经病变表现为四肢灼痛,伴有异常针刺感,但表现为正常 NCS。

自主神经检查

📖 1. 去甲肾上腺素的合成和释放 去甲肾上腺素是神经节后交感肾上腺素能神经的主要神经递质。它在神经轴突内合成,储存在囊泡中,当 AP 沿神经向下传播时,由神经释放。以下是去甲肾上腺素释放和合成的详细信息。

(1)氨基酸酪氨酸被转运到交感神经轴突中。

(2)酪氨酸通过酪氨酸羟化酶转化为多巴(dihydroxyphenylalanine,DOPA)。

(3)多巴通过多巴脱羧酶转化为多巴胺。

(4)多巴胺被转运到小泡中,然后通过多巴胺羟化酶转化为去甲肾上腺素。

(5)沿轴突下行的 AP 使膜去极化,使钙离子进入轴突。

(6)细胞内钙离子浓度增加使小泡移向轴突膜并与之融合,从而使去甲肾上腺素从囊泡扩散到细胞外间隙。

(7)去甲肾上腺素与突触后受体结合,刺激效应器产生反应。

📖 2. 皮肤交感反应

(1)皮肤交感反应是评价 PNS 无髓鞘交感神经纤维的一种方法。

(2)使用标准电极进行正中神经刺激检测,E-1 可以放在手掌上,E-2 可以放在手背上。通常在手腕和肘部刺激正中神经。在几分钟内进行刺激,需要不规则的刺激间隔以防止神经适应。

(3)使用的刺激源有电、咳嗽、噪声、呼吸或触觉刺激。

① 电流:10~20mA,脉冲宽度为 0.1ms。

② 扫描速度:500ms/cm。

③ 低频:0.5HZ。

④ 高频:2 000HZ。

⑤ 上肢 CV:(1.57 ± 0.11)m/s。

⑥ 下肢 CV:(1.02 ± 0.07)m/s。

3. 窦性心律失常

(1)这项心迷走神经支配检查需要通过副交感神经活动在呼吸中正常心率变化来判断。

(2)窦性心律失常的消失提示失神经过程。

(3)该试验是检测 R-R 比率,采用一个连接到 EMG 放大器的心电图仪测量。

4. Valsalva 比率 在 Valsalva 动作中,心率会通过交感和副交感神经活性引起的血压和胸腔内压力的变化而变化。使用标准肌电图仪器测量四个阶段,第 2 阶段和第 4 阶段测量的结果用于监测。第 2 阶段应显示心率增加,而第 4 阶段应显示正常人群心率下降。

📖 5. 肛门括约肌电活动 肛门外括约肌在休息时肌电图记录到连续的电活动。在健康成人排便过程中,直肠快速扩张时会引起短暂的收缩反应,延迟大范围的直肠扩张期间会保持或增加活动。

6. 其他检查 在评估周围神经病变时,其他研究可支持 EDX 所见。

(1)神经活检(炎症性神经病变、多发性单神经病变、淀粉样变性)。

(2)皮肤活检(小纤维神经病变)。

(3)实验室检查(血糖、维生素 B_{12} 水平、血清蛋白免疫电泳)。

(4)自主神经检查。

下表概述了根据Ⅰ类标准定义的相关外周神经损伤分类。请参考表 5-33 作为表 5-35~表 5-42 的概述。

【足下垂的鉴别诊断】

1. 弥漫性多发性神经病:糖尿病。

2. 单神经病变:腓总神经;坐骨神经腓部。

3. 神经丛病变。

4. 神经根病变:$L_4~L_5$。

5. 中枢:肿瘤、脑血管意外(cerebrovascular accident,CVA)、动静脉畸形(arteriovenous malformation,AVM)、脊髓损伤(spinal cord injury,SCI)。

表 5-33 分类Ⅰ

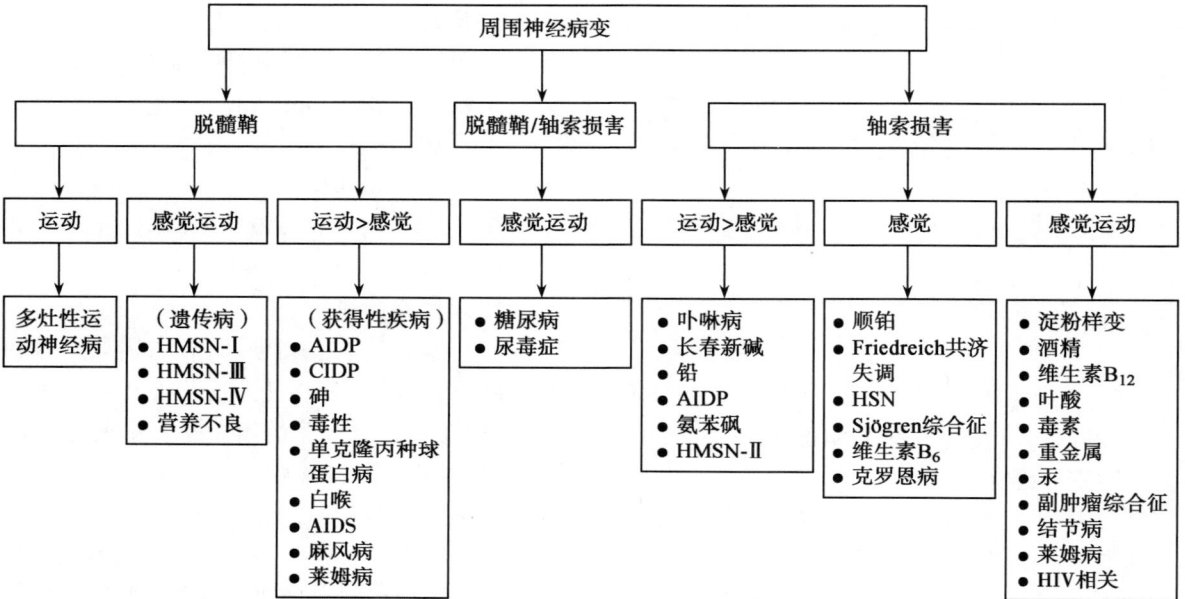

AIDP. 急性炎症性脱髓鞘性多发性神经病;CIDP. 慢性炎症性脱髓鞘性多发性神经病;HMSN. 遗传性感觉运动性周围神经病;HSN. 遗传性感觉神经病变

表 5-34 分类Ⅱ

弥漫性轴束性多发神经病	中毒-重金属;药物-长春新碱、乙醇
	缺乏-维生素 B_6 缺乏
	代谢-尿毒症、糖尿病;副肿瘤综合征
	遗传-HMSN Ⅱ;感染-莱姆病、HIV
多灶性轴束性神经病	微血管病变-血管炎、糖尿病;淀粉样变性;副肿瘤综合征
	感染-CMV
	代谢-卟啉病;卡压
弥漫性脱髓鞘多发性神经病	遗传-HMSN-Ⅰ、Ⅳ
	缺乏-甲状腺功能减退
	中毒-胺碘酮、砷
多灶性脱髓鞘神经病	自发免疫-AIDP、CIDP;多重卡压;麻风病

AIDP. 急性炎症性多髓鞘多发性神经病;CMV. 巨细胞病毒;CIDP. 慢性炎症性脱髓鞘多发性神经病;HMSN. 遗传性运动和感觉神经病

表 5-35 均匀一致性的脱髓鞘性感觉运动混合神经病

疾病	HMSN I:Charcot-Marie-Tooth	HMSN III:DÉJÉRINE SOTTAS	HMSN IV:Refsum's 病
病因	常染色体显性遗传	常染色体隐性遗传	常染色体隐性遗传
发病	儿童早期 2 年内	出生-婴幼儿	约 30 岁
临床表现	• 缓慢进展性的远端运动异常重于感觉的 • 下肢感觉丧失>上肢 • 振动觉和本体感觉 • 袜套/手套样感觉障碍 • 远端无力>近端 • 异常 MSR • 足固有肌和下肢前群肌肉受累显著:高弓足和杵状趾	• 严重进展性 • 感觉丧失 • 无力 • 异常 MSR • 低张力/松软儿 • 发育延迟 • 共济失调 • 高弓足 • 脊柱后侧凸 • 眼球震颤 • 失聪	• 无力 • 异常 MSR • 下肢萎缩 • 跨阈步态 • 共济失调 • 色素性视网膜炎(夜盲症) • 小脑功能障碍 • 失聪 • 心脏功能异常 • 白内障
实验室检查	CSF:蛋白增加 N Bx:局灶性脱髓鞘并再髓鞘化形成的洋葱头	CSF:蛋白增加	CSF:蛋白增加 N Bx:洋葱头形成 血液:高植烷酸
EDX 所见	NCS • SNAP:异常 • 📖 CMAP:异常,CV 降低 70%,无波形离散或传导阻滞 EMG:正常	NCS • SNAP:异常 • CMAP:异常,CV<6m/s, 潜伏期减慢 7 倍 EMG:正常	NCS • SNAP:异常 • CMAP:异常,CV<10m/s EMG:正常
治疗	康复;矫形器	康复	康复;无植烷酸饮食

CMAP. 复合肌肉动作电位;CMT. 腓骨肌萎缩症;CSF. 脑脊液;CV. 传导速度;EMG. 肌电图;HMSN. 遗传性感觉运动性周围神经病;MSR. 肌牵张反应;N Bx. 神经活检;SNAP. 感觉神经动作电位

表 5-36 节段性运动感觉脱髓鞘性神经病:常见病

疾病	AIDP,GBS	CIDP	麻风病(汉森氏病)
病因学	可能的病毒攻击髓磷脂和施万细胞	可能的免疫介导反应	麻风分枝杆菌
发病	接种疫苗或术后 1~4 周	任何年龄,在 50~60 岁达到顶峰	免疫状态依赖性
临床表现	• 男>女 • 📖 上升感觉异常(上升麻木通常是第一个症状) • 上升对称性虚弱 • MSR 异常 • 可能的呼吸和自主神经功能衰竭 • 可能在两天内卧床 • CN 累及(最常见:CN VII受影响,CN I和II未受影响) • 变体:MillerFisher 综合征	• 复发、缓解过程 • 感觉异常 • 对称性无力:近端>远端 • MSR 异常 • 颅神经受累较少	• 世界范围内最常见的神经病变 • 感觉异常 • 垂腕 • 足下垂 • 面瘫
实验室检查	CSF:蛋白增加,单核细胞减少	CSF:蛋白增加	N Bx:泡沫样组织细胞侵袭

续表

疾病	AIDP,GBS	CIDP	麻风病(汉森氏病)
EDX 结果	NCS • SNAP:异常 • CMAP:异常,时间弥散和传导阻滞;F-波:第一个异常的 EDX 信号 EMG:异常 📖 预后较差: NCS • CMAP:波幅 <20% 正常值,NCV <40% 正常值 • F-波:消失 EMG	NCS • SNAP:异常 • CMAP:异常,时间弥散增加 • F-波:异常 EMG:严重情况下异常	NCS • SNAP:异常 • CMAP:异常 • F-波:异常 EMG:严重情况下异常
治疗	康复。血浆置换、静脉注射免疫球蛋白和类固醇无效;呼吸支持大多数患者在 3~6 个月内几乎完全康复,只有轻微的永久后遗症	康复;静脉注射免疫球蛋白,血浆置换;大剂量类固醇冲击	康复,抗麻风病治疗

AIDP. 急性炎性脱髓鞘性多发性神经病;CIDP. 慢性炎性脱髓鞘性多发性神经病;CMAP. 复合肌肉动作电位;CMT. 腓骨肌萎缩症;CSF. 脑脊液;EDX. 电诊断;EMG. 肌电图;GBS. 吉兰-巴雷综合征;MSR. 肌牵张反应;N Bx. 神经活检;NCS. 神经传导检测;NCV. 神经传导速度;SNAP. 感觉神经动作电位;TD. 时间离散

表 5-37　轴突运动>感觉神经病变:常见疾病

疾病	卟啉病	毒性			AIDP 轴束	HMSN II CMT-II
病因学	血红素合成缺陷	铅	长春新碱化疗	氨苯砜 麻风疗法	与脱髓鞘相同	常染色体显性
临床表现	• 女性>男性 • 下肢痛 • 四肢无力 • 背部和腹部疼痛 • 癫痫发作 • 精神状态变化 • 药物反应,如 bar	• 上肢渐进性无力 • 桡神经病变:垂腕(成人、儿童) • 脑病(儿童) • 腹部不适 • 牙龈蓝纹 • 失明	• 下肢感觉异常 • 下肢无力 • MSR 异常	• 逐渐上升的足和手的神经病变。副作用包括:高铁血红蛋白血症	• 流感 • 自主神经和颅神经病变 • 预后比单纯的髓鞘化更差 • 与巨细胞病毒和空肠弯曲菌感染相关	• 通常在第二个十年发病 • 虚弱 • MSR 异常 • 足部固有受累较少 • 震颤 • 共济失调
实验室检查	尿液:深红色	血/尿:红细胞内嗜碱性铅染色,X 线铅谱			脑脊液:蛋白质增加	N Bx:没有洋葱鳞茎形成
EDX 结果	NCS • SNAP:异常 • CMAP:异常 EMG • 异常	NCS • SNAP:正常 • CMAP:异常 EMG • 桡肌异常	NCS • SNAP:异常 • CMAP:异常 EMG • 异常	NCS • SNAP:正常 • CMAP:异常 EMG • 异常	NCS • SNAP:异常 • CMAP:异常 EMG • 异常	NCS • SNAP:异常 • CMAP:异常 CV 保留 EMG • 异常

续表

疾病	卟啉病	毒性			AIDP 轴束	HMSN Ⅱ CMT-Ⅱ
治疗	康复	康复 青霉胺,EDTA	康复	康复	康复	康复

AIDP. 急性炎性脱髓鞘性多发性神经病;CMAP. 复合肌肉动作电位;CMT. 腓骨肌萎缩症;CV. 神经传导速度;EDTA. 乙二胺四乙酸;EDX. 电诊断;EMG. 肌电图;HMSN. 遗传性感觉运动性周围神经病;MSR. 肌牵张反应;NCS. 神经传导检测;N Bx. 神经活检;SNAP. 感觉神经动作电位

表 5-38　感觉神经轴束病变:常见疾病

疾病	毒性	FRIEDREICH'S 共济失调	SJÖGREN 综合征	毒素
病因	顺铂	常染色体隐性遗传	自身免疫性疾病	吡哆醇(B_6)
临床表现	• 手足痛觉障碍 • 感觉障碍 • 副作用 肾毒性 耳毒性 骨髓抑制 胃肠道症状	• 发病:2~16 岁 • 感觉异常 • 虚弱 • MSR 异常 • 共济失调:四肢和躯干 • 视神经萎缩 • 脊柱后凸畸形 • 构音障碍 • Pescavus 畸形 • 心肌病 • 16 岁以下的轮椅使用者	• 干眼症 • 口干 • 与类风湿性关节炎相关的角膜结膜炎 • 腺体受累	• 感觉异常 • 步态障碍 • Lhermitte 征阳性 • B_6 剂量>600mg/d 可能会发生停药后症状会改善
实验室检查	N Bx:大轴束异常	N Bx:大轴束异常	N Bx:大轴束异常	N Bx:大、小轴束异常
EDX 结果	NCS • SNAP:异常 • CMAP:正常 EMG • 正常	NCS • SNAP:异常 • CMAP:正常 EMG • 异常,活动(运动单位重塑)	NCS • SNAP:异常 • CMAP: 正 常(可以异常) EMG • 异常(肌肉重塑)	NCS • SNAP:异常 • CMAP:正常 EMG • 异常;纤颤电位和正锐波
治疗	戒毒	康复	康复	停止服用维生素 B_6

CMAP. 复合肌肉动作电位;EMG. 肌电图;EDX. 电诊断;MSR. 肌牵张反应;N Bx. 神经活检;NCS. 神经传导检测;SNAP. 感觉神经动作电位

表 5-39　轴束感觉运动神经病:常见疾病

疾病	ETOH	淀粉样变	肉状瘤病
病因	营养不良或直接神经损伤	DRG 淀粉样沉积	肉芽肿
临床表现	• 感觉异常 • 足下垂或垂腕 • 肌肉痉挛 • Korsakoff 精神症状	• 感觉异常 • 体重减轻 • 踝关节水肿 • 肝大	• 低出生体重 • 疲劳 • 双侧肺门腺病 • 葡萄膜炎

续表

疾病	ETOH	淀粉样变	肉状瘤病
临床表现	• Wernicke 脑病 • ± 与肌病相关	• 紫癜 • 肾病综合征 • 充血性心力衰竭	• 颅神经受累（CN Ⅶ最常见）
实验室检查	N Bx：瓦勒氏变性	组织 Bx：(＋) 刚果红染色双折射	血液：ESR 增高 N Bx：结节病
EDX 结果	NCS • SNAP：异常 • CMAP：异常 EMG • 异常活动	NCS • SNAP：异常 • CMAP：异常 EMG • 异常活动	NCS • SNAP：异常 • CMAP：异常 EMG • 异常活动
治疗	维生素,饮食,停止饮酒,矫正	康复	康复

CMAP. 复合肌肉动作电位；CN. 颅神经；DRG. 背根神经节；EMG. 肌电图；EDX. 电诊断；ESR. 红细胞沉降率；ETOH. 乙醇；N Bx. 神经活检；NCS. 神经传导检测；SNAP. 感觉神经动作电位

表 5-40　混合性轴束、脱髓鞘神经病变：常见疾病

疾病	糖尿病	尿毒症
临床表现	• 感觉异常 • 变异：多发性神经病、单神经病变、自主神经紊乱或肌萎缩 • 📖北美最常见的周围神经病变	• 发生于 60% 的肾衰竭患者 • 感觉异常 • 触觉过敏 • 与不宁腿综合征相关
实验室检查	血液：血糖升高 N Bx：小、大的纤维异常	血液：氮和尿素增加 N Bx：旁节脱髓鞘,轴突丢失
EDX 结果	NCS • SNAP：异常 • CMAP：异常 EMG • 异常活动	NCS • SNAP：异常 • CMAP：异常 EMG • 异常活动
治疗	康复：控制血糖	康复：透析、肾移植

CMAP. 复合肌肉动作电位；EDX. 电诊断；EMG. 肌电图；N Bx. 神经活检；NCS. 神经传导检测；SNAP. 感觉神经动作电位

表 5-41　脱髓鞘运动神经病

疾病	多灶性运动神经病（MMN）
病因	导致炎症性脱髓鞘和再髓鞘的免疫介导性疾病
临床表现	病灶逐渐恶化 扩散的肌束震颤和痉挛 萎缩和肌强直 不对称降低的 MSR 感觉正常 类似于 MND

实验室检查	神经活检:神经内水肿、淋巴细胞增多、髓鞘密度降低、洋葱鳞茎样形成(与 CIPD 相似,但 MMN 只影响运动神经)。 血液:抗 GM1 抗体滴度增加
电诊断结果	• SNAP:通常正常,但已出现轻微变化 • CMAP:潜伏期通常不正常,肌肉无力时振幅正常,或出现 80% 下降,CV 降低 • MMN 定义为多灶运动传导阻滞。一个运动神经可出现不止一个 CB 位点 • F 波:异常 • EMG:异常的自发活动,包括束颤和肌强直放电
其他	有助于区分 MMN 和 MND 的发现: • 在 MMN 中,活动仅限于临床无力的肌肉 • 在 MND 中,它是分散分布的 • 在 MMN 中,可以追溯到周围神经区域 • 在 MND 中,可追溯到脊柱节段区
治疗	大剂量静脉注射免疫球蛋白

CB. 传导阻滞;CIDP. 慢性炎性脱髓鞘性多发性神经病;CMAP. 复合肌肉动作电位;CV. 传导速度;EDX. 电诊断;MND. 运动神经元病;MMN. 多灶性运动神经病;MSR. 肌牵张反应;SNAP. 感觉神经动作电位

表5-42　HIV 相关神经病变

五大类
1. 📖 远端对称性多发性神经病:这是最常见的神经病。它主要影响感觉和自主神经纤维,在晚期患者会出现运动障碍。疼痛的感觉异常一般开始于脚趾,接着是腓肠肌,并向上延伸至四肢
2. 炎症性脱髓鞘性多发性神经病:与 AIDP 或 CIDP 相似。但是,脑脊液中蛋白含量升高的多形性使其与特发性 AIDP /CIDP 区别开来
3. 多发性单神经病变:神经血管血栓形成导致多种神经病变。这主要导致轴突丢失和相对髓鞘保留。针检时可见异常的自发电位,但 NCS 正常伴振幅降低
4. 进行性多神经根病:由巨细胞病毒引起的严重不对称疼痛、麻木和下肢运动障碍。肠道和膀胱功能紊乱以及 MSR 异常
5. 自主神经病变:与负责调节血压、心率、肠道和膀胱排空、消化等功能的神经受损有关的一组症状
EDX 发现: • NCS:异常的 SNAP 和 CMAP • EMG:异常电活动 • 最常见的表现为脱髓鞘和轴突丢失
治疗:康复,药物

AIDP. 急性炎性脱髓鞘性多发性神经病;CIDP. 慢性炎性脱髓鞘性多发性神经病;CMAP. 复合肌肉动作电位;CSF. 脑脊液;EDX. 电诊断;EMG. 肌电图;MSR. 肌牵张反应;NCS. 神经传导检测;SNAP. 感觉神经动作电位

第十三节　神经肌肉接头疾病

1. 这些疾病阻碍了乙酰胆碱在 NMJ 的产生、释放或吸收,导致终板电位的波幅低于肌肉纤维产生 AP 所需的阈值。这是由于量子反应或递质数量的改变引起的(表 5-43)。

2. 重症肌无力(Myasthenia gravis,MG)是一种由于对突触后乙酰胆碱受体的自身免疫反应而导致递质量子反应减少的疾病。这导

表 5-43　神经肌肉接头疾病

疾病	重症肌无力	Lambert-Eaton 综合征	肉毒毒素中毒
定位	突触后膜	突触前膜（LEMS）	突触前膜
病因	由于自身免疫反应导致的多克隆抗体作用于肌肉突触后膜的酪氨酸激酶（MuSK）引起的神经肌肉传递障碍 胸腺障碍或胸腺肿瘤相关	由于自身免疫反应作用于动作电位点（突触前膜的电压门控 P/Q Ca 通道） Ca^{2+} 进入细胞减少，导致 ACh 进入突触间隙的释放减少 与小细胞肺癌（燕麦细胞癌）相关（50%）的副肿瘤综合征	肉毒毒素阻滞神经末梢突触前膜囊泡内 ACh 释放引起的神经肌肉接头传递障碍 进食污染的生猪肉、鱼罐头、蔬菜和未加工的蜂蜜
发病	双峰分布 第一个峰：20—30 岁 女性>男性 第二个峰：60—80 岁 女性=男性	双峰分布 第一个峰：40 岁 女性>男性 第二个峰：60 岁 男性>女性	进食后 2~7 天开始出现症状
临床表现	近端肌肉疲劳和无力，无痛 眼轮匝肌无力最常见 运动、加热或一天中的特定时间（晚间）会加重 正常 MSR 📖 面肌或球部症状： 　眼肌无力（眼睑下垂） 　复视 　吞咽障碍 　构音障碍 休息后改善 抗胆碱酯酶药（依酚氯铵）试验：2mg	近端肌肉疲劳和无力 首先主要影响下肢（股四头肌） 异常 MSR 休息后加重 运动后改善 钳状抓握 很少累及颈、面或球部肌肉，与 MG 相反 自主神经症状： 　口干 　勃起障碍 　便秘	深腱反射减弱 首发球部症状明显： 　眼肌无力（眼睑下垂） 　吞咽障碍 　构音障碍 GI 症状： 　腹泻，N/V 　MSR 异常 　呼吸和心脏功能障碍
实验室检查	肌肉活检：突触后膜萎缩，皱褶和受体减少（图 5-119） 抗体试验： 抗 ACh 受体抗体 抗 MuSK 抗体	肌肉活检：神经肌肉接头的过度生长（图 5-119） 活性面积减少 抗电压门控 Ca^{2+} 通道 检测肿瘤	肉毒毒素：可见于大便或血清中
EDX 所见	NCS SNAP 和 CMAP：正常 重复频率电刺激低频递减>10% EMG MUAP 不稳定，持续收缩时波幅高低不平（图 5-120） 见单纤维 EMG	NCS SNAP：正常 CMAP：波幅降低 重复频率电刺激低频递减>10% EMG MUAP 不稳定，持续收缩时波幅高低不平 见单纤维 EMG	NCS SNAP：正常 CMAP：波幅降低降低 重复频率电刺激 b 波幅递减>10%，高频递增>100% EMG MUAP 不稳定 见单纤维 EMG

续表

疾病	重症肌无力	Lambert-Eaton 综合征	肉毒毒素中毒
治疗	胸腺切除	恶性肿瘤治疗	24h 内三价 ABE 抗毒素
	抗胆碱酯酶药物	糖皮质激素	呼吸衰竭的通气支持
	溴吡斯地明，30mg/4~6h	免疫抑制剂	神经侧支生长而恢复
	糖皮质激素	血浆置换疗法	
	免疫抑制剂	胍：增加 ACh 量子	
	血浆置换疗法	副作用：GI、骨髓抑制、肾小管坏死	
	1/3 自发缓解	3,4-二氨基吡啶	
	静脉注射免疫球蛋白	静脉注射免疫球蛋白	

ACh. 乙酰胆碱；CMAP. 复合肌肉动作电位；EMG. 肌电图；GI. 胃肠道；LEMS.Lambert-Eaton 肌无力综合征；MG. 重症肌无力；MSR. 肌牵张反应；MUAP. 运动单位动作电位；NCS. 神经传导检测；N/V（nausea and vomiting）. 恶心呕吐；SNAP. 感觉神经动作电位。

致微型终板电位（miniature endplate potential，MEPP）波幅减小，但其频率保持正常（递质含量正常）（图 5-119）。

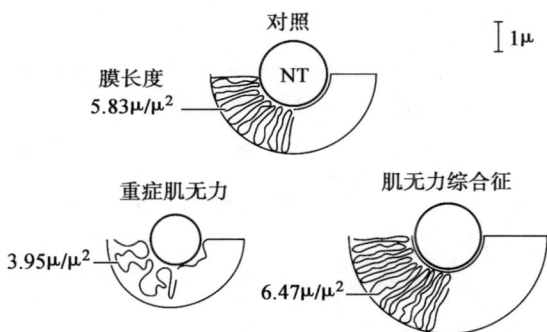

图 5-119　突触后膜改变。MG-突触后膜的萎缩。NMJ 证明突触后连接皱褶的数量减少。MS-突触后膜肥大；NMJs 证明突触后膜结构的复杂性增加
MG. 重症肌无力；MS. 肌无力综合征；NMJ. 神经肌肉接头

3. Lambert-Eaton 肌无力综合征（Lambert-Eaton myasthenic syndrome，LEMS）是一种导致突触前膜内递质释放减少的疾病，MEPP 波幅正常，但频率降低（递质反应正常）。

【电诊断结果】

1. NMJ 的评估包括常规的神经传导及肌电图，以及重复性神经电刺激（repetitive nerve stimulations，RNSs）和单纤维肌电图（single-fiber EMG，SFEMG；如果需要）。

2. NCS

（1）SNAP：通常是正常的。有时感觉神经受累，可能与 LEMS 中所见的副肿瘤综合征有关。

（2）CMAP：正常或幅度降低。如果过低，则应在 10s 最大自主收缩后再给予单次刺激。在 LEMS 中，波幅比最大收缩前增加>100%。

3. EMG：可以正常或异常。

（1）在严重情况下，可以看到异常自发电活动。早期募集的短时限、低波幅 MUAP 与传导阻滞相关。

（2）MUAP 变得不稳定（可变波幅和配置—图 5-120）。

4. RNS 和 SFEMG：异常的 RNS 和 SFEMG，见下一节。

【重复性神经刺激（RNS）】（图 5-121 和表 5-44）

1. 这些是对运动神经进行超强重复刺激

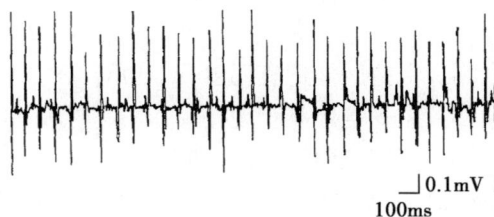

图 5-120　不稳定的 MUAP。相同的 MUAP 其波幅是逐渐变化的。可见于 MG（重症肌无力）患者中；波幅变化来源于神经肌肉接头阻滞
MG. 重症肌无力；MUAP. 运动单位动作电位

拇短展肌

3/S

|2mV
2ms

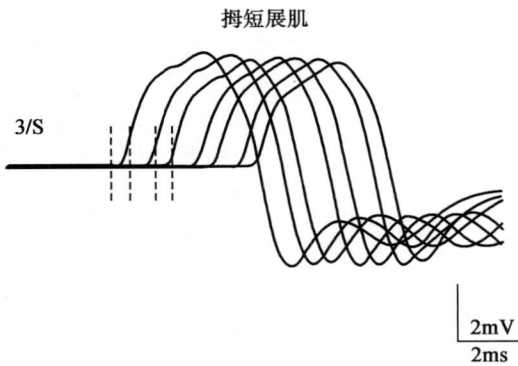

图 5-121　重复神经刺激:正常反应

表 5-44　用于 RNS 的肌肉

检测顺序	肌肉
第一块	ADM 或 APB
第二块	三角肌
第三块	斜方肌
第四块	眼轮匝肌

ADM. 小指展肌;APB. 拇短展肌;RNS. 重复神经电刺激

的检测。

2. 记录一系列 CMAP 以观察病理性的波幅变化。如果怀疑有异常但未证实,则应逐渐选择近端的肌肉进行检测。

3. 最好选择临床有无力症状的肌肉进行检查。但考虑到检查的简便性,通常从手部肌肉开始。若无异常,则进行更近端肌肉的检测。

4. 正确的安排对获得合适的反应至关重要。在开始检测前,应停用胆碱酯酶抑制药12h,以消除药物的作用。

5. RNS 设置

(1) 固定电极。

(2) 固定肢体。

(3) 超强电刺激。

(4) 保持肢体适宜温度(约 30℃)。

(5) 减少电极凝胶使用。

(6) 停用抗胆碱酯酶抑制药。

📖 6. RNS 异常　从第 1 个波形到第 5 个波形的波幅降低>10%,是非常重要的病理学变化。

(一) 低频率重复刺激(图 5-122)

1. 该重复刺激检测频率为 2~3Hz。

2. 每种刺激都会导致 EPP 幅度下降。如

鼻肌

3/S

|0.5mV
2ms

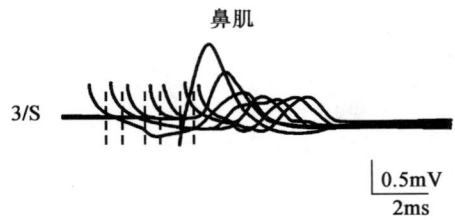

图 5-122　低频重复刺激波幅递减反应

果安全系数降低,则电位将降至激活所需的阈值以下,导致 MUAP 波幅减小(表 5-45)。

表 5-45　LRRS 波幅变化

疾病	波幅变化
📖 重症肌无力	递减>10%
Lambert-Eaton 综合征	递减>10%
肉毒毒素中毒	递减>10%

LRRS. 低频重复电刺激

3. 当 CMAP 在第 1 和第 4 个波形之间的波幅降低超过 10% 时,则认为存在异常。

4. 如果由于辅助 ACh 存储的动员,则进行更多刺激时可以看到波形增加。

5. 重症肌无力中可以看到典型的 U 形递减。

激活后易化(postactivation facilitation, PAF)

在 LRRS 观察到显著递减后,进行30~60s 的等长收缩或强刺激产生强直收缩(50Hz)。激活后易化(PAF)显示,由于神经肌肉接头的递质传递增加,随后进行LRRS 时会 CMAP 波幅恢复

CMAP. 复合肌肉动作电位;LRRS. 低频重复刺激

激活后衰竭(postactivation exhaustion, PAE)

这种反应表现为 CMAP 波幅降低。先进行 30~60s 等长收缩后,每分钟进行一次 LRRS,持续 5min。波幅下降最快的是2~4min。该试验用于怀疑有 NMJ 疾患,但初始 LRRS 没有出现波幅明显降低时(图5-123)

CMAP. 复合肌肉动作电位;LRRS. 低频重复刺激;NMJ. 神经肌肉接头

重复神经刺激
正常,重症肌无力,
Lambert-Eaton肌无力综合征

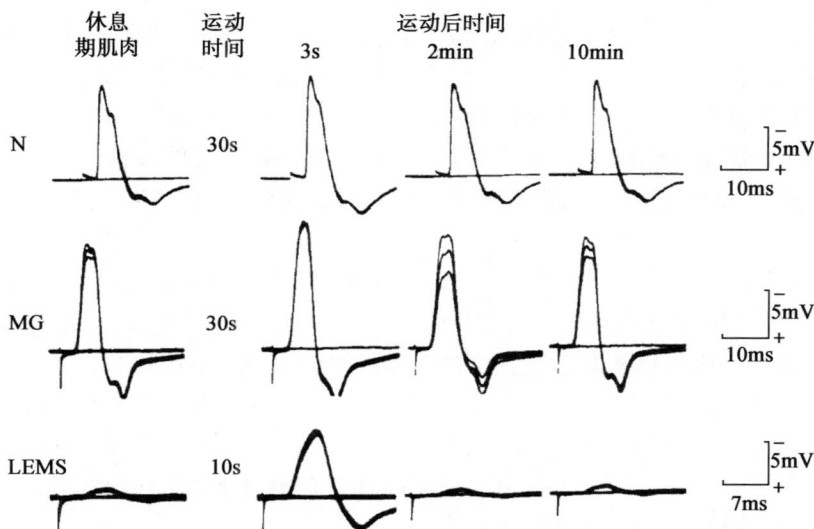

图 5-123　重复刺激(多次检测重复出现递减)

（二）高频率重复刺激（图 5-124,表 5-46）

1. 以 10~50Hz 的频率进行重复刺激试验。导致细胞内钙积聚,促进乙酰胆碱释放并修复波形。

2. 高频率重复刺激（high-rate repetitive

表 5-46　高频重复电刺激引起的波幅变化

疾病	波幅变化
重症肌无力	波幅递减和部分恢复
Lambert-Eaton 综合征	递增 200%~300%
肉毒毒素中毒	微小递增

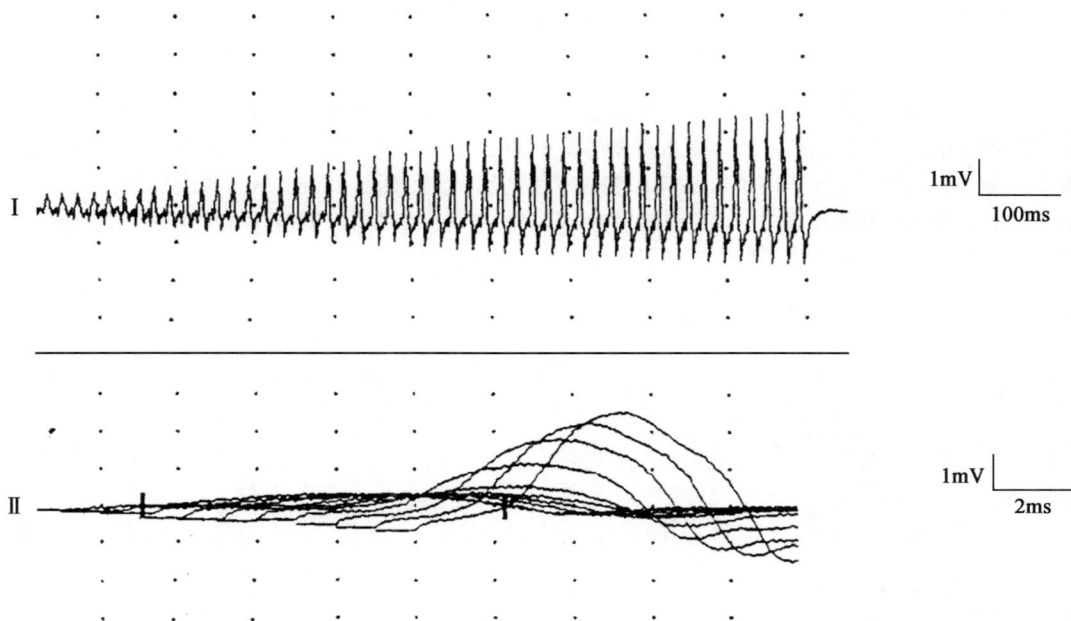

图 5-124　高频重复刺激

Ⅰ. 在 50Hz 刺激下波幅递增；Ⅱ. 在自主收缩的情况下递增（50Hz 刺激/50 列,股神经/股直肌,易化达 500%）

stimulation,HRRS）检测非常不舒服,通常在患者无法进行 30~60s 最大等长收缩时检测。

（三）伪易化作用（图 5-125）

1. 这是一个正常反应,HRRS 或肌肉自主收缩出现 CMAP 波幅逐渐增加。

2. 由于肌纤维收缩的同步性增加,则波形离散降低。尽管波幅好像增加,但因为波形的时限缩短,所以曲线下的波幅面积维持恒定。

【单纤维肌电图】

1. 这是一项检测单肌纤维 APs 参数的方法。适用于在至少三块肌肉重复刺激是正常的情况下,但诊断仍然怀疑有异常时。

2. SFEMG 对 NMJ 疾患最灵敏,但特异性低。

3. 异常可能与 NMJ 疾患、运动神经元病和周围神经病变有关。

（一）参数

1. 纤维密度（fiber density,FD；图 5-126）

（1）表示电极记录半径内属于同一运动单位的单纤维数量。FD 是通过 20 个部位的单个肌肉纤维 AP 的数量除以 20 来确定的。

（2）FD 正常值为 1.5。高于此值表示失神经和神经再支配的过程。

📖 2. 颤抖（图 5-127）

（1）在自主收缩过程中,属于同一运动单位的两个肌纤维间电位放电存在着微小的差异。该变化通常为 10~60μs。如果时间延长,通常被认为是不正常的。

（2）神经肌肉传递障碍会影响安全系数,并导致 EPP 达到肌肉纤维 AP 阈值的时间延迟,这会增加相邻两个肌肉纤维之间的颤抖。神经损伤后,通过侧支再生进行神经再支配也会导致延迟。不成熟的 NMJ 激活不良,导致第 1 个

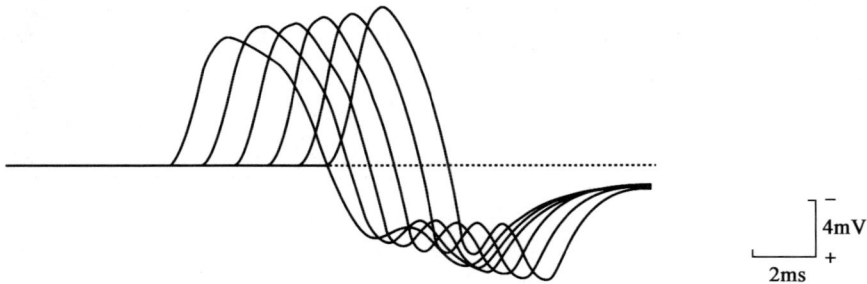

4mV
2ms

图 5-125 伪易化。正常人进行重复神经刺激。以 30hz 的频率刺激尺神经时,在小鱼际肌腹（小指外展肌）用表面电极连续记录 M 波。在高频率（20~50Hz）重复神经刺激正常受试者或在强烈的自主收缩后可能发生伪易化,反映肌细胞动作电位的传播速度随着重复激活而增加,从而导致恒定数量肌纤维动作电位总和的时间离散度减小。应区分伪易化和易化作用。递增反应的特征是 M 波波幅逐渐增加,伴随 M 波时限相应缩短,导致 M 波负相波曲线下面积没有变化

NMJ 疾患的 RNS 表现

	NMJ 疾病		
检测	重症肌无力	LEMS	肉毒毒素中毒
CMAP 波幅	正常或降低	降低	降低
RNS	第 1 和 4、5 波之间波幅降低>10%	波幅递减>10%	波幅递减>10%,或多种变化
PAF	改善 20%~50%	改善>100%	改善>40%
PAE	最大自主收缩后:4min 观察	5min 内每分钟进行 5 个刺激的序列,检测递减	缺乏

CMAP. 复合肌肉动作电位;LEMS. Lambert-Eaton 肌无力综合征;NMJ. 神经肌肉接头;PAE. 激活后易化;RNS. 重复神经电刺激

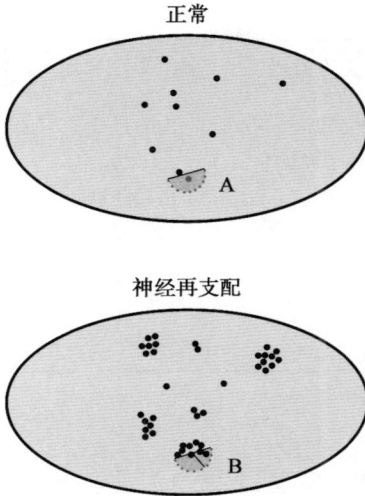

图 5-126 纤维密度增加。这些圆点代表记录半径内一个运动单位的单个肌纤维

A. 正常肌肉（1~2 个肌纤维记录到的动作电位）；B. 神经再支配（许多肌纤维记录到的动作电位）

月内颤抖增加。

（3）可见于肌萎缩侧束硬化（amyotrophic lateral sclerosis，ALS）、NMJ 疾患、轴束性神经病变和肌病等。

3. 阻滞 当单个肌纤维 AP 无法出现时，或颤抖>100μs，会出现这种异常。神经再支配完成后，通常会在大约 1~3 个月内消退。但是，增加的颤抖可能需要大约 6 个月的时间才能消失。

第十四节 肌病

1. 这些是骨骼肌纤维疾病，可由多种病因引起。

2. 诊断中要考虑的重要因素包括发病年龄、病程发展、家族受累、前驱症状和患者病史。

3. 目前，基因检测对肌病类型分类展现更大优势。

4. 有关此内容的更多信息，请参阅儿科部分。

【病因】（表 5-47）

【临床表现】

1. 患者可能表现出与肌肉有关的变化，如肌肉萎缩、肥大、MSR 异常、无力、低钾，步态异常或肌强直。

2. 肌强直是无意识地收缩后骨骼肌松弛的无痛延迟。感冒会使病情加重，但运动、地兰亭、普鲁卡因胺和钙通道阻滞药可缓解这种情况。

3. 关节软化是由于子宫内胎儿期运动不足而导致的四肢固有畸形，发生在肌病，肌肉营养不良或羊水过少的新生儿中。肌病的标志是无法产生有力收缩。

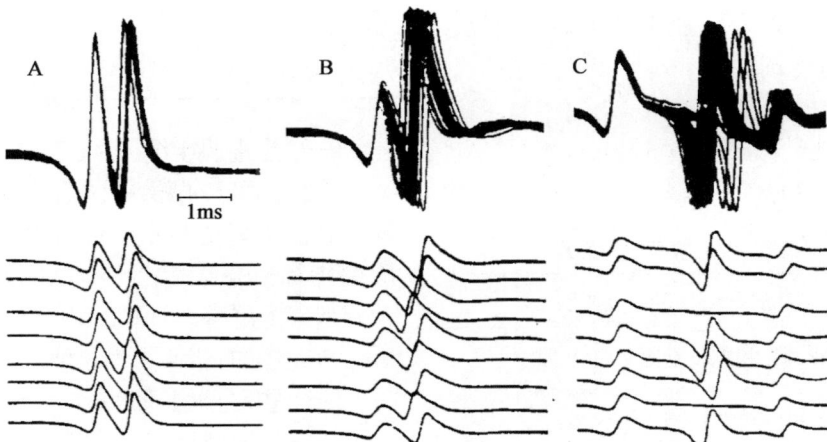

图 5-127 单纤维肌电图记录。顶部：叠加视图。下图：栅格视图

A. 正常；B. 颤抖增加；C. 阻滞性颤抖增加

EMG. 肌电图

表 5-47 肌病的病因

营养不良性	先天性	代谢性	炎症性	内分泌性	毒性	类固醇性
Duchenne	中枢核心	酸性麦芽糖酶缺乏	多发性肌炎/皮肌炎	甲状腺甲状旁腺	乙醇	皮质类固醇
Becker	线粒体肌病			肾上腺垂体	利尿药	
肢带型	中央核性肌病	肌磷酸化酶缺乏	结节病		长春新碱	
面肩肱型	纤维类型不均衡性	磷酸果糖激酶缺乏	病毒		类固醇	
肌强直型			细菌			
		高钾周期性麻痹	截瘫			
		低钾周期性麻痹	包涵体肌炎			

肌营养不良蛋白的作用

- 肌营养不良蛋白是一种在正常肌肉的肌细胞膜中发现的蛋白质。它为肌膜细胞骨架提供机械支撑和结构完整性。
- 肌营养不良基因的突变会导致肌纤维坏死。患者表现为肌痛、疲劳和无力的临床症状。
- 肌肉活检有助于区分营养不良。在杜氏肌营养不良症中，营养不良蛋白缺乏或明显缺乏。在贝克尔肌肉营养不良症中，这种异常不那么严重。

【电诊断结果】

(一) NCS

1. SNAP：正常。

2. CMAP：波幅下降，肌肉纤维显著萎缩。潜伏期和传导速度正常。

(二) 肌电图

1. 典型表现是低波幅、短时程、多相 MUAP 和早募集（表 5-48）。

表 5-48 募集：小力收缩时早启动

表现	MUAP 变化的可能原因
SDSA	这些经典的多相电位是源于肌纤维的丢失
LDLA	这些多相电位是源于侧支生长
不稳定	这些波幅不断变化的电位，是源于处于侧支生长初期的不成熟 NMJs 的传导阻滞

LDLA. 长时程，高波幅；NMJ. 神经肌肉接头；SDSA. 短时程，低波幅

2. 静息活动：异常电活动取决于肌病的类型（表 5-49）。

表 5-49 肌病的异常自发电活动

纤颤和正锐波	复杂重复放电	肌强直放电
多发性肌炎	多发性肌炎	先天性肌强直
皮肌炎	皮肌炎	强直性肌营养不良
包涵体肌病	肌营养不良	
毛线虫病	Schwartz-Jampel 综合征	先天性肌强直症
肌肉直接损伤		高钾周期性麻痹
横纹肌溶解	包涵体肌病	酸性麦芽糖酶缺乏
酸性麦芽糖酶缺乏		甲状腺功能减退性肌病
肌管性肌病		肌管性肌病
高钾性周期性麻痹		氯喹肌病
线粒体肌病		重氮胆固醇中毒
结节病肌病		多发性肌炎
肌营养不良		皮肌炎

(一) 定量肌电图

本检测可以提供更详细的 MUAPs 测量数据。它能更好地显示波形时限，是诊断肌病的敏感指标。采集 20 个 MUAPs 并在带有触发和延迟线的屏幕上计算平均时限。这样可避免 MUAPs 叠加时错认为多相波。

(二) 重复神经刺激

正常或递减反应。这是由于在恢复或神经再生过程中形成的未成熟 NMJs 的安全系数降低导致的。

(三) 单-纤维 EMG

颤抖、FD、阻滞增加。

（四）附加检测：肌肉活检

I型纤维萎缩	II型纤维萎缩
肌强直性肌萎缩	皮质类固醇肌病
线粒体肌病	重症肌无力
纤维类型不均衡	失调

【肌病类型】

1. 以下表格列出了相关的肌病模式。
2. 表 5-50~表 5-56 的概述见表 5-47。

表 5-50　肌营养不良：常见的异常表现

疾病	📖 Duchenne 肌营养不良（最常见的肌病）	Becker 肌营养不良	肌强直性营养不良（Steinerts's），第二最常见的肌病	面肩胛臂肌营养不良
病因	X 染色体隐性遗传（Xp21），自发	X 染色体隐性遗传	常染色体显性遗传	常染色体显性遗传
起病	3~5 岁	成年	婴儿	青少年早期
病程	进行性加重（寿命不超过 20 岁）	缓慢进展性		扩展到其他肌肉
临床表现	近端肌肉无力（骨盆） MSR 异常 脊柱前弯增加 移动困难：脚趾走路（<5 岁），跑步笨拙（<7 岁） Gower 征：由于髋和膝伸肌无力，不能从地面上站起 小腿脂肪和纤维化的假性肥大	近端肌肉无力 小腿假性肥大 心肌病 智力发育延迟较 DMD 少见	无力：远端>近端 肌强直伴持续抓握 消瘦（尖）的脸（颞肌和咬肌萎缩） 额秃 视力差 眼睑下垂 阳痿/虚弱 多毛症 智力迟钝 内分泌紊乱 先天性强直性肌营养不良；"鲨鱼嘴"外貌（斧状脸） 双侧面瘫 可能会出现畸形足	近端肌肉无力 面部下垂 闭眼无力 皱眉无力 上肢肌肉萎缩，但三角肌和前臂肌肉不受累（大力水手臂） 白内障（巩膜干燥） 视网膜病 嘴唇突出 横向微笑 额秃 眼外肌不受累 肌肉检查首先检查胫前肌 不能吹口哨
实验室检查	M Bx：无肌营养不良蛋白，根据纤维大小发生内核变化 血液：CPK 和醛缩酶增高 ECG：异常	M Bx：肌营养不良蛋白降低（15%~85%），CPK 增高	M Bx：I 型纤维萎缩，II 型纤维增生。无肌营养不良蛋白	M Bx：散在的纤维坏死和再生 炎症浸润明显
EDX 所见	NCS SNAP：正常 CMAP：+/=波幅降低 EMG AA（少见） ER +/-SDSA MUAP	NCS SNAP：正常 CMAP：+/=波幅降低 EMG AA（少见） ER SDSA MUAP	NCS SNAP：正常 CMAP：+/=波幅降低 EMG AA（少见） ER SDSA MUAP 肌强直放电	NCS SNAP：正常 CMAP：+/=受累肌肉的波幅降低 EMG AA ER SDSA MUAP

续表

疾病	Duchenne 肌营养不良（最常见的肌病）	Becker 肌营养不良	肌强直性营养不良（Steinerts's），第二最常见的肌病	面肩胛臂肌营养不良
治疗	康复 在肺活量低于35%前脊柱侧弯手术（通常侧弯度数>30度） 泼尼松	康复 支具 肌腱延长，可能脊柱侧弯手术	康复 支具 药物：普鲁卡因胺 哌替啶和奎宁（PDQ） 可能需要起搏器	康复

AA. 异常活动；CMAP. 复合肌肉动作电位；CPK. 肌酸磷酸激酶；DMD. 杜氏肌营养不良症；EMG. 肌电图；ER. 早期募集；FSH. 面肩肱；M Bx. 肌肉活检；MSR. 肌肉牵张反应；MUAP. 运动单位动作电位；NCS. 神经传导检测；DSA. 持续时间短，低波幅；SNAP. 感觉神经动作电位。

表 5-51 先天性肌病：常见的异常表现

疾病	中央轴空病	线粒体肌病	中央肌管症	纤维类型失调
遗传病因	常染色体显性遗传	常染色体显性遗传/隐性遗传	X 染色体隐性遗传	多种
起病	婴儿	婴儿	婴儿	婴儿
临床表现	弛缓性瘫痪/低肌张力 近端肌无力 先天性髋关节脱位 发育延迟 相关的恶性高热	弛缓性瘫痪/低肌张力 广泛性肌无力 面肌受累 窄长脸 高弓足 死亡：呼吸衰竭 足下垂 EOM 保留	弛缓性瘫痪/低肌张力 眼睑下垂 眼外肌受累 双侧面瘫 吞咽障碍 呼吸受限	弛缓性瘫痪/低肌张力 髋关节挛缩 髋关节脱位
实验室检查	M Bx：Ⅰ型纤维中央轴空病，缺乏线粒体	M Bx：Gomori 三色染色见杆状体	M Bx：纤维核的中央定位，形成链	M Bx：大量小Ⅰ型纤维，正常到增大的Ⅱ型纤维
EDX 所见	EMG ER SDSA MUAP	EMG ER SDSA MUAP	EMG AA ER SDSA MUAP	EMG ER SDSA MUAP
治疗	支具	康复 手术	康复 抗癫痫药物	康复 支具

AA. 异常活动；EDX. 电诊断；EMG. 肌电图；EOM. 眼外肌；M Bx. 肌肉活检；MUAP. 运动单位动作电位；SDSA. 短时程，低波幅

表 5-52 炎症性肌病

疾病	多发性肌炎/皮肌炎	包涵体肌炎
病因	自身免疫，结缔组织病，感染，肿瘤	不明
临床表现	全身性近端肌肉无力：先肩后髋 屈颈无力 肌痛，吞咽障碍，构音障碍 无面或眼肌无力 皮肌炎：眶周紫色皮疹和肿胀 Gottron 征：手指关节、肘，膝关节红紫色斑块	非对称性近端和远端肌肉缓慢进展性无痛性无力 相关的多发神经病 多累及 45—55 岁成年人，高限为 70 岁

续表

疾病	多发性肌炎/皮肌炎	包涵体肌炎
实验室检查	血液:CPK、ESR、醛缩酶、SGOT、SGPT、LDH 增加 M Bx:Ⅰ型和Ⅱ型纤维坏死,束周肌萎缩	血液:CK 增加 M Bx:边缘或胞质/嗜碱性液泡 嗜酸性包涵体
EDX 所见	NCS SNAP:正常 CMAP:正常 EMG: 📖AA(最常见于椎旁肌)ER,SDSA MUAP	NCS SNAP:+/-异常 CMAP:+/-异常 EMG AA,ER,+/-SDSA MUAP
治疗	康复:皮质激素,细胞毒性药物,i.v. Ig,血浆去除法,休息 有皮肤症状者可用羟化氯喹(皮肌炎)	康复:激素治疗无效。无治疗方法

AA. 异常活动;CMAP. 复合肌肉动作电位;CPK. 肌酸磷酸激酶;EDX. 电诊断;EMG. 肌电图;ER. 早期募集;ESR. 红细胞沉降率;i.v.. 静脉注射;Ig. 免疫球蛋白;LDH. 乳酸脱氢酶;M Bx. 肌肉活检;MUAP. 运动单位动作电位;NCS. 神经传导检测;SDSA. 短时程,低波幅;SGOT. 血清谷氨酸草酰乙酸转氨酶;SGPT. 血清谷氨酸丙酮酸转氨酶;SNAP. 感觉神经动作电位。

表 5-53　代谢性肌病:常见的异常表现

特征	Mcardle 病(Ⅴ型)	Pompe 病(Ⅱ型)
病因	常染色体隐性遗传 肌磷酸化酶缺乏	常染色体隐性遗传 酸性麦芽糖酶缺乏
起病	小于 15 岁	婴幼儿到成年
临床表现	运动耐力降低 易疲劳 肌肉僵硬 肌肉抽搐 恢复元气现象:短暂休息后症状改善 剧烈运动会导致肌溶解沉淀(可引起肾衰和死亡)	低肌张力 舌头增大 心肌肥大 肝脏肿大 呼吸功能不足 2 岁前死亡 成年人受累症状较轻
实验室	尿:肌球蛋白 M Bx:过量糖原,磷酸化酶激酶缺乏	血液:发作期 CK 增加 M Bx:Ⅰ型和Ⅱ型纤维空泡化
EDX 所见	NCS SNAP:正常 CMAP:正常 EMG:发作期间电静息(挛缩)	NCS SNAP:正常 CMAP:正常 EMG AA,ER,SDSA MUAP
治疗	支持治疗	支持治疗

AA. 异常活动;CK. 肌酸激酶;CMAP. 复合肌肉动作电位;EDX. 电诊断;EMG. 肌电图;ER. 早期募集;M Bx. 肌肉活检;MUAP. 运动单位动作电位;NCS. 神经传导检测;SDSA. 短时程,低波幅;SNAP. 感觉神经动作电位

表 5-54　代谢性肌病周期性麻痹:常见的异常表现

特征	高钾周期性麻痹	低钾周期性麻痹
病因	常染色体显性遗传 多种继发原因	常染色体显性遗传 多种继发原因
起病	少年-第二个十年	第二个十年的早期

续表

特征	高钾周期性麻痹	低钾周期性麻痹
临床表现	近端肌肉无力 口唇和下肢感觉异常 肌强直 发作时间持续 10~60min 运动后消失 寒冷和运动后休息症状会加重	无力开始于下肢,并向近端扩展 发作持续 12~24h 眼皮肌强直 运动后休息、应激和高碳水化合物饮食后加重
实验室检查	血液:发作期 K^+ 增高	血液:低钾 M Bx:正常
EDX 所见	NCS: SNAP:正常 CMAP:正常 EMG: 发作期:ER,SDSA MUAP,AA	NCS SNAP:正常 CMAP:正常 EMG 发作期间电静息
治疗	饮食:高贪睡化合物	饮食:补钾

AA. 异常活动;CMAP. 复合肌肉动作电位;EDX. 电诊断;EMG. 肌电图;ER. 早期募集;M Bx. 肌肉活检;MUAP. 运动单位动作电位;NCS. 神经传导检测;SDSA. 短时程,低波幅;SNAP. 感觉神经动作电位。

表 5-55　肌病:常见的异常表现

特征	先天性肌强直(Thomsen 病;迷你大力神)	先天性副肌强直(Eulenburg)
病因	常染色体显性遗传	常染色体显性遗传
起病	出生-成年	出生-成年
临床表现	寒冷会加重严重阵挛 加温和运动可改善症状 肌肉肥大 肌强直 无乏力	僵直 无力 疲劳 肌强直 寒冷和运动使症状加重
实验室检查	血液:CK 正常	M Bx:纤维大小变化
EDX 所见	NCS SNAP:正常 CMAP:正常 EMG AA(肌强直放电,无纤颤,无正锐波),募集正常,MUAP 正常	NCS SNAP:正常 CMAP:低温时降低 EMG:电静息或者低温时 AA
治疗	药物: 普鲁卡因胺,哌替啶,奎宁(PDQ)	肢体保暖

AA. 异常活动;CK. 肌酸激酶;CMAP. 复合肌肉动作电位;EDX. 电诊断;EMG. 肌电图;M Bx. 肌肉活检;MUAP. 运动单位动作电位;NCS. 神经传导检测;SNAP. 感觉神经动作电位。

表 5-56　类固醇疾病

特征	皮质类固醇肌病	他汀类药物相关肌病
病因	类固醇皮质激素蛋白水解作用	多因素
起病	使用后数周到数年	使用后数周到数年

续表

特征	皮质类固醇肌病	他汀类药物相关肌病
临床表现	近端肌肉无力 30mg/d 风险会增加 优先累及髋带肌肉	近端肌无力和疼痛 运动会加重 亲脂性的他汀类药物（辛伐他汀、阿托伐他汀、洛伐他汀） 较亲水类他汀更易引起肌肉症状（普伐他汀、瑞舒伐他汀、氟伐他汀）
实验室检查	M Bx：Ⅱ型肌萎缩	M Bx：无特异性
EDX 所见	NCS SNAP：正常 CMAP：正常 EMG 非常严重的病例可见异常的小多相波	NCS： SNAP：正常 CMAP：正常 EMG：非常严重的案例可见异常的小多相波
治疗	康复，运动，停用激素	停用他汀类药物，停用干扰 CYP450 的药物：大环内酯类抗生素，维拉帕米、地尔硫䓬，西咪替丁

CMAP. 复合肌肉动作电位；EDX. 电诊断；EMG. 肌电图；M Bx. 肌肉活检；NCS. 神经传导检测；SNAP. 感觉神经动作电位。

第十五节 运动神经元病

1. 这是一种由于脊髓、脑干或运动皮质的运动神经元的进行性变性而引起的疾病（表 5-57）。

2. 表现为肌无力和萎缩，伴有不同的皮质脊髓束征。更多信息请参见儿科。

【病因学】

表 5-57 运动神经元病

下运动神经元损害	上和下运动神经元损害	上运动神经元损害
SMA 脊髓灰质炎/脊髓灰质炎后综合征	ALS	PLS 遗传性痉挛性截瘫

ALS. 肌萎缩侧束硬化症；PLS. 原发性侧束硬化症；SMA. 脊肌萎缩症

【临床表现】（表 5-58）

表 5-58 下运动神经元与上运动神经元体征

下运动神经元体征	上运动神经元体征
肌萎缩	无力
弛缓性瘫痪	痉挛
反射低下	反射亢进
肌束颤	病理征

【电诊断结果】（表 5-59）

应至少检测一个上肢和一个下肢，从受累最严重的肌肉开始。重要的是要排除可治疗的类似运动神经元疾病（MND）的神经病。这方面的一个例子就是多灶性运动神经病，包括传导阻滞和波形离散，MND 无该表现。

（一）NCS

1. SNAP：通常正常。异常见于遗传性痉挛性截瘫和脊球肌萎缩。

2. CMAP：可变。

无力的肌肉会出现异常，两侧比较不对称的传导速度降低和潜伏期延长。

3. F 波：异常潜伏期伴有波形离散。

（二）EMG

1. 有临床异常症状的 UMN 和下运动神经元（LMN）可有典型的肌电图结果。阳性的失神经支配与再神经支配必须在四个神经节段中的三个节段存在（颅、颈、胸、和腰骶部）。每一个节段至少两块不同神经支配的肌肉异常。

2. 慢性神经源性变化（MUP 募集减少大波幅 MUAP、电位的快速发放）和失神经支配电位（FIB、PSWs、肌束震颤）应是明显的。

3. 募集减少。由于神经再支配，存在多相电位。

4. SFEMG：异常纤维密度，颤抖和阻滞。

表 5-59 运动神经元病异常自发电活动

FIBs 和 PSWs	束颤	CRDs
SMA Ⅰ型	ALS	SMA Ⅲ型
SMA Ⅱ型	脊髓灰质炎	
SMA Ⅲ型	脊髓灰质炎后	
ALS	综合征	
脊髓灰质炎		

ALS. 肌萎缩侧束硬化症;CRD. 复合重复放电;FIB. 纤颤电位;PSW. 正锐波;SMA. 脊肌萎缩症

膈肌的募集

将单极针记录电极插入腋前线处的第八或第九肋间隙。肋间肌的 MUAP 在呼气时被募集,其波幅高于在吸气时被募集的膈肌。

MUAP. 运动单位动作电位

下表概括了相关的 MND 类型。请参考表 5-57 作为表 5-60 和表 5-61 的概述。

表 5-60 运动神经元病:脊肌萎缩症 Ⅰ、Ⅱ 和 Ⅲ型

特征	脊肌萎缩症Ⅰ型 (Werding-Hoffman 病)	脊肌萎缩症Ⅱ型	脊肌萎缩症Ⅲ型 (Kugelberg-Welander 病)
遗传病因	常染色体隐性遗传	常染色体隐性遗传	常染色体显性遗传
起病	3~6 个月	2~12 个月	2~15 岁
病程	2~3 岁死亡 预后严重	约 10 岁死亡 2~3 岁坐轮椅	正常寿命 30 岁坐轮椅
进展	快;致死原因(呼吸衰竭)	较慢;致死原因(呼吸衰竭)	缓慢
临床表现	弛缓瘫痪婴儿/低肌张力 难以获得好转迹象 进展性无力 MSR 缺失 难以进食 哭声无力 青蛙腿体位 舌肌震颤 📖 面肌受累少 眼外肌正常 括约肌功能保留 反常呼吸 📖 不能独立坐	弛缓瘫痪婴儿/低肌张力 逐渐进展性肢体无力; 上肢>下肢 MSR 缺失 面部很少受累 脊柱后侧凸 马蹄足畸形 +/-舌肌震颤 进展性呼吸功能受累 📖 可独立坐 📖 辅助具支持下站立和行走	系统性无力:下肢,然后上肢 MSR 异常 📖+/-Gower 征 📖+/-小腿假性肥大 +/-吞咽障碍 +/-构音障碍 舌肌震颤-迟发 智力正常 📖 独立站/坐
实验室检查	血液:CK 增高 M Bx:肌纤维增生或萎缩	血液:CK 增高 M Bx:肌纤维增生或萎缩	血液:CK 增高 M Bx:肌纤维增生或萎缩
EDX 所见	NCS SNAP:正常 CMAP:+/-异常 EMG AA、LDLA/SDSA MUAP、DR	NCS SNAP:正常 CMAP:+/-异常 EMG AA、SDSA MUAP、DR	NCS SNAP:正常 CMAP:正常 EMG AA、LDLA/SDSA MUAP、DR
治疗	支持治疗	支持性康复	支持性康复

AA. 异常活动;CMAP. 复合肌肉动作电位;CPK. 肌酸磷酸激酶;DR. 延迟募集;DTRs. 深腱反射;LDLA. 长时程,高波幅;M Bx. 肌肉活检;MSR. 肌牵张反应;MUAP. 运动单位动作电位;NCS. 神经传导检测;SDSA. 短时程,低波幅;SNAP. 感觉神经动作电位。

表 5-61 运动神经元病：ALS、脊髓灰质炎、脊髓灰质炎后综合征

特征	ALS	脊髓灰质炎	脊髓灰质炎后综合征
病理	前角细胞变性	前角细胞变性	前角细胞丢失
病因	不明	脊髓灰质炎病毒经口进入体内，通过淋巴系统扩散，导致孤立的肌纤维受累	代谢的增加使衰老的运动单位过度疲劳导致的运动神经元死亡（图 5-128）
临床表现	六旬以上的男性最常见 📖 首发体征：非对称性肌萎缩、无力、肌束颤 📖 吞咽障碍（口、咽）构音障碍 假性延髓性麻痹：咀嚼吞咽、说话困难，伴随无缘无辜的情感爆发（哭、笑） 📖 膀胱和肠道不累及 预后：3 年内死亡率 50%，30%存活期 5 年，10% 存活期 10 年 12~18 个月需要使用轮椅 存活的预测因素：发病年龄（年轻者较好） 发病时的严重程度 肺功能	感染的体征：发热、心神不安、咽喉疼痛、呕吐、头痛、颈背部疼痛和僵直 无力 MSR 缺失 球麻痹：吞咽障碍、鼻音 📖 感觉保留 自主神经功能障碍 疾病可进展或缓解： 25%：重度残疾 25%：轻度残疾 50%：完全恢复 死亡率： 儿童为 1%~4% 伴有球部和呼吸功能受累的成年人为 10%	Halstead-Ross 标准 1. 先前诊断病史 2. 功能恢复 3. 稳定 15 年 4. 再次出现症状 5. 没有其他疾病可以解释新出现的症状：无力、肌萎缩 6. ADL 困难：疲劳、关节痛、肌痛、不耐寒
EDX 所见	NCS SNAP：正常 CMAP：正常 EMG： AA、DR、LDLA、MUAP、CRDs LRRS 递减增加 SFEMG 📖 颤抖和纤维密度增加 方案：三个不同节段的由两条不同神经支配的两块肌肉异常电活动 身体节段： 脑干 颈髓 胸髓 腰骶髓	NCS SNAP：正常 CMAP：正常或降低 EMG AA、DR、LDLA、MUAP	NCS SNAP：正常 CMAP：异常 EMG AA、DR、巨大 MUAP LRRS： 正常 SFEMG 颤抖、纤维密度和阻滞增加 脊髓灰质炎后综合征电生理与慢性稳定的脊髓灰质炎相似。 诊断不依赖 EMG/NCS，而是临床表现
治疗	康复，预防挛缩，亚极量的运动，气管切开，呼吸治疗，力如太抗谷氨酸可延缓疾病进展，延长通气时间，BiPAP	康复，疼痛管理，预防挛缩	康复，辅助具使用，能量节约，心理咨询，避免疲劳

AA. 异常活动；ADLs. 日常生活活动；ALS. 肌萎缩侧束硬化症；CMAP. 复合肌肉动作电位；CRD. 复合重复放电；DR. 延迟募集；EDX. 电诊断；EMG. 肌电图；LDLA. 长时程，高波幅；LRRS. 低频重复电刺激；MSR. 肌牵张反应；MUAP. 运动单位动作电位；NCS. 神经传导检测；SNAP. 感觉神经动作电位；SFEMG. 单纤维肌电图

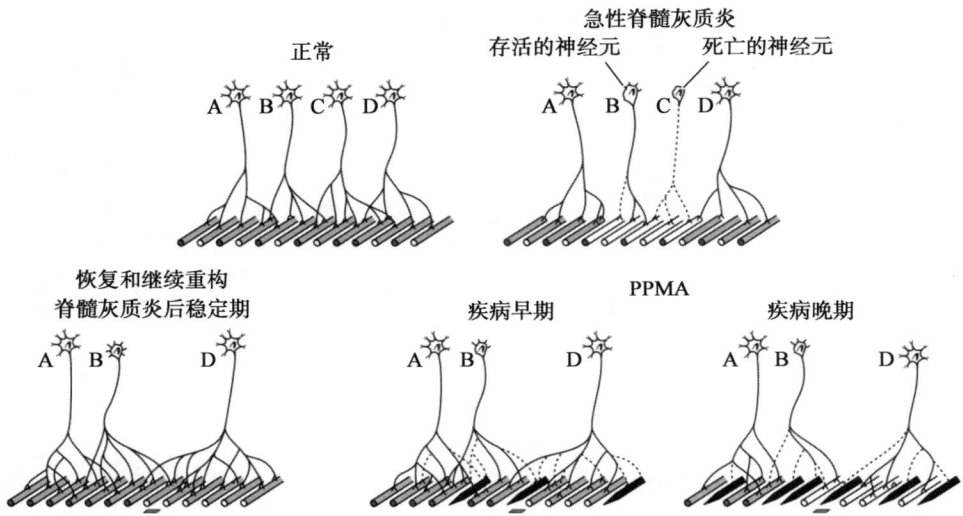

图 5-128 脊髓灰质炎后进行性肌营养不良

第十六节 肌无力：鉴别诊断

一、重症神经肌肉疾病（表 5-63）

1. 在 ICU 患者中,感染、创伤、手术、化学暴露和脓毒症等多种因素可导致系统性炎症反应综合征（systemic inflammatory response syndrome, SIRS）。可导致单器官或多器官衰竭。可导致败血症性脑病和重症多发性神经病变（critical illness polyneuropathy, CIP）。神经肌肉阻断药和类固醇治疗可导致重症肌病（critical illness myopathy, CIM）。

2. 如果出现以下两种或两种以上情况,则发生了 SIRS。

（1）体温>38℃或<36℃。

（2）心率>90/min。

（3）呼吸急促。

① 呼吸频率>20/min。

② 低碳酸血症 $PaCO_2$ <32torr（<4.3kPa）。

（4）白细胞（WBC）>12 000 或<4 000,或>10% 未成熟中性粒细胞（条带）

3. CIP 是由于多种医学并发症引起的神经

表 5-62 重症神经肌肉疾病

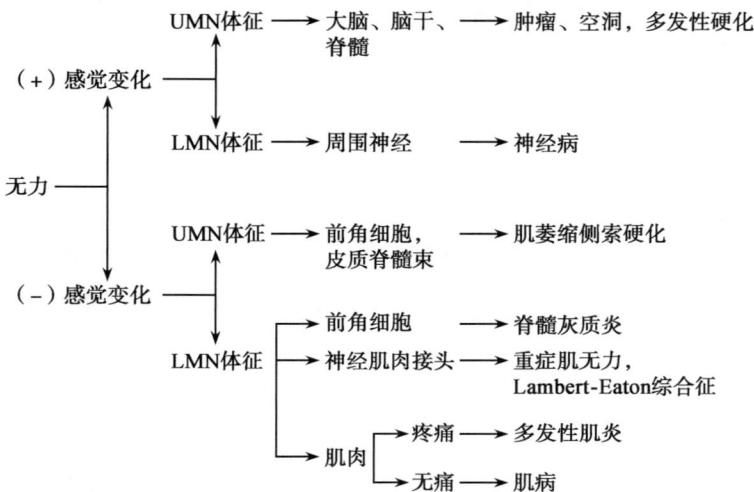

LMN. 下运动神经元；UMN. 上运动神经元

表 5-63　重症神经肌肉疾病

疾病	败血症性脑病	重症多发性神经病	重症性肌病
病因	SIRS	SIRS	SIRS
临床表现	精神状态异常 早期 SIRS 并发症	脱机困难 肢体弛缓性瘫痪	呼吸无力 肢体弛缓性瘫痪
实验室检查	CSF 基本正常 头颅影像学扫描正常 提示功能 vs 结构损害	CK 正常 肌活检 失神经支配肌萎缩； 其他实验室异常结果同 SIRS	CK 增高 肌活检 粗肌丝缺失 其他实验室异常结果同 SIRS
EDX		运动和感觉 NCS：轴束丢失或缺失 EMG：远端肌肉募集电位减少，伴或不伴有失神经支配和再支配，根据病程变化而变化	运动 NCS：波幅降低 感觉 NCS：正常 EMG：小、窄的多相 MUAPs，募集正常或早募集 活动性的失神经支配

CIM. 重症性肌病；CIP. 重症性多发神经病；CK. 肌酸激酶；CSF. 脑脊液；EDX. 电诊断；EMG. 肌电图；MUAP. 运动单位动作电位；NCS. 神经传导检测；SIRS. 系统性炎症反应综合征

组织变性，这些并发症主要引起轴突以及脱髓鞘为主的运动和感觉性周围性多神经病。

4. CIM 是一种急性的，通常为炎症性的肌病，由于多种医学并发症引起，导致肌膜不稳定和肌细胞破裂。

5. 重症急性期改善后，主要发生在四肢近端的双侧弥漫性无力，高度提示重症神经肌肉疾病（表 5-63）。

【治疗】

1. 多因素且困难。治疗潜在的败血症和多器官衰竭。支持治疗。

2. ICU 患者的其他肌性疾病的鉴别：横纹肌溶解性坏死性肌病、失用性肌病。

3. 与 CIP 鉴别的其他疾病：脊髓压迫、多发性硬化症、吉兰-巴雷综合征、重症肌无力、肌无力综合征。

二、中枢神经系统疾病

1. 在中枢神经系统疾病中，感觉和运动神经传导检测是正常的。

2. 在针极肌电图上，由于肢体没有失神经支配或神经再支配；显示正常的自发电活动和正常的 MUAP 形态。然而，在主动收缩时，由于激活减少（即发放频率降低），干扰电位募集不充分；MUAP 的数量（即募集）保持正常。

3. 在节段性脊髓病变中，低于病变水平的神经所支配肌肉将显示出 CNS 病变的典型模式（即激活降低）。在病变的节段水平，前角细胞可能受到影响，导致该节段支配的肌肉出现失神经支配表现。

三、副肿瘤性神经病

1. 肿瘤细胞和神经系统成分之间的免疫交叉反应是副肿瘤性神经病综合征（PNS）的原因。

2. 在 80% 的病例中，在诊断出癌症之前就检测到了副肿瘤综合征。

3. 尽管副肿瘤综合征罕见，见于不到 1% 的癌症患者，但某些恶性肿瘤在这些疾病中的发病率要高得多。多达 5% 的小细胞肺癌患者和多达 10% 的淋巴瘤或骨髓瘤患者会出现副肿瘤综合征。

4. 副肿瘤综合征可影响中枢神经系统（如边缘性脑炎和副肿瘤小脑变性）、NMJ（如 Lambert-Eaton 肌无力综合征和重症肌无力）或周围神经系统（如自主神经病和亚急性感觉神经病）。

5. PNS 可以通过影像学、血清学、脑电图、神经传导检测、肌电图和脑脊液分析等方法进行诊断。

6. 因为大多数患者被明确诊断为 PNS 时并不知道癌症，所以需要对潜在肿瘤进行筛查。

7. 免疫抑制疗法是 PNS 治疗的主要手段，但成功与否存在变数。

（王红星　周停　付娟娟　王培 译，毕胜 审校）

参 考 文 献

Albers JW, Allen AA, Bastron JD, Daube JR. Limb myokymia. *Muscle Nerve*. 1981:4;494–504. doi:10.1002/mus.880040606.

Antione J-C, Camdessanché J-P. Peripheral nervous system involvement in patients with cancer. *Lancet Neurol*. 2007:6;75–86. doi:10.1016/S1474-4422(06)70679-2.

Asbury AK, Johnson PC. *Pathology of peripheral nerve*. Philadelphia, PA: W. B. Saunders; 1978.

Bevelaqua A-C, Hayter CL, Feinberg JH, Rodeo SA. Posterior interosseous neuropathy: electrodiagnostic evaluation. *HSS J*. 2012;8(2):184–189. doi:10.1007/s11420-011-9238-8.

Bryan BM, Lutz GE, O'Brien SJ. Sural nerve entrapment after injury to the gastrocnemius: a case report. *Arch Phys Med Rehabil*. 1999;80:604–606. doi:10.1016/S0003-9993(99)90206-X.

Buschbacher RM. Basic tissue organization and function. In: Buschbacher RM, ed. *Musculoskeletal Disorders: A Practical Guide for Diagnosis and Rehabilitation*. Stoneham, MA: Butterworth-Heinemann; 1994:17.

Chusid JC. *Correlative Neuroanatomy and Functional Neurology*. 18th ed. Stamford, CT: Appleton & Lange; 1982.

Dalmau J, Rosenfeld MR. Paraneoplastic syndromes of the CNS. *Lancet Neurol*. 2008:7;327–340. doi:10.1016/S1474-4422(08)70060-7.

Dillingham TR. Evaluating the patient with suspected radiculopathy. *PM R*. 2013; 5(5S):S41–S49. doi:10.1016/j.pmrj.2013.03.015.

Dumitru D. *Electrodiagnostic Medicine*. Philadelphia, PA: Hanley & Belfus; 1995.

Engel AG, Santa T. Histometric analysis of the ultrastructure of the neuromuscular junction in myasthenia gravis and the myasthenic syndrome. *Ann N Y Acad Sci*. 1971;183:46–63. doi:10.1111/j.1749-6632.1971.tb30741.x.

Haymaker W, Woodhall B. *Peripheral Nerve Injuries: Principles of Diagnosis*. Philadelphia, PA: W. B. Saunders; 1953.

Hicks BL, Varacallo M. *Piriformis Syndrome*. Treasure Island, FL: StatPearls Publishing; 2019. https://www.ncbi.nlm.nih.gov/books/NBK448172.

Ivins GK. Meralgia paresthetica, the elusive diagnosis: clinical experience with 14 adult patients. *Ann Surg*. 2000;232(2):281–286. doi:10.1097/00000658-200008000-00019.

Olney RK, Hanson M. AAEE Case Report #15: ulnar neuropathy at or distal to the wrist. *Muscle Nerve*. 1988;11:828–832. doi:10.1002/mus.880110805.

Pasnoor M, Dimachkie MM, Barohn RJ. Diabetic neuropathy part 2: proximal and asymmetric phenotypes. *Neurol Clin*. 2013;31(2):447–462. doi:10.1016/j.ncl.2013.02.003.

Rubin DI, Daube JR. *EMG Waveform Identification and Signal Analysis*. AANEM Workshop. Rochester, MN: AANEM. https://www.aanem.org/mxonline/resources/downloads/products/wave.pdf.

Spehlmann R. *Evoked Potential Primer*. Boston, MA: Butterworth Publishers; 1985.

Stalberg, E. Clinical physiology in myasthenia gravis. *J Neurol Neurosurg Psychiatry*. 1980;43:622–633. doi:10.1136/jnnp.43.7.622.

Sunderland S. *Nerve Injuries and Their Repair: A Critical Appraisal*. Edinburgh, Scotland: Churchill Livingstone; 1991.

Tavee JO, Polston D, Zhou L, Shields RW, Butler RS, Levin KH. Sural sensory nerve action potential, epidermal nerve fiber density, and quantitative sudomotor axon reflex in the healthy elderly. *Muscle Nerve*. 2013;49(4):564–569. doi:10.1002/mus.23971.

Trontelj J, Stålberg EV. Bizarre repetitive discharges recorded with single fibre EMG. *J Neurol Neurosurg Psychiatry*. 1983;46:310–316. doi:10.1136/jnnp.46.4.310.

推 荐 读 物

American Association of Electrodiagnostic Medicine. Guidelines in electrodiagnostic medicine. *Muscle Nerve*. 1999;22:S1–S300.

American Association of Electrodiagnostic Medicine Quality Assurance Committee. Practice parameter for repetitive nerve stimulation and single fiber EMG evaluation of adults with suspected myasthenia gravis or Lambert-Eaton myasthenic syndrome: summary statement. *Muscle Nerve*. 2001;24:1236–1238. doi:10.1002/mus.1139.

AAEM's 1995 Course C: Finally, an Instrumentation Course You Can Understand. Dumitru D. Instrumentation: Parts, Pieces, and Function. Rochester, MN: American Association of Electrodiagnostic Medicine, 1995.

Aldridge JW, Bruno RJ, Strauch RJ, Rosenwasser MP. Nerve entrapment in athletes. *Clin Sports Med.* 2001;20:95–122. doi:10.1016/S0278-5919(05)70249-0.

Al-Maawali A, Rolfs A, Klingenhaeger M, Yoon G. Hereditary spastic paraplegia associated with axonal neuropathy: a novel mutation of SPG3A in a large family. *J Clin Neuromuscul Dis.* 2011;12:143–146. doi:10.1097/CND.0b013e318209efc6.

Al-Shekhlee A, Onders R, Syed TU, Elmo M, Katirji B. Phrenic nerve conduction studies in spinal cord injury: applications for diaphragmatic pacing. *Muscle Nerve.* 2008;38:1546–1552. doi:10.1002/mus.21123.

Al-Shekhlee A, Shapiro BE, Preston DC. Iatrogenic complications and risks of nerve conduction studies and needle electromyography. *Muscle Nerve.* 2003;27:517–526. doi:10.1002/mus.10315.

Amato AA, Russell JA. *Neuromuscular Disorders.* New York, NY: McGraw-Hill; 2008.

American Academy of Neurology, American Association of Electrodiagnostic Medicine, American Academy of Physical Medicine and Rehabilitation. Practice parameter for electrodiagnostic evaluation of carpal tunnel syndrome: summary statement. *Muscle Nerve.* 2002;25:918–922. doi:10.1002/mus.10185.

American Association of Electrodiagnostic Medicine. Guidelines in electrodiagnostic medicine. Risks in electrodiagnostic medicine. *Muscle Nerve Suppl.* 1999;8:S53–S69.

American Society for Surgery of the Hand. *The Hand: Examination and Diagnosis.* New York, NY: Churchill Livingstone, 1990.

Andary MT, Wayne DA. The electrodiagnostic consultation. *PM R.* 2013;5(5S):S107–S111. doi:10.1016/j.pmrj.2013.04.005.

Andressen BL, Wertsch JJ, Stewart WA. Anterior tarsal tunnel syndrome. *Arch Phys Med Rehabil.* 1992;73(11);1112–1117. https://www.archives-pmr.org/article/0003-9993(92)90180-5/fulltext.

Annaswamy TM, Bierner SM, Avraham R. Role of electrodiagnosis in patients being considered for epidural steroid injections. *PM R.* 2013;5(5S):S96–S99. doi:10.1016/j.pmrj.2013.03.013.

Baba Y, Hentschel K, Freeman WD, et al. Large paraspinal and iliopsoas muscle hematomas. *Arch Neurol.* 2005;62:1306. doi:10.1001/archneur.62.8.1306.

Benatar M. A systematic review of diagnostic studies in myasthenia gravis. *Neuromuscul Disord.* 2006;16:459–467. doi:10.1016/j.nmd.2006.05.006.

Benzon HT, Katz JA, Benzon HA, et al. Piriformis syndrome: anatomic considerations, a new injections technique, and a review of the literature. *Anesthesiology.* 2003;98:1442–1448. doi:10.1097/00000542-200306000-00022.

Bilecenoglu B, Uz A, Karalezi N. Possible anatomic structures causing entrapment neuropathies of the median nerve: an anatomic study. *Acta Orthop Belg.* 2005;71:169–176. http://www.actaorthopaedica.be/acta/article.asp?lang=en&navid=244&id=13850&mod=Acta.

Bolton CF. Neuromuscular manifestations of critical illness. *Muscle Nerve.* 2005;29:140–159. doi:10.1002/mus.20304.

Boon A. Ultrasonography and electrodiagnosis: are they complementary techniques? *PM R.* 2013;5(5S):S100–S106. doi:10.1016/j.pmrj.2013.03.014.

Boykin RE, Friedman DJ, Higgins LD, et al. Suprascapular neuropathy. *J Bone Joint Surg Am.* 2010;92:2348–2364. doi:10.2106/JBJS.I.01743.

Braddom RL. *Physical Medicine and Rehabilitation.* 5th ed. Philadelphia, PA: W. B. Saunders; 2016.

Brantigan CO, Roos DB. Etiology of neurogenic thoracic outlet syndrome. *Hand Clin.* 2004;20:17–22. doi:10.1016/S0749-0712(03)00112-4.

Brooks BR. El Escorial World Federation of Neurology criteria for the diagnosis of amyotrophic lateral sclerosis. *J Neurol Sci.* 1994;124(suppl):96–107. doi:10.1016/0022-510X(94)90191-0.

Brownell AA, Bromberg MB. Electrodiagnostic assessment of peripheral neuropathies. *Semin Neurol.* 2010;30:416–424. doi:10.1055/s-0030-1267285.

Butler ML, Dewan RW. Subcutaneous hemorrhage in a patient receiving anticoagulant therapy: an unusual EMG complication. *Arch Phys Med Rehabil.* 1984;65:733–734.

Campbell WW. Ulnar neuropathy at the elbow. *Muscle and Nerve.* 2000;23:450–452. doi:10.1002/(SICI)1097-4598(200004)23:4<450::AID-MUS2>3.0.CO;2-#.

Chiodo A. Acquired myopathy/dystrophies. *PM R.* 2013;5(5S):S74–S80. doi:10.1016/j.pmrj.2013.04.004.

Chroni E, Howard RS, Spencer GT, Panayiotopoulos CP. Motor nerve conduction velocities calculated by F tacheodispersion in patients with anterior horn diseases. *Electromyogr Clin Neurophysiol.* 1996;36:199–205.

Craig A. Entrapment neuropathies of the lower extremity. *PM R.* 2013;5(5S):S31–S40. doi:10.1016/j.pmrj.2013.03.029.

Crouch JE. *Functional Human Anatomy.* 4th ed. Philadelphia, PA: Lea & Febiger; 1985.

Cuetter AC, Bartoszek DM. The Thoracic Outlet Syndrome: controversies, overdiagnosis, overtreatment, and recommendations for management. *Muscle Nerve.* 1989;12:410–419. doi:10.1002/mus.880120512.

Cui LY, Liu MS, Tang XF. Single fiber electromyography in 78 patients with amyotrophic lateral sclerosis. *Chin Med J (Engl).* 2004;117:1830–1833.

Cummins CA, Messer TM, Nuber GW. Current concepts review, suprascapular nerve entrapment. *J Bone Joint Surg Am*. 2000;82:415–424. doi:10.2106/00004623-200003000-00013.

Dakwar E, Vale FL, Uribe JS. Trajectory of the main sensory and motor branches of the lumbar plexus outside the psoas muscle related to the lateral retroperitoneal transpsoas approach. *J Neurosurg Spine*. 2011; 14:290–295. doi:10.3171/2010.10.SPINE10395.

Daube J, Rubin D. Needle. Electromyography. *Muscle Nerve*. 2009; 244–270. doi:10.1002/mus.21180.

Daube JR. Electrodiagnostic studies in amyotrophic lateral sclerosis and other motor neuron disorders. *Muscle*. 2000;23: 1488–1502. doi:10.1002/1097-4598(200010)23:10<1488::AID-MUS4>3.0.CO;2-E.

de Carvalho M. Pathophysiological significance of fasciculations in the early diagnosis of ALS. *Amyotroph Lateral Scler Other Motor Neuron Disord*. 2000;1(suppl 1):S43–S46. doi:10.1080/14660820050515539.

de Carvalho M, Dengler R, Eisen A, et al. Electrodiagnostic criteria for diagnosis of ALS. *Clin Neurophysiol*. 2008;119: 497–503. doi:10.1016/j.clinph.2007.09.143.

de Carvalho M, Scotto M, Lopes A, et al. F-waves and the corticospinal lesion in amyotrophic lateral sclerosis. *Amyotroph Lateral Scler Other Motor Neuron Disord*. 2002;3:131–136. doi:10.1080/146608202760834139.

de Carvalho M, Swash M. Nerve conduction studies in amyotrophic lateral sclerosis. *Muscle Nerve*. 2000;23:344–352. doi:10.1002/(SICI)1097–4598(200003)23:3<344::AID-MUS5>3.0.CO;2-N.

DeLisa JA. *Manual of Nerve Conduction Velocity and Clinical Neurophysiology*. 3rd ed. New York, NY: Raven Press, 1994.

Dillingham TR. Evaluating the patient with suspected radiculopathy. *PM R*. 2013;5(5S):S41–S49. doi:10.1016/j.pmrj.2013.03.015.

Dillingham TR, Lauder TD, Andary M, et al. Identifying lumbosacral radiculopathies: an optimal electromyographic screen. *Am J Phys Med Rehabil*. 2000;79:496–503. doi:10.1097/00002060-200011000-00002.

Donofrio PD, Albers JW. AAEM Minimonograph #34: Polyneuropathy: classification by nerve conduction studies and electromyography. *Muscle Nerve*. 1990;13:889–903. doi:10.1002/mus.880131002.

Drake RL, Vogl W, Mitchell AWM. *Gray's Anatomy for Students*. Philadelphia, PA: Churchill Livingstone; 2004.

Dumitru D, Amato AA, Zwarts MJ. *Electrodiagnostic Medicine*. 2nd ed. Philadelphia, PA: Hanley & Belfus; 2002.

Dumitru D, Diaz CA, King JC. Prevalence of denervation in paraspinal and foot intrinsic musculature. *Am J Phys Med Rehabil*. 2001;80:482–490. doi:10.1097/00002060-200107000-00002.

Dumitru D, Newton BY, Dreyfuss P. Segmental v dermatomal somatosensory-evoked potentials. Normal intertrial variation and side-to-side comparison. *Am J Phys Med Rehabil*. 1993;72:75–83. doi:10.1097/00002060-199304000-00004.

Eisen A, Hoirch M. Electrodiagnostic evaluation of radiculopathies and plexopathies using somatosensory evoked potentials. *Electroencephalogr Clin Neurophysiol Suppl*. 1982;36:349–357.

Eng GD, Binder H, Getson P, et al. Obstetrical brachial plexus palsy (OBPP) outcome with conservative management. *Muscle Nerve*. 1996;19:884–891. doi:10.1002/(SICI)1097-4598(199607)19:7<884::AID-MUS11>3.0.CO;2-J.

Evans BA, Stevens JC, Dyck PJ. Lumbosacral plexus neuropathy. *Neurology*. 1981;31:1327–1330. doi:10.1212/WNL.31.10.1327.

Farrell CM, Rubin DI, Haidukewych GJ. Acute compartment syndrome of the leg following diagnostic electromyography. *Muscle Nerve*. 2003; 27:374–377. doi:10.1002/mus.10328.

Fawcett DW. *Bloom and Fawcett: A Textbook of Histology*. Philadelphia, PA: W. B. Saunders; 1986.

Ferretti A, Cerullo G, Russo G. Suprascapular neuropathy in volleyball players. *J Bone Joint Surg*. 1987; 69-A:260–263. doi:10.2106/00004623-198769020-00014.

Frontera WR, ed. *DeLisa's Physical Medicine and Rehabilitation: Principles and Practice*. 5th ed. Philadelphia, PA: Lippincott; Raven; 2010.

Geiringer SR. *Physical Medicine and Rehabilitation, Clinical Electrophysiology. State of the Art Reviews*. Philadelphia, PA: Hanley & Belfus; June 1999.

Gertken JT, Patel AT, Boon AJ. Electromyography and anticoagulation. *PM R*. 2013;5(5S):S3–S7. doi:10.1016/j.pmrj.2013.03.018.

Goddard DH, Barnes CG, Berry H, et al. Measurement of nerve conduction: a comparison of orthodromic and antidromic methods. *Rheumatology*. 1983;2:169–174. doi:10.1007/BF02032175.

Grob D, Brunner N, Namba T, et al. Lifetime course of myasthenia gravis. *Muscle Nerve*. 2008;37:141–149. doi:10.1002/mus.20950.

Gruis KL, Little AA, Zebarah VA, et al. Survey of electrodiagnostic laboratories regarding hemorrhagic complications from needle electromyography. *Muscle Nerve*. 2006;34:356–358. doi:10.1002/mus.20607.

Guyton AC. *Textbook of Medical Physiology*. 8th ed. Philadelphia, PA: W. B. Saunders; 1991.

Hatanaka Y, Oh SJ. Ten-second exercise is superior to 30-second exercise for post-exercise facilitation in diagnosing Lambert-Eaton myasthenic syndrome. *Muscle Nerve*. 2008;37:572–575. doi:10.1002/mus.20979.

Hoppenfeld S. *Physical Examination of the Spine and Extremities*. Norwalk, CT: Appleton-Century-Crofts; 1976.

Houten JK, Alexandre LC, Nasser R, et al. Nerve injury during the transpsoas approach for lumbar fusion. *J Neurosurg Spine*. 2011;15:280–284. doi:10.3171/2011.4.SPINE1127.

Inghilleri M, Iacovelli E. Clinical neurophysiology in ALS. *Arch Ital Biol*. 2011;149:57–63. doi:10.4449/aib.v149i1.1264.

Ivins GK. Meralgia parasthetica, the elusive diagnosis: clinical experience with 14 adult patients. *Ann Surg*. 2000;232:281–286. doi:10.1097/00000658-200008000-00019.

Jablecki CK, Andary MT, So YT, et al. Literature review of the usefulness of nerve conduction studies and electromyography for the evaluation of patients with carpal tunnel syndrome. AAEM Quality Assurance Committee. *Muscle Nerve*. 1993;16:1392–1414. doi:10.1002/mus.880161220.

Jaeckle KA, Young DF, Foley KM. The natural history of lumbosacral plexopathy in cancer. *Neurology*. 1985;35:8–15. doi:10.1212/WNL.35.9.1393.

Johnson EW. *Practical Electrography*. 2nd ed. Baltimore, MD: Williams & Wilkins; 1988.

Johnson EW. *Practical Electrography*. 3rd ed. Baltimore, MD: Williams & Wilkins; 1997.

Joyce ND, Carter GT. Electrodiagnosis in persons with amyotrophic lateral sclerosis. *PM R*. 2013;5(5S):S89–S95. doi:10.1016/j.pmrj.2013.03.020.

Juel VC. Evaluation of neuromuscular junction disorders in the electromyography laboratory. *Neurol Clin*. 2012;30:621–639. doi:10.1016/j.ncl.2011.12.012.

Kao CL, Yuan CH, Cheng YY, et al. Lumbosacral plexus injury and brachial plexus injury following prolonged compression. *J Chin Med Assoc*. 2006;69:543–548. doi:10.1016/S1726-4901(09)70326-0.

Kim DH, Murovic JA, Tiel RL, et al. Mechanisms of injury in operative brachial plexus lesions. *Neurosurg Focus*. 2004;16:E2. doi:10.3171/foc.2004.16.5.3.

Kimura J. *Electrodiagnosis in Diseases of Nerve and Muscle: Principles and Practices*. 4th ed. New York, NY: Oxford University Press; 2013.

Klein CJ. The inherited neuropathies. *Neurol Clin*. 2007;25:173–207. doi:10.1016/j.ncl.2006.12.001.

Kouyoumdjian JA, Morita Mda P, Araújo RG. X-linked spinal and bulbar muscular atrophy (Kennedy's disease) with long-term electrophysiological evaluation: case report. *Arq Neuropsiquiatr*. 2005;63:154–159. doi:10.1590/S0004-282X2005000100028.

Krivickas LS. Amyotrophic lateral sclerosis and other motor neuron diseases. *Phys Med Rehabil Clin N Am*. 2003;14:327–345. doi:10.1016/S1047-9651(02)00119-5.

Krivickas LS, Wilbourn AJ. Sports and peripheral nerve injuries: injuries, report of 190 injuries evaluated in a single electromyography laboratory. *Muscle Nerve*. 1998;21:1092–1094. doi:10.1002/(SICI)1097-4598(199808)21:8<1092::AID-MUS19>3.0.CO;2-W.

Lauder TD, Dillingham TR, Huston CW, et al. Lumbosacral radiculopathy screen. Optimizing the number of muscles studied. *Am J Phys Med Rehabil*. 1994;73:394–402. doi:10.1097/00002060-199411000-00004.

Liang CL, Han S. Neuromuscular junction disorders. *PM R*. 2013;5(5S):S81–S88. doi:10.1016/j.pmrj.2013.03.016.

Liveson JA. *Peripheral Neurology: Case Studies in Electrodiagnosis*. 2nd ed. Philadelphia, PA: F. A. Davis; 1991.

Madigan JD, Choudhri AF, Spotnitz HM, et al. Surgical management of the patient with an implanted cardiac device. *Ann Surg*. 1999;230:639–647. doi:10.1097/00000658-199911000-00005.

Matin RM, Fish DE. Scapular winging: anatomical review, diagnosis, and treatments. *Curr Rev Musculoskelet Med*. 2008;1(1):1–11. doi:10.1007/s12178-007-9000-5.

McArdle WD, Katch FL, Katch VL. *Exercise Physiology: Energy, Nutrition, and Human Performance*. 2nd ed. Philadelphia, PA: Lea & Febiger; 1986.

Melvin JL, Harris DH, Johnson EW. Sensory and motor conduction velocities in the ulnar and median nerves. *Arch Phys Med Rehabil*. 1966;46:511–519.

Meriggioli MN, Sanders DB. Advances in the diagnosis of neuromuscular junction disorders. *Am J Phys Med Rehabil*. 2005;84:627–638. doi:10.1097/01.phm.0000171169.79816.4c.

Miller M. *Review of Orthopaedics*. 2nd ed. Philadelphia, PA: W. B. Saunders; 1996.

Molander ML, Frenckner B. Electro activity of the external anal sphincter at different ages in childhood. *Gut*. 1983;24:218–221. doi:10.1136/gut.24.3.218.

Nandedkar SD. Instrumentation. In: Pease WS, Lew H, Johnson EW, eds. *Johnson's Practical Electromyography*. 4th ed. Baltimore, MD: Lippincott Williams & Wilkins; 2007:87–103.

Nora LM. American Association of Electrodiagnostic Medicine guidelines in electrodiagnostic medicine: implanted cardioverters and defibrillators. AAEM Professional Practice Committee. *Muscle Nerve*. 1996;19:1359–1360. doi:10.1002/(SICI)1097-4598(199610)19:10<1359::AID-MUS20>3.0.CO;2-O.

Novella SP, Inzucchi SE, Goldstein JM. The frequency of undiagnosed diabetes and impaired glucose tolerance in patients with idiopathic sensory neuropathy. *Muscle Nerve*. 2001;24:1229–1231. doi:10.1002/mus.1137.

Oh SJ, Kurokawa K, Claussen GC, et al. Electrophysiological diagnostic criteria of Lambert-Eaton myasthenic syndrome. *Muscle Nerve*. 2005;32:515–520. doi:10.1002/mus.20389.

Olney RK, Wilbourn AJ, Miller RG. Ulnar neuropathy at or distal to the wrist. *Neurology*. 1983;33(suppl 2):185. doi:10.1212/WNL.33.4.447.

Parry GJ. Electrodiagnostic studies in the evaluation of peripheral nerve and brachial plexus injuries. *Neurol Clin*. 1992;10:

921–934. doi:10.1016/S0733-8619(18)30188-9.

Parry GJG. AAEM Case Report #11, Mononeuropathy multiplex. *Muscle Nerve.* 1985;8:493–498. doi:10.1002/mus.880080603.

Parry GJG. AAEM Case Report #30: multifocal motor neuropathy. *Muscle Nerve.* 1996;19:269–276. doi:10.1002/(SICI)1097-4598(199603)19:3<269::AID-MUS1>3.0.CO;2-B.

Parsonage MJA, Turner JW. Neuralgic amyotrophy; the shoulder-girdle syndrome. *Lancet.* 1948;251(6513):973–978. doi:10.1016/S0140-6736(48)90611-4.

Pease W, Grove SL. Electrical safety in electrodiagnostic medicine. *PM R.* 2013;5(5S):S8–S13. doi:10.1016/j.pmrj.2013.03.019.

Pecina MM, Krmpotic-Nemanic J, Markiewitz AD. *Tunnel Syndromes.* Boston, MA: CRC Press; 1991.

Preston DC, Shapiro BE. *Electromyography and Neuromuscular Disorders.* 3rd ed. St. Louis, MO: Elsevier Saunders; 2013.

Rinaldi R, Patel A. Inherited polyneuropathies. *PM R.* 2013;5(5S):S63–S73. doi:10.1016/j.pmrj.2013.03.028.

Robinson L, Strakowski J, Kennedy D. Is the combined sensory (Robinson) index routinely indicated for all cases of suspected carpal tunnel syndrome undergoing electrodiagnostic evaluation? *PM R.* 2013;5:433, 437. doi:10.1016/j.pmrj.2013.04.007.

Robinson LR, Micklesen P, Wang L. Strategies for analyzing nerve conduction data: superiority of a summary index over single tests. *Muscle Nerve.* 1998;21:1166–1171. doi:10.1002/(SICI)1097-4598(199809)21:9<1166::AID-MUS7>3.0.CO;2-5.

Rosioreanu A, Dickson A, Lypen S, et al. Pseudoaneurysm of the calf after electromyography: sonographic and CT angiographic diagnosis. *AJR Am J Roentgenol.* 2005;185:282–283. doi:10.2214/ajr.185.1.01850282.

Sahin F, Yilmaz F, Esit N, et al. Compressive neuropathy of long thoracic nerve and accessory nerve secondary to heavy load bearing. *Eura Medicophys.* 2007;43:71–74.

Salerno DF, Werner RA, Albers JW, et al. Reliability of nerve conduction studies among active workers. *Muscle Nerve.* 1999;22:1372–1379. doi:10.1002/(SICI)1097-4598(199910)22:10<1372::AID-MUS6>3.0.CO;2-S.

Sanders DB, Stalberg EV. AAEM minimonograph #25: single-fiber electromyography. *Muscle Nerve.* 1996;19:1069–1083. doi:10.1002/(SICI)1097-4598(199609)19:9<1069::AID-MUS1>3.0.CO;2-Y.

Saporta A, Sottile SL, Miller L, et al. Charcot-Marie-Tooth disease subtypes and genetic testing strategies. *Ann Neurol.* 2011;69:22–33. doi:10.1002/ana.22166.

Schappert SM, Rechtsteiner EA. *Ambulatory Medical Care Utilization Estimates for 2006. National Health Statistics Reports, no. 8.* Hyattsville, MD: National Center for Health Statistics; 2008:1–29. doi:10.1037/e587152010-001.

Schoeck AP, Mellion MM, Gilchrist JM, et al. Safety of nerve conduction studies in patients with implanted cardiac devices. *Muscle Nerve.* 2007;35:521–524. doi:10.1002/mus.20690.

Sethi RK, Thompson LL. *The Electromyographer's Handbook.* Boston, MA: Little, Brown and Company; 1989.

Shea JD, McClain EJ. Ulnar-nerve compression syndromes at and below the wrist. *J Bone J Surg.* 1969;51A:1095–1103. doi:10.2106/00004623-196951060-00004.

Shea JD, McClain EJ. Ulnar-nerve compression syndromes at and below the wrist. *J Bone Joint Surg Am.* 1969;51:1095–1103. doi:10.2106/00004623-196951060-00004.

Smith AG. Impaired glucose tolerance and metabolic syndrome in idiopathic neuropathy. *J Peripher Nerv Syst.* 2012;17(suppl):15–21. doi:10.1111/j.1529-8027.2012.00390.x.

Stewart JD. The variable clinical manifestations of ulnar neuropathies at the elbow. *J Neurol Neurosurg Psychiatry.* 1987;50:252–258. doi:10.1136/jnnp.50.3.252.

Strakowski JA. Electrodiagnosis of plexopathy. *PM R.* 2013;5(5S):S50–S55. doi:10.1016/j.pmrj.2013.03.017.

Sullivan WJ, Zuhosky JP. The effect of new electromyography and nerve conduction studies: fiscal cliff or slippery slope? *PM R.* 2013;5(5S):S112–S114. doi:10.1016/j.pmrj.2013.04.006.

Sunderland S. *Nerves and Nerve Injuries.* New York, NY: Churchhill Livingstone; 1978:15.

Vaienti L, Vourtsis S, Urzola V. Compartment syndrome of the forearm following an electromyographic assessment. *J Hand Surg Br.* 2005;30:656–657. doi:10.1016/J.JHSB.2005.07.012.

van Alfen N, van Engelen BG. Lumbosacral plexus neuropathy: a case report and review of the literature. *Clin Neurol Neurosurg.* 1997;99:138–141. doi:10.1016/S0303-8467(97)80012-1.

Visser CPJ, Coene LN, Tavy DL. The incidence of nerve injury in anterior dislocation of the shoulder and its influence on functional recovery. *J Bone Joint Surg Br.* 1999;81:679–685. doi:10.1302/0301-620X.81B4.9005.

Werner RA. Electrodiagnostic evaluation of carpal tunnel syndrome and ulnar neuropathies. *PM R.* 2013;5(5S):S14–S21. doi:10.1016/j.pmrj.2013.03.027.

Werner RA, Andary M. Electrodiagnostic evaluation of carpal tunnel syndrome. *Muscle Nerve.* 2011;44:597–607. doi:10.1002/mus.22208.

Wilbourn AJ. Thoracic outlet syndromes: a plea for conservatism. *Neurosurg Clin North Am.* 1991;2:235. doi:10.1016/S1042-3680(18)30769-1.

Wilbourn AJ, Aminoff MJ. AAEM minimonograph 32: the electrodiagnostic examination in patients with radiculopathies. American Association of Electrodiagnostic Medicine. *Muscle Nerve.* 1998;21:1612–1631. doi:10.1002/

(SICI)1097-4598(199812)21:12<1612::AID-MUS2>3.0.CO;2-0.

Wilbourn AJ, Porter JM. Thoracic outlet syndromes. *Spine, State of the Art Reviews*. 1988;2:597–626.

Williams FH, Kumiga B. Less common upper limb mononeuropathies. *PM R*. 2013;5(5S):S22–S30. doi:10.1016/j.pmrj.2013.03.021.

Wirtz PW, Smallegange TM, Wintzen AR, et al. Differences in clinical features between the Lambert-Eaton myasthenic syndrome with and without cancer: an analysis of 227 published cases. *Clin Neurol Neurosurg*. 2002;104:359–363. doi:10.1016/S0303-8467(02)00054-9.

Wirtz PW, Sotodeh M, Nijnuis M, et al. Difference in distribution of muscle weakness between myasthenia gravis and the Lambert-Eaton myasthenic syndrome. *J Neurol Neurosurg Psychiatry*. 2002;73:766–768. doi:10.1136/jnnp.73.6.766.

Yamashita S, Sakaguchi H, Mori A, et al. Significant CMAP decrement by repetitive nerve stimulation is more frequent in median than ulnar nerves of patients with amyotrophic lateral sclerosis. *Muscle Nerve*. 2012;45:426–428. doi:10.1002/mus.22301.

Zachary S. Electrodiagnosis of brachial plexopathies and proximal upper extremity neuropathies. *Phys Med Rehabil Clin N Am*. 2013;24:13–32. doi:10.1016/j.pmr.2012.08.021.

第一节　步态分析

一、专业术语

📖 步态周期(图 6-1 和图 6-2;表 6-1~表 6-3)

1. 一侧下肢完成一个功能序列称之为步态周期,步态周期是步态重要的功能单位。

2. 一个步态周期也称为跨步。每一步包括两个步骤。

(1)步幅:同一只足的连续两次触地点之间的直线距离,以同一只足的足跟到足跟的距离为测量标准(图 6-1)。

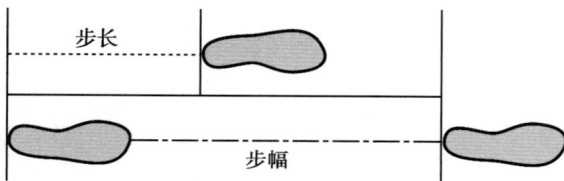

图 6-1　步长和步幅

(2)步长:左右两只足连续触地点之间的直线距离,测量的是一侧足跟着地到另一侧足跟着地间的距离。通常情况下,步长为 38.1~50.8cm(15~20 英寸)(图 6-1)。

3. 一个步态周期包括两个相:支撑相和摆动相。

(1)支撑相:足底与地面接触的时期。支撑相为五个期(请参见支撑相:五个分期)。

(2)摆动相:足在空中摆动以带动自身向前的时期。摆动相分为三个期间(请参见摆动相:三分期)。

4. 在一个步态周期中,正常步速下支撑相和摆动相所占时间值为:支撑相为 60%,摆动相 40%。步行速度快时支撑相所占的时间段就会缩短(摆动相所占的时间延长;图 6-2C)。

5. 双支撑期:双足处于同时与地面接触的时期。支撑期的开始和支撑期的结束时段都是双支持期。

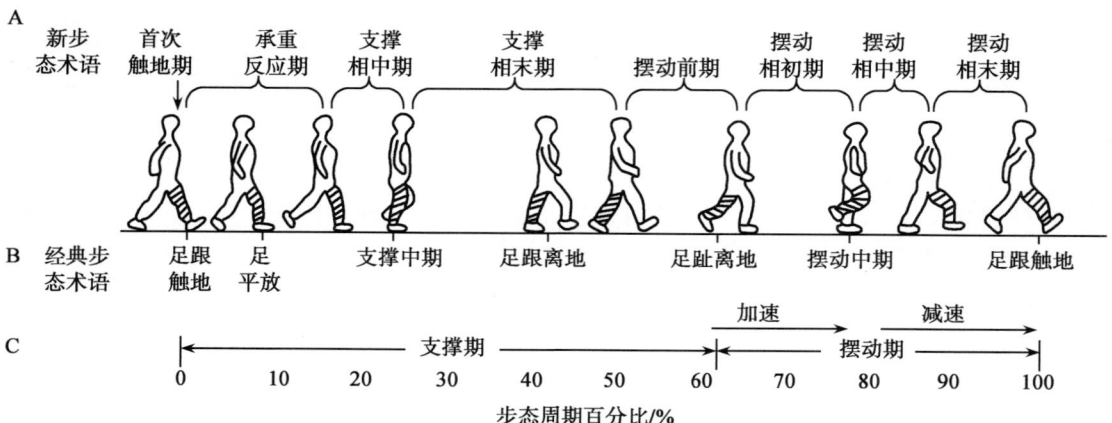

图 6-2　步态周期

A. 新的步态术语;B. 经典步态术语;C. 正常行走速度下步态周期的时间分布

资料来源:Carson Schneck,MD.

双支撑期占正常步态周期的 20%，单支撑期占步态周期的 80%。

6. 单支撑期：当对侧足抬起进入到摆动相时期。

双支撑期随着行走速度的增加而减少。当一个步态没有双支撑期时，就可以被认定为跑步。

7. 步频：单位时间内行走的步数。

8. 舒适的步行速度=80m/min 或 4.8km/h（3 英里/小时）。通过减少步频，减小步长或减小步幅来减小步速。

9. 重心（center of gravity，COG）：通常位于骶 2 椎体前 5cm 处。一个普通成年男性迈出一步，重心在水平面位移 5cm（<2 英寸），垂直位移也是 5cm。

10. 支撑面：定义为足及其所使用的辅助器具与地面接触所占的空间。如果重心落在支撑面上，就可以避免摔倒。

支撑面（足跟之间的距离）=6~10cm

（一）支撑相：五个分期（表 6-1 和图 6-2）

📖 表 6-1　步态周期/事件

新术语（表 6-2A）	传统术语（表 6-2B）	
首次触地期	足跟触底	
承重反应期	足平放	
支撑相中期	支撑中期	支撑相
支撑相末期	足跟离地	
摆动前期	足趾离地	
摆动相初期	加速	
摆动相中期	摆动中期	摆动相
摆动相末期	减速	

记住："I Like My Tea Presweetened."

1. 首次触地期：足底接触地面瞬间。

📖 2. 承重反应期：足跟开始接触地面到对侧肢体离开地面，此期间身体中心转移。在承重反应期，身体的中心最低。

📖 3. 支撑中期：对侧肢体从地面抬起到两侧下肢踝关节在额面（或冠状面）对齐的时期。支撑中期时，身体的重心处于最高水平。

4. 支撑末期：从踝关节在额平面对齐到对侧（摆动）肢体开始足跟着地的一段时期。

5. 摆动前期：对侧肢体从足跟着地到该侧肢体足部将要蹬离的时期（去除承重）。

（二）摆动相：三个分期（表 6-1 和图 6-2）

记住："In My Teapot"

1. 摆动初期：将肢体从地面抬起至膝关节弯曲的最大位置。

2. 摆动中期：膝关节从最大屈曲位伸展到胫骨垂直的位置。

3. 摆动末期：从胫骨垂直的位置到足跟着地。

二、步态的决定因素（表 6-2）

一些因素影响正常人体步态，最大限度地减少身体中心的偏移，帮助身体以最少的能量消耗移动（Saunders et al.，1953）。决定步态的 6 个因素：

1. 骨盆旋转。
2. 骨盆倾斜。
3. 支撑相膝关节屈曲。
4. 足的机制。
5. 膝关节机制。
6. 骨盆的侧移。

📖 三、步态病理和可能原因

表 6-3 和表 6-4 描述了步态周期中主要肌肉活动，和异常步态的潜在原因。

（一）Trendelenburg 步态（臀中肌步态）

1. 当髋关节外展肌（臀中肌和臀小肌）虚弱时，这些肌肉在步态中对骨盆/躯干的稳定作用就消失了。

（1）示例：右腿站立——如果骨盆向左下降（骨盆过度倾斜），则称为无补偿的臀中肌步态。对侧骨盆下降是因为同侧髋外展肌不能稳定骨盆防止其下降。

（2）患者行走时，如果他或她的躯干向右倾斜，以防止左侧骨盆下降，这是一种补偿的臀中肌步态。患者表现出过度的侧倾，躯干被推向虚弱的一侧，以保持重心在站立腿上。

📖 表 6-2   步态的决定因素

1. 骨盆旋转	在摆动腿的一侧,骨盆向内(向前)旋转,肢体伸长为承接体重做准备。在双支撑过程中,无论哪个方向,骨盆旋转 4°,肢体伸长以将重心的上下移动降到最低(防止重心突然上下变化过多)
2. 骨盆倾斜	摆动腿一侧(与负重腿相对)的骨盆降低 4°~5°。支撑相中期,重心在最低位
3. 站立时膝关节屈曲	早期膝关节屈曲→足着地时膝关节屈曲(15°)。膝关节屈曲通过缩短髋到足踝的距离来降低身体在支撑相中期的垂直高度(可能是步态周期中的最高点)。这使得身体重心降低(通过最小化其垂直位移),减少能量消耗。它还倾向于通过延长四头肌的收缩来吸收足跟着地时的冲击力
4. 足部机制(踝关节屈伸机制)	足跟着地时,踝关节跖屈使骨盆下降的曲线更加平滑。在站立的第一部分,要有控制地弯曲足底。在足跟、足踝和前足的三个枢轴点(摇杆)帮助站立肢体在首次触地期和摆动前期上功能性地变长,并在站立中期缩短肢体
5. 膝关节机制	站立中期后,膝关节随着足的跖屈和足的旋后而伸展,以恢复腿的长度,减少对侧足跟着地时骨盆的下降
6. 骨盆的侧移	朝向承重腿的位移 身体重心必须落在承重面上(站立足)

注意:因数 1~5 减少了垂直面上的位移。因数 6 减少了水平面上的位移

表 6-3   步态周期中的主要肌肉活动

在步态周期的每个阶段,主要肌肉活动都有显著的变化,这与肌肉是否处于静息状态、向心收缩或离心收缩有关								
经典的步态术语	足跟着地(strike)	足平放	站立中期	足跟离地	足趾离地	加速度	摆动中期	减速
新术语(RANCHOLOS AMIGOS)	首次触地期	承重反应期	站立相中期	终端站立相末期	摆动前期	摆动相初期	摆动相中期	摆动相末期
	支撑相 60%				摆动相 40%			
占总相的百分比%	0%~2%	0%~10%	10%~30%	30%~50%	50%~60%	60%~73%	73%~87%	87%~100%
髂腰肌	未激活	未激活	未激活	向心	向心	向心	向心	未激活
臀大肌	离心	未激活	未激活	未激活	未激活	未激活	未激活	未激活
臀中肌	离心	离心	离心	离心	未激活	未激活	未激活	未激活
腘绳肌	离心	离心	未激活	未激活	未激活	离心	离心	离心
股四头肌	离心	离心*	未激活	未激活	离心	离心	未激活	未激活
胫骨前肌	离心	离心	未激活	未激活	未激活	向心	向心	向心
腓肠肌	未激活	未激活	离心	向心	向心	未激活	未激活	未激活

关键字:未激活,向心,离心

* 当下肢从承重反应期过渡到站立中期时,四头肌从离心收缩变为向心收缩。

表6-4　步态病理和可能的原因

步态病理学	可能原因
1. 首次触地期	
足掌拍打地面	背屈肌弱（3/5级）
2. 首次触地期到站立中期	
膝过伸	股四头肌无力、短缩或痉挛；腘绳肌微弱代偿；跟腱挛缩；跖屈肌痉挛
足过度旋外	前足外翻畸形代偿；扁平足；肢体短缩
躯干过伸	髋关节伸肌或屈肌无力；髋部疼痛；膝关节活动度减少
躯干过度屈曲	臀大肌和股四头肌无力；髋关节屈曲挛缩
3. 首次触地期到摆动前期	
膝关节过度屈曲	腘绳肌挛缩；增踝关节背伸过大；跖屈肌无力；下肢过长；髋关节屈曲挛缩
股骨过度内旋	腘绳肌内侧紧张；股骨干前倾；拮抗肌群无力
股骨过度外旋	腘绳肌外侧紧张；股骨干后倾；相对肌群无力
支撑面过大	髋外展肌挛缩；不稳定；膝外翻；长短腿
支撑面过窄	髋内收肌挛缩；膝内翻
4. 承重反应期到摆动前期	
📖躯干过度侧屈（代偿的臀中肌步态）	同侧臀中肌无力；髋部疼痛
骨盆下降（臀中肌步态）	同侧臀中肌无力
蹒跚步态	双侧臀中肌无力
5. 站立中期到摆动前期	
过度足内翻	前足或后足内翻畸形代偿；无代偿前足外翻畸形；扁平足；踝关节背伸减少；弓形腿加重；长短腿；胫骨、股骨无代偿内旋；胫后肌无力
足跟过早抬起	跟腱挛缩；腓骨-比目鱼肌痉挛性跖屈
蹬离不充分	腓骨-比目鱼肌无力；跟腱断裂；跖骨痛；姆僵直
髋关节伸展不足	髋屈肌挛缩；髋伸肌无力
6. 摆动期	
跨步不够/足下垂	严重背伸肌无力；马蹄足畸形；跖屈肌痉挛
画圈步态	长短腿；外展肌短缩或过度使用；膝关节僵硬
提髋步态	长短腿；腘绳肌无力；腰方肌短缩，膝关节僵直

资料来源：Adapted from Tan JC. Practical Manual of Physical Medicine and Rehabilitation：Diagnostics，Therapeutics，and Basic Problems. St. Louis，MO：Mosby；1998：65.

2. 与大多数其他异常步态相比，臀中肌步态在快速行走时变得不那么明显，是因为快走时支撑相变短（Delisa et al.，2005）。

📖（二）帕金森病步态障碍

1. 帕金森病患者的步态障碍包括驼背和慌张步态。

2. 其特征还包括：拖曳、手臂摆动减少、躯干旋转减少、"启步迟疑"，以及走或转弯时的严重停顿（冻结步态）。

3. 步长减少是主要障碍。

（三）杜氏肌营养不良步态障碍

1. 特征为用足尖行走。

（1）支撑相：踝关节跖屈以保证身体力线位于髋关节的后侧和伸直的膝关节的前侧。

（2）膝伸肌无力代偿，或增加腰椎前凸以代偿无力的髋部伸肌。

2. 由于髋关节外展肌无力，可能出现摇摆步态和躯干倾斜于负重肢体。

（四）踝关节跖屈无力步态障碍

1. 可见于跟腱断裂、胫骨神经损伤、骶1神经根病、脊髓灰质炎和Charcot-Marie-Tooth病等损伤。

2. 步态障碍表现为在支撑相的过度踝关节背伸和持续的膝关节屈曲。

3. 由于足跟提升的减少或缺失而导致步幅缩短，这也会导致步行速度下降和能量消耗增加。

4. 在摆动前期,同侧骨盆下降,导致身体重心下降,然后能量消耗增加,因为正常对侧腿支撑相时,骨盆需要再次上升。足跟的抬升减少或消失,缺乏推进力(DeLisa et al.,2005)。

📖(五)髋关节屈曲挛缩步态障碍

1. 髋关节屈曲挛缩会改变正常的步态模式,因为髋关节活动范围(ROM)减少。这可导致骨盆前倾斜增加、对侧步长减少和膝关节屈曲增加的代偿。它还会增加能量消耗:由髂腰肌紧张引起的。

2. 35°挛缩会导致能量消耗增加60%(DeLisa et al.,2005)。

(六)行走时的能量消耗

1. 不同截肢平面/病因与正常对照组行走时的能量消耗(表6-5)

表6-5 不同截肢平面的能量消耗

截肢平面	代谢成本高于正常人
塞姆截肢(Syme's)	15%
创伤性大小腿截肢	25%(小腿短残肢:40%;小腿长残肢:10%)
创伤性双侧小腿截肢	41%(Gonzalez et al.,1974)
创伤性大腿截肢	60%~70%
创伤性双侧大腿截肢	>200%(260%;Huang et al.,1979)
创伤性大腿和小腿截肢	118% net cost(Corcoran,1971)
血管性小腿截肢	40%
血管性大腿截肢	100%
髋关节断离	100%~200%

资料来源:From Corcoran PJ. Energy expenditure during ambulation. In:Downey JAR,Darling RC,eds. Physiological Basis of Rehabilitation Medicine. Philadelphia,PA:W. B. Saunders;1971;Gonzalez EG,Corcoran PJ,Reyes RL. Energy expenditure in belowknee amputees:correlation with stump length. Arch Phys Med Rehabil. 1974;55:111-119;Huang CT,Jackson JR,Moore NB,et al. Amputation:energy cost of ambulation. Arch Phys Med Rehabil. 1979;60(1):18-24;Tan JC. Practical Manual of Physical Medicine and Rehabilitation:Diagnostics,Therapeutics,and Basic Problems. St. Louis,MO:Mosby;1998:65;Traugh GH,Corcoran PJ,Reyes RL. Energy expenditure of ambulation in patients with above-knee amputations. Arch Phys Med Rehabil. 1975;56:67-71.

(1)恢复正常活动功能所需的能量高。

(2)即使是最健康的截肢者也无法在速度、步频或能量消耗达到正常人步态。

📖2. 轮椅推行(Cerny et al.,1980)

(1)测量截瘫患者轮椅推行的能量消耗。

(2)在研究对象中,能量消耗仅增加9%(与正常受试者行走相比)。

📖3. 用拐杖行走

(1)用拐杖行走比用假肢行走需要更多的能量。

(2)为拄拐行走做准备,需要加强以下肌肉力量:①背阔肌;②肱三头肌;③胸大肌;④股四头肌;⑤伸髋肌群;⑥髋外展肌群。

第二节 截肢和假肢

一、定义

假肢是指身体缺失部分的人工假体。

二、流行病学

1. 流行病学上,1996年大约有120万截肢者;2005年约为160万,预计到2050年截肢率可能翻倍(Ziegler-Graham et al.,2008)。

2. 据估计,目前每190个美国人中就有一个失去了肢体(Ziegler-Graham et al.,2008)。

3. 美国每年大约发生18.5万例截肢(国家健康调查,1996年)。

4. 研究估计,所有因血管异常疾病而失去肢体的人的5年死亡率在50%~74%。

5. 截肢者患心血管疾病、肥胖、关节和骨骼问题以及抑郁的风险增加(Sheehan et al.,2014;Varma et al.,2014)。

6. 截肢的主要原因:血管异常疾病[包括糖尿病和外周动脉疾病(PAD)]、创伤、癌症和先天性问题。

(1)癌症和创伤相关截肢的比率正在下降。

(2)血管障碍截肢率正在增加。

(3)先天性肢体缺陷的发病率比较稳定。

7. 肢体丧失的风险随年龄增长而增加(最大风险年龄为65岁或以上)。

8. 因血管疾病而截肢：

（1）由于血管疾病而截肢的人有近 50% 将在 5 年内死亡。

（2）在所有因血管障碍而截肢的人群中，大约有 64% 人是发生在 65 岁或 65 岁以上的年龄。

（3）75%~93% 的下肢截肢是血管疾病造成的。

（4）患有周围血管疾病（PVD）的非洲裔美国人截肢率是白种人的 2~4 倍（Sheehan et al.，2014；Varma et al.，2014）。

9. 糖尿病是主要的危险因素，导致 2/3 的下肢截肢。

（1）在因糖尿病而下肢截肢的患者中，高达 55% 在 2~3 年需要第二次截肢。

（2）糖尿病患者人群中周围血管疾病的患病率高出 20%。

（3）最近的研究显示，自 1996 年以来，糖尿病相关并发症导致的下肢截肢率下降了 67%。

（4）估计有多达 60% 的糖尿病相关截肢可以被预防（Sheehan et al.，2014；Varma et al.，2014）。

10. 创伤是造成上肢截肢的主要原因，占截肢的 80%，其中多数是手指截肢。

（1）美国每年发生约 3 万起创伤性截肢。

（2）4/5 的创伤性截肢受害者是男性，他们中的大多数年龄在 15~30 岁。

（3）汽车碰撞是最常见的截肢原因（51%），其次是机械事故（19%）（Sheehan et al.，2014；Varma et al.，2014）。

（4）上肢截肢约占所有创伤相关截肢的 2/3。

11. "残缺的肢体"的评分系统，如残缺肢体严重程度评分（表 6-6）、残缺肢体综合征指数、预测残缺指数和残肢残缺指数。评分的构成各不相同，但均包含血管损伤和肢体缺血作为关键变量（Bosse et al.，2001；Shores and Lee，2013）。

12. 男性因外伤而截肢的风险高于女性。

三、上肢截肢

（一）获得性上肢截肢
最常见的原因

表 6-6 残肢严重程度评分

变量	分数
骨骼/软组织损伤	
低能量（刺痛；简单的骨折；手枪伤）	1
中能量（开放/多处骨折，脱位）	2
高能量（高速汽车撞击伤或步枪枪伤）	3
极高能量（高速创伤+严重感染）	4
肢体缺血	
脉搏减少或消失，但血液回流正常	1[a]
无脉性；感觉异常，毛细血管再充盈减少	2[a]
肢凉，麻痹，感觉减退，麻木	3[a]
休克	
收缩压是 >90mmHg	0
暂时性低血压	1
持续低血压	2
年龄（岁）	
<30	0
30—50	1
>50	2

[a] 分. 缺血增加 1 倍>6h。

来源：Topal AE，Eren MN，Celik Y. Lower extremity arterial injuries over a six-year period：outcomes，risk factors，and management. Vasc Health and Risk Manag. 2010；6（1）：1103-1110。doi：10.2147/VHRM.S15316。

1. 外伤是上肢获得性截肢的主要原因（约80%），主要发生在 15—45 岁的男性。

2. 癌症/肿瘤。

3. 血管性疾病并发症。

（二）上肢截肢的标准（图 6-3）

上肢截肢有九种标准水平：①手指离断；②掌骨截肢；③腕掌间离断；④腕关节离断；⑤前臂（肘部以下）截肢；⑥肘关节离断；⑦上臂（肘关节以上）截肢-距离肘关节 6.5cm 或更多；⑧肩关节离断；⑨半肩胛带离断。

1. 手/手指截肢（指经指、掌、腕掌截肢）

（1）手指（经指）截肢可发生在远端指间关节（DIP）、近端指间关节（PIP）和掌指关节（MCP）水平。

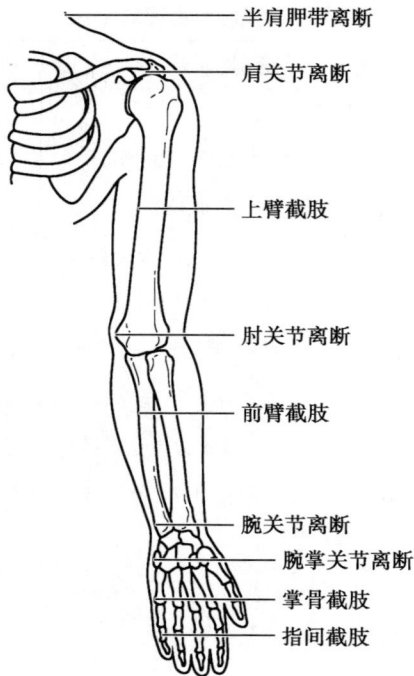

图 6-3   截肢平面(术语)

（2）经掌骨截肢和腕部截肢较少见,因为它们使功能恢复降低。

（3）多指截肢,包括拇指和手部部分截肢,以及腕部截肢,需要考虑到假肢安装和修复可能带来的功能和外观的影响。截肢部位的选择不应导致假肢的长度和宽度不适合。

（4）应仔细计划部分手截肢,以确保有足够的残肢感觉和活动。对于这种截肢,可能不需要假肢。手术重建可能是一种更合适的治疗选择,以保留或增强功能,同时保持残肢的感觉。手术时,拯救一只没有抓握能力的手是没有价值的。

（5）残手:如六个基本部位(皮肤、血管、骨骼、神经、伸肌腱和屈肌腱)中的四个部位出现不可修复的损伤,可考虑截肢。初始目标是保留尽可能的长度。

2. 腕关节断离术

（1）腕关节离断是截去桡骨尺侧关节远端,从而保持前臂完全的旋后和旋前。

（2）该水平截肢的假肢接受腔设计是锥形的,并在远端变平,形成一个椭圆形,截肢者可以完全主动地旋后和旋前,从而避免了必须预

置终端配件进行功能活动。

（3）由于残肢非常长,一个特殊的薄腕关节配件可最小化假肢的总长度。

（4）如果截肢者非常在意外观,前臂较长截肢,肘部以下截肢可能是一个更合适的选择。

3. 前臂(肘下)截肢(图 6-4)

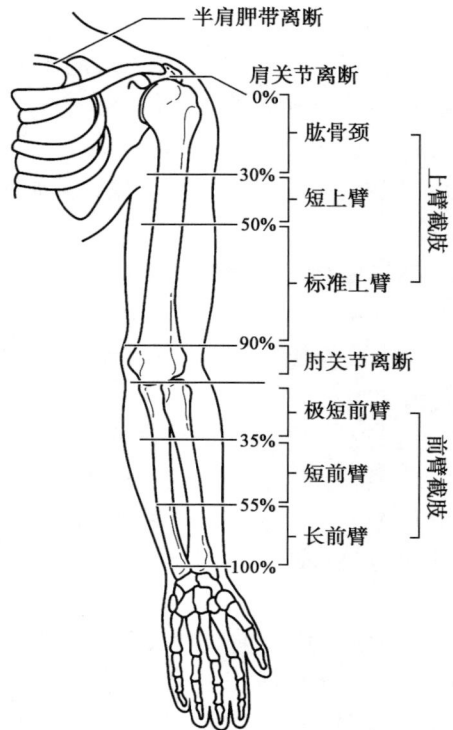

图 6-4   上肢截肢平面

（1）前臂截肢是最常见的截肢,在大多数情况下可以实现高水平的功能恢复。

（2）它可被划分为三个截肢平面:

① 极短:残肢长度<35%。

② 短:残肢长度为 35%~55%。

③ 长:残肢长度为 55%~90%。

（3）较长的前臂截肢可保留 60°~120°的旋后和旋前,前臂短残肢可保留小于 60°的旋后和旋前。

（4）当患者选择自身力源驱动假肢方案,并使假肢发挥到最佳状态,前臂长残肢是首选。对于那些需要从事体力劳动的患者来说,这是最理想的水平。

（5）当患者选择外部力源假肢,并使其发

挥最佳状态,残肢长度在60%~70%是首选的。这个长度通常允许良好的功能和外观,同时允许电子元件有足够的空间。

(6)短或极短的前臂截肢使得假肢的悬吊变得复杂,限制肘关节屈曲和活动范围。

4.肘关节离断(图6-4)

(1)肘关节离断手术和假肢各有优点和缺点。

(2)优点:与上肢截肢相比,肘关节离断手术可以减少手术时间和失血,提供了改进的假肢自我悬吊(通过使用更少包容接受腔),与上臂截肢相比,减少假肢接受腔在残肢上的旋转。允许更大的举、拉和推的力量。

(3)缺点:主要缺点是必要的假肢肘关节影响假肢的外观,以及目前技术上的限制,使得肘关节离断使用外部力源假肢肘关节的限制。从长远来看,这些缺点大于优点。

(4)对于双上肢截肢的患者,尽管可能存在美容方面的问题,肘关节离断在可行的情况下是更理想的截肢水平。

(5)在肘关节离断水平没有骨刺或异位骨形成的风险。

5.上肢(上臂)截肢(图6-4)

(1)上肢截肢可在三个平面进行:

①肱骨颈:残肢长度<30%。

②上肢短残肢:残肢长度为30%~50%。

③标准上肢残肢:残肢长度50%~90%。

(2)较长的残肢长度(肱骨长度的90%)可以帮助实现更好的假肢控制和功能。

(3)在大多数情况下,这三种水平面的截肢需要相似的假肢部件,这些部件可以是外部驱动的、自身驱动的、被动的,或者是这些部件的组合。

(4)当残肢长度大于35%的上肢截肢,通常接受腔的近端修剪线延伸到离肩峰1cm以内,接受腔通过8字形或肩鞍和胸带悬吊系统悬吊。

(5)残肢短于30%可按照肩关节离断来进行按照假肢。

6.肩关节离断和半肩胛带离断(图6-4)

(1)幸运的是,肩关节离断和半肩胛带离断截肢比其他部位的截肢要少见。

(2)在大多数情况下,它们是外科干预必要的一部分,以移除恶性病变。

(3)由于需要替换的关节数量和较难保持良好的假肢悬吊等相关问题,这些水平截肢的患者难以安装功能假肢。

(4)对于肩关节离断和半肩胛带离断截肢,接受腔延伸到胸腔以悬吊和稳定假肢。

(5)年轻、健康的男性能够更加成功安装这类假肢。

(6)假肢组件与上肢假肢相似,增加了可固定的肩单元,或被动进行肩关节的屈伸和内收-外展活动。

(7)除了用自身力源或外部力源控制的肘、腕和手配件外,该关节还可提供控制装置。

(8)在半肩胛带离断截肢中使用功能性假肢比较不成功,因为假肢的悬吊很难。在某些情况下,更好的选择是提供一个被动的美容假肢。应特别考虑提供肩部套,使患者更容易穿衣和改善外观。在这些患者中,通常广泛接受的是使用超轻被动假肢。

四、上臂假肢

(一)上臂假肢的手部装置和腕部配件

用于上肢截肢的假肢组件包括手部装置、腕关节、接受腔、肘铰链和肩关节。

手部装置和腕部配件将在本节中讨论,而其余组件将在稍后根据特定的截肢水平进行讨论。

1.手部装置

(1)大多数遭受上臂截肢并进行假肢装配的患者需要为他们的假肢配备手部装置。这些手部装置用于腕部及腕部以上截肢的所有上肢假肢。

(2)手部装置缺乏感觉反馈,移动性和灵活性有限。

(3)有各种各样的假肢手部装置,包括被动的、自身驱动的和外部驱动的钩形工具手和假手,以及用于工作或娱乐的特殊装置。

1)被动的手部装置:

①轻便。

② 没有功能机制和不能抓握。

A. 被动假手：仅用于弥补外观，但是可辅助推或提。

B. 柔性被动手部装置：手套形状的手部装置配上手套可以进行运动和其他活动。

C. 特殊的手部装置可通过适配器连接不同的运动装置、手动工具或厨房用具。

2）自身力源手部装置（钩形工具手或假手）：可以是自主开启（VO）或自主关闭（VC）类型。

① 假肢手提供三爪夹捏（三爪夹捏包括拇指、示指和中指的夹捏）。

② 钩形工具手提供相当于侧向或顶端夹紧。在一只正常手中，外侧握法或主握法包括拇指的指尖与相应手指的外侧接触。

A. 自主打开手部装置：

📖 a. 最常见和实用的类型。

b. 用橡皮筋或拉紧弹簧保持装置处于关闭状态。

c. 被截肢者使用由近端肌肉提供力源的索控制带对抗橡皮筋或弹簧力打开手部装置。

d. 抓握时，患者松开被打开的物体上的手部装置，橡皮筋或弹簧提供夹紧力。

e. 夹紧力由皮筋或弹簧的数量和类型决定。每根橡皮筋提供约 1 磅的夹紧力。

f. 为了控制抓握力的大小，患者必须产生持续的打开力。

B. 自主关闭手部装置：

a. 比自主打开装置具有更多的生理功能。

b. 装置保持在开的位置，必须通过牵引线束系统上的绳索来自动关闭以抓住物体。

c. 松开时，患者松开安全牵引带上的拉力，手部装置上的弹簧将其打开。

d. 最大抓力取决于个体的力量。缺点：长时间的抓握时需要持续地拉紧牵引带；手部装置在不使用时仍处于窘迫的开启状态。

3）外部力源（电动）手部装置：

① 由开关或肌电信号控制，并由外部电池提供能量。

② 电动手部装置外形可为手状（如 Ottobock 系统电动手或 Steepr 电动手）、非手状（Ottobock Greifer 手、Hosner NU-VA 协同抓握手和 Steeper 电动抓手）或钩形工具手。

③ 第二代电动手（智能手）提供多种抓取模式，包括抓、捏、点、啄和其他（I-Limb 手，Bebionics 手，米开朗基罗手）。网址：touchbionics.com；bebionic.com；ottobockus.com.

A. 肌电控制手部装置：在残肢肌肉上放置表面电极，装置可以有数字或比例控制系统。

a. 数字控制系统：开/关系统。

b. 比例控制系统：肌肉收缩产生的信号越强，动作越快。

B. 微开关控制手部装置：使用一个按钮开关或一个拉开关来激活手部装置。

📖 2. 假肢腕关节

（1）假肢腕关节将手部装置连接到假肢上，并提供旋前和旋后功能，以将手部装置安装在适当的位置。

（2）被动旋腕功能：截肢者用健侧手通过身体其他部位或物体表面的对抗辅助来旋转假手腕关节的手部装置，从而产生旋前或旋后。可以根据功能需要更换腕部的手部装置。

📖（3）假肢的腕关节屈曲配件可以将手部装置放置在屈曲位置，便于完成接近身体的活动。这对双侧上肢截肢者很重要 [日常需要屈曲的活动（ADLs）：喂食、擦拭；如为单侧截肢，上肢截肢者可使用另一只手]。

📖（4）电动腕部旋转器也可用，一般用于双侧上肢截肢者。

（5）不添加不必要的配件：不必要的配件不但会增加重量和成本，可能会损坏及需要维修。

（6）两种类型的假肢腕关节：摩擦控制或锁定。

① 摩擦控制的腕关节允许手部装置的旋前和旋后，其原理是通过压缩橡胶垫圈或施加在手部装置螺柱上的力所产生的摩擦将手部装置保持在选定的位置。

② 锁定式腕可以手动旋转，然后将手部装置锁在固定位置。

优点是当抓住重物时，锁定机构可以防止腕部手部装置的意外旋转。

（7）两种类型的假手腕关节屈曲组件：附

加和组合。

① 附加组件放置在手腕和手部装置之间，可以手动地将手部装置调整在直线位或屈曲位。

② 组合型将摩擦型腕和腕关节屈曲组件组合在一起，用于在一个位置上设置和锁定。

(二) 前臂(肘部以下)截肢假肢

除了手部装置和腕关节装置(前面讨论过)，前臂截肢者选用自身力源型假肢时还需要以下装置：①接受腔；②肘关节铰链；③上臂围箍/垫；④背带和控制系统。

1. 前臂截肢接受腔

(1) 接受腔必须提供一个舒适且稳定的与残肢完全接触的界面(以避免无意的运动和防止不舒服的集中压力)，接受腔将有效的能量从残肢传递到假肢装置，提供安全的悬吊和较好的外观。

(2) 为实现上述目标，大多数接受腔都是双层的，内套提供全接触配合，外套匹配对侧前臂的轮廓和长度。

(3) 接受腔的近端向后延伸至鹰嘴，向前延伸至肘部折痕。残肢越短，前端近侧的开口离折痕越近。

(4) 可以使用残肢袜或软质材料来使接受腔舒适地贴合，并允许在一定程度上适应体积变化。

(5) 特殊的接受腔设计

1) 分离式接受腔：

① 分离式接受腔由一个完全接触的部分包裹着残肢，通过铰链将残肢连接到一个单独的前臂壳体上，腕部和手部装置都附着在前臂壳体上。

② 分离式接受腔有时用于残肢非常短的截肢患者，因此特殊的肘关节铰链可用于增加关节活动度或在假肢中加入肘关节锁定机构。

📖 2) Muenster 接受腔(自悬吊套接受腔；图6-5)：

① 对于短的前臂截肢患者来说，分离式接受腔的替代方案是自悬吊的 Muenster 式经前臂截肢接受腔。

② Muenster 接受腔的特点是接受腔和前臂处于初始屈曲的位置，接受腔包裹住肱骨鹰

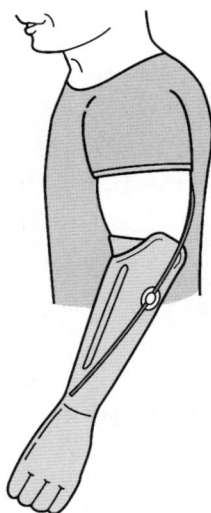

图 6-5　Muenster 接受腔

嘴和上髁。完美的残肢包裹，屈曲角度的预设，和较高的接受腔边缘裁剪轮廓线提供悬吊。但使用这种接受腔会对于残肢肘关节的屈曲造成一些的限制，这是由预设的假肢屈曲角度造成的。

③ 当使用这种类型的接受腔时，采用9字形的背带控制假肢。

④ 使用这类假肢，患者可以在相同的位置操作手部装置，并在肘部施加全扭矩。虽然使用这样的假肢肘关节使得屈曲比分离式接受腔少，但减少的力量要求和使用方便弥补并且大于其所造成的不便。

2. 肘关节铰链

(1) 肘关节铰链：连接假肢接受腔和上臂套，对假肢的悬吊和稳定性很重要。

(2) 类型：

1) 可屈曲肘关节铰链：

① 主要用于悬吊前臂接受腔。

② 前臂可主动旋前和旋后。

③ 用于患者有足够的自主旋前和旋后，以使他(她)们能够发挥这些功能，腕关节离断和前臂长残肢比较常见。

2) 刚性肘关节铰链：用于前臂短残肢，当肘关节有正常屈曲，但没有主动旋前和旋后，需要更多的稳定性。其类型如下：

① 单轴。

② 多中心。

③ 倍增式。用于分离式假肢接受腔,对于屈曲受限的前臂极短残肢,通过齿轮或连杆式结构,这些铰链允许残肢通过增加的关节活动度来驱动前臂假肢。缺点是,它需要2倍的力量(能量消耗2倍)来提供与单轴铰链关节相同的屈曲角度。

3)锁定式肘关节,仅当肘关节屈肌明显无力时才使用锁定肘关节。

五、上臂围箍和垫

(一)概述

除了明斯特接受腔外,使用上臂围箍或具有适当肘部铰链的三头肌垫来连接接受腔和索控带,帮助提供接受腔悬吊和稳定。

上臂围箍和垫也作为缆索控制的固定点。半围箍用于大多数前臂短残肢。三头肌垫用于前臂长残肢、腕关节离断和经掌骨截肢。

1. 前臂背带悬吊系统

(1)前臂背带的功能是将假肢悬吊在肩部,将假肢接受腔牢牢地固定在残肢上,利用身体的运动作为力源或力的来源,并通过缆索系统来控制手部装置。

(2)三种类型:

1)8字形(O形环)背带(图6-6)

① 最常用的背带系统。通过腋窝环穿在健侧,为自身力传递到手部装置提供反力作用。

② 截肢侧的前侧悬吊带为拉动或提升提供额外的支撑,并作为自身力源肘关节上假肢的肘关节负重带的附着点。

2)9字形背带

① 9字形背带通常与自悬吊的前臂接受腔(如明斯特套接器)一起使用,和接受腔配合的索控系统仅用于控制手部装置或用于有吸着式接受腔的长残肢。

② 由腋窝环和控制连接带组成。

③ 优点:由于取消了前支撑带和三头肌垫或围箍,它更轻便且提供了更大的自由度和舒适度。

3)肩部鞍式胸带(图6-7)

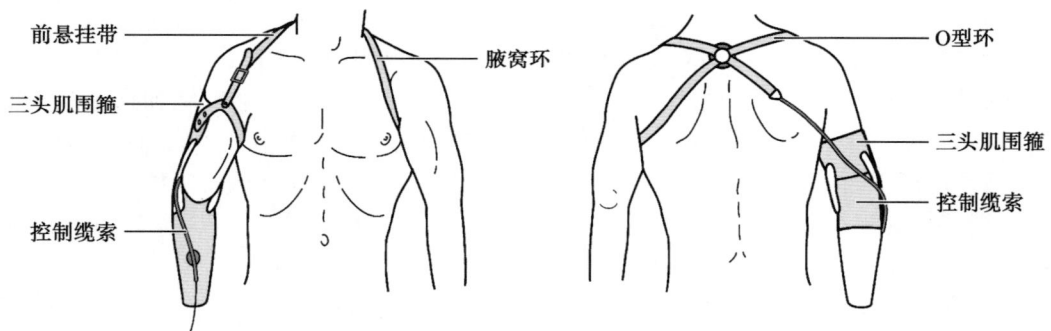

图6-6 O形环(8字形)背带

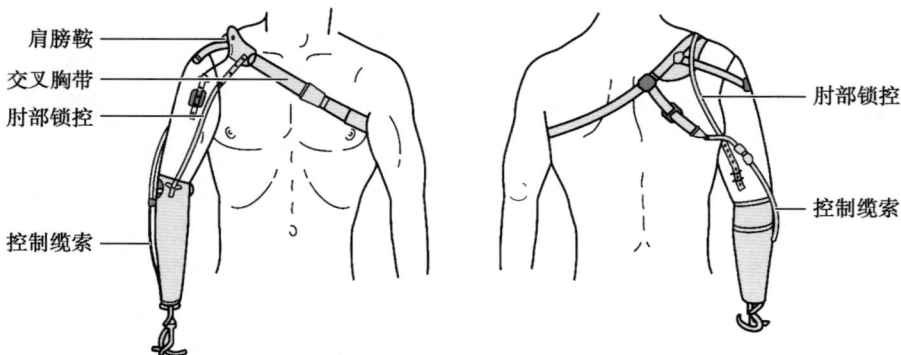

图6-7 肩部鞍带(改良)用于前臂假肢

肩部鞍式胸带:适用于患者不能忍受腋窝环,或重体力工作者。

2. 索控系统

(1)用于向假肢传递力源的索控制系统包括一根可弯曲的绞合不锈钢绳索,该绳索可在柔性壳套管内滑动。绳索近端连接在背带上,远端连接在肘部或手部装置上。

(2)有两种类型的绳索系统:

1)单控制绳索系统(Bowden绳索系统),用于前臂单相控制绳索系统,由一根绳索单一地传输自身力源控制手部装置。

① 由一个连续长度的柔性套管组成,绳索通过其中滑动。套管通过基板和固定器固定在前臂接受腔上,并通过套管横杆组件固定在三头肌垫的围箍;当力施加在绳索上时,套管固定器作为反作用力点。

② 用于操作手部装置的肌肉运动为肱骨前屈和双肩胛骨外展肌运动。

2)二重控制系统(分离绳索或导通绳索系统),通常用于上臂假肢索控系统,以及前臂极短残肢使用的具有锁定铰链的分离式假肢。

① 一根绳索具有两种功能:

A. 打开肘关节锁时,弯屈肘部单元。

B. 锁定肘关节时,操作手部装置。

② 绳索被固定并由独立长度的套管引导。套管的各个部分用固定装置固定,绳索必须按照套管所引导的角度在支撑下发挥功能。

③ 由于索控系统为肘关节弯曲和手部装置的操控提供力,两种引导套管是必要的。

A. 近端引导,当肘部弯曲时,绳索通过该引导滑动。

B. 末端引导,当运行手部装置时,绳索通过其滑动。

📖(二)肘部关节离断假肢

1. 上臂假肢的特殊形式。

2. 接受腔远端是平而宽的,适应肱骨远端上髁形状,可实现自我悬吊,允许肱骨内外旋转。

3. 由于残肢的特殊长度,需要使用带绳索控制锁紧机构的假肢肘关节。

4. 悬吊背带和控制系统与上臂假肢相同。

(三)上臂(肘关节上)假肢

除了手部装置和腕关节组件外,上臂自身力源假肢还包括前臂、肘关节组件、上臂、接受腔、背带和上臂索控系统。

手部装置和腕关节组件与前臂假肢相同,但接受腔、假肢肘关节、背带和控制系统在一些方面与前臂假肢不同。

1. 上臂截肢接受腔 与前臂假肢相似,上臂接受腔通常是双壁设计,内壁提供一个舒适的、完全接触的配合,外壳提供合适的长度和形状。接受腔外侧壁延伸至肩峰,接受腔内侧壁在腋窝下方变平,以防止接受腔旋转。柔性内套材料的应用可以使接受腔的穿戴更舒适。

2. 假肢肘关节

(1)当截肢发生在肘关节或肘关节以上时,肘关节的功能可以通过使用肘关节组件来实现,假肢肘关节可以屈曲并锁定在不同的屈曲角度。

(2)肘关节锁分为两种类型:

① 外置肘节锁:常用于肘关节离断截肢,因为肘关节离断没有空间放内置锁。

② 内置关节锁:用于上臂和肩部截肢假肢。

(3)内置肘关节:更佳的机械耐用性和外观更吸引人;用于残肢长度4cm或接近肱骨髁水平。

(4)外部肘关节:当残肢长度超过4cm,到达肱骨髁水平,以保持肘关节中心与未截肢侧相等。

(5)两种类型的肘关节都通过双重索控系统屈曲,并通过一根单独的肘锁控绳索将其锁定在所需的屈曲角度,绳索一端连接到肘关节机构,另一端连接到悬吊带前侧。

(6)锁定机制类似于交流发电机的原理:锁定和解锁行动的交替是与每个控制绳索的张力和放松周期同步。

(7)对于前臂假肢弯曲有困难的截肢者,可以提供肘关节弯曲弹簧辅助器,用于内置肘关节。

(8)对于上臂和肩部假肢,被动的肱骨旋转是通过肘关节和上臂套或接受腔之间的转盘来完成的。就像一个腕关节组件,肘关节和转盘之间的旋转利用摩擦控制,以保持肘关节的理想控制平面。

3. 上臂背带悬吊和控制系统

(1) 上臂背带

① 除了将假肢悬吊在肩部之外,肩背带还传递力源来控制假肢屈曲,锁定和解锁假肢肘关节,以及操作手部装置。

📖② 上臂假肢最常用的背带设计是改良的8字形背带和前臂假肢胸带。

(2) 上臂假肢自身力源索控系统

① 如前所述,双重(导向控制)索控系统是用于上臂假肢传输力量,其有两个功能:屈肘和控制手部装置。

② 肘关节锁定和解锁由第二根绳索控制,肘部锁定绳索。

③ 肘关节伸展和解锁,屈肩(肱骨屈曲;在双肩胛带外展的辅助下)将力传递到前臂杠杆,以使肘关节屈曲到理想位置。

④ 如果截肢者希望使用手部装置,首先,他(她)锁定肘关节(通过做肩部下沉,伸展,和外展——"向下,向后,向外")。

⑤ 患者可以继续操作手部装置,肩关节屈曲和双肩胛带外展。

⑥ 肩部运动的相同组合可以锁定或解锁肘关节(肩部下沉,伸展,外展)。打开时,肘关节在重力作用下伸展。

📖4. 双重控制机制在上臂截肢患者中的操作(表6-7)

(四) 肌电控制系统

1. 肌电控制系统是用于肘部以下和肘部以上截肢者的外部力源系统。

2. 肌电控制依赖于残肢或近段肌肉的激活。

3. 残余肌肉自发激活所产生的电信号可由假肢接受腔内部的表面电极检测。

4. 在前臂截肢患者中,使用腕伸肌(桡侧腕长伸肌/腕短伸肌和尺侧腕伸肌)打开手部装置,使用腕屈肌(桡侧腕屈肌和尺侧腕屈肌)关闭手部装置。

5. 在上臂截肢者中,肱二头肌用于弯屈肘部和关闭手部装置,肱三头肌用于伸展肘部和打开手部装置。通过肱二头肌和肱三头肌的共同收缩,患者可以在手部装置和肘部控制装置之间来回切换。上臂短残肢和肩部截肢患者,肩胛带肌肉控制肘部功能和手部装置功能。

6. 混合控制系统可以在上臂假肢或肩部假肢中结合自身力源和肌电控制。这可以减少成本、重量和假肢背带控制系统。

7. 如果肌电控制不适用,也可以将电动开关安装到背带或接受腔中。

📖自身力源与肌电控制系统(表6-8)

(1) 自身力源装置

① 优势:更便宜,更轻,更耐用,更容易维修,更高的感官反馈。

② 缺点:外观机械,一部分人难以使用,依赖于关节运动和肌肉力量。

(2) 肌电控制装置

① 优势:更好的外观,较少的背带控制系统,更强的抓握力。

② 缺点:更昂贵,更重,由于电子元件的使用和需要每日充电,耐用性差。

(五) 肩部假肢

1. 所有肩假肢由手部装置、腕部单元、前臂组件、假肢肘关节、上臂和肩部组件、背带和

表6-7 双重控制机制在上臂截肢患者中的操作

	1. 肘关节屈曲	2. 肘关节锁定(在理想的屈曲角度)	3. 手部装置(开、关)	4. 肘关节解锁
运动	肱骨屈曲和外肩胛带外展	肩部下沉、伸展和外展(向下、向后、向外)	进一步的肱骨屈曲和双肩胛带外展	肩部下沉、伸展和外展(向下、向后、向外)
索控机制	双重控制	单控制绳索(肘短接锁定绳索)	双重控制	• 单控制绳索(肘关节锁定绳索) • 在手部装置功能完成后,松开肘关节,肘关节在重力作用下伸展

表 6-8　自身力源和肌电假肢的优缺点

	自身力源	肌电控制
优点	• 低成本 • 更轻 • 容易维修 • 为身体提供良好的张力反馈	• 不需要背带或绳索 • 看起来像自然手臂 • 电池供电,所以关节力量和协调移动不那么重要 • 新型电池减轻了重量 • 提供强大的抓握力
缺点	• 取决于关节活动度和肌肉力量 • 外观机械 • 部分人群使用困难	• 昂贵的成本 • 更重 • 取决于电池容量、电压和寿命 • 维修成本较高

资料来源:From Braddom,RL,Chan,L,Harrast,MA.(2015)Physical medicine and rehabilitation. Philadelphia,PA;Saunders/Elsevier.

索控系统组成。

2. 手部装置、腕部组件、前臂组件和肘假肢肘关节与上臂假肢中使用的相同。

3. 肩部包括一个接受腔,有如下作用。

(1)舒适,为残余肩部和胸部提供稳定的承重。

(2)利用残余的肩胛带移动来控制假肢。

六、上肢截肢者的护理和康复

(一)概述

1. 从医学的角度来看,在假肢的适配临床决策过程中有三个重要的考虑因素:①截肢平面;②当设计假肢的控制方案时,仔细评估双侧近端肌肉力量和关节活动度;③一般健康和认知的评价。

2. 在上肢截肢患者中,一般健康状况与正常人群无异。患有恶性肿瘤的人例外。

3. 在给患者安装假肢之前,评估需要治疗的情况。认知障碍和其他神经问题会阻碍假肢的训练。

4. 特殊残肢状况的诊断。

① 异常情况如骨刺、新瘢痕、皮疹、神经瘤和其他情况在统计上不重要。

② 当存在时,其中许多问题可以通过适当修复来处理。

(二)康复问题

1. 安装假肢前的训练

(1)上肢截肢者的初始管理的另一个重要方面是安装假肢前的物理治疗和作业治疗。

(2)安装假肢前训练,包括残肢定型、肌肉力量和关节活动度,姿势问题,脱敏,瘢痕活动,ADL 评估和家庭锻炼计划。

(3)如果有任何不足应该给予运动处方。前臂和肱骨旋转是影响最严重的运动。

① 上臂截肢:80% 的患者肱骨旋转受限。

② 前臂截肢:80% 前臂旋转受限。

(4)骨骼畸形限制关节活动度,物理治疗没有任何帮助。

(5)测试和加强在残肢肌肉,可能有助于未来的肌电假肢控制。

2. 职业问题

(1)手部装置选配对截肢者的职业成功非常重要。

(2)截肢者职业影响最大的是对于熟练和半熟练的劳动者不能继续他们原来的职业。这是情绪失调和赚钱能力下降的根源。

(3)假肢治疗组应就任何预期的职业变化提供咨询,因为患者可能需要穿戴假肢重返工作岗位。

3. 情绪/心理问题

(1)虽然没有证据表明,截肢者与一般人群在情绪稳定方面有什么不同,但心理问题可以阻碍康复。给截肢者安装假肢,如果是因为截肢者的完全不配合而导致的安装失败,这是浪费时间和金钱。肢体缺失后需要一段适应期,应向所有截肢者提供心理咨询,以处理悲伤、愤怒和抑郁。

（2）个人因素也必须考虑在内。一般应该考虑年龄、性别、教育历史、假肢装配史和个人偏好。在多数情况下，教育背景使截肢者的形象更加完整，并使我们更好地了解必要的处方。大多数截肢者对假肢没有个人偏好，如果有，就必须深入了解。如果这些偏好不能被完全匹配，必须向截肢者解释原因。

（三）假肢控制及训练

1. 简述

（1）在单侧截肢者中，假肢通常用于辅助残肢，使部分丧失的功能恢复。这个假肢装置还远远不能恢复失去的肢体功能，患者必须意识到它的功能局限性。

（2）训练应包括假肢的定位、控制和使用，最初强调日常生活活动能力（ADLs）。

（3）假肢安装前应重复地介绍假肢，并特别指导患者正确的假肢术语和每个假肢部件的功能。如果有什么问题，这种宣教将有助于患者与假肢师沟通。同时将有关假肢护理的常规说明告知患者。

（4）训练的下一步是指导穿脱假肢。在初步的指导之后，患者就可以开始学习基本的控制动作。治疗师应带截肢者完成每一个需要的动作，以便截肢者能够看到和感受到正在进行的动作。然后患者独立地重复同样的动作。

2. 前臂截肢者训练

（1）训练集中在手部装置的操作上。

（2）前臂和肘部的控制不需要特殊的训练。

📖（3）前臂肌电假肢利用肌肉收缩来激活假肢（如激活腕屈肌关闭手部装置和激活腕伸肌打开手部装置）。

（4）自身力源假肢利用肱骨前屈，借助双肩胛带的外展来打开手部装置。截肢侧的肩膀不应该过度屈曲以做出一个平滑的动作。另一侧的肩膀起到稳定器的作用。

（5）一旦患者学会了假肢的机械原理和如何有效地使用它，他或她就准备好进行有目的的训练活动。治疗师应该提出不同的活动来帮助解决患者生活中不可避免出现的新问题。在尝试任何活动之前，手部装置的预先设置是必不可少的。这种预设的指导和实践是必要的。它将使截肢者比较正确地完成任务。

（6）在日常活动开始之前，抓握是控制训练的最后一个阶段。练习方法、抓握和释放不同大小的物体和不同类型的材料。截肢者掌握对手部装置的适当压力控制来抓取物体。

（7）当患者在空间中对手部装置拥有最大的控制权时，即可认为控制训练完成。

（8）一旦掌握了基本的操作，这些技术就可被用于日常活动中。截肢者应该在广泛的活动中获得使用假肢的信心。最初，对截肢者来说最重要的活动是吃饭和穿衣。

（9）对于单侧截肢者来说，这种独立性并不难实现。假肢不需要达到基本的独立性。选择的活动应该需要用两只手来完成（如用刀叉切食物或系鞋带）。当患者尝试、执行并成功地进行这些活动时，他（她）就会更愿意接受和依赖假肢。

（10）在吃饭、穿衣和打扮方面的培训完成后，可以进行一些特殊的活动，如使用电话或键盘进行沟通。应鼓励从事家务、职业和娱乐活动，并在培训过程中强调与这些兴趣相关的活动。

3. 肘关节离断及上臂截肢者训练

（1）肘关节离断或上臂截肢者的假肢训练，遵循与前臂截肢者相同的一般原则。

（2）这一级别的截肢者的控制训练更加困难，因为截肢者现在必须在能够使用手部装置之前集中精力锁定假肢肘关节。

（3）在3岁之前，不应尝试使用双控制/肘部锁定假肢进行训练。

（4）打开肘关节后，肱骨的屈曲使假肢前臂部分屈曲（肘部屈曲）。

（5）截肢侧的肩膀不应过度屈曲，以确保流畅的动作。对侧的肩膀起到稳定的作用。截肢者应该重复这个动作，直到运动的速度和屈曲的角度是平滑和可控的。

（6）肘关节伸展（肘关节仍未上锁）通过缓慢地将肩膀拉回起始位置来实现。

（7）下一个控制动作是肘部的锁定和解锁。

① 这个动作是肩膀下沉，伸展和外展的组合。

② 在操作时，应将手肘伸展直到锁扣咔嗒作响。

③ 一旦锁定和解锁的肘部可以顺利完成与肘部伸展，教截肢者学习屈屈肘部和肘关节锁定时保持缆索的张力。

（8）为了解锁肘关节，截肢者重复这个过程，让前臂平稳地回到起始位置。

（9）当肘关节锁定时，额外的肱骨屈曲将操作手部装置（在自主打开手部装置中打开，在自主关闭手部装置中关闭）。

（10）为了使手部装置更接近身体操作，需要旋转假肢前臂。为了做到这一点，截肢者应先弯屈肘部到 90°，然后手动旋转转盘的内侧或侧面。

七、下肢截肢和假肢

（一）下肢截肢

1989—1992 年，大约有 105 000 例下肢截肢者；其中 32% 为足趾截肢（Seymour，2002）。

年龄（岁）	截肢最常见的原因
0—5	先天性或畸形
5—15	癌症、创伤
15—50	创伤
50+	血管疾病、感染

Kay 和 Newman 对 5 830 例下肢截肢的分布及原因进行了调查。

分布	%
赛姆（Syme's）截肢	3
小腿截肢	59
膝关节离断	1
大腿截肢	35
髋关节离断	2

原因	%
周围性血管疾病和感染	7
创伤	22
肿瘤	5
先天性畸形	3

资料来源：From Kay HW，Newman JD. Relative incidences of new amputations：statistical comparisons of 6 000 new amputees. Orthot Prosthet. 1975；29：3-16.

http://www.oandplibrary.com/op/1975_02_003.asp，with permission.

📖 1. 外周血管疾病诊断试验

（1）外周血管疾病是截肢最常见的原因之一，尤其是在 50 岁及以上的人群中（Savji et al.，2013）。对有风险的患者应进行适当的血管筛查。

（2）踝肱指数（ABI）

① 外周血管疾病通常用踝肱指数来诊断，也就是臂动脉收缩压和踝关节收缩压的比值。

② 经济且容易执行，但准确性受限，特别是大血管和钙化血管，可能发生在糖尿病患者、老年人或肾衰竭患者（DeLisa et al.，2005）。

③ 不是一个可靠确定截肢水平的工具。

④ 踝肱指数 0.91~1.30：正常。

⑤ 踝肱指数 0.71~0.90：轻度外周血管疾病。

⑥ 踝肱指数 0.41~0.70：中度外周血管疾病。

⑦ 踝肱指数 0.00~0.40：严重外周血管疾病。

⑧ 踝肱指数 >1.30 可能提示钙化，不可压缩血管，可能会产生假阴性结果。这在糖尿病患者中很常见。

（3）多普勒速度波形分析

① 检测踝肱指数异常，进行多普勒波形分析，定位病变。

② 可在多个位置获得多普勒波形，波形从一个水平变化到下一个水平为外周血管疾病的指征。

（4）动脉内对比造影

① 外周血管疾病的黄金标准成像测试。

② 为有创检查，不应用于筛查。

2. 重要定义

📖（1）肌内固定术：通过钻孔将肌肉和筋膜直接缝合到骨头上。

① 残肢结构更加稳定。

② 禁忌证是严重的血管供应障碍,骨头的血液供应可能会受到影响。

📖 (2)肌成形术:以最小的张力将相对的肌肉相互缝合,并将其缝合在切骨末端的骨膜上。

① 一般更短的手术时间。

② 可能是严重的下肢血管闭塞患者的选择。

(二)下肢截肢平面(图 6-8、表 6-9)

(三)常见各下肢截肢平面的适应证、优点和缺点

下肢截肢平面中,不令人满意的截肢平面有如下三种。

1. 胫骨远端 2/5(腓肠肌-比目鱼肌下方)

(1)增加杠杆臂的长度在这个水平的重要性超过了良好的皮肤和软组织管理的困难。

(2)由于胫骨和腓骨都在皮下,因此胫骨远端的肌肉覆盖不足。

2. 胫骨结节近端极短小腿截肢

(1)膝关节伸展力量丧失,膝关节的稳定性和移动性变得没有意义。

(2)与膝关节离断相比,增加残肢长度会给假肢适配造成困难。也常发生膝关节屈曲挛缩。

(3)当膝关节的主动伸展存在并且可屈曲45°或更多,手术也是在胫骨结节以下至少 1cm 处进行,残肢就适配上一个舒适有效的假肢。

表 6-9 下肢截肢程度的描述

部分足趾	切除一个或多个足趾的部分
足趾关节离断	指间关节离断
部分足/足趾切除	切除最多 3 个跖骨和足趾
跖趾离断	跖骨中段截肢
利斯弗朗(Lisfranc)截肢	跗跖骨交界处截肢
肖帕特(Chopart)截肢	跗骨中部截肢——只剩下距骨和跟骨
赛姆(Syme)截肢	踝关节离断伴胫骨远端附着跟骨垫;可能包括腓骨和远端胫骨/腓骨远端的切除
小腿截肢	
○ 长残肢	○ >50% 胫骨长度
○ 标准残肢	○ 20%~50% 胫骨长度
○ 短残肢	○ <胫骨长度的 20%
膝关节离断	通过膝关节截肢,股骨完整
大腿截肢	
○ 大腿长残肢	○ >60% 的股骨长度
○ 标准大腿残肢	○ 35%~60% 的股骨长度
○ 大腿短残肢	○ <35% 的股骨长度
髋关节离断	髋关节截肢,骨盆完整
半骨盆切除术	切除骨盆的一半
半体切除	L_4/L_5 水平以下的双下肢和骨盆截肢

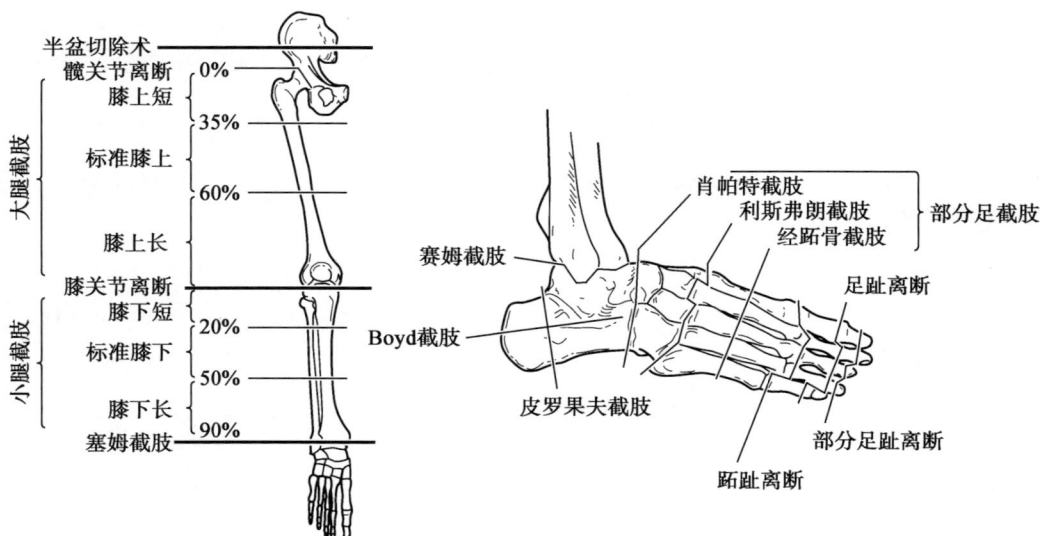

图 6-8 下肢截肢的平面

在这个水平以上的话,大多数患者最好采用膝关节离断截肢术。

3. 极长大腿截肢

(1)当截肢仅仅在小转子以下很短距离时,肢体好发过度屈曲和髋关节外展。

(2)接受腔适配可能成为一个难题。通过髋部屈肌和外展肌松解挛缩畸形是一个解决方案。许多外科医生宁愿留下一小段股骨,也不愿在髋关节离断处离断。

(四)足部及踝部截肢(图6-9)

1. 部分足趾截肢,足趾离断,足趾切除术

(1)因足趾外伤、组织缺失、感染、冻伤引起的坏疽、糖尿病、动脉硬化、硬皮病、布尔格氏病以及类似情况引起的畸形。

(2)通过保持足的长度,可以获得更好的机械优势。

(3)与跖骨横断相比,有更好的步态模式。

(4)缺点:主要见于血管患者,包括动脉硬化和糖尿病。必须保证足部其他部位的血管供

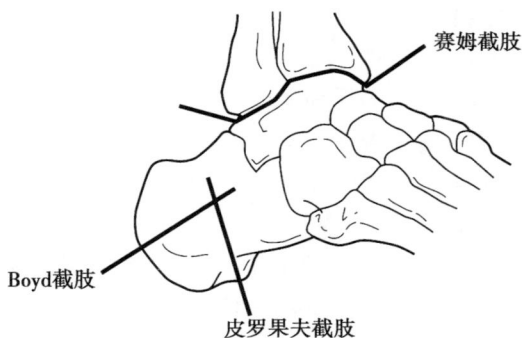

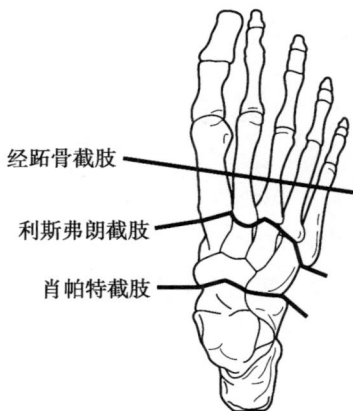

图6-9 足部及踝部截肢

应是完整的,这样截肢就不会持续发展到胫骨水平。

2. 跖骨横断截肢

因足趾外伤、感染导致的组织缺失或因冻伤导致的坏疽、糖尿病、动脉硬化、硬皮病、布尔格病以及类似的情况。

(1)坏疽必须局限于足趾,并且不影响指蹼。感染可控,切口不延伸过感觉减退区域,或者通过感染区。患者没有感觉疼痛。可触及的足搏动是不必要的,但不应该有泛红。静脉填充应<25s。

(2)在跖骨中没有发现癌症指征是因为所有被确诊而切除的骨癌没有被包含在内的。

(3)这是一个很重要的足部截肢手术因为它保留了足背伸和足跖屈肌及其附属和它们的功能。这将为患者的足提供一个良好的机械性能优势。

(4)对于功能性的使用,这也是一个良好的截肢水平,因为这个部位截肢可以配备足底增强机制和足趾填充物,在站立和在水平面上行走时外观功能的影响不明显。

3. 其他足截肢

（1）利斯弗朗(Lisfranc)截肢是指在跗跖骨连接处截肢。

（2）肖帕特(chopart)截肢切除所有跗骨和跖骨,只剩下距骨和跟骨。

(3)皮罗果夫(Pirogoff)截肢是指垂直的跟骨截肢。

(4)Boyd 截肢是指水平面的跟骨截肢:

① 这些截肢不表明患者是因缺血或糖尿病截肢。有时因为创伤也可能会导致上述截肢,但是其康复结局往往很差。

② 在利斯弗朗和肖帕特截肢术中,受损的足经常发展成显著的马蹄内翻畸形,导致过度的前足负重而功能障碍。适当的背伸肌腱再植和跟腱延长术可预防这种畸形。

4. 赛姆(Syme)截肢

它本质上是一种踝关节离断术,将远端跟骨垫附着在胫骨末端;可能包括切除外踝和/或胫骨/腓骨远端。

(1)适应证:足部创伤,先天畸形,肿瘤和

畸形引起的截肢。

（2）缺点：健康的足底足跟皮肤是必要的身体负重区。患者在该区域还必须有良好的血供，因此对于血管功能障碍的患者来说，这是一项困难的手术。

（3）优点：功能上讲，这是一个很好的截肢水平，因为：

① 保留了肢体的长度。

② 保留足跟垫，残肢末端可以提供很好的承重。

③ 早期安装假肢是可能的，并且有良好的效果。

④ 术后应用硬性绷带即时残肢取模成型负重，患者的残肢可以实现部分身体承重（大约在 24h 内）。

（4）缺点：影响美观（球状残端，肥大的残肢）；与其他截肢级别相比，假肢的安装可能更加困难。

（五）小腿截肢/膝下截肢

1. 当由于创伤、肿瘤或疾病需要截肢时，挽救膝关节的重要性再怎么强调也不过分。保留膝关节意味着保持一种接近正常的生活方式，自身限制最小。

2. 对于被截肢的老年人，挽救膝关节很可能意味着能够行走还是只能坐轮椅。

📖 3. 在老年人中，大约 50% 的患者在大腿截肢后功能更差。大约 5% 的患者实际上改善了他们的身体功能水平。

4. 比较小腿截肢者和大腿截肢者在行走时能量消耗的研究表明，大腿截肢者的能量消耗明显更高。

5. 选择小腿截肢而不是更高水平截肢将取决于创伤后的组织生存能力，以及处理肿瘤时的肿瘤手术方案。

6. 对于脑血管异常患者，小腿截肢不仅可行，而且是大多数情况下的截肢水平选择。

7. 缺血性小腿截肢报告的愈合率为 80%~90%。

8. 文献中也普遍报道，小腿截肢比大腿截肢术后的死亡率更低，因为小腿截肢具有更高的愈合率、更好的组织活力和承重表面。小腿截肢还显示死亡率和能量消耗下降。

9. 小腿截肢平面应选择在胫骨近端 50% 处。在这个范围内，只要可存活的皮肤和肌肉可用于远端覆盖关节，保持长度是至关重要的，小腿截肢的残肢越长，其杠杆力臂就会越长、力量更大和本体感受更好，截肢者就会步行更好。如果小腿截肢的残肢更长的话，行走的能量消耗将会更少。另一方面，小腿极短残肢远优于膝关节离断，在胫骨粗隆处的截肢也可以实现令人满意的小腿假肢装配。

10. 截肢手术时，腓骨应比胫骨短 2~3cm，胫骨的切面应向前倾斜。

另一种是 Ertl 手术方式，其特点是在胫骨和腓骨之间创建骨桥/融合。其优点是优化残肢末端承重。

11. 如果有严重的屈曲挛缩（>50°）和肢体缺血，尽管一个非常短的小腿截肢可以作为膝关节离断来制作一个屈膝假肢，建议直接选择膝关节离断术。

12. 小腿截肢术后功能恢复：术前，患者应熟悉截肢后的康复和活动，应给予下列康复指导。

（1）正确的床和轮椅上体位摆放。

（2）所有进行的运动治疗及其说明。

（3）尽可能地教会患者使用合适的辅助器具进行移动。

（4）术后安装假肢的类型。使用小腿假肢，能量消耗小，患者的身体功能能力也大于大腿截肢患者。

（5）截肢后应避免长时间坐着，以防止关节屈曲挛缩。患者的身体功能会随着挛缩的增加而下降。

（六）膝关节离断

1. 优点

（1）对组织较少的创伤。

（2）失血极少。

（3）残肢长且有力，残端承重好。

（4）假肢悬吊由残肢末端的球状髁轮廓提供。

2. 缺点

（1）需要较长的皮瓣，这对于血管发育不

良的患者可能会影响愈合。反对普遍在血管疾病患者中应用膝关节离断手术的理由是,如果有足够的软组织覆关节膝关节,通常可以选择短的小腿截肢。一个细微的差别是,足够的可活皮肤覆关节短的小腿残肢以及足够的可活皮肤来覆关节膝关节离断。一个短的其他方面未受损的小腿残肢在功能上比膝关节离断要好。

（2）到目前为止,膝关节离断假肢的另一个主要缺点是不能为患者同时提供功能和美观。随着假肢膝关节机制和接受腔设计的发展,在步态的摆动和站立相假肢的步态已经和大腿假肢相差无几。

📖 3. 改良的膝关节离断　适度修整股骨髁突,在髁间切迹处进行髌股关节融合术。其优点是锥形残肢与增加的残端承重面积;可选择没有坐骨承重的标准吸着式接受腔适配。

（七）大腿截肢/膝关节以上截肢

1. 在过去,大腿截肢是最常见的截肢水平,因为对于有外周血管疾病的患者,大腿截肢很容易完成且有更为满意的愈合。现在,随着人们对于截肢水平更为深入的理解,康复潜力的挖掘和低平面截肢方法的改进,大腿平面截肢的使用频率大大降低。

2. 大约85%的大腿截肢继发于血管疾病。

3. 髋关节屈曲挛缩在大腿截肢中很常见,残肢越短,越容易发生髋关节屈曲挛缩。大腿假肢的接受腔适配最多可以接受20°以内的残肢屈曲挛缩。

4. 血管疾病的小腿截肢患者的愈合率提高;因此只有在膝关节离断或者小腿截肢的组织能力非常差的情况下才选择大腿截肢。医生可能是因为患者胫骨中的较大肿瘤而不得不考虑大腿截肢。

5. 在大腿截肢中,内收肌固定术有助于保持股骨在假肢接受腔内的内收位。

（八）髋关节离断和半骨盆切断术

1. 髋关节离断是通过髋关节横切手术切除整个下肢。

2. 半骨盆切除术是指手术切除整个下肢以及回肠的全部或大部分。

3. 这种规模的消融手术最常用于根除股骨、髋关节或骨盆区的骨或软组织恶性肿瘤。

（1）其他指征包括大面积创伤或未控制的感染,特别是气性坏疽。极少数情况下,对先天性肢体畸形采用髋关节离断术可以提高假肢的适配和功能。

（2）尽管有很大的功能缺陷,但仍然有可能为这些程度的截肢患者安装假肢。

4. 髋关节离断患者的残端有很好的承重性能。因为缺少股骨干作为假肢的杠杆臂,会导致躯干内外侧稳定性较差和明显的步态异常。

5. 除了髋关节离断造成的所有功能缺陷外,半骨盆切除术截肢者还失去了坐骨结节良好的承重能力,假肢必须依靠半硬性的腹部来承重。因此,这个截肢水平的接受腔设计需让截肢者的腹部可以承受体重力并且不伤及腹内脏器。许多半骨盆截肢者由于假肢的大体积、笨重及穿戴假肢时行走所消耗的较大能量而拒绝使用假肢。

（九）下肢截肢术后的评估和管理

1. 当评估截肢后的患者,应详细病史,其内容包括截肢的原因和日期、修复的日期、先前的活动状态、自我护理状态、心肺状态、神经系统状态、周围血管状态、糖尿病控制、既往手术、残肢疼痛、幻肢感觉和幻肢疼痛。

2. 体格检查应包括视力和精神状况、周围血管状况、手术切口和引流、皮肤损伤、残肢皮肤活动性、水肿和凹陷、硬化、压痛、皮肤冗余、移植物和移植物供体部位、被动关节活动度、关节稳定性、感觉和四肢力量的评估。

📖 3. 理想的小腿残肢形态为圆柱形,而大腿残肢形态为圆锥形。

以固定的间隔距离记录下残肢围长,大腿截肢患者应从大转子开始,小腿截肢患者从膝关节内侧间隙开始。还应评估残肢、软组织状态和骨长度。

4. 截肢后成功的关键因素之一是足够的伤口愈合。评估和优化营养,贫血,糖尿病控制,抗生素的使用最大化地促进伤口愈合。开放的切口或伤口应在促进残肢定型辅具或假肢下覆关节 Telfa® 垫。慢性引流窦可能是由浅表脓肿、骨刺或局限性骨髓炎引起的。应探测开口的深度,并应进行 X 线片、磁共振或骨扫描以确定骨受累情况。

5. 术后安装假肢前管理的目标。

(1) 疼痛控制。

(2) 为假肢安装做残肢准备塑形准备。

(3) 维持和优化关节活动度,特别是在截肢的近端关节。

(4) 独立活动。

(5) 自理能力和日常生活能力。

(6) 关于假肢安装和护理的宣教。

(7) 支持患者截肢后所引起的一系列变化并帮助其适应。

(8) 强化肌肉力量并集中训练。

① 臀中肌(髋关节外展)和臀大肌(髋关节后伸)。

② 残余的腘绳肌或股四头肌。

③ 上肢肌肉。

6. 术后残肢管理

(1) 术后用石膏绷带或玻璃纤维硬性敷料防止水肿,保护创伤,减少术后疼痛。术后几分钟内就会出现水肿,所以必须立即更换敷料。一旦检查伤口或缝线拆除,必须在几分钟内更换硬质敷料,以防止水肿复发。

① 对于小腿截肢者应用的、可拆除的硬性敷料,由石膏或玻璃纤维通过内衬袜子和踝上围箍悬吊起来,增加或去除袜子调节的压缩量,提供良好的水肿控制且可每日检查。

② 当不需要使用硬性辅料时,可使用弹性绷带 8 字形缠裹。弹性绷带的收缩定型效果不是很好,因为患者不能很好地掌握缠绕技术,而且需要一天重复多次。弹性绷带应用不当也可引起残肢远端水肿的径向收缩。双层长度 10.16cm(4 英寸)的弹性绷带可用于小腿残肢,双层长度 15.24cm(6 英寸)的弹性绷带可用于大腿残肢。

③ 弹性收缩袜比较容易应用,提供均匀的压缩,但通常是在术后或缝合线拆除后使用。对于大腿截肢者应该尽量舒适地贴合到腹股沟处。如果不恰当地适配和保养,压力可能会导致皮肤破损。

(2) 截肢者应该一天除洗澡外 24h 佩戴收缩塑形辅具。非假肢使用者应用收缩塑形辅具可以帮助控制疼痛和水肿,并促进愈合。如果截肢者日常穿戴假肢,收缩塑形辅具可以在安装正式后停止。如果夜间出现水肿,可在夜间使用。

(3) 屈曲挛缩容易预防,但难以纠正。

① 髋部屈曲挛缩

A. 截肢者不要睡过于柔软的床垫,平躺时可在背部或大腿下使用枕头,或抬高床尾。大腿截肢者不要将残肢倚在拐杖上站立。所有这些不良体位都会导致髋关节屈曲挛缩。

B. 截肢者应每天俯卧 3 次,每次 15min,以防止髋关节屈曲挛缩。不能俯卧的截肢者应仰卧,主动伸展残肢,弯曲对侧腿。

② 髋关节外展挛缩:截肢者不能在两腿之间放置枕头,因为这会造成髋关节外展挛缩。

③ 膝关节屈曲挛缩

A. 小腿截肢者不要将残肢悬吊在床边,在膝关节下放置枕头,或弯曲膝关节躺下。千万不要长时间坐着,以避免膝关节屈曲挛缩。

B. 截肢者坐在轮椅上时应将膝关节伸直放在轮椅垫下的一块板上,并在板上裹上毛巾。

(4) 使用拐杖行走时穿不穿戴假肢都可以很好地促进关节活动度,如果可行的话,都比依靠轮椅活动好。

(5) 拆线后,残肢每天用温和肥皂和温水清洗。在使用任何收缩塑形辅具之前,应待四肢完全干爽。

① 轻柔按摩可以降低对压力的敏感性,深层垂直于瘢痕摩擦按摩,可防止瘢痕粘连。

② 确保残肢瘢痕在各个方向具有活动性。按摩时可以涂抹一层薄薄的润肤膏来减少摩擦,但不要使用厚厚的乳霜。对于非常干燥的皮肤,可以在晚上使用一层薄薄的润肤剂,以便在晚上吸收。

③ 不鼓励剔刮残肢。

7. 下肢假肢处方

1995 年,Medicare 为截肢者建立了步行功能水平评级。患者的功能水平是由医生决定的,并规定了不同功能水平所需要匹配的假肢组件。这些功能级别也称为 K 级,范围从 K0 到 K4。

截肢者联邦医疗保险步行功能级别

功能水平	定义	假肢组件
K0	无活动能力	不允许使用假肢
K1	仅限于转移或限制的家中活动	手动锁定或站位控制膝关节、SACH 足或单轴足
K2	家中无限制,限制的社区活动	气动或多轴膝关节,多轴足
K3	社区无限制	液压膝关节、微处理器膝关节、储能足
K4	高耗能活动(运动、工作)	

(十)截肢平面相关的下肢假肢组件

1. 临时(预备)假肢

(1)预备(临时)假肢通常用在正式假肢之前。

(2)在残肢体积稳定之前使用。

(3)促进残肢的缩小定型。

(4)允许早期假肢训练(步态和功能训练)并随着截肢者步态进展对假肢对线进行微调。

(5)当患者不确定是否能成功使用假肢时,可作为测试假肢使用。

(6)通常在术后使用 3~6 个月,直到残肢达到最大收缩。

2. 永久的(正式)假肢

(1)当残肢收缩定型后,残肢体积稳定,这时可以适配一个永久的或正式假肢。

(2)正式假肢一般每 3~5 年需要更换一次。

(3)正式假肢通常会有更复杂的部件和外装饰套。

3. 部分足截肢

(1)小足趾截肢不影响行走,通常不需要假肢。

(2)部分足部假肢用于恢复足部功能(特别是行走)和前足轮廓。

(3)大足趾的截肢减少了足的蹬离力,因此除了使用带足弓支撑的定制鞋垫外,还需要一个坚硬的鞋底和足趾填充物,以保持截肢足

的对线。

(4)部分足部截肢包括前足,如足趾切除和经跖骨截肢,通常只需要鞋填充物或矫形鞋。对鞋子的修改可能包括一个坚硬的鞋底,增加一个延伸到跖骨头部的金属弹簧柄,一个带滚动边的鞋底,和/或鞋舌的填充物来帮助后足在鞋中稳定。

(5)经跗骨截肢术,如肖帕特(Chopart)、利斯弗朗(Lisfranc)和 Boyd 截肢,不是最理想的截肢平面选择,但是如果有一个主动平衡的背伸和跖屈且有正常的皮肤和足后跟脂肪垫,这类截肢会有更好的功能结果。对于后足截肢来说,最好的假肢选择是使用一种定制的假足和一个有自悬吊的分离式接受腔,可以穿进普通的低帮鞋中。后页弹力型踝足矫形器是部分足截肢的另一种选择。

4. 赛姆(Syme)截肢

(1)在赛姆截肢时,保留由足跟垫以覆盖关节的关节软骨,使残端可以承重。

(2)患者可以很容易利用残肢末端进行站立和行走,而无须佩戴假肢进行家居短途行走。

(3)假肢(后开口或内侧开口)

① 需要去除部分接受腔壁,以适配残肢末端的球形机制。

② 主要缺点:外观较差。

(4)新型假肢接受腔设计在假肢套内加入了可膨胀的空气悬浮腔,或一个薄的可拆卸的膨胀假肢内衬套,使假肢的外观更美。

其优点更薄,更紧,更强的假肢接受腔。无须从接受腔内取出内套,保持假肢的机制完整性。

(5)赛姆截肢选择的假足

① 配置赛姆定踝软跟足(SACH)。

② 柔韧内骨骼固定踝足板(SAFE)。

③ 储能碳纤维足板(低轮廓)。

5. 小腿截肢/膝下截肢

小腿假肢的组件包括接受腔、悬吊系统、小腿管和假足。

6. 髌韧带承重接受腔

(1)一般小腿截肢者使用的标准接受腔是全接触式髌韧带承重(PTB)接受腔。

（2）髌韧带承重接受腔是一种定制的热塑性板材或树脂真空成型制作的接受腔，接受腔通过在受压区域的凸起来分散重量；它在压力敏感区域提供孔隙进行减压（减压区）。

（3）特征是在接受腔前侧髌韧带的位置有一横向下压凹陷。

（4）接受腔的边缘线在前侧延伸至髌骨中部水平，内侧和外侧延伸至股骨髁，并向后延伸至平齐髌韧带的水平。

（5）压力应均匀分布在耐压区域，但大部分压力位于髌韧带和胫骨嵴内侧面，在骨突处进行免荷，如胫骨嵴、胫骨远端、腓骨头（图6-10）。

📖 7. 受压区域（图6-10A、B、C）

（1）髌韧带。

（2）胫骨前肌。

（3）腘窝-腓肠肌-比目鱼肌（经腓肠肌凹陷）。

（4）腓骨外侧体。

（5）胫骨嵴内侧面。

📖 8. 压力敏感区（释放区域；图6-10D、E、F）

（1）以下是压力敏感区域，需要调整接受腔，以释放压力。

① 胫骨嵴、结节和髁。

② 腓骨头。

③ 胫腓骨远端。

④ 腘绳肌肌腱。

⑤ 髌骨。

（2）接受腔对线时需要有轻度的屈曲角度（约5°），以增强髌骨韧带的承重，防止膝反屈，抵抗残肢沿接受腔向下滑动的倾向，并将股四头肌置于一个更高效和机械优势的位置，便于其收缩。

（3）接受腔的初始对线位屈曲角度最大可以到25°，以适应膝关节屈曲挛缩。

（4）接受腔的对线还包括轻微的侧向倾斜，以减少腓骨头的压力。

（5）接受腔内是配有软内衬套，以保护脆

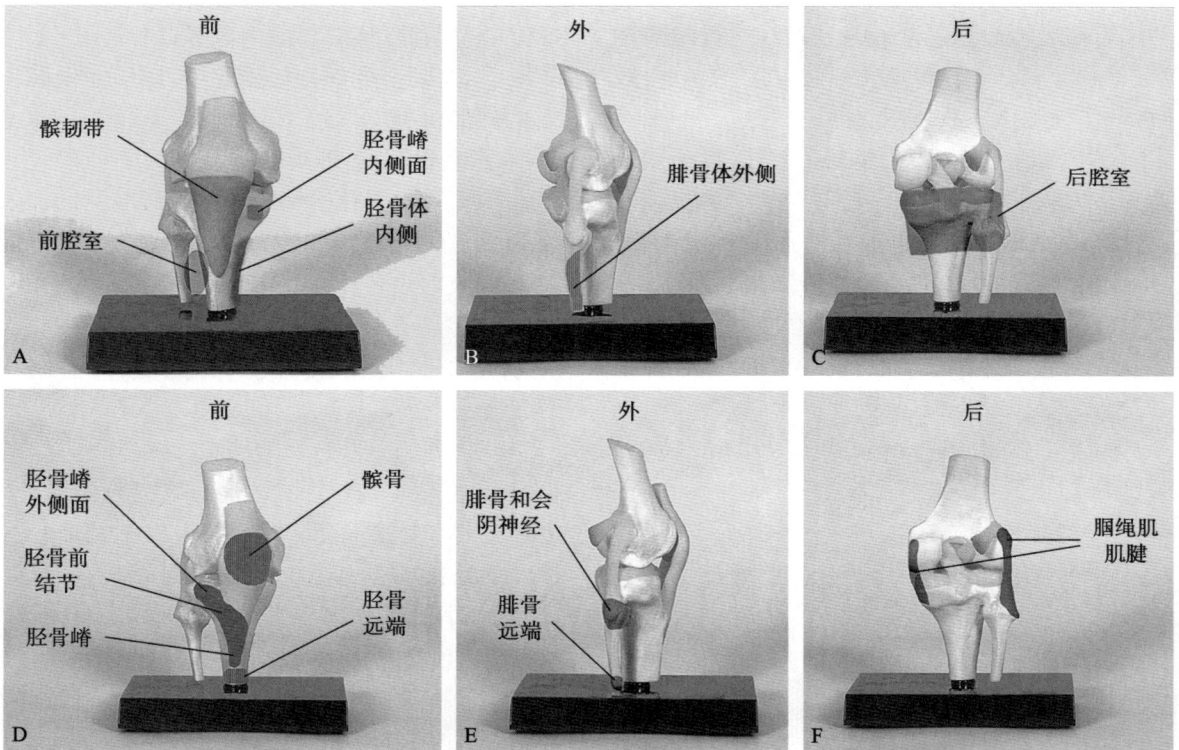

图6-10　A、B和C.髌韧带承重接受腔中的受压区域；D、E和F.髌韧带承重接受腔中的压力释放区域

弱或麻木的皮肤,减少剪切力,为脆弱的残肢提供更舒适的接受腔,或适应肢体生长变化。

（6）接受腔内衬套可以由闭孔热塑料泡沫、覆盖关节皮革的橡胶或硅酮胶/聚氨酯凝胶制成。使用不带悬吊锁的定制凝胶套,对残肢由于剪切力而产生的问题特别有帮助,这些问题可能发生在自体断层皮片修复皮肤的植皮或残肢的骨突部位。

9. 下肢截肢常用的悬吊系统

（1）髁上悬吊

① 由围箍或环绕大腿的带子组成,适配在股骨髁上方。

② 可使用,也可不使用叉型带和腰带悬吊。

（2）边缘悬吊

① 髁上缘悬吊/髁上楔板悬吊的髌韧带承重（接受腔 PTB-SC）

A. 髌韧带承重接受腔的内外侧壁延伸至股骨髁（髁上）上方,用于悬吊。

B. 在软内衬套中加入可压缩泡沫楔块,而不是用可拆卸的内侧边缘或楔块。

C. 提供额外的内外侧支撑且适用于短残肢。

② 髌韧带承重接受腔,髁上-髌上（PTB-SC/SP）边缘悬吊

A. 与 PTB-SC 接受腔类似,只是增加了髌骨上的裁剪线。

B. 髌骨上的裁剪线改善了接受腔的悬吊。

C. 用于短残肢和控制膝反屈。

（3）橡胶或氯丁橡胶套:

① 膝套由氯丁橡胶、橡胶、乳胶或其他弹性材料制成,可作为主要悬吊系统或与其他悬吊机制结合使用。

② 提供良好的悬吊,很好地贴合假肢近端并延长几英寸至大腿上超过残肢袜。

③ 对于使用标准髌韧带承重接受腔的极短残肢,当患者的膝关节内外侧稳定性下降,或需要控制膝过伸时。不应将此悬吊作为首选方案。

④ 出汗增加可能会造成问题。

（4）销锁悬吊

① 设计包括一个远端带销的硅胶、凝胶或内衬套,锁定到树脂成型接受腔底部。

② 为悬吊要求高的患者提供了优秀的悬吊,如运动员和短残肢患者,以及对有瘢痕的残肢提供优良的皮肤保护。

③ 价格昂贵,因为凝胶套通常需要每年更换。

（5）吸着式悬吊

① 设计包括硅胶或其他凝胶插入物或衬套插入到远端采用单向排气阀的接受腔中。这种阀门允许空气从接受腔中放出,但不能进入。

② 优点:不会产生可能会干扰正常循环和软组织液体平衡的压力分布,就像销悬吊一样。为有较高悬吊要求的截肢者,如运动员、短残肢患者,提供优良的悬吊,并为有瘢痕的残肢提供优良的皮肤保护。

③ 负压悬吊接受腔系统使用一个机械或电动泵在肢体和接受腔之间产生负压,加强悬吊和接触。

④ 缺点:价格昂贵,因为凝胶衬垫通常需要每年更换。

（6）大腿围箍

① 通过金属关节和侧耳连接大腿皮革（股骨）围箍和髌韧带承重式假肢,减少40%~60%的残肢远端负重。

② 用于髌韧带不能承重或膝关节不稳定或疼痛的情况。

10. 假肢足（表 6-10、图 6-12）

（1）SACH 足

① 耐用,轻便,便宜,并容易互换,以适应不同鞋跟高度的鞋。

② 假足中的可压缩后跟和木制龙骨模拟在正常步行中踝关节的运动（足跟着地时跖屈）,但没有实际的足踝运动。

③ 适应部分不平地形,但这只足是最适合平坦,水平表面。

（2）单轴足:

① 允许假足踝关节在一个平面上运动。

② 运动沿着在足的屈伸/背屈轴进行。运动是由可调节的内部橡胶缓冲垫来提供背伸和跖屈阻力。

③ 单轴足板比 SACH 足更重,内部组件需要定期调整或更换。

表 6-10   假足

假足	主要用途	优势	劣势
硬质龙骨			
SACH 足（定踝软跟足） 木质龙骨 可压缩后跟	普遍使用 小孩——耐用 根据需要提供有限的活动 K1 用户	便宜 轻便（最轻的足） 耐用 可靠	耗能 硬 适用于平坦的地面
单轴足			
单平面运动（背伸和跖屈） ○ 后跟高度可调单轴足	增强膝关节稳定性 ○ 适用于膝关节需要稳定性的患者（在膝盖屈曲前快速足平方）;膝盖恢复伸展（在站立早期提供稳定） ○ K1 用户	增加假肢膝关节稳定性 假足重量增加（比 SACH足重 70%）	增加成本 增加维护
多轴足			
允许跖屈、背伸、内翻、外翻和旋转	• 用于在凹凸不平的表面上行走 • 吸收在行走时产生扭转力 • K2 用户	• 多方向运动 • 允许一些旋转 • 适用于不平整的路面 • 减少作用于假肢和皮肤上的应力	• 相对笨重的 • 价格贵 • 增加维护成本 • 较大的运动自由度可增加协调性下降患者的不稳定性
柔性龙骨			
SAFE 足（固定踝关节可弯曲内骨骼）	• 用于在凹凸不平的表面上行走 • K2 用户	• 灵活龙骨 • 多方向运动 • 防潮和防砂 • 适应不平路面 • 滚动平滑	• 重 • 成本增加 • 不美观 • 不提供内翻/外翻
STEN 足（储能）	• 当需要平滑足部翻转滚动时 • K2 用户	• 弹性龙骨 • 价格适中 • 可适用不同种类鞋子 • 内外侧稳定性类似于 SACH 足	• 中等重量 • 不能用于赛姆截肢
储能足/动态响应足			
西雅图（Seattle）足 • 有一个塑料制成的龙骨，起到弹压弹簧，储能的作用	• 适合于慢跑，一般运动，可以储存能量 • K3 和 K4 用户	• 能量存储 • 滚动平滑	• 成本高 • 没有 SACH 足足跟，足跟很难压缩
📖 飞毛腿（碳纤维或玻璃纤维足） • 连接管与足一体式 • 动态龙骨延伸到接受腔的底部	• 跑步、跳跃等剧烈运动可以节省体力 • K3 和 K4 用户	• 很轻 • 高能量储存 • 内外侧最稳定 • 惯性低	• 成本非常高 • 对线麻烦

④ 通常用于更高位的截肢,需要额外的膝关节控制或稳定性。可缓解小腿截肢胫骨远端压力。

（3）多轴足

① 适用于参加各种各样活动或需要在不平坦路面行走的患者。

② 在足踝背伸、跖屈、内翻、外翻和旋转的正常解剖平面进行一定程度的运动控制。

③ 有许多不同的假足设计,提供这种运动。

④ 有些多轴假足没有使用机械移动部件。它们依靠假足材料自身的灵活性和假足的机制设计。其他多轴足使用机械系统。

⑤ 多轴足的运动需要额外的机械部件,这增加了他们的整体重量,可能需要经常维护,特别对于活动量极大的截肢者。

⑥ 对于活跃的截肢者,多轴足提供的平衡改善、协调和功能超过增加的重量和频繁维护造成的缺点。

（4）柔性龙骨假足

① 模仿多轴运动。

② 维护比机械多轴足少。

（5）储能/动态响应足

① 下肢组件设计的最大进展是在动态响应碳纤维和玻璃纤维假肢足的持续发展。

② 这类假足的设计结合使用弹性、灵活、储能材料。当足后跟着地时,由于自身的重量压缩或弯曲了足内的弹性材料,能量被储存在足部,并在假足蹬离时被释放。

③ 这类假足的弹性使他们特别适合喜欢跑步和跳跃等运动的截肢者。许多截肢者报告说,他们相信使用带有动态反应足的假肢,功能会更好。

④ 由于这类假足的轻量级和储能特点,患者使用这类假足时步行会更有效,能源消耗更少。

11. 假足踝关节

（1）假足上可以添加多轴踝关节、减震器和扭矩吸收器。

（2）使用假足踝关节需要增加维护和增加假肢的重量。

12. 膝关节离断

（1）膝离断接受腔是经改良后的接受腔,利用残肢末端和坐骨承重,内置软的内衬套,通过髁上悬吊。

（2）假肢适配的问题是假肢膝关节中心需通过残肢末端。过去,在假肢膝关节的适配上,出现不少问题,但目前四连杆多中心膝关节的应用解决了这些问题。

（3）多轴膝与单轴膝关节不同的是,多轴膝关节有一个瞬时转动中心,位于膝关节的近后方。这使膝关节更稳定,步态更对称,坐下时膝的长度相等。

13. 大腿截肢/膝上截肢

（1）大腿假肢包括接受腔、悬吊系统、假肢膝关节、小腿组件以及假足。

（2）大腿假肢接受腔

① 最初为大腿截肢者设计的假肢接受腔是全接触四边形接受腔。这种设计取代了插入式接受腔并成为大腿假肢接受腔的标准。直到20世纪70年代中期,四边形假肢接受腔是唯一的大腿假肢接受腔设计。

② 坐骨包容接受腔是新的接受腔设计,其特点是较窄的内外径尺寸,以及一个软内衬套联合接受腔外框架,即 ISNY 接受腔。

14. 坐骨包容接受腔(图 6-11C 和 D)

（1）也称为窄内外径接受腔或轮廓内收转子控制对线（contoured adducted trochanteric-controlled alignment method, CAT-CAM）接受腔。

（2）Long 将坐骨包容接受腔发展成了正常形状、正常对线（normal shape, normal alignment, NSNA）接受腔;也被 Sabolich 发展成 CAT-CAM 接受腔。

（3）内外径尺寸小于前后径尺寸。

（4）狭窄的内外径设计为股骨在接受腔内提供更加接近正常解剖(内收)位对线。

（5）接受腔包容坐骨结节,在坐骨和大转子之间提供骨锁定。

（6）负重集中在坐骨和坐骨支内侧。

（7）接受腔有 5°~7° 的预屈曲对线,最大限度地发挥髋关节伸肌控制。为适应屈曲挛缩,

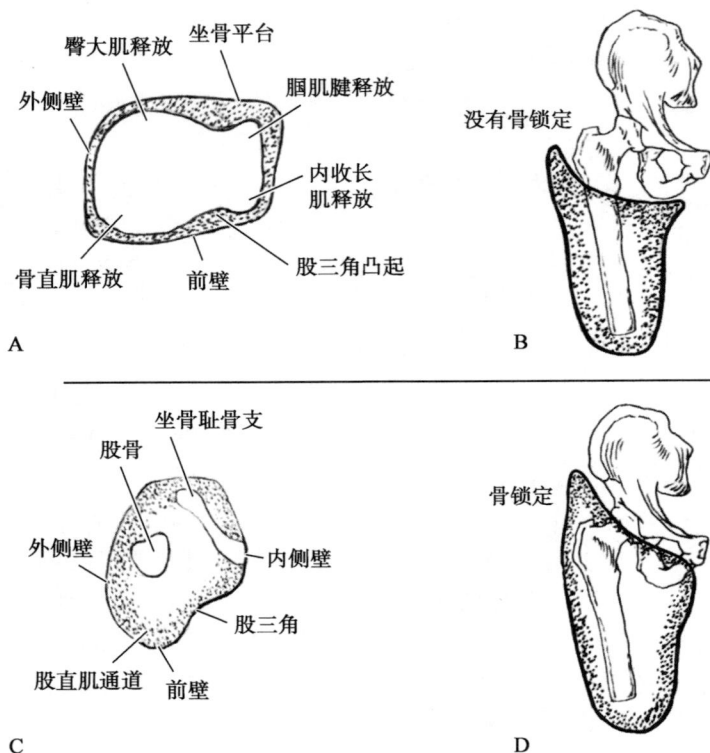

图 6-11 大腿截肢/膝上截肢接受腔设计
A、B. 四边形大腿接受腔；C、D. 坐骨包容接受腔

最多允许 20° 屈曲。

（8）通常采用柔软的热塑材料内衬套和刚性的外部框架。外部框架可以开窗，以适应骨突部位或敏感区域。

（9）优点

① 不像四边形口型接受腔中坐骨结节是坐在接受腔后侧边缘上，坐骨包容接受腔内包容和控制住了整个坐骨结节，这样的设计对骨盆和股骨近端提供了很好的稳定作用。

② 窄内外侧径保持住了股骨的内收状态；在支撑相股骨的内收位可以使髋外展肌处于一个更加舒展和有效的位置。

③ 速度越快越，能量消耗越有效。

④ 相较于四边形接受腔（主要承重于坐骨粗隆）增加会阴部位舒适度。

⑤ 站立中期时，假肢侧推力小。

⑥ 对于大腿短残肢，较高的接受腔边缘线可以使残肢更加好控制。

⑦ 也适合较小的残肢。

⑧ 有更大的骨盆内外侧控制。

（10）缺点

① 更昂贵并且制作比四边形接受腔难。

② 在坐骨支水平，前后尺寸更宽，前后平面的移动增加。

15. 四边形大腿假肢接受腔（四边形）（图6-11A、B）

（1）前后径窄，而内外径相对宽。

（2）接受腔后侧是水平的坐骨平台支撑坐骨结节和臀肌。

（3）在股三角上有一个凸起，提供压力的广泛分布。

（4）内收长肌、腘绳肌、大转子、臀大肌和股直肌处有释放。

（5）坐骨结节位于四边形接受腔（四边形）的后缘上方。

（6）对于稳定性不好的患者，特别是老年患者，适用于髋关节和骨盆带。

（7）较低的边缘线。

（8）缺点：

① 坐于近端前缘或坚硬的后壁时，不适感增加。

② 坐骨和耻骨在接受腔近缘处皮肤刺激增加。

③ 股骨前远端压痛。

④ 稳定性比内外径窄的接受腔低。

⑤ 步行时侧倾增加。

⑥ 支撑相时，接受腔的外侧有空隙，影响美观。

⑦ 残肢的控制不好，接受腔会侧移。

16. 小腿截肢和大腿截肢的接受腔设计

（1）柔性接受腔

1）提供更柔软的热塑性材料传递重量。

2）适配在树脂成型的接受腔框架内。

3）优点：

① 舒适。

② 接受腔的外部感觉较好。

③ 通常半透明或透明。

④ 感觉凉爽。

⑤ 快速制造和修改。

⑥ 如果需要可以吸着式悬吊。

4）缺点：

① 昂贵。

② 当热塑材料线性收缩时，适配困难。

（2）凝胶套/吸着式悬吊

1）与人类脂肪组织特性相似。

2）优点：

① 能够分散接受腔界面的剪切力。

② 负压可以辅助血液的回流。

③ 可提供吸着式悬吊。

3）缺点：

① 不是常常都可以忍受，当过度出汗时就难以忍受。

② 需要恒定的体积，以确保吸入配合。

③ 昂贵。

4）如图 6-12 所示，大腿截肢者有多种假肢选择。

17. 大腿假肢悬吊（图 6-12）

（1）吸着式接受腔：

① 接受腔的远端配有一个单向阀，空气在阀口只能出不能进，可以起到很好的适配作用。

② 穿脱袜套配合残肢使用；袜子穿过阀门孔，用来帮助将肢体拉入接受腔。

③ 吸着式假肢的穿戴是在站立位完成。

④ 吸着式接受腔的使用需要残肢有稳定的残肢体积（大小）。

⑤ 如果体积增加，则会阻碍适配。

⑥ 如果容量减小，吸着力下降。

⑦ 完全吸着式接受腔：不需要在残肢上穿袜子。接受腔提供了最好的悬吊生物力学性能，但需要最小的体积波动，良好的手部力量和灵活性，良好的平衡能力和皮肤完整性。

⑧ 局部吸着式接受腔：使用带吸阀的吸口，但残肢与残肢袜子一起穿入接受腔，气密性减小。

⑨ 提供的悬吊比全吸着式接受腔小，需要辅助悬吊［如西莱森腰带（Silesian belt）或全弹性悬吊带］。

⑩ 负压悬吊接受腔与密封在内衬套和机械或电动泵提供增强悬吊，但依赖于残肢的固定的体积。

（2）带销锁或绑带的凝胶套：提供对皮肤的吸力和对接受腔的机械附着。

（3）Silesian 腰带：

① 可以磨损作为悬吊的主要形式，或作为补充，如果吸力不够。

② 标准西莱森腰带连接到接受腔的后外侧区域（靠近大转子），并绕过背部跨越到对面的髂嵴，以实现更好的悬吊。然后在中线与接受腔近端前壁相连。

③ 提供良好的旋转控制。

（4）完全弹性悬吊带：

① 为一氯丁橡胶带，经腰部连接到假肢。

② 舒适；增强假肢的旋转控制。

（5）骨盆带和髋关节带：

① 骨盆带是在截肢侧适应髂前嵴轮廓，以减少步行时残肢在接受腔内的旋转。

② 禁忌将骨盆带用在搭桥手术部位和孕妇。

18. 膝关节（图 6-12 和表 6-11）

（1）除了液压支撑相控制膝关节，其他所有膝关节在整个支撑相都是将膝关节保持在固定的屈伸位。

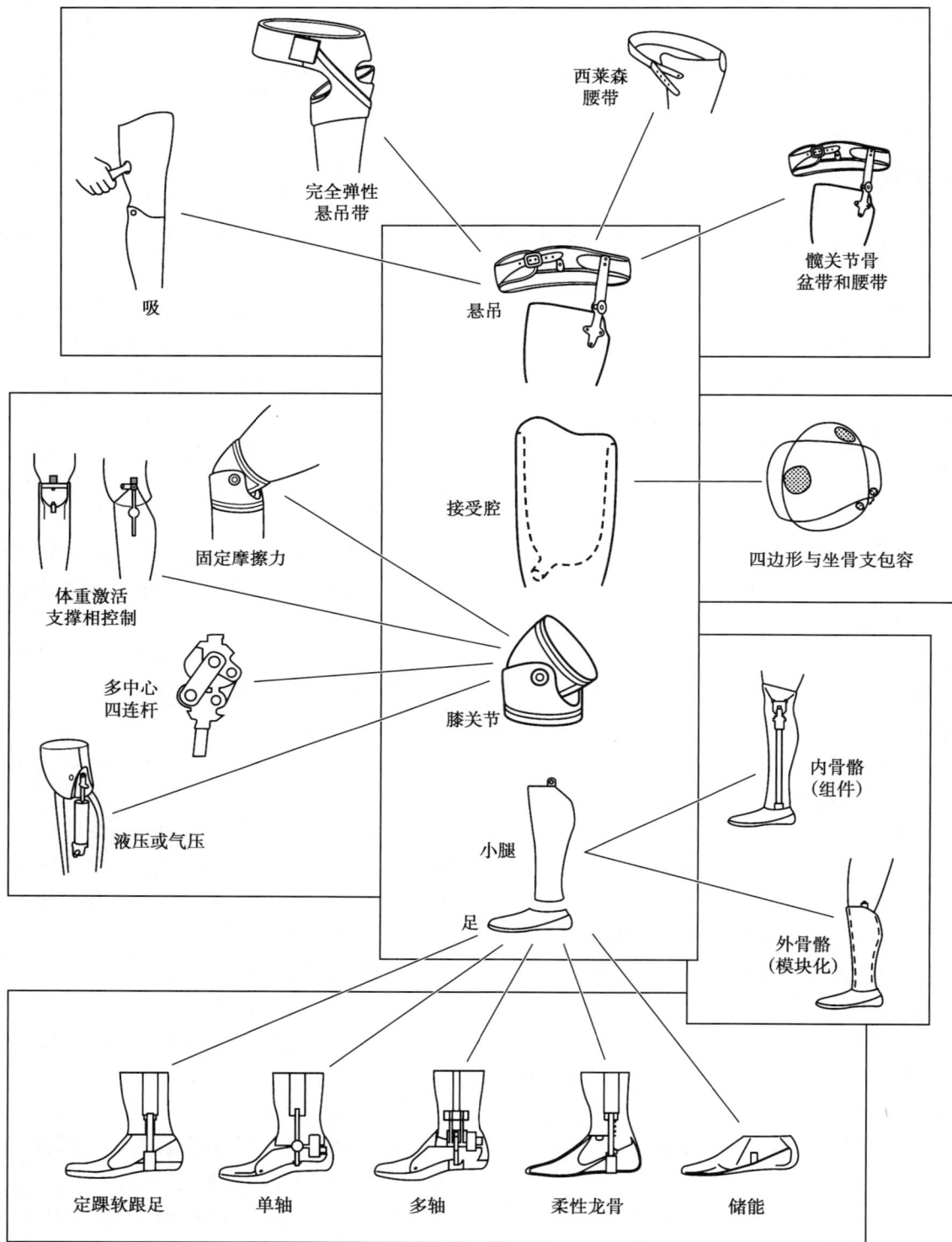

图 6-12　大腿截肢者可选择假肢

资料来源:圣安东尼奥的得克萨斯大学健康科学中心提供

📖 表6-11 假肢膝关节

膝关节	优势	劣势
恒定摩擦膝（单轴恒定摩擦装置）关节		
1. 摩擦膝关节的结构是在摆动期为膝关节提供摆动缓冲，以降低摆动早期假足后跟的抬高，减小摆动末期的冲击	1. 便宜 2. 耐用 3. 可靠	1. 稳定性低（在支撑早期，单轴稳定性最低） 2. 固定的单一的步频 3. 摩擦力太大影响膝盖弯曲 4. 摩擦力太小，膝关节摆动太轻易
站位控制膝关节/安全膝关节/重量激活摩擦刹车		
1. 支撑相控制单轴膝关节如刹车系统 2. 控制杆起到制动系统的作用 3. 适应证： 　■ 老年截肢患者 　■ 短的残肢 　■ 一般的残疾	1. 改善膝关节稳定性 2. 体重施加于膝关节并且膝关节处于0°~20°屈曲时，触发制动装置。	1. 稍微增加了重量 2. 增加了成本 3. 增加维护 4. 📖膝关节没有卸载的时候不能弯曲，不能用于双大腿（膝盖在负重时不能弯曲） 5. 📖不能同时弯曲双膝（病人不能）
📖多中心/四连杆膝关节		
1. 没有支撑相控制，但内在稳定 2. 短膝关节结构—可用于膝关节离断和长残肢 3. K1 客户	1. 极佳的膝关节稳定性 2. 改善了膝关节离断假肢的外观，适用于长残肢患者	1. 更大的重量 2. 例如，体积，成本，维修费用增加 3. 虽然寿命长，但需要每3~6个月进行一次护理
手动锁膝关节		
1. 最后选择的膝关节： 　■ 盲人 　■ 卒中截肢患者 2. 通常使用弹簧加载销自动锁定膝关节	1. 提供支撑相的终极稳定	1. 异常步态，笨拙的坐姿 2. 不能给双大腿截肢患者中使用 3. 因为，站位控制膝关节一样，患者无法坐下 4. 承重时膝盖锁定；因此，一个人不能同时屈曲双膝
📖液压膝关节		
1. 液压（油） 2. 气压（空气） 　■ 节奏-呼吸膝盖单位的刺激节奏依赖抵抗	1. 变化的步频 2. 安稳的步态 3. 稳定；除非完全扩展，否则不会锁住 4. 气动单位较轻，但液压单位承受更重的重量（可以提供更重的重量和更大的负荷） 5. 可以解锁	1. 最大的重量 2. 增加了成本 3. 增加维护
📖微处理器控制液压膝		
1. 功能类似于其他液压摆动和站立相膝 2. 有额外的功能，为每个个性化的计算机程序自定义设置 3. 微处理器重新调整膝盖的稳定性 50 次/s	1. 计算机调整膝关节的变化步态周期 2. 节能	1. 费用最高 2. 沉重 3. 增加维护 4. 日常充电的不方便 5. 未经证明的生产记录

（2）膝关节在行走时提供稳定性,特别是在站立早期,防止膝关节屈曲。在大多数情况下,在摆动相(便于足清廓)屈曲膝关节,并在患者坐下时弯曲膝关节。

（3）大多数是膝关节单轴;也有多轴。

（4）手动锁定膝关节:

① 提供最大的稳定性,适用于虚弱或老年人截肢者。

② 步态效率最差,耗能增加。

（5）传统的单轴膝关节:

① 轻便,耐用,价格便宜。

② 依靠对线提供稳定性,在同一速度下(固定步频)效果最好。

③ 在摆动早期,足跟过度抬升,以及在摆动末的冲击,可能发生在更快的步频。

④ 截肢者必须通过激活髋关节伸肌保持膝关节完全伸展,以防止膝关节屈曲。

⑤ 如果截肢者或短残肢截肢者不能充分地收缩髋关节伸肌,需要将膝关节设置在大转子膝踝关节线后。这种对线方式可以提供稳定性,缺点是在摆动相间膝关节屈曲困难,增加能量消耗。

（6）站立位控制膝关节:

① 体重激活的站立位控制膝关节,利用膝关节内的摩擦机制可以提供一个20°以内的支撑相稳定。

② 适用于髋伸肌无力截肢者或老年截肢者。

③ 站立位控制不是自动的,截肢者必须能够启动和维持膝关节的控制。如果允许膝关节屈曲超过25°,膝关节就会屈曲。

（7）四杆多轴膝关节:

① 适用于长残肢患者,以及由于残肢短、平衡不良或髋关节伸肌无力而导致稳定性差的患者。

② 可以增加流体控制,有些多轴膝关节可以手动锁定。

（8）液压(流体控制)和气压控制膝关节:

① 允许可变的节奏和在步态站立期屈曲气压关节是充气的,重量更轻,但只提供摆动相控制。

② 液压/流体控制膝关节(油)适用于活动能力强,需要不同步行节奏的患者,同时可以接受关节的重量和费用。

③ 液压膝关节可以提供摆动或摆动和支撑相控制。

④ 膝关节上施加体重并使其轻微弯曲,膝关节会有一个缓慢的屈服运动,而不是弯曲。年轻、灵活的截肢者可以用交替步的方式下坡道和楼梯。

📖（9）微处理器控制液压膝关节:

① 功能类似于液压摆动和站位控制膝关节,其特点是根据个人身体功能状况设置电脑程序。

② 膝关节微处理器以50次/s的速度校准膝关节的稳定性,以适应条件变化,防止摔倒。

③ 优点:电脑控制膝关节可根据步态周期变化调整状态,节省能量消耗。

④ 缺点:非常昂贵,沉重,增加维护成本,日常充电不便,且可靠性未经证实。

19. 髋关节离断/半骨盆切除

（1）截肢者的股骨残余长度小于5cm通常可参照髋关节离断安装假肢。

（2）加拿大髋关节离断假肢是髋关节离断的标准假肢。

① 假肢接受腔包住截肢侧的骨盆,并延伸至未截肢侧骨盆,接受腔在未截肢侧骨盆部位开口。

② 接受腔前壁为柔性,开口在前壁方便假肢穿戴。残肢用坐骨结节来承重。

③ 这个平面的截肢首选内骨骼式假肢组件以减轻重量。假肢髋关节和支撑相控制膝关节一样都有助伸装置。

④ 内骨骼组件一般由铝、钛或碳石墨复合材料组成。

⑤ 单轴足或SACH足是最常用选项。新型轻质踝关节组合可能是更好的选择。

（3）半骨盆切除用的假肢与髋关节离断假肢接受腔相似,但接受腔内部结构不同。

在半骨盆切除中,大部分重量由截肢侧的软组织承担,部分重量由对侧骶部的坐骨结节承担。

20. 游泳假肢

（1）防水假肢或特殊游泳腿。

（2）为小腿或大腿截肢连接带或不带鳍的假腿。

（3）用于小腿截肢的橡胶悬吊套（ActiveSleeve，Michigan套，Ottobock游泳套）防止水进入接受腔。

（4）小腿或大腿截肢的中空腿。

（5）大腿截肢的膝关节锁定外骨骼腿。

（6）大腿截肢防水悬吊带。

（7）小腿或大腿截肢（Kingsley Beachcomber foot）赤足行走的假足。

八、截肢常见问题及并发症

（一）皮肤问题

1. 截肢者的残肢可出现很多皮肤问题，包括毛囊炎、过敏性皮炎，多汗和真菌感染。残肢皮肤病变可迅速扩大，需进行早期干预，尤其是糖尿病患者。

2. 应每日仔细检查残肢，并清洁残肢和接受腔。

（1）毛囊炎是截肢者常见的皮肤问题，是一种由卫生不良、多汗、接受腔适配不良或者活塞运动引起的发根感染。因此，使用杀菌清洁剂清洁，并保持干燥，以及考虑口服抗生素非常重要。

（2）疖和脓肿可通过限制假肢使用，切开引流并口服抗生素进行治疗。

（3）表皮样囊肿发生于皮脂腺被角蛋白堵塞时，通常在假肢穿戴数月或数年后会出现。其直径可达5cm，可出现破裂流脓。这种情况可能需要切开引流。

（4）体癣和股癣主要由出汗引起，可通过培养或显微镜下观察确诊；可通过外用或口服杀菌剂，以及良好的残肢和接受腔卫生管理进行治疗。

（5）残肢多汗症（过度出汗）是截肢后常见问题。汗增多可导致残肢皮肤浸湿，容易使皮肤受到细菌和真菌感染，以及外力损伤。多汗症可应用止汗剂（如 Drysol® 或 Certain-Dry®）控制，但应避免使用收敛剂和乙醇擦拭，以防皮肤过度干燥。

（6）过敏性皮炎可能是由于用于清洗残肢袜套的洗涤剂、护肤乳和局部用药或假肢制造过程中使用的化学剂引起的，可通过停止接触致敏剂来解决。湿疹可急性发作且伴有小水疱，而后出现表皮剥落和红斑。应该通过局部应用类固醇皮质激素，以及找到并清除致敏剂的方式进行治疗。

（7）残肢窒息综合征是由于假肢接受腔近端过紧，残肢和接受腔之间缺少全面接触而引起的静脉回流障碍。常发生于小腿残肢远端，可因残肢萎缩而不断增加残肢袜套或体重过度增长而引起残肢变大导致。

① 检查结果：假肢佩戴初期，患者会出现一界限清晰的硬结节区；若是急性水肿，皮肤可出现流脓或起疱。该区域触诊时出现触痛，易发生蜂窝组织炎。慢性时，由于含铁血黄素的积累，皮肤会变厚，且有色素沉着。

② 治疗方法：减少残肢袜数量和修改内衬垫末端，以缓解残肢近端过紧，恢复接受腔与残肢的完全接触。通常需要更新一个全接触式接受腔。

（8）疣状增生是疣状皮肤的过度生长，常发生于残肢末端，是由于残肢与接受腔接触不良，继而引起水肿而造成的。慢性残肢窒息综合征可引起残肢末端皮肤疣状增生。缓解近端过紧和重建接受腔与残肢表面的全面接触可逆转这些进程。

记住：

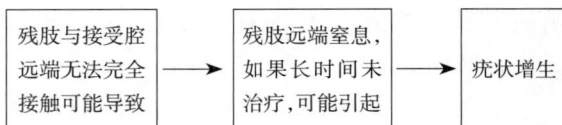

| 残肢与接受腔远端无法完全接触可能导致 | → | 残肢远端窒息，如果长时间未治疗，可能引起 | → | 疣状增生 |

（二）骨骼问题

1. 如果在创伤时或手术过程中骨膜被剥离，可产生骨刺，骨刺可对皮肤造成局部压力，并引起疼痛。可通过修改接受腔来解决这个问题，但某些情况下，可能需要二次手术。

2. 骨痛也可由于残肢的腓骨比胫骨长而引起的。如果在大腿截肢术中没有做适当的肌肉固定术，股骨末端可穿过肌肉层到达皮下组织。若调整假肢，如更换软式接受腔，还是不能适合股骨的突出,可考虑手术干预。

3. 骨过度生长和异位骨化最常见于儿童获得性截肢和年轻成人外伤性截肢。

（三）疼痛问题

截肢患者的疼痛可分为残肢切口痛、幻肢感(非疼痛)和幻肢痛。

1. 切口痛

（1）切口痛可随着伤口愈合而减轻,但作用于粘连性瘢痕或骨刺上的剪切力可引起疼痛。深度按摩有助于防止瘢痕粘连。局部疼痛可由神经瘤(术中神经末梢暴露在外)受压迫所致。神经瘤受到压时可引起剧烈疼痛,如保守治疗无效,需考虑二次手术。

（2）记住,并非所有残肢疼痛都是由于截肢部位出现问题或由于假体安装不当造成的。

① 截肢者可能会在残肢的某些部位感受到间歇性跛行痛。椎间盘突出患者可能会感到特定节段支配区域的牵涉痛,即使这些部位已经被切除。

② 肿瘤截肢后,肿瘤的局部复发也可引起残肢疼痛。

2. 幻肢感　所有获得性截肢患者都会存在某种形式的幻肢感,这是截肢后的正常现象。幻肢感是对被切除部位的一种无痛觉察。幻肢感通常会随着时间的推移而减弱,但会持续存在,这种情况无须治疗。

3. 幻肢痛

（1）幻肢痛是指对被切除部位疼痛或受到有害刺激的意识,可伴随有幻肢感。这种疼痛位于幻肢而非残肢。

（2）疼痛可为抽筋、隐痛、灼热痛,偶尔还有刺痛。

（3）病因学:幻肢痛似乎与神经元传入神经阻滞过度兴奋有关。

（4）可扩散至整个肢体,也可局限于单一的神经分布区域。

（5）研究显示,50%~85% 的截肢者会出现幻肢痛。

（6）最近数据表明,在外伤性、老年性或截肢前存在截肢部位疼痛的截肢患者中,并没有出现幻肢痛的倾向,且幻肢痛与截肢时间或假肢使用时间长短似乎无明显关联。

（7）幻肢痛通常会随着时间的推移而减轻,慢性幻肢痛较少见。幻肢痛通常只在 5% 或更少的截肢者身上被认为是一个长期的严重问题。

（8）如果疼痛持续超过 6 个月,自然的预后恢复较差。

（9）先天性肢体缺失不会产生幻肢痛。

4. 治疗

（1）物理干预通常能提供暂时的缓解,其可能是通过闸门控制机制来实现的。

① 针灸。

② 经皮神经电刺激(TENS)。

③ 震动。

④ 超声波。

（2）医疗干预(包括神经药理学干预):

① 对乙酰氨基酚和非甾体抗炎药(NSAIDs):一项横向研究发现,对乙酰氨基酚和非甾体抗炎药是治疗幻肢痛最常用的药物(Subedi and Grossberg,2011)。

② 三环类抗抑郁药。

③ γ-氨基丁酸(GABA)抑制药。

④ 血清素-选择性再摄取抑制剂/血清素和去甲肾上腺素再摄取抑制药(SSRIs/SNRIs)。

⑤ 抗惊厥药。

⑥ 降钙素。

⑦ 辣椒素。

⑧ 普萘酚。

⑨ 美西律-钠离子通道阻滞药。

（3）心理干预:

① 催眠。

② 生物反馈。

③ 认知疗法。

④ 行为疗法。

⑤ 支持小组。

⑥ 放松疗法。

⑦ 幻肢的自主意愿控制(心理成像)。

（4）手术和外科干预:

① 通常不可取,长期成功率不佳高。

② 严重病例可能需要神经阻滞、类固醇注射或硬膜外阻滞。

③ 已经尝试过区域胍或利血平块,但收效甚微。

④ 交感神经切除术和其他神经外科手术。

（四）不同截肢平面的假肢异常步态的常见原因

1. 部分足截肢患者:如果不涉及身体其他部位,部分足截肢患者一般不需要进行步态训练。

2. 赛姆截肢患者:在穿戴正式假肢之前,患者通常会穿戴有橡胶鞋跟或假足的临时石膏假肢行走。在穿戴石膏模型期间,除了偶尔使用拐杖或助行器外,步态训练需求也是很少的。

（1）步速通常降低 32%。

（2）与无血管疾病的正常受试者相比,赛姆截肢患者穿戴假肢每走一步的耗氧量增加了 13%。

📖 3. 小腿截肢患者的异常步态（表 6-12 和表 6-13）:

表 6-12　小腿截肢异常步态:过度屈伸运动

膝过度屈曲 （足跟触地时膝关节 屈曲角度增大）	膝过度伸展 （膝反曲;足跟触地时 膝关节伸展增大）
踝关节背屈增大	踝关节跖屈增大
接受腔相对于假足过于靠前 接受腔相对假足往前移	接受腔相对假足向后移
假足相对于接受腔过于靠后 假足相对于接受腔往后移	假足相对于接受腔前移
足后跟垫太硬（或足底屈曲缓冲器）	足后跟垫太软（或足底屈曲缓冲器）
膝关节屈曲挛缩	股四头肌无力（将膝过伸作为膝关节稳定机制） 胫骨远端前方不舒服 个人习惯

表 6-13　小腿截肢者的步态分析

问题	原因	解决方法
足跟触地后,屈膝延迟、突然屈膝和屈膝受限	鞋跟楔形垫太软,假足太靠前	更换硬的鞋跟垫,将假足后移
整个站立期,膝关节保持伸展	假足跖屈过大	背屈假足
足跟触地后,足趾未接触地面	鞋跟楔形垫太硬,假足太靠前或背屈过大	更换软的鞋跟垫,后移假足,跖屈假足
接近站立末期,出现"登山"感	假足太靠前或跖屈角度过大	后移假足,背屈假足
站立期大部分时候,髌骨受压过大,足跟离地	假足跖屈过大	背屈假足
足跟触地后,膝突然迅速屈曲,足跟触地时,胫骨远端前方受压,和/或胫骨远端前方感觉持续不适	后跟楔形垫过硬 假足太靠后 假足背屈过大	更换软的鞋跟 前移假足 跖屈假足
髋部水平,但是假肢看起来过短	假足太靠后 假足背屈过大	前移假足 跖屈假足
站立末期,身体往前倾	假足太靠后	前移假足
站立期,足趾离地或膝过度屈曲	假足背屈过大	跖屈假足
站立期的膝外翻力矩过大（膝外翻）,残肢远端内侧和膝近端外侧表面压力过大	假足太靠外	内移假足
站立期的膝内翻力矩过大（弓形腿）（站立期应出现膝内翻力矩但不应过大）;残肢远端外侧疼痛	接受腔内外尺寸过大 假足太靠内	检查接受腔 外移假足

（1）膝过度屈曲。

（2）膝过度伸展。

（3）站立期膝关节内翻力矩过大/接受腔边缘侧向推力过大。

① 假足过度靠内（假足相对于接受腔放置得过于靠内）。

② 接受腔外展。

③ 患者可能感觉残肢近端内侧或远端外侧有疼痛/压迫。

（4）站立期膝关节外翻力矩过大：

① 假足过于靠外（假足相对于接受腔放置的位置过于靠外）。

② 接受腔内收。

③ 患者可能感觉残肢近端外侧或远端内侧疼痛/压迫。

📖 4. 大腿截肢患者的异常步态（表 6-14）

表 6-14　大腿截肢患者的步态分析

问题和特点	假肢原因	患者原因
躯干侧屈：躯干过度偏离中线向侧方弯曲，且通常偏向假肢侧	• 假肢太短，接受腔侧壁形状不合适而无法为股骨提供足够的支撑 • 接受腔内侧壁过高，截肢者侧倾，以缓解不适感 • 假肢对线过度外展，可导致过宽步态，从而出现这个问题	• 平衡力不足 • 髋外展挛缩 • 残肢过度敏感和疼痛 • 残肢过短，无法为骨盆提供足够的杠杆臂 • 个人习惯
外展步态：宽底式步态，假肢始终远离中线	• 假肢过长 • 假肢外展过大 • 接受腔内侧壁过高，截肢者外展假肢以免耻骨支受压 • 接受腔侧壁形状不当，无法为股骨提供足够的支撑 • 骨盆带或假肢与骨盆带之间的连接带牵拉过紧，导致假肢外展	• 髋外展挛缩 • 个人习惯
划圈步态：摆动期假肢向侧方大范围摆动	• 假肢可能过长 假肢对线过于稳定或膝关节摩擦力过大，以致摆动期，难以屈膝	• 悬吊不当 • 残肢外展挛缩 • 因肌肉无力或害怕踢到足趾和摔倒而对屈曲假肢膝关节缺乏信心 • 个人习惯
跳跃式步态：健侧踮足，以确保假肢侧在膝关节微屈的情况下完成摆动	• 假肢过长 • 接受腔悬吊不当 • 过于稳定的膝关节对线或膝关节屈曲受限，如膝锁住或助伸装置太强	• 是一种常见的个人习惯 • 害怕踢到足趾 • 残肢不适
内/外侧甩腿步态：无观察者时，患者最容易出现侧向甩腿步态；摆动初期，屈膝时足跟向内移动，则出现向内甩腿步态，而当足跟向外侧移动时，则出现向外甩腿步态	• 向外甩腿步态：假肢膝关节过度内旋 • 向内甩腿：假肢膝关节过度外旋 • 接受腔过紧，造成残肢旋转 • 假肢膝关节过度外翻或出现膝"撞击" • 传统假足足趾对线不良，导致足趾离地时发生扭转	• 接受腔穿戴不当或接受腔与残肢发生旋转
足跟触地时足部旋转：足跟接触地时，足会向侧方旋转，有时还会出现振动	• 足跟垫或跖屈缓冲器太硬	• 髋部肌无力

续表

问题和特点	假肢原因	患者原因
足掌拍地:足部快速跖屈,拍打地面	• 足底跖屈缓冲器太软,当体重转移到假肢侧时,未能提供足够的足部运动阻力	无
足跟离地不均:摆动初期,屈膝时,假肢侧足跟抬起得非常明显和迅速	• 膝关节摩擦力不足 • 膝助伸装置不当	• 屈膝过于用力
摆动末期撞膝:足跟触地前,小腿快速向前移动,使伸膝力量达到最大	• 膝关节摩擦力不足 • 伸膝辅助装置太强	• 伸膝过于用力
步长不均:假肢侧与健侧步长不同	• 接受腔屈曲角度不够 • 假肢膝关节摩擦力不足或伸展辅助装置太松	• 疼痛或安全感弱,导致截肢者将体重迅速从假肢侧转移至健侧 • 髋屈曲挛缩
腰过度前凸:假肢侧支撑期时,腰椎前凸过度,而躯干向后倾斜	• 接受腔屈曲角度不够 • 接受腔前壁支撑不足	• 髋屈曲挛缩 • 髋伸肌无力 • 腹肌肉无力
假肢膝关节不稳定,产生摔倒的危险	• 相对于大转子-膝-踝关节线,假肢膝关节太靠前 • 接受腔屈曲角度过大 • 跖屈阻力太大,使足跟触地时膝关节仍处于屈曲 • 背屈阻力不足,导致膝关节控制不足	• 髋伸肌无力 • 严重的髋屈曲挛缩
站立末期向前倾倒;假肢侧支撑期,当身体向前移动时,躯干向下移动	• 假足背屈限制不足 • SACH 足的足跟太短,或传统假足的足趾制动装置太靠后 • 相对于假足,接受腔位置太靠前	无

来源:From Braddom RL. Physical Medicine and Rehabilitation. Philadelphia, PA: W. B. Saunders; 1996:334-336, 1194-1196, with permission.

（1）躯干侧方弯曲。

（2）外展步态。

（3）划圈步态。

（4）跳跃步态。

（5）向内/外甩腿步态(摆动期)。

（6）足跟触地时足部旋转。

（7）足拍打地面。

（8）足跟抬起不平稳。

（9）末期冲击。

（10）步长不一致。

（11）腰椎前凸过度。

（12）站立期假肢膝关节不稳定。

（13）站立末期身体"下沉"。

5. 髋离断

（1）在步态训练过程中,各种假肢异常步态可能变得更明显。

（2）站立期,膝关节不稳定(由于屈膝力矩的增加而引起),可能是由于假肢对线不当以致重心线位于膝关节中心的后方,假足的跖屈缓冲垫或 SACH 足的足跟垫太硬,或髋关节缓冲器过早接触到接受腔引起的。

（3）相反,如果膝关节中心相对于重心线太靠后,则出现屈膝困难。如果伸膝辅助装置太弱或膝关节摩擦力不足,在摆动期则出现过度屈膝。

（4）假肢侧划圈或健侧抬高，可能是由于假肢长度过长、悬吊不当或膝关节过度不稳所致。

（五）儿童/青少年截肢者

青少年截肢者的假肢管理

1. 儿童的假肢训练与成人的不同。在制定训练课程时，必须考虑到儿童的发育和注意力水平。需将假肢训练纳入游戏活动中，教会父母如何帮助他们的孩子获得成功使用假肢所必需的技能，父母对假肢的接受是孩子接受假肢的先决条件。

2. 先天性肢体缺失：成人通常是失去一部分肢体，而有些儿童出生就患有先天性肢体缺损。在这些孩子身上，没有心理调整期，也没有失落感。假肢被认为是一种辅助而非替代品，如果假肢不能提供帮助，将会被丢弃。

3. 假肢适配：表 6-15 列出了适合儿童假肢安装的关键部件。假肢安装一般在秋天，夏天生长期过后。

儿童截肢者假肢更换频率	
前 5 岁	每年
5—12 岁	每 18 个月
12—21 岁	每 2 年

4. 假肢调整/更换：儿童截肢者需经常进行假肢调整和更换，这是由于儿童生长发育和对假肢使用的严格要求所需。预计在儿童前 5 岁每年需更换一次接受腔或假肢，5—12 岁期间每 18 个月更换一次，之后每 2 年更换一次，直到 21 岁。

（1）为解决儿童生长发育的问题，可使用多层接受腔（洋葱式接受腔），允许一次取掉一层以适应生长。用这种方法制作的接受腔可以延长假肢 6~18 个月的寿命。假肢长度的调整也很重要。

（2）可通过在手腕或肘部部位添加材料来调整。带子和缆绳的长度需要定期调整，并经常更换。

5. 骨性过度生长：

（1）儿童获得性截肢比成人更常见。

（2）截肢长骨（残肢）远端的骨质生长速度通常比附在其表面的皮肤和软组织快。

（3）残肢尖锐的骨头末端可形成囊肿，有时骨头可能会穿破皮肤。

（4）骨性过度生长最常见部位依次为肱骨、腓骨、胫骨和股骨。

（5）曾有先天性肢体缺陷患者骨性过度生长的报道，但这种情况罕见。

（6）可能需要在骨骼成熟前进行多次手术修正。可采用不同的技术，包括用软骨骨骺覆

表 6-15　儿童假肢适配

截肢平面	假肢适配年龄	发展里程碑	假肢处方
前臂截肢	6 个月	儿童可以坐着，双手可穿过中线操作物体	自身力源：被动式假手、塑料层压板、自身悬吊接受腔
	9 个月		外部力源：cookie-crusher、单通道控制（单组屈曲运动）
	18 个月		双通道控制
上臂截肢	6 个月	与前臂截肢相同	自身动力：被动假手和肘关节，在 18~36 个月时开始使用肘关节功能
	24 个月		外部力源：双通道控制的多种类型肘关节
小腿截肢	9~12 个月	儿童靠拉着站起来	PTB、塑料层压板、髁上环带、SACH 足、儿童动态弹性足
大腿截肢	9~12 个月	儿童靠拉着站起来	内外径较窄的坐骨包容式接受腔，无膝关节，使用绷带悬吊，18 个月时可增加膝关节

来源：From Delisa JA，Gans BA. Rehabilitation Medicine：Principles and Practice. 3rd ed. Philadelphia，PA：Lippincott-Raven；1998：167-187，635-696，with permission.

盖受累长骨末端,以减少骨骼过度生长。

6. 父母咨询与支持:这是关键,因为孩子对假肢的接受程度往往取决于父母的接受程度。

第三节　辅助设备(助行器)

一、手杖

(一)概述

1. 正确使用时,手杖可以①增加支撑面;②减少对下肢的负荷和要求;③提供额外的感觉反馈;④协助移动过程中的加速/减速。

2. 处方用于各种残疾患者,旨在实现①改善平衡;②减轻疼痛;③减少损伤结构的受力;④补偿无力肌肉;⑤探测周围环境。

3. 组件:①手柄;②手柄调节旋钮;③杆;④高度可调节机制;⑤橡胶头。

(二)C型手柄(弯头)手杖

1. 优点:价格便宜。

2. 缺点:不舒服,难以抓握(如类风湿关节炎(RA)患者),承重线落在手杖的后方减小了支撑,不可调。

(三)可调式金属手杖

1. 优点:价格便宜,可调。

2. 缺点:与上述相同。

(四)功能抓握手杖

1. 优点:直握手柄,提高握力,符合手的自然角度,承重线更居中于手杖轴上,提供更多的支撑。

2. 缺点:更贵。

(五)窄底四足拐杖

1. 优点:适合在楼梯上使用,与直杖相比增加了支撑面。

2. 缺点:不如宽底四足拐杖稳定。

(六)宽底四足拐杖

1. 优点:更好的支撑,支持面更广。

2. 缺点:外观沉重笨拙;不适合在楼梯上使用。

(七)腋杖和手杖的区别

1. 手杖与身体只有一个接触点。

2. 腋杖与身体有两个接触点。

📖 3. 手杖测量/处方:手杖高度为肘关节屈曲 20°~30° 或大转子到地面的高度。

二、拐杖

(一)腋杖

[组件]

1. 腋窝垫(顶部)。

2. 两根杆。

3. 手柄(中间)。

4. 伸长件(可调)。

5. 橡胶头。

6. 优点:便宜、可调、易用。

7. 缺点:需要良好的上肢肌力和关节活动度;束缚双手;心脏/代谢需求增加;使用不当会使腋神经受压。

(二)前臂拐杖(Lofstrand 拐杖)

[组件]

1. 前开口式前臂臂套。

2. 前臂部件向后弯曲,且可调节(延伸至肘部下 2 英寸)。

3. 模制扶手。

4. 单根铝制杖杆。

5. 橡胶头。

6. 优点:重量轻,易于调节,手部活动自由。

7. 缺点:需要更多的力量和技巧,以及更好的躯干平衡。

(三)平台杖

1. 优点:避免手腕和手负重(比如骨折、腕或手关节炎、三头肌或抓握无力)。

2. 缺点:笨重。

📖 三、助行器

(一)适应证

1. 双侧无力和/或下肢或全身不协调。

2. 很多情况下,使用站立辅助器,可增加平衡(如多发性硬化症或帕金森综合征)。

3. 用于减轻全部或部分下肢负重(允许上肢将体重转移到地面上)。

4. 当单侧下肢无力或截肢时,需要助行器提供更大的支撑(如骨关节炎或股骨骨折)。

5. 可提高移动能力和自信心(如老年人长期卧床和生病后)。

(二) 优点

1. 更宽的支撑面。

2. 更稳定的支撑面。

3. 为害怕行走的病人提供安全感。

(三) 缺点

1. 外观更显眼。

2. 会妨碍流畅的交互式步态模式的发展(如引起伴有步长缩短的摆至步步态)。

3. 妨碍楼梯通行/难以通过门道或浴室。

(四) 类型

1. 轻型助行器。

2. 折叠式助行器。

3. 转轮式助行器。

4. 前臂休息式助行器。

5. 单侧助行器。

第四节　鞋子和下肢矫形器

一、鞋的组件(图 6-13)

鞋子由鞋面、鞋底以及多数情况下增加的鞋跟组成。

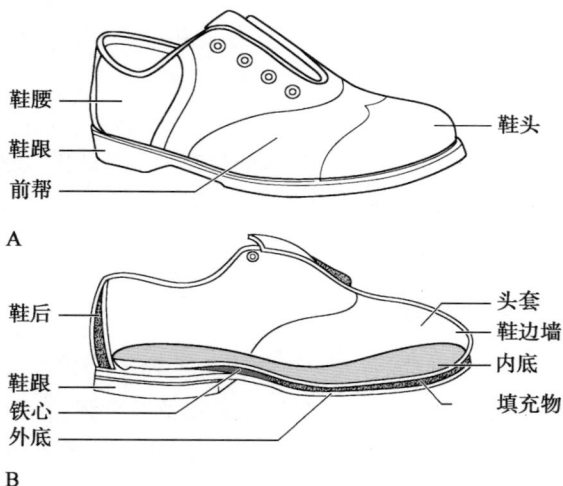

图 6-13　牛津鞋部件
A.外面观;B.纵剖面图

(一) 鞋面

1. 鞋底上方的部分。

2. 鞋面由弹性材料制成:皮革、机织物或合成材料,如聚氨酯或乙烯基。

3. 牛津风格的鞋(下一节也会讲到),鞋面由以下基本部分组成。

(1) 前帮(一块):覆盖足背和足趾的前侧部分。

(2) 鞋帮(两块缝在一起):组成鞋的后侧部分;外侧缘低,以免影响到外踝。

(3) 高帮:提供内外侧稳定性。

4. 鞋舌:鞋带下的皮革条。

5. 鞋喉:即鞋的入口。鞋喉位置越靠前,内部矫正的空间就越大(加深的鞋可为鞋的矫形力学提供了更多空间)。

6. 头套:鞋面的前部,用以保护足趾,免受创伤。

(二) 鞋底

1. 鞋底由三层组成:内底、外底和二者之间的填充物。

2. 外底:接触地面的部分,可由皮革、橡胶、绉布、塑料、木材或其他材料制成。

3. 内底:由薄皮革或人造材料制成;是最靠近足的部分。

4. 填充料通常由软木粉和乳胶制成。

5. 皮革底:改造鞋或将鞋连接到金属 AFO上时使用。

6. 橡胶底:改造难度更大。

7. 足掌:鞋底最宽的部分,位于跖骨头处。可在鞋的前掌进行内部或外部改造,以减轻前足疼痛。

8. 铁心:鞋底最窄的部分,位于鞋跟和足掌之间。

(1) 通常用金属、皮革、纤维板或其他坚固材料加固(为对应足弓的区域提供额外支撑)。

(2) 可使用金属加强,以连接金属 AFO。

9. 外部鞋跟座:鞋底后部,与鞋跟连接。

(三) 鞋跟

1. 与鞋外底连接。

2. 鞋跟高度从低于前足部位的负跟到有5.08~7.62cm(2~3 英寸)高。

3. 鞋跟作用:

(1) 充当减震器,防止鞋子磨损。

（2）将重量转移至前足。

4. 材料：皮革、木材、塑料、橡胶或金属。

5. 鞋跟垫块：固定于鞋跟座上，由坚固材料制成。

6. 鞋跟腹墙：鞋跟的前部。跟高在鞋跟腹墙的 0.32cm（1/8 英寸）处进行测量。

7. 鞋跟类型：

（1）平跟：宽底，高 1.9~3.2cm（0.75~1.25 英寸）。

（2）Thomas 鞋跟：底平，且向内侧延伸，支撑较弱的足弓。

（3）军用鞋跟：底略窄，尺寸为 3.2~3.5cm（1.25~1.375 英寸）。

（4）Cuban 鞋跟：底略窄，跟高更高。

（5）弹簧鞋跟：位于鞋外底下方，去掉鞋跟腹墙，仅有 0.32cm（0.125 英寸）。

8. 许多运动鞋去掉鞋跟，这样可以跑得更快。

9. 跟高可能是引起临床问题的一个因素：

（1）腓肠肌缩短。

（2）下腰痛。

（3）高跟鞋会使踝关节和足部更加不稳定（记住，距骨关节面后方较窄，这是踝关节跖屈时的接触区域）。

10. 鞋后：

（1）加强了鞋的结构，通过支撑和控制跟骨稳定足部。

（2）通常向前延伸至鞋跟腹墙。

（3）在特制的鞋中，可以延伸更多。

11. 鞋领：

（1）缝在鞋腰顶部的皮革带。

（2）用于减少足部的活塞运动。

（3）防止鞋子脱落。

12. 鞋眼片：

（1）包含鞋带孔眼的部分。

（2）通常是鞋面的一部分。

（3）也可以是鞋腰的一部分。

二、基本牛津鞋（低帮）

1. Blucher 风格开口：前侧系带鞋，鞋腰（特别是鞋眼片）远端没有连接（缝合）到鞋面，保持宽松和完全开放状态，从而为足穿进去留出更多空间。

2. Bal 或 Balmoral 风格开口：前侧系带鞋，鞋带系在前面，并缝在鞋面上。

三、鞋的改造

（一）内部改造

1. 鞋跟减震/凹槽：凹槽内可，于足跟疼痛部位（例如跟骨骨刺）下方，放置一具有凹槽的软垫鞋垫凹槽/减震。

2. 在一个或多个疼痛的骨突（通常是距骨头）下，放置一具有凹槽的软垫。凹槽处可填充压缩材料。

3. 舟状骨垫/足弓垫/足舟骨垫：橡胶、软木或塑料泡沫的楔块，为内侧纵弓提供支撑。

4. 跖骨垫：粘在鞋内底的拱形垫，置于跖骨干下方。通过将负荷转移到跖骨干，来减轻跖骨头的压力。

5. 内置足跟楔形垫：可应用于内侧，促进后足内翻（如用于柔性扁平足）或用于外侧，促进后足外翻，减轻对骰骨的压力（如用于柔性内翻足）。它还可以增加足底负重面积，可用于僵硬性内翻足。

6. 足趾垫：用于缓解足趾远端和足趾下方的压力（通常用于锤状趾）。

7. 足部矫形器（插入式或内嵌式）。

（1）加利福尼亚大学生物力学实验室（university of california biomechanics Lab）矫形器：量身定制矫形器用于控制柔性跟骨畸形（外翻或内翻）和跗中关节的横断面畸形（前足外展或内收）。

① 包裹足跟和后足，并利用较高的内外侧壁固定中足。

② 提供有效的纵弓支撑，并对柔性平足进行重新对线，允许距下关节做旋后运动，固定跟骨，防止距下关节旋前。

（2）足跟杯：提供跟骨支撑；用于防止柔性平足的跟骨侧移（跟骨外翻）。

（3）纵弓垫：可用于内侧或外侧。

（4）Plastazote（一种泡沫材料）全接触式鞋垫：量身定制，有不同密度和厚度。适用于不同的足部问题/畸形,可缓解足底疼痛。

（5）其他可用的足部矫形器包括籽骨垫、跖骨垫、Levy 平衡器、Mayer、Morton 足趾伸展器。

（二）外部改造

1. 鞋底改造

📖（1）摇杆:置于跖骨头后方的凸形条,比跖骨垫长。

① 可用于缓解跖骨痛(通过缓解压力),加快步态周期(辅助站立期足部向前滚动),或辅助背伸或减少对无力跖屈肌的要求(前推)。

② 可将硬性的摇杆式底鞋应用于足底筋膜炎、神经性溃疡和中足或跖骨区域外伤。

③ 可以使整个鞋跟和鞋底改造成摇杆式底鞋。

（2）跖骨垫:置于鞋底、跖骨头后方。在站立期,将负荷转移到跖骨干,以减轻跖骨头的压力。

（3）鞋底楔形垫:外侧楔形垫,可促进前足外翻;内侧楔形垫,可促进前足内翻。

（4）足趾楔形垫:内侧楔形垫,用于促进足趾向内,通常与内侧鞋跟楔形垫一起使用;外侧楔形垫(鸽趾),用于促进足趾向外。

（5）鞋底外扩:扩宽鞋底支撑,以提供更好的稳定性。向内侧外扩,可防止外翻,而向外侧外扩则可防止足内翻。

（6）足弓垫:放在内侧可支撑内侧纵弓或外侧用于支撑外侧纵弓。

（7）钢柄:插入内、外鞋底之间,以防止前底运动(鞋底弯曲),从而减少跖骨或趾骨的应力。它通常与摇杆一起使用,以帮助行进过程。

2. 鞋跟改造

（1）鞋跟楔形垫:可置于内侧(使后足旋转成内翻)或外侧(使后足旋转到外翻)。

（2）鞋跟外扩:内侧(防止后足外翻)或外侧(防止后足内翻)。

（3）鞋跟延伸:可从内侧(Thomas 跟)或外侧(反向 Thomas 跟)向前伸出。Thomas 跟可为内侧纵弓提供支撑;反向 Thomas 跟可为外侧纵弓提供支撑。

（4）缓冲鞋跟（"SACH" 鞋跟）:鞋跟后部由橡胶可压缩材料代替,以吸收足跟(足)触地时的冲击力。在足跟触地初期时,缓冲鞋跟与重心线移至膝关节前方,产生伸膝关节力矩(从而稳定膝关节)。

（5）提踵:用于补偿硬性马蹄足畸形或超过 1/4~1/2 英寸的长短腿(或有症状的情况)。

四、鞋改造处方与足部矫形

（一）足部感觉异常和血管功能障碍

1. 原因

（1）周围神经病变。

（2）糖尿病。

（3）外周血管病变。

（4）周围神经或脊髓损伤。

（5）骨髓发育不良。

（6）卒中。

（7）慢性静脉功能不全。

2. 评估

（1）皮肤状况评估。

（2）评估站立和行走时足底压力的分布。

（3）评估足底脂肪垫、胼胝和瘢痕的厚度。

（4）足部感觉受损,且无软组织或骨骼畸形,需适配合适的鞋和量身定制的足部矫形器。

（5）矫形鞋垫（Thermocork 和 Plastazote 材料）可分散足底压力。

（6）适配深口鞋,以适应足部矫形。

3. 足底骨骼畸形

（1）推荐使用聚乙烯泡沫材质鞋垫。

（2）骨突下方设释放区域。

（3）弹性鞋底的跖骨垫可减轻跖骨头压力。

（4）使用硬性鞋底时,可安装摇杆。

4. 预防性足部护理

（1）任何情况,患者都应遵循日常足部护理和检查。

（2）患者可能没有意识到鞋子太紧或足部发生损伤。

（3）日常足部检查。

（4）检测组织损伤区域。

（5）特别注意跖骨头。

（6）可能需要镜子。

（7）残障患者可能需要协助。

（8）皮肤排汗减少。

（9）皮肤掉皮和皲裂。

（10）可能需要每天浸泡足部,然后涂抹润肤乳。

（二）足部关节炎

1. 概述

（1）90% 的类风湿关节炎患者足部受累。

（2）跖趾关节通常较早受到影响。

（3）腱鞘炎、类风湿结节和炎性囊炎比较常见。

（4）脂肪垫萎缩。

（5）晚期可出现踇趾外翻、爪状趾、前足变宽和硬性扁平足。

2. 矫形鞋处方和改造

（1）深口矫形鞋,以适应量身定制足部矫形器。

（2）高鞋头套适用于锤状趾;宽鞋头套适应用于踇趾外翻。

（3）软的鞋跟帮,适用于因结节或囊肿引起的足跟疼痛。

（4）软的鞋头套,用于适应足部畸形。

（5）跖骨垫,用于减轻跖骨头压力,缓解疼痛。

（6）定制鞋垫,可能优于跖骨垫(后者会移动)。

（7）重新调整承重面上的压力分布。

（8）将跖骨垫应用于鞋底,可减轻跖趾关节区域的压力。

3. 量身定制矫形鞋

（1）足部畸形严重时,须定制矫形鞋,根据足的石膏模型制作。

（2）鞋面应采用皮革;鞋底可使用皮革或橡胶。

（3）也可选择凉鞋,应带有定制的软鞋垫和可调节的鞋带,以避开受压区域。

（4）高跟鞋较重,不适用。

（5）对于手部功能障碍的患者,可能需改变鞋带设计。

（三）足痛

1. 跟骨刺和足底筋膜炎

（1）量身定制足部矫形器,并在根骨放置软质橡胶或软聚乙烯泡沫(Plastazote®)材料。

（2）减少受力。

（3）支撑足弓,缓解足底筋膜的压力。

2. 与跑步有关的足部问题

（1）影响因素。

（2）训练不当是最常见的原因(跑得太多、太远、太快)。

（3）柔韧性差。

（4）准备运动不足。

（5）生物力学异常。

（6）鞋子问题(如过于破损)。

（7）生长发育。

（8）训练场地不当。

3. 运动鞋

（1）提供减震、稳定性和抓地力。

（2）多种设计以满足个人或特殊运动的需求。

（3）记得:检查鞋子。

4. 内旋足

（1）跑步者最常见的生物力学问题。

（2）相关问题:

①胫骨应激综合征。

②髌股综合征。

③胫骨后肌腱炎。

④跟腱炎。

⑤足底筋膜炎。

5. 鞋的改造

（1）板式和直鞋楦结构。

（2）运动控制鞋跟帮。

（3）内侧支撑。

（4）内侧高密度鞋垫。

（5）鞋跟外扩。

6. 半刚性足部矫形器

（1）量身定制热塑性足部矫正器,且覆盖以软质材料。

（2）足跟处可能需放置内侧楔形垫。

（3）量身定制的可长期使用。

第五节　矫形学

1. 矫形器或支具是一种体外装置,可提供一种或多种不同功能。

（1）减轻疼痛,增加舒适度。

（2）预防或矫正畸形。

（3）提供支撑,增加稳定性。

（4）改善功能。

（5）增强无力肌肉功能(辅助运动)。

（6）控制肌肉痉挛。

（7）限制关节活动度(限制运动)。

（8）避免病损关节负重。

（9）运动觉提醒(矫形器提供感官/视觉反馈,提醒患者采取更正确或更合适的姿势,或避免一些活动/动作)。

2. 作用力和反作用力的生物力学应用:三点力学原理(见下图)。

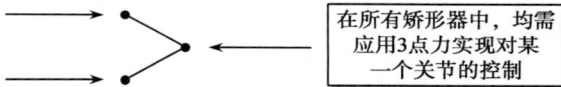

在所有矫形器中,均需应用3点力实现对某一个关节的控制

3. 重力线(体重线):穿过身体重心的垂线(见下图框):

（1）通过颈椎后方,胸椎前方,腰椎后方。

（2）位于髋关节稍后方,并被动伸髋。

（3）位于膝关节前方,并被动伸膝。

（4）通过踝关节前方 2.54~5.08cm(1~2 英寸)处,并被动背屈踝关节,而此时,比目鱼肌和腓肠肌限制了背屈运动。

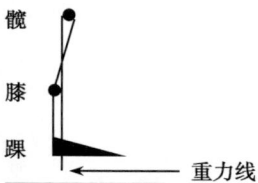

静态站立时,重力线(体重线)穿过:
- 髋关节后方
- 膝关节前方
- 踝关节前方

4. 站立时,重心位于中线上,位于第二骶椎前方。

5. 为矫形选择合适材料时,应仔细考虑其强度、耐用性、柔韧性和重量。

6. 矫形设计应简单、不显眼、舒适,并尽可能美观。

一、矫形器制作材料

1. 金属材质

（1）钢

① 优点:成本低,储量丰富,抗疲劳,强度和硬度高。

② 缺点:重,需要昂贵的合金来防止腐蚀。

（2）铝合金

① 优点:耐腐蚀,强度高,重量轻。

② 缺点:重复动态载荷条件下的抗疲劳性低于钢。

（3）钛合金

① 优点:强度可与钢媲美,密度仅为钢的60%,比铝或钢更耐腐蚀。

② 缺点:可用性有限,成本高。

（4）镁合金:优点是非常轻,当体积比强度更重要时有用。

2. 皮革:最常用于支具、带子、骨盆带的表面覆盖,以及用于制作各种矫形器的部件,比如密尔沃基矫形器的腰带。

3. 橡胶:具有很好的弹性和减震性能。可用于各种辅助设备的衬垫、液压机构的密封、腰围和肢体矫形器的衬垫。

4. 塑料。

5. 热塑性塑性材料:加热时变软,具有可塑性,冷却时变硬,因此可以通过加热成型和重塑。

（1）低温热塑性塑料:

① 可在略高于人体温度(<80℃或<180°F)的温度下模塑;因此,无须取形,可直接在患者身体上成型。

② 不适用于有高强度需求的情况,如痉挛或应用于下肢的很多情况。这种材料主要用于上肢矫形。

（2）高温热塑性塑料:

① 使用真空成型技术制作,长期使用矫形。

② 主要类型:丙烯酸、聚乙烯、聚丙烯、聚碳酸酯、ABS(丙烯腈-丁二烯-苯乙烯)、乙烯基聚合物和共聚物。

（3）热固性塑料：具有记忆性，在加热和加压时可形成固定形状。与热塑性塑料相比，更容易引起身体刺激和过敏反应，如聚酯、环氧树脂、聚氨酯泡沫。

（4）碳纤

① 优点：重量轻，强度高。

② 缺点：昂贵，难以成形或修改。

二、下肢矫形器

（一）踝足矫形器（ankle-foot orthosis，AFO）

AFO 通常用于踝关节和距下关节的无力，可由塑料、金属、碳或混合材料制成。

1. 塑料材质 AFO

（1）塑料 AFO，可预制或可量身定制。一般情况下，AFO 会包裹小腿后部，并在踝关节后方继续向下延伸，沿着足底表面向前延伸，以辅助背屈和限制跖屈，在小腿近端前方用 Velcro® 绑带，固定 AFO。

（2）剪切线和足底板的设计决定矫形器的结构支撑和刚度。以下为典型的剪切线设计。

① PLS：最具弹性的塑料 AFO，踝关节后方有一非常薄的塑料片，允许患者在向前推进/跖屈阶段活动矫形器，同时在摆动阶段允许辅助增加足的背屈角度。这种设计通常用于松弛的足下垂。

② 半硬性塑料 AFO：剪切线位于踝稍后方，增加了踝关节的内外侧稳定性，强化足背屈位，但限制了踝关节活动，使患者行走时不易向前推进。这种设计最常用于伴有一定的伸肌张力和/或踝关节内外侧不稳定的足下垂患者。

③ 硬性塑料 AFO：剪切线位于踝关节处或踝关节前方，完全限制胫距或距下关节的运动，常用于痉挛、肌张力过高或需要完全固定踝关节的患者。标准的硬性塑料 AFO 通常有一个足底板延伸到跖骨头（占足长 3/4），但是如果足趾痉挛呈爪状，则应使用全长足板。采用抑制性足板设计，使足趾伸直，有助于降低肌张力。这种矫形器设计通常用于痉挛程度很高、早期至中期 Charcot 关节病以及足部或踝关节术后固定。

2. 塑料与金属材质 AFO 的对比

塑料材质 AFO 较为理想，具有重量轻、伏贴、外观美观以及无须连接到鞋上的特点。但某些情况下，塑料材质可能不合适，应考虑使用金属材质 AFO。

（1）腿部或足部存在过度压力或皮肤破损的风险。

（2）对于由周围神经病变或周围神经损伤引起的足部感觉障碍的患者，应考虑使用金属材质 AFO。

（3）对于有波动性浮肿且没有使用弹力袜的患者，应使用金属材质 AFO，而非塑料材质 AFO。

3. 铰接式 AFO

（1）除了防止内外侧不稳外，多数金属踝关节铰链通过止动（销）或辅助（弹簧）装置来控制或协助背伸和跖屈。

（2）适应证/优点：

① 适用于背伸、跖屈、足内外翻无力。

② 用于预防和矫正畸形。

③ 减少步行的耗能，如痉挛型双瘫（如脑瘫）、下运动神经元衰弱（如脊髓灰质炎）和痉挛性偏瘫（如卒中）患者。

📖（3）单通道踝关节铰链有如下三种设计。

① 于背伸辅助通道插入弹簧（Klenzak 关节）。

② 插入钢销以限制跖屈。

③ 同时插入销和弹簧，辅助背伸和限制跖屈。

📖（4）双通道踝关节有前后两个通道。后通道的功能与前面描述的单通道关节相同。前通道提供了一个额外的可调钢销，用以限制胫骨在站立中期向前推进（即限制背伸）或将关节锁定在某一固定位置上，适用于股四头肌无力或踝关节有 Charcot 关节畸形的情况。

（二）膝踝足矫形器（knee-ankle-foot orthosis，KAFO）

1. 为 AFO 向近端的延伸，用以控制膝关节的运动和对线，由 AFO、两侧支条、膝关节和两条大腿环带组成。KAFO 可为单轴关节（最常见）或多中心关节设计。

2. 以下是不同类型的单轴膝关节。

（1）自由活动膝关节，但通常有一个防止

膝过伸装置。用于膝外翻,但站立位和行走时有足够力量控制膝关节的患者。

（2）偏置膝关节,将铰链置于膝关节中心后方,患者的体重线落在偏置关节的前方,从而在站立期初期时稳定膝关节,而在摆动期时可以自由屈曲,且无须操作关节锁而可以直接坐下。

① 不适用于膝关节或髋关节屈曲挛缩,或踝跖屈受限的患者。当在斜坡上行走时,患者应注意,因膝关节可能出现不受控制的屈曲。

📖 ② 带双金属支条和后置膝关节的KAFO可用于股四头肌无力的肥胖患者。

（3）交锁膝关节,锁定状态下允许0°~25°的活动范围,促进步态正常化;解锁定时,膝关节可自由活动,允许坐下。

（4）棘爪锁膝关节,通常用于膝关节屈曲挛缩的牵伸,允许屈膝90°到完全伸膝范围内调节,可每调节 7°~10° 锁一次。

（5）可调锁膝关节(dial 锁),具有锯齿状可调膝关节,几乎允许任何角度地屈膝并锁定,适用于随着治疗而逐渐减轻的膝关节屈曲挛缩患者。

（6）扳机锁膝关节,防止屈膝,需患者主动或被动地完全伸膝锁定关节。不适用于膝挛缩患者。

（7）落环锁膝关节,伸膝直时环会垂落,锁定关节。可在重力作用或患者操作下,落下锁环锁定膝关节。

（8）提环锁膝关节,完全伸膝直时,提环锁接合;后部有一个半圆形杆(提环),向上拉动提环(手动或往后倒坐在椅子上)时解锁关节。

其缺点是提环体积大,如果碰到硬性物体,可能会意外开锁。

3. 多轴膝关节,不限制膝关节的伸屈活动,但增加了额外的重量,且组件需要定期维护。

📖 4. SCOTT-CRAIG 矫形器(SCOTT-CRAIG 长下肢矫形器;图 6-14)。

（1）双侧 KAFOs 设计,用于成人截瘫患者的站立和行走。为 L_1 及以下水平神经完全性损伤的患者提供更具功能性和更舒适的步态。

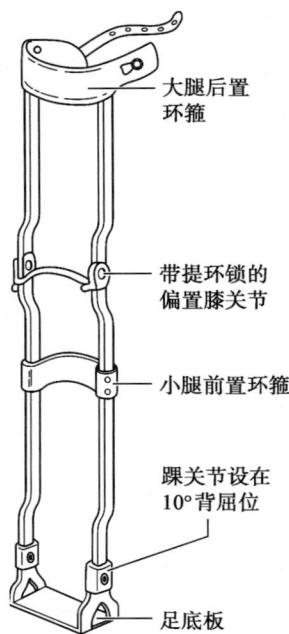

图 6-14　Scott-Craig 矫形器

大腿后置环箍

带提环锁的偏置膝关节

小腿前置环箍

踝关节设在10°背屈位

足底板

（2）去除了不必要的硬件,减轻了重量,便于穿脱(去掉了大腿下部和小腿的绑带)。

（3）组件:

① 足底板延伸至跖骨头,在跖骨头区域增加一根横杆,用于提高内外侧稳定。

② 踝关节设定在背屈 10°。

③ 胫骨前侧硬性束带(髌腱带)。

④ 带提环锁的偏置膝关节。

⑤ 大腿后侧近端束带。

📖（4）使用 Scott-Craig 矫形器,可促进无支撑站立。

（5）在踝关节和膝关节锁定的情况下,通过将躯干向后倾,使重心线落于髋关节后方,收紧前侧髋关节囊和"Y"韧带,以稳定髋关节。在成人患者身上,使用 KAFO 时,即使没有骨盆带,"Y"韧带(髂股韧带,Bigelow 韧带)也可为髋关节-骨盆提供足够的稳定性。

（6）截瘫患者可以使用 Scott-Craig 矫形器和拐杖或步行器,用摆至步或摆过步模式行走。

（三）髋膝踝足矫形器（Hip-knee-ankle-foot orthosis,HKAFO）

1. 概述

（1）将髋关节和骨盆带连接到 KAFO 的外

侧支条上,即成为髋膝踝足矫形器(HKAFO)。

（2）适应证

① 髋关节屈曲/伸展不稳。

② 髋关节内收/外展无力。

③ 髋关节内旋/外旋不稳。

④ 下肢完全瘫痪。

2. 交互步态矫形器

（1）交互步态矫形器(RGO)是HKAFO的一种特殊设计,适用于保留有髋关节主动屈曲功能的上腰椎瘫痪患者。

（2）RGO由双侧HKAFO(带有落环锁的偏置膝关节、髋关节)、定制骨盆带,以及带有尼龙搭扣带的胸部延伸部分。

（3）有多种设计可供选择,包括绳索和滑轮设计(早期版本)、齿轮盒缆绳、单缆、双缆和等中心RGO(IRGO,最新设计)。在IRGO中,绳索由连接到胸部组件的后侧面的骨盆带代替(图6-15)。

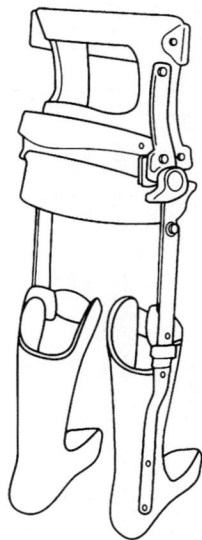

图6-15 等中心型RGO

RGO.交互步态矫形器

IRGO的优点:体积较小(背部没有突出的缆绳),可能比缆绳RGO更具成本效益(因不存在缆索摩擦而造成能量损失)。

（4）在所有RGO中,髋关节由缆绳(或IRGO中的骨盆带)连接在一起,可为伸髋提供机械性辅助,防止双侧同时屈髋。

（5）当开始迈步时,一侧屈髋,缆绳耦合会诱使另一侧伸髋,从而产生一种交互式步行模式。

（6）可通过主动屈髋、收缩下腹部肌肉和/或伸展躯干来实现向前迈步。

（7）通过联合使用两支拐杖和RGO,截瘫患者可以以四点步态行走,也可以使用助行器。

（四）膝矫形器(knee orthosis,KO)

1. 概述

（1）膝矫形器为膝关节提供支撑。提供的支撑类型取决于受限的关节运动平面。

① 矢状面:通常限制膝过伸(膝反屈)。

② 轴面:提供内外侧和轴向旋转控制。

③ 冠状面:理论上模拟膝关节解剖功能。

（2）用于防止膝反屈,并提供内外侧稳定性。预防性膝矫形器,从理论上讲,可防止膝关节受伤,或至少减少运动中膝关节受伤的程度。

（3）在运动和其他体育活动中,膝矫形器可为不稳定的膝关节提供功能性支撑,也可用于膝关节受伤或术后的康复。对于在运动中使用膝矫形器预防膝关节损伤,尚存在争议。

（4）膝矫形器有多种设计,大多数都是由两支条、自由或可调节膝关节以及大腿和小腿组件组成。

（5）在膝矫形器增加一足底板,可减轻膝关节的轴向不稳定性。

2. 软性膝矫形器

（1）由弹性材料或橡胶制成。

（2）可能包括铰链式金属膝关节、髌骨垫、改变张力的可调节束带,以及屈膝时释放髌骨压力的前方开口。

（3）功能

① 为骨关节炎、轻微膝扭伤和轻度水肿的患者提供舒适感。

② 本体感觉反馈/运动觉提醒。

③ 最小机械性支撑。

④ 保温。

⑤ 理论上为髌股关节功能障碍患者提供髌骨稳定性。

3. 膝矫形器-力学系统

限制屈曲：

1. 大腿近端后方向前的力
2. 膝关节前方向后的力（施加于髌骨上或髌骨近端和远侧的力）
3. 小腿后部向前的力

限制伸展（膝反屈）：

1. 在前方，膝上、下分别放置一条带
2. 在膝关节后方的腘窝区放置一条带
3. 还有额外的大腿带和长支条，以得到对膝关节更好的杠杆作用

---

4. 膝矫形器的类型

（1）瑞典式膝矫形器（图6-16）。

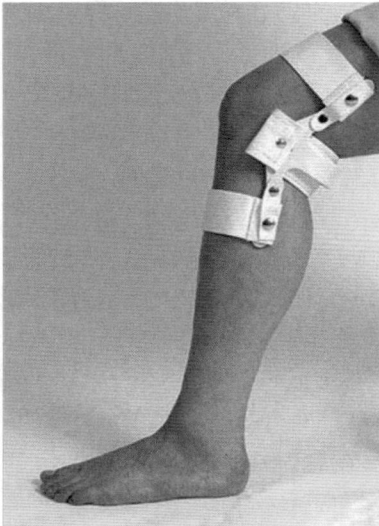

图6-16　瑞典式膝矫形器

① 预定制矫形器，适用于控制因韧带或关节囊松弛导致的轻到中度膝过伸/膝反屈。

② 分为非铰链式和铰链式两种类型。

③ 铰链式膝矫形器由内和外侧金属支条、两条前带和一条后带组成，通过三点力系统，控制膝过伸，但允许屈膝活动（见前表）。

（2）Lenox-Hill 旋转矫形器（图6-17）：用于膝轴向旋转以及前后和内外侧的控制。用于膝关节运动损伤的保护和管理（例如前交叉韧带损伤）。

（五）膝关节固定矫形器

适应证包括股四头肌或髌腱断裂、内侧副

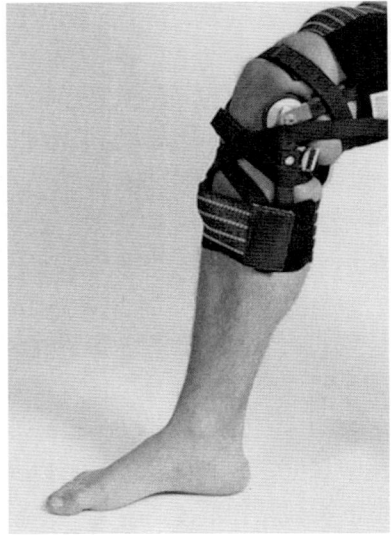

图6-17　Lenox-Hill 矫形器

韧带断裂、髌骨骨折或脱位的急性或术前处理（Gravlee and Van Durme，2007）。

第六节　下肢压力再分配矫形器

一、下肢压力再分配矫形器分类

（一）髌腱承重矫形器

1. 可减少高达50%的经胫骨中和末端以及踝足部传递的重力。

示例：跟骨骨折愈合期、踝关节融合术后、足跟顽固性疼痛、骨折或骨融合后愈合延迟或不愈合、距骨体缺血性坏死、距骨或踝关节退行性关节病、骨髓炎、糖尿病性足底溃疡和 Charcot 关节病。

2. 利用髌腱、小腿肌肉或胫骨嵴负重，并通过金属支条将负荷传递到鞋。

3. 如果患者出现波动性水肿，可采用塑料双壳设计或小腿围。

4. 因踝关节活动受限，增加缓冲足跟或摇杆式鞋底，以促进更流畅的步态模式。

（二）坐骨承重矫形器

利用四边形或坐骨（Thomas）环减轻股骨或膝关节负荷。

（三）带足蹬矫形器

利用连接到足蹬的支条（足蹬置于鞋底下

方,支条未带踝关节铰链)将足部悬吊在半空中。

另一侧需要增高鞋,以使两侧腿长一致。

(四)骨折矫形器

稳定骨折部位;休息期后,允许负重和关节活动,以减轻疼痛和水肿,帮助促进骨痂的形成;尽可能减少关节僵硬和其他并发症,如骨不连;软组织的周向压力可防止骨折部位的过度运动。

二、下肢降张矫形器(图 6-18)

降张矫形器作用原理:①反射抑制;②肌肉止点压力;③动、静态持续牵伸;④矫形动力学。

(一)反射抑制

1. 反射包括由某些特定的感觉输入引起的运动行为。

2. 原始反射在出生时即出现,更复杂的动作出现时可变得完整。

3. 当中枢神经系统受损时,原始反射重新出现并支配运动。

4. 示例

(1)足趾(足底)抓握反射-触发器:足掌压力。反应:增加足趾屈曲和踝关节跖屈的张力。据报道,AFO 可减少刺激压。

(2)内翻反射-内翻触发器:第一跖骨头内侧缘压力。

(3)外翻反射-外翻触发器:第五跖骨头外侧边压力。AFO 的设计通过刺激拮抗反射以减少异常张力。

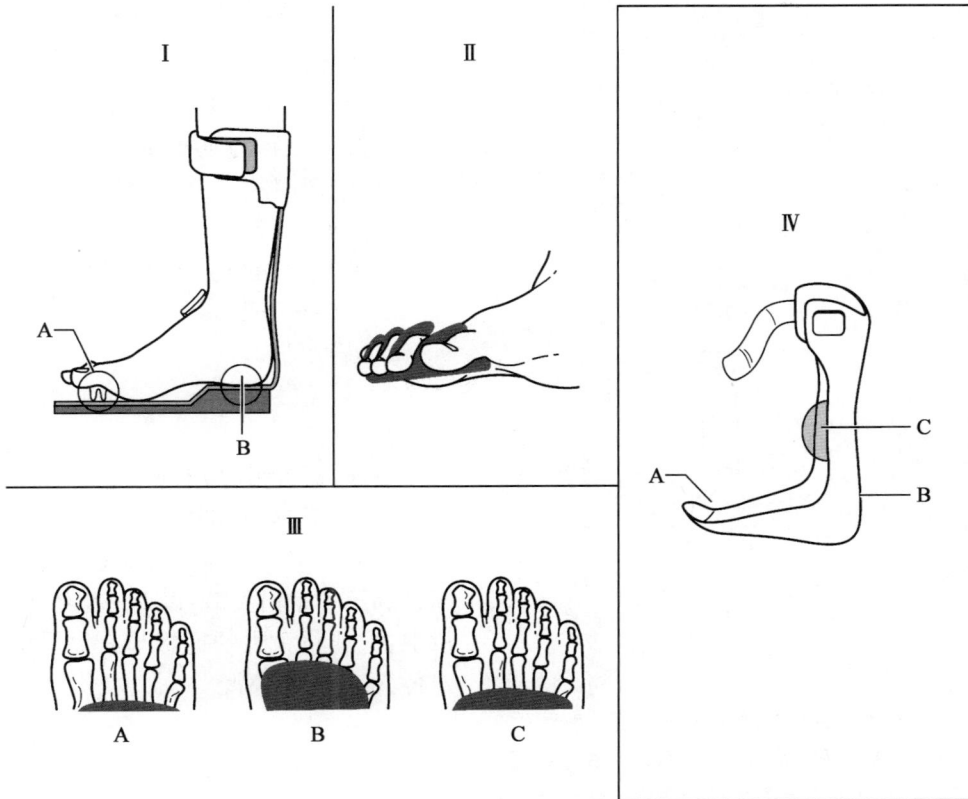

图 6-18　降张矫形器

Ⅰ. 降张矫形器侧面观。A. 痉挛抑制条;B. 鞋跟内侧;Ⅱ. 神经生理学 AFO 设计用于提供全面接触,其中足趾分离器由 Plastazote 塑料制成,促进足趾伸展;Ⅲ. 跖骨垫放置策略。A. 跖骨头近端。B. 在跖骨头下方。C. 内侧延伸以诱发内翻反射;Ⅳ. 具有抑制张力特点的量身定制矫形器内侧面观。A. 足趾过伸底板。B. 腓肠肌和比目鱼肌止点腱压力。C. 外侧缘(用于张力控制)AFO. 踝足矫形器

（二）肌肉止点的压力

1. 1974 年，Farber 指出，在肌肉止点处施加持续压力，可降低肌张力。

2. AFO 设计，可在跟腱连接跟骨端或连接腓肠肌和比目鱼肌端施加压力

（三）主、静态持续牵伸

1. 通过提供关节的机械稳定性和改变肌梭特性来降低反射张力。

2. 全接触式 AFO 设计（图 6-19）。

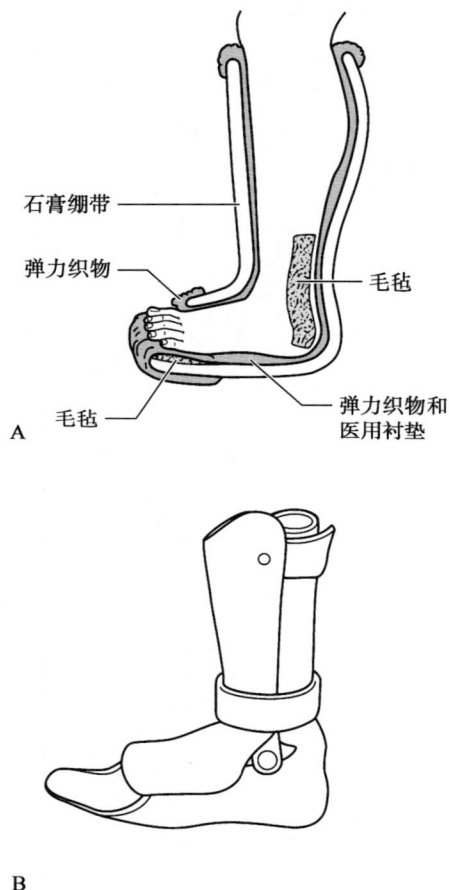

A

B

图 6-19 A. 抑制性石膏模的截面视图，足跟和前足保持中立位，并全面接触；B. 双壳 Chattanooga 带铰链矫形器，提供均匀接触，可调节踝关节铰链可保持一致的静态力

（四）矫形动力学

1. 最初由整形外科医生 Julius Fuchs 于1927 年开发。

2. 集中在将材料置于肌腹上产生的物理效应。

3. 被动材料（冷、硬、光滑的材料）产生抑制作用。

4. 被动材料（保暖、膨胀和有纹理的材料）产生促进作用。

5. AFO 设计：

（1）胫骨前方主动刺激（如泡沫），促进背屈。

（2）腓肠肌被动刺激，减少痉挛性跖屈。

（3）双重矫形动力学概念相互关联并同时应用。

第七节 上肢矫形器

上肢矫形器可分为三个类型：①静态矫形器；②动态矫形器；③降张矫形器。

一、上肢静态矫形器

（一）适应证

1. 固定、稳定和支撑关节于最佳位置。

2. 防止肌肉过度拉伸。

3. 预防挛缩。

4. 术后支撑。

5. 促进软组织损伤和骨折愈合。

（二）相关并发症

1. 皮肤破损。

2. 挛缩。

3. 感染。

（三）体位固定矫形器

1. 短对掌矫形器

（1）对掌矫形器（图 6-20）：主要用于固定拇指和第一掌指关节，以促进组织愈合和/或提供保护，或将无力的拇指与其他手指进行对指定位，促进三指抓握。

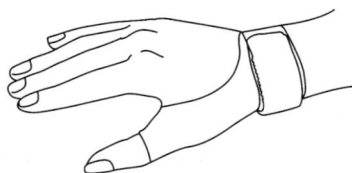

图 6-20 基础对掌矫形器

（2）包括环绕手背面和掌面的条形部分，以及拇指外展条和 C 形条，用以稳定拇指。

📖 2. 长对掌矫形器（带腕关节控制组件）

（1）与短对掌矫形器相似，但跨越腕关节。可稳定第一掌指关节，保持腕关节于伸展位，预防桡尺偏畸形。

（2）示例：长对掌矫形器（图 6-21）和拇指固定矫形器。

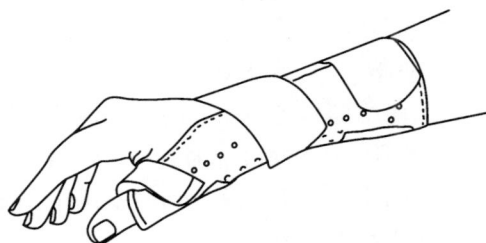

图 6-21　长对掌矫形器（前臂、腕关节、拇指）

3. 带蚓状肌条对掌矫形器

（1）防止掌指关节过伸，但允许全范围屈曲活动。

（2）预防爪形手畸形（以及上述提到过的对掌矫形器的作用）。

4. 带手指助伸装置的对掌矫形器

（1）与短对掌矫形器相似，但增加了近端指间关节和远端指间关节助伸装置。

（2）适用于指间关节屈曲挛缩、纽扣指畸形或 Dupuytren 挛缩术后松解。

5. 餐具固定器/助握套/ADL 矫形器

包括一个附有袋状结构手掌套，餐具可插入袋状结构内。

6. 手指稳定器/手指静态矫形器

（1）指间关节矫形器（远端指间、近端指间和远端+近端指间关节矫形器、手指静态矫形器、铝和泡沫材质矫形器）。

（2）用于限制近端和远端指间关节的运动。

（3）一般来说，指间关节保持完全伸展，以牵伸侧副韧带，防止指间关节屈曲挛缩（除非另有其他情况）。

（4）用于促进损伤愈合（例如，指骨骨折、近端或远端指间关节脱位）和持续牵伸手指（例如烧伤和挛缩）。

7. 手指矫形器（图 6-22）

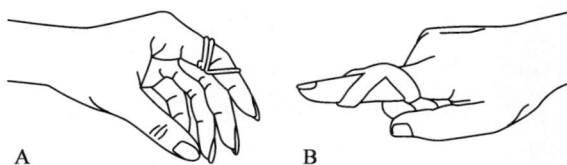

图 6-22　手指矫形器
A."天鹅颈"指矫形器；B."纽扣"指矫形器

（1）"天鹅颈"指矫形器：通过三点力学系统，防止近端指间关节过伸，同时允许指间关节全范围屈曲活动。

（2）"纽扣"指矫形器：通过三点力学系统，固定近端指间关节于伸展位，防止屈曲活动。

（四）手-指矫形器

掌指关节尺偏限制矫形器（图 6-23），用于关节炎患者，限制掌指关节尺偏，但允许掌指关节屈/伸活动。

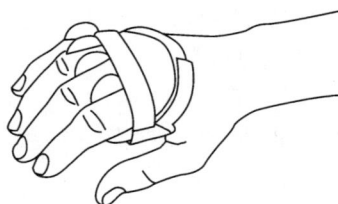

图 6-23　尺偏矫形器

（五）拇指矫形器

1. 拇-腕掌矫形器　拇指矫形器，固定第一腕掌关节和掌指关节于中立位，保护拇指免受无意活动的影响。

2. 虎口固定器/虎口支撑器/C 形夹板（图 6-24）。

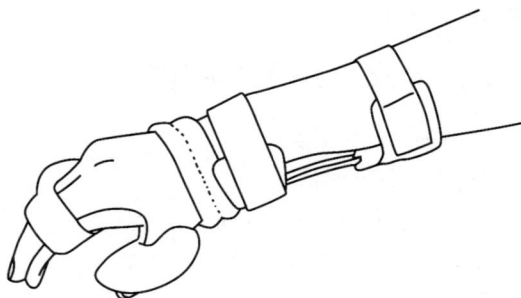

图 6-24　C 形夹板（虎口支撑器）

（1）由一硬性 C 形夹板组成,置于拇指和示指之间的虎口位置。

（2）功能:增加或保持鱼际间隙,防止虎口挛缩。

（3）应用:烧伤,瘢痕修复术后,虎口挛缩。

（六）腕-手-指矫形器

休息位手部矫形器

1. 静态腕-手-指矫形器,用于固定手腕、手指和拇指。

2. 通常应用于掌侧(也可应用于背侧或整个手部)。

3. 从指尖延伸至前臂远端 2/3 处。

4. 手腕保持中立位至轻微伸展位,手指处于安全位(掌指关节屈曲 70°~90°,指间关节完全伸展,拇指腕掌关节外展,拇指掌指关节/指间关节完全伸展。

5. 这个位置下,掌指关节和指间关节侧副韧带保持牵伸,可最大限度地减少关节囊挛缩。

6. 提供功能性拇指对掌和三指抓握。

（七）腕-手矫形器

1. 掌侧腕手矫形器　从前臂远端 2/3 处延伸至掌指关节近端,允许掌指关节完全屈曲,但保持腕手处于功能位。

应用:使腕手得到休息,适用于急性关节炎(类风湿性关节炎)、手腕扭伤/挫伤、屈肌/伸肌肌腱炎、腕管综合征、腕伸肌肌腱修复术后、腕关节融合、植皮、预防挛缩、减轻疼痛、减少痉挛、防止腕/手尺偏或桡偏(如类风湿关节炎)。

2. 背侧腕手矫形器　与掌侧腕手矫形器具有相同的功能,由于手背部结构较硬,这种矫形器具有更好的稳定性。比掌侧腕手矫形器更难制作和适配。

二、动态(功能性)矫形器

（一）手指矫形器

拇指活动矫形器

1. 拇指助伸矫形器:动态拇指指间关节伸展夹板,用于拇指指间关节屈曲挛缩。

2. 拇指助屈矫形器:动态指间关节屈曲夹板,用于拇指指间关节伸直挛缩。

3. 拇指助外展矫形器:动态拇指外展夹板,用于拇指内收挛缩。

（二）手指活动矫形器

1. 助伸矫形器可被动伸展近端指间关节。

（1）应用:指间关节屈曲挛缩、"纽扣"指和 Dupuytren 挛缩松解术后。

（2）示例:动态指间关节伸展夹板、指间关节反屈装置、Capener 夹板、弹簧圈辅助装置、蛋壳型手指伸展管型、并指夹板。

2. 助屈矫形器可被动屈曲近端指间关节。

（1）应用:手指伸直挛缩。

（2）示例:动态指间关节屈曲夹板、指间关节屈曲装置、带指甲钩式矫形器、并指夹板。

（三）掌指关节活动矫形器

1. 助伸矫形器　伸展掌指关节。

（1）应用:用于掌指关节屈曲挛缩、烧伤、掌骨骨折切开复位内固定术后,以及手指伸展无力(如桡神经或臂丛神经损伤)的患者,牵伸掌指关节。

（2）示例:掌指关节反屈装置、动态掌指关节伸展夹板(带伸展支架)、掌指关节助伸装置、桡神经夹板。

2. 助屈矫形器　可屈曲掌指关节。

（1）应用:用于掌指关节副韧带挛缩、伸肌腱缩短、正中/尺神经损伤、爪形手、囊后切开术后、掌骨骨折切开复位内固定术后的患者,屈曲掌指关节。

（2）示例:掌指关节屈曲装置、动态掌指关节屈曲夹板(带掌侧支架和指甲钩)、掌指关节助屈装置。

（四）腕关节矫形器

1. 腕关节控制矫形器　促进腕关节轻微伸展或防止腕关节屈曲,从而帮助抓握无力的患者(通过肌腱固定效应)。

2. 掌侧腕关节屈曲控制矫形器　伸展掌面(通常为 0°~20°),用于紧张手指屈肌(通过肌腱固定效应)和防止桡神经病变患者的腕关节屈曲挛缩。

3. 腕关节助伸矫形器(OPPENHEIMER 夹板)　由弹簧钢丝和带衬垫的钢带预制而成,通过拉紧钢丝使腕关节伸展,并通过肌腱固定效应,协助手指屈曲。

4. 腕关节驱动抓握矫形器(腱鞘炎矫形器、屈肌铰链夹板;图6-25)。

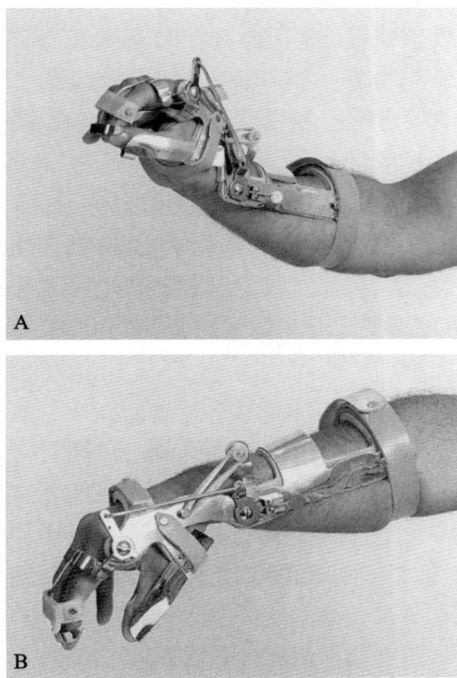

图6-25 腕关节驱动的抓握矫形器
A.腕关节伸展:三指抓握;B.腕关节屈曲:松开

(1)用于 C_6 完全性四肢瘫痪(肌肉无伸屈功能;手指仍受神经支配,由桡侧腕伸肌支配的伸腕功能是完整的),通过腱鞘固定行为,产生抓握功能,并保持手、腕和肘关节的灵活性。

(2)腕伸肌肌力应达 3^+ 级或以上才能使用自身力源肌腱固定。

(3)用于固定第二、三指的近端和远端指间关节,以及拇指腕掌关节和拇指掌指关节。

(4)可能会妨碍手动轮椅的推进。

(5)很少被 C_7 和 C_8 四肢瘫患者接受,他们更倾向于使用肢体残存的动力或餐具固定器。

5. 芝加哥康复研究所(RIC)腱固定夹板(图6-26)。

(1)由三块独立的低温热塑板制成(腕骨、短对掌以及示指和中指上的部分)。

(2)制作简单快捷;可用于患者的训练和评估;重量轻。

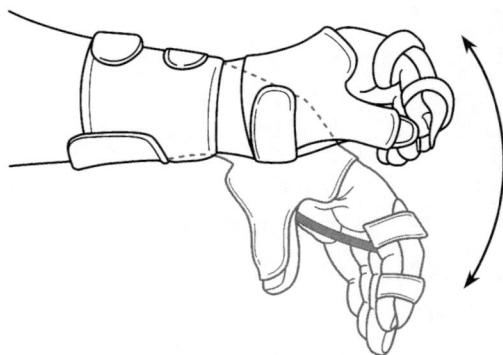

图6-26 芝加哥康复研究所(RIC)腱鞘炎夹板

(3)一绳索/细绳从手腕处,穿过手掌,并在示指和无名指之间向上延伸,当屈腕时,绳索/细绳松弛;当伸腕时,绳索/细绳收紧,带动手指向固定的拇指靠近,实现三指抓握。

(五)前臂矫形器

前臂平衡矫形器(图6-27)。

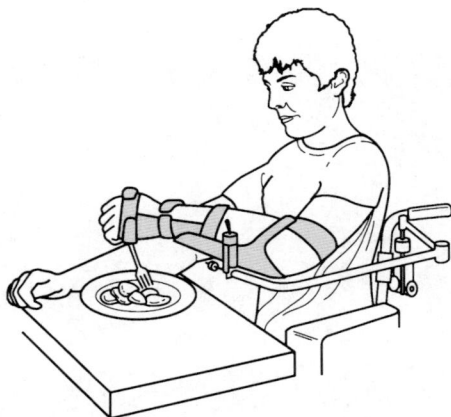

图6-27 前臂平衡矫形器

1. 肩肘腕手矫形器,包括前臂槽(通过铰链连接到滚珠轴承旋转结构)和衬板(可安装在WC、桌子或工作台上,或安装在腰围上)。

2. 可支撑前臂和手臂,抵抗重力;使肩部和肘部肌肉无力的患者能够水平移动手臂,屈屈肘部,使手伸移至嘴边(例如,脊髓损伤、格林-巴利综合征、小儿麻痹症、肌营养不良和臂丛神经损伤的患者)。

3. 要求。

(1)肱二头肌和胸肌残余部分肌力(徒手肌力测试至少达到差或2级)和肘关节屈曲的

协调性（可用于 C$_5$ 四肢瘫痪的患者）。

（2）适当的躯干稳定性和平衡性。

（3）坐位时，适当的耐力。

（4）保留肩关节和肘关节活动范围。

（5）其他应用：可用于痉挛患者，通过摩擦装置抑制肌肉张力，实现自我进食。

（六）肘矫形器

1. 辅助屈肘或伸肘。

2. 动态肘夹板、静态渐进式肘夹板、螺丝扣肘夹板 —— 持续轻微牵伸软组织，扭转关节不良对线（挛缩、烧伤、骨折晚期）；不适用于肌肉痉挛，因为可能会进一步增加肌张力。

3. 背侧伸肘矫形器，可伸肘，并提供肘关节内外侧稳定性和前臂旋转稳定性。

4. 背侧屈肘矫形器，可屈肘，并提供肘关节内外侧稳定性和前臂旋转稳定性。

三、降张矫形器（图 6-28）

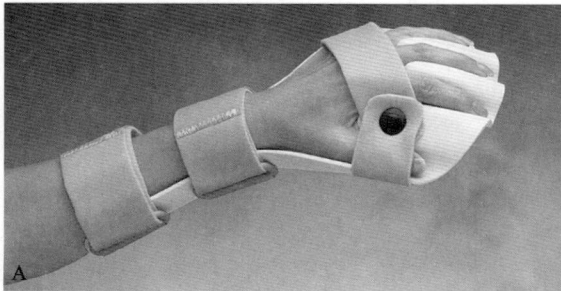

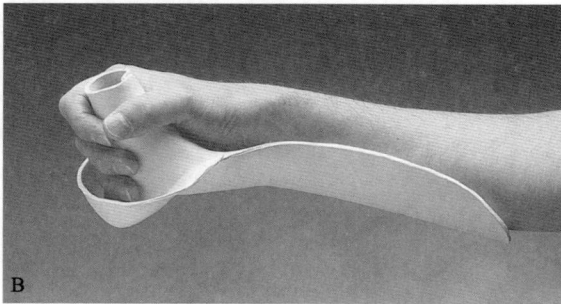

图 6-28　A. 抗痉挛"球形"夹板；B. 手-圆锥形夹板
来源：Courtesy of North Coast Medical, Inc., Morgan Hill, CA.

1. 可为基于手部的矫形器（例如，手圆锥形夹板）或基于前臂的腕-手-指矫形器（例如，抗痉挛球形夹板、手-圆锥形-前臂夹板）。

2. 可基于掌侧、背侧或整个手部。

3. 全天穿戴（通常每穿戴 2h，取下并休息 2h，然后再继续戴上）。

4. 腕-手-指夹板通常更有效，因其置指浅屈肌处于伸展位。

5. 降张矫形器作用基本原理包括：

（1）反射抑制体位：神经发育技术方法。

（2）向掌面（手掌）施加固定压力：Rood（感觉运动）方法。

6. 背侧夹板（如 Snook 降张夹板）：通过直接接触，促进肌肉收缩。据推测，刺激伸肌表面，可引起伸肌收缩，平衡肌张力和/或避免屈肌张力增加。

（1）功能：降低屈肌张力，防止皮肤破损或指甲嵌入手掌，并通过低负荷、长时间拉伸（持续性静态夹板固定），增加关节被动活动范围。

（2）适应证：由上运动神经元损伤导致的痉挛（如卒中、头部损伤、多发性硬化症、脑瘫）。

第八节　脊柱矫形器

一、颈胸矫形器/颈部矫形器（Cervicalthoracic, CTO/Cervical orthosis, CO）

（一）软式颈托（图 6-29A）

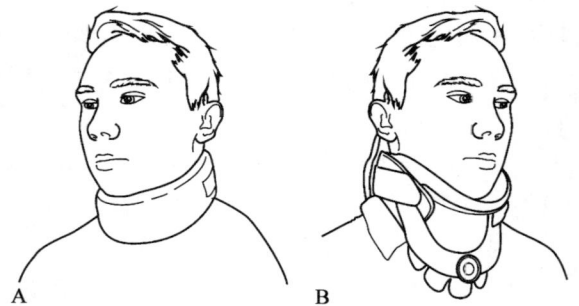

图 6-29　A. 软式颈托；B. 硬式（费城）颈托

1. 由聚乙烯泡沫或海绵橡胶制成。

2. 对颈椎的运动无明显控制作用；其通过感觉反馈，起到了一种动觉提醒作用，从而达到限制颈部活动的目的；保暖作用，有助于减少肌肉痉挛和损伤软组织的愈合。因此，也可提供一定程度的舒适性。

3. 适应证：可对症治疗颈部软组织损伤（即颈部扭伤）。

4. 最长佩戴时间：10 天。

5. 长期使用的风险：肌肉萎缩、心理依赖。

（二）硬式颈托

硬式颈托为预制矫形器，与软式颈托相比，可提供更多的颈椎屈曲、伸展、旋转和侧屈活动限制。

1. Thomas 颈托

（1）由硬性塑料制成，上、下面均附有衬垫，环绕颈部，用尼龙搭扣固定。

（2）适应证：软组织损伤。

2. 费城颈托（图 6-29B）

（1）完接触式，可提供轻微的颈椎运动控制。

（2）由 Plastazote 泡沫板制成，前、后有 Kydex® 硬性塑料加固，由尼龙搭扣固定。

（3）包裹下颌和枕骨，并延伸到近端胸部。

（4）适应证：软组织损伤和稳定性骨/韧带损伤。也可用于停用制动性很强的矫形器的患者，防止因长时间制动而引起的颈部稳定性下降，发生突发性扭伤。

3. Miami-J，Newport，和 Malibu 颈托（费城颈托改版）

（1）可提供更好的控制。

（2）价格更贵。

（三）胸-枕下颌固定矫形器（图 6-30）

1. 胸部组件通过支条（从前到后）连接到枕骨板。因此，易用于仰卧的患者。

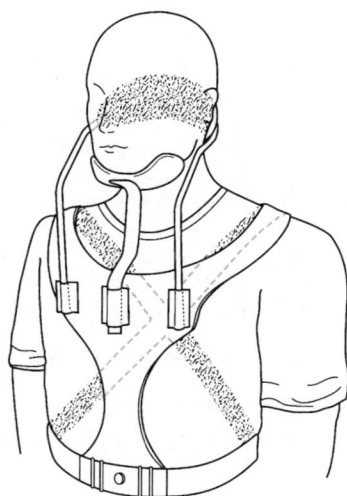

图 6-30　SOMI 矫形器

SOMI. 胸-枕下颌骨固定式矫形器
来源：Redrawn from Braddom RL. Physical Medicine and Rehabilitation. Philadelphia, PA：W. B. Saunders；1996：334-336, 1194-1196, with permission.

2. 具有可拆卸的下颌组件，便于患者仰卧位时进食、洗脸或刮胡子。

3. 适应证：颈椎关节炎、融合术后、稳定性颈椎骨折。

（四）支条式颈胸矫形器

1. 双支条或四根支条式矫形器（图 6-31A 和 B）。

2. 通过两根或四根（或三根）支条将下颌和枕骨组件连接到胸骨和胸椎组件，来提供颈椎活动控制。

3. 提供良好的屈/伸控制，但侧屈和旋转

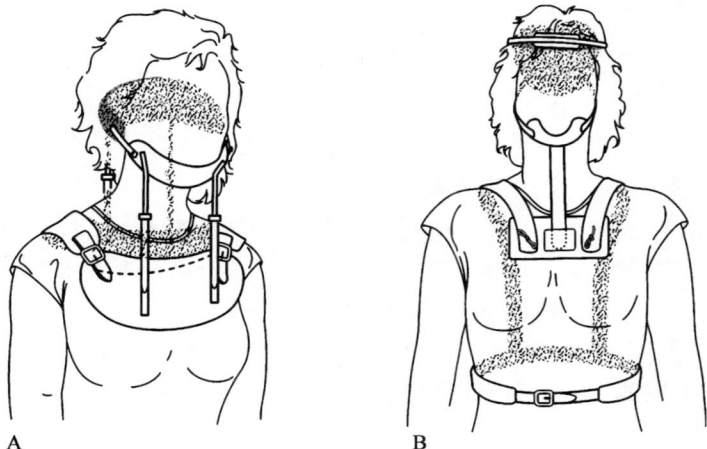

A　　　　B

图 6-31　A. 四根支条式矫形器；B. 双支条式矫形器

来源：Redrawn from Braddom RL. Physical Medicine and Rehabilitation.Philadelphia, PA：W. B. Saunders；1996：334-336, 1194-1196, with permission.

控制不佳。

4. 调节前或后支条长度,可使颈椎屈曲或伸展。

5. 比使用颈托凉快,但也更笨重。

6. 适应证:颈椎中度或轻度稳定性骨折和关节炎。

(五) Yale 颈胸矫形器

1. 类似于加长的费城颈托,由硬性塑料支条加固,向下延伸至胸部前侧和后侧,于腋窝下方通过绑带固定。

2. 枕骨部件可延伸至比费城颈托更高的位置。

📖(六) Minerva/热塑性 Minerva 颈胸矫形器(图 6-32)

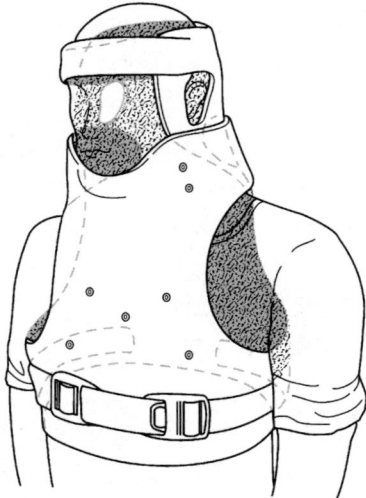

图 6-32　热塑性 Minerva 颈胸矫形器
来源:Redrawn from Braddom RL. Physical Medicine and Rehabilitation. Philadelphia,PA:W. B. Saunders;1996:334-336,1194-1196., with permission.

1. 包裹住整个颅骨后部,包括环绕前额的一条带子,和向下延伸至肋下缘的组件。

2. 前额带能很好地控制所有颈部运动。

3. 优点:较 halo-Vest 支架重量轻;无颅钉固定(无"侵入性"支撑带来的感染和滑脱风险)。

4. 缺点:与 halo-Vest 支架相比,制动性较弱。

5. 适应证:不稳定性颈椎(需最大限度制动时,通常首选 halo-Vest 支架)。因其舒适性更好,重量更轻,除了可提供必要的稳定性外,还允许患者进行早期活动,促进康复,可作为治疗学龄前儿童颈椎不稳的首选矫形器(而非 halo-Vest 支架)。

📖(七) Halo-Vest 支架(图 6-33)

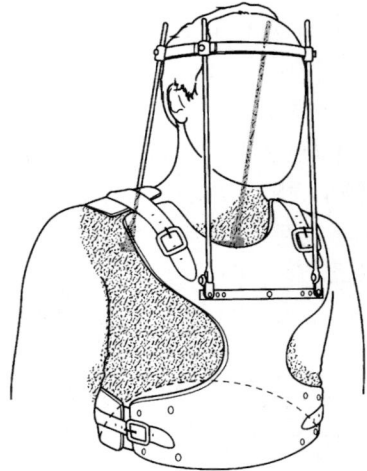

图 6-33　Halo 矫形器
来源:Redrawn from Braddom RL. Physical Medicine and Rehabilitation. Philadelphia,PA:W. B. Saunders;1996:334-336,1194-1196., with permission.

1. 在所有颈胸矫形器中,Halo-Vest 支架在各个面上的制动效果最佳。

2. 允许早期活动,且无脊柱对线异常改变风险。

3. 固定式颈胸矫形器(不可私自卸下/移除)。

4. 由一硬质 halo 环组成,halo 环通过 4 枚颅钉固定于颅骨上(颅钉固定于眼眶上方前外侧处和颅骨最大直径处下方后外侧处,以防止颅钉移动,刺穿颞肌和额颞窝,或损伤脑神经)。

5. halo 环通过四根支条与胸部前侧和后侧组件连接。

6. 适应证:不稳定性颈椎骨折(尤其是高位颈椎骨折);在有手术禁忌或患者拒绝手术的情况下,可作为一种非手术治疗方式。

7. 并发症:长期卧床时,有压疮风险(常见于肩胛骨和胸骨区域;见表 6-16)。

表6-16 与Halo-Vest支架使用相关的并发症

颅钉松动（为最常见并发症）
佩戴halo环可能丧失脊柱复位
佩戴halo环不利于脊柱稳定性发展
产生压疮
颅钉固定处疼痛
钉道感染
脑脓肿
局部骨质疏松
急性平衡受损
额部瘢痕
语言障碍症
颅钉入侵颅骨
halo环移位
颅神经麻痹
臂丛神经病变
肺活量下降

来源：From De Lisa JA, Gans BA, Walsh NE, eds. Physical Medicine & Rehabilitation Medicine：Principles and Practice. 4th ed. Philadelphia, PA：Lippincott Williams & Wilkins；2005, with permission.

二、胸腰骶矫形器（Thoracic-lumbar-sacral orthosis，TLSO）

📖 1. 一般而言，胸腰骶矫形器从骶骨延伸至肩胛下角上方，用于支撑和稳定躯干（如躯干麻痹、脊柱后融合术后）和防止中度脊柱侧凸（20°~45°）进展（直到骨骼成熟），也可用于胸椎后凸畸形（驼背）。

2. 除了控制脊柱屈曲，胸腰骶矫形器还可增加腹内压力（将部分负荷传递至周围软组织，从而减小脊柱/椎间盘负荷）。

3. 可引起耗氧和耗能增加。

4. 在行走过程中，除了步行耗能增加之外，矫形器上、下端未受控制的躯体部位的活动可能也会增加，且伴随有骨盆与肩部之间的轴向旋转。

［颈椎活动范围］（表6-17）

表6-17 颈椎正常活动范围（枕骨-T$_1$）及颈部矫形器的作用

颈部矫形器	正常运动均值（%）		
	屈曲/伸展（°）	侧屈（°）	旋转（°）
正常运动	100.0	100.0	100.0
软式颈托（Johnson et al., 1977）	74.2	92.3	82.6
费城颈托（Johnson et al., 1977）	28.9	66.4	43.7
SOMI矫形器（Johnson et al., 1977）	27.7	65.6	33.6
四根支条式矫形器（Johnson et al., 1977）	20.6	45.9	27.1
Yale颈胸矫形器（Johnson et al., 1977）	12.8	50.5	18.2
Halo-Vest支架（Johnson et al., 1977）	4.0	4.0	1.0
Halo-Vest支架（Lysell, 1969）	11.7	8.4	2.4
Minerva颈胸矫形器（Braddom, 1996；Maiman et al., 1989）	14.0	15.5	0

（一）Taylor矫形器（图6-34）

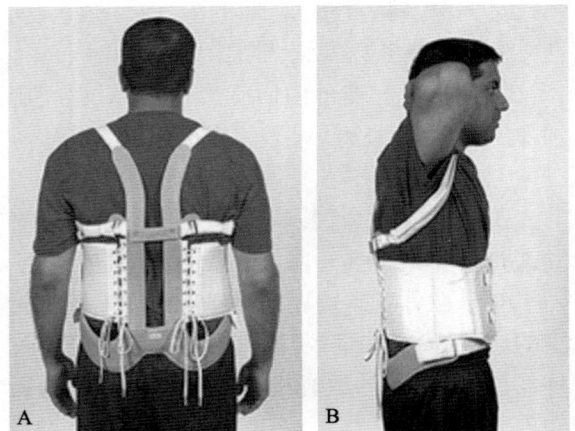

图6-34 Taylor矫形器：胸腰骶屈伸控制矫形器
A. 后面观；B. 侧面观

来源：Courtesy of JFK Johnson Rehabilitation Institute, 2000.

1. 屈/伸控制胸腰骶矫形器,由后侧两根椎旁支条和骨盆带构成,肩胛间带可稳定棘旁支条,并相连腋带。

2. 还可包括一软式腰围或腹部支撑组件,增加腹腔内压。

（二）Knight-Taylor 矫形器（图 6-35）

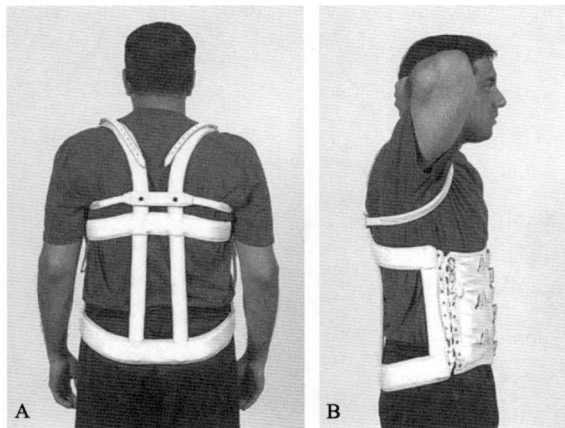

图 6-35 Knight-Taylor 矫形器
A. 后面观;B. 侧面观
来源:Courtesy of JFK Johnson Rehabilitation Institute,2000.

1. 在 Taylor 矫形器的基础上,在侧方和胸部添加组件,限制脊柱侧屈。

2. 适应证:稳定性胸/腰椎骨折术后或非手术治疗。

（三）脊柱屈曲控制矫形器

1. Jewett 矫形器（图 6-36）

（1）由一胸骨垫、耻骨上垫、前外侧垫、向侧方倾斜的支条以及腰背垫组成。

（2）耻骨上带可由回旋带代替,对髂嵴施加作用力（用于女性,可避免直接压迫膀胱）。

（3）适应证:

① 胸腰段脊柱压缩性骨折（保持脊柱直立,防止屈曲活动）。

对于在骨质疏松症老年患者的压缩性骨折中的应用,尚存在争议,因其会使下腰椎产生过伸作用力,从而导致脊椎后柱骨折或加剧退行性关节炎。

② 胸腰椎舒尔曼病（Scheuermann 病）。

③ 用于骨质疏松性胸椎后凸畸形（疗效有限）。

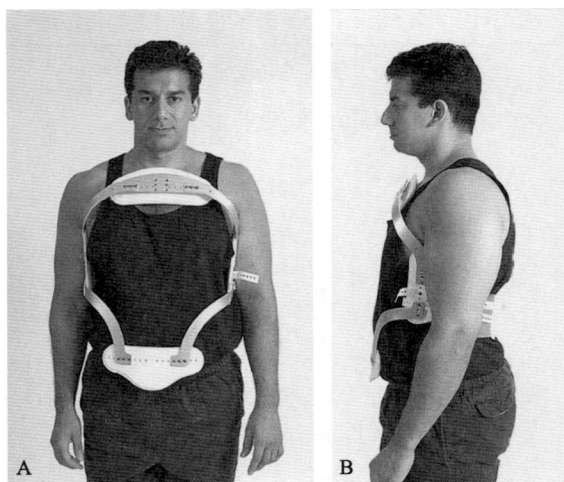

图 6-36 Jewett 过伸矫形器
A. 前面观;B. 侧面观
来源:Courtesy of JFK Johnson Rehabilitation Institute,2000.

2. "十"字形过伸矫形器（图 6-37）

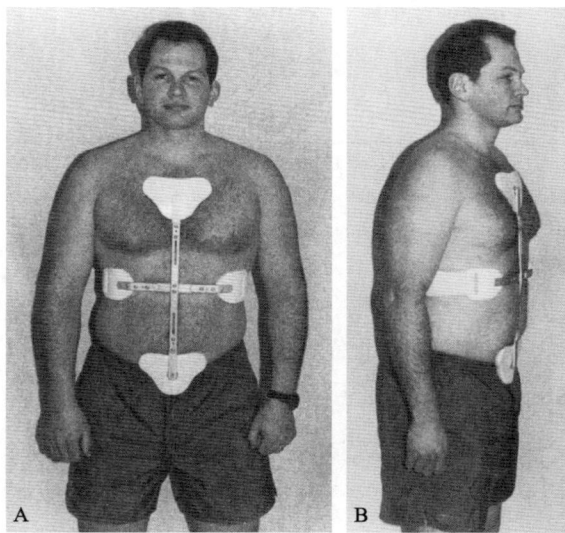

图 6-37 "十"字形过矫形器
A. 前面观;B. 侧面观

（1）前侧有"十"字形金属支条（纵向与横向支条呈"十"字形交叉）,并附有胸骨垫、耻骨垫、后侧和前外侧垫。纵向支条附有胸骨和耻骨垫;横向支条附有后侧胸腰垫和前外侧垫。

（2）适应证:与 Jewett 过伸矫形器相似。

三、颈胸腰骶矫形器（Cervical-thoracic-lumbar-sacral orthosis，CTLSO）

Milwaukee 矫形器（图 6-38）

📖1. 用于脊柱侧凸。

2. 由连接到颈环的硬性塑料骨盆带组成，连接组件包括前侧的一根铝条和后侧的两根椎旁支条。

3. 颈环上附有下颌条和枕骨条，二者分别位于枕骨和下颌骨下方 20~30mm 处。

4. 通过附于支条上的压力垫子对肋骨和脊柱施加横向矫正力，从而纠正脊柱侧凸。

5. 适应证：

（1）特发性或柔性先天性脊柱侧凸，且侧凸角度为 25°~40°，顶椎位于 T_8 以上，有进展迹象，以及青春期尚未结束。

（2）舒尔曼病（Scheuermann 病）引发的胸椎后凸畸形。

四、腰围/软式脊柱矫形器

1. 由织物/帆布制成，附有袋结构，容纳支撑条。

2. 有多种不同设计类型，包括腰骶、胸腰骶、胸腰、骶髂和腰部矫形器。

3. 多用于下腰痛。

4. 疗效尚存在争议。

软式腰（骶）矫形器

1. 软式腰骶矫形器最常用于腰骶部的支撑。

2. 环绕躯干和髋部，上缘位于剑突或下位肋骨、肩胛骨下角水平处。下缘位于耻骨联合和臀纹水平处。特殊设计可用于孕妇，如腹下垂和悬垂腹。

3. 适应证：下腰痛、肌肉劳损。

4. 优点：运动觉提醒，腹部支撑，减少腰骶椎负荷，减少腰椎过度前凸，减少侧屈（29%）。

5. 缺点：可导致躯干肌力下降。

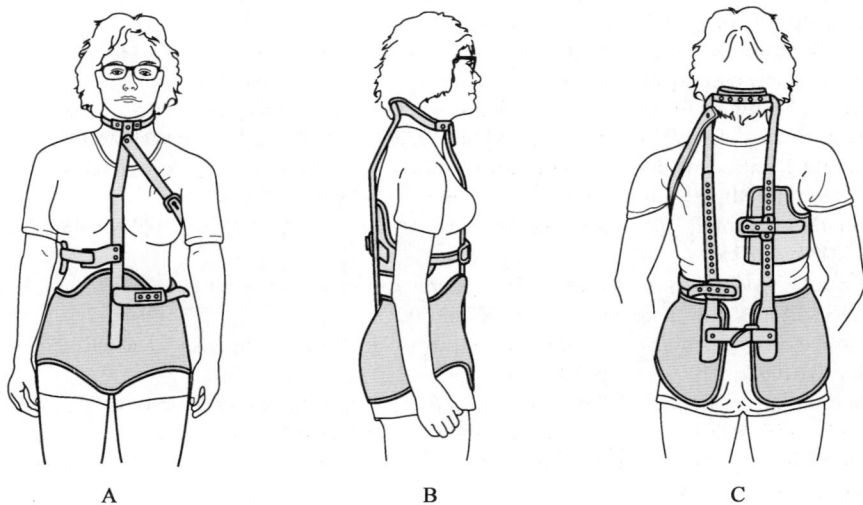

图 6-38 Milwaukee 矫形器
A. 前面观；B. 侧面观；C. 后面观

（吴会东 罗长良 孟昭建 译，何成奇 审校）

参 考 文 献

Ankle Brachial Indez: quick reference guide for clinicians. *J Wound Ostomy Continence Nurs*. 2012;39(suppl. 2):S21–S29. doi:10.1097/WON.0b013e3182478dde

Bebionic hand. https://www.ottobockus.com/prosthetics/upper-limb-prosthetics/solution-overview/bebionic-hand/

Belagaje S. Tarsometatarsal joint arthritis. American Orthopaedic Foot & Ankle Society website. http://legacy.aofas.org/PRC/conditions/Pages/Conditions/Tarsometatarsal-Joint-Arthritis.aspx. Accessed April 9, 2019.

Bosse MJ, MacKenzie EJ, Kellam JF, et al. A prospective evaluation of the clinical utility of the lower-extremity injury-severity scores. *J Bone Joint Surg Am*. 2001;83(1):3–14. doi:10.2106/00004623-200101000-00002.

Braddom RL. *Physical Medicine and Rehabilitation*. Philadelphia, PA: W.B. Saunders; 1996:334–336, 1194–1196.

Braddom RL. *Physical Medicine and Rehabilitation*. 4th ed. Philadelphia, PA: Saunders; 2011.

Braddom, RL, Chan, L, Harrast, MA. Physical medicine and rehabilitation. Philadelphia, PA: Saunders/Elsevier; 2015.

Cerny D, Waters R, Hislop H, et al. Walking and wheelchair energetics in persons with paraplegia. *Phys Ther*. 1980;60(9):1133–1139. doi:10.1093/ptj/60.9.1133.

Corcoran PJ. Energy expenditure during ambulation. In: Downey JAR, Darling RC, eds. *Physiological Basis of Rehabilitation Medicine*. Philadelphia, PA: W. B. Saunders; 1971.

DeLisa JA, Gans BA, eds. *Rehabilitation Medicine: Principles and Practice*. 3rd ed. Philadelphia, PA: Lippincott-Raven; 1998:167–187, 635–696.

DeLisa JA, Gans BA, Walsh NE, eds. *Physical Medicine & Rehabilitation Medicine: Principles and Practice*. 4th ed. Philadelphia, PA: Lippincott Williams & Wilkins; 2005.

Dong R, Jiang W, Zhang M, et al. Review: hemodynamic studies for lower limb amputation and rehabilitation. *J of Mechanics in Med and Biol*. 2015;15(4):1530005. doi:10.1142/S0219519415300057.

Fuller E, Schroeder S, Edwards J. Reduction of peak pressure on the forefoot with a rigid rocker-bottom postoperative shoe. *J Am Podiatr Med Assoc*. 2001;91(10):501–507. doi:10.7547/87507315-91-10-501.

Gonzalez EG, Corcoran PJ, Reyes RL. Energy expenditure in below-knee amputees: correlation with stump length. *Arch Phys Med Rehabil*. 1974;55:111–119.

Gravlee JR, Van durme DJ. Braces and splints for musculoskeletal conditions. *Am Fam Physician*. 2007;75(3):342–348. https://www.aafp.org/afp/2007/0201/p342.html.

Huang CT, Jackson JR, Moore NB, et al. Amputation: energy cost of ambulation. *Arch Phys Med Rehabil*. 1979;60(1):18–24.

I-Limb hand. https://www.ossur.com/prosthetic-solutions/products/touch-solutions.

Johnson RM, Hart DL, Simmons EF, et al. Cervical orthoses: a study comparing their effectiveness in restricting cervical motion in normal subjects. *J Bone Joint Surg (AM)*. 1977;59:332. doi:10.2106/00004623-197759030-00007.

Kay HW, Newman JD. Relative incidences of new amputations: statistical comparisons of 6,000 new amputees. *Orthot Prosthet*. 1975;29:3–16. http://www.oandplibrary.com/op/1975_02_003.asp.

Lee LW, Kerrigan DC. Dynamic hip flexion contractures *Am J Phys Med Rehabil*. 2004;83(8):658. doi:10.1097/01.PHM.0000133434.31875.E1.

Long JT, Klein JP, Sirota NM, et al. Biomechanics of the double rocker sole shoe: gait kinematics and kinetics. *J Biomech*. 2007;40(13):2882–2890. doi:10.1016/j.jbiomech.2007.03.009.

Lysell E. Motion in the cervical spine: an experimental study on autopsy specimens. *Acta Orthop Scand*. 1969; 40(suppl 123):1–61. doi:10.3109/ort.1969.40.suppl-123.01

Maiman D, Millington P, Novak S, et al. The effects of the thermoplastic Minerva body jacket on the cervical spine motion. *Neurology*. 1989;25:363–368. doi:10.1227/00006123-198909000-00007.

Michelangelo Hand. https://www.ottobockus.com/prosthetics/upper-limb-prosthetics/solution-overview/michelangelo-prosthetic-hand/

Owings MF, Kozak IJ. Ambulatory and inpatient procedures in the United States, 1996.
Vital Health Stat 13. 1998 Nov;(139):1-119.

Saunders JB, Inman VT, Eberhart HD. The major determinants of normal and pathological gait. *J Bone Joint Surg*. 1953;35(3):543–558. doi:10.2106/00004623-195335030-00003.

Savji N, Rockman CB, Skolnick AH, et al. Association between advanced age and vascular disease in different arterial territories. *J Am Coll Cardiol*. 2013;61(16):1736–1743. doi:10.1016/j.jacc.2013.01.054.

Seymour R. *Prosthetics and Orthotics: Lower Limb and Spinal*. Philadelphia, PA: Lippincott Williams & Wilkins; 2002.

Sheehan, TP, Gondo GC. Impact of limb loss in the United States. *Phys Med Rehabil Clin N Am*. 2014;25(1):9–28. doi:10.1016/j.pmr.2013.09.007.

Sheehan TP. Rehabilitation and prosthetic restoration in upper limb amputation. In: Braddom RL, ed. Physical Medicine & Rehabilitation. 4th ed. Philadelphia, PA: Saunders / Elsevier; 2011:257–276.

Thorne, Charles HM. Grabb and Smith's Plastic Surgery. Wolters Kluwer, 2013. ProQuest EBook Central, http://ebookcentral.proquest.com.

Subedi B, Grossberg GT. Phantom limb pain: mechanisms and treatment approaches. *Pain Res Treat*. 2011;2011:864605. doi:10.1155/2011/864605.

Tan JC. *Practical Manual of Physical Medicine and Rehabilitation: Diagnostics, Therapeutics, and Basic Problems*. St. Louis, MO: Mosby; 1998.

Topal AE, Eren MN, Celik Y. Lower extremity arterial injuries over a six-year period: outcomes, risk factors, and management. *Vasc Health and Risk Manag*. 2010;6(1):1103–1110. doi:10.2147/VHRM.S15316.

Traugh GH, Corcoran PJ, Reyes RL. Energy expenditure of ambulation in patients with above-knee amputations. *Arch Phys Med Rehabil*. 1975;56:67–71.

Varma P, Stineman MG, Dilingham TR. Epidemiology of limb loss. *Phys Med Rehabil Clin N Am*. 2014;25(1):1–8. doi:10.1016/j.pmr.2013.09.001.

Wound, Ostomy and Continence Nurses Society Wound Committee.

Ziegler-Graham K, MacKenzie EJ, Ephraim PL, Travison TG, Brookmeyer R. Estimating the prevalence of limb loss in the United States: 2005–2050. *Arch Phys Med Rehabil*. 2008;89(3):422–429. doi:10.1016/j.apmr.2007.11.005.

推 荐 读 物

Beil TL, Street GM. Comparison of interface pressures with pin and suction systems. *J Rehabil Res Dev*. 2004;41(6A):821–828. doi:10.1682/JRRD.2003.09.0146.

Berger N, Fishman S, eds. *Lower Limb Prosthetics*. New York, NY: New York University Health Sciences Bookstore, Prosthetics-Orthotics Publications; 1997.

Burgess EM, Rappoport A. *Physical Fitness: A Guide for Individuals With Lower Limb Loss*. Baltimore, MD: U.S. Department of Veterans Affairs; 1993.

DeLisa JA. *Gait Analysis in the Science of Rehabilitation. Rehabilitation Research and Development Service*. Department of Veterans Affairs–Veterans Health Administration. Monograph 002; 1998.

Downey JA, Myers SJ, Gonzalez EG, et al. *The Physiological Basis of Rehabilitation Medicine*. Boston, MA: Butterworth-Heinemann; 1994.

Duerksen F, Rogalsky RJ, Cochrane IW. Knee disarticulation with intercondylar patellofemoral arthrodesis. An improved technique. *Clin Orthop Relat Res*. 1990;256:50–57. doi:10.1097/00003086-199007000-00009.

Gailey RS, Roach KE, Applegate EB, et al. The amputee mobility predictor (AMP): an instrument designed to assess determinants of the lower limb amputee's ability to ambulate. *Arch Phys Med Rehabil*. 2002; 83:613–627. doi:10.1053/ampr.2002.32309.

Hafner BJ, Willingham LL, Buell NC, et al. Evaluation of function, performance, and preference as transfemoral amputees transition from mechanical to microprocessor control of the prosthetic knee. *Arch Phys Med Rehabil*. 2007;88:207–217. doi:10.1016/j.apmr.2006.10.030.

Kottke FJ, Lehmann JF, eds. *Krusen's Handbook of PM & R*. 4th ed. Philadelphia, PA: W. B. Saunders; 1990:967–975.

Michael JW. Modern prosthetic knee mechanisms. *Clin Orthop Relat Res*. April 1999;(361):39–47. doi:10.1097/00003086-199904000-00006.

New York University Medical Center Post-Graduate Medical School. *Prosthetics and Orthotics: Upper Limb Prosthetics*. New York, NY: New York University Medical Center; 1986.

O'Young B, Young MA, Stiens SA. *Physical Medicine and Rehabilitation Secrets*. Philadelphia, PA: Hanley & Belfus; 1997.

Reford JB, ed. *Orthotics: Clinical Practice and Rehabilitation Technology*. New York, NY: Churchill Livingstone; 1995.

第七章 脊髓损伤

第一节 流行病学 *①

📖 1. 美国发病率：每年每百万人口中 54 个新增病例 = 每年 17 700 个新增 SCI 病例。

📖 2. 患病率：大约 288 000 个病例。

3. 性别：男女比例约 4∶1。

📖 4. 发病时平均年龄：43 岁。

（1）60 岁以上的患者占总数 11% 以上。

（2）趋势：平均年龄有上升趋势。

（3）脊髓损伤常见于 16—30 岁人群。

（4）仅 4.5% 的脊髓损伤患者为 15 岁以下儿童。

5. 病因。

（1）38.3% 车祸（motor vehicle crashes，MVC）。

（2）31.6% 跌倒。

（3）13.8% 暴力（主要为枪伤）。

（4）8.2% 运动（最常见的是跳水）。

（5）趋势：暴力致病有下降趋势，跌倒致病有上升趋势。

（6）45 岁以上患者多由跌倒导致。

6. 常见损伤发生时间。

（1）夏季（7 月发病率最高）。

（2）周末（周六 > 周日）。

（3）时间：晚上。

📖 7. 损伤类型：过去 20 年里，不完全性四肢瘫病例增加，完全性截瘫、完全性四肢瘫病例减少。

（1）C_5 平面损伤最常见。

（2）T_{12} 是截瘫最常见的损伤水平。

（3）47.2% 不完全性四肢瘫。

（4）20.4% 不完全性截瘫。

（5）20.2% 完全性截瘫。

（6）11.5% 完全性四肢瘫。

8. 社会和职业人口统计。

（1）外伤性脊髓损伤患者多为单身（51.6%，未婚、分居、离异）。

（2）无论是伤前还是伤后，婚姻完整的可能性都比未受伤人群低。

（3）脊髓损伤后结婚的可能性降低。

📖（4）损伤后结婚的人群离婚率，较损伤前存在的离婚率低。

📖（5）损伤后重返工作：损伤后 1 年为 12%~18%；损伤后 5 年为 25.8%；损伤后 10 年为 35%。

（6）脊髓损伤平面越高、程度越严重，重返工作难度越大。

（7）受教育水平是损伤后重返工作最重要的影响因素。

（8）有助重返工作的其他因素：年轻、男性、白种人、已婚、有驾照。

9. 平均。

（1）损伤后第 1 年的死亡率高于随后的几年。

（2）整体预期寿命较 50 年前有所增加，但仍低于正常人群。

（3）在过去的几十年里，损伤后第 1 年的死亡率明显降低，随后的死亡率也有所下降。

（4）损伤后死亡危险因素：

① 男性。

② 高龄。

---

① *美国国家脊髓损伤统计中心。Facts and Figures at a Glance. 阿拉巴马州，伯明翰：阿拉巴马大学伯明翰分校；2018. https://www.nscisc.uab.edu/Public/Facts%20and%20Figures%20-%202018.pdf.

③ 呼吸机依赖。

④ 因暴力行为受伤。

⑤ 损伤平面高（特别是 C_4 及其以上）。

⑥ 完全性神经损伤。

⑦ 社区支持差。

⑧ 经济情况差。

（5）损伤平面越高，损伤程度（完全性损伤与不完全性损伤）的影响越大。

📖 10. 死亡原因。

（1）急性期：呼吸功能障碍是导致脊髓损伤死亡的首位因素，肺炎最常见。

（2）心脏疾病排第二位，其后是败血症（通常与压力性损伤、泌尿系统或呼吸系统感染相关）和癌症。

（3）40 年前，泌尿生殖系统疾病（如肾衰竭）是致死的首位因素，但目前显著下降，这与泌尿系统管理的进步有关。

（4）自杀风险：自杀率是年龄、性别和种族相似的一般人群的 3 倍。

美国脊髓损伤协会（ASIA）损伤量表（AIS）A、B、C 级的截瘫患者和非西班牙裔白人，SCI 后前 6 年的自杀风险最高。

第二节 脊柱解剖（图 7-1）

一、脊柱的解剖结构

1. 脊柱由 33 块椎骨组成

① 7 块颈椎。

② 12 块胸椎。

③ 5 块腰椎。

④ 5 块骶椎。

⑤ 4 块尾椎。

📖 2. 脊髓解剖

① 位于脊柱上 2/3 部分。

② 脊柱末端部分是脊髓圆锥，向下在 $L_1 \sim L_2$ 椎体水平成为马尾神经。

③ 脊髓内白质围绕着灰质内核，白质包含神经纤维、神经胶质和血管。神经纤维组成脊髓束，脊髓束包括上行纤维、下行纤维及节间束。各个神经束的位置和功能见图 7-2。

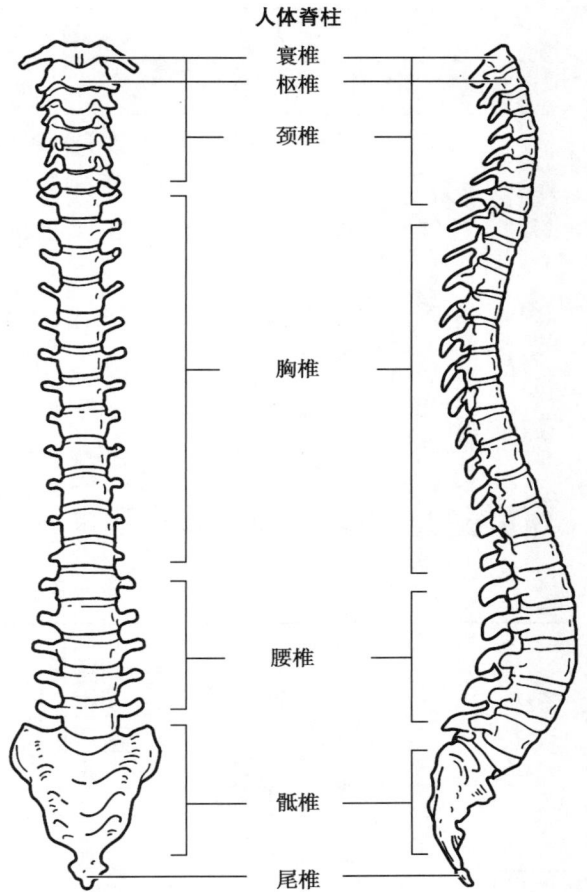

图 7-1 人体脊柱

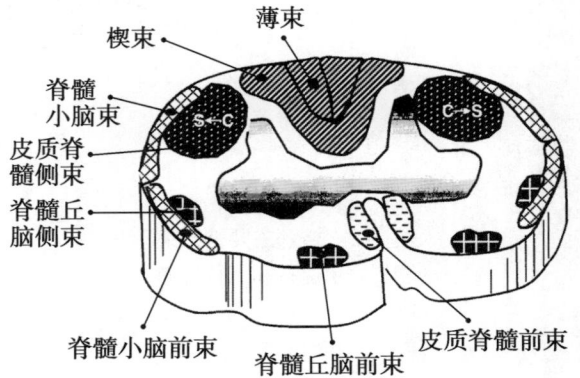

图 7-2 脊髓横切面

（下表为不同标注表示的神经束及其位置和功能）

二、脊髓主要的上行和下行通路（图 7-3）

图 7-3 所示为上行至脑干的神经束交叉

脊髓中长的神经束			
图示	神经束	位置	功能
	薄束:脊柱后索中部	来自下肢的本体感觉	轻触觉 振动觉
	楔束:脊柱后索外侧	来自上肢的本体感觉	轻触觉 振动觉
	脊髓小脑束	外侧浅层	肌肉的位置和张力 非意识的本体感觉
	脊髓丘脑侧束	腹外侧	痛觉和温度觉
	脊髓丘脑前束	腹侧	触觉(粗略触觉和压力觉)
	皮质脊髓侧束(锥体)	外侧深部	运动:运动纤维由内向外排列为颈胸腰骶(C→S)
	皮质脊髓前束	腹内侧	运动:颈部和躯干的活动

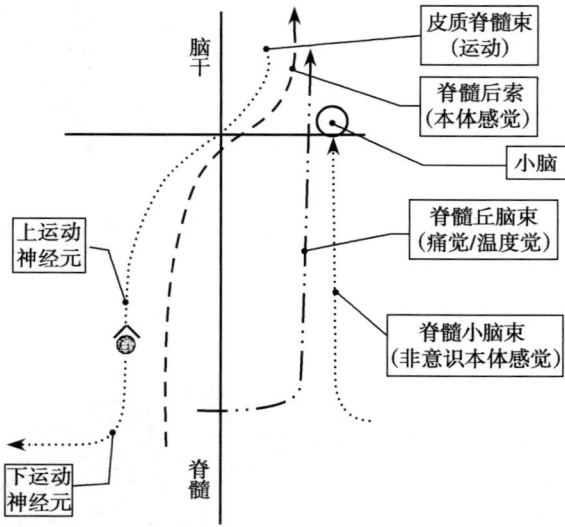

图 7-3 脊髓主要神经束
(箭头表示上行和下行方向)

位置。

(一)下行通路

皮质脊髓侧束

1. 控制肌肉随意活动的主要运动神经束。

2. 起源于大脑额叶的中央前回,轴突经过内囊下行至延髓。

3. 80%~90% 的轴突在延髓的锥体交叉处交叉至对侧。

4. 交叉后的神经纤维沿脊髓侧索内下行,成为皮质脊髓侧束。在每个脊髓平面,皮质脊髓侧束的轴突发出侧支纤维,并进入前角灰质,与二级神经元形成突触联系。

5. 剩余 10%~20% 的神经纤维不交叉,继续下行成为皮质脊髓前束。皮质脊髓前束的轴突在脊髓相应平面交叉至对侧,支配相应节段的肌肉。

6. 自中央前回到脊髓前角,皮质脊髓侧束和皮质脊髓前束的未中断神经元,称为上运动神经元(UMNs),与之形成突触联系的二级神经元称为下运动神经元(LMNs)。

7. 脑部损伤通常造成对侧功能障碍。

(二)上行通路

1. 脊髓小脑束

① 传导同侧的非意识本体感觉(肌肉本体感觉,牵伸,张力纤维)。

② 由于这些神经束为同侧走行,小脑损伤会造成同侧功能障碍。

2. 脊髓丘脑侧束

① 传导对侧的痛觉和温度觉。

② 痛觉与温度觉神经纤维进入脊髓,与脊髓灰质后角神经元形成突触联系,还元后上行1~3 个椎体节段后交叉至对侧,形成脊髓丘脑侧束上行至对侧丘脑,经过内囊投射于大脑皮质中央后回。

③ 脊髓丘脑侧束受损导致病变部位以下对侧的痛觉、温度觉障碍。

3. 后索

① 传导同侧本体感觉、轻触觉和振动觉。

② 这些感觉纤维在背根神经节（dorsal root ganglion，DRG）形成突触联系，并沿脊髓同侧上行进入脊髓后索。

③ 这些感觉纤维继续上行至延髓，交叉至对侧。骶段和腰段（躯体下部）的感觉纤维进入脊髓后走行于后索的内侧，称为薄束。胸段和颈段（躯体上部）的感觉纤维进入脊髓后走行于后索的外侧，称为楔束。这些纤维上行至延髓交叉至对侧，形成内侧丘系，投射至中央后回。

④ 后索损伤导致病变节段以下同侧的本体感觉和振动觉障碍。

（三）脊髓的血供（图 7-4）

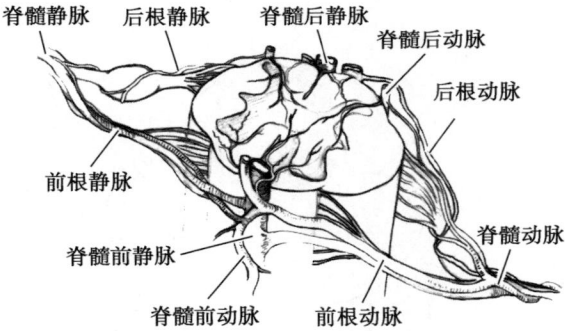

图 7-4　脊髓的动静脉血供（横切面）

1. 脊髓由 1 条脊髓前动脉、2 条脊髓后动脉和脊髓前、后根动脉供血。

2. 脊髓前动脉沿脊髓前正中裂走行，供应脊髓前 2/3 区域。

3. 脊髓后动脉直接或间接起源于椎动脉，在脊髓侧方下行，供应脊髓后 1/3 区域。

4. 根动脉接受来自局部动脉（椎动脉、颈动脉、肋间动脉、腰动脉、骶动脉）的血供，通过椎间孔进入椎管，与脊髓前后动脉吻合。

（1）Adamkiewicz 动脉是腰段和骶段脊髓的主要血供来源。它起源于 $T_9 \sim L_3$ 水平的左侧肋间动脉或腰动脉，为下 2/3 的脊髓提供主要血供。

（2）下胸椎被称为"分水岭区"，因为供给胸椎中部的根动脉较少，该区域（$T_4 \sim T_6$）在脊髓低灌注时受累最严重（如外科手术钳夹主动脉时）。

（3）脊髓静脉主要回流至椎静脉丛。

第三节　脊髓病理学

一、颈椎屈曲/过伸性损伤（表 7-1）

（一）屈曲损伤

1. 爆裂/压缩性骨折（图 7-5）

（1）机制：颈椎屈曲加上轴向负荷。

表 7-1　颈椎屈曲/过伸性损伤

损伤机制	稳定性	潜在损伤	最常见平面
屈曲/轴向负荷（如跳水） 爆裂/压缩性骨折	若韧带未受损则稳定	压缩性骨折伴椎体骨折碎片进入椎管	C_5
屈曲/旋转损伤 单侧关节突关节脱位	后纵韧带（posterior longitude ligament，PLL）断裂则不稳定 X 线上椎体移位 <50%	若脊髓受累，可能为不完全性损伤	$C_5 \sim C_6$
屈曲 双侧关节突关节脱位	后纵韧带断裂则不稳定 X 线上椎体移位 >50%	颈椎前脱位伴有脊髓受压 可能造成完全性脊髓损伤	$C_5 \sim C_6$
过伸 中央索综合征	稳定 前纵韧带可能断裂	颈椎过伸 临床表现上肢（UE）重于下肢（LE） 可能为不完全性损伤	$C_4 \sim C_5$

C-spine. 颈椎；LE（lower extremity）. 下肢；PLL（posterior longitude ligament）. 后纵韧带；SCI（spinal cord injury）. 脊髓损伤，UE（upper extremity）. 上肢

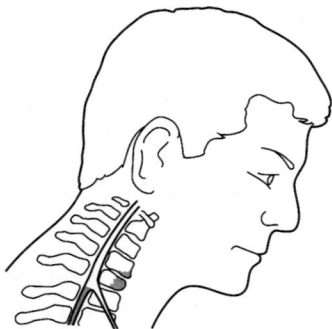

图 7-5　颈椎爆裂/压缩性骨折

（2）C$_5$ 椎体压缩性骨折最常见。

（3）外力作用造成椎板破裂和椎体受压，X 线上可见典型的椎体前方楔形变。

（4）骨折碎片可能进入椎管，造成神经根损伤和/或脊髓损伤。

2. 单侧关节突关节脱位（图 7-6）

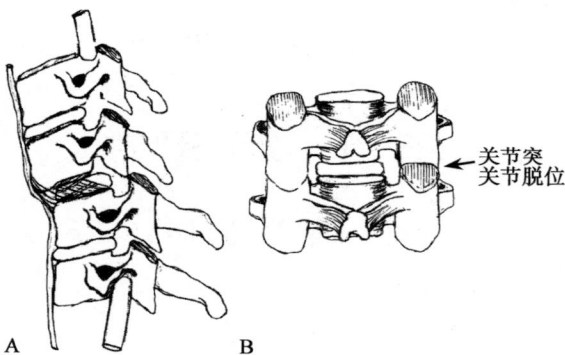

图 7-6　单侧关节突关节脱位

A. 侧面观（注：椎体前移 <50%）；B. 后面观

（1）机制：颈椎屈曲-旋转损伤。

（2）X 线上椎体移位 <50%。

（3）若后纵韧带破裂，会造成颈椎不稳。

（4）椎管和椎间孔变窄。

📖（5）C$_5$~C$_6$ 最常见。

（6）屈曲和旋转损伤可能破坏椎间盘、关节突关节、棘间韧带，而不伴有椎体骨折，或仅轻微骨折。

（7）若造成脊髓损伤，一般为不完全性损伤。

3. 双侧关节突关节脱位（图 7-7）

（1）机制：屈曲损伤。

（2）X 线上椎体移位≥50%，造成椎管明

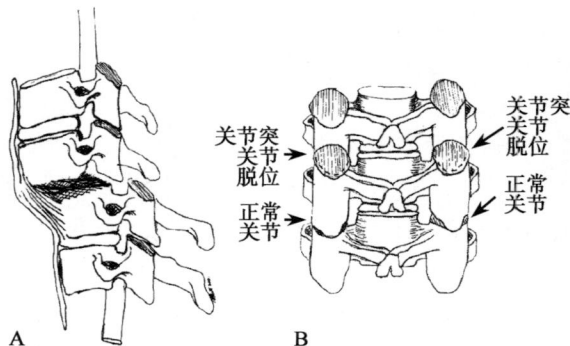

图 7-7　双侧关节突关节脱位

A. 侧面观（注：椎体前移 >50%）；B. 后面观

显狭窄。

（3）后纵韧带破裂，颈椎不稳。

（4）C$_5$~C$_6$ 最常见，因该节段活动范围大。

（5）损伤可能导致完全性脊髓损伤。

（二）过伸损伤（图 7-8）

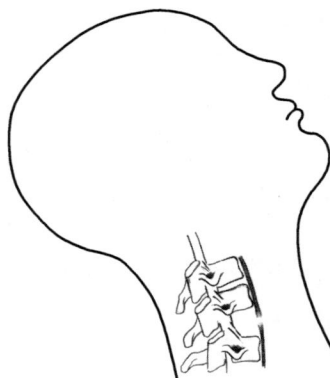

图 7-8　颈椎过伸损伤

（1）可能由加速-减速损伤造成，如交通事故。

（2）C$_4$~C$_5$ 损伤最常见。

（3）影像学检查可能不提示软组织损伤。

（4）老年人的颈椎过伸损伤可能造成中央索综合征（central cord syndrome，CCS）（详见本章中央索综合征部分）。

二、非创伤性脊髓损伤（non-traumatic spinal cord injury，NT-SCI）

非创伤性脊髓损伤的病因包括椎管狭

窄伴脊髓病,肿瘤造成的脊髓压迫,多发性硬化(multiple sclerosis,MS),横贯性脊髓炎(transverse myelitis,TM),感染(病毒、细菌、真菌、寄生虫性脓肿),局部缺血,放射性脊髓病,运动神经元病,脊髓空洞症,维生素 B_{12} 缺乏症等。

在美国住院康复的患者中,最常见的非创伤性脊髓损伤为椎管狭窄伴脊髓病和脊髓肿瘤。

(一)椎管狭窄伴脊髓病

1. 颈椎病引起的颈椎管狭窄是脊髓病最常见的病因。

2. 颈椎病造成椎间隙狭窄、关节突肥大、椎体骨赘和黄韧带肥厚,可导致椎管狭窄和脊髓压迫。

3. 颈椎病还会造成脊柱节段僵硬,邻近节段过度活动或半脱位,从而导致脊髓病。

4. 伸展位时,颈椎椎管矢状径变小:脊髓可能受到前方椎间盘和椎体骨赘的挤压。

5. 随着颈椎的屈曲,脊髓随着前方颈椎的活动而被过度牵拉。

6. 临床表现:最常见的是步态异常和平衡下降(脊髓步态),其次是上肢感觉异常,精细活动协调性下降,单侧或双侧手臂/手无力。首先累及皮质脊髓束,导致下肢无力,随后累及后索,表现为共济失调步态。

7. 体征:

(1)手内肌萎缩。

(2)感觉减退-振动觉或本体感觉减退,尤其是足部。

(3)反射亢进。

(4)Hoffman 征阳性,Babinski 征可能阳性。

(5)脊髓步态。

8. MRI 是评价颈髓病的金标准,有助于明确病理原因。

9. 治疗:

(1)无症状和轻型病例:推荐改善步态的保守治疗,密切随访。

(2)中重度脊髓病:可能需要手术。前路或后路手术均可实施,各有利弊。前路手术的优势是能够切除椎体骨赘,但有较高的术后早期并发症,如吞咽障碍等。

(二)横贯性脊髓炎(TM)

1. TM 是一种脊髓炎性反应,临床表现为不同程度的无力、感觉改变/缺失、自主神经功能障碍和腱反射异常。最常影响胸部脊髓。

2. 症状在数小时到数周内逐渐加重,腿部感觉异常是常见的首发症状。大约 1/3 的患者出现受累脊髓节段的疼痛,上胸段常见。

3. 随后出现肢体无力,伴有早期反射下降或消失,后期反射亢进。

4. 男女比例 1∶4,20~40 岁常见。

5. 病因:包括特发性脊髓炎、多发性硬化、感染、自身免疫性或感染性后遗症。

6. 诊断检查包括 MRI 和腰椎穿刺[脑脊液(CSF)分析]。

(1)MRI 通常可见累及多个节段的脊髓梭形肿大。T_2 加权和短 T_1 脂肪抑制序列(STIR)成像中,可见不同程度的高信号。

(2)脑脊液分析可见淋巴细胞增多和蛋白升高或正常。丙种球蛋白可在部分患者中升高。

7. 预后:大约 1/3 的 TM 患者完全康复,1/3 完全无好转,1/3 好转但仍有明显的神经损害。

进展迅速、背部疼痛和脊髓休克预示不良预后。

8. 5%~10% 的 TM 病例,临床表现为多发性硬化的特征,出现不对称的临床表现,MR 病灶累及少于两个脊髓节段,视觉诱发电位(visual evoked potentials,VEPs)异常和脑脊液寡克隆带。不完全性损伤的患者演变为多发性硬化的风险较高,而完全性 TM 患者很少转化为多发性硬化。

(三)视神经脊髓炎

1. 也称为 Devic 病,是一种相当少见的同时累及视神经和脊髓的中枢神经系统疾病,表现为视神经炎和横贯性脊髓炎。

2. 女性患病率高。

3. 视神经脊髓炎(NMO)与 MS 类似,也是免疫介导的。

4. 临床上,NMO 的脊髓病变比 MS 更为严重,MRI 上显示受累的病变部位更长(超过三个脊柱节段)。这些病变可导致肢体无力或完全瘫痪,疼痛性痉挛,感觉丧失以及二便功能障碍。视神经炎可导致一只或两只眼睛失明。

5. 病变导致的神经损害大多数是永久的,只有少数症状可逆的。

6. NMO 的治疗包括静脉注射糖皮质激素,如果对类固醇无反应,则进行血浆置换。也可静脉注射免疫球蛋白进行治疗。

7. 长期应用利妥昔单抗、吗替麦考酚酯或硫唑嘌呤免疫抑制疗法已成为标准治疗方法,但尚无针对这些干预措施的临床对照试验。

(四) 硬膜外脓肿

1. 最常见于糖尿病和免疫功能低下患者,包括免疫抑制、静脉注射毒品、细菌性心内膜炎,也见于泌尿生殖系统感染。

2. 男性患病率高。

3. 首发症状为局部疼痛,表现为剧烈尖锐的疼痛。2/3 的患者有发热症状。50% 的患者出现双侧根性疼痛和下肢无力。

4. 症状进展从几天到几周,超过 2/3 的病例在诊断前 2 周已出现症状。

5. 应避免腰椎穿刺,因为有增加脊髓或马尾受压的危险,以及将感染引入蛛网膜下腔从而导致脑膜炎的风险。

6. MRI 是最佳的诊断方法。

7. 治疗包括手术引流和脓肿切除。应立即开始静脉注射广谱抗生素,细菌培养出结果后(50% 以上病例为金黄色葡萄球菌),改用敏感的抗生素。

8. 脊髓减压时间与预后的关系:在瘫痪发生前接受治疗的患者通常能完全康复,而截瘫或四肢瘫痪超过 36~48h 的患者通常无法完全康复。

(五) 放射性脊髓病

1. 脊柱或邻近组织放射治疗后数月或数年发生的迟发性并发症。

2. 发病率与总放射剂量、单次放射剂量和放疗的脊髓长度有关。

3. 放射性脊髓病在放射治疗后总体上很罕见,<1% 的放疗患者出现放射性脊髓病。

4. 临床表现为无力、感觉障碍,有时会表现为脊髓半切综合征。

5. 病理学上,暴露于放射区域的脊髓白质轴突消失和脱髓鞘改变。

6. 诊断标准包括排除其他病因,在放射水平以下逐渐出现感觉和运动障碍,足够的放射剂量和潜伏期。

7. 从放疗结束到出现症状的潜伏期很长,症状一般 6 个月后出现,9~15 个月后出现最常见。

8. 目前尚无有效的治疗方法。但由于聚焦放射治疗在肿瘤治疗中不断改进,放射性脊髓炎发生较少。

9. 另一种放射相关综合征,称为急性短暂性放射性脊髓病,表现为颈椎放疗后患者出现 Lhermitte 征,无相关感觉或运动障碍。症状通常在放射治疗后 4 个月出现,几个月后自行缓解。

(六) 亚急性联合变性(Lichtheim 病)

1. 脊髓后索和侧索变性。

2. 颈段和胸段脊髓后索受累最重。

3. 通常胸段脊髓起病,之后病变上行或下行:

(1)逐渐发病,起病隐匿。

(2)手和脚感觉麻木刺痛,逐渐加重,后索功能障碍和感觉性共济失调。

(3)上肢、下肢和躯干无力。

(4)双侧下肢痉挛性瘫痪,腿部受累更严重。

(5)腱反射亢进和 Babinski 征阳性(如果有多根神经病变,反射可能减弱)。

4. 病因:

(1)维生素 B_{12} 缺乏(最常见),维生素 E 和铜缺乏。

(2)维生素 B_{12} 缺乏,吸收不良,内因子缺乏或附着抑制,胃炎。

① 通常与恶性贫血相关。

② 摄入一氧化二氮,造成维生素 B_{12} 的氧化,使其无效。

5. 吸收不良所致维生素 E 缺乏:囊性纤维

化和 Bassen-Kornzweig 综合征。

6. 诊断：

（1）全血细胞计数（complete blood count, CBC）：巨幼细胞贫血。

（2）血清 B_{12} 水平降低。

（3）甲基丙二酸和同型半胱氨酸水平（适用于 B_{12} 低于正常水平：200~350pg/mL 和摄入一氧化二氮的情况）。

（4）胃炎患者，抗内因子抗体阳性和血清胃泌素水平升高。

（5）MRI：T_2 加权图像显示脊髓后索、脊髓丘脑束高信号。

7. 治疗：

（1）维生素 B_{12} 注射每日 1 000μg，1 周；之后每周 1 000μg×1 个月；之后每月注射。

（2）血清同型半胱氨酸和甲基丙二酸水平在 2 周内恢复正常水平。依据神经变性的程度和持续时间，神经系统的改善需要更多的时间，可能无法完全恢复。

（七）脊髓肿瘤

1. 脊髓肿瘤占中枢神经系统肿瘤的 15%，分为硬膜外肿瘤和硬膜内肿瘤。硬膜内和硬膜外肿瘤的发生率大致相同。

2. 最常见的脊髓内（硬膜内）肿瘤是原发肿瘤。最常见的累及椎管（硬膜外）和脊髓的肿瘤是转移瘤，其发生率为原发肿瘤的 25 倍。

3. 硬膜内肿瘤进一步分为髓内肿瘤（占 1/3）和髓外肿瘤（占 2/3）。神经鞘瘤、脑膜瘤和终丝室管膜瘤占原发性髓外肿瘤的大多数，通常是良性的，可手术切除。

4. 硬膜内髓内肿瘤：

（1）神经胶质肿瘤，如星形细胞瘤和室管膜瘤，占脊髓髓内肿瘤的 80%。

（2）星形细胞瘤主要见于儿童，室管膜瘤主要见于成人，20—40 岁高发，男女发病率相似，最常累及颈段或颈胸段。

（3）室管膜瘤表现为数月缓慢进展的背痛。

5. 硬膜内髓外肿瘤：

（1）最常见的原发性髓外病变来自神经鞘细胞（神经鞘瘤和神经纤维瘤）或蛛网膜帽状细胞（脑膜瘤），成年人的发病率相似。这三种肿瘤占脊髓硬膜内髓外肿瘤的近 95%。

（2）神经鞘瘤男女发病率相似，50 岁高发。

（3）约 80% 的脑膜瘤累及胸椎，黏液乳头状室管膜瘤是起源于圆锥和端丝的髓外肿瘤。

（4）最常见的症状是继发于脊髓受压的局部或神经根疼痛，腰椎最常受累。一般髓外肿瘤在组织学上是良性的，可手术切除。

6. 硬膜外肿瘤：硬膜外肿瘤主要为脊髓转移瘤和原发骨肿瘤，硬膜外转移瘤占 95%。

（1）40—65 岁高发。

（2）胸椎最常受累，其次是腰椎、颈椎。

（3）最常见脊髓转移瘤的原发肿瘤为肺癌、乳腺癌、前列腺癌和淋巴瘤。

（4）主要症状是非特异性的，包括局部或神经根疼痛，有或没有运动无力、感觉改变和失去括约肌控制。神经根疼痛在颈椎和腰椎多为单侧，在胸椎多为双侧。疼痛的特点是活动后和夜间加重。

（5）脊髓受累的风险取决于原发肿瘤的来源，乳腺、前列腺和肺肿瘤来源的转移最常见。

7. 原发性骨肿瘤：多发性骨髓瘤和浆细胞瘤是成人最常见的脊柱原发性恶性肿瘤，常见于非裔美国人，男性多于女性。其次是血管瘤和骨样骨瘤。

（八）非创伤性脊髓损伤与创伤性脊髓损伤对比

1. NT-SCI 患者在康复过程中继发性并发症的发生率较低，包括痉挛、直立性低血压、深静脉血栓形成（deep venous thrombosis, DVT）、压力性损伤、自主反射障碍（autonomic dysreflflexia, AD）和伤口感染等。

2. 继发于肿瘤的脊髓损伤患者住院时间较短，但功能独立性评定（functional independence measure, FIM）和出院回家比率与创伤性脊髓损伤相似。

3. 不完全损伤、已婚、肠道和膀胱管理良好、皮肤完好、男性和认知功能正常的患者，出院回家的可能性更高。

三、颈椎矫形器

（详见第6章，假肢和矫形器）

可拆卸颈椎矫形器		固定式颈椎矫形器
限制性最小	软颈托	Halo 矫形器是最具有限制性的颈椎矫形器
	头颈支具	
	SOMI 支具	
	四柱支具	
限制性最大	Minerva 支具	

SOMI（sterno-occipital mandibular immobilizer）. 胸枕下颌固定支具

📖（一）颈椎矫形器

1. 软颈托对颈部限制最小。

2. 头-颈支具（head-cervical orthoses，HCO）常用于脊髓损伤术后，包括 Philadelphia®，Aspen®，Aspen Vista®，Miami J® 和 Johnson Malibu 等。

3. Miverva 支具是限制性最强的可拆卸矫形器，其次是四柱支具和胸枕下颌固定支具（SOMI）。

4. Halo 矫形器限制性最大，并且不可拆卸。

5. 关于颈椎矫形器的进一步介绍，详见第六章假肢矫形。

（二）神经损伤相关的影像学表现

📖1. 完全性损伤

（1）颈椎双侧关节突关节脱位。

（2）胸腰椎屈曲旋转损伤。

（3）椎管穿透性枪击伤。

📖2. 不完全性损伤

（1）颈椎病-跌倒。

（2）单侧关节突关节脱位。

（3）非穿透性枪击/刀刺伤。

四、脊柱骨折

（一）颈椎骨折

1. Jefferson 骨折（C_1 爆裂性骨折；图7-9）

（1）寰椎爆裂骨折，通常为稳定骨折，无神经损伤。

（2）机制：轴向负荷造成寰椎前部和后部

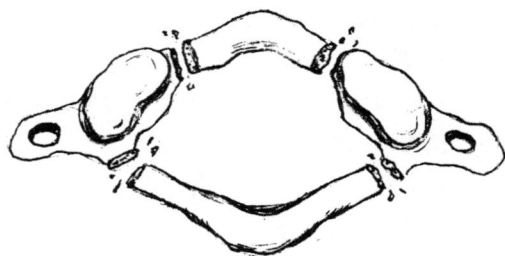

图 7-9　Jefferson 骨折（上面观）

骨折（如足球砸伤）。

（3）治疗：稳定骨折予以坚强颈部固定（如 Halo 矫形器），不稳定骨折需要手术治疗。

📖2. Hangman 骨折（C_2 爆裂性骨折，图7-10）

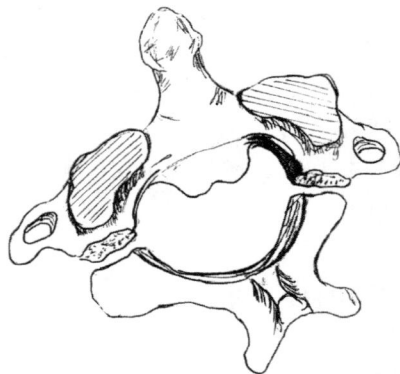

图 7-10　Hangman 骨折（上面观）

（1）通常由于突然减速造成双侧损伤（如车祸导致头部撞在挡风玻璃上）。

（2）一般较稳定，伴有一过性神经功能损伤。

（3）治疗：外固定（Halo 首选），不稳定骨折需要手术治疗（Bristol et al.，2005）。

3. 齿突骨折（图7-11）

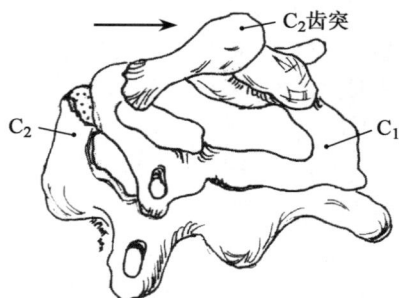

图 7-11　齿突骨折

（1）Ⅰ型：齿突尖部骨折，通常无须治疗。

（2）Ⅱ型（最常见）：齿突基底部骨折（与 C_2 椎体连接处），首选 Halo 矫形器固定，不稳定骨折需要进行手术。

（3）Ⅲ型：骨折自齿突基底部延续至 C_2 椎体，通常以 Halo 矫形器固定治疗。

4. 椎体压缩性骨折（见表 7-1）。

（二）胸腰椎骨折

1. Chance 骨折（图 7-12）

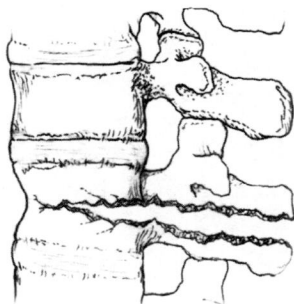

图 7-12 Chance 骨折

（1）胸椎或腰椎前后横贯性骨折，骨折线贯通棘突、椎弓根及椎体。

（2）常见于 T_{12}、L_1、L_2。

（3）以前多见于系安全带人员，现在多见于坠落/车祸后，由胸椎过度屈曲所致。

（4）一般为稳定性骨折，较少出现神经损伤，若椎体明显移位，则可能出现神经损伤。

2. 椎体压缩性骨折（椎体前方楔形变，图 7-13）

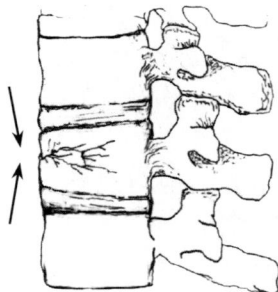

图 7-13 椎体压缩性骨折

（1）通常由轴向压迫引起，伴有或不伴屈曲应力；椎体高度降低，可能引起胸椎后凸（圆背）。

（2）自发性椎体压缩性骨折为稳定性骨折，韧带完整。

五、无影像学异常表现的脊髓损伤

1. 临床表现脊髓损伤，但 X 线或 CT 上没有骨折或移位的表现。

2. 儿童：

（1）最常见于儿童。

（2）好发于颈椎。

（3）损伤机制：

①臀位分娩牵拉损伤。

②暴力过伸或过屈。

（4）儿童易感因素：

①头颈比例大。

②脊柱纤维软骨弹性好。

③颈椎关节突关节横向位置。

3. 老年人：

典型损伤机理：

（1）跌倒致颈部过伸，导致急性中央索综合征。

（2）黄韧带可能突入椎管，导致矢状面直径变窄 50%。

4. 影像学检查：

（1）在放射线医生确认颈部无明显异常、无神经损害后，可谨慎地进行屈曲/伸展位片的检查。

（2）MRI 有助于显示软组织损伤，如韧带损伤，脊髓水肿或血肿。

5. 治疗：固定等非手术治疗。

第四节　SCI 分类

一、专有名词

1. 四肢瘫

（1）1992 年以 tetraplegia 代替 quadriplegia。

（2）因椎管内神经受损，导致颈段脊髓损伤造成运动和（或）感觉功能障碍。

（3）包括四肢、躯干及盆腔脏器功能障碍。

（4）不包括周围神经损伤或臂丛神经损伤（仅指上运动神经元损伤）。

2. 截瘫

（1）胸段、腰段或骶段运动和/或感觉功能障碍。

（2）包括躯干、下肢、盆腔脏器功能障碍，但无上肢功能障碍。

（3）包括圆锥和马尾损伤，但不包括椎管外的诸如腰骶丛或周围神经的下运动神经元损伤。

3. 皮节　每个脊髓节段神经（根）由感觉轴突支配的皮肤区域。

4. 肌节　每个脊髓节段神经（根）由运动轴突支配的全部肌肉纤维。

二、上运动神经元损伤与下运动神经元损伤

上运动神经元损伤	下运动神经元损伤
神经走行	神经走行
起于前额叶运动皮质区，经过内囊与脑干，进入脊髓	起于脊髓前角细胞，到周围神经

上运动神经元损伤临床表现	下运动神经元损伤临床表现
反射亢进	反射低下
病理反射阳性（Babinski 征）	肌张力低下
逼尿肌与括约肌协同失调（与损伤部位相关）	明显的肌肉萎缩
	无反射/低张力性膀胱

注：上腰椎损伤可以同时有上、下运动神经元损伤的表现

三、国际 SCI 神经学分类标准

（一）神经系统检查及定义

1. 记录 SCI 患者损伤的最佳方法，是采用国际脊髓损伤神经学分类标准（International Standards for Neurological Classification of Spinal Cord Injury Patients, ISNCSCI）。

2. 患者在仰卧位进行感觉和运动检查，并进行初始评估及随访对比。

3. 用统一的表格（图 7-14）进行记录，确定感觉平面、运动平面和神经损伤平面（neurological level of injury, NLI），记录感觉评分、运动评分和损伤分级。

（二）感觉评定

1. 感觉评定分为轻触觉及针刺觉，主要检查 28 个皮节点，以脸部感觉作为正常对照。

2. 轻触觉和针刺觉均用三分制进行评分。

得分	0	感觉消失
	1	感觉减退
	2	感觉正常

3. 针刺觉检查：使用安全别针的尖头进行检查，并与面部感觉进行对比，患者必须能够区分别针的尖头与钝头。

得分	0	没有感觉，或无法区分别针的尖头和钝头
	1	与面部感觉不同，但能区分别针的尖头和钝头（感觉减退或感觉过敏）
	2	与面部感觉一样

4. 轻触觉：使用棉签的棉丝头进行检查，并与面部感觉进行对比。

得分	0	感觉消失
	1	感觉减退-有轻触觉，但与面部感觉不一样
	2	感觉正常-与面部感觉一样

5. $S_4 \sim S_5$ 皮节的轻触觉和针刺觉存在与否，是判断完全性损伤与不完全性损伤的重要依据。

6. 感觉平面：双侧针刺觉与轻触觉均正常（2/2 分）的最低脊髓节段。

ASIA AMERICAN SPINAL INJURY ASSOCIATION

INTERNATIONAL STANDARDS FOR NEUROLOGICAL CLASSIFICATION OF SPINAL CORD INJURY (ISNCSCI)

ISCOS INTERNATIONAL SPINAL CORD SOCIETY

姓名＿＿＿＿＿＿＿＿ 检查日期＿＿＿＿＿＿＿＿

检查者＿＿＿＿＿＿＿＿ 签名＿＿＿＿＿＿＿＿

右侧	运动关键肌	感觉关键点 轻触觉	感觉关键点 针刺觉	平面	感觉关键点 轻触觉	感觉关键点 针刺觉	运动关键肌	左侧
		2	2	C_2	2	2		
		2	2	C_3	2	2		
		2	2	C_4	2	2		
右上肢(UER)(Upper Extremity Right) 屈肘肌 C_5	5	2	2	C_5	2	2	5	C_5 屈肘肌 左上肢(UEL)(Upper Extremity Left)
伸腕肌 C_6	5	2	2	C_6	2	2	5	C_6 伸腕肌
伸肘肌 C_7	5	2	2	C_7	2	2	2	C_7 伸肘肌
屈指肌 C_8	5	2	2	C_8	2	2	0	C_8 屈指肌
指外展肌(小指) T_1	4	2	2	T_1	2	2	1	T_1 指外展肌(小指)
		2	2	T_2	1	1		
		2	2	T_3	2	2		
		0	0	T_4	0	0		
		0	0	T_5	0	0		
		0	0	T_6	0	0		
		0	0	T_7	0	0		
		0	0	T_8	0	0		
		0	0	T_9	0	0		
		0	0	T_{10}	0	0		
		0	0	T_{11}	0	0		
		0	0	T_{12}	0	0		
		0	0	L_1	0	0		
右下肢(LER)(Lower Extremity Right) 屈髋肌 L_2	0	0	0	L_2	0	0	1	L_2 屈髋肌 左下肢(LEL)(Lower Extremity Left)
伸膝肌 L_3	0	0	0	L_3	0	0	0	L_3 伸膝肌
踝背伸肌 L_4	3	0	0	L_4	0	0	2	L_4 踝背伸肌
长伸趾肌 L_5	2	0	0	L_5	0	0	2	L_5 长伸趾肌
踝跖屈肌 S_1	0	0	0	S_1	0	0	0	S_1 踝跖屈肌
		0	0	S_2	0	0		
		0	0	S_3	0	0		
肛门自主收缩(Voluntary anal contraction)(有/无)：有		2	2	S_{4-5}	2	2		肛门深压觉(Deep anal pressure, DAP)(有/无)：有
右侧总分(最大值)	29 (50)	22 (56)	22 (56)		21 (56)	21 (56)	18 (50)	左侧总分(最大值)

检查结论：(非关键肌? NT原因? 疼痛?)

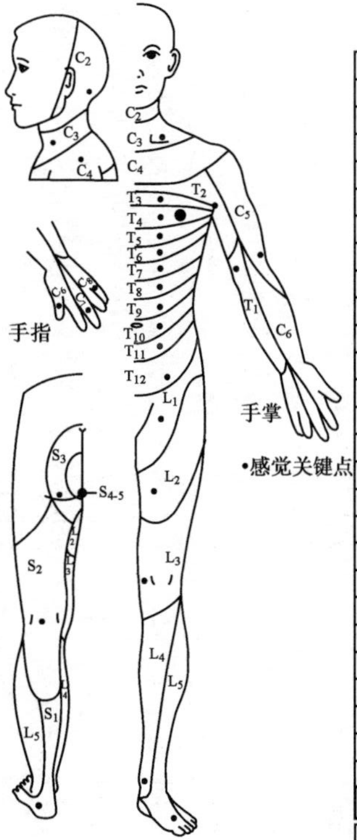

运动评分标准(详见下一页)

0 = 无运动
1 = 可见肌肉收缩
2 = 有主动动作,无法抗重力
3 = 有主动动作,可抗重力
4 = 有主动动作,可抗部分阻力
5 = 完全抗阻
5* = 痛觉正常/失用
NT = 未检测到

感觉评分标准(详见下一页)

0 = 消失
1 = 减退
2 = 正常
NT = 未检测到

运动功能总分

右上肢 24 + 左上肢 13 = 上肢运动总分 37；最大值 (25) (25) (50)

右下肢 5 + 左下肢 5 = 下肢运动总分 10；最大值 (25) (25) (50)

感觉功能总分

右侧轻触觉 22 + 左侧轻触觉 21 = 轻触觉总分 43；最大值 (56) (56) (112)

右侧针刺觉 22 + 左侧针刺觉 21 = 针刺觉总分 43；最大值 (56) (56) (112)

神经损伤平面 根据1-5步骤进行分类	右	左
1. 感觉	T_3	T_1
2. 运动	T_1	C_6

3. 神经损伤平面(NEUROLOGICAL LEVEL OF INJURY, NLI)：C_6

4. 完全性损伤还是不完全性损伤? 不完全性损伤=S_{4-5}平面存在运动或感觉功能：I

5. ASIA损伤评分(ASIA IMPAIRMENT SCALE, AIS)：C

(只针对完全性损伤)部分保留区域(ZONE OF PARTIAL PRESERVATION) 保留神经支配的最低平面

	右	左
感觉	无	无
运动	无	无

此表可复制使用，若无美国脊髓损伤协会允许，不得更改

修订于: 02/13

图 7-14 虚拟患者 C_6 不完全损伤评分

来源:美国脊髓损伤学会,国际脊髓损伤神经学分类标准。https://asia-spinalinjury.org/wp-content/uploads/2019/04/ASIA-ISCOS-IntlWorksheet_2019.pdf. Updated April 2019.©2019 美国脊髓损伤学会,已授权。

感觉关键点

平面	感觉关键点
C_2	枕骨粗隆
C_3	锁骨上窝
C_4	肩锁关节顶部
C_5	肘前窝外侧
C_6	拇指近节指间关节背侧
C_7	中指近节指间关节背侧
C_8	小指近节指间关节背侧
T_1	肘前窝内侧
T_2	腋窝顶部
T_3	锁骨中线第 3 肋间
T_4	锁骨中线第 4 肋间（乳头线）
T_5	锁骨中线第 5 肋间
T_6	锁骨中线第 6 肋间（剑突水平）
T_7	锁骨中线第 7 肋间
T_8	锁骨中线第 8 肋间
T_9	锁骨中线第 9 肋间
T_{10}	锁骨中线第 10 肋间（脐水平）
T_{11}	锁骨中线第 11 肋间
T_{12}	腹股沟韧带中点
L_1	T_{12} 与 L_2 距离的中点
L_2	大腿前部中点
L_3	股骨内髁
L_4	内踝
L_5	足背第 3 跖趾关节处
S_1	足跟外侧
S_2	腘窝中点
S_3	坐骨结节
S_{4-5}	肛门周围

表 7-2　关键肌节

肌节	关键肌	关键动作
C_5	肱二头肌	屈肘
C_6	桡侧腕伸肌	伸腕
C_7	肱三头肌	伸肘
C_8	中指指深屈肌	屈指
T_1	小指展肌	小指外展
L_2	髂腰肌	屈髋
L_3	股四头肌	伸膝
L_4	胫前肌	踝背屈
L_5	踇长伸肌	伸踇趾
S_1	腓肠肌	踝跖屈

徒手肌力评定

1. 运动平面：最低节段关键肌肌力 ≥3 级，其以上节段关键肌肌力为 5 级，分别评定身体左右两侧。

2. 运动评分：正常人体运动评分总分为 100 分（每个肢体 25 分）。推荐分别计算上肢和下肢的 10 个关键肌得分，两者各自最大分值为 50 分。

徒手肌力评定

0	无肌肉运动
1	可见或可触及肌肉收缩，但无关节活动
2	关节在不抗重力情况下进行全范围活动（Range Of Motion，ROM）
3	关节在抗重力情况下进行全范围活动
4	关节可对抗部分阻力进行全范围活动
5	肌力正常
5*	若无疼痛、失用等确定性的抑制因素，能对抗重力及阻力进行全范围关节主动活动
NT	无法检查（由于制动、剧烈疼痛无法检查、截肢或关节挛缩 ≥50% ROM）

📖（三）运动评定

仰卧位检查身体左右两侧的 10 个关键肌节（关键肌群）（表 7-2）。

（四）肛门检查

1. 肛门检查包括两部分：肛门深压觉

（Deep Annal Pressure, DAP）和肛门随意收缩（Voluntary Anal Contraction, VAC）。

2. DAP 检查是将戴着润滑手套的示指插入肛门，用拇指轻轻挤压示指，对肛管直肠壁施加压力。

（1）问患者是否能感觉到手指的压力。

（2）根据是否感受到压力，在工作表上记录存在（YES）或不存在（NO）。

（3）如果患者 S_4/S_5 针刺觉或轻触觉，在目前的 ISNCSCI 检查中不要求检查 DAP。

3. VAC 检查是将戴着润滑手套的手指插入肛门，让病人"挤压我的手指，好像阻止排便一样。"

（1）根据是否有肛门随意收缩，在工作表上相应框内，记录为有（是）或无（否）。

（2）检查时必须注意患者的害羞情绪，并区分手指插入时是肛门随意收缩还是肛门痉挛或 Valsalva 引起的肛门收缩。

（五）神经损伤程度（Neurological level of injury, NLI）

1. 身体两侧有正常感觉和运动关键肌肌力≥3 级（以上节段关键肌肌力均为 5 级）的最低脊髓节段。

2. 完全性损伤患者两侧运动和感觉平面相同的不足 50%。

3. 有些平面无法通过关键肌肌力来判断（如 C_4 节段及以上，T_2~L_1，S_2 以下），若其以上节段的关键肌肌力检查均正常，则用感觉平面代替运动平面。

如 C_5 关键肌肌力 2 级，感觉平面为 C_4，则运动平面和神经损伤平面记录为 C_4。而如果 C_5 关键肌肌力 2 级，感觉平面为 C_3，则运动平面记录为 C_3。

（六）骨骼损伤平面

放射线检查所示损伤最严重的脊柱骨骼节段，为骨骼损伤平面。

四、完全性脊髓损伤与不完全性脊髓损伤

1. 根据骶段是否残留功能，脊髓损伤分为完全性或不完全性。（表 7-3）

📖 表 7-3　ASIA 评分量表

A= 完全损伤	骶段 S_4~S_5 无任何感觉或运动功能
B= 不完全损伤（感觉不完全损伤）	神经损伤平面以下感觉功能存在，S_4~S_5 感觉（轻触觉/针刺觉/深压觉）存在，并且身体任何一侧运动平面以下运动功能保留少于 3 个节段
C= 不完全损伤（运动不完全损伤）	肛门随意收缩存在，或 S_4~S_5 感觉存在（轻触觉/针刺觉/深压觉）同时身体任何一侧运动平面以下≥3 个节段运动功能保留（包括关键肌和非关键肌）。AISA C 级，神经损伤平面以下一半以上的关键肌肌力 <3 级（0~2 级）
D= 不完全损伤（运动不完全损伤）	神经损伤平面以下运动功能保留，并且 50% 以上的关键肌肌力≥3 级
E= 正常	患者有 SCI 病史，使用 ISNCSCI 检查所有节段的感觉和运动功能均正常。非脊髓损伤患者无需 AIS 评分

📖 注：若患者分级为 C 或 D，即运动不完全损伤，必须满足以下条件之一：（1）肛门括约肌随意收缩；（2）骶段 S_4~S_5 感觉功能保留，并且损伤平面以下至少 3 个节段有运动功能保留。目前的国际标准允许使用损伤平面以下超过 3 个节段的非关键肌肌力来判断不完全损伤分级（AIS B 或 C 级）。

📖 注：当评估平面以下运动功能保留程度来区别 AISA B 级和 C 级时，采用每一侧的运动平面；而区别 AISA C 级和 D 级（根据关键肌肌力≥3 级的比例）时，则采用单个神经平面。

来源：美国脊髓损伤学会，国际脊髓损伤神经学分类标准。https://asia-spinalinjury.org/wp-content/uploads/2019/04/ASIA-ISCOS-IntlWorksheet_2019.pdf. Updated April 2019.© 2019 美国脊髓损伤学会，已授权

📖 2. 骶残留

（1）骶残留以是否存在肛门括约肌随意收缩或肛周感觉（S_4~S_5 皮节轻触觉、针刺觉或肛门检查深压觉）来判断，任何一侧感觉存在都认为是骶残留。

（2）与完全性脊髓损伤相比，骶残留代表长神经传导束的部分结构仍完整，提示损伤平面以下的运动、感觉和二便功能恢复的预后更好。

（一）完全性脊髓损伤

1. 无骶残留：骶段 S_4~S_5 皮节无感觉和运动功能。

2. 部分保留区（zone of partial preservation, ZPP）仅适用于完全性脊髓损伤，指神经平面以下一些皮节及肌节保留部分神经支配。

（二）不完全性脊髓损伤

1. 对骶部的感觉及运动功能进行评估，若出现骶残留，提示神经平面以下存在部分感觉或运动功能。

2. 骶残留（不完全性脊髓损伤）提示长的脊髓神经传导束（如皮质脊髓束和脊髓丘脑束）保留了部分结构的连续性。与完全性脊髓损伤相比，损伤平面以下运动、感觉和二便功能的恢复预后更好。

📖 3. AISA 分级：根据 AISA 对损伤进行分级的步骤。

（1）确定左右两侧的感觉平。

① 检查记录表从上向下，直到评分为 "1" 或者 "0" 为止。

② 感觉平面为 "1" 或 "0" 评分的上一节段。

（2）确定左右两侧的运动平面：

① 运动平面：最低节段关键肌肌力≥3 级，其以上节段关键肌肌力为 5 级。

② 在无肌节的节段，若其以上节段关键肌肌力正常，则相应的感觉平面即为运动平面。

（3）确定神经损伤平面：步骤 1 和 2 中确定的保留正常感觉和运动功能的最低节段。

（4）确定损伤为完全性或不完全性（骶残留）：骶残留 =S_4~S_5 保留感觉或运动功能，包括针刺觉或轻触觉，肛门深压觉，肛门括约肌自主收缩。

（5）确定 AISA 分级：

1）损伤是否完全性（即无骶残留）：若无骶残留，则完全性损伤，AISA=A；若有部分保留区，进行记录。

2）若为不完全性损伤，是否为运动不完全性损伤。

① 不是：AISA=B（AIS B 指感觉不完全性损伤，肛门括约肌无自主收缩，运动平面以下≤3 个节段的运动功能保留，包括非关键肌）。

② 是：肛门括约肌有自主收缩，或运动平面以下 >3 个节段运动功能保留。

3）如果是运动不完全性损伤，是否神经损伤平面以下≥50% 的关键肌肌力≥3 级？如果不是：AISA=C；如果是：AISA=D。

4）如果所有节段的感觉和运动功能均正常，AISA=E。

① 注：AISA E 适于既往脊髓损伤患者的随访评估，说明功能恢复正常。

② 若初次检查患者无神经损伤表现，不适用 AIS 评估。

4. 非关键肌：非关键肌是指与常规检查的关键肌功能不同的肌肉，有助于区分 AISA B 级和 C 级（见表 7-4）。对于 AISA B 级患者，如果无关键肌功能保留，应检查每侧运动平面以下 3 个节段的非关键肌，以准确区分 AISA B 级和 C 级。表 7-4 列出了非关键肌及其相应的神经支配节段。

表 7-4　非关键肌群

运动	平面
肩：屈、伸、外展、内收、内旋、外旋 肘：旋后	C_5
肘：旋前 腕：屈曲	C_6
手指：近端指间关节屈、伸 拇指：屈、伸、水平外展	C_7
手指：掌指关节屈曲 拇指：对掌、内收、垂直外展	C_8
手指：小指外展	T_1
髋：内收	L_2
髋：外旋	L_3
髋：伸展、外展、内旋 膝：屈曲 踝：内翻、外翻 足趾：跖趾关节、趾间关节伸展	L_4
趾和足趾：近端和远端趾间关节屈曲、外展	L_5
趾：内收	S_1

5. 对于儿科患者，应用 WeeSTeP（www.asispinalinjury.org/learning）进行评估。ISNCSCI 的综合评估对于认知能力和耐受能力有限的 6 岁以下儿童过于复杂，甚至 8 岁的儿童评估也有困难。

五、脊髓休克临床表现

(一) 脊髓休克期

📖 1. 脊髓休克:病变节段以下脊髓反射活动暂时性减弱或消失,部分患者有此表现。

2. 运动与感觉功能障碍,伴有肠道和膀胱低张性麻痹。

3. 病变节段以下肌张力低下,腱反射减弱。

4. 病变节段以下自主神经功能受损,立毛、出汗和血管舒缩张力暂时性消失。

(二) 脊髓休克后反射恢复

1. 延迟跖反射

(1) 延迟跖反射通常在脊髓休克后首先出现。

(2) 跖反射与巴宾斯基征检查方法一样,轻划足底外侧,自足跟向前至小趾根部足掌处转向内侧,至蹈趾,正常反应为足趾屈曲。

(3) 脊髓休克时,与正常跖反射或 Babinski 征相比,出现延迟跖反射,表现为足趾屈曲,然后缓慢松开。

(4) 如果延迟跖反射持续存在,则与完全损伤和下肢功能恢复预后不良高度相关。

2. 球海绵体反射(Bulbocavernosus reflflex, BCR,图 7-15)

(1) 脊髓损伤后,跖反射延迟出现后,很快出现球海绵体反射(通常 24h 内)。

(2) 提示上运动神经元损伤,$S_2 \sim S_4$(肠道和膀胱)反射正常。

(3) 方法为挤压阴茎(男性)或刺激阴蒂(女

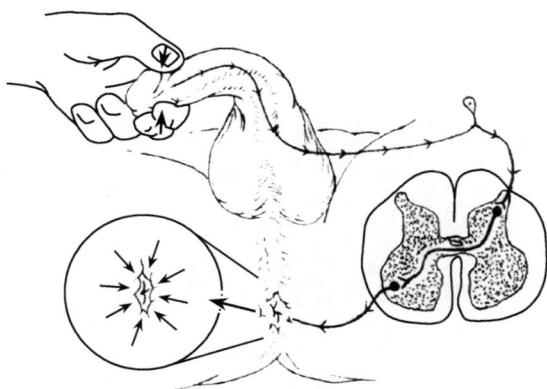

图 7-15 球海绵体反射

性),或牵拉导尿管,观察有无肛门括约肌收缩。

(4) 若 24h 内没有出现球海绵体反射,则可能存在下运动神经元损伤。

3. 肛门反射

(1) 肛周刺激可引起肛门括约肌收缩。

(2) 提示意义与球海绵体反射相似。

(三) 脊髓休克期

1. 第一期:SCI 平面以下所有反射消失,通常持续 24h,反射在 24h 内开始恢复。

2. 第二期:反射活动开始恢复,首先延迟跖反射出现,随后是球海绵体反射和肛门反射,之后出现巴宾斯基征阳性。

3. 第三期:早期反射亢进,一般腱反射在 2~3 周后恢复。有些反射(如膀胱反射)可能在受伤后 3 个月(或更晚)才恢复。

4. 第四期:痉挛/反射亢进,出现腱反射亢进和病理反射,导致痉挛。

六、不完全性脊髓损伤综合征

📖(一) 中央索综合征(central cord syndrome,CCS)

1. 最常见的不完全性脊髓损伤综合征。

2. 运动功能障碍上肢重,下肢轻,伴有不同程度的感觉障碍及二便障碍。

3. 中央索综合征累及脊髓中央,由于皮质脊髓束的分布从中央到外周的排列为颈部、胸部、腰部和骶部,因此累及上肢重于下肢(这种理论在尚未得到证实,目前认为白质损伤为主要原因)。

4. 任何年龄均可发生,但老年人更常见,通常由于跌倒导致颈部过伸而引起。

📖 5. 预后:下肢运动功能首先恢复,且恢复明显,随后是排尿功能恢复,然后是上肢近端功能,最后是手功能的恢复。年龄 <50 岁是重要的预后良好因素。

📖(二) 脊髓半切综合征(brown-sequard syndrome,BSS)(图 7-16 和图 7-17)

1. 病变累及脊髓半侧。

2. 少见,仅占创伤性脊髓损伤的 2%~4%。

3. 由锐器刺伤导致,也见于其他原因(如车祸)。

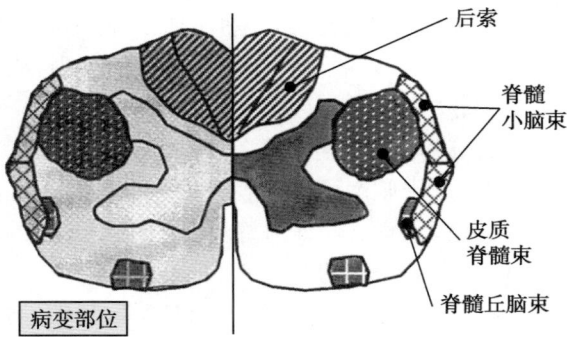

图 7-16　脊髓半切综合征，脊髓横断面，解剖标志见图 7-2

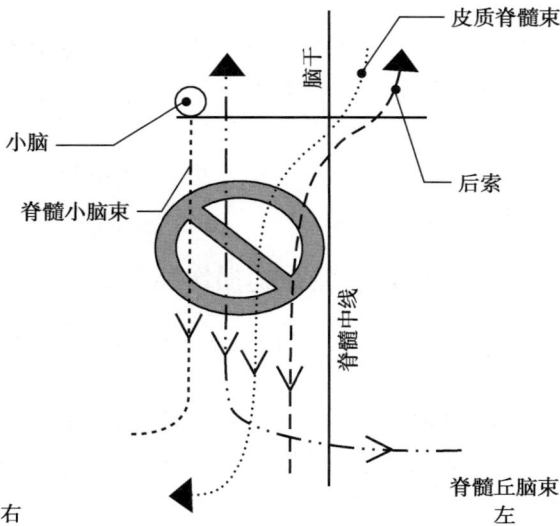

图 7-17　脊髓半切综合征病变。图示为脊髓右侧枪伤或刀刺伤，损伤部位近端和远端的传导束分布，损伤导致同侧（右侧）运动与本体感觉障碍及对侧（左侧）痛温觉障碍

4. 损伤水平以下的神经功能损伤情况，取决于不同传导束在不同部位交叉情况。

（1）病变水平：

① 同侧弛缓性瘫痪（前角细胞）。

② 同侧感觉障碍。

（2）病变水平以下：

① 病变平面以下同侧肢体弛缓性瘫痪（皮质脊髓束）。

② 病变平面以下同侧肢体轻触觉和本体感觉障碍（后索）。

③ 病变平面以下对侧肢体痛温觉障碍（脊髓丘脑束）。

5. 临床表现为同侧运动和本体感觉障碍，对侧痛温觉障碍。

（三）前索综合征（图 7-18）

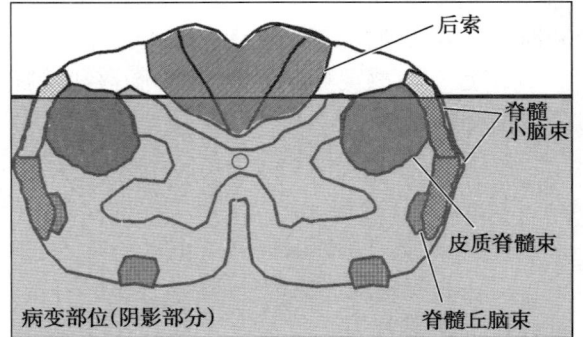

图 7-18　脊髓前索综合征，脊髓横断面，解剖标志见图 7-2

1. 病变累及脊髓前 2/3，后索正常。

2. 由屈曲损伤、椎间盘突出或骨折碎片直接损伤脊髓前部导致，也可由脊髓前动脉病变导致。

3. 导致：

（1）运动功能障碍（皮质脊髓束）。

（2）温觉和针刺觉消失（脊髓丘脑束）。

（3）本体感觉、轻触觉、深压觉正常（后索）。

4. 与其他不完全损伤综合征相比，运动功能恢复差。

（四）后索综合征（图 7-19）

1. 最少见（发病率 <1%），已经从最新版的国际标准中删除。

2. 后索损伤导致本体感觉障碍（后索），而肌力、痛温觉正常。

3. 由于本体感觉障碍，导致步行功能预后不良。

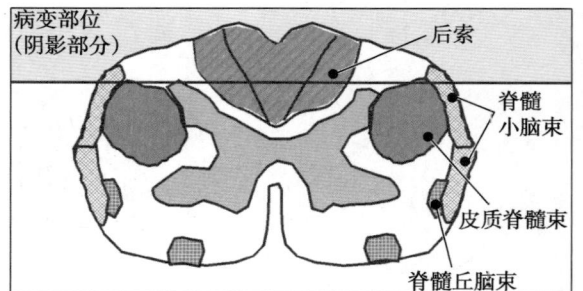

图 7-19　后索综合征，脊髓横断面，解剖标志见图 7-2

（五）圆锥综合征（图 7-20 和表 7-5）

1. 脊髓圆锥是成人脊髓的末端，位于 $L_1 \sim L_2$ 椎体水平。

2. 若为高位圆锥病变，如图 7-20A，球海绵体反射及排尿反射正常。

3. 圆锥远端病变最常见，如图 7-20B，该水平损伤累及椎管内圆锥和腰神经根，造成排尿、排便障碍和下肢（病变平面以下）运动障碍，导致上、下运动神经元同时受累。

（六）马尾综合征（图 7-20 和表 7-5）

1. $L_1 \sim L_2$ 椎体以下的损伤累及马尾神经（神经根），如图 7-20C。马尾神经由脊神经根组成，为周围神经，会导致下运动神经元损伤的体征和症状。

2. 马尾综合征导致下肢（$L_2 \sim S_2$）运动无力和肌肉萎缩，伴神经源性肠道和膀胱（$S_2 \sim S_4$）、性功能障碍和损伤平面以下反射消失（包括无肛门反射/球海绵体反射）。

3. 相比于上运动神经元损伤恢复，预后良好，可能归因于神经根（周围神经）对损伤的适应力强，能够再生。

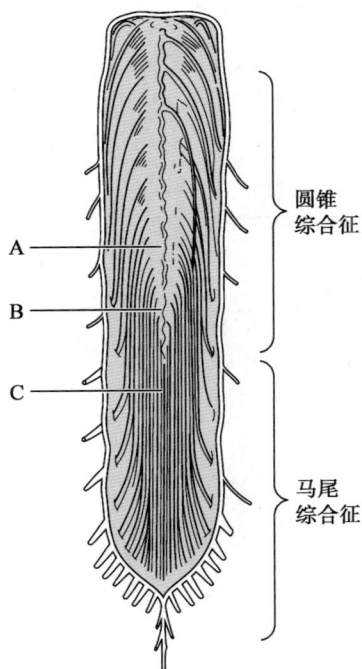

图 7-20　脊髓远端

A. 高位圆锥综合征；B. 低位圆锥综合征；C. 马尾综合征累及腰骶神经根

来源：美国脊髓损伤协会，1996，已授权

表 7-5　脊髓圆锥综合征与马尾综合征

圆锥综合征 $L_1 \sim L_2$ 椎体水平	马尾综合征 L_2 椎体以下至骶椎
位置：$T_{12} \sim L_1 \sim L_2$ 椎体水平，骶髓和腰骶神经根损伤	位置：$L_1 \sim L_2$ 椎体以下至骶椎，腰骶神经根损伤
病因： $T_{12} \sim L_1$ 骨折 肿瘤、胶质瘤 血管损伤 脊柱裂、脊髓栓系	病因： $L_1 \sim L_2$ 或以下骨折 骶椎骨折 骨盆环骨折 可与脊椎病有关
症状及体征： 1. 若未累及 $S_1 \sim S_2$ 神经根，无下肢运动功能障碍。若腰神经根受累，导致下运动神经元病变 2. 鞍区感觉丧失 3. 疼痛不明显 4. 对称性功能障碍，双侧受累 5. 可伴有排便、排尿、性功能障碍 6. 若为高位圆锥损伤，表现为上运动神经元损伤 7. 可能腱反射亢进	症状及体征： 1. 腰骶神经根受累，导致下肢弛缓性瘫痪，下运动神经元病变，受累肌群反射消失 2. 神经根分布区感觉减弱或消失 3. 疼痛明显 4. 非对称性功能障碍，单侧受累 5. 高位马尾损伤（腰神经根），排尿、排便功能正常 6. 低位马尾损伤（$S_3 \sim S_5$），导致无反射膀胱和肠道，性功能障碍 7. 受累节段腱反射减弱或消失
肌电图： 正常（肛门外括约肌及 S_1、S_2 受累除外）	肌电图： 多神经根受累表现

七、脊髓损伤的功能结局

1. 功能结局最重要的决定因素是运动平面和损伤程度，即 AISA 分级（表 7-6 和表 7-7）。

2. 其他因素，如年龄、体质、认知障碍、参与性以及疼痛和痉挛等并发症也影响功能结果。

3. 功能性目标应根据患者的优势、缺陷和个人条件进行个体化制定。

4. 完全性脊髓损伤患者能在不需要他人

表 7-6 完全性四肢瘫患者的功能结局

活动	$C_1\sim C_4$	C_5	C_6	C_7	$C_8\sim T_1$
进食	依赖	佩戴辅具后(他人帮助佩戴)部分独立	佩戴辅具后,部分独立	佩戴辅具后,部分独立	独立
修饰	依赖	佩戴辅具后(他人帮助佩戴)需小部分辅助	佩戴辅具后,接触保护下部分独立	佩戴辅具后,部分独立	独立
上身穿衣	依赖	需中等-大量辅助	部分独立	独立	独立
下身穿衣	依赖	依赖	需小部分-中等辅助	接触保护下部分独立	部分独立
沐浴	依赖	需中等-大量辅助	借助器械,需小部分辅助	借助器械,接触保护下部分独立	部分独立
床上移动	依赖	需中等-大量辅助	接触保护,密切监护	部分独立	独立
重心转移	电动轮椅部分独立,手动轮椅依赖	电动轮椅部分独立,手动轮椅需要辅助	独立	独立	独立
转移	依赖	需中等-大量辅助	水平面上密切监护	水平面转移时,需要或不需辅助板独立	独立
驱动轮椅	电动轮椅部分独立;手动轮椅依赖	电动轮椅部分独立;手动轮椅在水平地面上部分独立	带有包裹轮圈的手动轮椅在水平地面上独立	除障碍物或地面不平情况外,独立	独立
驾驶	改装客货车	改装面包车	改良适应装置	手控轿车或改装面包车	手控轿车或改装面包车
二便	依赖	依赖	部分独立	独立	独立

表 7-7 完全性截瘫患者的功能结局

活动	$T_2\sim T_9$	$T_{10}\sim L_2$	$L_3\sim S_5$
日常生活活动(修饰、进食、穿衣、沐浴)	独立	独立	独立
二便	独立	独立	独立
转移	独立	独立	独立
步行	治疗性步行	家庭步行,可尝试户外步行	社区步行
支具	双侧膝-踝-足矫形器,前臂拐杖或步行器	双侧膝-踝-足矫形器,前臂拐杖	可能需要膝-踝-足矫形器或踝-足矫形器,前臂拐杖或手杖

帮助的情况下独立生活的最高节段为 C_6。

（1）患者必须有强烈的动机。

（2）进食需要借助带有套带或手柄的改良餐具。

（3）转移时需要伸肘的稳定性，以便力量从肩部通过闭链传至肘部。

（4）排便需借助栓剂插入器或其他仪器辅助进行手指刺激。

5. 对 C_6 完全性脊髓损伤患者的随访研究显示，<20% 的患者能进行独立的日常生活自理活动，包括进食、修饰、穿衣和转移，具体比例如下：

（1）进食，16%。

（2）上身穿衣，13%。

（3）下身穿衣，3%。

（4）修饰，19%。

（5）洗澡，9%。

（6）排便，3%。

（7）转移，6%。

（8）驱动轮椅（WC），88%。

6. C_7 水平通常可达到日常生活独立。

第五节　SCI 的并发症

一些重要平面

1. T_6 及以上：SCI 患者可能出现血压调节异常的风险，包括：

（1）自主神经反射异常。

（2）直立性低血压。

2. T_8 及以上：如果损伤平面高于 T_8，患者不能维持或调节正常体温。

（1）注：记住这个平面的方法，将体温（temperature）拼为 "temp-eight-ture"

（2）下丘脑为体温调节中枢。

一、直立性低血压（表 7-8）

1. 患者由卧位转变为 >60° 的直立位时，由于交感神经传出障碍造成暂时性压力感受器反

表 7-8 直立性低血压与自主神经反射异常

直立性低血压	自主神经反射亢进
诱因：卧位转变为 >60° 的直立位	诱因：损伤平面以下有害刺激，特别是膀胱过度充盈或肠道粪便嵌塞
原因：交感神经冲动无法下传 损伤：T_6 及以上	原因：交感神经过度兴奋，脑干下行抑制减弱，感受器超敏 起病：损伤后 6 个月内，脊髓休克后 损伤：T_6 及以上
症状： 头晕/眩晕、晕厥 体征： 直立性体位造成低血压 心动过速：低血压刺激主动脉及颈动脉压力感受器导致	症状： 头痛 损伤平面以上出汗 损伤平面以上皮肤潮红 立毛 瞳孔缩小 鼻黏膜充血阻塞 体征： 高血压（收缩压高于基线 20mmHg 以上） 心率过缓：高血压刺激大动脉和颈动脉压力感受器导致 可能心动过速
病因：正常情况下，直立性体位引起血压降低，刺激主动脉和颈动脉压力感受器调节；脊髓损伤患者脑干无法下传冲动兴奋交感神经，也无法通过内脏血管收缩来升高血压	病因：正常情况下，有害刺激引起交感神经兴奋，血压升高，刺激主动脉和颈动脉压力感受器调节；脊髓损伤患者脑干无法下传抑制性冲动至交感神经，也无法通过内脏血管舒张来降低血压

续表

📖 直立性低血压	📖 自主神经反射亢进
📖 治疗：	📖 治疗：
1. 头低足高位卧位	1. 直立坐位
2. 弹力袜	2. 消除有害刺激(膀胱充盈、粪便嵌塞等)
3. 腹带	3. 治疗高血压
4. 液体摄入	-暂时对症治疗：硝酸甘油软膏(经皮给药)，可乐定(口服)，硝苯地平(口服)
5. 药物	-偶尔需要静脉给药，如二氮嗪、硝普钠、肼苯嗪或脊髓麻醉
-盐片	-48%~85% 高位脊髓损伤患者出现自主神经反射异常
-米多君(α_1 肾上腺素激动剂)	-若不予治疗，可能导致：
-氟氢可的松(盐皮质激素)	▪ 视网膜出血
-屈昔多巴	▪ 脑血管意外/蛛网膜下腔出血
	▪ 癫痫
	▪ 心肌梗死
	▪ 死亡
	▪ 心律失常

射抑制，进而出现血压(blood pressure，BP)下降的表现。

2. T_6 及以上节段受累时出现。

3. T_1~L_2 受累导致心率加快、血管收缩及动脉血压增高。

4. T_1~T_7 支配心脏及血管。

5. 机制：

（1）直立位引起血压下降。

（2）大动脉和颈动脉压力感受器感受到 BP 下降，正常情况下反馈性引起交感神经兴奋，但 SCI 后交感神经传出受损，无法兴奋交感神经。

（3）SCI 后脑干传出通路受损，不能通过兴奋交感神经及收缩内脏血管来升高血压。

（4）随着时间的推移，低灌注压引发脑血管的自我调节，以血管收缩来升高血压，从而人体对体位改变逐渐适应，直立性低血压有所改善。

6. 症状：

（1）头晕。

（2）眩晕。

（3）先兆晕厥。

（4）恶心。

（5）面色苍白。

7. 体征：

（1）低血压：交感神经兴奋性降低。

体循环静脉阻力下降，静脉血管扩张→心脏前负荷降低。

（2）心率加快：主动脉和颈动脉压力感受器对低血压进行调节，然而传出通路受损无法引起交感神经兴奋，而副交感神经依然被抑制，导致心率加快。

（3）症状持续存在，因为心率增加无法充分代偿血压降低。

（4）晕厥。

📖 8. 治疗。

（1）恢复卧位，头低足高位(Trendelenburg 卧位)/躺式轮椅。

（2）弹力袜/腹带。

（3）调整体位(如使用斜床)。

（4）增加液体摄入。

（5）药物。

① 盐片(氯化钠)：每日 4 次，每次 1g。

② 米多君(甲氧胺福林)(α_1 肾上腺素激动药)：每日 3 次，每次 2.5~10mg。

③ 氟氢可的松(florinef®，盐皮质激素)：每

日 0.05~0.1mg。

④ 屈昔多巴（Droxidopa）：起始剂量为100mg，每日 3 次。

（6）注意：一旦直立性低血压症状改善，患者可能出现自主神经反射异常。

二、自主神经反射异常（autonomic dysreflexia，AD）（表 7-8）

1. 机制：高于内脏平面（T_5~L_2）的脊髓损伤患者，由于交感神经过度兴奋而出现的一系列症状。

2. 多见于 T_6 及以上病变，48%~90% 的患者出现。脊髓损伤后中枢失去对交感神经传出的抑制作用，同时损伤平面以下感受器超敏，导致 AD。

3. 病理生理学：

（1）有害刺激：脊髓交感神经兴奋。

（2）局部血管收缩：引起血压显著增高。

（3）外周血管阻力增加：心输出量增加，血压升高。

（4）主动脉和颈动脉压力感受器感受到血压升高，冲动上传至脑干血管运动中枢，引起迷走神经兴奋，从而减慢心率。但是，这并不能有效的降低血压，心率下降的情况也不多见，反而心动过速或心律失常（如心房颤动）更常见。

（5）注：脊髓损伤后，脑干无法下传抑制信号降低交感神经兴奋性，或使内脏血管舒张来降低血压。

（6）起病：脊髓休克后或损伤后 2~4 周出现。在首次发生 AD 的患者中，90% 以上的患者在损伤后 1 年内反复发生 AD。完全性脊髓损伤患者（症状更严重）多见，不完全性脊髓损伤患者也可出现。

4. 诱因：损伤平面以下的有害刺激，常见是膀胱因素（过度充盈或感染），其次是肠道因素（粪便嵌塞）。

5. 最常见原因：

（1）膀胱：导尿管堵塞/膀胱过度充盈。

（2）肠道：粪便嵌塞。

（3）急腹症（阑尾炎、胆囊炎、胰腺炎）。

（4）劳累。

（5）压力性损伤。

（6）骨折。

（7）嵌甲。

（8）性高潮。

（9）尿路感染。

（10）附睾炎。

（11）膀胱结石。

（12）胃溃疡。

6. 症状及体征：

（1）血压升高（收缩压高于基线 20mmHg 以上）。

（2）头痛。

（3）损伤平面以上出汗。

（4）损伤平面以上皮肤潮红。

（5）立毛。

（6）瞳孔缩小。

（7）鼻黏膜充血阻塞。

7. 治疗：

（1）患者直立坐位（首选），松开紧身衣物或仪器设备（如腿上固定尿袋的橡皮筋、弹力袜、腰带）。

（2）查找并去除有害刺激。尽快进行膀胱评估（留置导尿者放开导尿管，非留置导尿患者进行导尿）。

（3）发作期每隔 2~5min 监测血压。至少观察患者 2h，确认 AD 症状缓解无反复。

（4）若血压明显增高（>150mmHg）且不能迅速找到和解除原因，应使用药物降压。若解除膀胱因素，血压仍无明显改善，优先检查是否存在肠道粪便嵌塞。

8. 药物

（1）急性期：

① 外用硝酸甘油软膏（Nitropaste）：起始剂量 1.27cm（0.5 英寸），可增至 5.08cm（2 英寸），一旦诱因解除，立即停用。

② 可乐定：0.3~0.4mg。

③ 硝苯地平：10mg 嚼服。

（2）重症监护室药物治疗：

① 二氮嗪。

② 硝普钠。

③ 肼屈嗪。

④ 拉贝洛尔。

9. 预防：仅偶尔需要，选用 α 和 β 受体阻滞药。

📖 10. 妊娠/手术：T_6 及以上脊髓损伤患者在分娩/手术时建议进行脊髓麻醉。

11. AD 潜在并发症：

（1）若高血压未得到控制，可能出现以下并发症：

① 视网膜出血。

② 脑血管意外/蛛网膜下腔出血。

③ 癫痫

④ 心肌梗死。

⑤ 死亡。

（2）由于心房复极受累，AD 患者可能出现心律失常（如心房颤动），特别是折返型心律失常。

三、膀胱功能障碍

（一）排尿的神经解剖学和神经生理学

1. 中枢通路

（1）额叶（皮质脑桥中脑核）：

① 抑制骶髓副交感排尿中枢。

② 使膀胱储尿。

（2）脑桥（脑桥中脑核）：

① 协调膀胱收缩和括约肌松弛。

② 此处受损可导致逼尿肌括约肌协同失调（detrusor sphincter dyssynergia，DSD）。

（3）骨盆和阴部核：骶排尿：

① 接受中枢的排尿冲动。

② 调节骶副交感神经（$S_2 \sim S_4$）的排尿反射。

（4）运动皮层到阴部核：随意控制（收缩/抑制）尿道外括约肌。

2. 周围通路（图 7-21）。

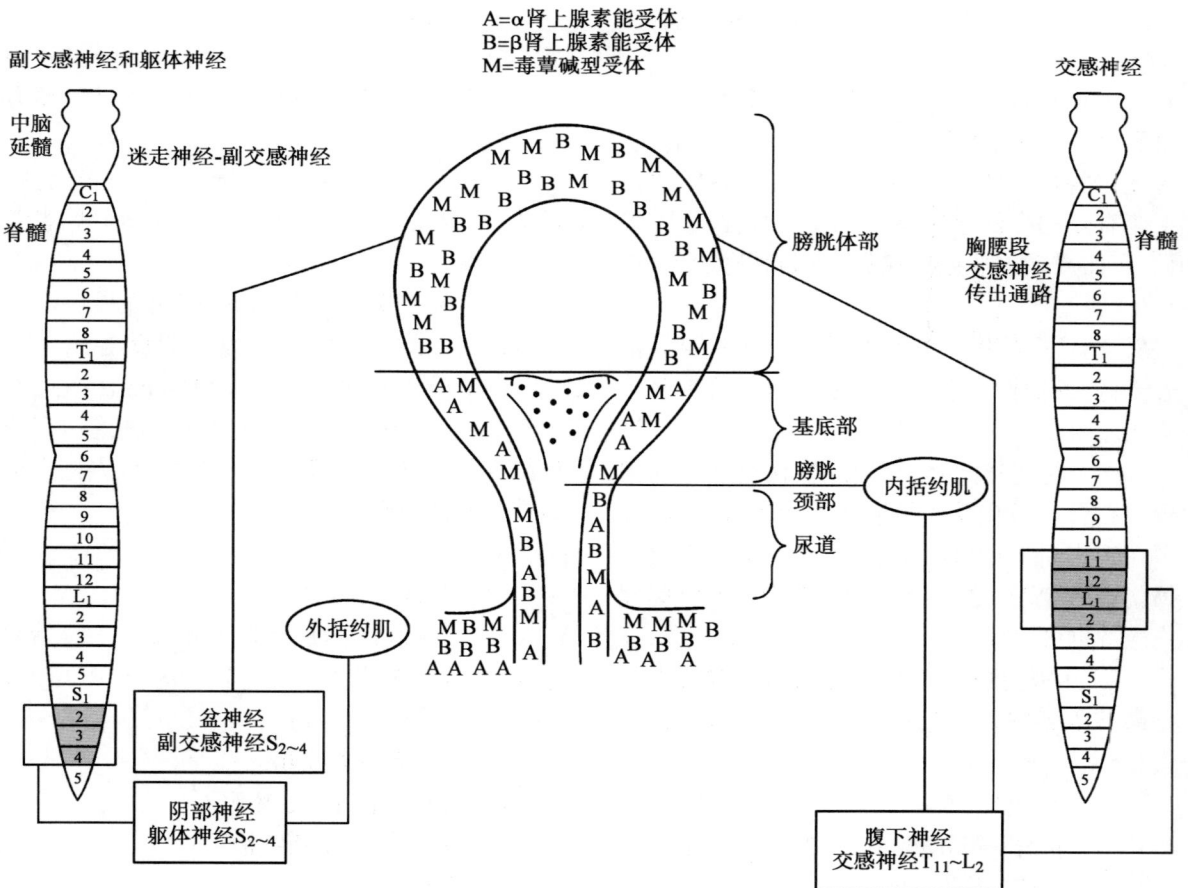

图 7-21　膀胱和括约肌的神经支配与受体

（1）控制排尿的周围神经系统包括自主神经系统（交感神经和副交感神经）和躯体神经系统。

（2）自主神经系统控制排尿是交感神经和副交感神经互相协调的过程。

① 交感神经系统兴奋时储存尿液（如"战斗或逃跑"时的反应）。

② 副交感神经系兴奋时排出尿液（放松反应），起源于骶髓排尿中枢，支配逼尿肌。

（3）从运动皮质到骶髓阴部核的躯体传出神经对尿道外括约肌进行自主控制（收缩/抑制）。

（4）副交感神经传出：

① 起源：灰质中间外侧的逼尿肌核，$S_2 \sim S_4$ 水平。

② 下传：冲动经过盆神经到达逼尿肌的副交感神经感受器。

③ 功能：刺激胆碱能受体引起膀胱收缩和排空。

（5）交感神经传出：

① 起源：灰质中间外侧，$T_{11} \sim L_2$ 水平。

② 下传：冲动经过腹下神经到达膀胱和尿道内的 α_1 和 β_3 肾上腺素能受体。

③ 功能：刺激膀胱体部的 β_3 肾上腺素能受体导致平滑肌松弛（顺应）+ 刺激膀胱基底部/尿道前列腺部的 α_1 肾上腺素能受体导致平滑肌收缩（增加出口阻力）= 储尿。

（6）躯体神经传出：

① 来源：骶髓阴部核（$S_2 \sim S_4$）。

② 下传：冲动经过阴部神经支配尿道外括约肌的横纹肌。

③ 功能：随意收缩尿道外括约肌，防止漏尿或阻止排尿。

（7）传入纤维：

① 来源：逼尿肌牵张感受器，肛门和尿道外括约肌，会阴，生殖器。

② 上传：冲动经过盆神经和阴部神经到达骶髓。

③ 功能：膀胱充盈刺激有髓 A-δ 纤维，兴奋副交感神经排空膀胱。无髓鞘的 C 纤维对正常排尿不起作用，但在脊髓损伤后该纤维兴奋性增加（辣椒素和树脂毒素选择性地作用于该纤维，抑制神经源性逼尿肌过度活动（neurogenic detrusor overactivity, NDO）。

3. 尿道括约肌

（1）内括约肌：

① 主要受 $T_{11} \sim L_2$ 腹下神经支配（交感神经）。

② 受自主神经系统支配；含大量的 α 肾上腺素能受体。

③ 内括约肌收缩以利储尿。

④ 属平滑肌，非随意运动。

（2）外括约肌：

① 受阴部神经支配（$S_2 \sim S_4$）。

② 防止漏尿或排尿。

③ 属骨骼肌，随意运动。

（二）膀胱受体（图 7-21）

1. 胆碱能毒蕈碱受体（M_3）

（1）分布在膀胱壁，膀胱三角区，膀胱颈部和尿道。

（2）乙酰胆碱（acetylcholine, ACh）与 M_3 受体结合，引起收缩。

2. β_3 肾上腺素能受体

（1）集中在膀胱体，也有部分在膀胱颈部。

（2）去甲肾上腺素（norepinephrine, NE）与 β 肾上腺素能受体结合，引起松弛。

3. α_1 肾上腺素能受体

（1）位于膀胱基底部和尿道前列腺部。

（2）NE 与 α_1 肾上腺素能受体结合，引起收缩。

📖 4. 注意：膀胱壁没有压力感受器。

注意

（1）NE 作用于 α 肾上腺素能受体，引起肌肉收缩。

（2）NE 作用于 β 肾上腺素能受体，引起肌肉松弛。

（NE：去甲肾上腺素）

四、正常膀胱功能：储存与排空

（一）正常膀胱储尿

交感神经兴奋（"战斗或逃跑"反应时增强）

1. 交感紧张引起内括约肌收缩和膀胱松

弛,利于储尿。

2. T_{11}~L_2 交感传出:

(1) 经腹下神经,激活 α_1 和 β_3 肾上腺素能受体。

(2) 引起括约肌收缩和膀胱体部松弛。

(3) 储尿。

📖 3. 激活 α_1 肾上腺素能受体:

(1) 引起膀胱基底部和尿道前列腺部内括约肌收缩,防止漏尿。

(2) 促进储尿。

📖 4. 激活 β_3 肾上腺素能受体:

(1) 使膀胱体部松弛扩张。

(2) 促进储尿。

(二) 正常膀胱排尿

副交感神经兴奋(放松时增强)

1. 副交感神经兴奋引起膀胱收缩和排尿。

2. S_2~S_4 副交感神经传出。

(1) 通过盆神经激活胆碱能(毒蕈碱 M_3)受体。

(2) 乙酰胆碱激活膀胱壁、三角区、膀胱颈部和尿道内的胆碱能受体,引起膀胱收缩和排空。

3. β_3 肾上腺素能受体:

(1) 开始排尿时被 NE 激活,引起膀胱颈部松弛。

(2) 促进排尿。

> 注意:记忆,交感神经"储尿"(Sympathetics-Store),副交感神经"排尿"(Parasympathetics-Pee)

五、排尿功能评价

(一) 病史

1. 应包括目前的膀胱管理、液体摄入/排出和泌尿系统症状(尿急、尿频、踌躇、排尿困难、尿失禁、AD)。

2. 功能状态也很重要(手功能,穿衣技巧,坐位平衡,转移能力,活动状态)。

(二) 体格检查

1. 着重检查神经损伤平面、腹部、外生殖器和骶部/会阴皮肤。

2. 检查肛门括约肌张力和骶神经反射是否存在。

(1) 球海绵体反射(S_2~S_4)。

(2) 肛门反射(S_2~S_4)。

(三) 实验室检查

1. 脊髓损伤患者早期肾功能恶化时,血清肌酐水平检测不敏感。

2. 早期 24h 肌酐清除率更准确。

(四) 影像学检查

1. 功能评估

上尿路:定量 MAG3 肾脏扫描。

2. 解剖评估

(1) 上尿路:

① 肾脏超声(ultrasound, US)。

② CT*。

③ MRI*。

(2) 下尿路:

① 膀胱超声(US)。

② 膀胱造影。

③ 膀胱镜检查(观察膀胱解剖结构的非成像技术)。

注:*. 主要用于评估解剖,也能提供肾功能和排尿功能的信息。

(五) 尿流动力学评估

1. 评估膀胱功能的两个阶段:充盈期(储尿)和排尿期(排尿)。

2. 典型的正常膀胱功能的尿动力学检查见图 7-22。

3. 充盈期:

(1) 评估感觉、膀胱容量、膀胱顺应性和膀胱稳定性(有无神经源性逼尿肌过度活动,NDO)。

(2) 感觉功能评估:

① 首次膀胱充盈感:100~200mL。

② 排尿感:300~400mL。

③ 急尿感:400~500mL。

(3) 正常膀胱容量:400~700mL。

(4) 排尿期:评估逼尿肌、括约肌和腹部压力/活动;尿流和残余尿量(post void residual, PVR)。

(5) 功能性膀胱容量=排尿量+残余尿量。

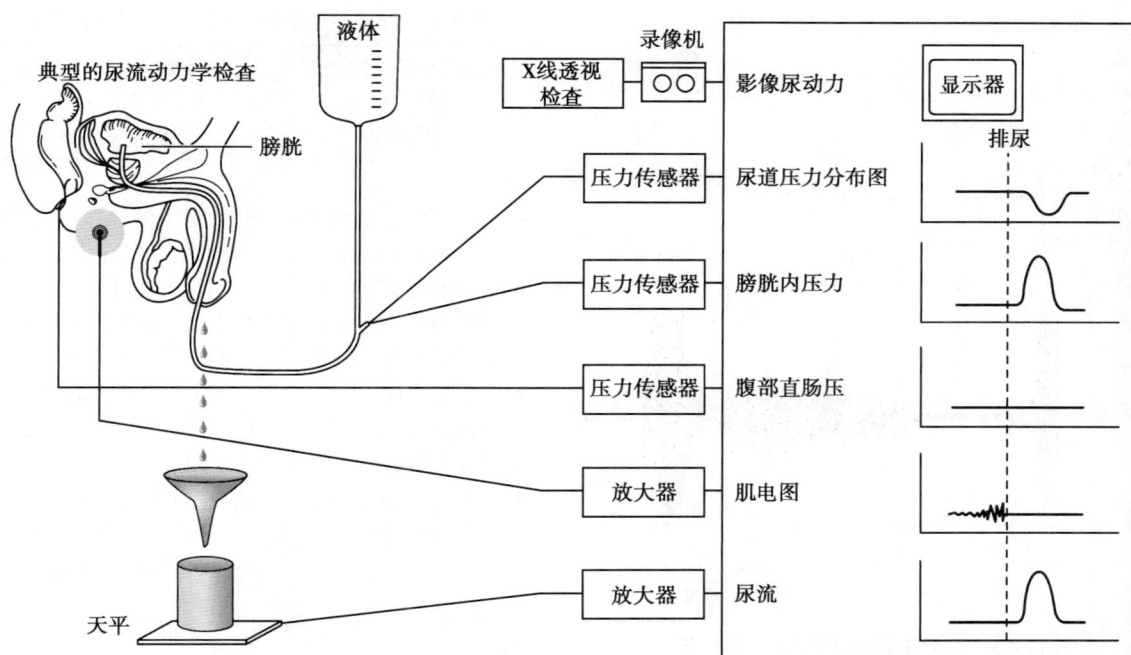

图 7-22　尿动力检查　尿动力学研究的仪器尚无统一的标准。本图使用 X 线下不透射线液体进行检查。有些医生更倾向使用水或生理盐水。正常膀胱功能包括储尿期和排尿期。首次膀胱充盈感为 100~200mL，排尿感为 300~400mL，急尿感为 400~500mL。膀胱功能正常的人进行尿流动力学检查时，由于膀胱壁的弹性，储尿期膀胱内压力不会显著增加。在排尿期，括约肌松弛，膀胱收缩。在正常排尿过程中，括约肌肌电图无肌电信号，膀胱内压力上升，尿道内压力下降。正常排尿期，腹压不升高。X 线透视检查可评估膀胱输尿管反流，同时可观察膀胱和括约肌的解剖结构

EMG，肌电图

来源：Adapted from Nesathurai S., ed. The Rehabilitation of People With Spinal Cord Injury：A House Officer's Guide, 3rd ed. Boston，MA：Arbuckle Publishers，2013.

（六）正常逼尿肌收缩压力和盆底肌电图（图 7-23）

📖 1. 脊髓损伤后泌尿系统的功能与管理

（1）目标

① 预防上尿路并发症（如肾功不全、肾盂积水、肾结石、肾盂肾炎）。

② 预防下尿路并发症（如膀胱炎、膀胱结石、膀胱输尿管反流［vesicoureteral reflflux，VUR]）。

（2）早期管理

① 急性期，脊髓休克期患者的典型表现为膀胱无反射，尿潴留。这种情况可能持续一周到几个月，大多为 2~12 周。

② 静脉输液期间留置导尿，以排空尿液和监测尿量。

③ 患者无须静脉输液，尿量稳定（<100mL/h），每日入液量维持在 2~3L，开始进行间歇导尿（intermittent catheterization，IC）：最好从每 4h 一次开始，目标尿量每次 <500mL。

（3）长期管理

① 根据膀胱功能障碍的类型和患者个体情况（如神经损伤平面、功能、合并症、家庭支持情况）进行管理。

② 通常膀胱功能障碍与损伤水平密切相关（如上运动神经元损伤和下运动神经元损伤），也可能有其他的变化情况。

③ 应常规进行尿动力学检查，评估实际的膀胱功能状态。

（4）脊髓损伤后膀胱功能障碍分类：

① 膀胱过度活动导致的尿失禁。

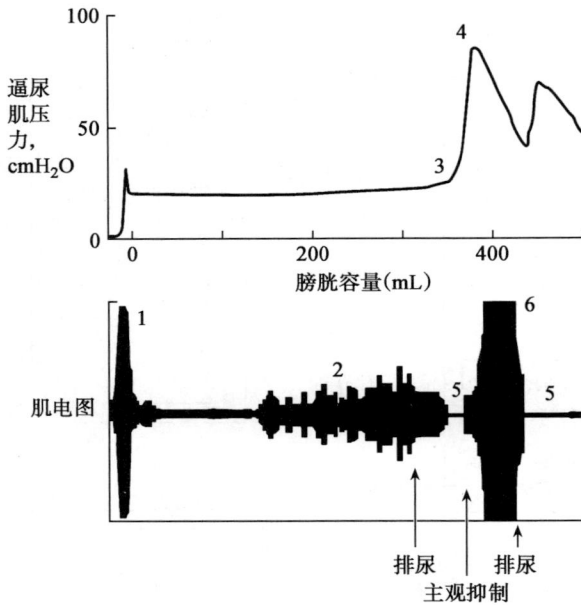

图 7-23　正常膀胱内压图/盆底肌电图

1. 球海绵体反射；2. 充盈后期盆底肌肉收缩（肌肉电活动逐渐增强）；3. 功能性膀胱容量；4. 排尿期逼尿肌收缩；5. 排尿时（突然的）电静息；6. 主观抑制排尿时盆底肌电活动

② 括约肌松弛导致的尿失禁。

③ 膀胱松弛导致的尿潴留。

④ 括约肌痉挛导致的尿潴留。

（5）膀胱管理方案有以下几种：

① 导尿（如经尿道导尿、耻骨上导尿或间歇导尿）。

② 扳机点排尿（反射性排尿）。

③ 挤压排尿（如 Valsalva 方法、Crede 方法）。

④ 电刺激。

2. 神经源性膀胱（表 7-9）　上运动神经元性和下运动神经元性。

（1）下运动神经元性膀胱（图 7-24）：排尿障碍。

① 内括约肌张力增高阻止排尿。

② 当膀胱过度充盈时，出现充溢性尿失禁。

（2）上运动神经元性膀胱（图 7-25）：储尿障碍。

表 7-9　神经源性膀胱：上下运动神经元对比

下运动神经元性膀胱 （图 7-24） 排空障碍	上运动神经元性膀胱 （图 7-25） 储尿障碍
原因： ● 通常由膀胱松弛和/或括约肌痉挛引起 ● 骶神经反射消失 ● 脊髓休克：损伤导致反射弧中断 ● 圆锥综合征 ● 马尾综合征 ● 脊髓空洞症 ● 急性脑血管意外（逼尿肌无反射）	原因： ● 通常由膀胱痉挛（逼尿肌反射亢进）和/或括约肌松弛引起 ● 上位对骶髓排尿中枢抑制作用丧失导致神经源性逼尿肌过度活动 ● 脊髓损伤：损伤后反射恢复 ● 亚急性脑血管意外（逼尿肌反射亢进） ● 多发性硬化（逼尿肌反射亢进最常见）
损害： ● 骶髓病变［累及骶髓排尿中心（$S_2 \sim S_4$）］ ● 累及支配膀胱的周围神经病变（下运动神经元损伤）	损害： ● 脑桥和骶髓排尿中心之间的病变（S_2 以上）
可能导致： ● 膀胱扩大、无反射、松弛 ● 无法排空	可能导致： ● 膀胱缩小、过度活跃、痉挛 ● 无法储尿或排空
治疗： ● 导尿（推荐间歇导尿） ● Crede 方法（耻骨上压迫） ● Valsalva 方法（确认膀胱压力在安全范围内方可使用） ● 促进排尿的药物： 　○ 氨甲酰甲胆碱：在下运动神经元损伤时，刺激胆碱能受体；只有在膀胱有收缩时才有用；很少用于脊髓损伤	治疗： ● 利于储尿的药物： 　○ 抗胆碱能药物最常用（如奥昔布宁，托特罗定等） 　○ α、β 受体激动剂（如 $β_3$ 受体激动剂米拉贝隆、α 受体激动剂麻黄碱） 　○ 逼尿肌肉毒毒素注射

注：上述是最常见的膀胱病理类型。但在疾病的自然病程中，或在疾病进展的不同阶段，某些疾病可同时表现下运动神经元损害和上运动神经元损害的病理特征（如多发性硬化：可表现为逼尿肌反射亢进、逼尿肌无反射或逼尿肌括约肌协同失调。如脊髓损伤或脑血管意外：最初表现为逼尿肌无反射，之后出现逼尿肌反射亢进）

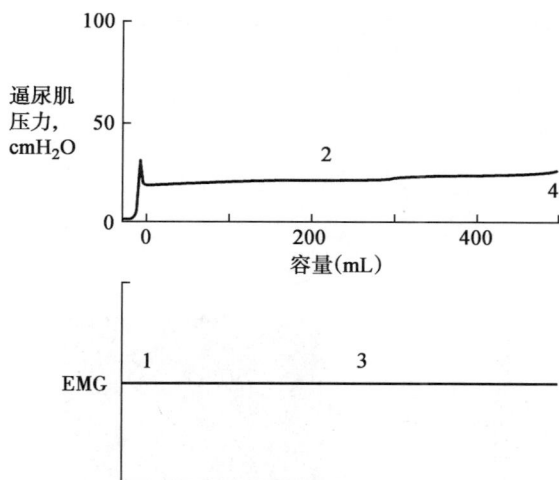

图 7-24 完全性下运动神经元性膀胱功能障碍患者膀胱内压图及肌电图

1. 球海绵体反射消失;2. 逼尿肌无收缩;3. 盆底肌尿道外括约肌无活动;4. 膀胱容量增大

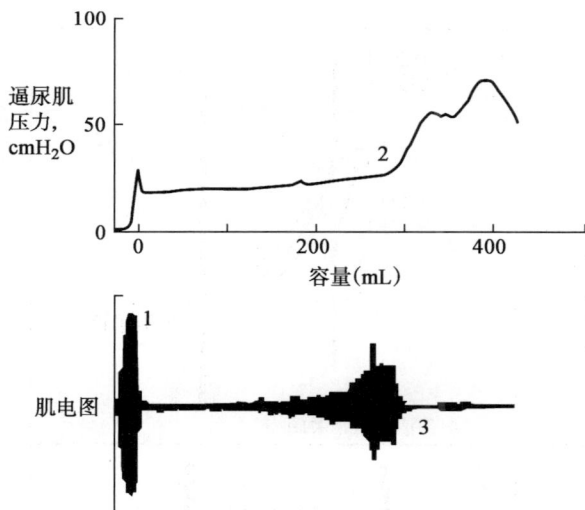

图 7-25 完全性无抑制性膀胱患者膀胱内压图及肌电图
1. 球海绵体反射活跃;2. 无意识的逼尿肌收缩,膀胱容量变小;3. 尿道外括约肌无活动

① 由于上运动神经元病变,导致对骶髓排尿中枢的抑制作用丧失,导致膀胱过度活动/痉挛(逼尿肌过度活动)。

② 患者不断排尿。

📖 3. 逼尿肌括约肌协同失调(DSD)-混合型膀胱(图 7-26)

(1)高达 85% 的 SCI 患者存在 DSD。

(2)骶髓排尿中枢($S_2 \sim S_4$)和脑桥排尿中枢之间的神经损伤导致膀胱功能协调障碍,可能导致膀胱内压增高,需要早期干预以减少肾功能损害。

(3)结果

① 膀胱变小,过度活动,痉挛(逼尿肌反射亢进)。

② 内括约肌张力升高、痉挛(括约肌过度活动)。

③ 总体结果:无法排尿,即使能排尿,也是高排尿压。

(4)不治疗的风险

① 膀胱输尿管反流:尿液从膀胱反流至肾。

② 结果:残余尿量增加,残余尿液感染,克服括约肌阻力进行高压排尿,膀胱输尿管反流。

(5)治疗

① 抗胆碱能药物:放松逼尿肌,抑制膀胱无抑制性收缩,从而预防膀胱输尿管反流的远期并发症。

② 间歇导尿。

③ 逼尿肌肉毒毒素注射。

④ α 受体阻滞药:松弛膀胱颈。

⑤ 括约肌切开术。

(七)膀胱输尿管反流病理生理

1. 正常解剖[图 7-27A(1),图 7-27A(2)]

(1)输尿管在膀胱壁内斜行,保持单向活瓣抗反流机制。

(2)储尿时,膀胱松弛,尿液经输尿管进入膀胱。

(3)膀胱收缩时单向活瓣关闭,膀胱排空且不会逆行进入输尿管。

📖 2. 异常膀胱解剖[图 7-27B(1),图 7-27B(2)]

(1)膀胱壁肥厚导致输尿管末端逐渐垂直于膀胱内表面,膀胱输尿管接合部逐渐失去抗反流功能,导致尿液反流。

(2)膀胱松弛时,输尿管将尿液输送至膀胱。

(3)由于输尿管末端与膀胱内表面垂直,膀胱收缩时活瓣无法关闭,尿液经输尿管反流入肾脏,导致肾盂积水。

(4)反流可进一步并发急性或慢性肾盂肾

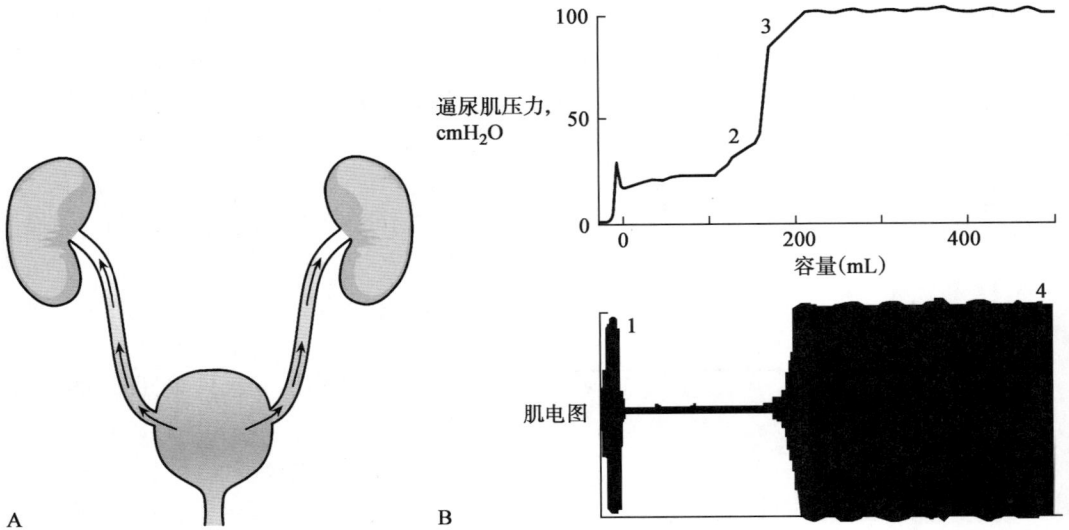

图7-26 A.尿路感染后,尿液返流至肾脏;B.完全性上运动神经元性膀胱功能障碍的膀胱内压图和肌电图

1.球海绵体反射活跃;2.膀胱容量减少;3.逼尿肌收缩时膀胱内压增高;4.逼尿肌/外尿道括约肌协同失调,逼尿肌收缩时盆底肌电活动明显

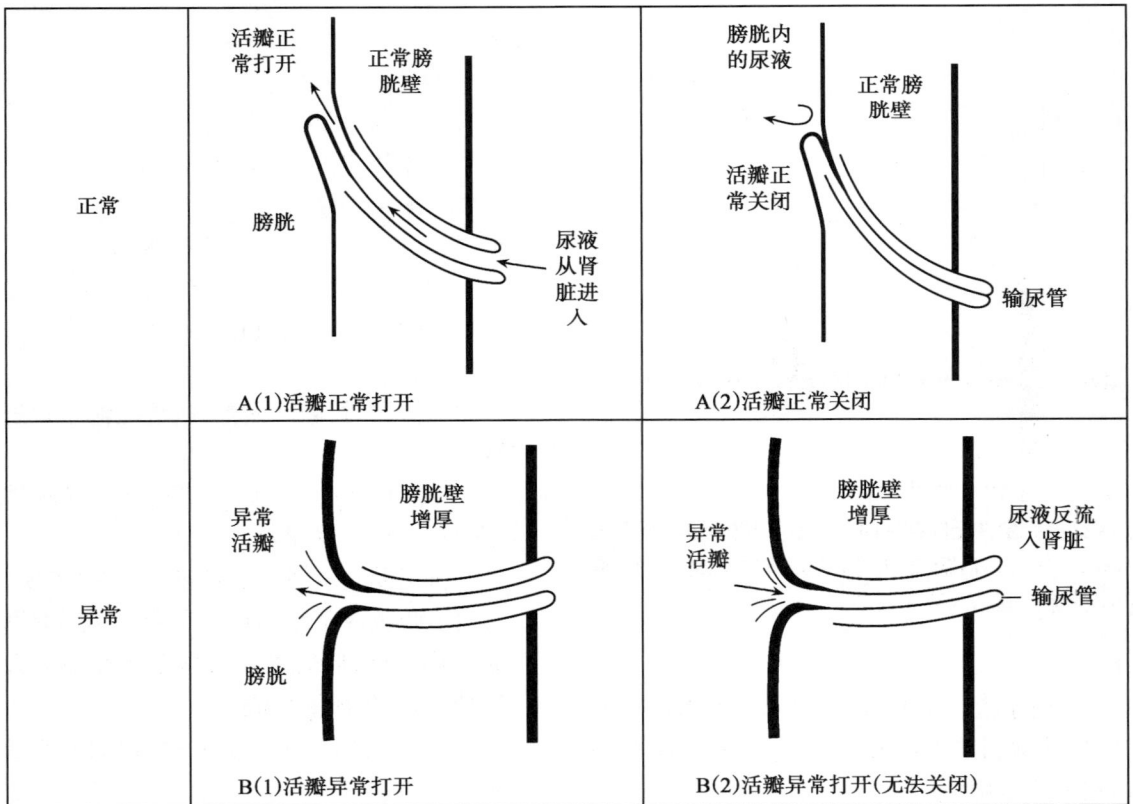

图7-27 膀胱输尿管接合部

A(1).活瓣正常打开:输尿管肌肉收缩,将尿液通过活瓣输送到膀胱;A(2).活瓣正常关闭:当膀胱收缩时,活瓣受压关闭。正常活瓣防止尿液反流到输尿管;

B(1).活瓣异常打开:异常的活瓣仍可将尿液经输尿管送到膀胱;B(2).活瓣异常打开:异常的活瓣无法关闭,膀胱收缩时,尿液反流至输尿管和肾

炎,逐渐进展为肾衰竭。

（5）先天性输尿管畸形,包括输尿管口后置和严重的膀胱壁小梁破坏,与脊髓损伤后膀胱输尿管反流相关。

（八）神经源性膀胱的尿路并发症

1. 尿路感染。

2. 膀胱结石。

3. 膀胱输尿管反流。

4. 肾盂积水。

5. 肾功能损害。

6. 自主神经反射亢进。

（九）脊髓损伤后的尿路感染

病理生理学

（1）尿路感染通常由内源性菌群抑制正常菌群及宿主的防御机制引起。

（2）酸性尿液抑制微生物生长。大量尿液的冲洗可阻碍微生物的附着,稀释微生物的浓度,预防尿路感染。

（3）尿路感染受以下因素影响：

① 入侵微生物的毒力。

② 作为培养基的尿液状态。

③ 宿主的防御机制。

（4）尿路感染是脊髓损伤后最常见的并发症。

（5）分为有症状和无症状的尿路感染。

（6）无症状尿路感染：不是真正的感染,是细菌在膀胱的定植。

（7）有症状尿路感染的诊断标准：

① 脓尿：尿中的白细胞（WBCs）增加。

② 菌尿：尿中的细菌计数增加。

③ 新出现的症状（如尿液浑浊、尿液异味、排尿困难、乏力不适、痉挛加重、自主神经反射亢进）。

（十）尿路感染的管理

1. 无症状尿路感染

（1）留置导管或间歇导尿的 SCI 患者的无症状尿路感染,通常无须治疗。

（2）接受侵入性检查（膀胱镜检查、尿动力学）、出现膀胱输尿管反流或培养出可产生尿素酶的微生物（如变形杆菌属、假单胞菌、克雷伯菌属、普罗维登斯菌属、大肠埃希菌、表皮葡萄

球菌）的无症状尿路感染,需要治疗。

（3）注：微生物分解尿素,产生的铵和磷酸镁形成磷酸铵镁结石。

2. 有症状尿路感染

（1）尿路感染在以下情况需要治疗：

1）显著性菌尿（Fauci et al.,2008）：

① 留取清洁中段尿：微生物 >100 000/mL。

② 留置导尿：微生物 >100/mL。

2）脓尿：白细胞计数 >10/mm^3。

3）临床体征和症状（发热、乏力不适、痉挛加重或神经痛）。

（2）神经源性膀胱合并尿路感染的治疗（7天抗生素治疗）。

（3）可增加益生菌。

（4）增加导尿频率,以减少细菌浓度,排空作为细菌生长培养基的尿液。如果尿量太大,无法进行间歇导尿,或患者及家属不能接受间歇导尿,则可采用 Foley 导尿管留置导尿。

（十一）尿路感染的预防

1. 脊髓损伤后的尿路感染不建议预防性使用抗生素。

2. 鼓励充足的液体摄入。

3. 避免膀胱过度充盈,以降低膀胱壁缺血所致尿路感染的风险。

4. 控制膀胱内压在 40cmH$_2$O 以下,通过间歇导尿（联合使用抗胆碱能药物）或通过及时手术解除药物无效的流出道梗阻充分排空膀胱进行预防。

5. 补充维生素 C 和甲基胺盐作为酸化剂,抑制细菌生长。

［神经源性膀胱是最常见的尿路并发症］

1. 早期改变：膀胱壁形态不规则、增厚和小憩室形成。

2. 膀胱输尿管反流：10%~30% 的膀胱管理不善者可导致肾盂肾炎、肾结石。

3. 出口梗阻可引起肾积水和输尿管积水。

4. 膀胱过度充盈、无反射。

5. 膀胱顺应性降低。

6. 肾结石、膀胱结石。

［膀胱结石］

1. 脊髓损伤后第二常见的泌尿系并发症。

2. 留置尿管是形成复发性膀胱结石的主要危险因素。

3. 由产生脲酶的细菌引起的尿路感染会增加膀胱结石的风险。

4. 膀胱结石可导致：

（1）反复尿管堵塞。

（2）膀胱充盈导致自主神经反射异常和/或尿路感染。

（3）血尿。

5. 治疗包括生理盐水冲洗，膀胱镜抽吸术、碎石洗出术、碎石术，开放手术和溶肾石酸素（一种含有柠檬酸、葡萄糖内酯和碳酸镁的溶液）溶解。

6. 增加更换导尿管频率（每 1~2 周）有助于预防膀胱结石复发。

六、脊髓损伤后性功能障碍

（一）男性性行为

1. 男性的勃起和射精功能是复杂的生理活动，需要血管、神经和内分泌系统参与及相互作用。

2. 副交感神经系统控制勃起。

3. 交感神经系统控制射精。

（二）勃起

1. 由骶髓反射弧控制，受高位脑干、皮质下和皮质高级中枢调控。

2. 反射弧传入支：躯体传入纤维，起于生殖区，通过阴部神经进入骶髓。

3. 反射弧传出支：

（1）副交感神经纤维，起于骶髓，经 S_2~S_4 马尾神经下传。

（2）节后副交感神经纤维分泌一氧化氮，引起：

① 阴茎海绵体平滑肌放松。

② 阴茎动脉血流量增加：阴茎血管窦充血，阴茎勃起。

（三）射精

1. 男性性行为高潮，受交感神经系统控制。

2. 与膀胱的交感神经支配相似，神经纤维起于胸腰段脊髓（T_{11}~L_2），经腹下神经丛，支配输精管、精囊和射精管。

（四）勃起功能障碍

1. 男性脊髓损伤患者可出现反射性或心因性勃起。

2. 通常勃起质量不足以有效性交。勃起可由外界刺激诱发或增强。

（五）反射性勃起

1. 见于 >90% 的完全性和不完全性上运动神经元病变患者和高达 25% 的完全性下运动神经元病变患者。

2. 骶 PS 神经元在反射性勃起中起重要作用。

3. 不受自主意识和脊髓冲动传入影响（经 S_2~S_4 神经根，受脊旁自主神经系统分支调节）。

4. 可由外生殖器受到触摸刺激引起（一旦去除，勃起无法维持）。

（六）心因性勃起

1. 色情刺激引起脊髓上效应，皮质调节骶反射弧所致。

2. 见于约 50% 的不完全性上运动神经元病变和 25% 的完全性下运动神经元病变的男性。

3. 完全性上运动神经元性病变的患者少见。

4. 勃起受中枢和心理双重调节。

5. 如前所述，不完全性损伤更容易恢复勃起功能。

（七）诱发勃起的方法

1. 口服磷酸二酯酶药物治疗（如西地那非、他达拉非、伐地那非）。

（1）上运动神经元损害的 SCI 患者效果。

（2）避免在服用硝酸酯类的患者中使用，监测低血压的发生。

（3）对有自主神经反射异常风险的患者要谨慎使用。

2. 阴茎体内注射前列腺素 E1、α 受体阻滞药或血管扩张药：

有阴茎异常持续勃起的风险。

3. 阴茎植入物：

（1）有效，但失败率高。

（2）有感染、阴茎糜烂的风险。

4. 阴茎真空设备。

5. 阴茎环。

（八）射精功能障碍

1. 男性脊髓损伤患者的射精功能较勃起功能更差。

2. 射精功能取决于神经损伤的部位和性质：

（1）5%~15% 的完全性上运动神经元损害和 18% 的完全性下运动神经元损害的患者保留射精功能。

（2）不完全性损伤的患者保留射精功能的比例更高。

3. 由于脊髓损伤可影响精子的质量和活力，射精并不能保证成功受孕，需要生殖专家进行评估。

4. 精液分析提示脊髓损伤患者精子数量减少和活力下降。

5. 无法成功射精者可采取以下措施：

（1）阴茎振动刺激（penile vibratory stimulation, PVS）：

① 可在家庭使用。

② 注意有引发自主神经反射异常的风险。

（2）如果 PVS 无效，可采用电刺激射精。

① 不完全性损伤的患者可感到疼痛。

② 有引发自主神经反射异常的风险。

③ 需要在医生监督下使用。

（3）前列腺按摩。

（4）手术取精，包括睾丸穿刺取精、抽吸取精、显微附睾穿刺取精、经皮附睾穿刺取精和输精管抽吸取精。

（九）脊髓损伤后男性不育

1. 脊髓损伤后，由于射精障碍和精子质量下降，导致男性患者生育能力受损。

2. 精子质量下降的主要原因包括：

（1）前列腺液淤积。

（2）睾丸高温。

（3）反复尿路感染。

（4）睾丸组织结构异常。

（5）下丘脑-垂体-睾丸轴异常。

（6）可能产生精子抗体。

（7）膀胱管理类型。

（8）长期使用各种药物。

（十）前列腺液淤积

1. 降低精子活力。

2. 研究表明 2~4 次电刺激射精后精子质量有所改善。

（十一）精子数量和活力指标

1. 前列腺炎患者的精子数量低。

2. 精液内白细胞增多（WBC>10^6）导致总精子数、精子速度和总精子活力下降。精液中白细胞计数是影响精子穿透卵子的独立影响因素。

3. 感染后改变（睾丸萎缩、附睾管堵塞）可影响生育能力。

（十二）睾丸组织学异常

1. 活检显示输精管萎缩最常见。

2. 研究表明活检所见与损伤平面、损伤节段长短、激素变化和泌尿系感染频次无明显相关性。

（十三）女性性行为

1. 心理和物理刺激引发性兴奋。

2. 刺激阴蒂、大阴唇和小阴唇等生殖区域，兴奋通过阴部神经传到 S_2~S_4 脊髓。

3. 兴奋经副交感神经传出，经盆神经，引起如下表现。

（1）会阴肌群的动脉扩张，阴道口缩紧。

（2）Bartholin 腺（前庭大腺）分泌黏液，润滑阴道。

4. 女性性高潮的特点是骨盆节律性收缩，宫颈扩张，有助于精子进入，增加受孕概率。约 50% 脊髓损伤患者可达到性高潮。

5. T_{11}~L_2 皮节感觉保留的患者可获得心因性阴道润滑。

6. 西地那非结合触摸刺激可提高性兴奋。

7. 上运动神经元损伤患者，触摸刺激可引起反射性血管充血。

8. S_2~S_5 的下运动神经元损伤难以达到性高潮。

9. 脊髓损伤后患者自我形象和生殖区感觉变化，引发心理和生理的变化，导致性欲下降。

（十四）脊髓损伤后女性不孕

1. 85% 颈段和上胸段脊髓损伤患者伤后即发生闭经，总体闭经发生率为 50%~60%。

2. 50% 颈段和 90% 上胸段的 SCI 患者于伤后 6~12 个月恢复月经。

3. 一旦月经恢复,女性生育能力不受影响。

（十五）避孕

1. 女性脊髓损伤患者,如非必要,伤后第1年不建议采取女性避孕措施,特别是伴有血栓栓塞性疾病的患者。

2. 避孕套:提供保护。

3. 阴道隔膜:需要手的灵巧性。

4. 口服避孕药:可增加血栓的风险。

（1）口服孕激素;口服或使用置入装置含有低剂量雌激素的复合避孕药。

（2）伤后第1年、有吸烟史、有偏头痛病史、深静脉血栓病史或心血管疾病的女性,应避免使用雌激素或醋酸甲羟孕酮（DMPA）注射。

5. 宫内节育器（intrauterine device, IUD）:可增加盆腔炎性疾病（pelvic inflammatory disease, PID）的风险,而PID可导致自主神经反射异常。

（十六）妊娠

1. 脊髓损伤后生育能力未受损,仍可受孕。

2. 受孕的脊髓损伤患者可能出现:

（1）压力性损伤。

（2）反复尿路感染。

① 不建议妊娠期预防性使用抗生素。

② 建议反复尿培养,调整膀胱管理方案,减少残余尿量。

（3）痉挛加重。

（4）肺功能下降。

（5）分娩时唯一的临床表现可能是自主神经反射异常。

1）子宫的神经支配起于 T_{10}~T_{12},T_{10} 以上损伤的患者可能无法感觉子宫收缩。

2）85%~90% 的 T_6 及以上损伤的患者,在生产和分娩过程中引发自主神经反射异常。

3）治疗的选择是硬膜外麻醉至 T_{10} 水平。

4）硬膜外注射哌替啶、布比卡因或芬太尼和布比卡因复合剂,可有效控制分娩时自主神经反射异常。

5）为控制分娩时诱发自主神经反射异常的麻醉深度,可造成新生儿窘迫和子宫收缩无力。

6）脊髓损伤或其他严重创伤的患者1年内应避免在全身麻醉时使用去极化肌松药,防止引起高钾血症。

7）分娩后应继续使用硬膜外麻醉药物,持续至少12h或直到自主神经反射异常缓解。

8）如果硬膜外或局麻不能有效控制交感神经反射异常,需要紧急剖宫产或手术阴道分娩。

9）鉴别自主神经反射异常和先兆子痫。

① 自主神经反射异常:宫缩同时出现严重头痛和血压升高,子宫放松时,血压和其他症状恢复正常。

② 先兆子痫:先兆子痫的患者持续高血压。先兆子痫的患者可出现蛋白尿（>300mg）、血小板减少、尿酸和肝功能指标升高,而自主神经反射异常的患者无上述改变。

（6）早产率略高,新生儿体重低。

（7）由于子宫/胎盘血管收缩导致胎儿低氧血症。

① 妊娠28周后,应每周1~2次检查宫口扩张和宫颈管消失情况。

② 36周后应住院密切观察。

（8）便秘。

（9）血栓栓塞:急性脊髓损伤患者妊娠期血栓栓塞风险增高（前6个月）,之后风险同一般人群。

1）胎儿生长过程中,下肢静脉回流的压力增加。

2）妊娠期血液高凝状态:因子Ⅰ、Ⅵ、Ⅶ、Ⅷ、Ⅸ、Ⅹ增加,血小板激活增加,纤溶活性降低。

3）活动能力下降使风险增加。

4）交感神经受累导致血管收缩减弱。

5）症状:下肢肿胀（可单侧发生）;低热;血栓栓塞区域皮温增高;疼痛（不完全损伤者）。

6）预防:

① 关节活动和体位变换,改善血液流动。

② 抬高下肢。

③ 气压治疗,或穿梯度压力弹力袜。

7）脊髓损伤患者在妊娠期进行常规血栓预防的证据不足。

8）如果在妊娠期间发生急性脊髓损伤,应按照非妊娠个体处理,服用药物预防血栓。

① 深静脉血栓的治疗与非脊髓损伤患者一样,应持续抗凝 6 个月。

② 低分子量肝素不通过胎盘,不影响母乳喂养,可于分娩后使用。

七、脊髓损伤的胃肠并发症和肠道管理

(一)胃肠解剖和神经支配概述(图 7-28)

①结肠是一条闭合管道,近端与回盲瓣相连,远端与肛门括约肌相连。由内层环形和外层纵行的两层平滑肌组成。②远端结肠与直肠、肛门区受自主神经(交感神经、副交感神经)和躯体神经支配。③内在肠神经系统(Enteric Nervous System,ENS)由位于平滑肌壁内的 Auerbach(肌间/运动)神经丛和 Meissner(黏膜下/感觉)神经丛组成,协调各节段肠道的功能。④副交感神经系统和交感神经系统调节 ENS 的活动,ENS 也抑制肠道平滑肌的固有自律性。

1. 副交感神经系统

(1)增强上消化道(gastrointestinal,GI)运动。

(2)增强结肠。

(3)迷走神经支配升结肠到横结肠中段;$S_2 \sim S_4$ 的内脏神经(盆神经)支配降结肠和直肠。

2. 交感神经系统($T_{12} \sim L_2$)

(1)抑制结肠收缩。

(2)储存粪便。

(3)通过肠系膜上、下神经节和腹腔神经节投射到腹下神经。

3. 躯体神经系统

(1)增加肛门外括约肌(external anal sphincter,EAS)张力,控制排便。

(2)EAS 由环形横纹肌群组成,是盆底肌的一部分。

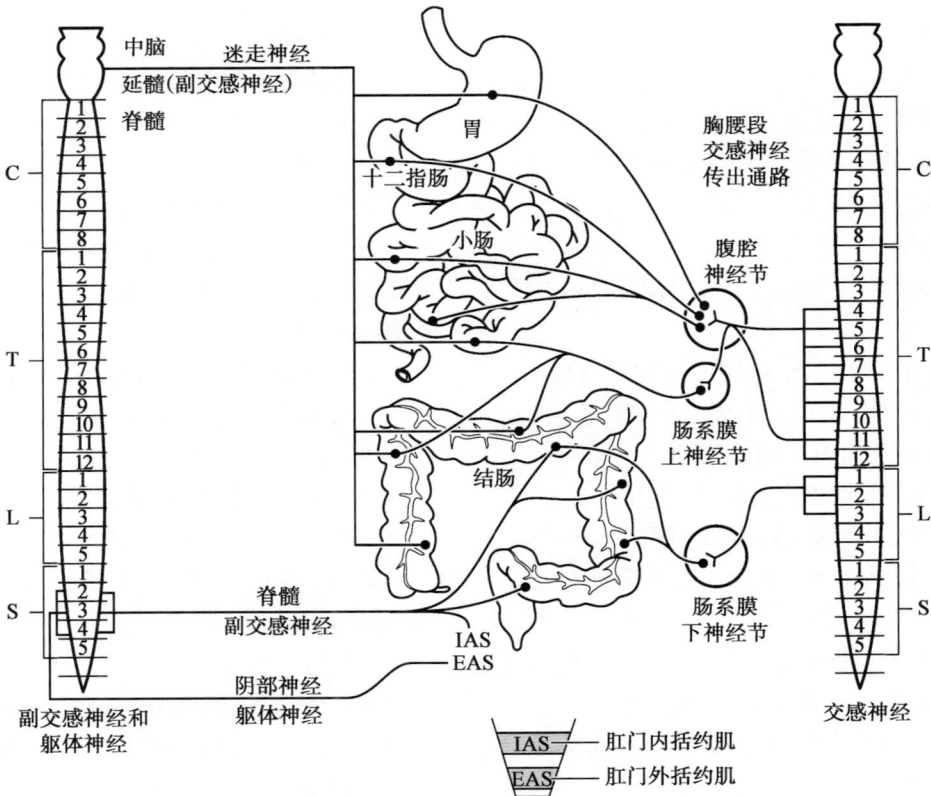

图 7-28 内脏的神经支配

来源:改编自 Nesathurai S,ed. The Rehabilitation of People With Spinal Cord's:A House Officer's Guide,3rd ed. Boston,MA:Arbuckle Publishers,2013.

4. 肛门区

（1）肛门内括约肌（internal anal sphincter, IAS）

① 由平滑肌组成，受交感和副交感神经支配。交感神经兴奋引起肛门内括约肌收缩，而副交感神经兴奋引起内括约肌放松。

② 环绕肛门近端。

③ 正常时维持收缩状态，直肠充盈时（排便）放松。

（2）肛门外括约肌（EAS）

① 由横纹肌环形肌束构成，是盆底肌的一部分。

② 收缩控制排便。

③ 由阴部神经（$S_2 \sim S_4$）的躯体神经支配，受主观意识控制，可通过后天习得和反射活动获得。

④ 高级皮质中枢和脑桥排便中枢发放冲动，使 EAS 放松，允许排便。

5. 正常储便和排便

（1）储便

① 交感神经兴奋，肛门内括约肌收缩（$T_{11} \sim L_2$），直肠内填满粪便时，内括约肌松弛。

② 受脊髓排便反射和高级皮质中枢的调控，肛门外括约肌收缩，控制排便。

（2）排便

① 直肠和乙状结肠扩张，引起反射性内肛门括约肌松弛。

② 大脑皮质向脑桥排便中枢发送信号。

③ 肛提肌有意识地收缩，近端肛管开放，肛门外括约肌和耻骨直肠肌松弛。

④ 直肠反射性推进收缩，粪便排出。

6. 脊髓损伤患者肠道功能障碍

📖（1）上运动神经元损伤：反射亢进性神经源性肠道。

① 在上运动神经元性脊髓损伤中，横结肠和降结肠缺乏交感神经和副交感神经传入，肠道蠕动减少，导致粪便嵌塞和便秘，这是康复期间最常见的并发症。

② 感觉便意的能力下降导致皮质调控受损。

③ 肛门外括约肌不能自主放松，盆底肌痉挛。

④ 脊髓和结肠之间的神经连接以及 Auerbach（肌间）神经丛未受损，肠道可反射性蠕动，推动粪便下移。

⑤ 远端结肠的推进力可能降低。

（2）下运动神经元损伤：无反射性神经源性肠道。

① 脊髓圆锥以下病变（如马尾综合征）。

② 排便反射消失。

③ Auerbach（肌间）神经丛促进肠道缓慢蠕动，引起便秘。

④ 由于肛门外括约肌松弛，引起便失禁。

（二）脊髓损伤患者肠道功能障碍的处理

1. 急性期　麻痹性肠梗阻和胃弛缓症。

（1）约 50% 的脊髓损伤患者出现，由脊髓休克和反射抑制引起。

（2）脊髓损伤后可立即出现麻痹性肠梗阻（亦可延迟 24~48h），通常在 1 周内缓解。

（3）胃弛缓症可导致呕吐和误吸。

（4）处理。

① 鼻胃管（NGT）减压，以防止胃肠道扩张和由于持续腹胀造成的呼吸困难。

② 静脉输液。

③ 如果持续超过 3 天，给予肠外营养。

④ 如果时间更长，其他措施无效，可使用甲氧氯普胺（胃复安）和/或红霉素刺激肠道蠕动（甲氧氯普胺主要作用于胃）。

⑤ 新斯的明用于治疗难治性假性梗阻。

2. 慢性期　数月到数年。

（1）结肠扩张：与小肠运动异常有关。

（2）假性梗阻：影像学检查未见梗阻表现。

（3）腹胀，恶心，呕吐，便秘。

（4）继发因素：电解质紊乱和药物（麻醉药，抗胆碱能药）。

3. 管理

（1）如果存在胃弛缓症，则用鼻胃管减压。

（2）尽量避免使用引起便秘的药物。

（3）口服药物促进肠蠕动。

（4）直肠给药（如栓剂、灌肠剂）。

（5）如果盲肠扩张 >12cm，进行结肠镜检查和手术评估。

4. 长期管理

（1）使用直立位垫圈马桶优于侧卧位,若采用卧位,优选左侧卧位。

（2）保持充足的液体摄入（每日 2~3L,但需配合膀胱管理）。

（3）尽量减少使用抑制肠道运动的药物（阿片类药物,三环类药物,抗胆碱能药物）的使用剂量。

（4）饮食:适量纤维摄入（15~20g/天）。

（5）药物:

① 肠道兴奋剂和刺激剂。

② 大便软化剂。

③ 栓剂。

（三）肠道管理药物

1. 大便软化剂,如多库酯钠,增加脂肪和液体在胃肠道内的堆积。

2. 口服刺激剂,如番泻叶,作用于 Auerbach 神经丛刺激肠蠕动。其他口服药物,如聚乙二醇。

3. 容积成形剂通过保留或增加结肠水分促进排便。

（1）多用于下运动神经元性肠道,很少用于上运动神经源性肠道的初始管理。

（2）例如:车前草（美达施、Perdiem、康赐尔）或甲基纤维素（Citrucel）。

（3）栓剂应置于高位直肠。

（4）甘油:增加粪便内的水分,舒张直肠壁。

（5）双醋苯啶（乐可舒®）为脂溶性,可刺激肠蠕动和感觉神经末梢。

（6）魔术子弹®栓剂为水溶性,比脂溶性双醋苯啶起效快。

（7）Enemeez 为 5mL 含小剂量多库酯钠的灌肠剂,Enemeez-plus 添加了苯佐卡因。

（四）肠道管理方案

目标

1. 排便的频次取决于患者发病前的习惯、个人偏好并且应尽量减少并发症。

2. 最终目标是在固定时间和较短的时间内,持续并彻底地清空肠道,期间不出现便失禁。

3. 可利用反射来辅助排便。

4. 胃结肠反射。

（1）胃膨胀可引起结肠收缩。

（2）餐后 30~60min（通常在 15min 内）结肠活动增加,故应指导脊髓损伤患者在餐后 20~30min 进行排便。

5. 直肠反射

（1）直肠内容物反射性拉伸肠壁时发生,肛门内括约肌松弛,引起降结肠收缩。

（2）栓剂和手指刺激牵拉肠壁,引起直肠反射。

（3）直肠反射可由手指刺激引起。

（4）手指刺激是将戴着手套、涂好润滑剂的手指轻轻插入直肠,顺时针方向缓慢转动,直到肠壁放松或排便/排气（大约 1min）。

6. 肠道管理方案的关键:

（1）药物干预,可联合使用粪便软化剂、刺激剂和栓剂刺激肠道,称为"3-2-1"程序。

① 大便软化剂（如多库酯钠®:每次 100mg,每日 3 次）。

② 口服刺激剂（如番泻叶®:每日 2 片,在使用栓剂前 8h 服用）。

③ 栓剂（如乐可舒:每日 1 次,餐后使用-通常是晚餐或早餐后使用）。

（2）可口服聚乙二醇代替大便软化剂和刺激药,然后使用栓剂。

（3）增加膳食纤维摄入。

（五）神经源性肠道并发症

1. 大便失禁可导致皮肤破损和尿路感染。

2. 大便嵌塞:恶心,腹部不适,自主神经反射异常。可使用利多卡因凝胶解除嵌塞,避免引起自主神经反射异常。是损伤后第 1 个月最常见的并发症。

3. 改善膀胱储尿的抗胆碱能药物以及阿片类药物,均可导致便秘。

4. 肠道功能障碍影响患者在社会,职业和心理上融入社区。如果肠道功能障碍影响生活质量（如排便时间 >1h,大便失禁）,应积极采取其他干预措施。

5. 灌肠已被证实有效,需经过适当的训练。

6. 若饮食、药物治疗和上述方法均无效,可进行手术干预,包括可控性顺行灌肠(Malone 方法)和结肠造口术(偶用回肠造口术)。

（六）脊髓损伤后其他胃肠道并发症

1. 胃食管反流

（1）避免长期卧床,抬高床头。

（2）戒烟。

（3）避免使用某些药物,如钙通道阻滞药,苯二氮䓬类药物,硝酸盐类和抗胆碱能药物。

（4）治疗:

① 抗酸药可缓解轻中度症状。

② D_2（多巴胺 2）受体拮抗药,如甲氧氯普胺,每次 10mg,每日 4 次（为避免副作用,仅限短期使用）。

2. 胃肠道出血

（1）常继发于胃穿孔和胃溃疡出血。

（2）常见于伤后早期,伤后前几个星期至第 1 个月为高峰。

（3）高节段损伤和完全性损伤胃肠道出血的风险增加。

（4）使用类固醇可增加出血风险。

（5）诊断:内镜检查。

（6）除非特殊需要,脊髓损伤后 H_2 受体拮抗药、质子泵抑制药（PPI）或硫糖铝只用于短期预防应用。

（7）治疗:

活动性消化道出血:维持血压,纠正凝血功能,监测全血细胞计数,必要时消化内科/外科会诊。

3. 胆囊炎

（1）慢性SCI患者最常见的急腹症手术原因。

（2）风险增加:SCI 患者胆囊炎的风险增加 3 倍。

（3）可能原因:T_{10} 以上病变引起胆囊运动、胆汁分泌和肠肝循环异常。

（4）若麻痹性肠梗阻未好转或复发,应考虑存在胆囊炎。

（5）治疗

① 观察/抗生素。

② 手术切除。

4. 胰腺炎

（1）好发于损伤后第 1 个月。

（2）可能与使用类固醇相关-增加胰液的黏度。

（3）若麻痹性肠梗阻不好转,应考虑存在胰腺炎。

（4）临床症状:

① 腹痛。

② 恶心。

③ 呕吐。

④ 食欲缺乏。

（5）评估:

① 实验室检查:淀粉酶、脂肪酶升高。

② X 线。

③ 腹部 CT。

④ 腹部超声。

📖 5. 肠系膜上动脉（superior mesenteric artery,SMA）综合征（图 7-29）

（1）十二指肠第三部分被覆盖的肠系膜上动脉间歇性挤压,导致肠梗阻。

（2）诱发因素包括:

① 体重下降过快（保护性脂肪层变薄）。

② 长期卧床,四肢瘫最常见。

③ 脊柱矫形器。

④ 腹壁松弛造成脊柱过伸。

（3）症状

① 进食后恶心呕吐。

② 腹胀。

③ 腹痛。

（4）诊断:上消化道钡剂造影显示十二指肠梗阻。

（5）治疗:非手术治疗。

① 直立位,少食多餐。

② 餐后左侧卧位。

③ 甲氧氯普胺（胃复安®）:促进上消化道（胃）运动。

④ 通常无须手术。保守治疗无效者可行十二指肠空肠吻合术。

📖（6）注意:任何情况下,只要肠系膜上动脉和主动脉之间的正常距离减小（体重减轻、仰卧位、矫形器、腹壁松弛）,均可导致十二指肠受压,称为"胡桃夹效应"。

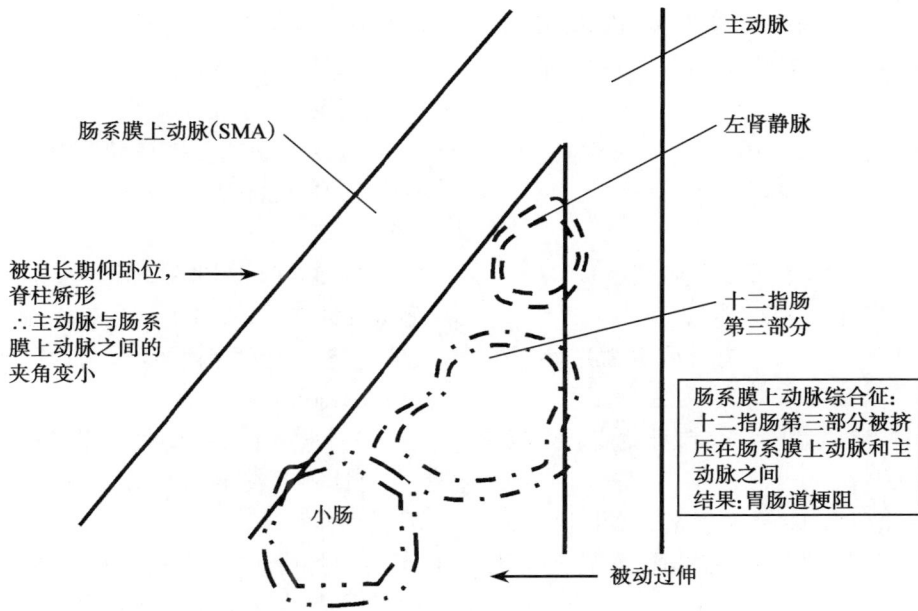

图 7-29 十二指肠和左肾静脉的侧面观

八、脊髓损伤的代谢并发症

（一）高钙尿症

1. 制动和体重减轻导致骨钙丢失和吸收失衡，产生高钙尿。

2. 维生素 D 和甲状旁腺激素不参与该过程调节。

（二）高钙血症

1. 发病率：SCI 患者发病率为 10%~23%。

2. 多见于青少年和年轻男性。

3. 四肢瘫较截瘫患者多见。

4. 常见于 SCI 后 4~8 周（伤后 2 周至 6 个月）。

5. 临床表现：起病隐匿，症状不明确，应高度警惕。

6. 体征和症状："骨、结石和精神"（bones, stones and psychiatric overtones）

（1）疲劳。

（2）嗜睡。

（3）脱水。

（4）便秘。

（5）厌食恶心。

（6）呕吐。

（7）烦渴。

（8）多尿。

（9）精神症状。

7. 实验室检查：血钙水平通常 <10.5mmol/L。血清钙与蛋白结合，因此需要根据血清白蛋白浓度进行校正。

8. 治疗：

（1）长时间高钙血症可导致肾钙沉着症，故有无症状的患者均需治疗。

（2）静脉补液，促进尿钙排出。

（3）早期活动。

（4）饮食限制：

① 无须限制饮食中钙的摄入，因为人体 1,25-二羟基维生素 D 水平较低，可抑制肠道对钙的吸收。

② 限制维生素 C 摄入。

（5）药物

① 帕米膦酸钠：降低破骨细胞活力，抑制破骨细胞介导的骨吸收。该药物以单次静脉输注的方式给药（根据高钙血症的严重程度，选用 60mg 维持 4h 到 90mg 维持 24h）。使用后 3 天内血钙水平迅速下降，7 日内降至最低，可持续数周或更长时间，必要时可重复使用。帕米膦酸钠使用后 2~3 天，可停止静脉补液。

② 呋塞米(速尿):促进尿钙排出(不常规使用)。避免服用噻嗪类利尿药(引起高钙血症)。

③ 其他药物:依替膦酸钠®,降钙素。

(6)复查实验室检查。

(三)骨质疏松症

1. 损伤水平以下承重骨快速骨丢失。

2. 多种病因:

(1)应力负荷减少(缺少承重力)为主要作用。

(2)与神经、激素、血管、自身免疫、营养和行为因素相关。

3. 30%由继发性原因引起,如甲状腺疾病、甲状旁腺疾病、性腺功能减退、肾脏疾病和慢性肝脏疾病。

4. 长期使用某些药物,如肝素、抗惊厥药和阿片类药物也可导致骨丢失。

5. 治疗:

(1)如无禁忌,可补充钙剂和维生素 D。

(2)基础性治疗如负重训练或功能性电刺激(FES)可能有益,但所需剂量和频率尚明确切。

(3)双膦酸盐的应用仍有争议。

(四)骨折

1. 25%~46% 的慢性脊髓损伤患者发生骨折。膝关节(股骨远端和胫骨近端)骨折最常见。

2. 大多数骨折发生在日常生活活动时。

3. 超过 50% 的骨折病例发生骨折相关并发症(如骨不连、挛缩、皮肤破损、深静脉血栓)。

4. 骨折的危险因素:

(1)既往脆性骨折(轻微外力所致骨折)。

(2)骨折家族史。

(3)女性。

(4)年龄(双峰:≤16 岁及老年)。

(5)损伤时间(>10 年)。

(6)体重指数(BMI)<19。

(7)截瘫。

(8)完全性运动损伤。

(9)每日乙醇摄入 >5 个饮酒单位(编者

注:1 个饮酒单位相当于含有 18mL 乙醇的酒)。

5. 诊断:X 线检查。

6. 治疗:

(1)无法进行下肢运动的慢性 SCI 患者的骨折,其治疗目标是减少并发症,保持骨折前的功能。

(2)通常采用非手术治疗,常用软垫夹板(例如股骨髁上、股骨干和胫骨近端骨折使用膝关节衬垫夹板固定;胫骨远端骨折使用踝关节衬垫夹板固定)。

(3)非手术治疗的骨折患者,数日可坐起,3~4 周骨痂形成,6~8 周开始关节活动,负重需要更长时间。

(4)股骨近端骨折、伴有旋转畸形、严重肌肉痉挛、血供不良或可能导致严重功能障碍或影响美观等情况,进行手术治疗。

(5)近期研究显示手术治疗 SCI 后骨折的数量增加,效果良好。

(五)脊髓损伤的心血管疾病

1. SCI 患者中,心血管疾病发生率更高,发病年龄更早。

2. 脊髓损伤后增加的危险因素:

(1)高密度脂蛋白(high-density lipoprotein,HDL)降低。

(2)总胆固醇和低密度脂蛋白(low-density lipoprotein,LDL)增高。

(3)炎症标志物升高:C 反应蛋白(C-reactive protein,CRP)升高。

(4)去脂体重降低,肥胖,内脏脂肪增加

(5)吸烟率上升。

(6)身体活动减少。

(7)四肢瘫和完全性损伤的患者风险更高,血脂异常更常见。

(8)胰岛素抵抗,糖尿病,代谢综合征患病率增高。

(9)筛查:HDL、LDL、总胆固醇、血压。

3. 膳食营养评估;肥胖的评估。

4. 活动水平评估

(六)高血糖和代谢综合征

1. 高达 70% 的患者存在胰岛素抵抗(糖耐量异常)。

2. 监测慢性病人,适时开始治疗。

3. 代谢综合征患者糖和脂代谢异常,男性脊髓损伤患者最常见,通常表现为中心型肥胖、糖代谢异常、血压升高、高甘油三酯、LDL 升高和 HDL 降低。

4. 干预。

(1) 戒烟。

(2) 减肥。

(3) 提高运动水平:每周锻炼 3 次。

(4) 功能性电刺激和手臂肌力练习(高强度,靶心率为最大心率预测值的 70%~80%)均可增加 SCI 患者的糖耐量并降低血脂水平。

(5) 调整饮食。

(6) 如果上述方法不能改善高血压、高血糖和血脂异常,可进行药物治疗。

九、脊髓损伤的呼吸道并发症和护理

(一) 概述

1. 损伤急性期,高达 67% 的患者出现呼吸道并发症。

2. 肺部并发症好发于高位损伤(C_1~C_4),下颈段和胸段损伤也较常见。

📖 3. 最常见的并发症是肺炎、肺不张和呼吸衰竭。

(1) 呼吸道并发症在损伤后第一年最常见,终生均可发生。脊髓损伤 15 年内,20%~24% 死于呼吸系统疾病。

(2) 膈肌(C_3~C_5 支配)是主要的吸气肌,占肺活量(vital capacity,VC)的 65%。

(3) 无法清除分泌物是 SCI 患者发生肺不张和肺炎等呼吸道并发症的主要原因。主要的呼气肌是腹肌,包括腹直肌、腹横肌、腹内外斜肌(T_4~L_2)以及下胸部的肋间内肌(T_6~T_{12})。

(4) 54%~65% 的颈髓损伤患者在入院时需呼吸机辅助通气,高节段和完全性损伤的颈髓损伤患者,呼吸机辅助通气比例更高。

(5) 完全性高位颈髓损伤患者,机械通气(Mechanical ventilation,MV)成功脱机率为:C_1 为 0%,C_2 为 0~28%,C_3 为 25%~50%,C_4 为 77%~83%。

(6) 低位颈髓损伤患者(C_5~C_6)由于膈肌功能保留,可脱离呼吸机自主呼吸。

4. 基于脊髓损伤节段的呼吸能力。

(1) C_3~C_4:膈神经受损,继发呼吸衰竭,损伤早期需要机械通气,后期有可能脱机。

(2) C_8 以上损伤:腹肌和肋间肌受损,影响吸气和呼气功能。

(3) T_1~T_5:肋间肌自主功能受损。

(4) T_5~T_{12}:腹部运动功能受损,影响用力呼气和咳嗽。

5. 脊髓损伤发生呼吸功能障碍的原因:

(1) 呼吸肌部分或全部麻痹。

(2) 不同程度的腹肌麻痹导致咳嗽能力受损。

(3) 胸部受伤,如肋骨骨折。

(4) 肺部损伤,如肺挫伤。

6. 胸椎损伤可并发胸腔积液、肺不张、气胸、血胸。

(二) 肺部并发症的诱发因素

1. 老年人。

2. 肥胖,限制性通气功能障碍。

3. 慢性阻塞性肺疾病(chronic obstructive pulmonary disease,COPD)、哮喘和吸烟史。

📖 4. 肺炎是慢性脊髓损伤患者主要的死亡原因。

(三) 肺生理

1. 吸气肌

(1) 膈肌:安静时的主要呼吸肌(75% 的容积变化),吸气时收缩,呼气时放松。

(2) 肋间外肌。

(3) 其他呼吸辅助肌。

2. 呼气肌

(1) 肋间内肌。

(2) 腹肌:用力呼气和咳嗽的主动肌,腹肌收缩推动放松的膈肌上抬至胸腔。

十、正常肺通气/膈神经受损时的肺通气(图 7-30)

(一) 脊髓损伤后肺功能-限制性呼吸改变

1. C_5~C_6 急性完全性损伤的患者,用力肺

正常肺通气	膈神经受损肺通气
胸壁外移 胸腔 膈肌下移 腹壁外移	胸壁外移 胸腔 膈肌上移 腹壁内移
肺部侧面观 腹壁外移 胸壁外移 膈肌下移 注：胸腔变化	肺部侧面观 胸壁外移 膈肌上移 腹壁内移 注：胸腔变化

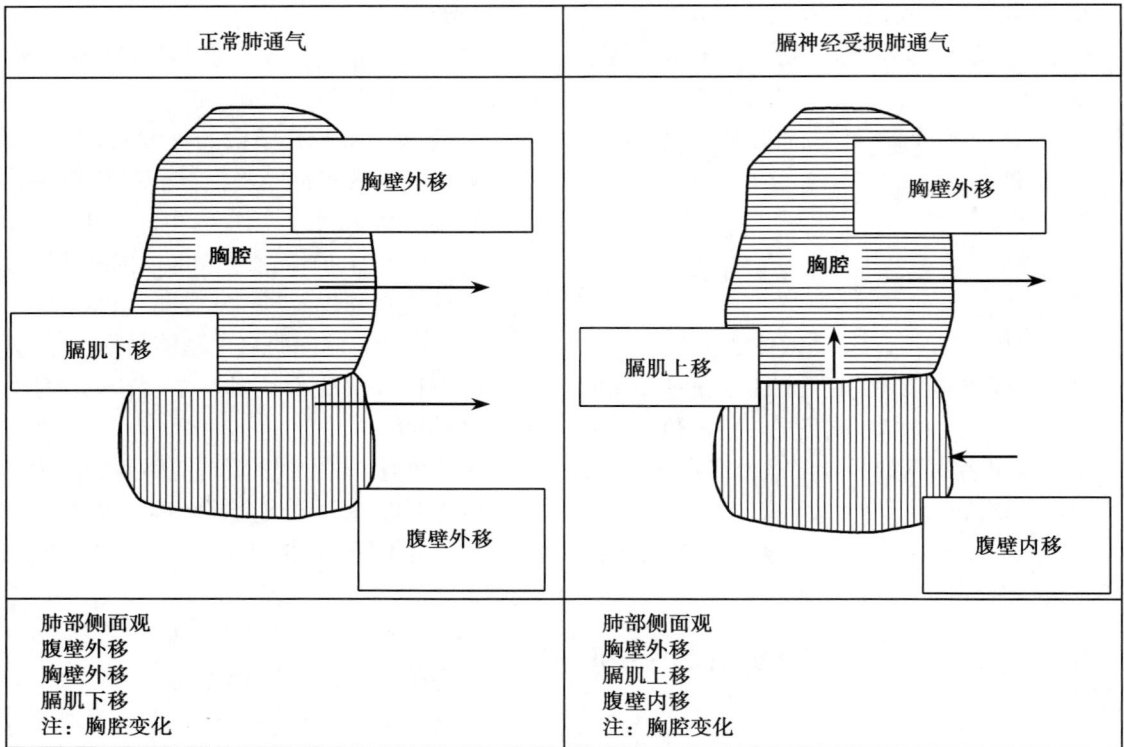

图 7-30　正常肺通气与膈神经受损肺通气

活量（forced vital capacity, FVC）受损高达正常值的 70%，20 周后可改善至 40%。不完全性损伤以及较低节段的颈髓损伤患者，FVC 明显较高。颈髓损伤的急性期表现为反常呼吸模式，FVC 下降 24%~31%。

2. 随着肋间肌和腹肌痉挛的出现，FVC 可提高至正常预测值的 50%~60%。

3. 不完全损伤以及较低节段的颈髓损伤患者，FVC 明显较高。

📖 4. 四肢瘫患者常出现限制性肺模式。

（1）所有容量指标下降（除残气量）。

（2）若肺活量（VC）<1L：机械通气。

（3）肺活量 >15~20ml/kg，考虑脱机。

5. 呼吸衰竭的征兆。

（1）潮气量下降，呼吸频率加快。

（2）FCV<15mL/kg 体重。

（3）神经平面 C_3 或以上。

（4）患者无法缓慢地从 1 数到 15。

📖 6. 机械通风。

（1）肺活量 <1L。

（2）动脉血气（arterial blood gas, ABG）显示 PCO_2 升高或 PO_2 降低。

（3）PO_2<50mmHg。

（4）PCO_2>50mmHg。

（5）严重肺不张。

（二）呼吸道并发症的预防和治疗

1. 监测肺活量。

2. 辅助咳嗽技术受益。手法辅助咳嗽（"四重咳嗽"）-双手置于患者上腹部两侧，配合患者咳嗽间歇按压，有效咳嗽。

3. 吸痰。气管内吸痰可引起迷走神经兴奋，导致心动过缓，操作时应仅在吸痰管撤出时吸痰。由于左主支气管与气管纵轴呈 40°~50°，左肺的分泌物难以通过吸痰充分清除。

4. 机械辅助咳嗽。使用机械吸气排气装置（mechanical insufflation-exsufflation, MIE）。

（1）较手法辅助咳嗽提供更高的咳嗽峰速。

（2）能更好地清除分泌物，相比于吸痰管，能清除双侧肺内的分泌物及较大的痰栓，使用方便，患者接受度高。

（3）禁忌证：大泡性肺气肿，近期气胸、纵隔气肿或气压伤。

5. 胸部物理治疗（见第九章，肺、心脏和肿瘤康复）。

6. 四肢瘫患者应增强胸大肌锁骨部的肌肉力量。

7. 舌咽呼吸（蛙式呼吸）：由唇、软腭、口腔、舌、咽和喉的连贯活动将空气压入肺部，再被动呼出。

8. 间歇腹压通气机 Pneumobelt——辅助呼气。围绕腹部的气囊充气/放气，压迫腹部使膈肌上抬/下移，完成主动呼气。

9. 吸气肌训练有益。

10. 腹带增加咳嗽的效力。

11. 支气管扩张剂也是重要的辅助治疗手段，有助于分泌物的管理和逆转急性脊髓损伤患者的肺不张。

12. 与正常人相比，四肢瘫患者仰卧位的肺活量明显高于直立位。仰卧位时，腹部内容物使膈肌向头端移位，膈肌变长，此时长度-张力曲线显示膈肌处于最有利的位置。而直立位时，腹部内容物回降，膈肌变平变短。

13. 专业治疗中心也采用无创通气方法（经鼻导管或面罩）预防急性 SCI 患者进展至气管插管。

14. 脊髓损伤呼吸机脱机。

（1）脱机指标包括最大吸气压力（maximum inspiratory pressur，MIP）（ $-20cmH_2O$ 或更负）和肺活量（ $>10~15mL/kg$ 理想体重）。

（2）建议脊髓损伤患者使用 $15~20mL/kg$ 的高潮气量，高潮气量并不增加副作用。脱机时间不受限制，压力维持在 $30cmH_2O$ 以下，以防止肺不张和成人呼吸窘迫综合征。

（3）成功率最高的脱机方法是渐进自主呼吸，用或不用呼气末正压（positive end-expiratory positive pressure，PEEP： $5cmH_2O$ 或以下）。

（三）损伤平面相关的肺部并发症

1. 头部外伤可破坏呼吸的驱动。

2. C_3 以上病变（包括不完全损伤）。

（1）损伤早期需要呼吸机辅助通气。

（2）之后有两种情况：①膈神经核未受累；②膈神经核损伤。

如果进行膈神经起搏通气，膈肌肌电图（electromyography，EMG）是检查有无膈神经核损伤的重要方法。

---

1. 膈神经核未受累。

膈神经核支配以上病变（ C_2 及以上）。

（1）膈肌由膈神经支配（ $C_3~C_5$ ）（神经根" C_3 ， C_4 ， C_5 维持生命"）；

（2）电生理检查诊断膈神经受损程度，包括膈神经传导速度测定和膈肌肌电图。

（3）如果是膈神经核以上的上运动神经元损伤，可进行膈神经或膈肌起搏。详见"膈神经起搏"和"膈肌起搏"。

2. 膈神经核损伤。

$C_3~C_5$ 神经根或膈神经核损伤。

（1）电生理检查进行诊断。

（2）如果是下运动神经元损伤性膈神经损伤，不能进行膈肌起搏（除非神经移植后）。

（四）起搏辅助通气

1. 概述

（1）两种起搏方式：膈神经起搏和膈肌起搏。

（2）与呼吸机辅助通气相比，起搏的优点包括：提高生活质量，呼吸肌参与，增加舒适度，改善语言功能，促进嗅觉恢复，增加活动能力，减少焦虑和窘迫，消除呼吸机的噪声，降低总成本。

（3）保留双侧膈神经功能的患者中，50%患者可实现全日起搏（Full-time pacing）呼吸，80%~90% 以上患者部分起搏呼吸（仅夜间依赖呼吸机）。

2. 膈神经起搏

（1）手术植入电极，电刺激完整的膈神经，引起膈肌收缩。

（2）成功用于中枢性通气不足和高位四肢瘫患者。

（3）膈神经起搏禁忌证:膈神经损伤(肌电图确诊);严重的肺损伤。

（4）膈神经起搏器的主要并发症:

📖 1）起搏器故障的征象:

① 胸部锐痛。

② 呼吸急促。

③ 呼吸消失。

④ 起搏不稳定。

2）膈神经起搏失败的原因:

① 膈肌无法起搏-由于起搏过于频繁。

② 肺部和/或膈神经感染。

③ 药物:镇静催眠药和麻醉药。

④ 上呼吸道阻塞-误吸。

（5）膈神经运动检查:

① 记录点:膈肌。

② G1:剑突上两横。

③ G2:前肋缘,距 G1 16cm。

④ 刺激点:颈部侧面,胸锁乳突肌后方,锁骨上方约 3cm（Preston and Shapiro,2013）。

3. 膈肌起搏

（1）直接刺激膈肌的新技术。成功的膈肌起搏有赖于肌内通路对膈神经的刺激。

（2）相对于膈神经起搏,手术创伤小。

（3）该技术通过皮下植入刺激器,直接刺激膈神经,由体外装置发射信号经过皮肤进行控制。

（五）脊髓损伤患者睡眠呼吸暂停

1. SCI 患者阻塞性睡眠呼吸暂停的发生率明显高于正常人群。

2. 急慢性 SCI 患者中睡眠呼吸暂停的发生率为 15%~60%,大多数症状轻微。

3. SCI 患者中,睡眠呼吸暂停多数为阻塞性的,少数患者为中枢性睡眠呼吸暂停。

4. 危险因素

（1）肥胖,男性,四肢瘫,颈围和年龄增长;

（2）阿片类药物和苯二氮䓬类药物以及抗痉挛药物和抗心律失常药物可显著加重睡眠呼吸暂停。

5. 常见表现为鼾声大作、睡眠中断、呼吸暂停、夜间呼吸困难和窒息、日间嗜睡、晨起头痛和疲劳。

6. 并发症包括日间嗜睡和认知功能改变,如注意力不集中、解决复杂问题能力、短期记忆力和判断力下降。

7. 高血压、肺动脉高压、充血性心力衰竭、抑郁和死亡的风险增加。

8. 密切观察 SCI 患者的睡眠障碍、打鼾和白天嗜睡情况:最好监测夜间血氧饱和度,如血氧饱和度异常,需进行专业睡眠检查。

9. 治疗包括夜间机械辅助通气和使用药物缓解上呼吸道症状。

十一、异位骨化

1. 软组织中形成成熟的板层骨,最常沉积在关节周围,不能与正常骨区分。

2. 病因。

（1）无确切。

（2）可能由于间充质细胞向成骨细胞分化过程中神经调控改变,导致骨形成。与骨形态形成蛋白有关。

（3）组织氧合减少或结缔组织内多潜能细胞异常诱导,在结缔组织层之间形成新骨。

3. 发病率。

（1）13%~57% 脊髓损伤患者发生异位骨化。

（2）10%~20% 脊髓损伤患者的异位骨化导致关节活动范围受限,5%~8% 进展为关节僵直。

① 发生于神经损伤平面以下。

📖 ② SCI 患者最常受累的关节(发生顺序):髋关节(前内侧)、膝关节、肩关节和肘关节。

📖 4. 起病。

（1）伤后 1~3 个月最常见,2 个月达高峰。

（2）可在伤后 6 个月后出现,1 年后发生,通常伴有急性骨折、深静脉血栓或压力性损伤。通常是良性的。

5. 症状。

（1）皮温升高。

（2）局部软组织肿胀-与急性深静脉血栓相似。

（3）关节活动范围下降。

（4）关节红斑/关节积液。

（5）低热。

6. 危险因素。

（1）痉挛。

（2）完全性脊髓损伤。

（3）关节创伤或手术史。

（4）年龄：年轻患者多见，但儿童发病率较低。

（5）关节附近的压力性损伤。

（6）深静脉血栓形成。

7. 诊断。

（1）发病早期，骨扫描可见异常（骨扫描前两期表现为充血和血液淤积；几周后可见第三期的钙化表现）。骨扫描在异位骨化形成后6~18个月恢复正常。诊断的灵敏度最高。

（2）骨扫描比X线检查更早发现异位骨化，可更好地评估异位骨的成熟度。

（3）出现临床症状后至少7~10天，X线检查才能显示异位骨化。

（4）血清碱性磷酸酶在2周时升高，3周超过正常水平，10周达到高峰，在异位骨化成熟前恢复正常。碱性磷酸酶升高不是异位骨化的特异性表现，碱性磷酸酶的绝对水平与异位骨化的量或程度无关。

（5）异位骨化急性期，肌酸磷酸激酶（cphosphokinase，CPK）、CRP和红细胞沉降率（erythrocyte sedimentation rate，ESR）可升高，但也不具有特异性。

（6）超声检查有助于早期发现异位骨化。

（7）MRI检查软组织内呈现T_2高信号有助于早期发现异位骨化。

8. 并发症。

（1）关节活动范围下降/功能障碍，导致关节强直。

（2）骨突部位的异位骨化容易导致继发于不良姿势的压力性损伤/皮肤破溃。

（3）周围神经卡压。

9. 预防。

（1）依替膦酸钠（Didronel），预防性应用，既往使用剂量为20mg/（kg·d），2周，随后10mg/（kg·d），10周，但目前很少使用。

（2）低强度脉冲电磁场（pulse low-intensity electromagnetic fifield，PLIMF）疗法可有效预防

SCI后异位骨化，但并不常用。

10. 治疗选择：尚无标准治疗方案，推荐以下方法：

（1）关节活动范围：目标是维持关节活动范围。急性炎症期过后（即皮温增高、红斑），以轻柔手法维持受累关节的活动度。不可暴力活动，以免加剧异位骨化。功能性电刺激是异位骨化急性期的相对禁忌证。

（2）依替膦酸钠使用6个月（抑制破骨细胞活性，抑制磷酸钙转化为羟基磷灰石）。尚无推荐的标准治疗方案，有学者建议根据CPK结果调整依替膦酸钠使用剂量：

① CPK正常：依替膦酸钠20mg/（kg·d），3个月，随后10mg/（kg·d），3个月。

② CPK升高：依替膦酸钠20mg/（kg·d），6个月。

③ 如果CPK升高（或CRP>8），除应用非甾体抗炎药（如萘普生375mg，每日3次或吲哚美辛75mg每日1次）外，还应大剂量使用依替膦酸钠。当CRP<2或CPK正常时，可停用非甾体抗炎药，继续服用依替膦酸钠6个月。

④ 如果使用依替膦酸钠，应监测磷酸盐水平。

（3）曾使用华法林治疗，以减少骨钙素形成，目前很少用。

（4）放射治疗：防止异位骨化进一步发展和术后复发，不常使用。风险包括伤口延迟愈合，骨坏死和骨肉瘤。

（5）当异位骨化严重影响关节活动范围并影响功能时，可进行手术。建议在异位骨成熟后（伤后12~18个月，骨扫描正常）进行手术，髋关节最常用楔形切除手术方法。术后治疗包括使用3~12个月双膦酸盐、6周或6周以上非甾体抗炎药和/或放疗。

十二、脊髓损伤后深静脉血栓形成和肺栓塞

（一）深静脉血栓形成（DVT）

1. 诱发因素

（1）Virchow三联征：静脉血淤滞/内膜损伤/高凝状态。

（2）下肢骨折。

（3）肥胖。

（4）既往 DVT 病史。

（5）糖尿病。

（6）动脉血管疾病。

（7）老年人。

（8）制动。

（9）恶性肿瘤。

2. 发病率

（1）无预防情况下，发病率为 47%~100%，药物预防情况下发病率为 14%。检测方法及研究病例数不同对发病率影响较大。

（2）多见于完全性脊髓损伤患者。

（3）多见于四肢瘫患者。

3. 起病

（1）多见于脊髓损伤后 2 周内。

（2）脊髓损伤后 8~12 周发病率下降。

4. 诊断

📖（1）静脉造影是金标准。

（2）静脉双功能超声用于筛查下肢 DVT（近端优于远端）。

5. 并发症

📖（1）肺栓塞（pulmonary embolism，PE）是急性 SCI 的首要死亡原因。

（2）静脉炎后综合征（DVT 的晚期并发症）。

① 远端静脉高压：远端回流受阻-瓣膜功能不全。

② 肿胀。

③ 痉挛。

④ 慢性疼痛（血栓形成后综合征）。

⑤ 自主神经反射异常。

（二）肺栓塞（PE）

1. 症状

（1）胸膜炎性胸痛。

（2）呼吸困难。

（3）心动过速。

（4）发热。

（5）咯血。

（6）低氧血症。

2. 体格检查

（1）S_2 杂音增强：严重的肺动脉高压→肺心病→右心衰竭。

（2）肺底部浊音。

3. 发病率

（1）急性/亚急性 SCI 患者 PE 发病率高达 7%。

（2）大多由下肢 DVT 进展而来。

（3）PE 不受损伤程度和损伤平面的影响。

4. 诊断（PE）

（1）EKG：电轴右偏；如果大面积栓塞，出现右束支传导阻滞（RBBB）。

（2）动脉血气分析：PO_2 显著下降。

（3）D-二聚体：灵敏度强，但特异度低。

（4）胸片：

① 楔形阴影。

② 积液。

③ 血管影。

（5）肺灌注扫描：V/Q 比例失调。

（6）螺旋 CT 扫描。

📖（7）金标准：肺动脉造影。

（8）MRI。

5. 治疗（PE）

（1）吸氧。

（2）抗凝（肝素，低分子量肝素 LMWH）。

（3）血管升压素抗休克治疗。

6. 手术治疗：栓子切除术。

（三）血栓的预防

1. 机械性预防

（1）外用气压设备（有效）

① 改善下肢静脉回流，减少血液淤滞，促进纤维蛋白溶解。

② 如果间断 72h 以上，再次使用前应排除 DVT（静脉双功能超声扫描）。

③ 动脉功能不全患者禁用。

（2）电刺激：有效，但很少使用。

2. 药物预防

（1）最初 72h 内使用抗凝剂，可降低发病率，但并发症可能增加。可与机械性预防联合应用。

（2）手术当日上午停用抗凝药，次日恢复。

（3）脊髓医学联盟（2016）临床实践指南建议，一旦急性脊髓损伤无活动性出血迹象，应启动低分子量肝素作为药物预防。

（4）近期 OA 脊柱指南（2017）建议，普通肝素（UH）或低分子量肝素（LMWH）均可用于急性期药物预防。

（5）低分子量肝素药物预防的患者，应警惕脊髓或硬膜外血肿发生的风险。（如果患者已经接受脊柱手术，与外科医生确认启动低分子量肝素抗凝的时机非常重要）。

3. 下腔静脉滤器

（1）存在抗凝禁忌的高风险患者可放置下腔静脉滤器。

（2）下腔静脉滤器不能取代预防治疗。

（3）下腔静脉过滤器指征：

① 预防 PE，不能预防 DVT。

② 抗凝药无效。

③ 存在药物预防的禁忌证。

④ 损伤平面高、心肺功能差的完全性四肢瘫患者。

4. DVT 预防持续的时间

（1）不完全性脊髓损伤：持续到出院（若损伤后不久即出院，或有其他合并症时可持续使用）。

（2）完全性脊髓损伤。

① 无并发症的完全性运动损伤患者至少持续使用 8 周。

② 完全性运动损伤合并其他危险因素（如下肢骨折、血栓病史、癌症、心力衰竭、肥胖或年龄大于 70 岁）的患者，持续使用至伤后 12 周，或持续抗凝到康复出院（若 >12 周）。

5. DVT 管理

（1）抗凝治疗与非脊髓损伤人群相似。

（2）如果近端 DVT，治疗需持续 6 个月。

（3）如果有抗凝治疗的禁忌或高出血风险，可使用下腔静脉滤器预防 PE。

📖（4）SCI 电刺激（E-Stim）（或功能性电刺激 FES）有两种作用：

1）电体操，预防肌肉不活动引起的并发症。

2）作为帮助肢体运动的手段，完成功能性活动。

📖① FES 可调节心血管功能。

② 增加肌肉的体积，力量和耐力。

③ 产生上肢功能性活动、改善膀胱功能、提高站立和行走能力。

📖第六节　脊髓损伤患者的疼痛

1. 脊髓损伤患者的疼痛患病率：60%~80%；18%~44% 存在功能性残疾。

2. 很多患者宁愿用失去膀胱、肠道或性功能换取疼痛的缓解。

3. 疼痛与脊髓损伤的一般特征［性别、损伤平面（截瘫与四肢瘫）和损伤是否完全性等］无相关性。

4. 推荐采用国际脊髓损伤疼痛分类（ISCIP），将脊髓损伤后出现的不同疼痛类型（伤害性疼痛和神经病理性疼痛）进行分类（见表 7-10），并纳入国际脊髓损伤疼痛基础数据集（ISCIPBDS）。

（1）伤害性疼痛：来自骨骼、韧带、肌肉、皮肤和其他器官。

（2）神经病理性疼痛：来自周围或中枢神经组织损伤。

表 7-10　国际脊髓损伤疼痛（ISCIP）分类

第 1 级：疼痛类型	第 2 级：疼痛亚类型	第 3 级：主要疼痛来源和/或病理（举例）
伤害性疼痛	骨骼肌肉疼痛	肱骨外上髁炎，股骨粉碎性骨折，肌肉痉挛
	内脏痛	肠梗阻引起腹痛，胆囊炎
	其他伤害性疼痛	偏头痛，手术皮肤切口
神经病理性疼痛	脊髓损伤平面疼痛	脊髓受压，神经根卡压
	脊髓损伤平面以下疼痛	脊髓缺血，脊髓受压
	其他神经性疼痛	腕管综合征

续表

第1级：疼痛类型	第2级：疼痛亚类型	第3级：主要疼痛来源和/或病理（举例）
其他疼痛		纤维肌痛症、复杂区域疼痛综合征I型、间质性膀胱炎、肠易激综合征
不明原因疼痛		

一、伤害性疼痛（肌肉骨骼/内脏）

伤害性疼痛较神经性疼痛常见。器官（非神经组织）损伤，包括骨、韧带、肌肉、皮肤和其他脏器。

（一）肌肉骨骼伤害性疼痛

1. 70%的慢性 SCI 患者存在上肢疼痛，尤其肩部疼痛。此外，腰背痛也非常常见。

📖 2. 由于承重和过度使用，肩关节最常受累：

（1）肌腱炎/滑囊炎。

（2）肩袖撞击/撕裂。

（3）撞击综合征。

（4）肩峰下滑囊炎。

（5）关节囊炎。

（6）肌筋膜疼痛。

3. 危险因素：

（1）四肢瘫 > 截瘫。

（2）风险随着损伤时间和年龄的增长而增加。

（3）与移动设备相关，包括手动轮椅、移动和转移辅助具。原因包括过度使用、过度活动、柔韧性差和肌肉不平衡。

（4）肩痛是症状，不是诊断。

4. 病因：

（1）内源性因素和外在因素。

（2）颈椎损伤。

（3）异位骨化（HO）。

（4）腹部病变（T_7 以上病变）。

（5）颈神经根受压。

（6）脊髓空洞症。

5. 诊断：

（1）完整的病史和体格检查，包括功能评估、关节活动度、灵活性和感觉测试。

（2）根据需要进行影像学和电生理检查。

6. 治疗：

（1）休息，缓解急性疼痛。

（2）药物（非甾体抗炎药等）。

（3）物理治疗，宣教正确活动方式。

（4）物理因子治疗。

（5）必要时注射治疗。

（6）处理继发性残疾。

7. 物理治疗（PT）：

（1）肩部的物理治疗强调牵伸肩关节前部肌肉和肩关节后方肌群肌力训练：

① 牵伸肩关节前方肌肉、内收肌和外旋肌（常发生肥厚和紧张）。

② 肌力训练：肩关节后方肌群，包括肩袖、肩关节稳定肌（斜方肌、菱形肌、肩胛提肌、前锯肌）和内收肌，以保持肩关节平衡。

③ 保持正确姿势，正确使用轮椅。

④ 纠正和改善日常生活活动（ADLs），避免加重肩关节撞击的活动。

（2）正确转移和重心转移活动训练。

（二）内脏伤害性疼痛

1. 胸部或腹部脏器引起的疼痛。

2. 内脏疾病或功能失调（如感染或梗阻），多表现为钝痛、酸痛或痉挛性疼痛。

3. 应始终考虑鉴别诊断：

如尿路感染、输尿管结石、粪便嵌塞、阑尾炎。

二、神经病理性疼痛

（一）概述

1. 脊髓损伤患者发生率很高。

2. 周围或中枢神经组织损伤。

3. 特征性表现为"灼烧感""刺痛感""电击样""冷感"等。

4. 约 1/3 为剧烈的致残性疼痛。

5. 与脊髓损伤平面和严重程度无相关性。

6. 与损伤时年龄相关：30—39 岁达高峰，超过 50 岁时再次达到高峰。

7. 应进行全面评估，寻找神经病理性疼痛潜在的可治疗的原因，如神经根或脊髓受压、脊髓栓系或脊髓空洞症。尤其当疼痛在受伤后 1 年出现。

8. 治疗。

（1）神经病理性疼痛的治疗干预分为口服和局部药物治疗、程序化干预、外科干预、物理治疗（主动、被动和刺激治疗）以及放松和心理疗法。

（2）确认疼痛的潜在原因。

（3）评估心理社会因素。

（4）评估功能状态（活动水平）。

（5）建议多/跨学科治疗。

（6）药物。

① 口服药物主要有两类：抗惊厥药（通过抑制异常电活动发挥作用）和抗抑郁药（通过血清素和去甲肾上腺素发挥作用）。

② 药物可引起中枢神经系统相关的副作用（如头晕、嗜睡、共济失调），权衡副作用和缓解疼痛之间的平衡非常重要。药物治疗管理指南可采用 CanPain 脊髓损伤临床实践指南（表 7-11）。

（7）普瑞巴林是目前唯一有指征治疗 SCI 后神经病理性疼痛的药物。

（8）外用辣椒素、利多卡因、双氯芬酸。

（9）其他：NMDA 拮抗剂、可乐定、曲马多/阿片类药物。

（10）非药物干预包括针灸、经皮神经电刺激（TENS）、按摩、催眠和生物反馈，视觉想象可能有所帮助。包括认知行为疗法在生物心理社会方法也有助于改善疼痛。

（二）上肢卡压性神经病

1. SCI 患者中约 2/3 出现上肢卡压性神经。

2. 随病程的延长，发病率增加，正中神经和尺神经病变最常见。

3. 截瘫患者腕管综合征（Carpal tunnel syndrome, CTS）的发病率为 21%~65%，高于四肢瘫患者：

（1）转移、操控轮椅和减压等反复应力刺激，引起腕管综合征。

（2）治疗包括止痛药、非甾体抗炎药、夹板固定（尤其是在夜间）、注射（麻醉剂和/或皮质类固醇）、物理疗法（超声波、按摩等），以及学习正确转移方法，以避免末端应力。

（3）使用衬垫手套可减轻操控轮椅造成的损伤。

（4）必要时手术减压，应权衡术后恢复时间及长期获益情况。

4. 尺神经病变也很常见。

5. 25% 的患者双侧上肢神经受累。

（三）外伤后脊髓空洞症：外伤后囊性脊髓病

1. 进展性脊髓病变最常见的病因是创伤后脊髓空洞症。

2. 创伤后脊髓空洞症的发病机制尚不明确。

3. 可能机制是蛛网膜下腔瘢痕形成，阻塞脑脊液流动。反应性室管膜细胞增殖引起管腔节段性封闭，脑脊液扩张流入脊髓灰质。蛛网膜粘连影响脑脊液的流动，形成空洞。

4. 也有理论认为，脊髓分水岭区缺血导致细胞死亡，细胞外液会聚形成空洞。

5. 表现：脊髓空洞通常起始于损伤平面后角和后索之间的灰质。空洞的形成可继发于脊

表 7-11　脊髓损伤后神经性疼痛康复管理的 CanPain 脊髓损伤临床实践指南：治疗建议

推荐等级	一线	二线	三线	四线
强烈推荐	• 普瑞巴林 • 加巴喷丁 • 阿米替林（三环类抗抑郁药）	• 曲马多 • 拉莫三嗪（用于不完全性脊髓损伤）		
弱推荐			经颅直流电刺激（tDCS）+ 视觉错觉（VI）	• 经皮神经电刺激（TENS） • 羟考酮 • 脊髓背根消融术

来源：Guy SD, Mehta S, Casalino A, et al. The CanPain SCI clinical practice guidelines for rehabilitation management of neuropathic pain after spinal cord: recommendations for treatment. Spinal Cord. 2016; 54: S14-S23. doi: 10.1038/sc.2016.90.

髓液化或损伤早期的中央血肿。其他诱发因素包括脊柱后凸畸形、根管狭窄或压迫。

📖 6. 病变向头尾方向进展。随着病变进展，累及更多的神经纤维，症状变得更加显著。

7. 高达 8% 的患者因出现临床症状而就诊，但更多患者在出现症状前先在 MRI 上发现细长的空洞。

8. 外伤后脊髓空洞症可在任何时候发生，从伤后 2 个月到数十年不等。

📖 9. 最常见的症状是疼痛：酸痛或烧灼感，通常因咳嗽、打喷嚏、紧张而加重，坐位较仰卧位明显。

📖 10. 早期体征是深反射逐渐消失。

11. 感觉平面不断上移也较常见：呈现出分离性感觉丧失（痛温觉障碍，但触觉正常）。

12. 可伴发无力，但很少单独出现。

13. 其他表现：痉挛加重或减轻、多汗、自主神经反射异常、膀胱反射消失、异位骨化加重、新出现的霍纳综合征、呼吸动力下降、膈肌麻痹、颅神经功能障碍。

📖 14. 诊断：钆增强磁共振是金标准。

15. 随着症状的缓解，密切随访监测（神经系统检查和 MRI）。

16. 活动限制：症状加重时避免增加胸/腹压的动作，如举重、重心前移、Valsalva 动作、Crede 挤压和四重咳嗽等。

17. 必要时康复干预（功能训练和配备辅具）。

18. 镇痛药治疗。

19. 手术干预。

（1）手术适应证包括进行性神经功能减退或严重的顽固性疼痛。

（2）最常见的外科干预是分流术（空洞-蛛网膜下腔分流、空洞-胸腔分流或空洞-腹腔分流），其次是蛛网膜下腔重建，蛛网膜炎/脑膜炎后瘢痕切除，以及硬膜成形术。

（3）大多数肌力恢复，疼痛缓解，但感觉恢复通常不理想。

（4）术后症状复发常见（约 50%）。

（四）Charcot 关节和脊柱

1. Charcot 关节　由于疼痛知觉或位置觉受损而引起的破坏性关节病。

（1）一般与三期梅毒的并发症脊髓痨（现大多与糖尿病相关）有关，也见于脊髓损伤。

（2）可能的病因是深部痛觉或影响关节的正常保护性反射的本体感觉缺失，使患者不能感知外伤（特别是反复的微创伤）和关节周围小骨折。

2. Charcot 脊柱脊髓损伤和损伤平面以下的感觉减退，使脊髓损伤患者无法及时感知关节破坏，导致脊柱失稳，神经功能丧失，是慢性脊髓损伤患者疼痛和畸形重要原因。

三、四肢瘫上肢手术治疗

（一）概述

1. 手术治疗与传统疗法相结合，改善部分四肢瘫患者的功能性活动。

2. 术前对预期结果和术后恢复计划进行讨论，有助于制订现实目标。研究表明，肌腱转移术的效果可长期维持，患者的满意度较高。

3. 术式（单独采用，更多为联合治疗）：

（1）肌腱转移术。

（2）拇指指间关节融合术。

（3）上肢神经假体植入术。

（4）神经移植术。

4. 目标：改善运动功能。

5. 肌腱转移术，将有功能的肌肉（供体）和肌腱从其正常的止点处分离，连接到另一肌肉上（受体），以执行预期功能。当供体肌肉收缩时，受体肌肉即产生预期运动。

6. 神经移植术，从有功能和可自主控制的肌肉（通常是主要的周围神经）上切下运动神经束/分支，将其吻合在瘫痪肌肉的运动神经束/分支中。与肌腱移植相同，为了获得新的预期功能，供体神经（或肌肉）失去原有功能，所以供体要么是功能不重要，要么是具有双重功能。

（二）肌腱转移术：时机和术前评估

1. 手术时机：肌腱转移术通常在损伤 1 年后神经恢复稳定后进行。

2. 手术术前评估

（1）肌力：包括肩关节（手部放置需要）。表 7-12 所示为四肢瘫上肢改良国际分类。

（2）感觉：拇指指腹 Weber 两点辨别觉（O-cu 分级或 O 级）是基于能否辨别距离小于10mm 的两点的能力。O-cu 的等级可预测是否有足够的本体感受使手在没有视觉提示的情况下发挥功能，从而有利于日常生活活动。

（3）ROM：包括肩关节（手部放置需要，三角肌后束或肱二头肌转移到肱三头肌）；手/手腕（涉及手的全部术式均要求全 ROM 活动）。

（4）痉挛：拟行转移的肌肉应无痉挛或最小痉挛。

（5）行为评估：非常重要，因为恢复期包括固定、限制活动和需要护理者给予更多的辅助。

（6）肌力要求（标准化分类）：

① 由于被转移的肌肉肌力通常会下降 1 个等级，因此有功能的肌肉力量应为 4 级或 5 级（与国际标准认为的"正常"运动功能所需的肌力是 3 级或 3 级以上不同）。

② 3 级或 3 级以下肌力的肌肉不进行肌腱转移术，因其术后可能无足够的肌力完成功能性任务。

表 7-12　四肢瘫上肢改良国际分类
（关于肌腱转移手术）

分组	有功能的肌肉（4 级或 5 级）
运动	
0	BR 肌力较弱（≤3 级）
1	BR
2	BR，ECRL
3	BR，ECRL，ECRB
4	BR，ECRL，ECRB，PT
5	BR，ECRL，ECRB，PT，FCR
6	BR，ECRL，ECRB，PT，FCR，指伸肌
7	BR，ECRL，ECRB，PT，FCR，指伸肌，拇指伸肌
8	BR，ECRL，ECRB，PT，FCR，指伸肌，拇指伸肌，指屈肌
9	仅手内肌瘫痪
感觉	
O：	拇指两点辨别觉 >10mm
Cu：	拇指两点辨别觉 <10mm

注：BR. 肱桡肌；ECRL. 桡侧腕长伸肌；ECRB. 桡侧腕短伸肌；FCR. 桡侧腕屈肌；PT. 旋前圆肌

📖（三）不同脊髓节段损伤的肌腱转移术

1. C_5 水平

（1）肱桡肌至桡侧腕短伸肌（ECRB）：重建伸腕功能（提物、进食、修饰、个人卫生）。

（2）三角肌到肱三头肌：重建伸肘功能（稳定坐位平衡和转移、上举过头、修饰、个人卫生、轮椅减压、快速且清晰书写、进食）。

2. C_6 水平

（1）Moberg "关键抓握"：重建侧捏或关键抓握功能（修饰、进食、书写、桌面技能）。

（2）肱桡肌（或其他活动肌肉）到拇长屈肌[FPL（或指屈肌）]：重建侧捏（FPL）或抓握（指屈肌）。较比 Moberg 方法更好地改善功能。

（3）三角肌后束到肱三头肌：建议在手功能重建前或不影响移植效果的情况下与手功能重建同时进行。也可进行肱二头肌到肱三头肌肌腱转移。

（4）桡骨颈周的肱二头肌重建：修复 C_5 和 C_6 运动损伤后前臂旋后肌挛缩。

3. C_7 水平

（1）肱桡肌到拇长屈肌：重建拇指屈曲功能。

（2）桡侧腕长伸肌（ECRL）或尺侧腕屈肌（FCU）到指深屈肌：重建手指屈曲功能。

4. C_8 水平

（1）手内肌瘫痪或"爪形手"可采用蚓状条杆（lumbrical bar）处理，防止掌指关节过伸，以改善功能。

（2）通常不需要手术。

5. 肌腱移植术后管理

（1）通常固定几周，然后更换可拆卸夹板。固定的时间取决于具体术式和外科医生的偏好。

（2）抬高患肢以减轻水肿。

（3）使用可拆卸的热塑夹板，保护转移后的肌腱不因 ROM 恢复而被过度拉伸。

（4）瘢痕管理：活动和脱敏。

（5）使用电子生物反馈和电刺激进行肌肉再训练。

（6）手术 3 个月后，方可进行肌腱的重抗阻运动。

（四）神经移植

与肌腱转移术后几个月即有明显改善不同，神经移植术后可能 1 年内也看不到明显效果。但是术后固定时间较短。

除本文描述的方法，尚有很多改善上肢功能的技术（Peljovich et al.，2018）。

四、痉挛状态

1. 痉挛是肌张力异常，在脊髓损伤患者常见，脊髓休克结束后开始出现。

2. 详见第十二章，物理医学与康复相关专题，痉挛状态章节。

五、双重损伤：脊髓损伤合并创伤性颅脑损伤（traumatic brain injury，TBI）

1. 原发性脊髓损伤合并创伤性颅脑损伤的发生率为 24%~74%。

2. 既往外伤史（如车祸）、意识丧失、男性、较高的神经损伤平面、创伤后记忆缺失（Posttraumatic amnesia，PTA）和初始格拉斯哥昏迷评分（GCS）低，是伴发 TBI 的危险因素。

3. 可出现注意力、专注力和记忆力方面的缺陷，影响学习新事物和解决问题的能力。

4. 双重损伤的患者，应特别注意 SCI 常见并发症的医学处理，如疼痛、DVT 预防、痉挛和神经源性膀胱。

5. 应特别注意使用对认知功能影响最小的药物。脊髓损伤患者常规使用的药物可能影响脑损伤的恢复（如巴氯芬和苯二氮䓬类药物）。

6. T_6 及以上脊髓损伤患者出现血压升高预示自主神经反射异常。合并 TBI 的 SCI 患者可能出现中枢驱动的"交感风暴"，出现短暂的血压升高。

六、脊髓损伤患者的心理问题

1. 20%~45% 的 SCI 患者出现抑郁，通常出现在第 1 个月内。

2. 虽然并非所有脊髓损伤患者都会出现抑郁，但抑郁症是脊髓损伤后最常见的心理问题。抑郁患者在出院时功能独立性较差，经

历更多的压力损伤，疼痛加剧，出现更多的一般性健康问题，较少参与社区活动。

4. 美国 SCI 患者的自杀率是同年龄和性别人群的 3~5 倍：

（1）自杀是年轻 SCI 患者死亡的主要原因。

（2）受伤后 5 年内自杀风险最高。

（3）危险因素包括自杀倾向、受伤前抑郁、个人应对方式、自卑、年轻、丧失男性特征、负罪感或羞耻感、酗酒、主动参与伤害，以及未确诊的轻度创伤性脑损伤。

（4）尽管截瘫和更多不完全损伤个体的自杀率似乎更高，但损伤平面是一个尚未确定的危险因素。

5. 治疗包括药物和心理咨询。脊髓损伤抑郁症最常用的处方药是选择性 5-羟色胺再摄取抑制剂（SSRIs）。如果患者有自杀倾向，表现出精神症状，尝试 1~2 种抗抑郁药物治疗无效，应请精神科医生会诊。

6. 20% 的 SCI 患者出现焦虑和创伤后应激障碍（PTSD）。有抑郁和/或焦虑特征的患者，PTSD 的症状可能更严重。

7. 药物滥用是脊髓损伤患者常见的问题。乙醇和药物滥用中毒增加了脊髓损伤的风险；影响学习和康复效果；影响自理；容易导致并发症；导致抑郁、疾病和死亡；影响长期预后和独立生活能力。

第七节　压力性损伤

1. 25% 急性 SCI 患者出现压力性损伤，高达 80% 的 SCI 患者经历过压力性损伤。

2. 慢性 SCI 患者再次住院的原因中，皮肤问题列第二。

采用美国国家压疮咨询委员会（the National Pressure Ulcer Advisory Panel，NPUAP）分期系统（根据组织损伤程度）对压力性损伤进行分期，2016 年进行了最新修订。以下是主要的修改：

（1）术语压力性损伤取代压力性溃疡，溃疡一词没有准确描述发生在完整皮肤上的 1 期

压力性损伤和深部组织压力性损伤。

（2）分期用阿拉伯数字代替罗马数字。

（3）深部组织压力性损伤诊断标签中删除"可疑"一词。

（4）其他导致压力性损伤的病因包括医疗器械相关的压力性损伤和黏膜压力性损伤。

一、压力性损伤 NPUAP 分期（图 7-31；表 7-13）

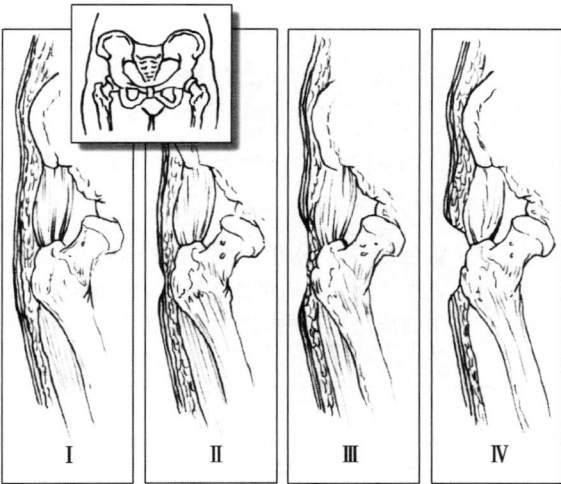

图 7-31 根据组织受累深度进行压力性损伤的分期（结合表 7-13）

1. 位置（图 7-32）：

（1）压力性损伤最常发生在骨突部位。

（2）SCI 患者最初 2 年内出现压力性损伤的最常见部位是骶骨，其次是坐骨结节、足跟和股骨转子。

（3）脊髓损伤 2 年后，压力性损伤的好发部位是坐骨结节。

（4）儿童最常见的压力性损伤部位是枕骨。

2. 危险因素

（1）压力性损伤最重要的危险因素是持续的压力和剪切力。

（2）其他因素包括高节段和严重损伤（完全性四肢瘫最高，其次是完全截瘫，之后分别是不完全性四肢瘫和不完全性截瘫）、制动、失业状态、低教育水平、嗜烟酒、既往有压力性损伤史、营养不良、贫血、二便失禁、吸烟以及可能存在的心理问题（如抑郁）：

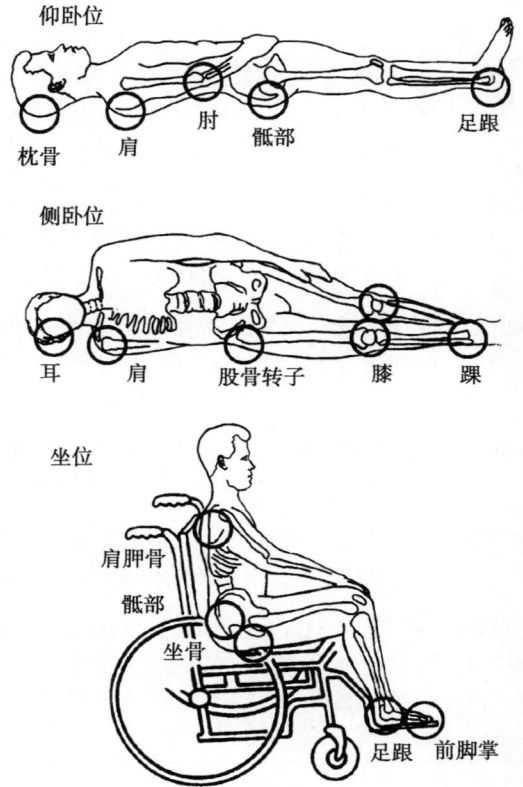

图 7-32 常见的压疮部位

Braden 量表是临床医生评估压力性损伤风险最常用的工具。

二、压力性损伤的发病机制

骨突部位持续压力超过毛细血管可承受的压力，导致局部软组织缺血，出现压力性损伤。

1. 缺血 组织血供不足。

（1）与周围组织充血有关。

（2）局部氧耗增加。

2. 压力

（1）骨突部位的压力持续超过毛细血管可承受的压力 2h 以上，真皮层微血管闭塞，组织缺血。

（2）血管壁上的压力大于动脉内压时，微血管闭塞。

（3）立即导致表皮缺血。

（4）缺血引起周围组织充血。

（5）肌肉比皮肤更容易受到压力性缺血的影响。

表 7-13　压力性损伤 NPUAP 分期

分期	描述
1 期	● 完整的皮肤出现局限性红斑,压之不褪色,深色皮肤可能表现不同。可消退的红斑或感觉、温度或硬度的改变可能先于观察到的皮肤改变。此期颜色变化不包括紫色或栗色变化
2 期	● 皮肤部分皮质缺失,真皮暴露。创面有活性,呈粉色或红色,湿润,也可表现为完整或破裂破损的浆液性水疱。脂肪和深层组织未暴露。无肉芽组织、腐肉和焦痂。该期不能用于描述潮湿相关性皮肤损伤或皮炎、医用黏接剂相关皮肤损伤或创伤性伤口
3 期	● 皮肤全层缺失,可见脂肪、肉芽组织和边缘内卷。可见腐肉和/或焦痂,不会掩盖组织缺损的程度。组织损伤的深度因位置而异;脂肪丰富区域可发展成深伤口。可出现潜行和窦道。筋膜、肌肉、肌腱、韧带、软骨和/或骨骼未暴露
4 期	● 皮肤全层和组织缺失,肌筋膜、肌肉、肌腱、韧带、软骨或骨骼外露。可见腐肉和/或焦痂。常出现边缘内卷、潜行和/或窦道。深度因解剖位置而异。腐肉和/或焦痂无法掩盖组织损伤的程度
不明确分期	● 全层皮肤和组织缺失,组织损伤程度被腐肉或焦痂掩盖。一旦清除,可见 3 期或 4 期压力损伤。足跟或缺血肢体上稳定的焦痂(即干燥、紧密附着、完整、无红斑或波动感)不应软化或去除
深部组织压力性损伤	● 完整或局部皮肤出现持续的压之不褪色的深红色、栗色、紫色,或表皮分离呈现暗色创面或充血水疱。疼痛和温度变化先于皮肤颜色变化。深色皮肤可能表现不同。伤口可能迅速进展,暴露组织损伤的实际程度,也可能在没有组织损伤的情况下消退。不要应用 DTPI 来描述血管、创伤、神经病理或皮肤状况

NPUAP. 美国国家压疮咨询委员会

资料来源:改编自美国国家压疮咨询委员会,NPUAP 压力性损伤分期。https://cdn.ymaws.com/npuap.site-ym.com/resource/resmgr/npuap_pressure_injury_stages.pdf 2016 年 4 月更新

3. 摩擦(剪切力)

（1）清除皮肤纹理。

（2）摩擦力机械性分离基底细胞上层表皮。

（3）摩擦力对表皮产生的机械应力,是压力性损伤的因素。

三、压力性损伤的预防

1. 减少外因:压力、潮湿和摩擦。

2. 减少压力持续时间:应每隔 2h 翻身或变换体位。

3. 坐位 20~30min,进行至少 2min 的减压(重心转移)和改变坐姿。

4. 合适的床垫/盖被。

5. 适宜的坐垫及轮椅座椅。

6. 压力分布图有助于为患者制定适宜的座位系统,以确保坐位时适当的压力分布,减压时适当的重心转移。

四、压力性损伤的治疗

（一）概述

1. 压力性损伤的预防最重要。

2. 一旦发生,立即治疗以防止进展。寻找和处理造成压力性损伤的外部因素。

3. 保持创面清洁和湿润可促进愈合,必要时对坏死和感染组织清创。

4. 1 期和 2 期压力性损伤:非手术治疗。

5. 3 期压力性损伤可能需要手术治疗(清创、肌肉/皮肤皮瓣)。

6. 4 期压力性损伤通常需要手术治疗。

7. 严重病例可联合使用药物。尽管最近的一项 Cochrane 分析显示,尚无高质量的证据支持补充营养可预防或治疗压力损伤。

（1）多种维生素与矿物质输注。

（2）维生素 C:1g/d。

（3）硫酸锌：220mg/d。

（4）铜：2mg/d（锌消耗铜）。

（5）精氨酸（7~15mg/d），谷氨酰胺（10~20mg/d）。

（6）增加蛋白质摄入量：建议第 1~2 期患者每天摄入 1.2~1.5mg/kg（原文为 gm/kg），第 3~4 期患者每天摄入 1.5~2.0mg/kg。

（7）偶用食欲刺激剂。

① 甲地孕酮：800mg/d，30d；随后 40mg/d。

② 屈大麻酚：2.5mg，午餐和晚餐前 30min。

（8）合成类固醇（oxandrolone 氧雄龙）。

8. 骨组织活检是细菌诊断的金标准，也是唯一用来指导抗生素治疗的方法。

9. 尽管脊髓损伤患者中很少见，由慢性压力性损伤引起的癌症，称为 Marjolin 溃疡，具有高度侵袭性，快速进展，甚至死亡。长期慢性惰性压力性损伤（平均潜伏期为 20 年）的突然变化应高度警惕。

（二）伤口愈合

1. 保持创面清洁，并清除坏死组织，促进伤口愈合：常用的清创方法有机械的、酶的或外科手术清创（快速清创）。

2. 清洗创面：

（1）生理盐水常用。

（2）洗液效力越强，毒性越大。

（3）随着伤口的好转，应降低洗液的强度。

（4）技巧：不要剧烈摩擦或擦洗。

3. 漩涡浴治疗。

4. 脉动冲洗［<2.7kg/cm²（15 磅/平方英寸）］敷料：根据创面是否干燥、潮湿或坏死，有多种类型。

（1）为减少创面浸渍，可予在伤口边缘敷油型纱布或使用透气胶布。

（2）为防止脓肿的形成，空腔应松弛包扎。

（3）少量渗出伤口，选用水胶体、聚氨酯泡沫体或盐水纱布等敷料。

（4）中重度渗出伤口，建议使用海藻酸钙敷料。

（三）伤口护理

1. 卫生保健政策和研究机构（AHCPR）根据现有的临床证据，推荐电刺激治疗压力性损伤，用于不愈合的压力性损伤的治疗。

（1）改善循环、促进肉芽形成、降低细菌数量。

（2）存在蜂窝织炎、心脏起搏器或金属植入物等情况时禁用。

2. 高压氧、红外线、紫外线、低能量激光照射和超声等治疗压力性损伤证据不充分。

3. 创面负压引流（VAC）系统：开口泡沫填充伤口，封闭创面，给予负压（-125mmHg）。

创面和邻近组织的血流增加→氧气和营养输送增加，加速感染伤口中细菌的清除，促进伤口愈合。

（四）手术治疗

1. 肌皮瓣移植：最常用。皮瓣连同深部肌肉/血管一起移植。

2. 其他类型皮瓣，包括：

（1）筋膜皮瓣（仅包括皮肤、皮下组织和深筋膜）。

（2）带蒂穿支皮瓣（皮肤和皮下组织的血液供应）。

3. 切除发生骨髓炎的骨组织。

4. 不推荐全坐骨切除作为减少复发的方法。

5. 旋转皮瓣：针对三角形缺损，半圆形皮瓣绕轴点旋转，闭合缺损。

6. 移位皮瓣：矩形皮瓣围绕其基底旋转，填充邻近的缺损。

7. 推进皮瓣：皮瓣游离后直接推移至创面，无侧向或旋转。

（五）肌皮瓣移植术后的管理

1. 严格卧床休息：至少 3~4 周。

2. 注意减压和避免剪切力。

3. 流体悬浮床。

（1）使用小陶瓷珠运动模拟流体运动。

（2）陶瓷珠可调节温度，帮助减压，促进创面渗液排出，抑制细菌。

4. 维持坐位的时间：若制动后无不适。

（1）缓慢增加：开始每天 15min，之后每次增加 15min，每天 2 次。

（2）术后密切观察皮瓣修复情况。

（周凤华　姜雪　高琳 译，何成奇 审校）

参 考 文 献

American Spinal Injury Association. *International Standards for Neurological Classification of Spinal Cord Injury*. https://asia-spinalinjury.org/wp-content/uploads/2016/02/International_Stds_Diagram_Worksheet.pdf. Updated November 2015.

Bristol R, Henn JS, Dickman CA. Pars screw fixation of a hangman's fracture: technical case report. Neurosurgery. 2005;56:204.

Consortium for Spinal Cord Medicine. Prevention of venous thromboembolism in individuals with spinal cord injury: clinical practice guidelines for health care providers, 3rd ed. *Top Spinal Cord Inj Rehabil*. 2016;22(3):209–240. doi:10.1310/sci2203-209.

Fauci AS, Braunwald E, Kasper DL, et al., eds. *Harrison's Principles of Internal Medicine*. 17th ed. New York, NY: McGraw-Hill; 2008.

Guy SD, Mehta S, Casalino A, et al. The CanPain SCI clinical practice guidelines for rehabilitation management of neuropathic pain after spinal cord: recommendations for treatment. *Spinal Cord*. 2016;54:S14–S23. doi: 10.1038/sc.2016.90.

Maynard FM, Jr., Bracken MB, Creasey G, et al. International standards for neurological and functional classification of spinal cord injury. *Spinal Cord*. 1996;35:266–274. doi:10.1038/sj.sc.3100432.

National Spinal Cord Injury Statistical Center. *Facts and Figures at a Glance*. Birmingham, AL: University of Alabama at Birmingham; 2018. https://www.nscisc.uab.edu/Public/Facts%20and%20Figures%20-%202018.pdf.

Nesathurai S. *The Rehabilitation of People With Spinal Cord Injury: A House Officer's Guide*. Boston, MA: Arbuckle Academic Publisher; 1998.

Peljovich, AE, von Bergen TN, Bryden AM, et al. Surgical restoration of the hand in tetraplegia: tendon and nerve transfers. In: Kirshblum S, Lin V, eds. *Spinal Cord Medicine*. New York, NY: Springer Publishing Company; 2019:487–515.

Preston DC, Shapiro BE, eds. *Electromyography and Neuromuscular Disorders*. 3rd ed. New York, NY: Elsevier Health Sciences; 2013:129–219.

推 荐 读 物

Brienza D, Krishnan S, Karg P, et al. Predictors of pressure ulcer incidence following traumatic spinal cord injury: a secondary analysis of a prospective longitudinal study. *Spinal Cord*. 2018;56(1):28–34. doi:10.1038/sc.2017.96.

Cardenas DD, Hoffman JM, Kirshblum S, et al. Etiology and incidence of rehospitalization after traumatic spinal cord injury: a multicenter analysis. *Arch Phys Med Rehabil*. 2004;85:1757–1763. doi:10.1016/j.apmr.2004.03.016.

Chen Y, DeVivo MJ. Epidemiology of spinal cord injury. In: Kirshblum S, Lin V, eds. *Spinal Cord Medicine*. 3rd ed. New York, NY: Demos Medical Publishing; 2019:44–62.

Cirnigliaro CM, Myslinski MJ, La Fountaine MF, et al. Bone loss at the distal femur and proximal tibia in persons with spinal cord injury: imaging approaches, risk of fracture, and potential treatment options. *Osteoporosis Int*. 2017;28(3):747–765. doi:10.1007/s00198-016-3798-x.

Consortium for Spinal Cord Medicine. Acute management of autonomic dysreflexia: individuals with spinal cord injury presenting to health-care facilities. *J Spinal Cord Med*. 2002;25(suppl 1):S68–S88. doi:10.1080/10790268.2002.11753642.

Consortium for Spinal Cord Medicine. Early acute management in adults with spinal cord injury: a clinical practice guideline for health-care professionals. *J Spinal Cord Med*. 2008;31(4):403–479. doi:10.1080/10790268.2008.11760744.

Consortium for Spinal Cord Medicine. Neurogenic bowel management in adults with spinal cord injury. *J Spinal Cord Med*. 1998;21(3):248–293. doi:10.1080/10790268.1998.11719536.

Consortium for Spinal Cord Medicine. Pressure ulcer prevention and treatment following spinal cord injury: a clinical practice guideline for health-care professionals. *J Spinal Cord Med*. 2001;24(suppl 1):S40–S101. doi:10.1080/10790268.2001.11753592.

Consortium for Spinal Cord Medicine. Respiratory management following spinal cord injury: a clinical practice guideline for health-care professionals. *J Spinal Cord Med*. 2005;28:259–293. doi:10.1080/10790268.2005.11753821.

Consortium for Spinal Cord Medicine. Sexuality and reproductive health in adults with spinal cord injury: a clinical practice guideline for health-care professionals. *J Spinal Cord Med*. 2010;33(3):281–336. doi:10.1080/10790268.2010.11689709.

Donovan J, Kirshblum S, Didesch M, et al. Spinal cord rehabilitation. In: Kirshblum S, Lin V, eds. *Spinal Cord Medicine*. 3rd ed. New York, NY: Demos Medical Publishing; 2019:688–706.

Emmanuel AV, Krogh K, Bazzocchi G, et al. Consensus review of best practice of transanal irrigation in adults. *Spinal

Cord. 2013;51(10):732–738. doi:10.1038/sc.2013.86.

Fehlings MG, Tetreault LA, Aarabi B, et al. A clinical practice guideline for the management of patients with acute spinal cord injury: recommendations on the type and timing of anticoagulant thromboprophylaxis. *Global Spine J.* 2017; 7(suppl 3):212S–220S. doi:10.1177/2192568217702107.

Fenton JJ, Warner ML, Lammertse D, et al. A comparison of high vs standard tidal volumes in ventilator weaning for individuals with sub-acute spinal cord injuries: a site-specific randomized clinical trial. *Spinal Cord.* 2016;54(3):234–238. doi:10.1038/sc.2015.145.

Hon B, Wang J, Yonclas P, et al. Neuro-critical care management of acute spinal cord injury. In: Kirshblum S, Lin V, eds. *Spinal Cord Medicine.* 3rd ed. New York, NY: Demos Medical; 2019:175–186.

Kirshblum S, Solinsky R. Neurological assessment and classification of spinal cord injury. In: Kirshblum S, Lin V, eds. *Spinal Cord Medicine.* 3rd ed. New York, NY: Demos Medical Publishing; 2019:63–76.

Kirshblum S, Waring W. Updates for the international standards for neurological classification of spinal cord injury. *Phys Med Rehabil Clin N Am.* 2014;25(3):505–517. doi:10.1016/j.pmr.2014.04.001.

Kirshblum SC, Waring W, Biering-Sorensen F, et al. Reference for the 2011 revision of the international standards for neurological classification of spinal cord injury. *J Spinal Cord Med.* 2011;34(6):547–554. doi:10.1179/107902 611X13186000420242.

Krassioukov A, Biering-Sørensen F, Donovan W, et al. International standards to document remaining autonomic function after spinal cord injury. *J Spinal Cord Med.* 2012;35(4):201–210. doi:10.1179/1079026812Z.00000000053.

Linsenmeyer TA. Catheter-associated urinary tract infections in persons with neurogenic bladders. *J Spinal Cord Med.* 2018;41(2):132–141. doi:10.1080/10790268.2017.1415419.

Linsenmeyer TL. Urological management and renal disease in spinal cord injury. In: Kirshblum S, Lin V, eds. *Spinal Cord Medicine.* 3rd ed. New York, NY: Demos Medical Publishing; 2019:334–385.

Mackinnon SE, Yee A, Ray WZ. Nerve transfers for the restoration of hand function after spinal cord injury. *J Neurosurg.* 2012;17(1):176–185. doi:10.3171/2012.3.JNS12328.

McKinley W, Santos K, Meade M, et al. Incidence and outcomes of spinal cord injury clinical syndromes. *J Spinal Cord Med.* 2007;30(3):215–224. doi:10.1080/10790268.2007.11753929.

McKinley W, Sinha A, Ketchum J, et al. Comparison of rehabilitation outcomes following vascular-related and traumatic spinal cord injury. *J Spinal Cord Med.* 2011;34(4):410–415. doi:10.1179/2045772311Y.0000000016.

Oleson CV, Flanders AE. Predicting outcome after spinal cord injury. In: Kirshblum S, Lin V, eds. *Spinal Cord Medicine.* 3rd ed. New York, NY: Demos Medical Publishing; 2019:148–163.

Parsons KP. *Depression Following Spinal Cord Injury: A Clinical Practice Guideline for Primary Care Physicians.* New York, NY: Consortium for Spinal Cord Medicine; 1998.

Ploumis A, Kolli S, Patrick M, et al. Length of stay and medical stability for spinal cord-injured patients on admission to an inpatient rehabilitation hospital: a comparison between a model SCI trauma center and non-SCI trauma center. *Spinal Cord.* 2011;49(3):411–415. doi:10.1038/sc.2010.132.

Richard-Denis A, Thompson C, Bourassa-Moreau E, et al. Does the acute care spinal cord injury setting predict the occurrence of pressure ulcers at arrival to intensive rehabilitation centers? *Am J Phys Med Rehabil.* 2016;95(4):300–308. doi:10.1097/PHM.0000000000000381.

Rosito O, Nino-Murcia M, Wolfe VA, et al. Effects of colostomy on the quality of life in patients with spinal cord injury: a retrospective analysis. *J Spinal Cord Med.* 2002;25:174–183. doi:10.1080/10790268.2002.11753619.

Sabharwal S. Cardiovascular dysfunction in spinal cord disorders. In Kirshblum S, Lin V, eds. *Spinal Cord Medicine.* 3rd ed. New York, NY: Demos Medical Publishing; 2019:212–229.

Singh RS, Craig MC, Katholi CR, et al. Predictive value of creatine phosphokinase and alkaline phosphatase in identification of heterotopic ossification in patients after spinal cord injury. *Arch Phys Med Rehabil.* 2003;84:1584–1588. doi:10.1053/S0003-9993(03)00347-21.

第一节　物理因子疗法

物理因子疗法是综合治疗计划中的一种辅助方式，通过物理能量达到治疗效果。综合治疗计划包括运动、药物、适当的设备和患者教育。物理因子疗法包括温热疗法（热疗和冷疗）、水疗、光疗［紫外线（UV）、辐射、激光］、电疗、徒手治疗（牵引、治疗性推拿、手法、松动术）、压力疗法、针灸等。

一、温热疗法

组织获得或失去的能量多少取决于这几个因素：①组织的性质；②使用的介质；③接触时间。

📖温度所产生的影响：①黏度（软组织）；②神经信号传导，热疗增加神经传导速度，冷疗则降低传导速度；③血流量，热疗增加动脉和毛细血管的血流量，冷疗会使血流量减少；④胶原蛋白的延伸性，热疗可以增加肌腱的延展性和胶原酶活性，冷疗降低酶活性；⑤热疗联合牵伸已经被证明，能够显著提高肌腱的延展性（Weber et al.，2011）。

温度 >45~50℃（113~122℉）或 <0℃（32℉）却会导致组织损伤。

（一）热疗

［概述］

1. 热疗的治疗作用

（1）充血。

（2）镇痛。

（3）高热。

（4）降低肌张力。

（5）增加胶原蛋白弹性。

2. 热疗的适应证

（1）一般用于亚急性期和慢性期。

（2）减轻肌肉痉挛。

（3）缓解疼痛（肌筋膜痛、腰背疼痛、颈部疼痛、带状疱疹后神经痛）。

（4）改善关节僵硬、挛缩。

（5）关节炎、胶原血管病。

（6）慢性炎症。

（7）浅表血栓性静脉炎。

3. 热疗的禁忌证

📖（1）缺血——即动脉功能不全。

① 在高温的作用下，四肢代谢需求量增加。

② 注：皮肤温度每升高 10℉，代谢需求就会增加 100%。

（2）出血性疾病（如血友病）或出血——在高温作用下，会增加动脉和毛细血管的血流量。

（3）感觉障碍——中枢（如脊髓损伤、脑卒中）或周围神经疾病可能会增加灼伤风险。

（4）表达障碍或无法对疼痛做出反应——如痴呆、失语。

（5）恶性肿瘤——可能会促进肿瘤的生长和扩散。

（6）急性创伤或炎症——跨膜扩散增加。

📖（7）瘢痕组织——温度升高会增加组织的代谢需求。瘢痕组织的血流供应不足，在高温下缺乏良好的血管反应，可能导致缺血性坏死。

（8）水肿——跨膜扩散增加。

（9）皮肤萎缩。

（10）温度调节障碍。

4. 热的传递机制

热疗使用三种形式进行传递：①传导；②对流；③转换。传导和对流的传热形式以表浅加热为主，而深层加热形式则利用转换传热，以实现更大的组织穿透性。

（1）传导：传导是指不同温度的两个物体通过直接接触传递热量。传热时导热体相对固定。举例如下：

① 热水疗法。

② 石蜡浴。

③ 热敷袋（湿热敷袋）。

④ Kenny 包。

⑤ 加热垫。

（2）对流：对流是指通过物体表面的循环物质（通常是液体或气体）完成热量传递。流体的流动增加了不同表面之间的温度梯度，促进了加热和冷却。对流的作用比传导更强。举例如下：

① 射流治疗。

② 冷热交替浴。

③ 水疗（漩涡浴）。

（3）转换：转换是指通过将电磁辐射（非热能）转换为热能来传递热量。举例如下：

① 辐射热（热灯）——表面热。

② 超声波（ultrasonic，US）。

③ 短波透热（shortwave diathermy，SWD）。

④ 微波透热。

5. 热疗操作 热疗操作包括浅层热疗法与深层热疗法。

［浅层热疗法］

浅层热疗法可透入组织 1~2cm，可以作用于软组织覆盖很少（手、足）的关节，也可以通过反射机制（如缓解肌肉痉挛）对更深部的组织产生影响。

浅层热疗法通过传导、对流或转换实现热量传递。

传导方式

（1）热敷袋

1）热敷袋：将二氧化硅装入帆布袋中，然后浸入热水（74.5℃/166℉）水箱中备用。

2）应用时外裹数层隔热毛巾，通常一次治疗 30min。

3）Lehmann et al. 报道（1966）：热敷可使大腿后部 1cm 深度温度提高 3.3℃（37.94℉），2cm 深度温度提高 1.3℃（34.3℉）。

4）优点：成本低、养护成本小、使用时间长、使用方便。

5）缺点：长期在表面加热会产生暂时性或永久性的皮肤斑纹——热激红斑。这种红斑的特点是网状色素沉着和毛细血管扩张。

（2）Kenny 包

将以羊毛布为材料的包浸泡在 60℃ 的水中，使用前拧干。羊毛布料冷却迅速，需要重复加热使用。

（3）加热垫

1）可使用加热垫和带循环加热流体（如水）的加热垫。

2）温度峰值为 52℃（125℉）。

3）温度保持恒定，不会自发冷却。

4）如果与湿毛巾一起使用，存在潜在的触电风险。

5）存在烧伤的可能。这在脂肪组织减少的患者中很常见。

6）通常治疗时间为 20min。

7）警告患者不要在加热垫上入睡以免烧伤。

（4）石蜡浴

1）石蜡和矿物油以 7：1 或 6：1 比例混合，加热至 52.2~54.4℃（126~130℉）。

2）通常用于不规则表面，如肢体。

3）常用三种治疗方法。

短暂浸蜡法（最常见的方法）：将身体部位浸泡在石蜡浴中，然后快速取出，使石蜡冷却并硬化。反复 7~12 次，然后用蜡纸/塑料包裹，用毛巾或绝缘手套盖住。

① 每次治疗时间为 20~30min。在浸泡后 15~20min，温度会下降。

② 持续浸泡法：持续浸蜡后，体表形成一层薄壳，然后在蜡液中浸泡约 30min。它提供比短暂浸蜡法更强烈的热作用。

③ 刷蜡法：用刷子将石蜡涂抹在较大的身体部位或难以使用浴缸的部位（如足踝）。

4）Abramson et al. 报道（1967）：石蜡治疗可使前臂皮下组织温度升高 5.5℃，肱桡肌温度升高 2.4℃。

5）患者的依从性很好，而且可以在家中使用。

6）适应证：挛缩、类风湿关节炎（RA）、硬皮病。

对流方式

（1）射流治疗

1）热空气吹过装有细纤维颗粒（由玻璃粉或玉米叶制成的致密物质）的容器，产生一种与液体性质相似的暖空气-流体混合物。

2）优点：流动的固体-气体混合物具有推拿作用；可以自由地进行运动范围（ROM）活动。

3）适用于手和足。

4）激活水平和温度可控制。一般的温度范围是 46.1~48.9℃（115~120℉）。

5）Borell et al. 的研究（1980）在 47.8℃（118℉）下进行 20min 的液体治疗后，测量了身体不同部位的温度。

6）结果

① 手部和关节囊的峰值温度为 42℃（107.6℉）。

② 足部和关节囊的峰值温度为 39.5℃（103.1℉）。

7）感染创面应避免使用射流疗法，并应注意采取烧伤预防措施。

（2）水疗

1）外用水治疗身体疾病。水可以通过对流来产生加热或降温、推拿和温和的清创作用。

2）可根据治疗目标调整装置尺寸、水温、搅拌强度和溶剂性质。

3）治疗时间 10~20min，取决于患者的心肺耐受程度。

4）一般来说，91.4~96.8℉（33~36℃）的温度对于创伤和烧伤被认为是合适的，而且耐受性良好。

5）周围血管性疾病（PVD）：注意皮肤温度升高 10℃，代谢需求增加 100%。如果怀疑是 PVD，如糖尿病患者，在选择水温之前要先确定皮肤温度。

6）涡流浴和哈伯德槽浴（蝶形槽浴）

① 涡流浴用于局部浸浴。

② 哈伯德槽浴（蝶形槽浴）用于全身浸浴。

7）可以根据身体浸浴的程度、患者健康情况和治疗目标选择治疗水温。

8）涡流浴温度

① 上肢为 37.8~40.6℃（100~105℉）。

② 下肢为 37.8~38.9℃（100~102℉）。

9）为避免机体出现问题（可改变核心温度），哈伯德槽浴温度应 <39℃（102.2℉）：

① 温热：36.7~37.2℃（98~98.9℉）。

② 强热：37.8℃（100~100.9℉）。

10）哈伯德槽浴的禁忌证

① 二便失禁或膀胱失禁。

② 皮肤感染。

③ 血压不稳定（BP）。

④ 未控制的癫痫。

⑤ 急性发热。

⑥ 发作性上呼吸道感染。

⑦ 结核病。

⑧ 多发性硬化症。

⑨ 由于对肺活量（VC）<1L 的患者，可能发生呼吸窘迫，无法及时抢救，因而持谨慎态度（Weber et al.，2011 年）。

（3）冷热交替浴

① 远端肢体在漩涡浴浴缸中接受冷热交替浴，产生反射性充血。

② 温度范围包括从热（38~44℃或 100.4~111℉）到冷（10~18℃或 50~64.4℉）。

③ 方法：先从热水浸泡四肢开始，然后交替进行 1~4min 的冷水浸泡和 4~6min 的热水浸泡，进行四个循环。

④ 应用：RA，复合型区域性疼痛综合征，强化截肢残端，肌肉拉伤和关节扭伤。

⑤ 禁忌证：糖尿病引起的小血管疾病、动脉硬化性动脉内膜炎或汉堡病。

转换方式：浅层热疗多采用辐射热（红外线灯）。

① 光能（非热能）通过皮肤吸收并转化为表层热。

② 灯与皮肤的距离通常为 45~60cm（18~24 英寸），照射时间为 20~30min。大多数红外线灯为点光源，加热效率随灯与身体距离的平方成反比（$1/r^2$ 定律）。

③ 用于无法耐受热袋重量的患者。

④ 注意事项：主要有一般的热疗注意事项、光敏感（真皮光老化）和皮肤干燥；尤其是与光敏药物一起使用时要多加注意。

[深层热疗：透热疗法]

加热深度可以达到3~5cm或更深的组织，而不会导致皮下组织或皮肤过热。深层热疗是通过将电磁能转化为热能（透热），而且可能作用到韧带、骨骼、肌肉和关节囊等深层结构。深层热疗方法包括：①超声US；②短波透热SWD；③微波透热。

超声

频率高于可听范围（>20 000Hz）的声波可产生热效应（加热）和非热效应（空化、声流和驻波）。

（1）热效应

① 在治疗过程中，超声作用于皮肤、脂肪和肌肉。

由于声波的衰减和吸收，所有这些组织都会被加热。这种效应在声音传输不连续的组织界面上更为明显。

② 超声波在骨骼中的吸收和衰减最多，其次是肌腱，然后是皮肤、肌肉和脂肪。

③ Lehmann et al.（1967）发现超声波在松质骨中产生的温度最高。

📖④ 骨、肌肉、软组织界面的吸收（加热）最大。

⑤ 热效应包括增加胶原纤维的延展性。

（2）非热效应

① 空化效应：在声场范围内因震荡而产生的气泡受到振荡和破裂，对组织产生损伤。

② 声波流动：由于超声波引起的压力不对称，可压缩材料或介质的单向运动。

③ 声流和空化与伤口收缩和蛋白质合成有关。

④ 驻波：稳定的超声波声场中，驻波会使固定区域压力升高和产生稀疏波。

尚未发现他们具有生理作用。

📖（3）超声疗法适应证

① 滑囊炎。

② 肌腱炎（肌腱钙化）。

③ 肌肉骨骼疼痛。

📖④ 退行性关节炎和挛缩（粘连性关节囊炎、肩周炎、髋关节挛缩）。有助于维持组织的牵伸长度进而增加ROM。

📖⑤ 当超声作用于小关节（手指和脚趾）时，通常在水下使用，但要去除水中的气体。

⑥ 亚急性创伤。

⑦ 尚不明确的疗效：瘢痕组织（瘢痕疙瘩）、带状疱疹后神经痛、足底疣。

📖（4）超声疗法禁忌证

① 一般热疗的禁忌证。

② 大脑附近、颈神经节、脊柱、椎板切除术部位（可导致脊髓发热）。

③ 心脏、生殖器官附近。

📖④ 起搏器附近，可能对起搏器造成热或机械损伤。

📖⑤ 肿瘤附近。

⑥ 妊娠或经期子宫。

⑦ 感染部位。

⑧ 隐形眼镜，眼睛（充满液体的空腔，有空化和热损伤的风险）。

⑨ 未成熟骨骼-活跃的骨骺可能会因热损伤而生长减慢。

⑩ 使用聚甲基丙烯酸甲酯（PMMA）或高密度聚乙烯的全髋关节或膝关节假体。它们有很高的吸收系数（超过软组织），假体可能会因为水泥中形成不稳定的空化作用而产生松动（Lehmann and De Lateur，1990）。

⑪ 关节置换-对骨植入性关节成形术的影响尚未明确；因此，最谨慎的做法是避免对关节置换后使用超声疗法。

（5）超声波注意事项

① 避免强度超过 $3W/cm^2$。

② 在大关节上使用多个端口。

③ 超声疗法可以在水下使用，但要去除水中的气体。

可以通过将水放入容器中，然后放置过夜来。

（6）超声疗法处方

📖1）频率：0.8~1.1MHz。

2）强度：0.5~2.0W/cm²。世界卫生组织（WHO，2008）建议最大强度为 $3.0W/cm^2$。

空间平均强度＝功率输出/有效辐射面积

📖 ① 对于肌腱炎/滑囊炎,使用的平均强度为 1.2~1.8W/cm²(0.5~2.0W/cm² 范围)。

② 一般在深层组织中温度可达 46 ℃(114.8℉)。

3) 持续时间:每个部位 5~10min;取决于使用的强度和治疗区域的大小。

4) 应用超声时为防止烧伤,加热元件必须始终处于运动的状态。

5) 超声治疗的深层加热优于微波和短波(SWD)。一般情况下,在 8cm 深温度可升高到 45℃(113℉)。在使用超声后,温度升高后将保持 2cm。

6) 模式

① 连续模式:热效应(产热)。

② 脉冲模式:主要是非热效应,产生空泡、介质运动、驻波。

7) 方法(直接和间接)

① 直接(最常见):声头以圆形或纵行区域模式在 4 平方英寸的区域内缓慢移动。使用耦合介质(凝胶)以使阻抗一致。

② 间接:适用于表面不平整的部位(手和足)。声头和治疗部位浸泡在一个没有气体的含水容器中。

(7)特殊应用

超声导入疗法:利用超声增加细胞通透性从而使药物透过皮肤的技术。

1) 频率:1~2MHz。

2) 强度:1~3W/cm²,治疗 5~7min。

3) 模式:连续或脉冲。

4) 药物:皮质类固醇(1%~10% 氢化可的松和地塞米松)和/或麻醉药(1% 利多卡因)。

5) 应用:肌腱炎(跟腱)、髌骨软化、肱二头肌(损伤);腱鞘炎;肱骨外上髁炎(网球肘)。

短波透热

📖(1)通过将无线电波的电磁能转化为热能,产生深层加热。

(2)联邦通信委员会(FCC)将使用限制限定为 13.56MHz(波长 22m)、27.12MHz(11m)和 40.68MHz(7.5m)。

📖(3)最常用的频率为 27.12MHz。

📖(4)加热范围更大,加热深度达 4~5cm。SWD 更容易加热低阻抗的组织,如骨骼肌、血液和滑液,因此,如果加热深层肌肉,SWD 则是首选。

(5)形成的加热模式取决于短波装备的类型以及组织的含水量和导电特性。

(6)短波装备可以是电感式或电容式。

(7)感应线圈法:通过线圈磁场(感应线圈)在富含水分的组织(浅表肌肉、皮肤)中产生高温。身体作为接收器,在电磁场中的组织中感应涡流。电极可以是电缆或电鼓。

1) 使组织温度比正常高 4~6℃。

📖 2) 这表明当需要作用于表浅的组织,加热到更浅的肌肉或关节时。肌肉往往比脂肪组织更容易升温。

(8)电容场法:通过电场的快速振荡,在低电导率的乏水组织(脂肪、骨骼)中产生高温。治疗区域被放置在施加短波输出的两个电容器板之间。在此设置中,身体充当串联电路中的绝缘体。

1) 可应用于皮下脂肪组织和浅表肌肉。

2) 对深层关节(即髋关节)更为有效。

3) 治疗时间为 20~30min。

(9)SWD 治疗量难以精确计量,因而以疼痛感觉来监测治疗强度。监测频率最好的办法取决于患者对温热的反应。

(10)皮下脂肪温度可以升至 15℃,4~5cm 深的肌肉组织可以上升 4~6℃(Lehmann et al., 1968)。

(11)用毛圈布隔开和吸收汗水,因为汗水有很高的传导性,可能会导致严重的局部加热。

(12)SWD 的适应证

1) 肌肉痉挛(特别是下腰部)。

2) 肌肉疼痛。

3) 顽固性盆腔炎。

4) 慢性前列腺炎。

(13)SWD 的禁忌证

1) 同一般热疗的注意事项。

2) 金属物品(珠宝、起搏器、金属宫内节育器、外科植入物)。这些都是良好的导电体,可导致烧伤。水具有很高的导电性,因而同样产生严重的局部加热效果。

3）隐形眼镜。

4）妊娠或经期子宫。

5）骨骼发育不成熟。

微波透热

（1）微波电磁能转化为热能。

（2）FCC 批准的频率：915MHz（波长 33cm）和 2 456MHz（波长 12cm）。

（3）微波对组织的穿透深度不如 US 或 SWD。

（4）微波透热优先加热充满液体的腔体。

（5）频率越低，作用越深，对肌肉加热效果越好。

（6）微波透热适应证

1）加热浅表肌肉和关节。

2）加速血肿消退。

3）癌症患者的局部热疗。

（7）微波禁忌证

1）一般热疗的注意事项。

2）骨骼未成熟。

3）由于微波透热有选择性地加热有液体的腔，因此应避免在水肿组织、湿润的皮肤、眼睛、水疱和充满液体的腔中使用。

4）存在导致白内障形成的风险，患者和治疗师应佩戴护眼用品。

5）De Lateur et al.（1970 年）指出，微波治疗在 1~3cm 的深度平均温度为 41℃（105.8°F）。在 915MHz 的频率下，皮下脂肪温度可能会上升 10~12℃。3~4cm 深度的肌肉将只加热 3~4℃。

透热疗法总结

1. 透热疗法使深部组织局部温度升高，而不会使皮下组织或皮肤过热。

2. 所有加热都是通过能量转换。

3. 透热疗法分类

（1）超声疗法。

（2）短波透热疗法。

（3）微波透热疗法。

超声疗法	短波透热疗法	微波透热疗法
• 声波	• 电磁波	• 微波
• 频率：0.8~1.1MHz	• 频率：27.12MHz	• 频率：915~2 456MHz
• 作用深度达8cm（作用最深）	• 作用深度4~5cm	• 浅表加热：1~4cm

（4）适应证

超声疗法	短波透热疗法	微波透热疗法
• 慢性炎症	• 慢性前列腺炎	• 肌肉和关节的表面加热
• 骨骼肌肉疼痛	• 难治性盆腔炎	• 促进血肿吸收
• 挛缩	• 肌肉疼痛	
• 亚急性损伤	• 背部痉挛	

（5）禁忌证

超声疗法	短波透热疗法	微波透热疗法
• 一般热疗的注意事项	• 一般热疗的注意事项	• 一般热疗的注意事项
• 心脏、生殖器官附近	• 金属	• 骨骼未成熟
• 恶性肿瘤附近	• 隐形眼镜	• 避开充满液体的腔（眼睛，水疱，湿润的皮肤，水肿组织）
• 大脑、脊髓、椎板切除部位附近	• 妊娠或生理期子宫	
• 起搏器附近	• 骨骼未成熟	
• 妊娠或生理期子宫		
• 感染部位		
• 骨骼未成熟		
• 含有甲基丙烯酸甲酯的全髋关节假体		

（二）冷疗

1. 冷疗的治疗作用

（1）即刻的局部血管收缩。

（2）局部代谢降低。

（3）减少急性炎症反应。

（4）减慢神经传导速度：运动和感觉神经传导速度降低。

（5）缓解痉挛。

① 减少肌梭活动：Ⅰa 和Ⅱ传入纤维的放电减少。

② 减少高尔基肌腱器官活动：Ⅰb 传入纤维的放电减少。

③ 一项研究评估了长时间冰敷冷疗（30min）对小腿肌肉的影响，发现弹性刚度下降了 3%~10%（Eldred et al., 1960；Lehmann et al., 1990；Miglietta, 1973）。

（6）减轻疼痛/肌肉痉挛：提高神经痛阈。

（7）组织黏度增加，组织弹性降低。

（8）收缩压和舒张压短暂性升高。

（9）血管活性物质（组胺）释放。

2. 冷疗适应证

（1）通常用于急性损伤：

① 急性创伤：减少 24~48h 的炎症和水肿。

② 轻微烧伤的即刻治疗（通过冰水浸泡）。

（2）急、慢性肌筋膜疼痛。

（3）肌肉骨骼疾病和关节的炎症性疾病——关节炎、滑囊炎、肌肉拉伤/扭伤。

（4）痉挛治疗。

3. 冷疗的一般注意事项和禁忌证

（1）对冷不耐受或冷过敏（雷诺病/现象）患者。

（2）动脉功能不全：循环系统受损的部位，如影响动脉系统的 PVD 患者的缺血区。

（3）感觉障碍：皮肤有冷灼伤的风险。

（4）认知和沟通障碍，使患者无法告知疼痛。

（5）心脏、呼吸疾病：如果患者存在严重高血压（HTN），必须密切监测血压。

（6）冷冻疗法：诱发神经早衰/轴索断裂，继而周围神经再支配。

寒冷病：冷球蛋白血症，阵发性冷性血红蛋白尿症

（7）48h 后的开放性伤口。

（8）注意：除冰后可能发生反射性血管扩张和充血。

4. 冷疗降温机制

（1）传导：冷敷、冰推拿。

（2）对流：冷水浴（漩涡浴）。

（3）蒸发：冷冻剂或冷空气喷射法。

（4）治疗方式取决于需治疗区域的大小和冷疗的可及程度。

5. 传导方式

（1）冷敷

① 包括冰袋、冰加压包裹、吸热化学凝胶袋和水状胶体袋。

② 包在湿毛巾中，治疗时间一般为 15~20min。

③ 治疗 10min 后，皮肤表面温度可降低 15℃；皮下温度降低 3~5℃。

④ Knutsson 和 Mattsson 在 1969 年的研究表明，在使用水冷器包 20min 后，2cm 深肌肉温度下降 5℃。

（2）冰推拿

① 在应用深压推拿之前对局部（肌腹、肌腱、触发点）降温。

② 将冷疗的治疗效果与推拿的机械效果结合起来。

③ 直接用冰块在疼痛部位温和地来回摩擦移动。

④ Lowdon 和 Moore 在 1975 年的一项研究表明，治疗 5min 后，大腿后部 2cm 深肌肉内温度下降 4.1℃，肱二头肌温度下降高达 15.9℃。

⑤ 在治疗 7~10min 后，可产生止痛作用。

6. 对流方式

（1）冷水浴

① 冷水浴是水疗的一种；用盛满水的容器浸泡肢体末端。

② 最适用于四肢的环形降温。

③ 水温：4~10℃。

④ 可造成不适而耐受性差。

⑤ 快速降低皮肤温度，可有效治疗局部烧伤。

（2）冷气喷雾

① 易气化冷冻剂喷雾，如氟甲烷喷雾，挥发性较小，已广泛取代氯乙烷喷雾。

② 冷喷射-牵伸技术联合应用，以治疗肌筋膜和肌肉骨骼疼痛（肌筋膜触发点）；也可单独用于局部麻醉。

该技术包括反复数次平行于肌肉纤维,以10.2cm/s(4英寸/秒)的速率,从"触发区"(深肌筋膜过敏区)开始,一直持续到"参考区"(牵涉疼痛的区域),单向喷射冷却剂喷雾,同时被动牵伸肌肉(Lavelle et al.,2007;Weber et al.,2011)。

③ 在表面小面积范围产生急剧的温度变化。

④ 注意有皮肤喷射点部位刺激和局部皮肤冻伤的风险。

(3)冷压装置

① 结合了冷压和气压治疗的优势。

② 将肿胀的肢体置于含有循环冷水的袖子中并连接至间歇泵单元上。

③ 主要用于治疗具有软组织肿胀的急性肌肉骨骼损伤。也用于某些外科术后。

④ 温度:7.2℃(45°F)。

⑤ 压力:高达60mmHg。

二、光疗

紫外线照射

1. 波长2 000~4 000Å,杀菌波长为2 537Å。

2. 它可以由小型手持汞灯或"冷石英"灯生产。

3. 产生一种导致DNA和细胞蛋白质发生变化的非热光化学反应。

4. 生理作用

(1)杀灭活菌。

(2)增加伤口边缘血管生长。

(3)增生和剥脱。

(4)增加维生素D的生成。

(5)激发钙代谢。

(6)晒黑。

5. 适应证

(1)无菌和感染性伤口的治疗。

(2)牛皮癣的治疗:利用Goeckerman技术,在紫外线治疗之前将煤焦油软膏涂在皮肤上。

(3)痤疮的治疗。

(4)毛囊炎的治疗。

6. 注意事项

(1)白皙的皮肤。

(2)瘢痕,萎缩性皮肤。

(3)急性肾、肝衰竭。

(4)严重糖尿病。

(5)甲状腺功能亢进症。

(6)全身性皮炎。

(7)动脉硬化晚期。

(8)活动性、进行性肺结核。

(9)保护眼睛免受结膜炎、角膜炎的侵害——使用护目镜遮挡紫外线。

7. 禁忌证

(1)糙皮病。

(2)卟啉病。

(3)肉状瘤病。

(4)急性牛皮癣。

(5)狼疮。

(6)湿疹。

(7)单纯疱疹。

(8)着色性干皮病。

8. 规定剂量 以前臂掌面产生红疹所需的最小光照暴露时间——最小红斑量(minimal erythema dosage,MED)为标准。MED在24h内消退。通常的初始处方剂量为1~2MED,并保持在<5MED。

(1)2.5MED:照射后4~6h产生二级红斑伴有疼痛,并在2~4d消退,然后脱皮。

(2)5MED:照射后2~4h出现三级红斑,伴有局部水肿、疼痛,随后局部蜕皮。

(3)10MED:四级红斑伴表面水疱。

9. 治疗频率 每周可以给予2~3次治疗。

三、电疗

电疗是指使用电通过电极经皮刺激神经或肌肉。

(一)生理作用

1. 增加关节活动度(ROM)。

2. 肌肉群收缩。

3. 延缓肌肉萎缩。

4. 增加肌肉力量。

5. 促进血液循环。

6. 减少肌肉痉挛。

7. 释放多肽和神经递质(β内啡肽,多巴胺,脑啡肽,血管活性肠肽,血清素)。

8. 减少痉挛。

9. 促进伤口愈合。

10. 促进骨生成：组织再生、重塑。

11. 抑制疼痛纤维：刺激大的有髓 A 型神经纤维（门控理论；请参阅"经皮神经刺激"部分）。

12. 促使含药离子穿过皮肤。

（二）适应证

1. 疼痛管理：急性和慢性肌肉骨骼疼痛，慢性神经源性疼痛，全身性疼痛。

2. 关节积液，间质性水肿（急性和慢性）。

3. 肌肉失用性萎缩。

4. 皮肤溃疡，伤口。

5. 循环系统疾病：如神经血管疾病，静脉功能不全。

6. 带状疱疹后神经痛。

7. 关节炎：如骨关节炎，类风湿关节炎（RA）。

8. ROM 和伸展训练。

（三）禁忌证

1. 循环系统损害：动脉或静脉血栓形成，血栓性静脉炎。

2. 刺激颈动脉窦。

3. 刺激心脏，特别是如果患者使用起搏器。

4. 妊娠。

5. 癫痫发作。

6. 新近骨折。

7. 活动性出血。

8. 恶性肿瘤。

9. 感觉减退：直流电会导致电灼伤。

10. 皮肤萎缩。

11. 患者无法报告刺激引起的疼痛。

12. 已知对凝胶或衬垫过敏。

（四）电疗的类型

电疗的临床用途包括疼痛管理、肌肉刺激/再训练和药物导入。电疗的类型主要讨论经皮神经刺激（transcutaneous nerve stimulation，TENS）、神经肌肉电刺激（neuromuscular electrical stimulation，NMES）、离子电渗疗法。

1. 经皮神经刺激　一个 TENS 单元使用袖珍型可编程设备通过连接到患者皮肤的导线和电极施加电信号，它刺激神经纤维缓解疼痛症状。

（1）电极放置是主观的：电极通常放置在周围神经分布区，位置可以在疼痛部位的远端或近端。

（2）可能的疼痛控制机制

1）安慰剂作用为 30%～35%。

2）Melzack 和 Wall 的闸门理论（1965；图 8-1）。

① 尝试说明无害刺激可调节疼痛感觉的

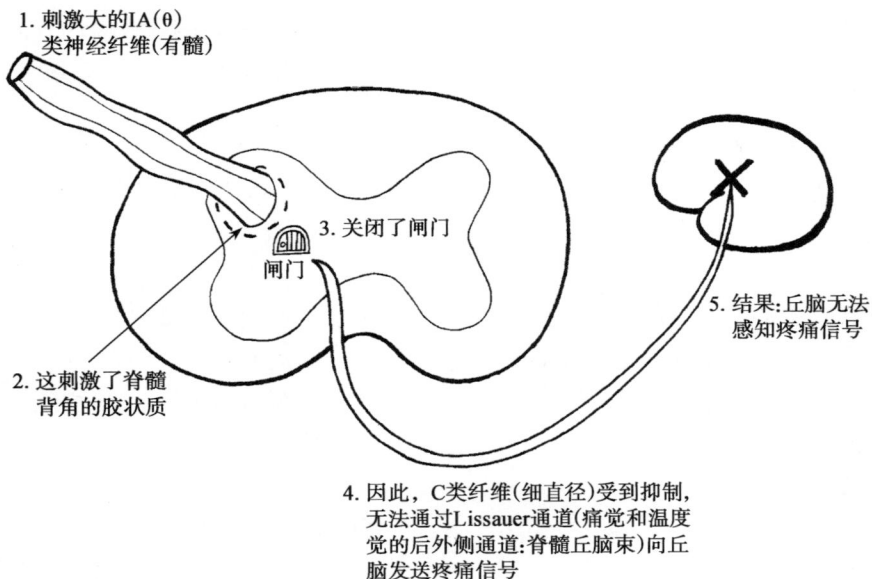

1. 刺激大的IA(θ)类神经纤维(有髓)

2. 这刺激了脊髓背角的胶状质

3. 关闭了闸门　闸门

4. 因此，C类纤维(细直径)受到抑制，无法通过Lissauer通道(痛觉和温度觉的后外侧通道：脊髓丘脑束)向丘脑发送疼痛信号

5. 结果：丘脑无法感知疼痛信号

图 8-1　Melzack 和 Wall（1965）描述的闸门制理论的简化图示。疼痛信号可以在传输到丘脑之前在脊髓水平被阻断（按照图中的步骤 1～5）

机制,即无痛刺激可以抑制疼痛。

② TENS 刺激大的 Ⅰa 类有髓传入神经纤维,进而刺激脊髓中的胶状质,关闭了疼痛信号通过 Lissauer 通道(痛觉和温度觉的后外侧通道)最终到达丘脑的传递门。因此,疼痛信号可以在传输到大脑之前在脊髓被阻断。

3)使用 TENS 促进释放内源性阿片类物质:Cheng 和 Pomerantz(1979)的研究表明,纳洛酮阻止了在 4Hz 刺激(低频)下产生的止痛效果。纳洛酮未能阻止 200Hz 引起的疼痛缓解。高频刺激与低频刺激将分别激活 θ 与 μ 受体。由于阿片类镇痛药偏爱 μ 受体,因此耐受阿片类药物的个体将受益于高频刺激(Leonard et al., 2011)。

(3)TENS 的治疗时间通常为每次 30~60min,每次最多 2h,每天总计 8h。治疗持续 3 周,并逐渐减少超过 8~12 周。

(4)如果强度过高,患者可能会诉不适或皮肤刺激。若移动电极位置或使用其他导电胶,则可以消除皮肤刺激。电极移位会使电流强度增加到不舒服的水平。

(5)刺激的类型(表 8-1)

表 8-1 刺激的类型

类型	频率	宽度(ms)	波幅
传统疗法	50~100	<200	低
针灸疗法	1~10	200~300	高
过度刺激	50~150	100~200	高
爆发模式	50~100[a] 1~10[b]	75~100	高
调节模式	可变的	<200	可变的

[a]. 载波频率;[b]. 爆发频率

资料来源:Adapted from Weber D, Brown AW. Physical agent modalities. In: Braddom RL, ed. Physical Medicine and Rehabilitation. Philadelphia, PA: W.B. Saunders; 1996, with permission.

📖 1)传统疗法

① 高频、低强度刺激——最有效的刺激类型。

② 治疗时间:30min 至数小时。

③ 调整波幅以使感觉不适降至最低。

④ 疼痛缓解在 10~15min 开始,并在消除刺激后不久停止。

⑤ 对于神经性疼痛有用。

2)针灸疗法

① 低频、高强度刺激。

② 治疗时间:30~60min。

③ 波幅足以产生肌肉收缩。

④ 疼痛缓解的开始可能会延迟数小时。

⑤ 消除刺激后疼痛缓解仍可持续数小时。

⑥ 对于急性肌肉骨骼疾病有用。

3)过度刺激

① 高频、高强度刺激。

② 治疗时间:很少可以忍受超过 15~30min。

③ 认为此模式会刺激 C 类纤维并引起反刺激。

4)脉冲(爆发)模式

① 高频刺激与低频间隔爆发。

② 治疗时间:30~60min。

③ 延迟性镇痛。

5)调节模式

① 脉冲的强度和频率不同。

② 尝试避免神经适应。

2. 神经肌肉电刺激 NMES 是指在运动阈值之上施加电刺激以引起肌肉收缩的过程。NMES 的成功使用需要完整的 α 运动神经元。NMES 系统利用外部(最常见)或内部电极来刺激肌肉。NMES 可以用作治疗性肌肉刺激或功能性电刺激(functional electrical stimulation, FES)。

系统类型包括外部系统和内部系统。外部系统(最常用):经皮(表面)电极,典型的外部系统使用 10~50Hz 的刺激频率。内部系统:使用经皮、肌内、神经弓上、神经内和脊柱内电极的可置入系统。

(1)NMES 的用途(治疗性肌肉刺激与功能性电刺激)

治疗性神经肌肉电刺激:对瘫痪的肌肉进行重复刺激,以最大程度地减少萎缩和(或)维持 ROM。

功能性电刺激:刺激以协调的顺序发生,以帮助患者执行功能性任务,例如日常生活、转移或下床活动。FES 系统采用开环或闭环系统。

1）开环系统

① 手动提供反馈。

② 通过开关激活刺激。

③ 根据患者的反应调整强度。

④ 示例:治疗师在步态周期中触发足跟开关以激活胫前肌。

2）闭环系统

① 功能性神经肌肉刺激(functional neuromuscular stimulation,FNS):通常用于描述使用这些系统类型的 FES 的术语。FES 和 FNS 经常互换使用(Chae et al.,2005)。

② 越精密的系统使用越复杂的自动化技术。

③ 电极由计算机生成的刺激模式激活以引起功能运动。

④ 通过运动传感器自动提供反馈。

⑤ 肌电图(EMG)-FES:一旦达到阈值,表面 EMG 传感器就会触发 FES;FES 触发所需的运动。

⑥ 提供 FNS 的设备或系统称为神经假肢。

⑦ 例子。

- 足下垂治疗设备:Ness L300®,WalkAide®。
- 用于上肢功能的设备:Ness H200®,Freehand System®。
- 站立和步态设备:Parastep System®。

（2）NMES 的临床应用

1）制动后增强并保持肌肉质量。

2）提供反馈以增强随意肌的控制(神经肌肉再训练)。

3）提供心血管调节(如 SCI 中的 FES 周期测力计)。

4）防止并发症的发生,如深静脉血栓形成(DVT),失用性萎缩和骨质疏松。

5）偏瘫肢体的肩关节半脱位:Baker 和 Parker(1986)发表了一项在后三角肌和棘上肌提供外部刺激的实验方案的阳性成果。此后类似的实验设计验证了这些发现(Chae et al.;2005)。

6）痉挛管理

① 刺激痉挛肌肉以引起疲劳。

② 刺激拮抗肌以产生反射抑制作用。

③ 与肉毒毒素注射和鞘内注射巴氯芬(ITB)治疗联用时,疗效增强。

7）膈神经起搏和尿失禁的特定系统。

8）疗效:已表明可能增加肌肉质量,每搏输出量(SV)和心输出量(CO),以及减少静脉汇集。也显示出可能改善心肺适应性(Bryce et al.,2011)。

9）不良反应

① 皮肤对电极垫或凝胶的过敏反应。

② 皮肤刺激,皮肤感染。

10）注意事项

① 避免刺激心脏,颈部,恶性肿瘤,妊娠的子宫或感染区域。

② 可能会干扰起搏器。

③ 注意无感觉的皮肤(可能导致灼伤)。

④ 注意癫痫病患者。

⑤ 避免因肌肉过度劳累而引起的无力(在神经肌肉疾病中使用是有争议的)。

⑥ 当使用 FES 训练 SCI 患者(尤其是 45 岁以上或有心血管疾病史的患者;Ragnarsson,1988;Ragnarsson et al.,1988)的下肢时,监测血压很重要。

3. 离子透入疗法　带有电荷的物质通过低电流被推进皮肤的一种经皮药物输送系统,可用于驱使药物透过皮肤屏障。常用于在足底筋膜炎、肌腱炎和滑囊炎等疾病中使用抗炎药。

四、推拿疗法

以有节律的方式向软组织提供压力和拉伸。可以对肢体进行 5~15min 的治疗,或对躯干(颈部,背部,腹部)进行 15~30min 的治疗。

（一）生理作用

1. 反射性作用

（1）反射性血管舒张改善血液循环

（2）通过门控或释放内源性阿片类物质减轻疼痛

① 促进神经递质释放。

② 全身放松。

③ 出汗增加。

2. 机械作用

（1）协助静脉血从外周回流。

（2）增加淋巴回流。

（3）降低肌肉张力。

（4）防止或分离肌肉、肌腱和韧带的粘连。

（5）软化瘢痕。

（6）清除分泌物：如慢性阻塞性肺疾病（COPD）。

（二）心理作用

1. "手的放置"可促进总体幸福感。

2. 对新陈代谢没有影响。推拿不会影响肌肉的力量、质量和神经肌肉萎缩的速度。

（三）禁忌证

1. 不要用于恶性肿瘤。

2. 避免开放的伤口，感染组织或烧伤。

3. 神经卡压。在严重的情况下，触发点上的压力过大会导致血肿形成，并随后导致神经卡压。

4. 急性炎症：痛风，类风湿关节炎，蜂窝织炎，血栓性静脉炎。

5. 深静脉血栓形成（DVT）。

6. 严重的静脉曲张。

7. 患有严重的凝血功能障碍或正在接受抗凝治疗的患者。

（四）经典推拿疗法的常用技巧

1. 轻抚法：手从远端到近端方向在皮肤上滑动、有节奏地轻抚；轻柔而缓慢地行进会使肌肉松弛，而较快的动作会增加刺激。轻抚越深，对循环和深肌筋膜系统的机械作用越大：缓解疼痛，增加淋巴回流，减少与特定情况相关的血管充血（Brault et al.，2011）。

2. 揉捏法："揉捏"技术指的是用手指"捏"肌肉组织并将其从其下端抬起；它增加了血液循环和组织柔韧性，并减少了水肿和粘连。其他变异包括拧紧、滚动或摇动技术（Brault et al.，2011）。

3. 扣抚法：叩击推拿法。有助于脱敏，清除分泌物并改善血液循环。与体位引流结合用于胸部治疗。

4. 摩擦推拿法：防止急性肌肉损伤中的粘连，并分离亚急性和慢性损伤中的粘连。还可减少局部肌肉痉挛和减轻水肿。可以横向或垂直于肌肉、肌腱或韧带纤维使用。

5. 软组织松动术：筋膜肌肉系统的强有力推拿。推拿是在筋膜肌肉处于伸展位置而不是放松或缩短的情况下进行的。用于减少挛缩。

6. 筋膜松解术：在筋膜系统的特定方向上施加持久的轻压，以拉伸局部肌肉或筋膜紧张。

7. 指压法：在触发点或穴位上施加手指压力以减轻疼痛。

五、手法治疗

徒手操作术是根据躯体功能障碍的理念来治疗运动受限，以改善患者的整体功能。技术可以按照直接或间接为特征来分类，也可分为软组织、关节或特定的关节松动技术。

（一）直接技术

1. 推法：来自操作者的突然、高速、低幅度和最终活动的力量。

2. 关节：低速、高幅度。

3. 肌肉能量（直接等长）：由 Fred Mitchell，Sr. 引入的肌肉能量技术是指患者针对医生规定的抵抗力的指示运动。根据所施加的力的大小可分为三类，均等（等长的），较小（减速的）还是较大（等张的）。病人的收缩是最终的推动力。

4. 直接肌筋膜释放：将组织保持在有负荷的拉伸位置，直到肌肉松弛为止（Brault et al.，2011；Steindler，1973；Weber et al.，2011）。

（二）间接技术（Brault et al.，2011；Steindler，1973；Weber et al.，2011）

1. 拮抗松弛术：识别拮抗松弛术的压痛点，并沿自由运动的方向（通常与原始损伤的方向相同）移动身体区域，直到消除压痛为止。

2. 间接平衡：将身体的受影响区域从限制性障碍物上移开，直到功能障碍的各个方面的张力相等为止。

3. 功能性技术（平衡韧带张力）。

4. 间接肌筋膜释放。

5. 颅骶疗法。

六、牵引

脊柱牵引为颈椎或腰椎提供牵引力。可以使用手动技术、滑轮系统或电动装置来实现牵引。

（一）生理作用

📖 1. 椎关节牵伸：颈椎延长 2~20mm；可以用 11.35kg（25 磅）或更大的牵引力实现。

2. 减少压迫感及神经根和椎间盘刺激。

3. 减轻疼痛，肌肉痉挛和炎症。

4. 松解硬膜套的粘连。

（二）绝对禁忌证（Brault et al.,2011；Weber et al.,2011）

1. 脊柱区域的恶性肿瘤。

2. 骨质减少，骨质疏松。

3. 感染（骨髓炎，关节盘炎）。

4. 炎性关节炎。

5. 骨折。

6. 妊娠。

7. 脊髓压迫。

8. 先天性脊柱畸形。

9. 无法控制的高血压 HTN。

10. 心血管疾病（尤其是颈动脉或椎动脉疾病）。

11. 疼痛加剧。

📖（三）颈椎牵引的禁忌证

1. 颈椎韧带不稳定：如 RA，唐氏综合征，马凡综合征，软骨发育不全，埃勒斯-丹洛斯综合征。

2. 脊柱感染。

3. 颈椎管狭窄伴脊髓明显受压。

4. 寰枢椎半脱位伴脊髓受压。

5. 椎基底动脉供血不足。

（四）腰椎牵引的禁忌证

1. 妊娠。

2. 马尾受压。

3. 主动脉瘤。

4. 限制性肺疾病。

5. 活动性消化性溃疡。

6. 食管裂孔疝。

（五）脊柱牵引的处方参数

1. 体位

（1）颈椎牵引：患者坐位或仰卧时屈曲颈部。为了缓解神经根受压的症状，屈曲 20°~30°可以最佳地打开椎间孔。

（2）腰椎牵引：病人仰卧时，臀部和膝盖弯曲 90°（最常用的姿势）。这个位置减少了腰椎前凸，并且脊柱相对弯曲，促进椎间孔分离。

📖 2. 牵引重量

（1）颈椎：牵引需要 >11.35kg（25 磅），重量 >22.70kg（50 磅）不能提供额外的受益。对于颈神经根病，可使用 11.35kg（25 磅）的牵引力，联合颈椎屈曲，如前所述。

（2）腰椎：椎体后部牵引需要 >22.70kg（50磅），前部牵引需要 >45.40kg（100 磅）。

（3）在脊柱真正牵引之前，应平衡治疗台与身体之间的摩擦效果。

（4）Judovich 的一项研究报告表明，需要用等于所治疗身体部位重量的一半的牵引力来克服摩擦。对于下半身，约占总体重的 26%。另一种选择可能是使用拆分台，它消除了下半身的摩擦（Judovich,1955）。

（5）无论摩擦的影响如何，都需要另外25% 或更多的体重来引起椎骨分离。

（六）间歇性与持续性牵引

1. 间歇性牵引提供更大的牵引力。当神经孔张开或椎间盘突出物需要回缩时，它用于离散。

2. 持续性牵引用于延长肌肉的拉伸，如在肌肉松弛中。

3. 总体持续时间通常为 20min。

第二节　运动疗法

运动疗法用以改善柔韧性、耐力、有氧运动能力和肌力。

一、肌力训练

肌力训练的目的是增加肌肉或肌肉群可以产生的最大力量。肌力训练强度受以下几个因素影响：①肌肉收缩的类型（离心与向心）；

②收缩速度;③肌肉的横截面尺寸;④肌肉的长度-张力关系;⑤运动单位募集。

📖(一)肌肉生理学(图8-2)

1. 骨骼肌纤维包含成百上千的肌原纤维,每种都细分为称为肌节的收缩功能单位。

2. 肌节由与纤维轴平行的肌缩蛋白、肌动蛋白和肌球蛋白组成。肌肉缩短是由肌原纤维中细肌丝(肌动蛋白)和粗肌丝(肌球蛋白)的协调运动产生的。

3. 肌动蛋白纤维附着在肌节的外缘(Z线),而肌球蛋白纤维位于中央。

4. 肌节测量从Z线到Z线。

5. 在肌肉放松期间,肌丝重叠。

(1)A带沿着粗肌丝(肌球蛋白)的长度延伸。除了其中心(H区域)外,它具有连续的重叠。

(2)I带由细肌丝(肌动蛋白)组成,这些细肌丝从肌节的最外层保持裸露。

6. 粗肌丝和细肌丝通过肌球蛋白分子产生的横桥相互连接。在肌肉收缩期间,观察到越来越多的肌球蛋白重叠。收缩导致Z线彼此接近,从而缩小H区和I带。

7. 每当动作电位产生并穿过肌膜(肌纤维细胞膜)时,就会发生短暂性肌纤维缩短。

骨骼肌纤维类型(另请参见第五章,肌肉纤维部分)

骨骼肌纤维可分为I型和II型肌纤维。

1. I型肌纤维(慢肌纤维,氧化;红肌)

(1)用于低强度,长时间的活动。

(2)紧张和松弛的峰值较缓。

(3)肌纤维直径较小,由传导较慢的运动神经元支配。

(4)氧化酶含量高,毛细血管供应丰富。

2. II型肌纤维(白肌)

(1)用于高强度,短时间的活动。

(2)紧张和松弛的高峰迅速实现。

(3)肌纤维直径大,由大型、快速传导的运动神经元支配。

(4)大量的肌纤维(高神经支配率)。

(5)肌原纤维ATP酶的高活性,可释放高

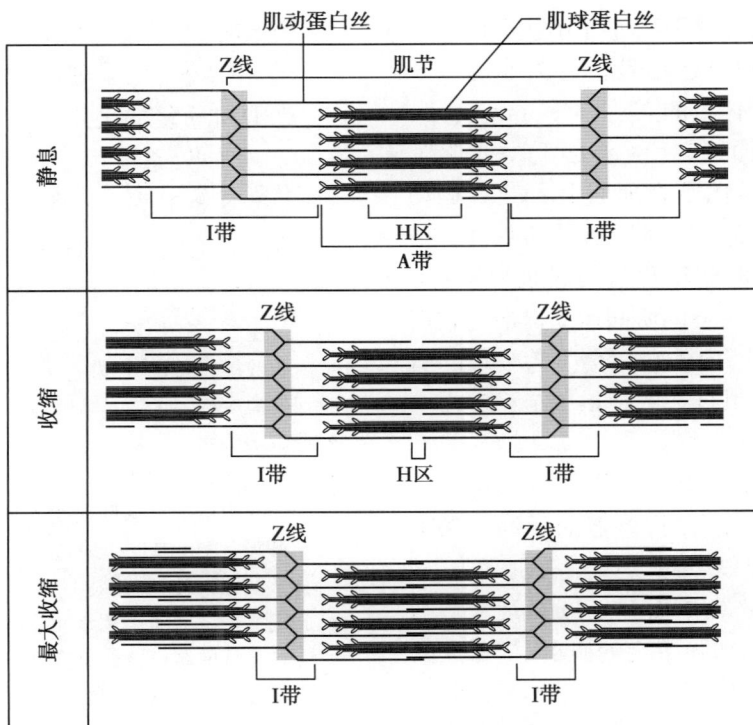

图8-2 肌节在不同条件下的示意图:静止,收缩和最大收缩。在收缩过程中,Z线相互靠近,H区域和I带收缩

能量以进行收缩。

（6）高水平的糖原和磷酸化酶使无氧运动时糖原分解能力高。

（7）分为两个亚型

① Ⅱa 型：耐疲劳（快速收缩，氧化/糖酵解）。与 Ⅱb 型相比，包含更高水平的氧化酶和更好的毛细管供应。

② Ⅱb 型：快速疲劳（快速收缩，糖酵解）。

（二）力量训练的类型

等张	等长	等速
肌力产生于： ● 可见的关节运动 ● 可变的速度 ● 恒定的外部阻力（通过 ROM 的恒定重量） 举例：举重 DeLorme 渐进式阻力训练	肌力产生于： ● 无关节运动 ● 内力不能克服外力 ● 用力对抗不动的物体或将关节保持在静态位置 举例：在床上做的等长收缩	肌力产生于： ● 可见的关节运动 ● 恒定的速度 ● 可变的外部阻力 举例：Cybex，Nautilus

📖 1. 开链运动和闭链运动

（1）这些是对力量训练进行分类的概念。

（2）闭链（CKC）运动是指将关节远端固定在诸如地面等物体上的活动（McGinty et al.，2000）。CKC 运动的一个例子是下蹲或俯卧撑，将足和/或手"固定"在地面上。CKC 运动往往更具功能性，通过同时激活激动肌群和拮抗肌群（如在下蹲时使用膝盖的屈肌和伸肌），更接近于模仿日常任务的协同运动。最初它们具有更好的耐受性，因为它们会引起较小的剪切力并通过肌肉的共同收缩提供关节稳定作用（McGinty et al.，2000）。

（3）开链（OKC）运动是指关节远端可以自由活动而不是固定在物体上的活动。OKC运动的一个例子是腿部按压或二头肌弯曲，其中足和/或手不固定在地面上。OKC 运动最适合于针对特定运动加强特定的肌群（如孤立的膝盖伸展），因此在纠正特定的力量不平衡时是有益的。因为这些运动增加了软组织和预定关节处的剪切力，从而可能加剧某些情况，如骨关节炎或软组织损伤，所以必须采取预防措施

（McGinty et al.，2000）。

2. DeLorme 运动，也称渐进式阻力训练（PREs）

Delorme 博士（1948）开发了一个 PRE 程序优化高强度抗阻训练程序。它需要确定在整个 ROM 中可以举起、拉动或推动 10 次的最大重量。患者进行渐进式的抗阻运动训练，提高其 10 次重复最大值（RM）。患者最初按以下方式提升其 10RM：第一组重复 50% 10RM，第二组重复 75% 10RM，最后一组重复 100% 10RM。每一回合由三组动作组成，每组之间有间隔。每周确定 10RM，并随着力量增加而逐渐提高。PREs 应该在中等至高强度下进行以达到有效的效果。

我们为力量训练设计的综合运动计划处方应包括活动类型、频率、强度、持续时间和注意事项（Phillips et al.，2012）。

3. 离心和向心收缩：这些肌肉可以是等速收缩或等张收缩。

（1）通过以下方法可以提高包括力量在内的肌肉性能。

① 增加举起的重量。

② 增加重复的次数。

③ 增加收缩速度。

📖（2）图 8-3 显示了离心收缩、向心收缩和等长收缩时力的产生与速度的关系。

离心收缩	向心收缩
● 拉长收缩：抵抗拉伸力 ● 快速离心收缩产生最大的力 ● 造成多的组织破坏 ● 肌肉酸痛在最初肌肉收缩后的 48h 内增加。从低强度运动开始，然后有规律地进行日常锻炼，可以使其最小化 ● 肌肉酸痛随着肌肉调节而减轻。最好的缓解方式是轻度运动受影响的肌肉群，而不是休息 ● 低代谢消耗：所需的 VO₂ 更少（更高效节能）	● 肌肉缩短对抗阻力，产生张力来克服阻力 ● 高代谢消耗 ● 产生很小的力

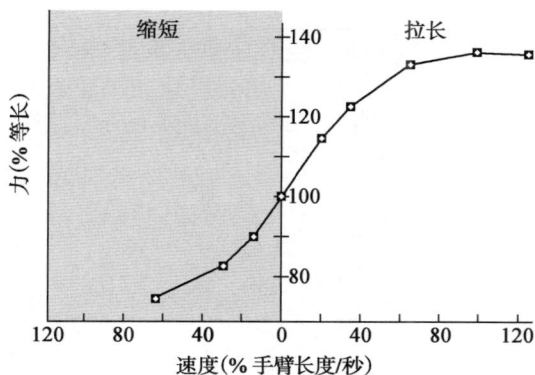

图 8-3 产生的最大力为：快速离心收缩＞缓慢离心收缩＞等长收缩＞缓慢向心收缩。快速向心收缩产生的力最小

📖（三）快速伸缩复合练习

1. 该训练技术被用来增加肌肉力量和爆发力（如跳跃，跳箱，前向跨栏跳）。

2. 作为高阶练习，主要用于精心筛选过的患者，如希望重返高水平功能活动的运动员。该练习用于模仿训练中的动作。

3. 采用简短的爆发性动作，使肌肉产生交替的离心—向心收缩。在离心阶段储存弹性势能，以便产生更有力的向心收缩。

4. 该训练对肌肉产生高强度负荷，因此损伤风险也会增加。

5. 只适用于康复的高级阶段。（Schache et al.，2009）

（四）无氧练习

1. 大强度，短周期，达到最大用力的 80%~100%。

2. 利用糖酵解系统，糖酵解系统在运动的前 2min 及大强度、短周期的训练中发挥作用。

（五）调节性运动，全身有氧练习，或心肺耐力练习

1. 有氧练习（耐力练习）

这些练习动用大肌肉群，进行连续的、有节律的低强度、高重复性运动。这些有氧练习的目的都是为了提高整体的心肺能力。以上是与无氧运动相反的，无氧练习利用的是高强度、低重复性的训练路径。

（1）有氧练习是心肺耐力与力量练习的结合。

（2）有氧练习需要包括热身阶段、训练阶段和放松阶段。

① 5~10min 的热身阶段。

② 采用个人 $VO_2 max$（最大摄氧量）的 40%~60%（低强度），60%~70%（中等强度）或 70%~85%（高强度）进行 20~30min 的训练阶段。

③ 5~10min 的放松阶段。

（3）根据美国运动医学会的指南，健康成年人有氧练习的数量及质量要求如下。任何使用大肌群持续、有节律的运动都是有氧练习，如跑步、游泳、走路和爬楼梯。

① 频率：3~5d/周。

② 每次≥30min，每周≥5 次的中等强度心肺练习。

③ 达到每周 500~1 000METs 的目标。

④ 对于每个主要的肌肉-肌腱，其柔韧性练习≥2 天/周。

⑤ 无法或不愿意达到训练目标的人群依旧能从少于推荐量的运动中受益。

2. 调节性运动对心血管的效果

（1）降低安静及压极量运动时的心率（HR）。

（2）增加极量运动时的 BP 峰值；降低安静及次最大运动时的 BP。

（3）增加极量运动时的 SV。

（4）降低安静时及次最大运动时的心肌耗氧量。

（5）以 HR，$VO_2 max$，SBP，DBP，最大肺活量为指标，比较不同训练对心血管的影响，详见表 8-2。

（六）不同训练及其对心肺功能的影响（表 8-2）

表 8-2 不同训练及其对心肺功能的影响

练习	HR	VO_2 MAX	SBP	DBP	最大肺活量
有氧	↑	↑	↑	↑	↑
等长	↑	不变	↑	↑	不变
等张	↑	不变	↑	不变 或↓	不变

续表

练习	HR	VO₂ MAX	SBP	DBP	最大肺活量
有氧训练后效果	↓	↑	↓	不变或↓	不变

来源：Savin WM，Alderman EL，Haskell WL，et a!. Left ventricular response to isometric exercise in patients withdenervated and innervated hearts. Circulation. 1980;61（5）: 897-901. doi:10.1161/01.CIR.61.5.897.

（七）活动度练习

1. 活动度练习用来提高灵活性。

2. 灵活性的定义是各身体关节在其全范围 ROM 内运动的能力。

3. 身体的每个关节都有特定的 ROM（表 8-3 ）。

4. 灵活性练习保持可获得范围内的活动度。

5. 灵活性练习每周至少进行 3 次，每次包括 3~5 组，每天 1~2 次。

二、关节活动的平均范围（表 8-3）

表 8-3　关节活动的平均范围

肩关节	关节活动度	大拇指	关节活动度
屈曲	158°	外展	58°
伸展	53°	IP 屈曲	81°
外展	170°	MP 屈曲	53°
内收	50°	MC 屈曲	15°
水平屈曲	135°	IP 伸展	17°
上臂置于体侧		MP 伸展	8°
内旋	68°	MC 伸展	20°
外旋	68°	手指	关节活动度
上臂外展 90°		DIP 屈曲	80°
内旋	70°	PIP 屈曲	100°
外旋	90°	MCP 屈曲	90°

续表

肘关节	关节活动度	手指	关节活动度
屈曲	70°	DIP 伸展	0°
过度伸展	90°	PIP 伸展	0°
前臂	关节活动度	MCP 伸展	45°
旋前	71°	后足	关节活动度
旋后	84°	内翻	5°
髋关节	关节活动度	外翻	5°
屈曲	113°	前足	关节活动度
伸展	28°	内翻	33°
外展	48°	外翻	18°
内收	31°	大脚趾	关节活动度
水平内收	60°	IP 屈曲	60°
髋关节屈曲时		IP 伸展	0°
内旋	45°	MTP 屈曲	37°
外旋	45°	MTP 伸展	63°
髋关节伸展时		2~5 脚趾	关节活动度
内旋	35°	DIP 屈曲	55°
外旋	48°	PIP 屈曲	38°
膝关节	关节活动度	MTP 屈曲	35°
屈曲	134°	伸展	40°
过度伸展	10°	颈椎	关节活动度
踝关节	关节活动度	屈曲	38°
跖屈	48°	伸展	38°
背屈	18°	侧屈	43°
		旋转	45°

续表

腕关节	关节活动度	胸椎和腰椎	关节活动度
伸展	71°	屈曲	85°
屈曲	73°	伸展	30°
尺偏	33°	侧屈	28°
桡偏	19°	旋转	38°

DIP. 远端指间关节；IP. 指间关节；MC. 腕掌关节；MCP. 掌指关节；MP. 掌指关节；MTP. 跖趾关节；PIP. 近端指间关节

来源：来自 American Academy of Orthopaedic Surgeons. Joint Motion：Method of Measuring and Recording. Chicago，IL：AAOS；1965，with permission.

📖（一）水中运动

1. 基于水池的治疗利用了水的浮力和黏性。

2. 依靠浮力，患者所受的重力随着水深的增加而相应降低。患者浸泡在齐胸的水中，其所受重力减少了 40% 的自重。

3. 水的黏性增加了动作的阻力，该阻力与患者产生的力等大。阻力与运动速度成比例下降。

4. 研究表明，水中治疗能改善疼痛、疲劳、身体功能、肌肉放松、平衡、协调和生活质量，疗效一直持续到水中治疗结束后的 24 个月（Stanos et al.，2011）。

📖（二）生物反馈

1. 生物反馈是指利用视觉及声音相关的仪器技术，对正常和异常的内部生理现象进行揭示和转换，借此教会患者控制其他的无意识现象。生物反馈的类型很多，每类反馈都需要对应的仪器、设置及测试。生物反馈训练需要患者有随意控制的潜能，跟随指令的能力和/或感觉性失语。

2. 生物反馈临床应用于脑卒中及脊髓损伤患者的康复，头部创伤性损伤、慢性疼痛管理、大小便失禁管理、运动相关的肌肉力量和体能训练。同样也应用于一些特殊情况的管理，如脑性瘫痪、多发性硬化、肌张力障碍、运动障碍、周围神经去神经化及雷诺病；生物反馈对于重复性肌肉拉伤的治疗也有很好的效果。

3. 生物反馈的类型

（1）EMG 生物反馈。

（2）压力或力量生物反馈。

（3）姿势生物反馈。

（4）温度或外周血流生物反馈。

（5）BP 生物反馈。

（6）呼吸生物反馈。

（7）括约肌控制训练。

4. 虽然 EMG 生物反馈已经被深入研究和广泛应用于脑卒中康复，但是对于大部分感觉缺失，特别是本体感觉严重缺失的患者，效果不佳。除此之外，生物反馈训练对本体感觉缺失、明显痉挛状态以及感觉性失语的患者，功能提高较小。对上肢的训练效果优于下肢（Basmajian，2005）。

三、提高灵活性的技术

可以在动作的解剖平面，多运动平面（类似于周围神经促进模式）或者功能性教学活动中完成。

📖（一）牵拉练习

1. 在可获得的范围内，通过拉长肌腱及肌肉增加 ROM。

2. 包括静态牵拉，静态牵拉配合拮抗肌的收缩（交互抑制），静态牵拉配合主动肌的收缩以及震荡牵拉。

（1）静态牵拉：关节被移动到 ROM 的末端，在此位置下保持 5~60s。可主动或者被动进行。安全技术。

（2）交互抑制：关节同样被移动到 ROM 的末端，随后拮抗肌进行对称收缩，保持 5~30s。

（3）静态牵拉配合主动肌的收缩：关节被移动到 ROM 的末端，随后主动肌进行 5~30s 的等长收缩。

（4）震荡牵拉：利用重复的弹性动作进行快速牵拉。产生的张力越大，肌肉韧带容纳的能量越多，可能引起带骨断裂或肌肉-韧带的撕裂。损伤风险较高。

（二）腘绳肌损伤

通常根据疼痛、无力、ROM 丧失的程度对腘绳肌损伤进行分级。

腘绳肌损伤的区域大小、所在位置与重返赛场所需的时间相关。损伤部位越靠近坐骨结节及囊括腘绳肌肌腱，重返赛场所需的时间则越长。

1. 腘绳肌损伤分级

（1）0级：没有损伤。

（2）Ⅰ级：少量肌肉或肌腱纤维撕裂。

肌肉力量没有下降。

MRI 显示极少量肌肉/肌腱损伤（不足肌肉长度的 5%）。

（3）Ⅱ级：肌腱部分撕裂，但是没有完全断裂。

① 腘绳肌肌力下降。

② MRI 显示部分断裂（包含 5%~50% 的肌肉长度）。

（4）Ⅲ级：腘绳肌肌肉/肌腱完全断裂或者撕脱性骨折。

① 腘绳肌肌肉功能/力量完全缺失，通常伴有较大的血肿。

② 通常需要手术。

2. 腘绳肌损伤康复进程（Clanton and Coupe，1998）

（1）在急性期（不超过 5d），损伤 24h 后，患者需要开始无痛的被动关节活动（PROM）或主动助力的关节活动（AAROM）练习。

（2）在亚急性期（伤后 3 天到 3 周），患者需要增加无痛的亚极量等长训练，固定式脚踏车以及无痛的水中运动。

（3）在重塑期（1~6 周），患者开始俯卧位的离心训练，在进行骨盆前倾下的腘绳肌牵拉之前，要先进行热敷或其他练习。

（4）在功能期（2 周至 6 个月），除了离心训练，患者应当开始俯卧位向心练习以及骨盆前倾下的腘绳肌牵拉。患者可以开始慢跑、冲刺以及运动相关技能的练习。

（5）当运动员完全无痛，ROM 为全范围，力量完全恢复时，可进行全场运动。

（6）训练应当循序渐进，并且包括核心稳定性练习。北欧腘绳肌训练等腘绳肌离心训练能够有效降低橄榄球及足球运动员腘绳肌损伤的次数（Petersen et al.，2011）。

第三节 长期卧床的影响：制动及不活动

一、肌肉

1. 制动使得力量每天减少 1.0%~1.5%。卧床休息 7~9d，力量可减少 20%~30%。5 周的完全不活动使得肌肉力量下降到原来的 50%。下降到原来力量的 25%~40% 时会出现一个平台期。每天按照 50% 的最大力量进行一次收缩，就能够预防这种衰减。

2. 据估计，每周肌肉的丢失总量达到 5%~50%。

3. 肌肉力量下降，特别是股四头肌和伸肌。

4. 在制动早期，Ⅰ型肌纤维（慢肌纤维）的直径会减小。Ⅰ型肌纤维的占比及氧化酶都会下降。这些所有的变化都导致了肌肉耐力的下降。

5. 肌肉力矩也会受到影响：Gogia et al.（1988）研究了 5 周制动，期间只允许坐起来排便的卧床休息对健康男性肢体肌肉力矩的影响。结果发现，腓肠肌的肌肉力矩下降了 26%，比目鱼肌的下降了 24%。

6. 活动受限也影响了受伤部位以外的肌肉力量和募集模式。Beckma 和 Buchanan（1995）及 Nicholas et al.（1976）的研究显示，踝关节扭伤会影响髋关节的肌肉力量及募集模式长达数月。

二、骨和关节

1. 由于缺少承重和肌肉收缩给骨带来的压力和张力，使得骨质发生减少，进而引发了高钙血症。制动 2~3d，钙就开始经由尿液和粪便排出，在 3~7 周就会达到峰值。恢复活动后，3 周内钙还会保持在较高水平，5~6 周会达到正常值。

2. 将尿液中的钙、氮和蛋白质的变化进行比较，钙是最后恢复的。氮每天丢失 2g。制动 5~6d 后开始丢失，在第 2 周达到峰值。活动恢复后，这种丢失还会持续 1 周，在第 2 周达到峰值。4 周之内都会低于正常值，在 6 周的时候会恢复正常值。

3. 钙的流失，除了增加了磷的流失，也增加了骨折的风险。

4. 不活动后,关节周围连接组织的延展性会下降。由于缺少营养供给,关节软骨开始恶化。滑膜关节中透明软骨的营养并不由血管血流提供,而是通过负重和不负重时的压力改变,引导着滑液提供。

5. 早在制动的前2周就能发现韧带发生了生化改变。经过手术修复的韧带,其力量的增长会受到制动的影响。制动会造成韧带力量的下降,顺应性增加,胶原蛋白降解增加。

三、心脏

1. 血液及血浆容量的减少。

2. 体液的重新分布会导致直立性的低血压。腿部会发生静脉血滞积。除此之外,β-肾上腺素交感活性增加。

3. 心血管系统的效能降低:患者出现安静心率增加,SV 降低。

(1)HR 大约增加 0.5 次/(min·d),导致制动性的心动过速以及极小或亚极量工作负荷时的异常心率。

(2)由于血容量的改变以及下肢静脉血滞积,卧床2周会使 SV 下降 15%。

(3)最大摄氧量(VO$_2$ max)在卧床的3~5d 就发生了下降。

4. 血栓栓塞的风险增加,这是继发于血容量减少和凝血能力增加。

四、肺部

1. 由于膈肌及肋间肌力量的减弱,膈肌活动、胸廓扩张减少,进而导致分泌物清除及通气障碍。

2. 咳嗽及支气管纤毛活动减少。患者可发展成坠积性肺炎。

3. 肺部功能衰退,表现为潮气量、每分通气量及 VC 的减小。

4. 出现动静脉分流以及通气灌注的局部改变。

五、胃肠

胃肠动力减弱导致便秘及胃口不佳。

六、泌尿生殖

尿路闭塞导致发生尿石症和尿路感染的风险增加。

七、皮肤

皮肤老化及出现压疮。

第四节　功能独立性评测

1. 理解残损、残疾、残障之间的区别很重要(Shepard,1982)。

(1)残损:身体或心理上的异常,通常表现为疾病或损伤。如由于 SCI 引起的截瘫。

(2)残疾:不能完成特定的活动或功能。如由于截瘫而无法完成行走。

(3)残障:由于残损或残疾,不能完成或履行日常角色/生活活动。如截瘫导致了行走不能,进而在没有电梯的建筑中无法上楼。

术语	定义	举例
疾病	虚弱	桡神经麻痹
残损	身体,解剖或者心理上的异常	腕下垂
残疾	功能缺失	不能书写
残障	社会角色缺失	失去艺术家这项工作

2. 在患者出院后能否安全返回家庭的评估中,功能独立性的评估很重要。

3. 功能独立性评测(FIM)分数是这类评估中最常用的量表之一(图 8-4)。

(1)它记录残疾的严重程度,评估活动受限情况,并作为统一数据系统的一部分,记录康复治疗的结果。

(2)包括 18 个条目,分为 6 类。

① 自理能力(进食,梳洗修饰,沐浴,穿上身衣服,穿裤子,上厕所)。

② 括约肌控制(大小便功能)。

③ 转移(床,椅,轮椅,浴盆或浴室,如厕)。

④ 移动(步行,轮椅移动,上下楼梯)。

⑤ 交流(理解和表达)。

⑥ 社会认知(社会交往,解决问题,记忆)。

FIM™工具

等级	7 完全独立(合适时间内,安全的) 6 有条件的独立(辅具)	没有帮助者
	有条件的依赖 5 监护(患者付出100%+) 4 少量帮助(患者付出75%+) 3 中等程度帮助(患者付出50%+) 完全依赖 2 大量帮助(患者付出25%+) 1 完全帮助(患者付出少于25%)	有帮助者

	入院	出院	随访
自我照料			
A. 进食	——	——	——
B. 梳洗修饰	——	——	——
C. 沐浴	——	——	——
D. 穿上身衣服	——	——	——
E. 穿下身衣服	——	——	——
F. 上厕所	——	——	——
括约肌控制			
G. 小便控制	——	——	——
H. 大便控制	——	——	——
转移			
I. 床,椅,轮椅	——	——	——
J. 如厕	——	——	——
K. 浴盆,淋浴	——	——	——
移动			
L. 步行/轮椅移动	—— 步行 轮椅	—— 步行 轮椅	—— 步行 轮椅
M. 上下楼梯	—— 两者	—— 两者	—— 两者
运动类得分	☐	☐	☐
交流	听 视 两者	听 视 两者	听 视 两者
N. 理解	——	——	——
O. 表达	—— 语言 非语言 两者	—— 语言 非语言 两者	—— 语言 非语言 两者
社会认知			
P. 社会交往	——	——	——
Q. 解决问题	——	——	——
R. 记忆	——	——	——
认知类得分	☐	☐	☐
FIM总分	☐	☐	☐

注意:不留空,如果患者因为风险不能进行测试,则填1

图 8-4 FIM 分数记录残疾的严重程度以及康复治疗的结局

FIM. 功能独立性评估

(3)每一类都按照 1(完全依赖)~7(完全独立)给患者打分。

📖 4. FIM 是一份等级量表(见第十二章,相关话题)

第五节　衰老的生理影响

一、心脏

1. 最大心率的逐渐下降，可能与对肾上腺素刺激的变时性反应减退有关。

2. 运动时左心室收缩末期容积增加，射血分数减小。当这些情况叠加心率反应下降，那么运动中的 CO 更多地依赖于 Frank-Starling 机制下 SV 的升高（更高的舒张末期容量）。

3. 随着年龄增加，CO 减少。

4. 舒张早期充盈的速率减慢。其更多地通过心房收缩达到后期的充盈。患者很容易出现心房颤动或房性心动过速，以及充血性心力衰竭。

5. 不论活动水平如何，最大耗氧量都出现下降，但是与静坐少动的患者相比，活动较多的患者下降得更少。

6. 收缩压及舒张压逐步增加，这主要是因为动脉的弹性降低而不是循环中儿茶酚胺的作用。

7. 压力感受器的敏感度降低与直立性低血压相关：姿势改变后，反射性心动过速减弱，与血浆肾素活性减弱、血管加压素和血管紧张素II水平降低有关。压力感受器的敏感度降低同样与咳嗽，排尿晕厥综合征相关。

8. 在评估直立性低血压的原因时，应监测患者的药物使用情况：抗高血压药、左旋多巴、吩噻嗪和三环抗抑郁药（TCA）。同时评估液体摄入减少、液体流失和醛固酮/皮质醇水平功能障碍。

二、肺部

1. VC 下降。

2. PO_2 下降：与轻微程度的气体交换障碍呈线性相关。

3. PCO_2 或者 pH 没有改变。

4. 氧饱和度正常或轻微下降。

5. 1 秒用力呼气量（FEV_1）下降。并连续下降 30mL/年。

6. 每分钟最大通气量下降。这些下降反映了相应器官系统的改变，在测试项目中自主通气不够自如。

7. 如胸廓僵硬，肋间肌薄弱由于弹性下降造成的小气道狭窄。

8. 余气量与功能余气量的增加与肺部组织的弹性下降有关。

9. 肺部总容积没有发生变化。

10. 肺炎的发生率较高：免疫力下降，纤毛活动受损，胸壁的顺应性降低并且清除分泌物的能力降低；认知水平下降；吞咽困难以及食管疾病。

三、皮肤

1. 连接组织的弹性降低，导致发生压疮、皮肤破损的风险增加。

2. 水分减少。

3. 皮肤感觉减退。

四、肌肉骨骼

1. 肌少症是指随着年龄增长，肌肉总量、力量、身体表现的下降。

（1）所有的肌肉含量都会减少，包括肌原纤维的数目，线粒体酶的浓度。

（2）运动单位数量的减少。

2. 进行耐力训练时，肌肉的耐力会增加或维持，这是由于肌纤维类型的转变。

3. IIa 和 IIb 型肌纤维增加；这是因为耐力训练使II型肌纤维变得更好氧。

耐力训练并不会改变老年人或年轻人I型肌纤维的百分比。（Kirkendall and Garrett, 1998）。

4. 脂肪增加：30 岁时增加 15%，80 岁时增加 30%。患者服用更多的脂溶性药物，其不良反应也会增加。

5. 骨质疏松以及退行性关节疾病的发生率很高。软骨中水分，4-硫酸软骨素与 6-硫酸软骨素的比率都降低。软骨的化学性质发生改变，承受体重的能力也减弱，但不会造成软骨的破损及骨的最终暴露。

6. 30 多岁时，骨密度峰值就开始下降。

7. 支撑面面积增加。

五、温度调节

1. 温度调节障碍,伴有血管自主舒张控制下降,对于温度变化的感知障碍。

2. 患者容易出现体温过高和过低的情况。出汗异常,身体状况恶化都会使得温度过高,如营养不良、低血糖和甲状腺功能减退;或者是用药情况,麻醉药品、乙醇和苯二氮䓬类。

六、神经系统

1. 老年人能够进行学习,但是速度较慢。

(1)短期记忆和随即学习下降(Bolla et al.,1991)。

(2)在20岁之后,需要处理新信息才能完成的中枢信息处理任务会逐渐减慢。

2. 选择反应时增加。任务越复杂,越受年龄的影响(Bolla et al.,1990)。

3. 本体感觉,步态出现下降,出现协调及平衡问题。这与黑质纹状体神经元随年龄增长而减少有关。

4. 动作速度减慢,平衡能力降低。

5. 在其他健康人群中,数学计算能力的下降远大于言语理解(Bleecker et al.,1988b)。结果表明,老年人的记忆力下降与抑郁有关而不是功能不佳。相关研究显示,言语能力与衰老没有什么关联,特别是在男性当中。在66—89岁的年龄组中,男性的语言总体得分低于女性。

七、泌尿生殖系统

1. 膀胱容量下降。

2. 尿道和膀胱的顺行性下降。

3. 尿流率下降。

4. 憋尿能力下降。

5. 正常的衰老并不会带来失禁。而是由原发疾病造成的。

(1)在有尿失禁的老年患者中,70%都有逼尿肌不稳定。

(2)精神状态混乱、尿道感染、萎缩性尿道炎、药物(镇静药、抗胆碱药、钙离子通道阻滞药)、活动受限和便秘都可能带来尿失禁。

6. 性能力:随着衰老,性功能下降。

(1)老年男性心因性勃起能力下降,需要更强烈的刺激。勃起可能是部分的;射精的力量减弱,高潮的强烈感觉减弱了。许多药物都可能导致阳痿。

(2)女性会经历绝经后的变化,如阴道壁脆性增加、阴道润滑减少。性功能下降的其他原因可能包括伴侣阳痿、性欲下降和性接触机会减少。

7. 良性前列腺增生(BPH)的发展受到荷尔蒙的影响,常见于年龄超过40岁的男性。

八、肾脏

1. 肾小球萎缩及肾小管细胞减少,导致肾小球滤过率下降,肾小管功能下降。

2. 这些因素导致肾排泄药物的半衰期增加,如青霉素、氨基糖苷、地高辛、西咪替丁、锂、普鲁卡因胺和氯丙帕胺。

📖 3. 在老年人中,洋地黄中毒通常继发于肾功能受损。中毒表现为心律失常、厌食、恶心、呕吐、腹痛、疲劳、抑郁、嗜睡、头痛、精神异常和眼部障碍。

📖 4. 非甾体抗炎药(NSAIDs)也会导致肾功能损伤,最常见的是肾前性氮质血症。在肾血流依赖于血管扩张前列腺素活动的情况下,非甾体抗炎药可诱发急性肾衰竭。在前列腺素抑制状态下,患者出现低肾素血性醛固酮减少症。

九、胃肠

📖 1. 吞咽障碍是老年人的健康问题。随着年龄增加,吞咽生理的改变以及老年疾病是老年人吞咽困难的诱发因素(Sura et al.,2012)。

2. 食管功能受损:蠕动收缩幅度下降。

3. 食管排空延迟和括约肌不完全性松弛与疾病有关。

4. 结肠:肌肉收缩力下降,关于粪便的直肠感知受损。很有必要探究导致便秘发生的因素。膳食纤维和液体摄入减少;与肠功能下降相关的疾病(帕金森病、脑血管意外),以及药物[(钙、铁、抗酸药、非甾体抗炎、阿片类药物、降压药(钙通道阻滞剂)、抗胆碱药、交感神经药物(异丙肾上腺素、特布他林、伪麻黄碱)]。

5. 大便失禁大多数继发于粪便嵌塞。其他原因,如认知功能下降、腹泻、括约肌张力下降,需要评估。腹泻通常与粪便嵌塞、感染和药物,如泻药、抗生素和地高辛毒性有关。

十、听力

📖 老年性失聪是随着年龄增长而丧失感知或辨别声音的能力。发病年龄和发病模式可能有所不同(Stedman,2005)。

十一、老年患者急性期住院及失调的影响

1. 多种慢性疾病对器官储备有累积效应,老年患者会努力适应,以便在这种情况下仍具备功能。

2. 患者的储备能力可能早就受限了,很小的急性并发症或疾病进展都可能造成功能失代偿。

3. 住院给老年人带来的负面影响包括:

(1)定向障碍。

(2)失眠症:通常用催眠药物治疗,可能会引起不良反应或对病人的健康产生不利影响。老年人的睡眠障碍通常与抑郁有关。

(3)医源性并发症的发生率增加:药物不良反应通常是多药联合使用的结果。

(4)情绪后遗症:在疾病、预后和住院期间出现焦虑和困惑都很常见。病人容易发展成抑郁。很多时候病人需要依赖功能活动。

(5)社会支持系统和出院处置:患者的功能可能受损。这可能进一步减少病人的活动动机,更不易回到以前的生活状态。

4. 正如前面所讨论的,在老年人中,失调效应往往出现得更早,更严重,需要更长的时间才能逆转。这很大程度上是由年龄增加和储备减少造成的。失调效应如下。

(1)最大摄氧量减少。

(2)亚极量负荷工作时,引发疲劳的时间缩短。

(3)肌肉力量降低。

(4)反应时/平衡/灵活性减退。

5. 很多与跌倒相关的因素都继发于功能失调。跌倒是与动静态平衡下降、腿部力量、髋/踝灵活性、视力减退及神经疾病相关的复合体。

十二、老年人运动适应性总结

(一)有氧训练

1. 在亚极量运动中每分钟通气减少9%~15%。

2. 亚极量运动时心率降低:每分钟降低9~20次,SV增加8%。

3. 每分钟通气量随着最大运动减少20%~30%而增加。

4. 最大运动时SV及CO增加:SV增加6%~8%;CO高达34%。

5. 总血红蛋白(Hb)及血容量增加:Hb7%;血容量8%。

6. 次最大运动时,外周血管阻力降低5%~18%。

7. 肌肉中氧化酶从0%增加到45%;糖原储备从10%增加到28%。

(二)力量训练

1. 增加肌肉的横截面积、Ⅰ型和Ⅱ型肌纤维、每根肌纤维毛细血管的密度以及氧化酶含量。

2. 肌浆网Ca^{2+}:ATP酶随年龄增加相应的减少这一情况被阻止。

3. 力量及转矩速度增加。

十三、老年患者并发症的管理

(一)抑郁

1. 可能表现为睡眠障碍、胃口不佳、便秘、注意力不集中、记忆力差、精神运动迟钝。在老年人群中,重度抑郁症的发生率从16%~30%不等。社区老人的患病率从2%~5%。如果患者有残疾,这种风险会增加3倍。

2. 对于长期抑郁,可选择曲唑酮和选择性5-羟色胺再摄取抑制药低抑制副交感神经生理作用。三羧酸盐联合最低抑制副交感神经生理作用也是有效的。

📖 3. 在常见的三羧酸盐中,相比于其他药

物,如阿米替林、去甲替林(Pamelor®)更受青睐。去甲替林抑制副交感神经的生理作用更小,镇静作用更小,引起的直立性低血压也更少(这是 α₁ 阻滞的结果)。

📖(二) 焦虑

如果需要药物治疗,建议使用阿米替林

(Elavil®),它优于其他药物,如苯二氮䓬类中的 Valium®。由于新陈代谢和身体成分的改变,脂溶性药物更容易在老年人体内积聚,苯二氮䓬类药物的积聚会带来嗜睡等不良反应。

(黄丽萍　周明　周莹 译,何成奇 审校)

参 考 文 献

Abramson DI, Tuck S, Jr, Lee SW, Richardson G, Levin M, Buso E. Comparison of wet and dry heat in raising temperature of tissues. *Arch Phys Med Rehabil.* 1967;48(12):654–661.

American Academy of Orthopaedic Surgeons. *Joint Motion: Method of Measuring and Recording.* Chicago, IL: AAOS; 1965.

Baker LL, Parker K. Neuromuscular electrical stimulation of the muscles surrounding the shoulder. *Phys Ther.* December 1986;66(12):1930–1937. doi:10.1093/ptj/66.12.1930.

Basmajian JV. Biofeedback in physical medicine and rehabilitation. In: DeLisa J, Gans B, eds. *Rehabilitation Medicine: Principles and Practice.* 4th ed. Philadelphia, PA: Lippincott Williams & Wilkins; 2005:271–284.

Beckman SM, Buchanan TS. Ankle inversion injury and hypermobility: effect on hip and ankle muscle electromyography onset latency. *Arch Phys Med Rehabil.* 1995;76(12):1138–1143. doi:10.1016/S0003-9993(95)80123-5.

Bleecker ML, Bolla-Wilson K, Kawas C, Agnew J. Age-specific norms for the Mini Mental State Exam. *Neurology.* 1988a;38(10):1565–1568. doi:10.1212/WNL.38.10.1565.

Bleecker ML, Bolla-Wilson K, Agnew J, Meyers DA. Age-related sex differences in verbal memory. *J Clin Psychol.* 1988b;44(3):403–411. doi:10.1002/1097-4679(198805)44:3<403::AID-JCLP2270440315>3.0.CO;2-0.

Bolla KI, Lindgren KN, Bonaccorsy C, Bleecker ML. Predictors of verbal fluency (FAS) in the healthy elderly. *J Clin Psychol.* 1990;46(5):623–628. doi:10.1002/1097-4679(199009)46:5<623::AID-JCLP2270460513>3.0.CO;2-C.

Bolla KI, Lindgren KN, Bonaccorsy C, Bleecker ML. Memory complaints in older adults: Fact or fiction? *Arch Neurol.* 1991;48(1):61–64. doi:10.1001/archneur.1991.00530130069022.

Borell RM, Parker R, Henley EJ, Masley D, Repinecz M. Comparison of in vivo temperatures produced by hydrotherapy, paraffin wax treatment, and fluidotherapy. *Phys Ther.* 1980;60(10):1273–1276. doi:10.1093/ptj/60.10.1273.

Brault JS, Kappler RE, Grogg BE. Manipulation, traction, and massage. In: Braddom RL, ed. *Physical Medicine and Rehabilitation.* 4th ed. Philadelphia, PA: Saunders; 2011:427–448.

Bryce TN, Ragnarsson KT, Stein AB, Biering-Sorensen F. Spinal cord injury. In: Braddom RL, ed. *Physical Medicine and Rehabilitation.* 4th ed. Philadelphia, PA: Saunders; 2011:1293–1346.

Chae J, Triolo R, Kilgore K, Creasey G, DiMarco A. Functional neuromuscular stimulation. In: DeLisa J, Gans B, eds. *Rehabilitation Medicine: Principles and Practice.* 4th ed. Philadelphia, PA: Lippincott Williams & Wilkins; 2005:1405–1425.

Cheng RS, Pomeranz B. Electroacupuncture analgesia could be mediated by at least two pain-relieving mechanisms; endorphin and non-endorphin systems. *Life Sci.* 1979;25(23):1957–1962. doi:10.1016/0024-3205(79)90598-8.

Clanton TO, Coupe KJ. Hamstring strains in athletes: diagnosis and treatment. *J Am Acad Orthop Surg.* 1998;6(4):237–248. doi:10.5435/00124635-199807000-00005.

De Lateur BJ, Lehmann JF, Stonebrid JB, Warren CG, Guy AW. Muscle heating in human subjects with 915 MHz. Microwave contact applicator. *Arch Phys Med Rehabil.* 1970;51(3):147–151.

DeLorme TL and Watkins AL Arch Phys Med Rehabil. 1948 May; 29(5): 263–73 Techniques of progressive resistance exercise.

Eldred E, Lindsley DF, Buchwald JS. The effect of cooling on mammalian muscle spindles. *Exp Neurol.* 1960;2:144–157. doi:10.1016/0014-4886(60)90004-2.

Garber CE, Blissmer B, Deschenes MR, et al. American College of Sports Medicine position stand. Quantity and quality of exercise for developing and maintaining cardiorespiratory, musculoskeletal, and neuromotor fitness in apparently healthy adults: guidance for prescribing exercise. *Med Sci Sports Exerc.* July 2011;43(7):1334–1359. doi:10.1249/MSS.0b013e318213fefb.

Gogia P, Schneider VS, LeBlanc AD, Krebs J, Kasson C, Pientok C. Bed rest effect on extremity muscle torque in healthy men. *Arch Phys Med Rehabil.* 1988;69(12):1030–1032.

Judovich BD. Lumbar traction therapy—elimination of physical factors that prevent lumbar stretch. *JAMA*. 1955;159:549–550. doi:10.1001/jama.1955.02960230013005.

Kirkendall DT, Garrett WE. The effects of aging and training on skeletal muscle. *Am J Sports Med*. 1998;26(4): 598–602. doi:10.1177/03635465980260042401.

Knutsson E, Mattsson E. Effects of local cooling on monosynaptic reflexes in man. *Scand J Rehabil Med*. 1969;1(3):126–132.

Lavelle ED, Lavelle W, Smith HS. Myofascial trigger points. *Anesthesiol Clin*. 2007;25(4):841–851. doi:10.1016/j.anclin.2007.07.003.

Lehmann JF, De Lateur BJ. Diathermy and superficial heat, laser, cold therapy. In: Kotke FJ, Lehmann JF, eds. *Krusens's Handbook of Physical Medicine and Rehabilitation*. 4th ed. Philadelphia, PA: W.B. Saunders; 1990.

Lehmann JF, De Lateur BJ, Stonebridge JB, Warren CG. Therapeutic temperature distribution produced by ultrasound as modified by dosage and volume of tissue exposed. *Arch Phys Med Rehabil*. 1967;48(12):662–666.

Lehmann JF, Guy AW, De Lateur BJ, Stonebridge JB, Warren CG. Heating patterns produced by short-wave diathermy using helical induction coil applicators. *Arch Phys Med Rehabil*. 1968;49(4):193–198.

Lehmann JF, Masock AJ, Warren CG, Koblanski JN. Effect of therapeutic temperatures on tendon extensibility. *Arch Phys Med Rehabil*. 1970;51:481–487.

Lehmann JF, Silverman DR, Baum BA, Kirk NL, Johnston VC. Temperature distributions in the human thigh, produced by infrared, hot pack and microwave applications. *Arch Phys Med Rehabil*. 1966;47(5):291–299.

Léonard G, Cloutier C, Marchand S. Reduced analgesic effect of acupuncture-like TENS but not conventional TENS in opioid-treated patients. *J Pain*. 2011;12(2):213–221. doi:10.1016/j.jpain.2010.07.003.

Lowdon BJ, Moore RJ. Determinants and nature of intramuscular temperature changes during cold therapy. *Am J Phys Med*. 1975;54(5):223–233. doi:10.1097/00006534-197612000-00084.

McGinty G, Irrgang J, Pezzullo D. Biomechanical considerations for rehabilitation of the knee. *Clin Biomech*. 2000;15:160–166. doi:10.1016/S0268-0033(99)00061-3.

Melzack R, Wall PD. Pain mechanisms: a new theory. *Science*. 1965; 150(3599):971–979. doi:10.1126/science.150.3699.971.

Miglietta O. Action of cold on spasticity. *Am J Phys Med*. 1973;52(4):198–205. https://journals.lww.com/ajpmr/Citation/1973/08000/ACTION_OF_COLD_ON_SPASTICITY.4.aspx.

Nicholas JA, Strizak AM, Veras G. A study of thigh muscle weakness in different pathological states of the lower extremity. *Am J Sports Med*. 1976;4(6):241–248. doi:10.1177/036354657600400602.

Petersen J, Thorborg K, Nielson MB, Budtz-Jørgensen E, Hölmich P. Preventive effect of eccentric training on acute hamstring injuries in men's soccer: a cluster randomized controlled trial. *Am J Sports Med*. 2011;39(11):2296–2303. doi:10.1177/0363546511419277.

Phillips EM, Kennedy MA. The exercise prescription: a tool to improve physical activity. *PM R*. 2012; 4(11): 818–825. doi:10.1016/j.pmrj.2012.09.582.

Ragnarsson KT. Physiologic effects of functional electrical stimulation-induced exercises in spinal-cord injured individuals. *Clin Orthop Relat Res*. 1988;(233):53–63. doi:10.1097/00003086-198808000-00008.

Ragnarsson KT, Pollack S, O'Daniel W Jr, Edgar R, Petrofsky J, Nash MS. Clinical evaluation of computerized functional electrical stimulation after spinal cord injury: a multicenter pilot study. *Arch Phys Med Rehabil*. 1988;69(9):672–677.

Savin WM, Alderman EL, Haskell WL, et al. Left ventricular response to isometric exercise in patients with denervated and innervated hearts. *Circulation*. 1980;61(5):897–901. doi:10.1161/01.CIR.61.5.897.

Schache AG, Wrigley TV, Baker B, Pandy MG. Biomechanical response to hamstring muscle strain injury. *Gait Posture*. 2009;29(2):332–338. doi:10.1016/j.gaitpost.2008.10.054.

Shepard RJ. *The Physiology and Biochemistry of Exercise*. New York, NY: Praeger Publishers; 1982:140–142.

Stanos SP, Tyburski MD, Harden RN. Chronic pain. In: Braddom RL, ed. *Physical Medicine and Rehabilitation*. 4th ed. Philadelphia, PA: Saunders; 2011:935–970.

Stedman's Medical Dictionary for the Health Professions and Nursing, 5th Edition, 2005, Lippincott Williams & Wilkins, pg. 1183.

Steindler A. *Kinesiology of the Human Body Under Normal and Pathological Conditions*. Springfield, IL: Charles C. Thomas; 1973:63.

Sura L, Madhavan A, Carnaby G, Crary MA. Dysphagia in the elderly: management and nutritional considerations. *Clin Interv Aging*. 2012;7:287–298. doi:10.2147/CIA.S23404.

Weber D, Brown AW. Physical agent modalities. In: Braddom RL, ed. *Physical Medicine and Rehabilitation*. Philadelphia, PA: W.B. Saunders; 1996.

Weber D, Hoppe K. Physical agent modalities. In: Braddom RL, ed. *Physical Medicine and Rehabilitation*. 4th ed. Philadelphia, PA: Saunders; 2011:449–468.

World Health Organization. *International Classification of Functioning, Disability and Health*. http://www.who.int/classifications/icf/en/.

推 荐 读 物

Basford JR. Physical agents. In: DeLisa JA, Gans BM, eds. *Rehabilitation Medicine: Principles and Practice*. 2nd ed. Philadelphia, PA: J.B. Lippincott; 1993.

Bleecker ML, Lindgren KN. The mere presence of low levels of carboxyhemoglobin is not causal proof for altered neuropsychological performance. *Arch Neurol*. 1999;56(10):1299. doi:10.1001/archneur.56.10.1299.

Brukner K. Principles of diagnosis: investigations including imaging. In: Brukner P, Bahr R, Blair S, et al., eds. *Brukner & Khan's Clinical Sports Medicine*. 4th ed. Sydney, Australia: McGraw Hill; 2012: 156–160.

De Lateur B. Therapeutic exercise to develop strength and endurance. In: Kotke FJ, Lehmann JF, eds. *Krusen's Handbook of Physical Medicine and Rehabilitation*. 4th ed. Philadelphia, PA: W.B. Saunders; 1990.

Downey JA, Myers SJ, Gonzalez EG, Lieberman JS, eds. *The Physiological Basis of Rehabilitation Medicine*. 2nd ed. Newton, MA: Butterworth-Heineman; 1994:134.

Finlay K. The elbow. In: O'Neill J, ed. *Musculoskeletal Ultrasound: Anatomy and Technique*. New York, NY: Springer; 2008:77–102.

Gerritsen AA, de Vet HC, Scholten RJ, Bertelsmann FW, de Krom MC, Bouter LM. Splinting vs surgery in the treatment of carpal tunnel syndrome: a randomized controlled trial. *JAMA*. 2002;288(10):1245–1251. doi:10.1001/jama.288.10.1245.

Koeppl PM, Bolla-Wilson K, Bleecker ML. The MMPI: regional difference or normal aging? *J Gerontol*. 1989;44(4):P95–P99. doi:10.1093/geronj/44.4.P95.

Lehmann JF, De Lateur BJ. Diathermy and superficial heat, laser, cold therapy. In: Kotke FJ, Lehmann JF, eds. *Krusen's Handbook of Physical Medicine and Rehabilitation*. 4th ed. Philadelphia, PA: W.B. Saunders; 1990.

Lento PH, Primack S. Advances and utility of diagnostic ultrasound in musculoskeletal medicine. *Curr Rev Musculoskelet Med*. 2008;1(1):24–31. doi:10.1007/s12178-007-9002-3.

Mysiw WJ, Jackson RD. Electrical stimulation: treatment techniques and special equipment. In: Braddom R, ed. *Physical Medicine and Rehabilitation*. 3rd ed. Philadelphia, PA: W.B. Saunders; 2007:479–506.

"Presbyacusis." Def. 1. *Stedman's Medical Dictionary*; 2005. Print.

Schneck CD, Goldberg G, Munin MC, Chu AW. Imaging techniques relative to rehabilitation. In: DeLisa J, ed. *Rehabilitation Medicine: Principles and Practice*. 4th ed. Philadelphia, PA: Lippincott Williams & Wilkins; 2005:179–228.

Sheffler LR, Chae J. Neuromuscular electrical stimulation in neurorehabilitation. *Muscle Nerve*. 2007;35(5):562–590. doi:10.1002/mus.20758.

Tan JC. *Practical Manual of Physical Medicine and Rehabilitation*. St. Louis, MO: Mosby-Year Book, Inc.; 1998.

第九章　肺、心脏和肿瘤康复

第一节　肺康复

一、肺康复的目标

1. 改善心肺功能。
2. 防治并发症。
3. 增加患者对疾病的认识。
4. 增加患者对自我管理和医疗依从性的责任。
5. 提高生活质量和日常生活活动能力（activity of Daily Living, ADLs），并重返工作岗位。

📖 二、肺康复的好处

1. 提高运动耐受性、症状限制性耗氧量、工作产出、代谢效率。
📖 2. 运动通过增加从体循环的氧气来增加动脉静脉氧含量（arterial and venous oxygen content, AVO_2）的差值。
3. 减轻患者在休息和在不同水平活动时的呼吸困难和呼吸频率（respiratory rate, RR）。
4. 改善总体生活质量，减少焦虑和抑郁以及提高 ADL 的能力。
5. 提高步行能力。
6. 降低住院率/降低医疗资源利用率。
7. 重点是训练周围肌肉，以达到提高效率和减少心脏和肺负荷的目的（Alba, 1996）。

三、肺康复的目标人群

📖 1. 从肺康复计划中受益最多的患者至少具备以下一项特征。

（1）呼吸运动限制在预计最大耗氧量的 75%。

（2）第一秒用力呼气量（forced expiratory volume in the first second, FEV_1）<2 000mL 或 FEV_1/FVC（forced vital capacity, FVC, 用力肺活量）比值 <60% 的阻塞性气道疾病（见"肺容积定义"一节和图 9-1 的进一步细节）。

（3）一氧化碳扩散能力小于预测值的 80% 的限制性肺病或肺血管疾病（Bach, 1993）。

2. 有呼吸困难导致活动受限的积极主动的非吸烟者或已经戒烟的患者都是肺部康复的优选人选。如果强调戒烟的作用并纳入康复方案，吸烟者可以从康复中受益（Celli and ZuWallack, 2005）。

在启动该计划前，建议进行肺功能评估。

📖 肺功能障碍分类：Moser 分类（Corsello, 1991）

1 级：休息时无呼吸困难——剧烈运动时出现呼吸困难。

2 级：日常活动时正常——爬楼梯/上斜坡时出现呼吸困难。

3 级：进行特定日常活动时出现呼吸困难；能慢步走 1 个街区。

4 级：进行某些 ADLs 需要依赖；稍微用力就出现呼吸困难。

注意：1~4 级患者在休息时无呼吸困难。

📖 5 级：足不出户——休息时就出现呼吸困难，完成大多数日常活动需要帮助。

虽然符合先前所列标准的患者可能从康复中获益，但在肺康复中并没有对肺功能的最低要求（Celli and ZuWallack, 2005）。

四、肺生理学综述

(一) 呼吸功能的控制

1. 呼吸的自主控制起源于延髓,并通过脊髓下降到呼吸肌。

2. 髓质呼吸中心负责整合不同的化学感受器(Axen,1991)。

(1) 中枢化学感受器受到脑脊液中高碳酸血症的调节。

(2) 颈动脉和主动脉体的外周化学感受器受到血液中二氧化碳、氧气和pH的变化的调节。

(二) 呼吸肌

1. 吸气时的肌肉活动

📖 (1) 膈神经支配的膈肌是吸气时的主要呼吸肌。膈肌收缩增加胸腔容积,降低胸腔内压力。这使胸内压力低于大气压而出现吸气。

(2) 呼吸的辅助肌,主要在劳累或呼吸窘迫时激活,包括胸锁乳突肌、斜方肌、胸大肌、肋间外肌和斜角肌。

2. 积极呼气时的活跃肌肉

正常情况下,呼气是一个被动的过程。但在运动和某些疾病状态(如肺气肿),呼吸变得更主动。

腹部肌肉是主要的呼气肌。

辅助肌肉:肋间内肌。

3. 上呼吸道的活跃肌肉

(1) 促进气道开放。

(2) 包括口腔、舌头、悬雍垂、腭和喉部的肌肉。

(3) 这些肌肉的显著松弛会导致睡眠期间气道阻塞(阻塞性睡眠呼吸暂停)。

(三) 急性呼吸衰竭的原因

1. 严重呼吸道感染。

2. 肺水肿。

3. 弥漫性实质损伤或肺部疾病。

4. 急性呼吸窘迫综合征(acute respiratory distress syndrome,ARDS)。

5. 急性肺循环衰竭[如急性肺栓塞(acute pulmonary embolism,PE)]。

6. 可能导致呼吸驱动功能障碍的头部创伤或药物。

7. C_3以上脊髓损伤(spinal cord injury,SCI)患者存在膈肌衰竭。

注意:当通气衰竭超过30天时,考虑存在慢性呼吸衰竭。

(四) 肺功能测试

1. 肺功能测试(pulmonary function test,PFT)来评估功能损害的程度。

2. 观察正常呼吸期间、最大吸气和呼气期间的呼吸偏移。

3. 肺容量变化的评估可用于将呼吸功能障碍区分为阻塞性和限制性肺疾病。

(五) 肺容量定义(图9-1)

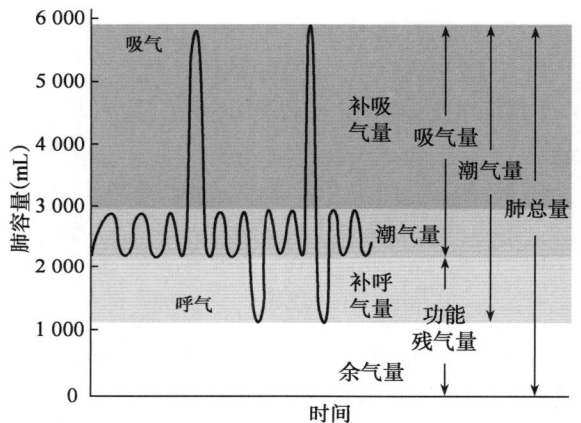

图9-1　正常呼吸、最大吸气和最大呼气期间的呼吸运动

1. 肺活量(vital capacity,VC):是指在最大限度吸气后,尽力呼出气体的总量。

2. 用力肺活量(forced vital capacity,FVC):在受试者尽快呼气的情况下测量VC。

3. 肺总容量(total lung capacity,TLC):用力吸气结束时肺内含气量。

4. 潮气量(tidal volume,TV):平静吸气时气体的变化量。

5. 功能余气量(functional residual capacity,FRC):正常呼气结束时肺内含气量。

6. 余气量(residual volume,RV):最大呼气结束时肺内含气量。

7. 第1秒用力呼气容积(foeced ecpiratory volume,FEV_1):FVC第一秒排出的空气量。

8. 最大呼气中期流量(maximal mid-

expiratory flow, MMEF)：平均流量，在 FVC 的 25%~50%。

9. 每分钟最大通气量（maximual voluntary ventilation, MVV）：在 12 秒内呼出的最大空气量，以 L/s 为单位。

10. 最大静态吸气压（maximal static inspiratory pressure, PImax）：最大呼气后测量的在 RV 附近的静压。

11. 最大静态呼气压（maximal static expiratory pressure, PEmax）：最大吸气后测量的在 TLC 附近的静压。

12. 每分钟通气量：每分钟吸入或呼出的气体总量。

（六）最大氧耗量

1. 收集最大运动过程中呼出的气体，并分析氧含量。

2. VO_2max：最大运动或力竭性运动时 1 分钟内可利用的最大氧气量。

3. VO_2max：以 1min/kg 体重为标准所消耗的氧气的毫升数计量。

> 可以用 Fick 方程计算：$VO_2max=(HR \times SV) \times AVO_2$ 差值

HR. 心率；SV. 每搏输出量

4. 个体 VO_2max 取决于体重、年龄（在大约 20 岁时达到峰值）、性别（女性的值约为男性的 70%）和遗传学（最重要）。

5. 训练或病理条件会影响这种潜在的可能性。

6. 耐力训练可以增加未受过训练健康人的 VO_2max、心排血量（cardiac output, CO）和体力劳动能力。

五、呼吸功能障碍的分类

基于 PFT，呼吸功能障碍可分为阻塞性呼吸功能障碍和限制性呼吸功能障碍。

（一）慢性阻塞性肺疾病

1. 慢性阻塞性肺疾病（chronic obstructive pulmonary disease, COPD）的特征是由于支气管痉挛导致气道阻力增加，这可能会导致气体

滞留，降低最大呼气中期流量，顺应性正常或增加。

2. 可能出现灌注/通气（V/Q）不匹配导致低氧血症。

3. 高碳酸血症是一种进行性疾病，与缺氧驱动或急性失代偿有关。

4. 临床上可能与气道阻力增加，呼气气流受损和呼吸肌疲劳有关。胸部 X 线片见膈肌扁平，这是由于肺总量和残余肺容量增加所致。

5. 流行率：美国流行率约为 6.4%。

（1）慢性阻塞性肺疾病（COPD）是主要的慢性下呼吸道疾病，位居 2017 年美国第四大死因（Murphy et al., 2017）。

（2）50% COPD 患者活动水平受到限制，25% COPD 患者仅能在床上活动。

［引起 COPD 的原因］

1. COPD 由综合因素引起

（1）遗传因素。

（2）呼吸道感染。

（3）化学炎症［香烟烟雾（最大危险因素），石棉］。

2. 吸烟是 COPD 最常见的原因

（1）导致慢性炎症和黏液纤毛清除率下降。

（2）吸烟者死于 COPD 的可能性比不吸烟者高 3.5~25 倍。

（3）戒烟与以下方面的改善有关：

1）症状的改善。

2）肺功能有不同程度的改善，肺体积损失率下降到与不吸烟者相似的水平。

3）降低呼吸道感染的风险。

4）降低 FEV_1 损失率（长期）。

［COPD 的类型］

1. 记住：所有类型的 COPD 都有气体潴留。

2. 慢性支气管炎：

（1）气管支气管黏液腺增大导致慢性黏液分泌过度和呼吸道感染。

（2）连续至少 2 年，每年持续 3 个月，每天产生痰量大于 100mL。

3. 肺气肿（图 9-2）：

（1）末梢非呼吸性细支气管远端气隙扩张

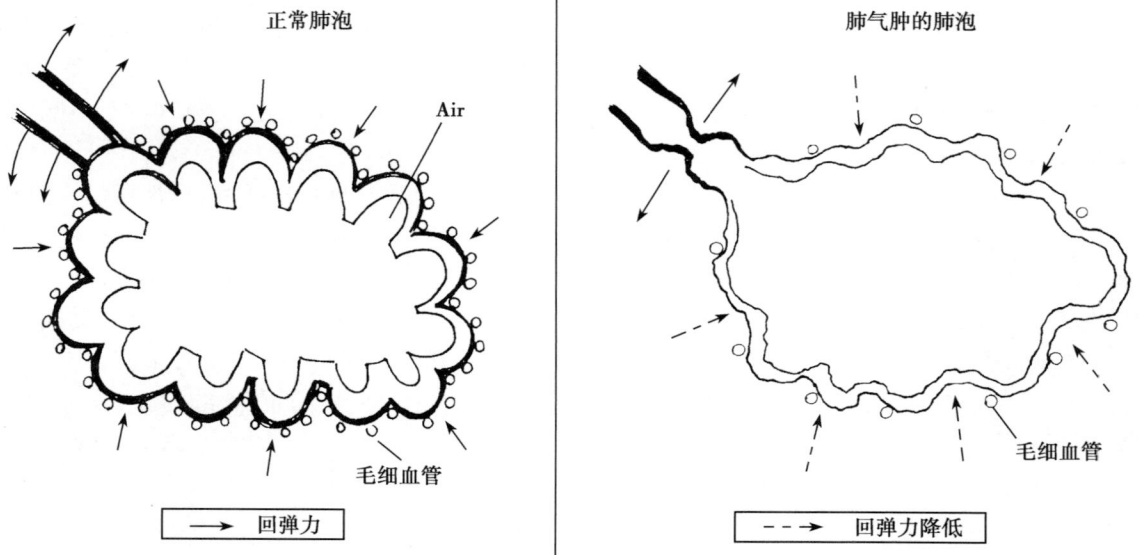

图 9-2 正常的单个肺泡与肺气肿的单个肺泡比较

伴肺泡壁破坏。这是继发于中性粒细胞衍生弹性蛋白酶的无弹性作用。

（2）肺泡壁弹性的破坏导致肺弹性降低，导致呼气时气道过度塌陷和慢性气流阻塞。

（3）肺的气体交换表面积减少（即肺泡膜与 V/Q 不匹配导致低氧血症）。

（4）肺组织缺氧时肺血管阻力的慢性增加可导致严重肺动脉高压（pulmonary arterial hypertension，PAH）和右室心竭。

（5）吸氧是唯一可以改善低氧血症患者死亡率的有效疗法。

4. 囊性纤维化（CF）：

（1）囊性纤维化（cystic fibrosis，CF）为常染色体隐性疾病，涉及外分泌腺中的氯离子通道。呼吸系统受累是由于未能充分清除细支气管的分泌物，导致广泛的细支气管阻塞和随后的支气管扩张、过度充气和感染。

（2）囊性纤维化患者进行有氧运动有助于排痰。患者的纤毛搏动增加，黏液清除改善。

（3）有氧运动还能提高运动能力和呼吸肌耐力，并通过促进残留分泌物排出来降低气道阻力。

（4）胸部物理治疗可以使气道分泌物松动。

5. 哮喘：

（1）支气管肌肉增生、黏膜水肿、酸性粒细胞和单核细胞浸润引起基底膜改变。

哮喘引起慢性支气管炎。

（2）夜间可发生间歇性气道广泛狭窄和阵发性呼气困难。

6. 基于 PFT 结果评估 COPD 患者功能限制的指南

（1）COPD 患者功能损害的程度可用 PFTs 来评估。

（2）当预测的 FEV_1 接近 4L 时，患者不应有明显的运动受限史。

（3）当 FEV_1 低于 3L/s 时，通常会出现肺功能损伤，但是可逆的。

① FEV_1 为 2~3L：病人可能出现轻微的运动限制（能够步行很远的距离但速度较慢）。

② FEV_1 为 1~2L：患者可能会出现中度运动限制（需要间歇性休息才能完成步行很远的距离或爬楼梯）。

③ $FEV_1 < 1L$：严重运动障碍（只能进行非常短距离的步行）。

（二）限制性肺病

1. 由于肺或胸壁丧失正常回弹力而导致肺通气受损。这可能与呼吸肌功能障碍或胸壁或肺组织本身的僵硬有关，从而导致呼吸做功增加。

2. 可能与不同水平的高碳酸血症或缺氧有关。

3. 由于肺丧失正常顺应性导致肺体积减小和流速增加。

[限制性肺部疾病的原因]

1. 内源性肺部疾病(肺组织僵硬度增加):

(1)注:内源性肺病可导致肺动脉高压(pulmonary hypertension,pHTN)、右心室肥厚和肺心病。

(2)如石棉肺、结节病、矽肺和特发性肺纤维化。

2. 外源性肺部疾病(如胸壁僵硬增加):

(1)神经肌肉疾病:

1)如杜氏肌营养不良(Duchenne muscular dystrophy,DMD)、肌肉萎缩性侧索硬化症(amytrophic lateral sclerosis,ALS)、吉兰-巴雷综合征(Guillain-Barre syndrome,GBS)、重症肌无力(myasthenia gravis,MG)。

2)呼吸肌无力会影响胸廓的通气运动,限制通气能力,导致通气不足。

3)呼吸肌无力引起咳嗽受限。

(2)胸廓畸形(如后凸畸形):

1)如果脊柱侧凸角度 >90°,患者就会出现呼吸困难。

2)如果脊柱侧凸角度 >120°,患者会出现通气不足,甚至患有肺心病。

(3)胸膜疾病。

(4)强直性脊柱炎(AS):限制胸壁的扩张。

(5)颈脊髓损伤。

(6)肥胖。

(7)肺组织切除。

(三)外源性限制性肺病的类型

1. 杜氏肌营养不良(DMD)(X-连锁隐性遗传)

患者出现多种呼吸系统并发症包括:肺换气不足继发肺不张、肺炎。

2. 慢性肺泡低通气(CAH)伴低氧血症

慢性肺泡低通气(chronic alveolar hypoventilation,CAH)导致呼吸肌无力的疾病(如DMD),因通气不足以致进入肺部的气体不足。CAH 的特点是动脉氧分压降低(PaO_2)和二氧化碳分压增加($PaCO_2$),导致白天疲劳、失眠和心理功能变化。

Cochrane 的一项系统研究表明,在神经肌肉或胸壁疾病相关的慢性低通气患者中,与无通气相比,夜间机械通气可改善通气不足相关的临床症状、夜间平均血氧饱和度、白天高碳酸血症和生活质量,降低了非计划住院和死亡的风险。

注:无创正压通气,即双水平气道正压通气(BiPAP)或经气管开口的有创呼吸机的驱动支持。

3. 呼吸衰竭

呼吸肌进行性肌无力引起通气受限和咳嗽困难。

DMD 患者还会出现进行性脊柱侧弯,从而限制胸壁扩张并影响呼吸。

4. 肌萎缩侧索硬化症(ALS)

肌萎缩侧索硬化症(amyotrophic lateral sclerosis,ALS)是导致呼吸衰竭最常见的是运动神经元疾病。呼吸衰竭通常发生在疾病晚期,是最常见的死亡原因。

呼吸肌无力导致呼吸受限和咳嗽困难。

如果首发症状是四肢无力,2~5 年可能发展为呼吸衰竭。

美国神经学会建议在诊断时应测量 FVC,此后每三个月检测一次,以监测疾病进展。

低于预测值 50% 的 FVC 提示立即有发生呼吸衰竭的风险,并需要呼吸支持。

肺活量测定过程中,由于口腔无法紧闭形成密闭空间,FVC 可能假性低下而伴有延髓麻痹。相反,由于保留了肺容量,FVC 可能保持正常,直到出现实质性的肌肉无力。

进一步的测试可以通过测量横膈膜压力(PDi)来完成,这被认为是衡量膈肌强度的金标准。通过使用胃和食管气囊导管测量胃和食管压力而获得的。PDi 等于胃部压减去食管压力。

5. 脊柱畸形(后凸畸形)

严重的脊柱后凸限制了胸壁的扩张,减少了肺体积,损害了呼吸肌的效率。

如果脊柱侧凸角度 >90°,患者常诉呼吸困难。

如果脊柱侧凸的角度 >120°,患者可能会出现过度低通气以及肺心病。

6. 强直性脊柱炎

在脊柱发生强直的过程中,胸腔壁的扩张

存在物理性受限。

7. 颈脊髓损伤

在脊髓损伤中,呼吸功能障碍与三个因素有关:①肺活量降低(呼吸肌无力、肺不张);②分泌物阻滞(分泌物增加,无效咳嗽);③自主神经功能障碍(分泌物增加,支气管痉挛,肺水肿)。

膈肌由膈神经支配($C_3 \sim C_5$)。

保留膈神经的脊髓损伤可支配膈肌功能,并且允许自发通气。

C_2 以上的脊髓完全损伤会导致膈肌与肋间肌功能的丧失。

C_3 以上的病变会导致除了附属呼吸肌外其余肌肉功能的丧失。

颈椎损伤患者的残气量增加。

这些患者存在分泌物清除障碍并可能伴随通气衰竭。

吸气肌训练(IMT)使用带弹簧阀的设备帮助患者进行呼气和吸气阻力训练。在腹部放重物或者使用激励型肺活量计也可用于吸气阻力训练。

尽管低位颈椎脊髓以及高位胸椎脊髓损伤能保持膈肌功能完整,肋间肌与腹肌的功能却有所下降导致呼气肌功能损害。呼气无力会导致咳嗽能力下降以及分泌物潴留。

通过增强胸大肌力量($C_5 \sim C_7$ 神经支配)表面电刺激腹肌或下胸段脊髓来改善呼气功能。

六、肺功能测试

正常肺容积	限制性肺病	阻塞性肺病(COPD)
补吸气量 / 肺活量 / 总肺活量 / 补呼气量 / 余气量 / 肺总量	补吸气量 / 肺活量 / 总肺活量 / 补呼气量 / 余气量 / 肺总量	补吸气量 / 肺活量 / 总肺活量 / 补呼气量 / 余气量 / 肺总量
指标随年龄的增长发生正常的变化:	关键点:所有容积减少	关键点:发生气体潴留
• 肺活量(VC)、最大自主通气量(MVV)、1 秒用力呼气容积(FEV_1)、氧分压(PO_2)减少 • FEV_1 以每年 30mL 的速度减少 • 肺总量(TLC)、二氧化碳分压(PCO_2)不发生变化 • 余气量(RV)、功能余气量(FRC)增加	• 胸腔壁僵硬度增加: 强直性脊柱炎 颈脊髓损伤 神经肌肉疾病,包括进行性假肥大性肌营养不良(DMD)、肌萎缩性侧索硬化(ALS)、重症肌无力(MG)、Guillain-Barré 综合征(GBS) 脊柱后侧凸 • 肺僵硬度增加 肺水肿 间质性肺病 • 呼吸弹性增加 肺活量(VC)、肺总量(TLC)、余气量(RV)、功能余气量(FRC)、用力呼气量(FVC)、最大自主通气量(MVV)减少	呼气功能受限,气体不能被完全呼出 肺气肿 肺囊性纤维化 哮喘 慢性支气管炎 • 膈肌扁平程度增加 气道阻力 呼气用力 呼吸肌疲劳 气体潴留导致气体交换受损,引起呼吸肌疲劳 • 肺活量(VC)、1 秒用力呼气容积(FEV_1)、最大自主通气量(MVV)、用力呼气量(FVC)减少,慢性阻塞性肺疾病患者的 FEV_1 以每年 45~75mL 的速度减少

关键点:请参阅本章前面"肺活量定义"小节。

注:大多数病理状态和衰老都会导致最大自主通气量下降。

七、特定疾病肺体积的变化

（一）吸烟与正常老化

1. FEV$_1$ 的正常减退速度约为每年 30mL。

2. 吸烟者的 FEV$_1$ 减退速度可以增加 2~3 倍。

（1）小于 35 岁的吸烟者戒烟后可以提高肺功能。

（2）35 岁以上患者戒烟后，随着年龄的增长，肺功能的减退速度可以减慢到正常水平，肺功能也会有所改善。

（二）颈脊髓损伤

1. 颈脊髓损伤患者可患有限制性肺疾病。

2. C$_5$ 损伤四肢瘫痪患者的肺部改变：

（1）膈肌保持完整，呼吸肌瘫痪。

（2）患者保留约 60% 的吸气能力，通气良好。但在呼吸道感染时有咳嗽无力，难以清除分泌物。

（3）由于胸壁扩张受限，肺体积大幅下降。

（4）TLC 和 VC 降低。

（5）RV 增加。

3. 颈脊髓损伤患者的膈肌力量相对强于腹壁肌肉，其腹腔内容物会发生下垂。患者在坐位时，膈肌的偏移和肺活量会有所下降。

4. 四肢瘫痪的颈脊髓损伤患者和急性损伤阶段的患者其肺活量下降最为严重，降低的严重程度随着损伤程度的增加而增加。Maloney（1979）的一项报告显示在坐位时采用腹带可以增加肺活量（图 9-3）。

5. 颈脊髓损伤患者的肺功能康复目标：

（1）增加 VC。

（2）保持良好的肺部卫生。

（3）促进气道分泌物排出。

（4）控制和治疗吞咽困难。

（5）改善主观呼吸困难，因为与患者的功能活动以及自我照顾相关。

（6）减少平均住院次数。

（三）进行性假肥大性肌营养不良/迪谢内肌营养不良

1. 肺活量在 10—15 岁时维持在 1 100~2 800mL。

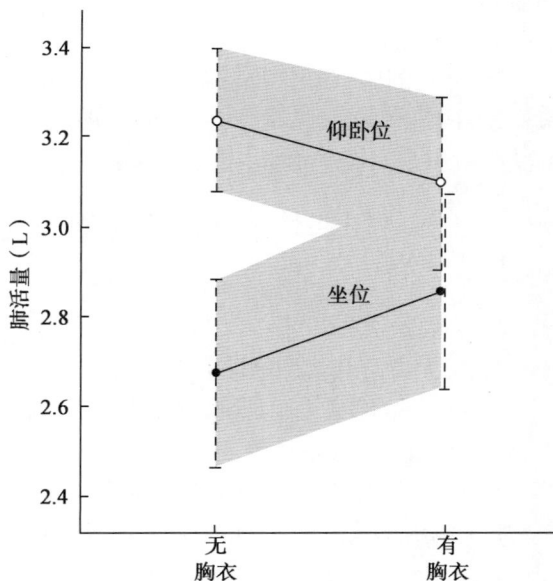

图 9-3 仰卧位和坐位下有无胸衣的实际肺活量对比图。此图表显示了体位和束身衣的使用之间的相互作用。在不穿戴胸衣的病人中，仰卧位与坐位时的肺活量有显著差异。最为重要的结论是坐位时穿胸衣可以提高肺活量

2. 肺活量不受胸部畸形的影响，以每年 200~250mL 的速度减少，损失率达 400mL 以下时逐渐减少。

3. 目前没有指南明确 DMD 患者建立通气支持的时机，但各种研究都提示在以下情况应建立通气支持。

（1）休息时出现呼吸困难。

（2）肺活量为预测值的 45%。

（3）最大吸气压小于预测值的 30%。

（4）高碳酸血症。

（四）肌萎缩性侧索硬化

1. 肌萎缩性侧索硬化（amyotrophic lateral sclerosis，ALS）患者应严密检测常规 PFTs，尤其是功能性肺活量。

2. 最早发生变化的是最大吸气量和呼气肌肉压力的减少，其次是 VC 和最大呼吸容量的减少。

3. 当降低到 25mL/kg，患者的咳嗽能力受损，这增加吸入性肺炎的风险。

4. FVC 是 ALS 患者无创通气后的最佳

预后指标。患者肺活量的下降速度约为每年1 000mL或更多。

5. 可看到血气指标不同程度变化,包括低氧血症和高碳酸血症。随着病情的进展以VC的减少可出现高碳酸血症(Bach,1996)。

八、慢性阻塞性肺疾病患者的康复管理

(一)营养状况评估

1. 肌无力常与代谢缺陷有关。

2. 钙、钾的缺失以及低磷血症与呼吸肌无力有关,电解质补充后可恢复。

3. 白蛋白水平与病症的急慢性程度、低氧血程度以及肺活量有关。可代表内脏蛋白质的损耗量,也是一个很好的预测康复潜力的指标。

4. 需改善氮潴留和生理状况可以每天补充≥1.7g/kg体重的蛋白质。

5. 营养状况的恶化与发病率和病死率的升高有关。

(1)细胞介导的免疫受损可引起更频繁的感染。

(2)肺泡区巨噬细胞活性减弱。

(3)上下气道细菌黏附和定植增多。

(4)假单胞菌常在营养不良的住院患者身上定植。

6. 营养不良影响肺的修复机制,包括表面活性物质的合成。

7. 营养不良还会导致全身虚弱,影响呼吸功能,最终导致高碳酸血症和呼吸衰竭,以及脱离机械通气困难的问题。

8. 鼓励慢性阻塞性肺疾病患者增加液体物质的摄入。

9. 同时需评估肥胖情况。肥胖患者的呼吸做功增加,特别是在进行负重活动时。因此鼓励患者减肥。

(二)康复计划前的药物优化

📖 1. 用于呼吸困难和减少COPD患者病情恶化:

(1)吸入抗胆碱能类药物(如异丙托品、溴铵、噻托溴铵)是毒蕈碱受体阻断药。

(2)短效吸入β₂受体激动药。

(3)注:如异丙托品可以单独使用或与β₂受体激动药联合使用。它们可阻断平滑肌毒蕈碱受体。

2. 吸入性类固醇可以减少COPD病情加重以及哮喘发生的频率,但不适用于急性加重期。

3. 指导病人如何使用吸入剂是很重要的,因为超过60%的患者使用吸入器的方法不正确。

4. 在不使用吸入性类固醇的重度COPD患者中,口腔黏膜溶解性N-乙酰半胱氨酸(Mucomyst)可减少病情恶化。同时也可以使用祛痰剂来减少分泌物。茶碱具有支气管扩张作用,降低膈肌疲劳,增加CO,从而提高COPD患者黏液纤毛清除率。因茶碱潜在毒性的限制,它已不是治疗哮喘或COPD一线或二线药物(Global Strategy for the Diagnosis, Management, and Prevention of Chronic Obstructive Pulmonary Disease,2007)。

📖 在运动过程中服用过β₂受体激动药、肥大细胞稳定药或白三烯抑制药的年轻中度哮喘患者,服用茶碱也可缓解运动诱发的哮喘/支气管痉挛。

5. 运动性支气管痉挛(EIB)

(1)在开始运动后5~15min出现气道阻力的短暂增加是由于运动中过度通气导致热量、水分或两者都从肺部流失而引起的。

(2)症状:咳嗽,流鼻涕,胸闷,或开始运动的5分钟后出现疼痛(胃部不适或喉咙痛)

(3)EIB的治疗:

① 频繁发作时,在开始锻炼前15~30min服用短效支气管扩张药(β₂受体激动药)和抗炎药。

② 肥大细胞稳定剂:克罗莫林钠和抗炎药;对70%~85%的患者有效,且不良反应最小。

(4)当治疗反应不佳和出现异常肺功能测试结果时,吸入类皮质类固醇是下一步治疗策略。需使用数周以获得最大疗效。

(5)抗胆碱酯化剂是EIB的三线药物。

(6)EIB的非药物治疗。

① 增强身体素质。

② 运动前至少10min的热身期。

③ 在冷风中遮挡口和咽喉。

④ 运动应该在湿润的环境下进行。

⑤ 避免污染物和过敏原。

⑥ 降低运动强度；停止运动前先放松。

⑦ 饭后至少 2h 内不运动。

（三）吸氧

1. 治疗期间可采用低流量经鼻吸 O_2，以减少呼吸困难和改善运动，特别是患有冠心病（coronary athery disease，CAD）的患者。

📖（1）建议运动中出现低氧的患者应使用氧疗。当患者运动时的 $SaO_2<90\%$ 是被普遍接受的一种吸氧指标。

（2）氧疗对于静息状态下无缺氧患者的疗效值得怀疑。

2. 经气管给氧时，吸气相给氧或脉冲氧疗法能够减轻黏膜干燥以及不适感。经气管的氧气输送量为 0.25~0.4L/min，而通过面罩或鼻插管的输氧量为 2~4L/min（临床上很少用）。

3. PO_2 持续在 55~60mmHg 的患者也需要吸氧治疗。

📖4. 家庭氧疗的好处：

（1）减少红细胞增多症。

（2）改善 pHTN。

（3）减轻锻炼运动时的压力。

（4）延长预期寿命。

（5）改善认知功能。

（6）减轻对医院的依赖。

（7）可降低交感神经活动增强和压力反射敏感性降低的 COPD 患者的血压和脉搏。

5. 应强制戒烟。

6. 轻度至中度日间低氧血症患者常有明显的夜间低血氧饱和状态。夜间在家休息可用氧饱和度仪诊断是否存在夜间血氧饱和度降低，并辅助吸氧；目前尚无睡眠吸氧的指南，但普遍的共识认为夜间氧合应保持在 88% 左右，否则家庭氧疗也是必要的。

（四）呼吸控制技术训练

1. COPD 患者的呼吸肌肉参与模式发生了改变。胸廓的吸气肌产生的压力比膈肌大，呼气肌也参与其中。

📖2. 呼吸控制技术被用于减轻呼吸困难，减少呼吸做功，改善呼吸肌功能以及肺功能指数。

阻塞性肺病和限制性肺病中采用不同的训练技术。

［改善肺功能指标的技术］

1. 膈式呼吸

（1）用于逆转 COPD 患者呼吸肌复张的改变模式。

（2）患者使用膈肌呼吸并在吸气时放松腹部肌肉。

（3）患者取仰卧位或 15%~25% 头朝下姿势，一只手置于锁骨以下的胸部以稳定胸壁，另一只手置于腹部。

（4）患者深呼吸并用膈肌扩张腹部。

（5）如前所述，腹部和肋骨的运动是通过手放置的位置来反馈。

📖（6）益处：增加 TV，降低 FRC，增加氧气最大吸入量。

2. 局部呼吸

（1）在练习这项技术前应先排出肿瘤、阻塞的黏液等。

（2）当临床医生对患者胸壁施加压力时，患者应吸气来抵抗肺段的呼吸偏移。

（3）当临床医生感觉到胸壁局部扩张，减轻手上压力使患者吸气。

（4）这有利于胸腔内邻近区域的扩张，但可能会降低通气量。

［减轻呼吸困难与呼吸做功的技术］

📖缩唇呼吸

1. 患者闭嘴用鼻子吸气几秒后，嘴唇呈吹笛样缓慢呼气 4~6s。呼气时间是吸气时间 2~3 倍。

2. 患者通过嘴唇形成一个宽而薄的狭缝从而阻碍呼气，减慢呼气速度并增加口腔压力。

📖3. 益处：防止呼气时由于小气道塌陷而导致的空气潴留，并促进肺泡中更多的气体交换。增加 TV，减轻 COPD 患者的呼吸困难以及呼吸做功。当联合膈肌呼吸时，可降低 RR，并改善动脉血气（ABGs；Bach 1996）。

（五）气道分泌物清除方法

1. 咳嗽控制

（1）患者呈直立坐姿，深吸气，屏气数秒，收缩腹肌(增加胸腔压力),然后打开声门,迅速有力地呼气,同时收缩腹部肌肉,伴身体稍向前倾。

(2)重复 2~3 次,然后正常呼吸几分钟,然后尝试控制咳嗽。

(3)咳嗽会产生较高的排出力促进分泌物排出,并可能加剧空气潴留,咳嗽无力也会导致呼吸肌疲劳。

2. 哈气

(1)另一种方法是呼气并伴随深吸气,病人将通过收缩腹部肌肉并说"哈,哈,哈"来进行短暂、频繁的有力呼气。

(2)声门在吸气过程中保持开放,不增加胸内压力;有助于防止 COPD 患者的气道塌陷。这是一种更有效的清除分泌物方法。

[分泌物清除技术:体位引流,叩击,振动]

适应证:①痰生成量 >30mL/天;②需要吸痰患者;③肺不张;④不能有效咳痰的且有中量痰的虚弱无力患者。

1. 体位引流:①利用重力辅助定位,改善呼吸道黏膜分泌物的流动;②受影响的肺段高于其余肺段,以优化氧合与引流痰液;③最好在早晨睡醒后(分泌物在晚上积聚)和饭后 1~2h 内进行,以避免胃食管反流。

（1）体位引流法的姿势(图 9-4)

1)常用的姿势是 Trendelenburg 卧位(脚高于头),患者可采用仰卧位或俯卧,以及不同的姿势变化,如侧卧或躯干弯曲。

2)排除上肺叶的分泌物:

① 患者取坐位。

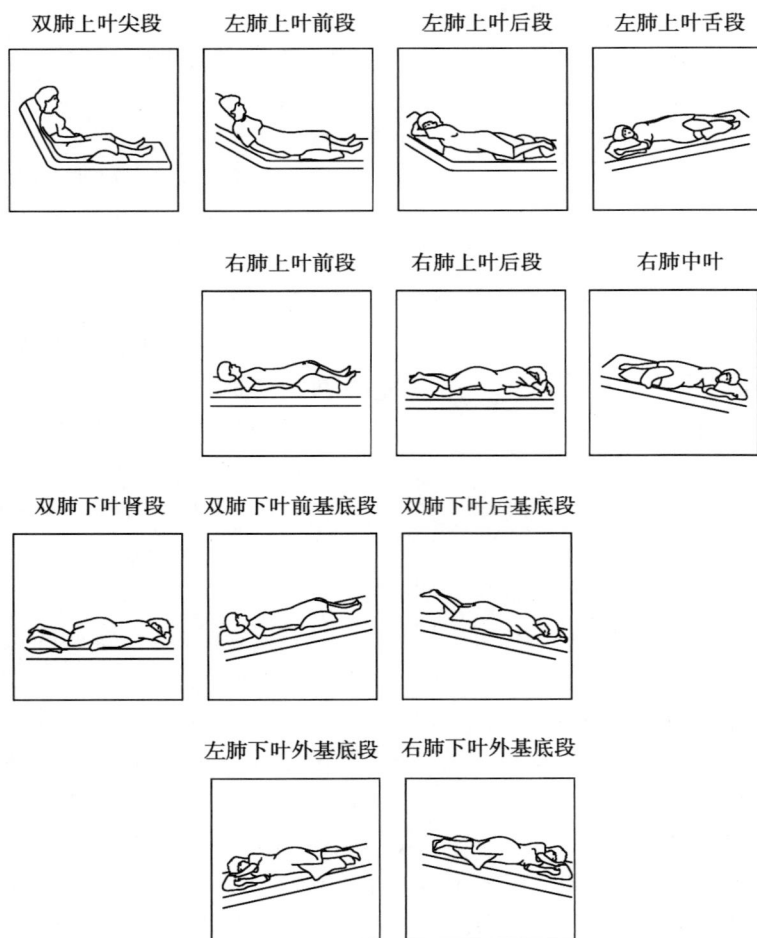

图 9-4　体位引流的姿势

② 例外情况:右前段引流的病人仰卧;舌段引流的病人处于侧卧仰的 Trendelenburg 体位;两个后段采取俯卧位。

3）为了排空肺部的右中叶和下叶:

① 病人应该处于侧卧位的 Trendelenburg。

② 例外情况:肺部下叶上段——病人俯卧并且臀部抬高;肺部的下叶后段——病人俯卧位下的 Trendelenburg 体位并且臀部抬高;肺部下部前段——病人仰卧位下的 Trendelenburg 体位。

4）体位引流的注意事项:

Trendelenburg 体位(头朝下倾斜)范围从 10°~45°。而慢性阻塞性肺疾病患者可以耐受 25° 的倾斜。

5）应避免以下情况行体位引流:

① 肺水肿。

② 充血性心力衰竭(CHF)。

③ 高血压(HTN)。

④ 呼吸困难。

⑤ 腹部问题:裂孔疝,肥胖,刚进食,腹胀。

6）侧卧位禁忌证

① 腋股动脉旁路移植术。

② 肌肉骨骼疼痛——例如肋骨骨折。

📖(2)体位改变:体位的改变不仅有助于分泌物的移出,而且通过改变呼吸肌的机械负荷以及这些区域的供氧和耗氧量来影响呼吸的工作。

1）机械负荷——与位置有关的压力变化

① 直立姿势:腹部内容物由于重力而保持在低位;膈肌可容易地压迫它。

② 仰卧位:腹部内容物重新分配,横膈膜处于稍微较长的休息位,更靠近胸腔。

③ Trendelenburg 体位:横膈膜处于较长的休息位置,并由于腹部内容物的重量而发生位移进入胸腔。

随着从坐姿到 Trendelenburg 姿势的发展,膈肌的呼吸做功增加(腹部内容物的负荷增加)。横膈将通过增加收缩来适应负荷的增加。

④ 肥胖时,患者的腹部肌肉的外部负荷可能大于肌肉的收缩能力。

⑤ 在神经肌肉疾病中,肌肉可能无法产生对腹部内容物压力负荷的张力,这需要改变姿势来帮助呼吸。这也适用于 COPD 患者,因为姿势的改变会影响膈肌的力学反应。

📖⑥ 肺组织的重量也会影响肺最低处肺泡上的压力。当从坐姿变为仰卧位时,肺基底部的肺泡体积增大,从而该处的通气量增加。

2）血流——重力依赖

① 血流量在肺最依赖重力的部分最大。

② 直立坐姿—V/Q 不匹配,在肺中部最有成效。

③ 肺的下叶血流灌注优先,而肺的上叶通气优先。吸气后,肺的下叶的通气量增加。

④ 在一些病人中,从仰卧到俯卧的姿势改变了腹部内容物的重量,逆转了流向肺前段的血流分布。

📖⑤ 血流分布的差异是基于影响毛细血管的压力(图 9-5)。

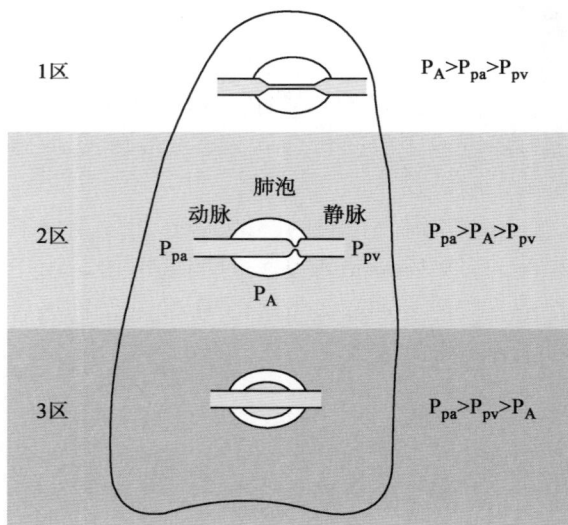

图 9-5　肺的三区模型:血流分布的差异是由于影响毛细血管的压力

1 区:肺泡压(P_A)超过肺动脉压(P_{pa}),由于毛细血管的塌陷而无血流;2 区:动脉压(P_{pa})超过肺泡压,但肺泡压(P_A)超过肺静脉压(P_{pv})。动脉肺泡压力差($P_{pa}-P_A$)决定了 2 区的血流,沿着区域稳步增加;3 区:肺静脉压(P_{pv})超过肺泡压,血流由该分区恒定的动静脉压($P_{pa}-P_{pv}$)决定。注意,穿过血管壁的压力沿该肺区向下增加,因此其口径增加。随着血管壁口径的增加,血流量也随之增加

图中标注:
1区　$P_A > P_{pa} > P_{pv}$
2区　肺泡　动脉　静脉　P_{pa}　P_{pv}　P_A　$P_{pa} > P_A > P_{pv}$
3区　$P_{pa} > P_{pv} > P_A$

⑥ 周围组织的压力会影响毛细血管对血流的阻力。

⑦ 血流取决于肺动脉压、肺泡压和肺静脉压。

⑧ 肺的灌注取决于体位。

⑨ 肺在立位的三区模型的灌注（图 9-6A）。

1 区：通气超过灌注。

2 区：灌注和通气相当。

3 区：是肺部最受重力影响的部位，在此处肺动脉压 > 肺静脉压 > 肺泡压。

📖 ⑩ 当从坐位变为仰卧位时，在肺依赖区静脉压相对于动脉压升高。

⑪ 血流受肺动静脉差的控制。

⑫ 仰卧时，肺尖部血流量增加，但基底部保持不变。整个肺部几乎都有均匀的血流。然而在这个体位，后段血流灌注将超过前段。

⑬ 正常通气/灌注比为 0.8。低比率区域（灌注 > 通气）起到分流作用。高比率区域充当无效腔。

2. 叩击

（1）在整个呼吸周期中，可以使用机械式叩诊器或双手成杯状有节奏地敲击胸腔，使肺部的黏液松散。

（2）在需要排空的胸部区域，给予 5Hz 的频率，持续 1~5min 或更长时间的叩击。用于活动受限患者和咳痰量多的患者，或帮助患者扩张肺不张的区域。

（3）相对禁忌

① 凝血障碍。

② 抗凝治疗。

③ 血小板计数低于 50 000。

④ 肋骨骨折。

⑤ 连枷胸。

⑥ 严重骨质疏松。

（4）禁忌证

① 心血管不稳定或衰竭。

② 主动脉瘤。

③ 颅内压增高。

④ 眼压升高。

⑤ 不能对肿瘤进行叩击。

3. 振动

（1）在胸腔肺的一部分向上来回（而不是向下）快速摇晃，使黏液松动。作用于胸腔或气道以促进分泌物的排出。

（2）可使用手动或机械振动器作用于胸腔或者气道，以促进分泌物的排出。

（3）机械方式：

① 振动器的频率范围为 10~15Hz，最高可达 170Hz。

② 大多数动物研究都倾向于 10~15Hz 的频率范围。

③ 对胸部施加的压力很小或不施加压力，在叩击为禁忌的情况下可作为替代。

④ 机械的胸部法叩击和振动法的效果与

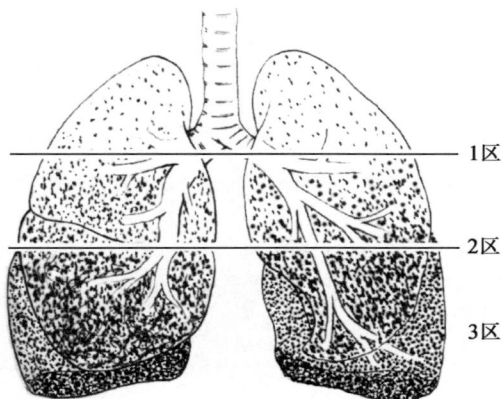

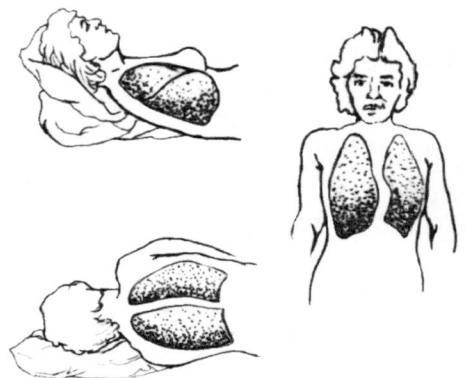

图 9-6　A. 肺灌注取决于体位。这张图显示的是直立状态下的肺灌注；B. 肺灌注受病人体位的影响，重力依赖段血流灌注量最大

频率有关。

　　⑤ 叩击和振动的不良反应可能包括增加 COPD 患者的气流阻塞。

　　[术前和术后胸部治疗计划]

　　（1）术前和术后均可应用气道清除和排出分泌物技术。

　　（2）术前和术后胸部治疗计划有以下优点：

　　① 降低肺炎的发病率。

　　② 减少胸腹部术后发生肺不张的可能性。

　　[术前胸部治疗计划]

　　（1）患者接受标准的术后治疗，包括使用激励型肺活量计和各种夹板固定技术。

　　（2）深呼吸：患者以半卧位进行深呼吸。此时腹部肌肉松弛。这使得膈肌活动更大。是术后肺部卫生最重要的方式。

　　（3）翻身：允许患者活动和最小化躯干移动。

　　（4）咳嗽：麻醉可能导致咳嗽效率下降。

　　（5）两阶段咳嗽，咳嗽前先做较深的膈式呼吸。第一次咳嗽使分泌物增多，第二次咳嗽有助于咳痰。可以用夹板固定技术辅助咳嗽，用枕头或手固定住手术切口。

　　（6）哈气：见上文。

　　（7）激励型肺活量测定法：为患者提供深呼吸时所吸气量的视觉反馈。除了胸部理疗外，患者每小时都要练习深吸气。

　　[术后胸部治疗计划]

　　（1）大多数治疗方案从术后第 1 天开始，膈肌和节段的呼吸用于辅助呼吸机。

　　（2）提供呼吸练习。

　　（3）分泌物管理技术：包括体位引流、振动和叩击。

　　（4）如果病人经历了腹部手术，一只手放在切口部位和待叩击处之间，以减少治疗过程中的不适。也可以在切口上放置枕头。

　　（5）术后首选振动，因为它痛感较小。

　　（6）心脏不稳定或血流动力不稳定或气胸患者禁止使用上述治疗方法。

　　（六）治疗性练习

　　治疗性练习用于提高呼吸肌的耐力、力量和效率。

　　1. 吸气阻力负荷

　　（1）使用吸气式肌肉训练器，病人通过管径逐渐减小的气道管吸气。呼气时没有阻力。

　　（2）每天提供 1~2 次治疗，每次持续 15~30min，每分钟呼吸 10~20 次。如果患者能够耐受 30min 的治疗，则通过改变孔口大小来增加强度。为了增加耐力和孔口大小，选择更长的运动时间。

　　2. 吸气肌的阈值训练

　　（1）使用阈值负荷装置进行吸气训练时，口部压力须达到预定值，才能顺利吸气。阈值负荷装置在不依赖吸气流速的情况下，产生吸气阻力，可增加通气的肌力和耐力。

　　（2）吸气肌训练已被证明对 CF 患者是有益的，可改善此类患者的 FVC、TLC 和吸气肌力量。

　　（3）据一项对照研究所述，吸气肌训练可以防止使用含有类固醇药物的患者出现与类固醇相关的虚弱。

　　（4）在哮喘患者中，吸气肌训练除了改善吸气肌力量和耐力，哮喘症状也有所减轻。减少住院率和急诊就诊人数，上学和工作出勤率增加，药物使用也会减少。

　　（七）恢复运动的指导

　　1. 患者（他或她）自主负责的一种渐进性、有计划的恢复运动，可增加其日常生活能力表现。

　　2. 活动可包括有氧运动（自行车、游泳池运动计划、步行、爬楼梯、健美操）、关节活动范围（ROM）练习（与膈肌呼吸相协调）和上肢肌力加强训练。

　　3. 每天步行 12min，记录所花时间和距离；建议每天进行 15min 吸气训练。12min 步行可用于评估运动耐力。

　　4. 脉搏参数包括在运动期间至少增加 20%~30%，运动后 5~10 分钟恢复到基线水平。

　　5. 每周进行一次评估，持续 10~12 周。在方案更新的同时进行患者教育。

　　6. 上肢运动降低了代谢需求，增加与手臂抬高相关的通气，从而减少呼吸困难。

　　7. 无支持的上肢活动会产生最大的好处，

包括减少氧气消耗量。这些活动包括自我照顾、举重、伸展、搬运和体育活动。

8. 所有的运动都要有耐受性（限制性症状，主观呼吸困难）。

9. 注意事项：

（1）保持心率（HR）>120 次/min 的运动练习。

（2）如果患者期前收缩 >6 次/min，则应坚持锻炼。

（3）进行运动时氧饱和度不 <92%。如果患者在运动期间血氧饱和度降低（<90%），可用补充氧气来提高运动表现。这也可以保护冠心病患者免受心律失常的影响。

📖 10. CF 患者的有氧运动：

（1）涉及躯干肌肉的运动，如仰卧起坐。

（2）游泳。

（3）慢跑。

11. 针对 CF 患者的专业运动建议：包括每周进行 3~5 次有氧运动，每次持续 20~45min，强度为最大心率的 60%~85%，具体运动强度取决于其肺部疾病的严重程度。

📖 12. 参加系统化跑步计划的 CF 患者，在运动能力、呼吸肌耐力和气道阻力等方面有显著改善。此外，对 CF 儿童的研究发现，经过数周的、规律的、剧烈有氧运动后，咳痰量增加，肺功能改善。

（八）能量节约技术的指导

能量节约技术要领包括有节奏地呼吸、身体力学、进阶计划和优先活动，以及辅助医疗设备的使用。

（九）肌肉休息期应加入锻炼计划中

1. 监测高碳酸血症的指标来判断必要的休息期。

2. 呼吸机可以通过减少能量消耗帮助患者缓解呼吸肌疲劳。膈肌通过呼吸机、吸入器或鼻间歇性正压通气（intermittent positive-pressure ventilation，IPPV）或气管造口 IPPV 无创的辅助通气来达到休息。

3. 虽然辅助通气会加重 COPD 患者的空气潴留，但呼吸肌休息和减少耗氧量的好处可能比这更重要。

4. 在康复期间可从呼吸机辅助中获益的 COPD 患者。

（1）病情和心理状态尚稳定、需要全天辅助通气的患者（通常是那些经气管切口辅助通气的患者）。

（2）只需要夜间协助通气的病人。夜间呼吸机的使用有利于虚弱的呼吸肌恢复。

潜在的好处包括增加 VC，加强呼吸肌肉力量和耐力，减少住院需求。

5. COPD 患者的呼吸机辅助装置包括正压通气与负压呼吸机。

[正压气道通气]

（1）正压气道通气可以是 IPPV、持续气道正压（continuous positive airway pressure，CPAP）或 BiPAB。

（2）IPPV 是最常见的无创性支持方法。

① 经口 IPPV，即口部周围安置好口器，患者每分钟可轻松获得 6~8 次充分的通气支持。对于某些需要白天使用的患者，经口 IPPV 是一种理想的吸气肌辅助。

② 对于需要夜间使用的患者，可进行经鼻 IPPV（使用 CPAP 面罩，但其密封性不好）或经口 IPPV（需用胶布封住双唇，其密封性足够，但患者不能说话）。

📖（3）CPAP 可用于帮助睡眠呼吸障碍（如 OSA）的患者维持气道通畅。其通过佩戴的鼻罩持续传输气体，从而在咽部气道形成正压支持。这种方法可以防止低血氧饱和的发生。

（4）BiPAP 可以独立调节吸气[吸气正压（IPPV）]和呼气正压（EPAP）。

[负压呼吸机（现在很少使用）]

（1）有关详细信息，另请参阅下文中的"无创通气"。

（2）在白天或夜间使用的负压身体呼吸机（NPBV）具有以下优点：

① 呼吸耐力提高，呼吸困难减少。

② 提高生活质量，步行 12min 的距离。

③ 经膈肌压力和最大吸气和呼气压力的改善。

（3）NPBV 呼吸机通过在胸部和腹部周围产生低于大气压的气压来帮助呼吸肌。

（4）NPBV 也是急性呼吸衰竭患者气管插管和气管切开术的替代品（Bach，1996）。

九、限制性肺病患者的康复

1. 呼吸系统并发症是晚期限制性肺病最常见的死亡原因。

2. 这些病人急性呼吸衰竭的主要原因是分泌物清除功能受损。

3. 限制性肺病患者的康复以预防并发症和协助分泌物管理为基础。

（一）病人教育

1. 预防肺炎、呼吸衰竭和随后的插管和机械通气。

（1）应强调接种疫苗的重要性，疫苗包括流行性感冒疫苗、肺炎球菌疫苗。

（2）还可使用抗病毒药物。

2. 避免到拥挤的地方或接触呼吸道病原体。

3. 避免在夜间使用镇静催眠药和异物吸入的风险。

4. 避免过度的氧气治疗。中心通气驱动被抑制，正常缺氧性肺血管收缩被抑制，导致 V/Q 失配加重。这些过程会导致高碳酸血症，呼吸衰竭的风险也会增加。

研究表明，即使在轻度神经肌肉疾病患者中，过度的氧疗也可使快速眼动（REM）期间的呼吸不足延长 33%，呼吸暂停延长 19%。

5. 避免肥胖和暴饮暴食。

6. 制定目标并开始规划未来。

（二）维持足够的营养状态

1. 低钾血症可加重呼吸肌功能不全。

2. DMD 患者全身钾含量降低，在急性发病时常出现低钾血症。

（三）控制呼吸技术教学

1. 舌咽呼吸

（1）这是一种无创的通气方法，可在呼吸机设备故障时使用。

（2）病人深呼吸，利用舌头和咽部肌肉的活塞作用将空气团推入肺部。在每次空气团推入时，声带进行有节奏的打开和关闭。

（3）每次呼吸通常有 6~9 个空气团（或最多 65 个），每个空气团含 30~150mL 的空气（通常为 60~200mL）组成。

（4）需要完整的口咽肌肉力量，病人不应该气管切开。

（5）舌咽肌呼吸的其他用途

① 使患者能够在无机械通气的情况下呼吸（如果肺部正常，可持续最多 4h 或更长时间。如果肺部受到影响，可能只能耐受几分钟）。这段不用呼吸机的时间可以采用其他类型的辅助手段。

② 提高音量和说话节奏，允许患者大声喊叫。

③ 有助于预防微型肺不张。

④ 允许患者深呼吸，以便更有效地咳嗽。

⑤ 维持或改善肺顺应性。

2. 深呼吸和吹药法

（1）每天 2~4 次过度通气并逐步增加空气吸入容积的计划，有助于预防肺不张，对肺活量有益。

（2）手动呼吸调节器、便携式呼吸机、机械呼吸器提供有规律的最大程度的人工通气。当患者口腔肌肉较弱时，可使用口罩或者鼻罩，以获得最大的容量。

（四）分泌物管理技术

1. 人工辅助咳嗽

临床医生或协助者将手掌或手臂的根部放在患者胸前或腹部的不同部位，以给予压力，并配合患者的咳嗽或呼气。

受压的位置：

（1）Heimlich 式或腹部推力辅助：患者取侧卧位，按压肚脐，同时向上推横膈膜。

（2）肋软骨辅助：患者取任意体位，对肋软骨角施加压力。

（3）胸前按压辅助：患者侧卧或 3/4 仰卧位，压力作用于上前胸和下前胸。

（4）反向旋转辅助：在吸气过程中，压力作用于骨盆或肩部，然后反转压力方向，在所有平面上压缩胸部，以便于痰液排出。

2. 吸痰术

（1）应与其他分泌物清除技术结合使用，或用于当其他技术无法清除分泌物时。

（2）可能并发症如气道膜刺激和出血、气道水肿和喘鸣、低氧血症、心动过缓或心动过速、高血压和低血压、颅内压升高。

（3）只有拔出导管时才吸痰。

（4）也可采用胸部叩诊或体位引流。

3. 机械吹气器-排气器

（1）机械辅助是清除瘫痪病人分泌物的最有效方法。

（2）深吸气（正压吹气）是通过面罩或气管导管提供的，然后是快速控制吸出（负压排气）。

（3）吹气和排气可独立调节。

（4）从吹气到排气的理想压力降低值大约为 80cmH$_2$O。这个过程可能会持续 2~3s。排气的时间要比其他辅助方法长。

（5）压力的降低可以产生 7~11L/s 的气流，有助于将分泌物带到可以被抽吸出来的上呼吸道。

（6）它可以用于脊柱侧凸、吞咽困难、声门功能受损和严重上呼吸道感染的患者。

（7）可在无气管切开的情况下提供持续通气支持，提高肺容量和氧饱和度。

（五）无创通气的使用

机械辅助通气的目的是让呼吸肌得以休息，减少呼吸肌的能量消耗。呼吸机包括正压通气、负压/正压通气和负压通气。

［正压呼吸机］

1. 对腹部施加正压，协助膈肌上抬，促进呼气。腹部压力消除后则开始被动吸气。

📖 2. 间歇式腹压呼吸机（IAPV）

（1）气袋（如 Bach 气袋），排气腰带。

（2）腹部气袋，装有电池供电的橡胶气囊。这些气囊由一个便携式呼吸机进行周期性充气和排气，一次可输送约 2.5L 空气。当气囊充气时，它会压迫腹部，使膈肌上抬帮助呼气。

（3）当气流停止，气囊排空，膈肌由于重力作用而下降时，吸气过程就发生了。这种装置辅助下发生的吸气几乎都是被动的，依靠重力产生。因此，它仅仅在坐位或站立位才有效。躯干和水平面的角度必须达到 30° 及以上才有效果，75° 是最佳的角度。

（4）穿戴这个装置会覆盖从剑突到骨盆弓上缘。每个呼吸循环有 40% 在吸气和 60% 在呼气。会提供 250~1 200mL 的潮气量。

（5）对于一天中脱呼吸机时间小于 1h 的轮椅患者来说，这是最有效的通气方式。它的好处还包括将嘴和手解放出来做其他活动。

（6）严重的脊柱侧凸和重度肥胖患者禁用。患者腹部的活动度应该较好。

（7）对肺顺应性降低或气道阻力增加的患者无效。

（8）除夜间非侵入性 IPPV（间歇正压通气）外，白天使用最有效。吸气可能会由可用的吸气肌和/或舌咽式呼吸来补充。

［负压和正压呼吸机］

📖 1. 摇床

① 利用重力沿垂直轴（与水平面成 15°~30°）摇起患者，以协助通气。

② 当床头朝上时，在重力作用下膈肌下降，以辅助吸气。这个过程就产生了负压。

③ 当床头朝下时，就会辅助呼气。腹部内容物向头侧运动使膈肌上抬，产生正压。

④ 用于伴有部分腹肌功能的膈肌麻痹患者。

⑤ 优点：防止静脉栓塞，有利于支气管分泌物的清除，重量的改变可防止压疮的形成，有利于肠道的蠕动，应用简便。

⑥ 缺点：笨重（不便携带），对肺或胸壁顺应性较差的患者或呼吸道阻力增加的患者无效。

2. 外部振荡呼吸机（Hayek 振荡器）

① 外部振荡呼吸机上带有柔性胸围结构（胸甲）。

② 在胸甲和胸壁之间会产生压力改变。负压有助于胸壁的扩张和吸气，正压会压迫胸部以辅助呼气。

③ 吸气压力总是负压，但呼气压力可调节为正压、零、亚大气压或负压。

④ 通过增加每分钟的振荡次数，可用于清除分泌物。

⑤ 肺顺应性降低的患者可以使用这种辅助手段。

［负压呼吸机］

1. 在胸壁和腹部产生间歇性的胸外压以帮助吸气。

2. 主要在晚上应用。

3. 使疲劳的呼吸肌得以休息。

4. 可预防肺心病。

5. 患者可能在白天不用呼吸辅助装置。

6. 禁用于上呼吸道阻塞的患者,因为它可能增加夜间气道塌陷和阻塞的频率和程度,而导致阻塞性的呼吸暂停和血氧饱和度下降。

7. 不适用于 3 岁以下肺炎和肺不张反复发作的患儿。

8. 不实用。

9. "坦克"呼吸机(Emerson 铁肺,Porta-Lung)

(1)患者的整个身体被封闭在一个可以产生间歇性亚大气压的环境里(铁肺)或者有单独产生负压装置的环境(Porta-Lung)。

(2)治疗呼吸衰竭,为肺顺应性降低患者,严重脊柱侧凸和严重感染患者提供呼吸支持。

10. 包裹式呼吸机(Poncho,Pneumosuit)

(1)用塑料格栅覆盖于胸部和腹部。包裹物封闭在患者的手腕、颈部、腹部或腿部。负压呼吸机在格栅和包裹物下产生亚气压。

(2)提供更大的容量。

(3)仅用于夜间辅助通气。

(4)对脊柱侧凸或感觉障碍的患者有效。

(5)缺点是穿戴困难,减少了医务人员与患者身体的接触面积,难以转动病人。

11. 胸壳呼吸机

(1)覆盖于胸部和腹部的坚硬外壳上的负压呼吸机,在外壳下产生亚气压。

(2)这是唯一的负压呼吸机(negative-pressure body ventilators,NPBV),可用于白天坐姿下的呼吸支持。

(3)优点:患者可以在没有帮助的情况下自行站立或坐下。

(4)缺点:对于感觉功能丧失的患者,它可能会导致腋窝前区周围出现压疮。

(5)以下情况无效:

① 完全性呼吸麻痹患者。

② 肺顺应性受损患者。

③ 呼吸暂停患者。

④ 原发性肺部疾病患者。

⑤ 严重脊柱畸形患者。

⑥ 病态肥胖患者。

十、阻塞性睡眠呼吸暂停(OSA)的管理

(一)概述

1. 阻塞性睡眠呼吸暂停源于咽后肌松弛,阻塞气道。

2. 危险因素包括肥胖、颈围 >43.2cm(17 英寸)、高血压(HTN)、气道狭窄、慢性鼻塞、糖尿病(DM)、男性、黑人、西班牙裔或太平洋岛民、围绝经期、呼吸睡眠暂停家族史、吸烟、使用乙醇/镇静催眠药。

(二)治疗

1. 轻度阻塞性睡眠呼吸暂停:

(1)改变生活方式。

(2)减重。

(3)戒烟。

(4)避免使用乙醇和镇静催眠药。这些会放松肌肉,造成呼吸困难。

(5)睡眠时采用侧卧或俯卧,而非仰卧。

(6)如患有鼻塞,使用生理盐水鼻喷雾剂。通鼻药只能短期使用。

2. 中至重度阻塞性睡眠呼吸暂停:

(1)CPAP(持续气道正压通气)是治疗 OSA 的首选方法。

(2)口腔矫治器:一个矫正夹板,使下颌骨和舌头向前,有助于保持下咽部的长期开放。CPAP 或 Autopap(自动调节气道正压装置)更有效,但口腔矫治器可能更容易使用。

(3)手术治疗:悬雍垂腭咽成形术(50% 的病例有效,但通常是暂时有效)。双颌前移术、气管造口术;保持软腭开放的植入物(支柱手术)。

3. 使用独立设置的 IPAP 和 EPAP 呼吸机(BiPAP 或 Auto-BiPAP)对高碳酸血症患者和需要高压的重症患者或不能耐受 CPAP 的患者非常有效。IPAP 与 IPAP 的差值越大,吸气肌的辅助作用越大。

4. 提供定制的模制鼻腔接口,以确保有足够的鼻腔。

5. 便携式呼吸机可用于病态肥胖患者或需要高峰值呼吸机压力的患者。

十一、有创呼吸支持

1. 当非侵入性方法无效时,使用气管插管进行有创通气,并且对于呼吸功能不全的患者禁用。当 ABGs(动脉血气)显示 PaO_2<55mmHg 或 PCO_2>50mmHg 时,应考虑气管插管或气管切开。

2. 慢性阻塞性肺疾病(COPD)和限制性肺疾病患者可能需要插管,原因如下。

(1) 无创性机械呼吸机由于无法进入口腔或鼻腔通路[即骨科状况(成骨不全、咬合或口器入口不充分)、存在鼻胃管(NGT)或上呼吸道阻塞]而不能充分输送氧气。

(2) 需要高吸氧浓度(FiO_2)的严重肺疾病。

(3) 口咽肌力量不足(无法维持气道)。

(4) 不受控制的癫痫发作或滥用药物导致气道损害。

(5) 辅助下的咳嗽呼气峰流量 <160L/min。

(6) 无机械抽气机不或禁忌时。

(7) 辅助咳嗽不可靠。

(8) 认知状态低下。

(一) 气管切开插管

1. 气管套管的选择取决于病人情况和预计使用时间。

2. 气管套管有许多重要的特性需要了解:

(1) 金属 vs 塑料材料。

(2) 带气囊气管套管或不带气囊气管套管。

(3) 有孔或无孔导管。

(二) 金属或塑料套管

1. 金属材质(如 Jackson,Holinger)

(1) 无气囊,不锈钢或银制,可重复使用。

(2) 与塑料管相比,可减少局部刺激和组织反应。

(3) 可放置更长时间。

(4) 有助于保持气管造口开放,直到患者不需要气管造口,可以自主呼吸。

2. 塑料材质(如 Bivona,Shiley,Portex)

(1) 一次性使用,由 PVC、尼龙、硅胶和聚四氟乙烯制成。

(2) 有单套管和双套管,带或不带气囊。

(三) 带气囊或不带气囊气管套管

1. 带气囊气管套管

(1) 提供良好的气密性,保护下呼吸道,并防止空气从上呼吸道泄漏。

(2) 当套管充气时,病人无法说话。

(3) 有两种类型:

① 高压低容量(不再使用)。

② 低压/高容量(更符合气管的形状,更均匀地膨胀)。

2. 不带气囊气管套管

(1) 有些病人可在机械通气的时候说话。

(2) 不适用于有吸入风险的患者,因为它与气道结合不紧密。

(3) 用于气管切开术后,需要套管与气管不紧密结合时,也可以防止皮下气肿。

(4) 用于分泌物增多的患者。

(5) 不用于可自主呼吸的患者。

(四) 有孔或无孔气管插管导管

1. 有孔导管

(1) 适用于能说话且只需间歇性呼吸机辅助的患者。

(2) 连续的内套管可与有孔外套管一起使用。开孔应位于气管管腔内,不得接触气管壁(可能在开孔周围形成肉芽组织,并被分泌物堵塞)。

(3) 内管可连接到正压呼吸机上。

(4) 当内管拔出,并将套管堵住时,病人可以通过窗孔呼吸,并可以说话。这可能是因为空气直接通过上呼吸道。

2. 无孔导管

(1) 用于需要持续机械通气或吞咽时无法保护气道的患者。

(2) 如果病人想说话,可以在气管插管导管上使用单向通话阀。这种装置在吸气时打开,在呼气时关闭以发声。

3. 常伴有分泌物增多的现象,对呼吸储备不足的患者应谨慎使用。

(五) 可说话的气管插管导管或可说话的呼吸阀

1. 可说话的气管插管导管(如 Portex"Talk"导管,带侧孔气道连接器 Bivona Fome 套囊,

Communi-Trach）

（1）套管带有气囊，有活动能力，适合声带完整并有说话能力的清醒病人。

（2）可说话式气管插管导管的显著特点是套囊始终处于充气状态，这样患者可以在保持密闭呼吸系统的同时说话。

（3）可说话式导管包含一条带有外部拇指端口的气体管道。当拇指端口被堵住时，气体通过膨胀的套囊上方的小孔通过喉部，使病人能够说话。

（4）说话性质会改变（如音调变低、声音变粗、轻声耳语），有些患者即使练习也无法发出足够的声音。患者需要说出简短的句子（因为持续的气流通过声带会导致声音逐渐消失）。

（5）病人需要一些手部的灵活性和小的力量来封堵外部接口。

2. 单向可说话的呼吸阀（如 Passy-Muir speaking valve, Olympic Trach-Talk；表 9-1）

（1）Passy-Muir valve（PMV）是唯一一个有偏压关闭位置的阀门；仅在吸气时打开。

（2）所有其他阀门始终处于打开状态，直到在呼气时主动关闭。

（3）空气被引进气管，并通过声带向上，当空气通过口腔和鼻腔时，就可以发声。

（4）更少的操作，不需要打开和关闭阀门。

📖（5）适应证：

①患者神志清楚，并且有说话的意愿。

②病情稳定，能够在气管造口管和上呼吸道周围完全有效地呼气。

③能够承受套囊完全的松弛。

④能够承受呼吸阀说话试验。

📖（6）禁忌证：

①无意识/嗜睡的患者。

②声带处于内收麻痹的位置。

③任何类型的充气气管造口导管。

④泡沫填充有套囊的气管造口导管（可能导致气道阻塞）。

⑤严重气道阻塞、喉部狭窄或气管狭窄。

⑥难以控制的，黏稠的分泌物。

⑦严重的吸入风险。

⑧肺弹性严重降低。COPD 患者不可以使用可说话的呼吸阀，因为他们缺乏肺顺应性而不能将空气呼出。

⑨请勿在睡眠期间使用。也不要与气管插管（ET）或其他人工气道一起使用。

表 9-1 单向阀的特征

呼吸阀 [a]（制造商）	种类	呼吸阀的特征
Passy-Muir 吞咽语音阀（Passy, Muir 公司）	单通道呼吸瓣膜，#005 用于气管切开术后，#007 仅用于呼吸机	单向的在偏压位置硅橡胶膜——在吸气时打开。创造一个主动的封闭环境
Montgomery（波士顿医疗产品公司）	单通道呼吸瓣膜	硅胶膜是铰链式的；平时保持打开的位置，但在吸气时打开得更充分，呼气时关闭
Trachoe（波士顿医疗产品公司）	两种包含铰链式瓣膜的有孔式的内插管	通过在气管套管内安装一个含单通道瓣膜的内套管来改进
Kistner 1 Way valve（Philling-Weck）	单通道呼吸瓣膜	铰链式阀保持打开的位置，吸气时打开得更充分，呼气时关闭
奥林匹克 "Talk Trach"（奥林匹克医学）	安装在气管套管上并可连接到 T 形管上的 T 形装置	弹簧机械瓣膜保持打开位置。呼气时关闭使空气进入上呼吸道
Hood Laboratories	单通道呼吸瓣膜	瓣膜里有一个可移动的球，在吸气时打开，呼气时关闭

[a] 所有的瓣膜必须与可排气的气管套管一起使用。

Source：From Dikeman KJ, Kanandjian MS. Communication and Swallowing Management of Tracheostomized and VentilatorDependent Adults. San Diego, CA：Singular Publishing Group, Inc.；1995, with permission

📖（六）呼吸阀说话试验（PMV）

📖 1. 当 PMV 开启时，套囊必须完全放气。无法排气会立即导致呼吸窘迫。建议使用无套囊的气管造口管。

2. 连接脉搏血氧仪。

3. 评估 PMV 植入前、中、后的生命体征：血氧饱和度、HR、RR 等。

4. 监测呼吸音；在放置 PMV 后应保持不变。呼吸音减弱或呼气相延长提示可能存在气道阻塞。

5. 患者的反应能力、面色、呼吸功能、分泌情况。

6. 缓慢地将气管造口管套囊放气，并允许患者自行调节放气。

7. 连接 PMV 附件（PMV 说明手册）。

（七）经气管切开吸痰

📖 1. 可能出现以下并发症：出血、感染、肺不张、低血氧、心血管系统不稳定（包括心律失常，甚至心脏停搏和死亡），颅内压增高，气管损伤（Pedersen et al.，2009）。

2. 建议。

（1）仅在必要时进行抽吸。

（2）吸痰管最大外径不能超过气管导管内径 1/2。

（3）插入吸痰管深度不超过隆突。

（4）吸痰时间小于 15s。

（5）持续抽吸优于间断抽吸。

（6）吸痰前后给予患者高浓度吸氧（减少心律失常风险）。

（7）避免生理盐水灌洗。

（8）封闭式或开放式吸痰都可采用（封闭式系统可减少感染和低氧血症的风险）。

（9）使用普遍预防措施。

（10）使用最低吸痰压力，通常是 80~120mmHg。

（八）拔管指南

1. 当患者不再需要机械通气并能充分排出气道分泌物时可准备拔管。

2. 应评估患者误吸风险。

3. 患者应能够从气管导管咳出分泌物。

4. 逐渐给导管套囊放气，使其慢慢与气管壁脱离。放完气后的气管导管体积缩小，此时可评估患者的咳痰能力。

5. 当患者不再需要过多地吸痰且气切导管的外部管径减小到 8mm 后可完成拔管，或暂时安置一个气切钮/堵管维持患者病情的稳定（而起初患者病情是需要气管插管才能控制住的）。

（九）气管堵管

1. 堵管只延伸到气管前壁的内表面，而不会引起气管腔阻塞。

2. 堵管是在不能确定能否拔管成功的情况下才使用的。堵管后，患者可通过上呼吸道呼吸，而不受气管导管的阻力。

📖（十）膈肌起搏器

有创通气支持的另一种方法是对膈神经和膈肌正常的患者使用膈肌起搏器进行膈神经电刺激呼吸。详情见第 7 章，脊髓损伤。

第二节　心脏康复

一、定义

心脏康复是指心血管疾病患者（cardiovascular disease，CVD）[包括但不限于冠心病患者（coronary heart disease，CHD）]通过康复治疗恢复并保持最佳的生理、心理、社交、职业和情感状态。[American Association of Cardiovascular and Pulmonary Rehabilitation American Association of Cardiovascular and Pulmonary Rehabilitation（AACVPR），1995，1999，2013]。

二、目标

1. 总体目标　改善和保持良好的心肺适能，使患者尽可能恢复正常和富有成效的生活。

符合条件的急性冠脉综合征（acute coronary syndrome，ACS），冠状动脉旁路移植术（coronary artery bypass grafting，CABG），经皮冠状动脉介入治疗（percutaneous coronary intervention，PCI）、慢性稳定型心绞痛，稳定型慢性心力衰竭（heart failure，HF）患者，心脏瓣膜手术患者应转介至综合门诊心血管康复部门。

2. 对于能够重返工作岗位人群

（1）尽快尽早重返工作。

（2）改善并保持良好的心肺适能。

3. 对于无法重返工作岗位人群

（1）尽可能保持生命的活力。

（2）建立新的兴趣范围，以提高生活质量（QOL）。

4. 患者教育和减少冠状动脉疾病的危险因素

（1）教育计划必须解决可逆转的导致缺血的因素。

（2）排除禁忌证，所有心肌梗死幸存者（myocardial infarction，MI）需服用降胆固醇药、阿司匹林、β受体阻断药。阿司匹林可减少心肌梗死再发，脑卒中的心血管死亡率约25%。

（3）高血压（hypertension，HTN）的适当治疗如减少后负荷、β受体阻断药和抗血小板的药物可以提高患者整体生存率。

5. 心脏康复和二级预防的核心内容

（1）患者评估：评估患者病史和检查。患者需要提供适合的心脏检查，包括静息心电图，确保药物依从性［由美国心脏学会/美国心脏病学会（AHA/ACC）推荐的乙酰水杨酸（ASA）、氯吡格雷、β受体阻断药、降脂药，血管紧张素转换酶抑制药（ACE），或血管紧张素Ⅱ受体阻断药（ARBs）］。

（2）营养建议：减少饮食中饱和脂肪酸、胆固醇、高盐食物和添加糖分的摄入。针对合并症如肥胖、HTN、糖尿病（DM）和充血性心力衰竭（congestive heart failure，CHF）患者需要个体化建议。

（3）体重管理：计算患者BMI，对BMI>25kg/m² 患者建立短期和长期目标。制定包括饮食、体育锻炼和行为干预的综合计划，以减少总热量摄入，维持适当的营养和纤维素摄入，以及增加能量消耗。

（4）血压管理：早期采取改变生活方式来治疗高血压。对于某些特殊患者，药物开始治疗的标准是血压超过130/80mmHg，而不是原来140/90mmHg（根据新的2017AHA/ACC指南）。

（5）血脂管理：在特定患者中进行饮食调整，以降低其血脂水平。治疗目标转向为降低低密度脂蛋白（LDL）和甘油三酯。

（6）糖尿病管理：对患者进行低血糖和高血糖症状和体征的教育，血糖检查，充足的水分，严格控制血糖可以改善心脏病预后。

（7）戒烟：评估患者戒烟的意愿；采用"5A戒烟咨询方法"（询问、建议、评估、协助、帮助）；对有戒烟意愿的患者给予戒烟方案和药物干预。

（8）心理管理：给予患者个人或小组教育和咨询、支持性康复环境和社区资源。

（9）体育活动咨询：鼓励每周进行5天中等强度体育活动，每次30~60min。建议进行低强度的有氧运动，并逐渐增加体育活动量。

（10）运动训练：予患者制定个体化的有氧和阻力训练运动处方，包括运动频率、强度、持续时间、类型和进阶；运动训练包括热身、放松和柔韧性练习。

冠心病（CAD）的危险因素

不可控制危险因素	可控制危险因素
年龄（男性>45岁，女性>55岁）	高血压
男性	吸烟
冠心病家族史（男性一级亲属<55岁发病，女性一级亲属<65岁发病）	酗酒
	血脂异常
	糖尿病
既往有CAD，CVA，PVD病史	肥胖/身体成分
	久坐的生活方式/缺乏锻炼
	压力或心理担忧

CAD. 冠状动脉疾病；CVA. 脑血管意外；PVD. 周围血管疾病

Source：American Association of Cardiovascular and Pulmonary Rehabilitation. Guidelines for Cardiac Rehabilitation and Secondary Prevention Programs. 5th ed. Champaign, IL：Human Kinetics；2013；National Heart，Lung，and Blood Institute. Ischemic heart disease，https：//www.nhlbi.nih.gov/health-topics/ischemic-heart-disease.

三、流行病学

1. CVD是美国发病率和死亡率的最主要原因，几乎占总死亡人数的50%。

2. 冠心病影响了1 350万美国人，临床表型包括稳定型心绞痛、不稳定型心绞痛、急性心肌梗死（acute myocardial infarction，AMI）、

CHF、心肌病,猝死。每年有将近 150 万的美国人发生 MIs,其中有近 50 万是致命的。

3. 50%MI 患者发病年龄小于 65 岁。

4. 每年有 100 万 Ml 幸存者和 700 多万稳定型心绞痛患者,以及冠脉搭桥术后的患者(1993 年有 309 000 名患者)都需要进行心脏康复治疗。同样数量的患者需要进行血管成形术。

5. 据预测,到 2018 年约有 72 万美国人会发生冠状动脉事件(即首次因 MI 住院或因冠心病死亡),约有 33.5 万美国人将出现冠状动脉疾病再发。

6. 在美国,冠心病(43.8%)是心血管疾病导致死亡的最主要原因,其次是脑卒中(16.8%)、高血压(9.4%)、心力衰竭(9.0%)、动脉疾病(3.1%)和其他心血管疾病(17.9%)(Benjamin et al.,2018)。

7. 尽管数百万冠心病患者需要接受心脏康复服务,但只有 11%~20% 的患者参与了此项目。女性患者更少参与心脏康复(见后面最近的分析)。

8. 医疗保险索赔数据显示只有 13.9% 的医疗保险受益人在 AMI 后参加心脏康复,仅有 31% CABG 患者参加。老年人、女性、非白种人和有多种疾病患者参加心脏康复的可能性更小(Suaya et al.,2007)。

9. 在国家心血管数据注册中心(NCDR)急性冠脉治疗和干预网络(ACTION)登记-获得指南(GWTG)显示,在 2007—2012 年,ST 段抬高型心肌梗死(ST-segment elevation myocardial infarction,STEMI)或非 ST 抬高心肌梗死(non-ST elevation myocardial infarction,NSTEMI)为首要诊断的患者转诊至心脏康复机构的转诊率从 72.9% 上升到 80.7%(Beatty et al.,2014)。

10. 冠心病死亡率自 1963 年下降了 47%,其中 30% 的下降发生在 1979—1989 年。Framingham 研究认为有三个因素可能在冠心病患者死亡率显著下降中起作用(Wilson et al.,1987)。

（1）控制冠心病危险因素。

① 减少胆固醇摄入。

② 更好的血压管理。

③ 减少吸烟。

（2）改进治疗方法。

（3）提高预防措施。

[流行病学结果]

1. 心脏康复可提高患者生存率,MI 患者进行心脏康复后 3 年生存率为 95%,而不参与者仅为 64%。心脏康复也能显著降低患者再发 MI 28%。

2. 1987—2010 年在明尼苏达州奥姆斯特德县进行的一项社区调查显示,约有 52.5% 的首次 MI 患者参与了心脏康复。经过数据调整后,参与心脏康复患者的全因再入院、心血管再入院、非心血管再入院和死亡风险均较低(Dunley et al.,2014)。

3. 一项包括 63 项研究的系统评价提示基于运动的心脏康复可降低冠心病患者心血管死亡率和住院率(Dunley et al.,2014;Anderson et al. 2016;Hammill et al.,2010)。

4. 一项有关医疗保险受益人的研究显示,心脏康复参与次数和患者长期预后存在强烈的剂量反应关系。其中参加医疗保险报销的全部 36 个疗程的心脏康复患者与参加较少疗程患者相比,前者 4 年的死亡率和 MI 降低(Hammill et al.,2010)。

5. 理想的心血管健康指标与许多临床状态和临床前期状态存在很强的保护性联系。包括过早全因死亡率、心血管死亡率、缺血性心脏病死亡率、心力衰竭、颈动脉硬化、冠状动脉钙化进程、体能下降、认知能力下降、脑卒中、抑郁、终末期肾脏疾病(ESRD)、慢性阻塞性肺疾病(COPD)、深静脉血栓形成/肺栓塞(DVT/PE)、白细胞端粒长度更长以及降低平均医疗支出(Benjamin et al.,2018)。

四、病理生理学

1. 损伤反应假说认为动脉粥样硬化是动脉壁的一种慢性炎症反应。

2. 最初的损伤是由内皮受损导致内皮功能障碍。

3. 脂蛋白在血管壁中积累并被氧化。

4. 单核细胞附着在内皮细胞上，迁移到内膜并转化为泡沫细胞。

5. 血小板黏附并被激活释放因子。

6. 平滑肌细胞增殖并促进细胞外基质增加。

7. 脂质在平滑肌细胞和泡沫细胞中积累。

8. 纤维肌斑块——含有胆固醇核心的纤维肌层。

五、心脏康复分期

I 期	急性住院期间
II 期	持续 3~6 个月医学监督下门诊心脏康复
III/IV 期	在最低监督或无监督的环境下保持身体健康和降低风险因素的维持阶段

（一）I 期（住院期间）

这一康复阶段指心血管病患者行介入手术或遭受急性心血管事件后 1~14d。

（二）II 期（刚出院期间）

这个时期指出院后的恢复期。其持续时间取决于风险分层和监测的需要。据定义这一阶段康复需要密切监测。

（三）III/IV 期（中期及维持期）

1. 注意：心脏康复的第三阶段可以分为 III 期和 IV 期。

2. 第三阶段的康复是一个门诊时间的延长，可分为两个部分：中间阶段和维持阶段。中间阶段是指在门诊阶段后，患者在没有被严密监测和/或监督状态下仍定期进行耐力训练和生活方式的改变。

3. 根据个人治疗效果和医疗需求决定是否向 IV 期过渡。

六、运动生理学

1. 总摄氧量（VO_2）代表全身的耗氧量。它不仅代表心肌做功，更代表周围骨骼肌做功。

2. 最大摄氧量（VO_2max）是指评估个体在运动中所能达到的最大耗氧量。运动过程中随着负荷逐渐递增，VO_2 以线性方式增加，直到 VO_2 不再随功率增加而出现一个平台时。VO_2 代表个人的有氧能力。它通常以每分钟每千克体重消耗多少毫升的氧气来表示 $[mL\ O_2/(kg \cdot min)]$。

3. VO_2max 为动态运动能力和心肺适能提供了一个可靠和可重复的测量方式。

（1）提供心脏病患者预后相关信息，并可帮助评估康复后重返工作情况。

（2）跑步机或腿部循环测力计测试主要用于测量 VO_2max（Stein and Brandstater，2010）。

4. 心肌耗氧量（MVO_2）是心脏的实际耗氧量（即心肌负荷）。它可以通过心导管直接测量。在临床上，心率（HR）和收缩压（SBP）与 MVO_2 有很好的相关性，因此可以使用心率与收缩压的乘积（RPP）来估计 MVO_2（Gobelet et al.，1978）。

5. 双产物又称 RPP，是指心脏做功，与收缩压（SBP）× HR 密切相关。

$$预测 MVO_2 = RPP = SBP \times HR$$

6. 心排血量（CO）= 心率 × 每搏输出量（SV）

7. Fick 公式：VO_2max= 心排血量 × 动静脉氧分压差

8. 代谢当量（MET）

（1）定义为工作代谢率与基础（静止）代谢率的比值

（2）$1MET=3.5mLO_2/(kg \cdot min)$

（3）1MET= 基础代谢率（坐着休息）时的能量消耗

七、FRANK-STARLING 机制

1. Frank-Starling 关系描述了心肌应对牵拉的增加（心室容积增加或前负荷增加）而提高收缩力的能力。静脉回心血流量增加会引起下一次收缩期 SV 的增加。这个过程被称 Frank-Starling 机制（或 Stanley's 心脏定律）。它促使心脏排出额外的静脉回流血液从而增加 SV。以图形方式表示，即为 Frank-Starling 曲线。

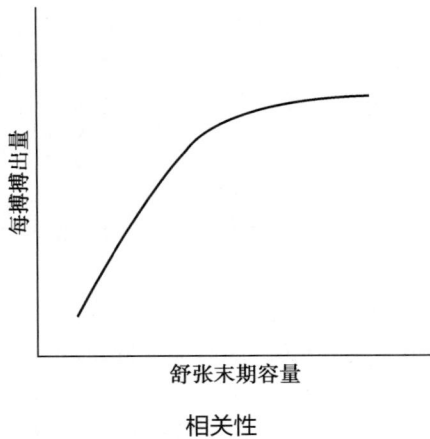

相关性

2. 静脉充盈率和 SV 的增加使静脉心血量和心室充盈（舒张末期容量）增加，因此增加了前负荷，即收缩前心肌细胞的初始拉伸长度。

3. 心肌细胞拉伸增加了肌节的长度，从而导致心肌收缩力的增加。这一机制使心脏能够排出额外的静脉回流血液，从而增加 SV。

📖 八、心脏康复服务的成果

心脏康复服务（表 9-2A 和表 9-2B）的结果是基于科学文献中的报告，最实质的好处如下。

（一）提高运动耐力

心脏康复运动训练可改善包括冠心病和心力衰竭老年人在内的男性和女性运动耐力的客观指标。

（二）改善症状

心脏康复运动训练可减轻冠心病患者的心绞痛症状，并减轻左心室（LV）收缩功能不全患者的心力衰竭症状。心电图和心肌核素显像可证明运动康复后心肌缺血改善。

（三）改善血脂水平

• 冠心病患者的多因素心脏康复，包括运动训练和教育，可改善脂质和脂蛋白水平。

• 运动训练作为唯一的干预措施时，并不能持续改善脂质水平。

• 最佳的血脂管理需要特别有针对性的饮食管理，当有医学指征时，药理管理应作为多因素心脏康复计划的一部分。

（四）减少吸烟

• 教育、咨询和行为干预对于心脏康复期间戒烟有益。

（五）改善身心健康和减少压力

• 改善心理状态和功能，包括减轻情绪压力和减少 A 型行为模式。

（六）降低死亡率

• 多因素心脏康复服务可以降低 MI 患者的心血管死亡率。

（七）安全性

• 运动训练期间心肌梗死和心血管并发症的发生率非常低，因此可以确定运动的安全性。

表 9-2A　符合医疗保险诊断类别的心脏康复计划服务，在 2010 年 1 月 1 日或之后提供

医疗保险包括心脏康复项目和服务，为有以下一种或多种疾病患者提供：
急性心肌梗死（12 个月内）
冠状动脉搭桥手术
目前稳定的心绞痛
心脏瓣膜修复或更换
经皮冠状动脉腔内成形术（PTCA）或冠状动脉支架术
心脏移植或心肺移植
慢性心力衰竭定义为患者左心室射血分数≤35% 和纽约心脏协会（NYHA）Ⅱ~Ⅳ级，患者接受最少六周的最佳心力衰竭治疗（2014 年 2 月 18 日起生效）

Source：Medicare：Cardiac Rehabilitation Program Coverage，https：//www.medicare.gov/coverage/cardiac-rehabilitation-programsAccessed9/1/2019.

表 9-2B　绝对和相对运动训练禁忌

绝对禁忌证
静息心电图近期变化提示严重缺血、近期心肌梗死或其他急性心脏病事件
不稳定型心绞痛
未能控制心律不齐
有症状的严重主动脉瓣狭窄或其他瓣膜病
失代偿症状性心力衰竭
急性肺栓塞或肺梗死
可能影响运动的急性非心脏疾病或可能因运动而加重（如感染、甲状腺毒症）
急性心肌炎或心包炎
急性血栓性静脉炎
会影响运动安全和运动表现的身体残疾

续表

相对禁忌证

 电解质异常

 快速性心律失常或缓慢性心律失常

 高度房屋传导阻滞

 未控制的快速心室率心房颤动

 峰值静息左室流出道速度 >25mmHg 肥厚型梗阻性心肌病

 主动脉夹层

 严重静息动脉高压[收缩压（BP）>200mmHg，舒张压 >110mmHg]

 无法合作的精神障碍

  如果运动的获益大于风险，可忽略禁忌证。2002，ACC/AHA 2002 guideline update for exercise testing. A report of the American College of Cardiology/American Heart Association Task Force on practice guidelines（Committee on Exercise Testing）（Bethesda，MD：American College of Cardiology），5. Available：http://my.americanheart.Org/idc/groups/ahaecc-internal/@wcm/@sop/

（八）参与心脏康复的患者的参数变化（Whiteson and Einarsson，2011）

1. 冠状动脉疾病

（1）参与心脏康复的冠状动脉疾病（CAD）患者的发病率和死亡率降低，部分原因是心脏的自主神经调节能力更好。

（2）还需注意左心室收缩功能的改善。

（3）重度心绞痛的患者住院心脏康复可改善身体功能，并提高重返工作的概率。

2. 稳定型心绞痛和心肌梗死

（1）小范围心肌梗死后 2~4 周开始运动训练。

（2）出现较大面积的心肌梗死后，运动训练推迟到 4~6 周，在密切临床监督和心电图监测下进行低强度运动。

（3）心肌梗死后，左心室形态（重构）的改变会持续数周到数月。心室重塑与恶化的左心室功能、室性心律失常、室壁瘤形成和更高的死亡率有关。

（4）心脏康复还可以改善心肌灌注和左心室电生理参数，从而降低 MI 后发生恶性室性心律失常和心源性猝死的风险。

（5）稳定型心绞痛和心肌梗死运动处方相似。

（6）心肌梗死患者在心肺康复急性期/I 期进行康复运动时，心率增加 <20 次/min，SBP 增加应 <20mmHg。在I期康复阶段结束时，运动强度目标应对应 4METs（Bartels and Prince et al.，2016）。

3. 血管成形术和支架置入术

（1）参与心脏康复并不会增加支架再狭窄。

（2）血管成形术后患者进行有氧训练可提高 VO_2max 和运动能力。

（3）血管成形术后，完成 6 个月运动训练的患者改善了呼吸效率和左心室收缩功能，减少心室重塑，阻止了进一步发展为冠心病和充血性心力衰竭。

4. 冠状动脉旁路移植术

（1）心肌灌注的改善与增加的缺血阈值有关。

（2）日常运动会发生生理变化，外周适应会导致 VO_2max 的改善。

（3）进行中等强度的抗阻训练是安全有效的，但不同时进行有氧运动不会增加 VO_2max。

（4）与稳态有氧训练相比，间歇训练可以更快地增加运动能力。

（5）术后，如果射血分数（EF）正常，则心脏康复的计划与 CABG 相同，但如果 EF 降低，则应与 CHF 相同。

5. 心肌病 严重缺血性心肌病（如 EF<20%）的患者可耐受心脏康复，能增加 VO_2max，改善左心室收缩和舒张功能以及改善生活质量。

6. 充血性心力衰竭

（1）CHF 的心脏康复能显著增加峰值摄氧量（VO_2max）和运动耐量。

（2）心脏康复治疗可改善 CHF 的心肌灌注。

（3）心脏康复可减少心脏事件，显著降低 CHF 相关住院率，降低心脏死亡率，并提高生活质量。

（4）间歇训练可改善 VO_2max 和肌肉力量。

（5）与单独的有氧训练相比，抗阻训练和有氧训练结合能更大程度改善左心室功能，提高 VO_2max 和肌肉力量。

7. 心脏移植

（1）对于正在等待心脏的接受静脉（i.v.）正性肌力药物支持的患者，心脏康复是安全的，建议在心脏移植（HT）前后进行心脏康复。

（2）心脏康复能显著改善 VO$_2$max 和运动能力。

（3）左心室辅助装置（left ventricular assist device,LVAD）：与 LVAD 的植入相比，心脏移植后功能状态明显改善。

8. 心律失常

（1）大约 1/3 的患者心脏术后会立即出现房性心律失常。

（2）心房颤动（atrial fibrillation,AF）是最常发生的快速性心律失常，在急性住院患者的心脏康复期间通常持续存在。

（3）CABG 后进行心脏康复的患者中，大约有 5% 由于心律失常而未完成心脏康复计划（25% 为室性心律失常）。

（4）仰卧运动比直立运动更容易诱发室性心律失常。

（5）置入心脏复律除颤器（implantation of cardioverter defibrillator,ICD）的患者可接受的运动训练强度与没有置入器械的患者相同，并且前者 VO$_2$max 可显著增加。

九、住院心脏康复方案与门诊心脏康复方案

1. 住院方案：严格监督的住院治疗，持续 1~2 周（Ⅰ期）。

2. 结构化的门诊方案：持续 3~6 个月的有监督门诊计划（Ⅱ期）。

3. 维持计划：最少监督或无监督设置（Ⅲ/Ⅳ期）。

（一）7~14 天的住院康复

1. 住院康复计划的目标是提供一个协调、多方面的方案，旨在在急性心血管事件后的康复过程中尽早协助和指导患者及其家属。

2. 重点是医疗保健、体育活动、教育和心理问题。

（二）急性期冠状动脉护理单元

1. 心脏术后患者应尽快活动，以避免机体功能下降、压疮、肺炎和血栓栓塞发生。

2. 非常低强度的活动（1~2METs）：

（1）关节被动活动范围（ROM,1.5METs）。

（2）上肢 ROM（1.7METs）。

（3）下肢 ROM（2.0METs）。

（4）避免以下活动：等长收缩训练（可能会增加心率），Valsalva 动作（可能诱发心律失常），将腿部抬高高于心脏（会增加前负荷）。

3. 采用"保护性坐姿"坐位可减少 10% 的 CO。

4. 床边洗漱消耗 3.6METs，床上上厕所消耗 4.7METS。

（三）亚急性期

1. 物理干预方案可能因患者所在病房而不同。从心脏重症病房（CCU）到遥测单元以及普通病房。

2. 3~4METs 强度的活动或锻炼：

（1）已知能量消耗的健美操。

（2）ROM 运动：通过增加运动速度和/或持续时间来增加运动强；可增加轻微的阻力或低重量（1~2lb）。

（3）早期活动：从病房内步行开始，然后过渡到病房的走廊，跑步机步行从无阻力 1mph 开始，逐渐增加到患者能耐受的 1.5mph,2mph,2.5mph。

3. 低强度行走的能量消耗：

（1）1mph（慢速行走）= 1.5~2MET

（2）2mph（常规慢速行走）= 2~3MET

（3）推轮椅步行 = 2~3METs 能量消耗成本

4. 对于较早出院的患者，自我照顾活动的强度进阶应与监测下的活动强度相匹配。

5. 冠脉旁路手术患者康复方案被分为积极和缓慢恢复两种（图 9-7）。

十、运动测试

（一）运动负荷测试

1. 运动负荷（graded exercise test,GXT）测试评估患者对不断递增的运动压力的承受能力。GXT 可用于诊断、预后和治疗应用，可与/不与放射性核素或超声心动图评估同时进行。

2. 心脏康复保健专业人员通常用 GXTs 作为判断患者功能的测试，而不是诊断测试。

3. 当应用于风险分层模型时，GXT 还提供有用的信息。GXTs 可为运动治疗方案制提供

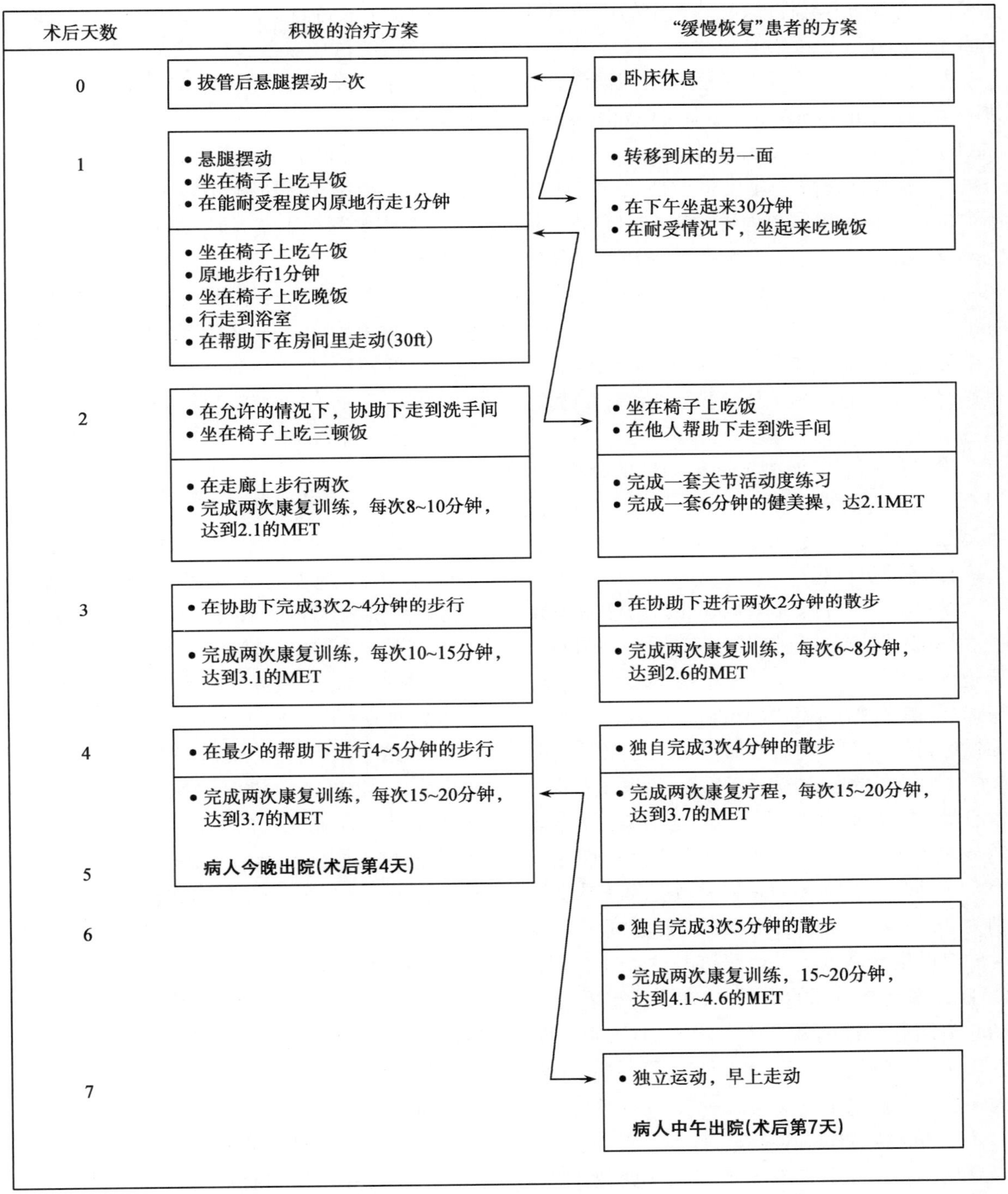

术后天数	积极的治疗方案	"缓慢恢复"患者的方案

0
- 拔管后悬腿摆动一次

→

- 卧床休息

1
- 悬腿摆动
- 坐在椅子上吃早饭
- 在能耐受程度内原地行走1分钟

- 转移到床的另一面

- 在下午坐起来30分钟
- 在耐受情况下，坐起来吃晚饭

- 坐在椅子上吃午饭
- 原地步行1分钟
- 坐在椅子上吃晚饭
- 行走到浴室
- 在帮助下在房间里走动(30ft)

2
- 在允许的情况下，协助下走到洗手间
- 坐在椅子上吃三顿饭

- 坐在椅子上吃饭
- 在他人帮助下走到洗手间

- 在走廊上步行两次
- 完成两次康复训练，每次8~10分钟，达到2.1的MET

- 完成一套关节活动度练习
- 完成一套6分钟的健美操，达2.1MET

3
- 在协助下完成3次2~4分钟的步行

- 完成两次康复训练，每次10~15分钟，达到3.1的MET

- 在协助下进行两次2分钟的散步

- 完成两次康复训练，每次6~8分钟，达到2.6的MET

4
- 在最少的帮助下进行4~5分钟的步行

- 完成两次康复训练，每次15~20分钟，达到3.7的MET

病人今晚出院(术后第4天)

- 独自完成3次4分钟的散步

- 完成两次康复疗程，每次15~20分钟，达到3.7的MET

5

6
- 独自完成3次5分钟的散步

- 完成两次康复训练，15~20分钟，达到4.1~4.6的MET

7
- 独立运动，早上走动

病人中午出院(术后第7天)

图 9-7　心脏搭桥术后恢复期患者的活动方案
MET. 代谢当量

定适当的终止标准和指导原则，还能评估患者功能的变化。

4. 住院患者和门诊患者在进行心脏康复前建议进行亚极量的 GXT。

5. 除了停止运动测试的常见指征外，根据患者的努力程度判断 GXT 是亚极量测试或最大极量测试(请参阅运动测试的禁忌证)。

6. 亚极量测试停止的标准包括达到极限

心率,自我感知劳累程度,达到预定的代谢当量（metabolic equivalent,MET）水平。

7. 家庭环境中完成大多数 ADL 只消耗能量少于 4MET（American Association of Cardiovascular and Pulmonary Rehabilitation,1995）。

8. 美国心脏协会建议将未使用 β 受体阻断药的患者的 HR 限制为每分钟 30~140 次/min（bpm）,或者 Borg 自我劳累感知（RPE）评分为 13~15 分（表 9-7）,作为低水平测试的附加终点标准。

9. 低水平测试可为完成大多数 ADLs 提供了足够的数据,并作为动态运动治疗的基线信息。

患者的病情发展决定进行测试的频率,而没有固定的时间表。

（二）运动测试与影像技术的合并

1. 运动负荷超声

结合心电图可提高负荷试验的灵敏度和特异度,判断心肌缺血的危险程度。超声心动图的图像是在患者进行踏车运动或平板运动后立即获得的（图像必须在运动后 1~2min 采集）。心肌收缩性通常会随着运动而增加,而缺血会导致受影响的心肌节段的运动减退或障碍。如果在先前正常心肌节段出现新的室壁运动异常,或已经异常的节段运动进一步恶化,则认为试验是阳性的。

运动超声心动图的总体灵敏度和特异度分别为 78%~97% 和 64%~94%,对冠心病多支病变的灵敏度较高。运动负荷超声心动图在诊断 CAD 方面具有很高的准确性,在这些患者中运动心电图假阳性的发生率可能增加（特别是女性）。负荷超声心动图可准确评估冠心病,并为大多数患者提供了重要的诊断和预后信息。

2. 核素运动负荷测试

运动负荷试验与核素成像、心电图监测相结合。患者在运动前 1min 注射铊或甲氧基异丁基异腈,并获取图像。休息时看不到,而运动时出现的灌注缺损,提示心肌缺血。在运动中和休息同时出现的灌注缺损提示既往发生心肌梗死或心肌瘢痕。这样,就可以确定缺血心肌的范围和分布。

3. 药物负荷试验

（1）无法进行运动负荷测试的患者可以从药物负荷测试中获益,这些疾病包括身体功能退化、周围血管疾病（PVD）、骨关节疾病或神经系统疾病。

（2）两种最常用的药物负荷试验：

① 多巴酚丁胺负荷超声心动图（DSE）。

② 甲氧基异丁基异腈,铊闪烁成像与双嘧达莫或肌苷。

（3）这些检查的适应证包括确诊 CAD,在血运重建前确定心肌存活率,评估 MI 或慢性心绞痛的预后,以及术前评估心脏风险。药理学研究有助于确定患者危险分层的水平,特别是制定运动计划时。

十一、运动测试方案

1. 现存有多种可供采用的运动测试方案,包括但不限于跑步机、踏车或者手臂测力计。

2. 下肢截肢的患者可以采用手臂测力计。

3. 跑步机测试提供了更为普遍的生理压力形式（例如走路等）,可以使受试者更可能达到更高的最大摄氧量以及峰值心率。

4. 踏车测力计与跑步机相比,对空间的需求更小、花费更少。手臂以及胸部最低限度的动作,即可有助于完成更高质量的心电图记录以及血压监测（American Association of Cardiovascular and Pulmonary Rehabilitation,1995）。

5. 采用上肢测力计完成对膝盖以上截肢患者的压力测试。

6. 每个阶段增加 1METs 代谢需求的 Balke-Ware 测试方案更适用于功能储备 <7METs 的高风险患者。

Bruce 方案

1. 每个阶段代谢需求 >2METs 的方案,适用于功能储备 >7METs 的中低风险患者。

2. 广泛使用的每阶段 2~3METs 的 Bruce 方案,在功能储备为 10METs 的稳定型患者中有效果。

3. 对于那些运动训练无法进行的衰弱患者,药理压力测试可以被用于评估缺血。来源于药理测试的数据无法用于运动情况的推定（表 9-3；Froelicher,1987）（表 9-4 和表 9-5）。

表 9-3　简单运动测试方案的代谢当量适用水平

功能等级	临床状况	耗氧量 [ml/(kg·min)]	代谢当量	功率自行车（体重70kg，对应1500KPDS）	Bruce（每级运动3分钟，英里/小时·坡度率）	Kattus（英里/小时·坡度率）	Balke-ware（不同坡度速度为3.3英里/小时，每级运动1分钟）	Ellestad（每级运动时间3/2/3分钟，英里/小时·坡度率）	Usafsam（英里/小时·坡度率）	"slow" usafsam（英里/小时·坡度率）	Mchenry（英里/小时·坡度率）	Stanford（不同坡度速度为3英里/小时）	Stanford（不同坡度速度为2英里/小时）	代谢当量
正常和Ⅰ级（健康，依据美国运动协会认证标准，活跃）		56.0	16		5.5 / 20			6 / 15						16
		52.5	15	体重70kg，对应1500KPDS	5.0 / 18			5 / 15	3.3 / 25					15
		49.0	14			4 / 22	26, 25							14
		45.5	13	1350	4.2 / 16		23, 22		3.3 / 20		3.3 / 21	22.5		13
		42.0	12	1200		4 / 18	21, 20				3.3 / 18	20.0		12
		38.5	11	1050			19, 18	5 / 10	3.3 / 15		3.3 / 15	17.5		11
	健康，不活动	35.0	10			4 / 14	17, 16			2 / 25		15.0		10
		31.5	9	900	3.4 / 14	4 / 10	15, 14	4 / 10	3.3 / 10	2 / 20	3.3 / 12	12.5		9
Ⅱ级	受限	28.0	8	750	2.5 / 12	3 / 10	13, 12	3 / 10		2 / 15	3.3 / 9	10.0		8
		24.5	7	600	1.7 / 10		11, 10, 9	1.7 / 10	3.3 / 5	2 / 10	3.3 / 6	7.5	17.5	7
Ⅲ级	有症状	21.0	6	450		2 / 10	8, 7, 6			2 / 5	3.3 / 3	5.0	14	6
		17.5	5		1.7 / 5		5, 4, 3, 2, 1		3.3 / 0			2.5	10.5	5
		14.0	4	300	1.7 / 0					2 / 0	2.0 / 3	0.0	7	4
		10.5	3	150					2.0 / 0				3.5	3
Ⅳ级		7.0	2											2
		3.5	1											1

来源：Froelicher VF. Exercise and the Heart: Clinical Concepts. 2nd ed. Chicago, IL.: Year Book Medical Publishers; 1987, with permission.

注：1英里≈1.61千米；KPDS=kp·m/s；1kp≈9.8牛顿，1kp·m/s≈9.8瓦特）。

表 9-4　运动压力测试中的绝对禁忌证和相对禁忌证

绝对禁忌证

1. 近期静息心电图出现显著改变提示心肌梗死或者其他急性期心脏病变
2. 近期出现合并心肌梗死症状
3. 高风险的不稳定型心绞痛
4. 不可控的心律失常（室性节律障碍）
5. 影响心功能的不可控的房性节律障碍
6. 失代偿期症状性心衰
7. 症状性的主动脉瓣严重狭窄或者其他的瓣膜病
8. 高度怀疑或已知的夹层主动脉瘤
9. 活跃的或高度怀疑的心肌炎、心包炎以及心内膜炎等
10. 血栓性静脉炎或者心脏内血栓
11. 急性肺栓塞或者肺梗死
12. 急性感染
13. 严重的情绪障碍（精神病）
14. 运动可能加重或可能影响运动表现的急性非心脏疾病（如感染、肾衰竭、甲亢等）
15. 会影响安全充足的测试表现的身体残疾
16. 无法获得知情同意

相对禁忌证

1. 静息舒张期血压明显高于 110mmHg 或者静息收缩期血压明显高于 200mmHg
2. 中度狭窄性瓣膜心脏疾病
3. 电解质紊乱（低钾血症、低镁血症）
4. 房颤合并 RVR
5. 心动过速或心动过缓
6. 室性动脉瘤
7. 心肌病包括肥厚性心肌病
8. 慢性感染性疾病（例如单核细胞增多症、肝炎、艾滋病）
9. 妊娠晚期或复杂妊娠
10. 高度房室传导阻滞
11. 左主冠状动脉狭窄或近似于狭窄

RVR. 快速心室室率反应

来 源：Modified from Kenney WL, ed. ACSM's Guidelines for Exercise Testing and Prescription, 5th ed. Philadelphia, PA: Lea & Febiger; 1995, with permission; American Association of Cardiovascular and Pulmonary Rehabilitation. Guidelines for Cardiac Rehabilitation and Secondary Prevention Programs. 5th ed. Champaign, IL: Human Kinetics; 2013.

表 9-5　终止运动测试的指征

绝对指征

当伴有其他缺血的证据，尽管负荷增加收缩压仍相比于基线血压下降超过 10mmHg

中至重度心绞痛

中枢神经系统症状（如共济失调，头晕或类似晕厥）

灌注不良的迹象（发绀或苍白）

无法监测心电图或血压

患者希望停止

持续性室性心动过速

出现不能与室性心动过速区分开的束支传导阻滞

未诊断病理性 Q 波（V_1 或 aVR 除外）的导联中 ST 段升高（≥1.0mm）

相对指征

在没有其他缺血迹象的情况下，尽管负荷增加，收缩压仍相比于基线血压下降超过 10mmHg

ST 或 QRS 改变，过度的 ST 压低（水平段或向下倾斜的 ST 段压低 >2mm）或明显的轴偏移

除持续性室性心动过速以外的心律失常，包括频繁的多灶性异位搏动，包括 ventricular pairs，室上性心动过速、心脏传导阻滞或心动过缓

疲劳、呼吸短促、喘息、腿抽筋或跛行

胸痛加剧

来 源：Adapted from Gibbons RJ, Balady GJ, Bricker JT, et al. ACC/AHA 2002 guideline update for exercise testing: summary article. A report of the ACC/AHA task force on practice guidelines（Committee to Update the 1997 Exercise Testing Guidelines）. Circulation. 2002; 106: 1883-1892. doi: 10.1161/01. CIR. 0000034670. 06526.15, with permission.

停止低水平/出院运动试验的附加标准

1. 运动心率 >130 次/min
2. Borg RPE（感知疲劳率）>15（请参阅表 9-7）

十二、结构化的门诊康复方案/维持方案

传统上，门诊心脏康复分为三个阶段：

1. 第二阶段（急性期）定义为出院后立即进行的心脏康复阶段，进行更高水平的监测，心电图监测和强化危险因素修正。

2. 第三阶段（中间期）是指仅在出现体征和症状的情况下进行心电图监测的康复期，耐力训练和危险因素调整仍在继续。

3. 第四阶段（维持期）是主要针对那些在运动耐力方面达到平台期，并实现了稳定的危险因素管理的患者。

（一）早期心脏康复的常用活动

活动	方法	运动当量水平
上厕所	便盆、坐便器、小便池（床和站立式）	1.5~2.5
淋浴	床浴、浴缸、淋浴	1.5~2
步行	平坦的表面 2 英里/小时 2.5 英里/小时 3 英里/小时	2~2.5 2.5~2.9 3~3.3

续表

活动	方法	运动当量水平
上半身运动（低中强度，没有阻力）	站立时手臂和躯干	2.5~3
爬楼梯	爬一趟 =12 步	3~4

（二）体育锻炼计划

活动	速度	运动当量水平
缓行	2 英里/小时	2~3
常规步行	3 英里/小时	3~4
快步走	3~5 英里/小时	4~5
非常快走	4 英里/小时	5~6
性交[a]	–	3~4
户外运动—铲雪、铲土	–	7
慢跑、走路	5 英里/小时	9
拖地	–	2~4
推草	–	4

[a] 性交的运动当量水平不同取决于参考来源，Tardif（1989）指出，在压力测试中达到 5~6 运动当量的患者，在没有缺血或心律不齐的情况下，很可能可以恢复正常的性活动而没有任何风险

来源：American Association of Cardiovascular and Pulmonary Rehabilitation. Guidelines for Cardiac Rehabilitation and Secondary Prevention Programs. 5th ed. Champaign, IL: Human Kinetics; 2013.

体育活动	代谢当量能量消耗
高尔夫	2~5
保龄球	4~5
排球	3~4
乒乓球	3~6
网球	4~7
轮滑	5~6

1. 目的是通过体育锻炼来改善心血管功能，无论是在最低监督还是无监督的情况下。

2. 体育活动的类型：

（1）从在有监督的心脏锻炼程序中，执行最后一个锻炼程序开始。

（2）经过有氧训练，临床状况稳定的病人可以参加抵抗训练或循环训练。应当维持适当的饮食、控制体重、管理压力和戒烟，并维持良好身体状况的总体生活方式。

（3）鼓励在规定的范围内积极参加体育活动。

📖 3. 性交是一个特殊的因素，因为可能会引发另一个心脏事件。

（1）不建议在心肌梗死后2周内进行性交。

（2）性交的运动强度类似于两个来回的爬楼梯运动。

（3）在已知环境中与熟悉的伙伴进行性交需要消耗4METs。

（4）在压力测试中达到6METs而没有发生心脏事件，表明性交期间发生心脏事件的风险较低。

（5）缓慢进行浪漫的前戏，鼓励更多的身体上的亲密关系。

（6）为患有冠心病的病人恢复信心，使他们了解性活动是相对安全的（Whiteson and Einarsson，2011）。

十三、纽约心脏协会心脏功能分级

（一）纽约心脏协会心功能I级

1. 患者的心脏病不会限制身体活动。普通的体育锻炼不会引起过度疲劳，心慌，呼吸困难或心绞痛。

2. 特定的活动范围：患者可以完成需要超过7METs的任何活动：

（1）可以携带10.8kg（24磅）重的物品上八个台阶。

（2）可以携带重36kg（80磅）的物品。

（3）做户外工作（铲雪，铲土）。

（4）进行娱乐活动（滑雪、篮球、壁球、手球，以8km/h（5英里/小时）的速度慢跑）。

（二）纽约心脏协会心功能II级

1. 患者的心脏病导致身体活动轻微受限。他们在休息时较为舒服。普通的体育锻炼会导致疲劳，心慌，呼吸困难或心绞痛。

2. 特定的活动范围：患者可以完成需要超过5MET的任何活动，但不能完成需要超过7METs的活动：

（1）没有中断的完成性交。

（2）花园，翻地，除草。

（3）轮滑，在水平地面上以6.4kg/h（4英里/小时）的速度行走。

（三）纽约心脏协会心功能III级

1. 患者的心脏病导致显著的身体活动受限。他们在休息时较为舒服。少于普通的体育活动就会导致疲劳、心慌、呼吸困难或心绞痛。

2. 特定的活动范围（表9-6）：患者可以完成需要2~5METs的任何活动：

（1）无间断地淋浴。

（2）脱衣并整理床。

（3）清洁窗户。

（4）步行4km/h（2.5英里/小时）。

（5）保龄球，高尔夫。

（6）没有中断的穿衣。

表9-6 特定活动范围功能分级标准

	是	否
1. 你是否能不中断地爬楼（4.5~5.2 运动当量）？	转向第2题	转向第4题
2. 你是否能不中断地携带任何物品上8个台阶（5~5.5 运动当量）？ 或者你是否	转向第3题	III级
（a）能不中断的性交（3~4运动当量）		
（b）整理花园，耕地，除草（5.6 运动当量）		
（c）轮滑，跳狐步舞（5~6运动当量）		
（d）在平地上进行以4英里/小时的速度行走（5~6运动当量）？		

	是	否
续表

	是	否
3. 你是否能携带至少24磅的物品上8个台阶（10运动当量）？或者你是否	I级	Ⅲ级
（a）能携带至少80磅的物品（8运动当量）		
（b）做户外工作——铲雪，铲土（7运动当量）		
（c）完成娱乐活动，例如滑雪，篮球，足球，壁球，手球（7~10运动当量），或者		
（d）以5英里/小时的速度慢跑/行走（9运动当量）？		
4. 你是否能不中断地洗澡（3.6~4.2运动当量）？或者	Ⅲ级	转向第5题
（a）脱衣并整理床（3.9~5运动当量）		
（b）拖地（4.2运动当量）		
（c）晾晒洗好的衣物（4.4运动当量），或者		
（d）清洁窗户（3.7运动当量）		
（e）以2.5英里/小时的速度行走（3~3.5运动当量）		
（f）玩保龄球（3~4.4运动当量）		
（g）打高尔夫球（走以及携带球杆）（4.5运动当量），或者		
（h）推动除草机（4运动当量）？		
5. 你是否能不因症状而中断穿衣（2~2.3运动当量）？	Ⅲ级	Ⅳ级

来源：Goldman L，Hashimoto B，Cooke F，Loscalzo A. Comparative reproducibility and validity of systems for assessing cardiovascular functional class：advantages of a new specific activity scale. Circulation. 1981；64（6）：1227-1234. doi：10.1161/01.CIR.64.6.1227. © American Heart Association，with permission.

（四）纽约心脏协会心功能Ⅳ级

1. 心脏病使得患者无法没有任何不适地进行体力活动。甚至在休息时也可能出现心脏功能不全或心绞痛综合征的症状。进行任何体育锻炼会增加不适感。

2. 特定的活动范围：患者不能或不执行需要≥2METs的活动。无法完成I~Ⅲ级的活动。

十四、心脏病患者的运动处方

（一）运动处方

心脏病患者的运动应指定运动类型、强度、持续时间和频率。

1. 锻炼类型

心血管病人的运动应是等张的、有节奏的和有氧的；应该使用较大的肌肉块，并且不应包含大量等长的元素。

运动模块应包括有氧运动，如慢跑、固定自行车或水中有氧运动。模块还应包括热身和放松阶段。除了有氧运动外，还可以在个体化训练方案基础上添加抗阻锻炼（使用轻量级）。

抗阻运动已被证明是提高低风险患者力量和心血管耐力的一种安全有效的方法。接受外科手术和发生心肌梗死患者应等待3~6周后才能开始抗阻训练。

有以下疾病的患者应排除在抗阻训练之外：

充血性心力衰竭。

未控制的心律失常。

严重血管疾病。

未控制的高血压。

收缩压 >160mmHg 或舒张压 >100mmHg。

有氧运动能力 <5METs。

结果导致所有运动的肌肉纤维的含氧能力增加，包括I型和Ⅱ型纤维。运动前I型纤维的含氧能力大约是Ⅱ型纤维的五倍（Flores and Zohman，1993）。

2. 运动强度

运动强度的设定通常为运动测试中获得的最大容量的一定百分比（即最大摄氧量，心率负荷和/或体力消耗程度）。

氧气消耗

阈	40%~50% 最大摄氧量	60% 最大心率
最佳值	55%~65% 最大摄氧量	70% 最大心率
最大值	80%~90% 最大摄氧量	90% 最大心率

对于状况较差的心脏病患者，即使达到最大摄氧量的 40%~50% 的运动也可以改善病情。

3. 目标心率

运动强度基于患者的目标心率，这是基于清除心率的心率范围。测量目标心率的主要方法有三种：

清除心率测定方法。

年龄预测方法。

卡文法。

目标心率定义为最大心率的 70%~85%：

0.70× 最大心率 = 目标心率的起始范围

0.85× 最大心率 = 目标心率的终点范围

注意：清除心率是压力测试中获得的临床最大心率。

对于心脏病患者，最大心率是根据运动压力测试（清除心率）达到的最大心率获得的：

运动压力测试达到的最大心率的 70%。

对于健康患者，最大心率基于年龄预测公式：

年龄预测方法：220-年龄 = 最大心率。

一个简单的公式可以估算给定年龄的最大心率。范围为预测调整后最大心率的 70%~85%。

有可能高估或低估实际运动强度。

可能使心脏病患者有运动诱发的心血管并发症的发生风险。

卡文法使用受试者的潜在心率增量，并假设静息心率为零强度：

目标心率 =0.70~0.85（最大心率-静息心率）+ 静息心率

校正静息心率的非零值。

对于使用慢性 β 受体阻断药或静止心率异常高的患者有用。

例：60 岁的患者，最大心率为 160 次/min，静息心率为 60 次/min

① 年龄预测方法：目标心率 =0.70×（220-年龄）~0.85×（220-年龄）

目标心率 =（220-60）×0.70~（220-60）×0.85

因此，目标心率 =112~136 次/min

② 卡文法：目标心率 =0.7~0.85（最大心率-静息心率）+ 静息心率

（160-60）×0.7+60=130 次/min 下限

（160-60）×0.85+60=145 次/min 上限

因此，目标心率 =130~145 次/min

4. 感知疲劳的等级

（1）Borg RPE 量表（表 9-7）：从 6~20 等级的线性量表。该量表是体力活动的有效指标，与心率，心室 O_2 消耗和乳酸水平呈线性相关性。只要运动压力测试结果允许，新锻炼者可以继续进行运动至 13 级（有点困难）。

美国心脏协会建议，未使用 β 受体阻滞剂的患者，心率限制为 130~140 次/min，或者作为低水平测试的附加标准，将 Borg RPE 设为 13~15。

表 9-7 感知疲劳等级 Borg 量表

量表：感知疲劳的 15 级评分
6 一点也不劳累
7
8
9 非常轻
10
11 轻
12
13 有点困难
14
15 困难（重）
16
17 很困难
18
19 非常困难
20 最大努力

来源：Borg G. An Introduction to Borg's RPE Scale. Ithaca, NY：Mouvement Publications；1985，with permission.

（2）谈话测试：估计运动水平的非正式和主观方法。给予患者足够的强度以产生训练效果，但仍然能够保持对话而不会产生呼吸困难。

（3）患者评分量表（表9-8）：

心绞痛。

呼吸困难。

间歇性跛行。

表9-8　患者评分量表：心绞痛，呼吸困难，间歇性跛行

心绞痛	呼吸困难	跛行
0：无心绞痛	0：无呼吸困难	0：无痛症
1：很轻微，很不明显	1：轻微，明显	1：初始，最小值
2：中等，恼火的	2：轻微，有些困难	2：中等，恼火的
3：严重，非常不舒适	3：中等难度，但可以继续	3：强烈的痛
4：有史以来最痛苦	4：严重困难，无法继续	4：最痛，无法继续

来源：American Association of Cardiovascular and Pulmonary Rehabilitation. Guidelines for Cardiac Rehabilitation and Secondary Prevention Programs, 3rd ed. Champaign, IL: Human Kinetics; 1999; American Association of Cardiovascular and Pulmonary Rehabilitation. Guidelines for Cardiac Rehabilitation Programs. 2nd ed. Champaign, IL: Human Kinetics; 1995, with permission.

📖（二）运动的持续时间和频率

健康个体

美国运动医学学院建议，为了发展和维持良好的身体素质，健康的成年人需要参与：

每周5d或以上，每天30min或更长时间的中等强度心肺运动（请参阅下文）。

每周5d或以上，每天20min或更长时间的剧烈心肺运动，或进行中度到剧烈运动的组合，以达到每周500~1 000METs分钟的总能量消耗（请参阅下文）。

每周进行2~3d的抗阻和神经运动锻炼，涉及平衡、敏捷和协调。成人可以从少于建议的运动量中受益（请参阅下文）。

1. 心肺有氧运动：

频率：建议每周进行≥5d的中等强度运动，或每周进行≥3d的剧烈运动，或每周进行≥3~5d的中度和剧烈运动的组合。

强度：对于大多数成年人，建议中等和/或高强度的剧烈运动；轻度至中等强度的运动可能对残障人士有益。

时间：对于大多数成年人，建议每天进行30~60min（每周150min）有目的中等强度运动，或每天20~60min（每周75min）的剧烈运动，或者每天进行中等和高强度运动的组合。

类型：建议定期进行有目的的运动，涉及主要的肌肉群，并且推荐连续且有节奏地进行。

运动量：建议每周目标运动量≥500~1 000METs分钟，将计步器步数每天增加≥2 000步，以达到每日步数≥7 000步是十分有益的。

模式：锻炼可以每天连续进行一次，也可以进行10min以上的多节训练，以积累每天所需的时间和运动量，间歇训练对成年人有效，每次运动<10min的训练可能会在重症个体中产生良好的适应性。

进度：通过调整运动时间，频率和强度来逐渐增加运动量是合理的，直到达到理想的运动目标（维持）为止。

2. 抵抗运动训练：

每个主要的肌肉群应进行每周2~3d的锻炼。

建议在大多数成年人中进行8~12次重复以提高力量，在刚开始锻炼的中老年人中建议进行10~15次重复以提高力量，并在15~20次重复中提高肌肉耐力。

每组重复之间休息2~3min是有效的。

3. 灵活性练习：

每周应进行2~3d以上的锻炼以改善关节活动度，并且每天锻炼可带来较为明显的改变。

对于大多数成年人，建议保持静态伸展10~30s；在老年人中，伸展30~60s可能会带来更大的好处。

当通过轻至中等有氧运动热身肌肉或通过外部方法（如潮湿的热敷袋或热水浴）进行被动加热时，效果最佳。

建议对每个主要的肌腱单元进行一系列的

柔韧性练习。

4. 神经运动训练：

建议每周 >2~3d 的频率进行训练。

涉及运动技能的运动，包括平衡，敏捷，协调和步态。

本体感受运动训练；建议老年人进行多方面的活动（例如太极拳和瑜伽），以改善和维持身体功能，减少高危人群的跌倒（Garber, 2011）。

测量感受到的劳累程度可用于调整心肺和抗阻运动：

当前数据支持心肺运动。

没有足够的数据支持将其作为运动处方的首选方案。

Borg RPE 量表已被广泛使用，并且与其他心肺强度测量指标（例如最大摄氧量，峰值心率）相比具有中强的有效性（Garber, 2011）。

持续时间取决于个人的健康水平和运动强度。

运动达到最大心率的 70% 时，通常的持续时间为 20~30min。

对于身体状况较差的人，每天进行 3~5min

的运动可以带来改善。对于喜欢在较高强度下运动的有条件的人，运动时间可以减少到 10~15min（请参阅下文）。

美国运动医学协会推荐的运动强度为最大心率（峰值心率）的 70%~85%，每单位最大氧气消耗量（最大摄氧量）的 50%~85%，或最大代谢当量的 60%~80%。较低的强度（最大摄氧量的 40%~50%）在低适应人群、住院患者和肌肉骨骼疼痛的患者中产生良好的效果（O'Connor, 2013）。

（三）锻炼形式

1. 训练期之前应有一个热身阶段，而训练后应有一个冷却阶段。

2. 预热期通常是在较低强度的运动中进行，然后逐渐增加到设定的强度。

3. 在冷却期，运动强度逐渐降低，以允许血液从四肢逐渐重新分布到其他组织，并防止静脉回流突然减少，从而降低运动后低血压甚至晕厥的可能性（American Association of Cardiovascular and Pulmonary Rehabilitation, 1995）。

（四）预测的年龄调整的最大心率（图 9-8）

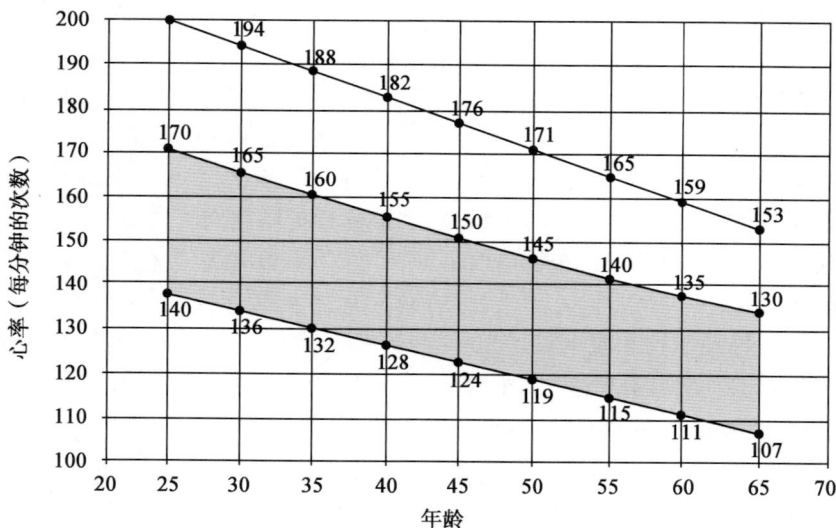

图 9-8 运动强度基于预测的年龄调整的心率。阴影区域是年龄调整后可达到的最大心率的 70% 至 80%。最上面的实线是年龄调整后的最大可达到的心率

十五、特殊人群的心脏康复

（一）心律失常

1. 如心脏康复阶段所述，应在心脏康复项目中使用标准远程监测进行监测。热身和冷却的时期通过促进冠状动脉灌注来减少心律不齐的频率。

2. 心律失常通常发生在冠心病患者发生心肌梗死或接受冠状动脉旁路移植术后，也与心肌病有关。

3. 在心肌梗死或冠状动脉旁路移植术后，频繁室性早搏的存在可识别出发生室性心动过速或心源性猝死高风险的患者。冠心病伴左心室射血分数降低和室性心动过速的患者更容易发生心室纤颤。

4. 药物管理包括硝酸盐、受体阻滞剂和胺碘酮。

5. 对于危及生命的室性心动过速，可以考虑采用消融治疗或植入型心脏转复除颤器：

对于心肌梗死后并发射血分数降低的非持续性室性心动过速患者，与单纯的药物治疗相比，植入型心脏转复除颤器能够降低31%死亡率。

6. 对于室性心律失常的患者，有近80%的患者在住院心脏康复期间会出现室性心律失常。35%的患者会出现威胁生命的心律失常。

7. 与运动能力非常有限的患者相比，患有恶性室性心律不齐，射血分数稍微降低，和拥有极好运动耐受性的患者在心脏康复期间更容易出现室性心动过速或心室纤颤。

（1）患者应降低运动强度并增加运动时间和频率。目标心率应低于发生室性心律失常的水平。

（2）使用抗心律药物的运动压力测试对筛查室性心律失常和确定心脏康复参数至关重要。

（二）心脏移植

1. 对于无法通过保守治疗手段治愈的终末期心脏病患者，心脏移植是公认的治疗形式。

2. 原位心脏移植占所有心脏移植手术的99%以上：双腔原位移植技术为首选，占原位心脏移植术的75%：

（1）切除供体心脏的整个右心房和一长段上腔静脉。

（2）将供体左心房与受者的四个肺静脉的残端缝合。

（3）将上下腔静脉与受者的心房袖口缝合。大动脉吻合（Grande et al.，1996）。

3. 异位移植占所有移植的不到1%。将受者的心脏留在原位以辅助供体心脏。

4. 流行病学：

（1）2017年美国实施了3 273例心脏移植手术。

（2）生存率（2010—2012年）：1年生存率为90.5%，5年生存率为79.1%。

（3）多数移植接受者（48.2%）年龄在50—64岁。

（4）男性接受者占73.9%，女性接受者占26.1%。

（5）白人接受者占63%，黑人接受者占23.8%。

5. 2017年心脏移植患者的诊断：心肌病占63.3%，冠状动脉疾病占30%和先天性心脏病占3.2%（Colvin et al.，2019）。

6. 移植接受者情况

（1）情况1A：这些患者在等待列表的顶部。包括ICU中的患者，使用生命支持和/或高剂量静脉注射药物来支持其心脏功能的患者，使用心室辅助装置的患者或使用体外膜氧合来支持其心脏功能的患者。

（2）情况1B：这些患者患有晚期心力衰竭，需要在家中接受心室辅助装置或连续静脉注射心脏药物（强心药物）治疗来增强心脏搏动。

（3）情况2：这些患者不符合状态1A或1B的标准。通常，这些患者在家中等待供体心脏，并正在口服抗心衰药物。

（4）情况7：这些病人暂时处于心脏移植等待名单的不活跃状态。包括发生感染而不能进行移植手术的患者、已经离开当地且2h内不能返回的患者、保险变更需要新的授权或不在保险覆盖范围内的患者。

7. 移植受者的年龄范围从新生儿到 80 岁。移植后，大多数患者获得了良好的生活质量。许多患者回归工作，学校或他们的正常的职业生活。典型的心脏移植患者是中年人，并且经历了数月的术前失调，全身肌肉无力，抑郁和焦虑。必须采取综合的康复手段。

8. 患者的移植前管理包括二级预防计划和运动调节计划。数种左心室辅助装置模型中的任何一种或静脉注射强心药都能维持心脏功能，并能帮助这些患者运动。

（三）心脏移植后的生理反应

1. 心脏转移后的康复治疗计划应注重于健康状况，教育和二级预防。

2. 心脏移植术后与冠状动脉旁路移植术后的生理反应有所不同。移植后的心脏失去神经，缺乏迷走神经的神经支配和中枢调节（副交感神经张力），因此缺乏迷走神经对窦房结的抑制，导致静息性心动过速，每分钟 100~110 次。

3. 缺乏交感神经的支配，使得循环儿茶酚胺作用于变时性反应，最终导致运动后的心率反应延迟。

4. 峰值心率通常比对照组低 20%~25%。

5. 由于维持药物治疗方案时，钙调神经磷酸酶抑制剂和强的松对肾功能的影响，患者会继发高血压；一些患者可能存在舒张功能障碍。

6. 与对照组相比，先前提到的生理情况会导致最大心排血量和供氧减少约 1/3（Bartels and Prince, 2016）。

7. 有报告去神经支配的患者在峰值动态运动期间出现儿茶酚胺诱发的收缩力下降（Savin et al., 1980）。

（1）失去副交感神经的支配引起静息心率高。

（2）峰值运动心率降低。

（3）静息高血压很普遍，抗排斥反应药物对肾的影响为部分原因。

（4）运动后恢复静息心率较慢。

（5）在最大负荷下，工作容量、心排血量、收缩期血压、和总氧气消耗量较低。

（6）移植前康复力量训练可促进术前和术后恢复。

（7）心脏移植后，一年生存率约为 90%。5 年生存率约为 70%，20 年生存率约为 20%（Alraies and Eckman, 2014）。

（8）移植后动脉粥样硬化的发生加速。

（四）运动处方

1. 不使用标准心率指南。

2. 运动强度基于以下几点：

（1）Borg RPE 量表（博格感知运动量表）11~14（表 9-7）。

（2）压力测试中最大摄氧量或最大工作负荷的百分比。

（3）无氧阈值。

（4）运动的持续时间、频率、和类型应遵循与其他类型的心脏问题相同的原则。

（5）在运动测试期间，有心脏缺血的心脏移植患者没有典型的心绞痛症状。取而代之的是，应追踪心电图改变和其他症状。

（五）结果

总体有利。患者通常表现为心脏输出量增加和运动耐量提高。

十六、外周动脉疾病

1. 也称为 PVD。

2. 周围动脉疾病和冠心病通常并存。在美国，外周动脉疾病患者有多达 1 000 万人。

外周动脉疾病（PAD）分类	
严重程度	ABI
正常	>1.0
轻度	0.8~1.0
中度	0.6~0.8
重度	0.4~0.6
极重度	<0.4

ABI. 踝肱指数

3. 在美国，70 岁以上的人群中有 20% 患有外周动脉疾病。

4. 间歇性血管跛行由血管功能不全引起的，包括肌肉疼痛、痉挛、麻木和/或疲劳等一系列症状。超过40%的外周动脉疾病患者都有这些症状。

📖 5. 踝肱指数是踝部的收缩压与肱动脉的收缩压的比率,用于对外周动脉疾病的严重程度进行分类。

[周围动脉疾病和间歇性血管跛行的运动处方]

1. 训练强度,跑步机行走的前5min内产生中度跛行疼痛。在步行走中穿插足够长的休息时间,以使症状减退。运动训练以间歇性运动-休息循环来进行,以达到正常心脏康复计划的强度和总体持续时间。

2. 从4周的运动开始,外周动脉疾病的运动疗法可以使无痛步行时间提高189%,最大步行时间提高80%~150%,12个月时受益最大。进行日常生活活动的能力提高了31%,体力活动增加了62%。

3. 改善步行距离和功能能力的机制包括血管生成,不活跃肌肉到活跃肌肉的侧支循环血流增加,血液和血浆黏度增加,内皮依赖性血管舒张增加以及氧化能力增加。

📖 4. 锻炼通过提高生物力学和代谢效率来改善外周动脉疾病和步行效能。

十七、下肢血管溃疡

(一)静脉淤积性溃疡

1. 病史:静脉曲张、深静脉血栓、静脉功能不全、腓肠肌功能差、动静脉瘘、肥胖、小腿骨折史

2. 临床表现:经常出现凹陷性水肿并恶化。皮肤色素沉着继发于巨噬细胞内含铁血黄素沉积,从而促进黑色素生成。慢性表现还包括脂皮硬化症,其特征是真皮和皮下层硬化和纤维化,无凹陷性水肿。可能还出现静脉湿疹,通常表现为红斑、脱屑、瘙痒和渗液。

3. 位置:静脉溃疡多位于腿部下1/3、踝部和小腿中下段前内侧面"靴区",并可能为离散型或周围型的病变。

4. 治疗

(1)压迫治疗为静脉溃疡的主要治疗方法。压迫治疗采用分级压迫,压力从踝到膝关节下方逐渐缩小,踝关节压力约为40mmHg,膝

关节下方区域压力为18mmHg,压力治疗增加了下肢静水压,同时减少了浅层静脉压。可使用多种压缩绷带系统,包括单层和多层弹性绷带系统,短拉伸绷带和弹性管状绷带。

(2)轻度静脉曲张,建议使用压力袜在踝部施加14~17mmHg的压力,腿部较瘦和有轻度水肿较瘦的患者,可施加18~24mmHg的压力防止静脉溃疡复发,对于慢性静脉功能不全、水肿以及腿粗壮的患者,建议施加25~35mmHg的压力。

(3)也可使用压缩装置进行压迫。通常使用乌纳氏糊靴(一种氧化锌绷带);然而,它有导致接触性皮炎的风险。对不能存活的组织进行外科清创术和刮除疗法,或切除整个溃疡,然后进行植皮术,可能加快愈合过程。

(二)动脉缺血性溃疡

1. 病史:间歇性跛行、静息痛、外周动脉疾病、吸烟史、高血压、糖尿病、近期小创伤或局部压迫。

2. 临床表现:与静脉溃疡相比,渗出液或水肿更少;无感染迹象也会感到疼痛(休息时可能会出现疼痛,将脚悬在床边或睡在椅子上可减轻疼痛;阻塞始发于远端,并随着疾病的进展而向近端移动),营养改变、坏疽、远端脉搏缺失或减弱、更近端动脉出现杂音都提示动脉硬化;毛细血管再充盈时间延迟。

3. 位置:常见的位置包括脚趾、脚跟、脚踝、脚的背部、和脚的骨性突起处。

4. 治疗:治疗目标为通过血管成形术或重建手术增加外周血流量(Grey et al.,2006)。

(1)踝肱指数为0.5~0.3,伴有严重的间歇性跛行和静息疼痛,表明患者具有严重的动脉疾病,需要紧急转诊给血管专家,并尽可能进行动脉成像。

(2)踝肱指数≤0.3,且静息疼痛>2周,表明患者具有严重缺血和严重动脉疾病,有截肢的风险,需要紧急转诊至血管急诊值班小组,进行可能的干预。

(三)神经营养性溃疡

1. 病史:接触时无痛但有流血;慢性糖尿病伴神经病。

2. 临床表现:伴有深窦道的向外突出的病变,周围有炎性改变和结痂。

3. 位置:通常发生在受压点或老茧上方(例如,第一或第五跖趾关节的足底面,大脚趾的远端趾骨基底部,屈曲挛缩脚趾跖间关节的背侧面,或足后跟的老茧后缘处)。

4. 慢性溃疡可能与动脉缺血,静脉淤滞和神经病变有关,病因并不相互排斥。

5. 2002 年英国的一项前瞻性糖尿病研究表明,糖化血红蛋白每增加 1%,周围动脉疾病风险增加 28%,收缩压每增加 10mmHg,外周动脉疾病风险增加 25%。

6. 其他危险因素包括年龄、高密度脂蛋白降低、胆固醇、吸烟、心血管疾病史、周围感觉神经病、和视网膜病变(Adler et al.,2002)。

十八、冠状动脉疾病患者中最常见的主要功能障碍

(一) 截肢

1. 影响心血管系统的动脉粥样硬化性血管疾病也容易导致患者出现肢体功能障碍(失血管性下肢截肢)。

2. 进行血管截肢的患者中,有 75% 并存有心血管疾病,通常为慢性心衰或冠状动脉病。对失血管性截肢患者的长期随访结果表明,冠心病为截肢患者最常见的死亡原因。

3. 糖尿病除了引起动脉粥样硬化速度加快外,也是截肢的重要危险因素。据估计,50%~70% 截肢手术为糖尿病并发症所引起。

📖 4. 假肢行走比普通行走更耗能(表 9-9)。截肢水平越高,每单位距离就需要越多的能量。截肢者以慢速行走作为代价,以保持能量消耗的速率稳定。

表 9-9　截肢者行走能量消耗

截肢	增加消耗能量(%)	运动当量
拐杖(无假肢)	50	4.5
单侧 BKA,安有假肢	9~28	3.3~3.8
单侧 AKA,安有假肢	40~65	4.2~5.0

续表

截肢	增加消耗能量(%)	运动当量
双侧 BKA,安有假肢	41~100	4.2~6.0
单侧 BKA 加对侧 AKA,安有假肢	75	5.3
双侧 AKA,安有假肢	280	11.4
单侧髋关节修复,安有假肢	82	5.5
偏侧骨盆切除术,安有假肢	125	6.75

AKA. 膝盖以上截肢术;BKA. 膝下截肢

来源:From Flores AM,Zohman LR. Rehabilitation of the cardiac patient. In:DeLisa JA,Gans BM,eds. Rehabilitation Medicine:Principles and Practice. 3rd ed. Philadelphia,PA:Lippincott-Raven;1998,with permission.

5. 对于相似的步行速度,单侧膝下假肢步行所需的能量要多 25%,双侧膝以下假肢需要多 40%,单侧膝以上假肢步行要多 65%,双侧膝以上假肢行走要多 100% 或更多。

📖 6. 截肢者的行走能量消耗基于正常行走能量消耗的三个代谢当量,以百分比的形式增加。

[截肢者运动压力测试]

1. 上肢骑行测力计压力测试:首先确认活动的安全性和能力。

2. 使用双嘧达莫为无法做任何运动的患者进行药物压力测试。

3. 远程监测步行训练:

(1)假肢前期。

(2)假肢期。

(3)假肢后期。

(二) 脑卒中

1. 根据医学文献,多达 77% 的脑卒中患者并发有某种形式的心脏病。

2. 冠状动脉疾病患者的脑卒脑卒中险加倍。

3. 脑卒中幸存者中,大部分死亡归因于冠状动脉疾病(Stein and Brandstater,2010)。

4. 急性心血管事件,例如急性心肌梗死或冠状动脉旁路移植术,可能会因同时发生的急

性脑卒中而变得复杂。

5. Roth et al.（1998）表明住院康复期间，心脏并发症的总发生率为27%~34%。冠状动脉疾病患者的心脏并发症发生率更高。并发症包括：

（1）高血压。

（2）心绞痛。

（3）心肌梗死。

（4）充血性心力衰竭。

（5）心律失常。

📖 十九、脑卒中和心房纤颤

1. 人群中，房颤的患病率约为1%。

2. 65岁或以上的人群中为5.9%。

3. 15%~21%的脑卒中患者存在房颤。

4. 慢性稳定型房颤会增加五倍的脑卒中风险。

5. 预防栓塞性脑卒中最好的方法为长期使用华法林抗凝。

📖 6. 如果出血风险高，对于非瓣膜性房颤患者，可以使用阿司匹林325mg作为替代。

7. 阿司匹林在预防栓塞方面远不及华法林有效（Stein and Brandstater，2010）。

📖 8. 1996年的哥本哈根脑卒中研究比较了伴房颤和窦性心律的脑卒中患者的结局：

（1）神经和功能预后明显较差。

（2）更高的死亡率。

（3）住院时间更长。

（4）更低的出院回家率。

（5）不良预后只与首次更严重的脑卒中有关。

（6）这些结果强调了房颤患者抗凝治疗的重要性（Jørgensen et al.，1996）。

［脑卒中练习测试模式］

1. 如果可以耐受，使用跑步机训练。

2. 针对患侧腿部进行改装的固定自行车/腿部测力计（ACE包裹）。

3. 便携式腿部测力计，可坐在轮椅或扶手椅上。

4. 经改良的适用于患侧手臂的测力计，或使用单臂测力计。

5. 远程监测水平行走或一般情况分级。

［偏瘫移动与一般移动对比］

1. 速度：减慢40%~45%。

2. 能量消耗：增加50%~65%。

［肢体障碍者的心血管状况］

模式的选择取决于变量数量

1. 上肢循环测力计：上肢正常，下肢功能障碍。

2. 空气达因臂：适用于下肢无力患者的腿部循环测力计。

3. 偏瘫：将患肢绑在脚踏板和/或把手上。

4. 轮椅固定：可容纳轮椅的超宽跑步机。

二十、回归工作评估

1. 对患者的评估。

2. 对工作的评估。

3. 匹配患者与工作。

4. 其他情况。

（一）对患者的评估

1. 进行临床评估以确定心功能分级：

（1）纽约心脏协会（NYHA）Ⅰ级：可以执行7METs的运动。

（2）NYHA Ⅱ级：可以达到5METs或以上的运动，但不能达到7METs或以上的运动。

（3）NYHA Ⅲ级：可以执行≥2METs的运动，但不能执行5METs或以上的运动。

（4）NYHA Ⅳ级：无法执行≥2METs的运动。

2. 功能运动压力测试

（1）通过最大工作负荷量表现给出建议。

（2）7METs及以上：可以回归美国大多数工作岗位。

（3）5~7METs：可以回归案头工作和家务劳动。

（4）3~4METs或更低：不适合回归工作（Flores and Zohman，1998）。

（二）对工作进行评估

📖 1. 需要完成的体力劳动

劳工部门定义了工作的体力活动需求（Social Security Administration，2018）：

（1）伏案工作：需要举起不超过4.5kg（10磅）的东西，偶尔行走或站立。

（2）轻体力作业：需要举起不超过 9kg（20磅）的东西，一般时间处于行走或站立。

（3）中体力作业：需要举起不超过 22.5kg（50 磅）的东西，同时经常搬运 11.3kg（25 磅）的物体。

（4）重体力作业：需要举起不超过 45kg（100 磅）的东西，同时经常搬运 22.5kg（50 磅）的物体。

（5）超重体力作业：需要举起超过 45kg（100 磅）的东西，同时经常搬运超过 22.5kg（50磅）的物体。

2. 工作区域的环境因素

（1）温度和湿度：潮湿的环境会增加 2~3 倍的工作能量消耗。

（2）空气污染。

（3）高海拔。

（4）患者的动力和情感态度。

（5）上下班交通。

（6）下班后的家务。

（三）匹配患者和工作

1. 匹配心功能分级和/或压力测试的结果与职业需求。

2. 模拟工作监测。

3. 检测工作场景的真实任务。

（四）其他情况

1. 情感失控。

2. 酗酒。

3. 经济补偿（安全报酬）。

4. 退休年龄。

5. 法律层面。

6. 费力工作的需求。

7. 病人的动机。

二十一、美国心脏协会饮食方案

第一阶段饮食

1. 饱和脂肪酸摄入占每日总热量的 8%~10%。

2. 脂肪摄入占每日总热量的 30% 或更少。

3. 每日饮食摄入胆固醇少于 300mg。

4. 摄入足够的热量以达到或维持健康体重。

第二阶段饮食

1. 如果通过第一阶段的饮食调整，没有减少足够的胆固醇，或者有心脏疾病的高风险，或已经患有心脏疾病，应考虑第二阶段的饮食。

2. 饱和脂肪酸摄入低于每日总热量的 7%。

3. 脂肪摄入占每日总热量的 30% 或更少。

4. 每日饮食摄入胆固醇少于 200mg。

5. 摄入足够的热量以达到或维持健康体重。

二十二、长期门诊心脏康复的益处

1. 增加摄氧量和更大的动静脉氧含量差值。骨骼肌从血供中摄取更多的氧气，所以静脉回心血中携带的氧气更少。总的来说，心脏可以做更少的功，供给组织足够的氧气。

2. 通过增加肌肉中氧化酶和线粒体数量以提高肌肉对氧气的利用。

3. 增加最大耗氧量或有氧运动能力和体力劳动能力。

4. 一般情况较差病人，通常脉搏较慢，血压较低，心率压力乘积（RPP）（RPP= 心率 × 收缩压）较低。RPP 是体现心肌需氧量的良好指标，训练后的心脏病患者心肌需氧量较低。

（1）在静息状态下和任何次最大工作负荷下，心肌需氧量都降低。

（2）因此日常生活中心绞痛患者的心肌需氧量低于心绞痛阈值，患者可以进行某些活动而不伴有心绞痛或隐匿性心肌缺血的发生。

5. 最大运动下心排血量增加；静息状态和次最大运动状态下心排血量相同：

（1）心排血量 = 心率 × 每搏输出量。

（2）Fick 方程：最大摄氧量 =（心率 × 每搏输出量）× 动静脉氧含量差值。

（3）最大摄氧量 = 心排血量 × 动静脉氧含量差值。

6. 静息状态、次最大和最大工作水平下的每搏输出量都增加。这种增加主要是由于血容量增加和舒张期充盈时间延长（Flores and Zohman, 1993；Garden and Gillis, 1996）。

7. 运动训练，加上强化饮食干预，加或不加降脂药物,可以使血管造影记录的冠状动脉粥样硬化的消退或发展受限。

8. 运动时,心电图和放射性核素灌注成像测得的心肌缺血减少。

9. 对冠状动脉侧支循环的发展没有明显影响,心导管插入术中对心脏血流动力学测量,没有产生一致的变化。

10. 失代偿期收缩性心力衰竭患者的运动训练改善了功能能力。这些数据表明,患者的良好训练效果主要因为周围循环和骨骼肌的适应,而不是因为心肌改善(Cardiac Rehabilitation Guideline Panel,1995)。

第三节　肿瘤康复

一、康复目标

肿瘤病人的一般康复目标和由其他疾病造成的功能障碍相似。肿瘤的康复应当开始于预防阶段,而不是功能障碍发生后。具有肿瘤病史、存活5年及以上的患者数量不断增加。存活的患者也许会面临重大的生理和社会心理的问题,可能会影响他们的生活质量。康复目标应该根据疾病表现的不同阶段进行适当的调整。

1. 肿瘤康复分为四类:预防性康复,恢复性康复,支持性康复和姑息性康复(表9-10)。

表9-10　癌症康复的分类

I级预防性康复
开始于癌症确诊之后,即使未出现功能障碍 在手术、放疗、化疗之前或治疗结束后立即进行康复 康复手段的目的在于预防功能障碍

II级恢复性康复
康复目标为最大程度地恢复有残留功能的患者功能。

III级支持性康复
对于癌症已经恶化、功能损伤和能力衰退的患者,使用有效的方法增加患者的自我照料能力(例如,看护引导下的自我帮助设备、自我照料,行事中更有技巧) 其他包括预防失用,例如挛缩,肌肉萎缩,肌肉力量下降,褥疮性溃疡

续表

IV级姑息性康复
在尊重患者意愿的情况下,允许终末期患者在生理、心理、社会层面以高质量生活 目的为减轻症状(例如疼痛、呼吸困难和水肿)和预防痉挛和褥疮性溃疡。使用:

- 保暖
- 低频治疗
- 位置摆放
- 呼吸辅助装置
- 放松
- 支持设备

来源:Adapted from Shigemoto K,Abe K,Kaneko F,Okamura H. Assessment of degree of satisfaction of cancer patients and their families with rehabilitation and factors associated with it-results of a Japanese population. Disabil Rehabil. 2007;29(6):437-444.

2. 肿瘤预康复定义为,从肿瘤诊断开始到开始急性治疗间连续的护理过程。通过多种方法,包括生理和心理的评估,以确立病人功能的基线水平和识别功能障碍。一旦评估完成,采取针对性的干预措施,以提高患者预康复及先前阶段的整体健康水平,减少功能障碍的发生率和严重程度(Silver and Baima,2013)。

3. 预防性康复先于治疗,并且可包括教育、锻炼和营养咨询服务,设法解决现有的所有功能障碍。

4. 恢复性康复聚焦于肿瘤治疗后和功能障碍患者的最大程度的功能恢复。

5. 支持性康复适用于肿瘤恶化,并伴有功能衰退的患者。支持性康复治疗包括提供适应性自我照顾设备,来尝试抵消患者功能技巧的不断下降。向住院或局限于床上活动的患者宣讲活动范围和床上移动,来预防移动受限的不利因素,比如挛缩、肌肉萎缩、肌肉无力和压疮。

6. 姑息性康复治疗目的为,在疾病的终末期,提升或保持患者的舒适度和功能。

7. 在生命的终末期,患者可能会出现疼痛、疲劳和厌食的症状,从而导致活动能力和自理能力下降。对患者和家人进行身体力学的教育很重要,主要包括转移训练,节省能量,使用辅助设备和疼痛管理,以此保持患者的自理能力和提高生活质量(表 9-11)。

表 9-11　康复在疾病的各个阶段中的可能贡献

疗法
评估对功能的治疗效果
结合锻炼,水肿管理和增加活动能力以保持和恢复功能
用热,冷和 TENS 装置控制疼痛
后治疗
制定并支持一项计划,用以帮助恢复日常生活并促进健康的生活方式
对患者进行自我监控问题的教育
监督运动,水肿管理和活动性的维持计划
复发
对患者和家人进行有关运动训练、适当的身体力学和辅助设备的教育
生命终末期
疼痛管理(非药物治疗)和症状控制
保持自理和生活质量

TENS. 经皮神经电刺激仪

来源:Adapted from Shigemoto et al.,2007,with permission.

8. 通过回顾性分析和观察,超过 50% 的肿瘤患者通过物理疗法和康复可以解决一些问题。所有类型的肿瘤患者都会出现物理治疗问题。

(1)在中枢神经系统疾病、乳腺、肺、头和颈部肿瘤的患者中,物理治疗问题发生率 >70%。

(2)在 163 名转移性乳腺癌妇女的研究中,有 92% 的妇女至少有 1 项身体功能障碍(Cheville,2008)。

(3)患者的康复护理存在空白,但通过在肿瘤管理团队中增加一名物理治疗师,可以极大地改变这种情况。

9. 虽然很少有文献研究肿瘤康复的效果,但有两项研究表明,无论肿瘤转移或肿瘤类型如何,参与全面的住院康复,都能显著提高肿瘤患者的功能恢复或治疗效果(Cole et al.,2000;Garden and Grabois,1994)。在接受急性住院康

复治疗后,患者的功能独立度评分在所有功能领域均有显著改善(Ng.et al.,2017)。

二、流行病学

1. 预计 2019 年美国将诊断出大约 176 万新病例。这一估计不包括基底皮肤癌和鳞状细胞皮肤癌这两种不需要登记报告的肿瘤,以及除膀胱癌外的原位癌(非侵入性肿瘤)(American Cancer Society,2019)。

2. 美国肿瘤协会估计,在美国,2016 年大约有 1 550 万肿瘤病人存活。截至 2016 年,男性和女性的肿瘤死亡率总和从 1991 年的峰值降低了 27%。

3. 2008—2014 年诊断的所有肿瘤的 5 年相对生存率为 69%(American Cancer Society,2019)。

4. 一项对肿瘤患者的研究提到了一个为期 15 周的多学科康复计划,结果对健康相关的生活质量产生了临床上有益的短期和长期影响(van Weert et al.,2005)。

5. Lehman 的一项纳入了 805 名患者的研究描述了肿瘤患者最常见的康复问题:

(1)35% 总体上的衰弱。

(2)30% 日常生活能力的下降。

(3)30% 疼痛。

(4)25% 移动困难。

6. 其他问题包括言语、吞咽、呼吸、神经损伤、皮肤问题、营养缺乏、淋巴水肿、骨骼疾病和心理障碍(Lehman et al. 1978)。

三、制动相关问题

制动导致的并发症与肿瘤患者本身情况相关,继发于长时间的生病、治疗和康复。

制动可能导致患者身体出现的系统问题

1. 肌肉骨骼系统

(1)肌肉萎缩。

(2)耐力下降。

(3)关节制动。

2. 血管系统

(1)难以站立。

(2)深静脉血栓。

（3）肺栓塞。

3. 代谢性

（1）蛋白质丢失。

（2）糖耐量受损。

（3）高钙血症。

4. 皮肤 压力性溃疡。

5. 胃肠道/泌尿生殖系统

（1）吞咽困难。

（2）排尿困难。

（3）便秘。

6. 神经 压迫性神经病。

7. 精神

（1）睡眠障碍。

（2）抑郁。

8. 呼吸 肺炎。

四、康复干预

1. 传统的康复干预可使患者维持自理，并且避免与卧床或制动相关的延长住院时间和药物治疗的并发症。

2. 传统康复干预目标是对抗卧床带来的影响，并且最大化提升患者的日常生活能力和移动能力。

3. 患者可以在床上使用弹性带或轻微的抗重力练习来进行强化训练。

4. 床上的移动和用垫子或枕头频繁地改变体位是为了避免皮肤破裂和关节挛缩。对那些皮肤破裂风险高的患者，可以评估空气床垫的适用性。

5. 在上肢和下肢进行主动关节活动度练习，可随时进行。

6. 倾斜台可用于承重，以及帮助直立性低血压患者逐渐升高其体位。

7. 物理治疗和作业治疗评估对于设备评估、转移、平衡、关节活动度训练及床上移动十分重要，也可最大程度提高患者的日常生活能力和行走独立性，对患者及其家属的教育是必需的。

📖 8. 应保持对吞咽功能障碍的高度怀疑。

（1）吞咽障碍可能是由肿瘤患者的各种原因造成的。

（2）吞咽困难可与认知障碍、中枢神经系统受累和放射治疗有关，并出现在继发于卧床休息的广泛性失调患者中。

（3）当怀疑误吸时，需要对患者进行吞咽困难的评估。可能需要一个后续的视频荧光吞咽研究（VFSS）。如果怀疑没有临床表现的误吸，那么VFSS就是必要的。

为保证足够的营养还应进行卡路里计算。一些病人可能需要长期营养管理，如胃造口术。

📖 9. 应保持对四肢和脊柱转移受累的高度怀疑。

（1）在进行系统的康复项目之前，如果病人有关于骨性疼痛或不适的主诉，则需要进行进一步的检查。

（2）可能被肿瘤累及的肢体应该保持无负重的位置，并保留关节活动度直到检查完成。

10. 在任何系统的康复计划制定时，应考虑病人特有的心脏和肺部预防措施（Lehman et al., 1978）。

11. 神经和肌肉结构可能受到肿瘤侵袭或肿瘤治疗不良反应的负面影响。

如接受改良根治性颈清扫术或选择性颈清扫术的患者可能比接受根治性颈清扫术的患者产生的功能障碍更少。胸锁乳突肌、肩胛舌骨肌、颈内静脉和脊髓副神经可能因手术而受到影响。颈清扫术后淋巴水肿也常发生。一旦能够安全执行，术后康复可能解决包括淋巴水肿、姿势和身体力学、关节活动度和改善肌肉无力等一系列问题（Murphy, et al., 2018）。

五、中枢神经系统肿瘤

（一）原发性脑肿瘤

1. 成人原发性脑肿瘤

（1）胶质瘤约占所有原发性中枢神经系统肿瘤的60%。

（2）小脑星形细胞瘤是年轻人最常见的原发性中枢神经系统实体瘤。

📖 2. 儿童原发性脑肿瘤

脑肿瘤（25%）在儿童，是仅次于白血病（33%）的、最普遍的恶性肿瘤。

（1）小脑星形细胞瘤是儿童最常见的颅后

窝肿瘤,预后最好。

📖（2）髓母细胞瘤是儿童第二常见的颅后窝肿瘤,是 7 岁以下儿童最常见的脑肿瘤。

（3）脑干胶质瘤是儿童第三常见的颅后窝肿瘤。

3. 脑转移

（1）大约 25% 的肿瘤患者发生脑转移。

（2）在成年人中,>75% 转移到大脑的肿瘤起源于乳腺、肺或黑色素瘤的原发肿瘤。

（3）肺癌,其次是黑色素瘤,占男性脑转移的大多数。

（4）肺癌,其次是乳腺肿瘤,占女性脑转移的大多数。

（5）原发性脑肿瘤或转移性病变患者的康复,应基于病变的位置和由此产生的神经和功能缺陷（Takakura et al.,1982）。

4. 脑肿瘤的体征和症状

（1）大脑受累表现出来的一些体征和症状有头痛、衰弱、癫痫和认知障碍。

📖（2）头痛是最常见的症状。

📖（3）衰弱是最常见的重要体征。

📖（4）癫痫往往是中枢神经系统受累最先出现的体征。

📖（5）增强 MRI 是最好的检测手段。

5. 脑肿瘤的治疗

（1）地塞米松静脉或口服,以减轻脑水肿和症状。

（2）控制或预防癫痫发作的抗癫痫药物。

（3）满足指征时,神经外科评估考虑切除单个或几个转移。

（4）全脑放射治疗（X 射线断层扫描）。

（5）立体定向放射外科（放射治疗）,给有限的区域高剂量的辐射,增加了对单个转移灶的反应率,并避免了对大脑其余部分的辐射损伤。

（6）化疗和放射治疗可能会产生神经功能缺陷,包括视觉感知能力、记忆和判断受损。

6. 脑肿瘤的肿瘤康复

（1）认知障碍、失语症、构音障碍和吞咽困难需要通过言语治疗、交际评估和吞咽困难管理进行干预。障碍通常反映病变发生的位置。

（2）康复工作还旨在通过有效的床上转移、渐进性移动和转移、最大限度地提高日常生活能力、安全性和设备评估来防止皮肤压力性溃疡,以及家庭培训以提高患者的生活质量。

（二）脊柱肿瘤

脊髓肿瘤是罕见的。大多数影响脊髓的肿瘤是硬膜外肿瘤（95%）,属于来自椎体的转移。约 70% 的转移性脊髓肿瘤会影响到胸髓。

1. 脊髓肿瘤治疗中辐射的不良反应

（1）放射治疗也可能损害脊髓。

（2）辐射性脊髓病分为短暂性脊髓病和延迟性辐射性脊髓病。

📖 2. 诱发短暂性脊髓病

（1）最常见的辐射损伤是诱发短暂性脊髓病。该症状在治疗后 3~4 个月出现,在 3~6 个月后自发结束。

（2）后束和外侧脊髓丘脑束有短暂脱髓鞘。

（3）患者可能报告对称的电击样感觉或麻木放射到四肢（Lhermitte 征）。CT 扫描正常（Siker,et al.,2016）。

📖 3. 延迟辐射脊髓病

（1）延迟辐射脊髓病是不可逆转的。症状直到完成放射治疗后 6~12 个月才开始。大多数病例发生在 30 个月内。

（2）症状开始于下肢感觉异常,然后是肠功能障碍和衰弱。中背部疼痛也可能与放射性脊髓病有关。

（3）预后取决于神经受累的程度（Takakura et al.,1982）。

（三）外周神经系统肿瘤受累

1. 概述

（1）周围神经病变可能是由于肿瘤浸润、副肿瘤综合征（NINDS website,2019）或化疗的不良反应。

① 周围性多发性神经病与肺癌、多发性骨髓瘤、乳腺癌和结肠癌有关。

② 多发性神经病与炎症和变性有关,本质上为脱髓鞘和轴突的病变。

（2）症状包括步态功能障碍、感觉异常/感觉丧失,以及肠和膀胱的功能障碍。

（3）肌电图可显示纤颤电位和多相运动单

位电位。

（4）亚急性运动神经病变通常发生在淋巴瘤。前角细胞的退化会导致衰弱。然而，随着情况逐渐改善，退化也会趋于稳定。

2. 化疗对周围神经系统的不良反应

📖 化疗可引起神经丛疾病或周围多发性神经病，通常是远端和对称的。它通常与许多因素相关（表9-12）。

表9-12 导致神经病的抗肿瘤药物

药物	神经毒性	评价
阿糖胞苷	急性小脑毒性，脑病，癫痫发作，周围神经病变	少见
天冬酰胺酶	神经精神综合征，脑血管事件	少见
甲氨蝶呤	急性脑病，白质脑病（伴有 XRT）	少见
氟尿嘧啶	急性小脑功能障碍	（3%）
氟达拉滨	白质脑病	少见
奥沙利铂	远端感觉多神经病，不耐受冷	常见（74% 轻度，2% 重度）
顺铂	周围感觉多发性神经病、耳毒性（20%）、视神经病变（罕见）	普通的，剂量依赖的，大感觉神经
卡铂	外周感觉多发性神经病，耳毒性（5%~10%）	不太常见比 Cis 或奥沙利铂严重
紫杉醇	感觉/运动周围神经病变（60%轻度，4%重度）	常见，剂量依赖性，剂量限制
多西他赛（紫杉醇）	感觉/运动周围神经病变（49%轻度，3%重度）	相比于紫杉醇，不常见也不严重
长春新碱	周围感觉/运动多神经病，自主神经病变，颅神经麻痹，脑病	几乎100%，依赖剂量
长春瑞滨	感觉性外周多发性神经病	常见（25% 轻度，1% 重度）

续表

药物	神经毒性	评价
沙利度胺、来那度胺、泊马度胺	感觉运动轴突多发性神经病	常见，剂量依赖
硼替佐米、卡非佐米、依沙佐米	感觉周围多神经病变（36%），自主神经病变（11%）	非常常见，痛苦，剂量依赖/限制
伊沙贝比隆	1%~24%	可逆性周围神经病变
免疫检查点抑制剂	与免疫有关，2%	重症肌无力，吉兰-巴雷综合征（急性和慢性脱髓鞘）

来源：Adapted from Abeloff M, Armitage J, Niederhuber J, Kastan M, McKenna W. Clinical Oncology. 3rd ed. London, United Kingdom：Churchill Livingstone；2004：1199-1205；McEvoy, G, ed. AHFS Drug Information 2008. Bethesda, MD：American Society of Health-System Pharmacists；2008, with permission.

（1）长春新碱可引起远端轴突变性，严重的神经病理性疼痛，以及在罕见的情况下，可能会发生因为运动神经元受累而导致四肢瘫痪。

（2）顺铂、硼替佐米和长春新碱也可能引起自主神经病变，导致血压或心率波动。

3. 辐射对周围神经系统的不良反应

📖（1）辐射可能由于对神经本身的影响或周围结缔组织和血管供应的累及，而导致周围神经损伤。症状包括肌肉萎缩、感觉异常（包括感觉过敏）、力量下降、关节活动度下降。

📖（2）臂丛病变是罕见的，但可以发生在辐射治疗、肿瘤扩散或副肿瘤综合征等情况下。

📖① 必须排除直接扩散，特别是在严重疼痛的情况下。在 90% 的直接肿瘤扩散的患者中，疼痛是首发的症状（Karandikar and Zakrasek, 2017）。

📖② 在辐射后神经丛疾病中，麻木和感觉异常通常是最初的症状。辐射神经疾病主要累及上部躯干，75% 的侵袭性肿瘤主要累及下部躯干。

📖③ 肿瘤扩散的一个例子是 Pancoast 综合

征,其特征是肿瘤浸润(支气管癌)进入上肺沟,在 $C_8 \sim T_1$ 神经(下部躯干神经丛病)中产生疼痛,以及 Horner 综合征。患者常抱怨疼痛开始于肩部和肩胛骨的椎体边界。放射治疗和手术是通常的治疗方法(O'Young et al., 1997)。

④ 肌电图上的肌纤维颤搐是辐射性神经丛病的病理特征。然而,没有肌纤维颤搐并不排除辐射损伤(Custodio, 2017)。

(3) MRI 可能显示有创性病变,但在发现引起神经丛病的肿瘤时不是 100% 敏感的。在 >90% 的病例中,CT 能够显示病灶。

4. 肿瘤相关周围神经病变的治疗

(1) 外周神经系统受累的治疗通常集中在治疗潜在的恶性肿瘤、治疗疼痛或感觉异常。

(2) 支持性康复治疗:包括矫形器、辅助和适应设备、耐力、降低能量消耗、关节活动、皮肤保护和力量维持等在内的干预方式。

六、其他化疗不良反应

1. 心脏 蒽环霉素药物,特别是阿霉素,可以导致从急性心律失常到线粒体损伤的一系列可导致充血性心肌病的心脏毒性效应(Franklin, 2007)。

2. 泌尿系统 出血性膀胱炎是化疗的一种潜在的并发症。它最常见于使用异环磷酰胺或环磷酰胺。风险随静脉使用而增加。

3. 肾脏 监测接受白细胞介素-2 输注的患者的低血压和血管内容量丢失,以防止肾毒性和肾前氮质血症。干扰素和贝伐单抗可导致蛋白尿。因此,应适当地监测接受这些治疗的患者(Franklin, 2007)。

七、其他放射治疗不良反应

1. 辐射对认知的影响可能与剂量有关。与成人相比,髓鞘正在迅速发育的幼儿的风险更高,因此,他们的中枢神经系统更容易受累。其往往以延迟的方式缓慢地出现,很难与肿瘤复发区分开来。

2. 据估计,大约 34% 的患者在放射治疗后对认知功能有影响,特别是在联合化疗后。

3. 纤维化和挛缩会继续加重。病人在治疗前应坚持预防性拉伸训练,并在放射治疗后继续进行治疗性拉伸。

4. 放射性骨坏死(缺血性坏死)是罕见的,但可能导致病理性骨折。

八、副肿瘤性肌病和神经疾病

1. 这些公认的综合征可能与乳腺和肺的恶性肿瘤有关。

2. 康复治疗包括传统康复、干预、牵引、等长收缩运动、辅助装置、减少耗能、支架以及社会和职业的咨询。必须特别注意避免运动导致疲劳。

3. 癌性肌病是一种发生在转移性疾病的综合征,与肌肉坏死一致,表现为近端肌无力。

4. 癌性神经疾病影响周围神经及肌肉。体征和症状包括远端运动和感觉丧失、近端肌肉无力、反射和感觉减少。它最常与肺癌一起发生。第二型肌肉萎缩也表现为远端周围多发性神经病。康复措施侧重于支持性干预,包括适应性设备、矫形器和功能性移动。

5. 化疗相关和皮质类固醇肌病是由近端肌肉组织的Ⅱ型肌纤维萎缩引起的。

6. 等长收缩运动可用于改善肌肉代谢,增强力量和康复。

九、淋巴水肿

1. 淋巴水肿可发生于直接肿瘤侵袭、放射治疗或手术或其他影响淋巴结引流的治疗。

2. 淋巴系统受损或堵塞,导致组织间蛋白质积聚。这改变了胶体压力,使得液体进入组织内。

3. 上肢淋巴水肿最常见于乳腺癌后。常见于经历了完全的淋巴结清扫,以及放射治疗腋窝的病人,在进行前哨淋巴结直接活检的病人中较少。

4. 下肢淋巴水肿与子宫疾病、前列腺癌、淋巴瘤或黑色素瘤有关。

(1) 见于有淋巴结清扫的黑色素瘤患者。

(2) 全盆腔放射或手术的前列腺癌患者。

5. 乳腺癌患者会出现上肢肿胀和手臂充盈感。通常在一段时间后才会发生,有多达 1/3 的女性在乳房切除术或肿瘤切除术中会进行全淋巴结清扫,但在前哨淋巴结活检的病人中,只有 5% 的女性会行全淋巴结清扫。

6. 头颈癌患者也可能经历淋巴水肿。

📖(一)淋巴水肿在肿瘤中的表现

1. 急性、短暂和轻度:术后几天发生。

2. 急性和疼痛:术后 4~6 周因急性静脉炎或淋巴管炎而发生。

3. 乳糜状形态:因轻微创伤而产生。叠加在慢性水肿上。

4. 无感或微痛:无红斑。在第一次治疗数年后发生,是最常见的形式。

(二)淋巴水肿的阶段

水肿情况以进行性分阶段的描述如下:

0 阶段(潜伏):无水肿。淋巴结切除导致了淋巴管的损害。淋巴水肿存在,但临床上不明显。症状可能包括肢体沉重的感觉。

1 阶段(自发可逆):水肿通常出现在早晨醒来时。为非凹陷性水肿,肢体大小正常或几乎正常。肿胀可能是可逆的。

2 阶段(自发不可逆):凹陷性水肿。纤维化开始发展。

3 阶段(淋巴性象皮病):巨大的水肿。肿胀是不可逆转的,质硬,纤维组织出现。

📖(三)淋巴水肿分级

淋巴水肿按其与健康的肢体相比的严重程度分类如下。

1. 第一级(轻度):肢端抬高可逆转凹陷性水肿。存在于远端手臂或腿部。周长相差 <4cm。

2. 第二级(中度):

(1)非凹陷性,肢体抬高时肌肉硬性水肿不可逆。

(2)皮肤变硬继发于纤维组织的形成,由于组织间的蛋白质和脂肪组织的慢性沉积而引起。

(3)中度水肿,用力可逆。涉及整个肢体或相应象限的躯干。

(4)感染:无或偶发。

(5)周长相差 >4cm,但 <6cm。

3. 第三 a 级(严重):

(1)受累肢体肿胀被称为淋巴性象皮病。水肿存在于一个肢体及其相关象限的躯干。压力不会产生任何凹陷。水肿很小程度上可逆或

不可逆。

(2)软骨样。

(3)感染常源于皮肤破裂风险增加。通常每年少于 4 次。

(4)周长相差 >6cm。

4. 第三 b 级(大规模水肿):症状与第三 a 阶段相同,但两个或两个以上的肢体受到影响。

5. 第四级(巨大的):象皮肿。

(1)由于淋巴道几乎完全阻塞。

(2)水肿严重且不可逆转。无法进行超声检测,甚至无法检测脉搏。水肿可能涉及面部和头部。

(3)感染频繁,每年 4 次以上。

(4)关注重点是疾病管理,遏制感染。

(四)淋巴水肿的诊断

1. 诊断是基于病人的病史、体格检查以及诊断程序。应排除淋巴水肿或水肿的其他原因,包括但不限于恶性肿瘤、深静脉血栓、感染和静脉功能不全。

2. 肢体周长,水移位,生物电阻抗,光电测压测量肢体差异。

3. 淋巴显像是鉴别淋巴系统异常的影像标准。CT、MRI 和超声也被用来评估淋巴水肿。

4. 一些基因已经被确定与遗传综合征有关。

(五)淋巴水肿的治疗

1. 如果不进行干预,肢体的肿胀就会逐渐进展,这可能导致严重的社会、身体和心理残疾。

2. 干预的重点是不要收缩手臂以干扰淋巴外流,保护手臂免受感染、过度瘢痕,以及避免暴露在极热环境下引起血管扩张。

3. 治疗包括抬高、逆相按摩、手动淋巴引流或等容外压装备。

4. 抬高患肢:通过降低从血管系统到组织的静水压力梯度,减少从毛细血管中溢出的液体和蛋白质的数量。

5. 完全的减充血治疗是淋巴水肿治疗的标准,包括手法淋巴引流、加压绷带、适当的运动、皮肤和指甲护理,以减少水肿体积,然后用加压衣服或绷带保持四肢的大小。

📖6. 压力治疗:已证明,通过序贯分级泵的

压力疗法是有效的。其原理为从组织间重新吸收水进入静脉毛细血管。

（1）缺点是,大的蛋白质分子留在组织间会继续改变胶体压力。

（2）如果使用气动或分级泵,必须每天使用 2~6h,然后穿戴压力衣,以防止液体再次积聚。在病人的余生中每天都必须这样做。

（3）在使用压缩泵时应采取预防措施,其使用应在人工引流淋巴后进行。

（4）当启动压缩泵时,应密切监测心血管功能障碍患者的呼吸急促、心率增加、血压波动或主诉疼痛加剧等情况。

（5）在有残留肿瘤的情况下应谨慎。

（6）如果泵套上方水肿增加,则应即时停止压缩泵。

（7）不应在有感染的情况下使用压缩泵。

（8）双侧乳房切除术是压缩泵的禁忌证,因为可能会导致躯干水肿。

📖 7. 当涉及一个以上的淋巴水肿区域时,液体无法向其他方向重吸收,其他区域可能会水肿。

📖 8. 在乳房切除术后,立即术后治疗较为安全的有手泵、手和肘部关节活动度练习、定位技术、姿势练习和肩部关节活动度练习——屈曲和外展 40°。当手术引流被移除时,可以开始积极的辅助练习。

📖 9. 其他的治疗包括抗生素治疗突然出现的、由蜂窝织炎或皮炎引起的发热和疼痛。这有助于防止病情恶化,因为反复感染会损害淋巴水肿患者剩余的淋巴系统。细菌抗生素预防可用于复发性蜂窝织炎患者。

10. 皮质类固醇有助于减轻因淋巴结增大而引起的水肿。

11. 如果明显的血管损害是水肿发展的一个因素,则使用利尿药。仅对短期急性治疗淋巴水肿有效。对于慢性淋巴水肿患者利尿药的作用只是暂时的,使用后会留下大蛋白质分子。

十、肿瘤骨转移（Selvaggi and Scagliotti,2005;Coleman,2001）

1. 晚期转移性疾病患者,骨转移在不同肿瘤中的相对发生率为:

乳腺癌:65%~75%。

前列腺癌:65%~75%。

甲状腺癌:60%。

肺癌:30%~40%。

膀胱癌:40%。

2. 25% 的人患有肾、甲状腺或其他类型的原发性肿瘤。

3. 在预后方面,发现转移性骨病患者的中位生存期为:

乳腺癌:19~25 个月。

前列腺癌:12~53 个月。

甲状腺癌:48 个月。

肺癌:6~7 个月。

膀胱癌:6~9 个月。

4. 骨是第三常见的转移部位。骨骼转移通过血行传播发生。

倾向于骨转移的癌症	
记忆方法	器官
B	胸
L	肺
T	甲状腺
带有	
Kosher	肾
Pickle	前列腺

📖 5. 最一致的症状是疼痛,在夜间或负重时最严重。在脊柱受累的患者中,疼痛可能更严重,躺着可能更严重,坐着会改善。

6. 转移性骨病引起疼痛、病理性骨折、神经损伤和功能残疾。病理性骨折发生在 10%~30% 的骨病变患者中。

📖 7. 病理性骨折的风险与病变程度、破坏类型和解剖位置有关。更高应力区的病变,例如小转子区,往往与随后的病理性骨折有关。骨折的高风险,与高度间变性和快速增长的血管病变有关,这些病变通常是溶骨性的。

8. 股骨近端是病理性骨折最常见的部位。

📖 9. 骨骼转移很少孤立。转移通常涉及中轴骨骼、股骨近端和肱骨:

（1）70%的脊柱转移发生在胸椎。

（2）95%起源于硬膜外，累及椎管前椎体。

（一）转移性骨病的诊断

1. 美国一些最流行的肿瘤通常与转移性骨病有关，乳腺癌和前列腺癌因其高患病率，使得这两种病引起的转移性骨病具有特别重要的临床意义。在尸检中，70%的乳腺癌和前列腺癌患者有转移性骨病的证据。

2. 骨转移不仅限于乳腺癌和前列腺癌两种肿瘤。骨转移可能使很多其他恶性肿瘤复杂化，导致高发病率和对医疗保健资源的复杂需求。甲状腺、肾脏和肺癌也通常引起骨转移，尸检的发生率为30%~40%。

3. 如果临床医生怀疑转移性受累，患者应该无负重地放置受累的肢体，直到完整的评估和检查完成。

4. 任何时候主诉疼痛的患者需要X射线检查，可能需要骨扫描和/或正电子发射断层扫描（PET）扫描。

5. 诊断时需要用骨扫描和/或PET来检测与X射线发现的受累区域的相关性。大多数有较高的风险累及脊髓圆锥的患者随后将进行连续骨扫描，以在临床表现出现之前检测骨受累情况。

6. 骨扫描是检测已经发生转移的肿瘤的重要工具。在先前有创伤或退行性关节疾病的情况下，骨扫描可能出现假阳性（表现出异常，但不是因为肿瘤），许多人有一种或多种这类情况。

（1）骨扫描通常可以在早期发现转移性疾病。骨扫描对于肿瘤的发现是高度敏感的，但不是高度特异性的。假阴性发生于骨破坏且没有持续的修复或骨代谢的情况。

（2）多达1/3的骨扫描阳性患者在X射线检查中没有发现改变。如果有正常脊柱X线片的肿瘤患者抱怨持续的背痛，那么需要进行骨扫描。然而，并不是所有的转移性病变都会让患者感到疼痛。

7. 使用氟化钠（^{18}F 氟化钠）PET/CT 扫描是一种核显像，用来扫描全身骨骼肌系统及产生高分辨率骨骼图像，来检测与肿瘤有关的异常骨生长。现在的可用性更为广泛。

（1）PET 扫描比骨扫描更加灵敏（能够更好地筛选疾病）和特异（所选区域更有可能是肿瘤）。

（2）PET 扫描更特异，能够检测骨转移以辅助一些恶性肿瘤分期（肺部、乳腺、淋巴瘤、黑色素瘤、食管、多发性骨髓瘤）。

（3）PET 扫描的高分辨率图像，以及能够扫描整个骨骼区域的优点，使得它在检测与肿瘤有关的异常骨生长区域方面很有帮助。

（4）^{18}F 氟化钠 PET 扫描图像可以给医生提供骨骼的生理信息。当 PET 扫描显示在某个骨骼区有 ^{18}F 氟化钠摄取增加，这表明该区域血流和骨重建增加。这些信息可以用于骨骼疾病的诊断，检测骨损伤，或判断转移的程度。

（5）另一种常用的 PET 扫描方式 FDG PET 扫描也在临床上使用。这种扫描显示的是骨骼摄取 FDG 增加的区域。反映了机体对放射性葡萄糖的摄取，癌细胞对葡萄糖的摄取快于正常组织。近期文献显示 ^{18}F 氟化钠 PET 发现骨转移的能力优于 FDG PET（Araz et al., 2015；Zhang et al., 2018）。

（二）上肢骨转移

1. 超过90%的上肢骨转移累及肱骨。

2. 大部分有症状的上肢骨转移病变来自如下三类疾病。

（1）乳腺癌。

（2）多发性骨髓瘤。

（3）肾癌。

（三）下肢骨转移

1. 大部分下肢骨转移累及髋骨和股骨。

2. 大部分有症状的下肢骨转移病变来源见下表。

髋骨	股骨
前列腺癌	乳腺癌
乳腺癌	肾癌
肺癌	多发性骨髓瘤 [a]
淋巴瘤	前列腺癌

[a] 多发性骨髓瘤是一种造成病理改变的骨原发肿瘤

📖 注：X-光片上有病灶而骨扫描上没有是有可能的（主诉疼痛的病人常常需要做X-光片和骨扫描）

（四）中轴骨的骨转移

1. 需要评估累及脊柱的骨转移程度。如果 X 线片是正常的，MRI 可以清晰地显示椎管受累。

📖 2. Denis（1984）使用三柱模型显示了胸部和腰部损伤的稳定性（图 9-9）：

（1）除中间的脊柱外，当只有 1 个脊柱受累时被认为是稳定的。

（2）当 2 个或更多脊柱受累时，或中间的脊柱受累被认为是不稳定的。

（3）当有 >20° 的成角，脊柱被认为是不稳定的。

（4）这些基本原则可被用于评估脊柱骨转移的情况。

📖 3. 脊柱转移癌的预后不同。如果在脊髓症状出现之前给予治疗效果更好。

4. 其他的预后指标包括受累的脊髓平面以及神经症状进展的比例。乳腺癌和淋巴瘤病人预后更好一些——他们进展相对缓慢并且对多模式治疗有反应。快速进展的肿瘤以及对化疗和放疗反应差的病人预后更差。

（五）骨转移的治疗

1. 转移性骨病确诊后的治疗包括放疗、化疗、激素疗法、椎体成形术、制动、夹板、支撑、骨吸收抑制剂（i.v. 双膦酸盐或德尼单抗）和/或外科手术。

2. 如果发现或怀疑不稳定病变，应当考虑手术治疗。

3. 制动：去除疼痛，协助预防病理性骨折。不同类型的制动包括：

（1）吊索、夹板和/或伴随承重，使用适当辅助设备的预防措施。

（2）颈部支撑：光环支撑/颈部支撑，费城项圈，胸骨枕下颌支撑。

（3）其他的脊髓支撑：防弹衣，如塑料模制防弹衣（胸腰椎矫形器）可以用于累及胸腰椎的病变区域。胸部延长可以连接胸骨枕下颌支撑

前柱	中柱	后柱
前纵韧带 椎体前部 纤维环前部	椎体后部1/2 纤维环后部/椎间盘后部	棘突 椎板 小关节
椎间盘前部	后纵韧带	椎弓根 后弓韧带结构： 　黄韧带 　棘间韧带 　棘上韧带

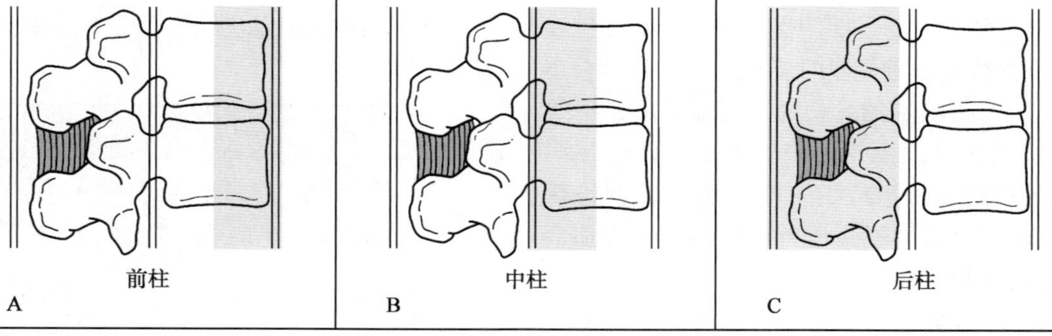

图 9-9　脊髓稳定性的三柱模型
A. 前柱；B. 中柱；C. 后柱

或费城项圈形成一个特制的防弹衣。

（六）手术治疗代谢性骨病的一般适应证

1. 顽固性疼痛。

2. 即将发生病理性骨折。

3. 已发生病理性骨折。

手术治疗代谢性骨病的一般适应证

部位	病变大小	皮质受累量
上肢	>3cm	>50%
下肢	>2.5cm	>30%~50%
股骨颈（图9-10A）	>1.3cm	>轴向长度上1.3cm

- 如果累及超过 50%~60% 的骨髓横断面直径，则考虑外科手术
- CT 扫描可以增强这种判断

来源：Gerber LH，Vargo M. Rehabilitation for patients with cancer diagnoses. In：DeLisa JA，Gans BM. eds. Rehabilitation Medicine：Principles and Practice. 3rd ed. Philadelphia，PA：Lippincott-Raven；1998：1293-1317.

📖 4. 代谢性骨病变可以表现为溶骨性或成骨性。溶骨性病变表现为破骨细胞介导的骨重吸收导致的骨净丢失，然而成骨性病变表现为骨形成区域的硬化区域。

5. 溶骨性病变会降低骨的强度和硬度；而成骨性病变会降低骨的硬度但不会改变骨的强度。

📖 6. 溶骨性病变（图9-10）被认为比成骨性病变更容易发生骨折。溶骨性病变常发生于以下肿瘤：

（1）骨髓瘤。

（2）肺癌。

（3）肾癌。

（4）甲状腺肿瘤。

（5）恶性淋巴瘤。

（6）乳腺癌。

📖 7. 肿瘤伴发转移的中位生存率

（1）肺部：6 个月。侵略性进展，转移者有更高的骨折风险。肺癌患者中皮质转移更为常见。

（2）肾脏：多变性，取决于全身状况。可能短至 6 个月。

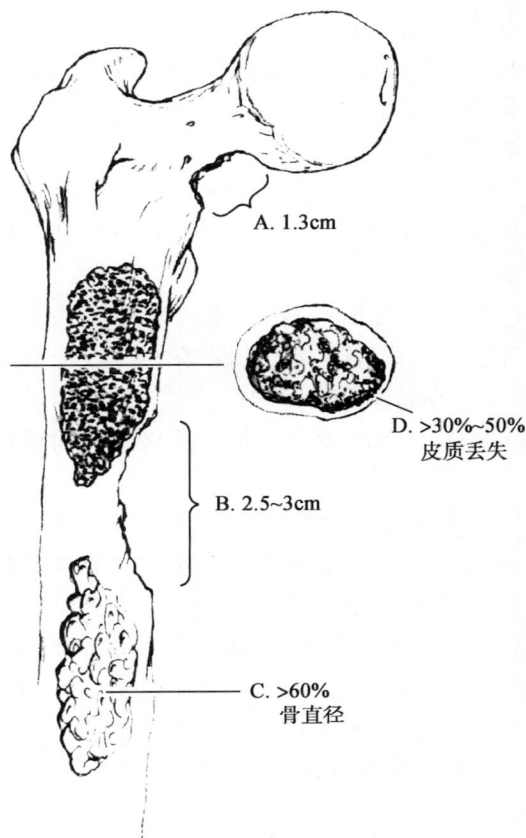

图 9-10　满足不稳定诊断标准的股骨溶骨性病变
A. 股骨颈处皮质破坏超过 1.3cm；B. 股骨任意区域皮质破坏超过 2.5~3cm；C. 溶骨性病变超过总骨宽度（直径）的 60%；D. 溶骨性病变超过受累皮质的30%~50%

📖 8. 成骨性病变通常发生于前列腺癌（90%左右）。前列腺癌的中位生存时间为 40 个月。

📖 9. 转移性乳腺癌可以表现为溶骨性或成骨性病变。约 60% 的乳腺癌病变为成骨性。只有骨转移的乳腺癌的中位生存期为 24 个月。

十一、原发性骨肿瘤

1. 骨骼系统的转移性肿瘤比原发性肿瘤更常见。

2. 原发性骨肿瘤也即骨肉瘤。罕见，在美国，每年约占所有肿瘤的 0.2%。

3. 骨肿瘤的统计学数据（来自 Key Statistics About Bone Cancer，2019 ）：

（1）骨原发肿瘤约占所有肿瘤的 0.2%。

（2）成人中超过 40% 的原发性骨肿瘤

为软骨肉瘤。随后是骨肉瘤（28%），脊索瘤（10%），尤因肉瘤（8%），以及恶性纤维组织细胞瘤/纤维肉瘤（4%）。其余还包括几种罕见的骨肿瘤。

（3）在儿童和青少年（<20岁）中，骨肉瘤（56%）和尤因肉瘤（34%）比软骨肉瘤（6%）更常见。

（一）骨肉瘤

1. 儿童最常见的原发性恶性骨肿瘤（Garden and Gillis，1996）。

2. 发生于青少年，常常累及膝盖和近端肱骨。

3. 局限性骨肉瘤的 5 年生存率增长至接近 80%，对于那些诊断为肿瘤时已经发生转移的病人，5 年生存率为 15%~30%。如果仅扩散至肺部或所有的肿瘤均能通过手术切除，则生存率接近 40%（American Cancer Society，2013）。

4. 外科手术治疗包括截肢术或保肢术。病人可能会要求截肢者或安假肢（参考第六章，假肢和矫形）。

（二）多发性骨髓瘤

1. 一般情况

（1）虽然经常被视为骨性肿瘤，多发性骨髓瘤实际是起源于骨髓的血液系统肿瘤（浆细胞肿瘤）。

（2）出现病理性骨折的病人中 10%~25% 为多发性骨髓瘤。

（3）出现与骨髓起源的浆细胞类似的细胞。

（4）在 50—70 岁病人中最常见，男性多于女性。

（5）常出现间断发作的疼痛。

（6）常累及腰椎、骨盆/骶骨、胸部、颅骨及肋骨。

（7）通常没有早期发现，病理性骨折可能是疾病的显著表现。

（8）疾病的病程比较隐匿，最终导致广泛的骨髓替换，贫血，血小板减少症及出血。

2. 并发症

（1）肾衰竭发生于蛋白铸型沉积阻塞小管。

（2）影像学上骨受累提示骨质疏松和多发囊性病变。然而，早期 X 线片常是阴性结果。

（3）骨扫描也可以是正常的。然而检查骨骼可能发现有黑色硬边的弥散性鸟眼状囊性病变。PET 扫描对分期有帮助。

（4）淀粉样沉积可能浸润外周神经，造成外周性神经病。

3. 治疗

（1）放疗。

（2）化疗。

（3）双膦酸盐。

（4）高剂量激素。

（5）由于剩余的异常骨，髓内固定可能比较困难或几乎不可能。

（6）骨转移病人的康复关注点与原发性骨肿瘤的病人类似。

（7）有必要识别病理性骨折高风险的病人。

十二、肿瘤性骨病的康复

1. 康复目标是保护受损骨骼以及促进骨骼的强度和活动度。

2. 拐杖、辅助步行器、轮椅以及必要的辅助设备用来提供安全、关节保护、受保护的负重和功能。

3. 支架（脊柱矫形器）适用于脊柱不稳定的病人。当脊柱稳定性不是主要问题时，束腹可能有助于缓解疼痛和起支持作用。

4. 运动项目应该避免高冲击力、扭转及手动阻力练习。

等容和非阻力等张运动（游泳、步行、固定自行车）推荐用于每位病人目前限制的合理范围内。运动应该提高耐力和强度。

5. 预防跌倒以及合适的身体力学是必要的。

6. 物理治疗用来缓解疼痛（软组织按摩，皮下电神经刺激器）。

7. 当出现恶性肿瘤时，深部热疗（如超声）、透热疗法以及短波治疗是禁忌证。

十三、姑息治疗中康复的角色

1. 姑息治疗的目标是通过缓解症状、预防和减轻痛苦，从而提高面临严重疾病的患者及其家人的生活质量。

2. 在 2013 年 1 月,美国佛蒙特州地区法院阐明了改善标准,该标准提出医疗保险允许康复服务用于预防或延缓临床情况的恶化。

3. 康复目标从恢复至既往功能水平转变为强调解决活动、自理以及生活质量等问题,以及降低护理负担(见表 9-11)。

4. 照护者依赖,进展性衰弱,不受控制的痛苦和孤立的想法,以及丧失自主性是最严重的问题。

5. 生活质量大部分取决于体力、平躺时间以及能够做想做事情的能力。

6. 在重症患者中,衰弱、疼痛、全身无力是最常见的症状。

康复目标及干预

1. 评估病人的护理需求及出院后的环境调整推荐。

2. 尽可能维持病人的自理能力。

3. 与病人和家属持续沟通以重新评估目标。

4. 疼痛是一个可预防的症状,通常 70%~90% 的重症病人会受到影响。

(1)物理治疗,如按摩和冰敷,可以在床旁应用来控制疼痛。

(2)冰袋可以用来安抚病人。

(3)冰敷的禁忌证:没有感觉的皮肤,皮肤萎缩或者皮肤曾暴露于放疗。

5. 关节活动和轻微加强可以维持强度和关节活动度。

6. 辅助设备和指导的互补策略可以协助活动。

7. 环境调整以解决患者功能下降问题,可以降低照顾者的负担。

8. 运动可以提高患者的心理状态,应对失调,有证据表明运动可以提升免疫功能。

十四、癌痛的治疗

1. 癌痛可能是由于直接的肿瘤侵袭、化疗、外周神经病变、神经丛病变、外科术后疼痛,或与以上因素均无关。据世界卫生组织(WHO,1990)估计 25% 左右的肿瘤病人死亡时仍有未经缓解的疼痛。

2. 85%~95% 的病人疼痛可以通过系统性的、药物的或其他抗肿瘤治疗的综合治疗方案得到有效治疗。

3. WHO 设计了三阶梯抗癌痛治疗,使用非阿片类镇痛药和辅助治疗用于进展性严重疼痛的治疗方案(图 9-11)。更多详细信息参考下面的章节。

4. 为了维持无痛状态,镇痛药应该按时服用,每 3~6h 一次,而不是按需给药。

5. 对于严重疼痛,慢性肿瘤相关疼痛,持续释放阿片类制剂可以增加依从性以及缓解持续疼痛。持续释放口服阿片类制剂或皮下贴剂可以加入镇痛方案。

(一)量化和评估疼痛

1. 根据病人疼痛的程度及目前药物的剂量来使用合适的镇痛方案。

2. 疼痛可以使用 0~10 分的等级来量化(Wall and Melzack,2000):

(1)轻度疼痛:1~4 级的疼痛水平。

(2)中度疼痛:5~6 级的疼痛水平。

(3)重度疼痛:7~10 级的疼痛水平。

(二)WHO 阶梯抗癌

应当使用 WHO 制定的三阶梯镇痛疗法来选择合适使用第一步的方案。

1. 第一步

(1)没有接受镇痛治疗的轻/中度疼痛病人使用非阿片类镇痛药[对乙酰氨基酚、乙酰水杨酸,非甾体抗炎药(NSAIDs)]。

(2)辅助镇痛药物可能用来更好地控制疼痛、或治疗不良反应及疼痛相关特异性症状。例如,阿密曲替林被认为能够帮助治疗神经病性疼痛或失眠。

2. 第二步

(1)如果病人服用非阿片类镇痛药后仍有轻至中度疼痛,非阿片类镇痛药的剂量应该为最大。应该增加第二步的阿片类镇痛药(弱阿片),包括可待因,氢可酮,氧可酮。

(2)该步种包括曲马多,是一种对 mu-阿片受体有低亲和力中枢作用的非阿片类镇痛药。同样可以抑制血清素和去甲肾上腺素的重摄取。最大剂量为每天 400mg。

(3)如果需要可以使用辅助制剂。

3. 第三步

（1）如果使用第二步的阿片类镇痛药仍有中至重度疼痛,当疼痛严重时,需要进一步增加阿片类药物的剂量或调整为使用第三步的阿片类镇痛药,包括吗啡,氧可酮,美沙酮,左啡诺,氢吗啡酮,芬太尼。

（2）如果需要可以使用辅助剂。

（3）有轻至中度疼痛的病人在采用第三步的阿片类制剂时应当将剂量调整至有效水平。

（4）如果病人的疼痛没有完全缓解,可以针对恰当的神经进行外科手术干预。

4. 对于 WHO 三阶梯抗癌痛治疗的改良 提出增加对于顽固性疼痛或慢性疼痛危象的高阶镇痛治疗。干预措施如下。

（1）肠道外阿片制剂。

（2）姑息治疗:化疗,放疗,手术治疗。

（3）神经阻滞。

（4）脊髓镇痛。

（5）椎板成形术。

（6）射频消融。

（7）肿瘤消融。

（8）神经消融。

（9）增进依从性和持续性疼痛缓解的神经调节。

（三）非阿片类镇痛药(图 9-11)

1. 非阿片类镇痛药受限于最大剂量。

2. 药物由抗炎药物(阿司匹林及 NSAIDs)和对乙酰氨基酚组成。

（四）辅助用药(图 9-11)

1. 辅助用药包括抗抑郁药、抗惊厥药、苯二氮䓬类、安定药、抗组胺类、糖皮质激素类、降血钙素、精神兴奋药、α-受体阻断药。这些药物可以增加镇痛作用或治疗不良反应。

2. 对口服药物反应不好的病人或者不良反应强烈的病人可能受益于神经阻滞。经皮神经电刺激,或者外科手术干预,如脊髓前侧柱切断术、脊髓后索植入刺激(神经调节)或者鞘内注射镇痛药(阿片类,局麻药,可乐定或巴氯芬)。

3. 难治凝血疾病的病人可能无法使用干预性疼痛手术来治疗疼痛。

酮洛酸是发生血小板减少症风险最小的非甾体抗炎药(nonsteriodal anti-inflammatory drugs,NSAIDs)。

（1）作为替代的镇痛药,酮洛酸是潜在的 COX-1 和 COX-2 抑制药以及术后退热药。

（2）应当短时间内使用,并且使用最低有效剂量来预防严重的不良反应,如消化道出血,穿孔,肾功能不全,以及凝血功能下降。

（五）阿片类镇痛药(表 9-13 和表 9-14,图 9-11)

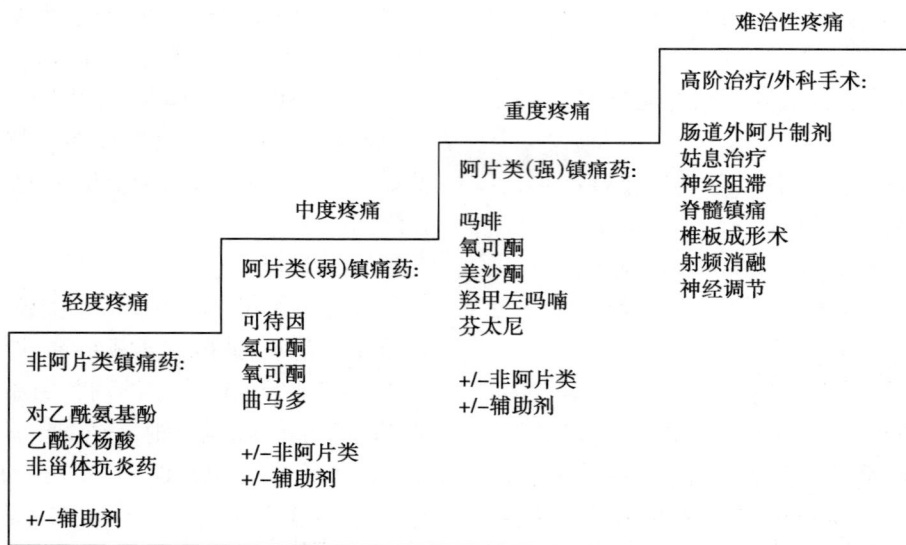

图 9-11 三阶梯镇痛治疗

来源:Adapted from the WHO's cancer pain ladder for adults. World Health Organization. www. who. int/cancer/palliative/painladder/en.

1. 阿片类镇痛药没有天花板效应,根据疼痛缓解和不良反应来调整剂量。

2. 应该滴定至疼痛能够得到控制的剂量或不良反应限制了药物的使用剂量。

3. 暴发性疼痛使用"救援性剂量"来治疗。推荐使用短效速释的药物,包括氧可酮、吗啡、氢吗啡酮。计算 10%~15% 的日常总吗啡剂量。

4. 虽然口服药物是首选,也有皮下、经直肠、静脉、经黏膜以及脊髓(硬膜和鞘内)给药途径。

这些途径给药可以用于无法口服药物的病人。

5. 阿片类镇痛药以及他们转化方式的例子(表 9-13 和表 9-14)。

表 9-13 阿片类镇痛药

阿片类镇痛药	胃肠外(mg)	经口(mg)	转化因子(i.v. TO p.o.)	持续时间(胃肠外,经口)
激动剂				
吗啡	10	30	3.0	3~4
控释吗啡:				
美施康定	—	30		12
硫酸吗啡	—	30	—	8
美沙酮	10	20	2.0	4~8
氢吗啡酮	1.5	7.5	5.0	2~3
芬太尼	100μg	—	—	1
哌替啶	75	300	4.0	2~3
左啡诺	2	4	2.0	3~6
可待因	130	200	1.5	3~4
氧可酮	—	30		3~5
氢可酮	—	200		3~5
丙氧酚	—	200		3~6
激动剂-抑制剂混合制剂				
戊唑辛	60	180	3.0	2~4
纳布啡	10	—		4~6
布托啡诺	2	—		4~6

来源:From Garden FH, Gillis TA. Principles of cancer rehabilitation. In:Braddom RL,ed. Physical Medicine and Rehabilitation. Philadelphia,PA:W. B. Saunders;1996:1199-1214,with permission.

表 9-14 第二步及第三步口服及胃肠外阿片类镇痛药的相当剂量

药物	口服剂量	静脉注射剂量
第二阶段阿片类镇痛药		
可待因	每 4~6 小时 30mg	每 4~6 小时 50mg
二氢可待因	每 4~6 小时 50~75mg	N/A
氢可酮	每 4~6 小时 5mg	N/A
氧可酮	每 4~6 小时 5~10mg	N/A
第三阶段阿片类镇痛药		
吗啡	每 4~6 小时 15mg	每 4~6 小时 5mg
氧可酮	每 4~6 小时 7.5~10mg	N/A
氢吗啡酮	每 4~6 小时 4mg	每 4~6 小时 0.75~1.5mg
芬太尼	每 4 小时 200mcg(经黏膜);经皮的公式和剂量仍然适用	每小时 50mcg
不推荐常规使用		
哌替啶		每 3~4 小时 50mg
美沙酮		每 6 小时 5mg
左啡诺		每 6~8 小时 1mg

注:口服阿片类药物在 30min 后开始缓解,持续约 4h。静脉注射阿片类药物在 5min 后开始缓解,持续 1~2h

(六) 慢性癌痛的治疗

1. 在肿瘤病人生活治疗的恢复中,足够的疼痛缓解、合适的康复方案及目标、支持性的社会心理干预起着重要作用。

2. 为了治疗慢性癌痛,医生应该按时滴定,并且对暴发性疼痛使用救援剂量。救援剂量基于 24h 日常剂量的 1/6。持续释放药物不应该基于需求给药。

如每 12h 服用 90mg 的控释吗啡需要每 4h 接受 30mg 的速释吗啡。每 12h 1 次的控释吗啡或氧可酮,每 1h 可以评估一次镇痛效果。在 2~3h 达到高峰,在下一个预定剂量达到前持续 12h。

3. 当开始或改变镇痛方案时,病人应该接受密切观察,甚至每天观察。最佳的治疗剂量范围应该通过未缓解的疼痛和不良反应来决定。

4. 不要突然停用阿片类药物。如果疼痛

缓解,药物的剂量可以减至每天的 25%~50%。如果病人在使用阿片类制剂后有严重的不良反应,可以停用 1~2 次,总剂量减少 50%~75%。

避免突然停用阿片类药物对于预防撤药综合征十分必要。

5. 当口服用药治疗不能完全缓解疼痛或不良反应限制了日常生活活动时,可以选择鞘内给药系统。剂量可以有所不同且低于口服治疗,可能有利于降低不良反应。可以通过无线电脑来调整剂量。

十五、控制胃肠道并发症

（一）营养

1. 由于放疗和化疗,肿瘤病人可能出现营养不良。放疗和化疗造成唾液分泌和味觉改变,还可能造成黏膜炎、恶心、抽筋以及腹泻。

2. 接受放疗的病人使用无乳糖、低渣口服饮食可能有益。

3. 当临床适用、病人仍然在接受可能有效的治疗时,如果体重丢失超过 20% 启动肠外营养治疗是明智的。

（二）呕吐

1. 肿瘤病人有效的止吐治疗包括使用血清素受体拮抗药,如昂丹司琼(枢复宁),格拉司琼(康泉),多拉司琼(安泽梅特)及帕洛诺司琼(阿洛西)。

2. 特异性的血清素拮抗药相较于传统止吐药如甲氧氯普胺(胃复安)的优点包括无锥体外系不良反应、静坐不能和其他的中枢神经系统不良反应。然而这些药物的轻微头痛不良反应更常见。

十六、管理衰弱以及呼吸困难

1. 衰弱的病因包括恶病质、感染、贫血、代谢或内分泌疾病。

2. 治疗还需遵从节能手段、工作简化以及辅助设备。

3. 频繁的休息期,有节奏的活动,容易获取的物品,减少上肢活动,都是有帮助的。

4. 70% 的病人报道有慢性衰弱,或接受放化疗时出现衰弱。

5. 肺转移疾病或胸膜腔积液都会造成呼吸困难。

十七、护理上的障碍

1. 治疗师使用传统手段可能难以测量一些特定的病人群体的治疗获益,因为这些获益常常基于功能的改善。这些病人包括患有神经系统疾病如(ALS)、进展性痴呆、心血管疾病如充血性心衰(CHF)、慢性阻塞性肺部疾病(COPD)以及肿瘤的病人。

（1）肌萎缩侧索硬化患者的康复聚焦于肌肉萎缩、无力、姿势不平衡、痉挛状态、吞咽困难问题以及步态问题。

（2）进展性痴呆患者的康复包括认知功能下降、活动能力下降、语言功能下降的康复。

（3）终末期慢性肾功能不全以及 COPD 康复均包括应对衰弱及呼吸困难。

2. 研究发现医保专家不愿和他们的患者讨论死亡,因此延误了姑息治疗的实施。

（魏全 刘佳霓 王璐 译,何成奇 审校）

参 考 文 献

Abeloff M, Armitage J, Niederhuber J, Kastan M, McKenna W. *Clinical Oncology*. 3rd ed. London, United Kingdom: Churchill Livingstone; 2004:1199–1205.

Adler AI, Stevens RJ, Neil A, Stratton IM, Boulton AJM, Holman RR. UKPDS 59: hyperglycemia and other potentially modifiable risk factors for peripheral vascular disease in type 2 diabetes. *Diabetes Care*. 2002;25(5):894–899. doi:10.2337/diacare.25.5.894.

Alba AS. Concepts in pulmonary rehabilitation. In: Braddom RL, ed. *Physical Medicine and Rehabilitation*. Philadelphia, PA: W. B. Saunders; 1996:671–686.

Alraies MC, Eckman P. Adult heart transplant: indications and outcomes. *J Thorac Dis*. 2014;6(8):1120–1128. doi:10.3978/j.issn.2072-1439.2014.06.44.

American Association of Cardiovascular and Pulmonary Rehabilitation. *Guidelines for Cardiac Rehabilitation Programs.* 2nd ed. Champaign, IL: Human Kinetics; 1995.

American Association of Cardiovascular and Pulmonary Rehabilitation. *Guidelines for Cardiac Rehabilitation and Secondary Prevention Programs.* 3rd ed. Champaign, IL: Human Kinetics; 1999.

American Association of Cardiovascular and Pulmonary Rehabilitation. *Guidelines for Cardiac Rehabilitation and Secondary Prevention Programs.* 5th ed. Champaign, IL: Human Kinetics; 2013.

American Brain Tumor Association. *Metastatic Brain Tumors.* Chicago, IL: ABTA; 2017. https://www.abta.org/wp-content/uploads/2018/03/metastatic-brain-tumor.pdf.

American Cancer Society. *Cancer Facts and Figures 2013.* Atlanta, GA: American Cancer Society; 2013. https://www.cancer.org/content/dam/cancer-org/research/cancer-facts-and-statistics/annual-cancer-facts-and-figures/2013/cancer-facts-and-figures-2013.pdf.

American Cancer Society. *Cancer Facts and Figures 2019.* Atlanta, GA: American Cancer Society; 2019. https://www.cancer.org/content/dam/cancer-org/research/cancer-facts-and-statistics/annual-cancer-facts-and-figures/2019/cancer-facts-and-figures-2019.pdf.

Anderson L, Oldridge N, Thompson DR, et al. Exercise-based cardiac rehabilitation for coronary heart disease: Cochrane systematic review and meta-analysis. *J Am Coll Cardiol.* 2016;67:1–12. doi:10.1016/j.jacc.2015.10.044.

Araz M, Aras G, Küçük ÖN. The role of 18F–NaF PET/CT in metastatic bone disease. J Bone Oncol. 2015;4(3):92–97. doi:10.1016/j.jbo.2015.08.002.

Axen K. Respiratory physiology. In: Haas F, Axen K, eds. *Pulmonary Therapy and Rehabilitation: Principles and Practice.* 2nd ed. Baltimore, MD: Williams & Wilkins; 1991.

Bach JR. *Pulmonary Rehabilitation: The Obstruction and Paralytic Conditions.* Philadelphia, PA: Hanley & Belfus; 1996.

Bach JR. Rehabilitation of the patient with respiratory dysfunction. In: DeLisa JA, ed. *Rehabilitation Medicine: Principles and Practice.* 2nd ed. Philadelphia, PA: Lippincott Williams & Wilkins; 1993:952–972.

Bartels M, Prince DZ. Acute medical conditions. In: Cifu DX, ed. *Braddom's Physical Medicine & Rehabilitation.* 5th ed. Philadelphia, PA: Elsevier; 2016:571–596.

Bartels, M, Prince, DZ. Acute medical conditions. In: Cifu DX, ed. *Braddom's Physical Medicine & Rehabilitation.* 5th ed. Elsevier; 2016: Chap 27, 571–595.

Beatty AL, Li S, Thomas L, Amsterdam EA, Alexander KP, Whooley MA. Trends in referral to cardiac rehabilitation after myocardial infarction: data from the National Cardiovascular Data Registry 2007 to 2012. *J Am Coll Cardiol.* 2014;63: 2582–2583. doi:10.1016/j.jacc.2014.03.030.

Benjamin EJ, Virani SS, Callaway CW, et al. Heart disease and stroke statistics—2018 update: a report from the American Heart Association [corrections appear in Circulation. 2018;137:e493. doi:10.1161/CIR.0000000000000573]. *Circulation.* 2018;137(12):e67–e492. doi:10.1161/CIR.0000000000000558.

Borg G. *An Introduction to Borg's RPE Scale.* Ithaca, NY: Mouvement Publications; 1985.

Cardiac Rehabilitation Guideline Panel. Cardiac rehabilitation (Clinical Practice Guidelines, No 17). In Agency for Health Care Policy and Research, ed. *AHCPR Supported Guide and Guidelines.* Rockville, MD: U.S. Department of Health and Human Services; 1995. https://www.ncbi.nlm.nih.gov/books/NBK63877.

Celli BR, ZuWallack RL. Pulmonary rehabilitation. In: Mason RJ, Broaddus VC, Murray JF, Nadel J, eds. *Murray and Nadel's Textbook of Respiratory Medicine.* 4th ed. Philadelphia, PA: Elsevier Saunders; 2005:2421–2432.

Cheville AL, Troxel AB, Basford JR, Kornblith AB. Prevalence and treatment patterns of physical impairments in patients with metastatic breast cancer. *J ClinOncol.* 2008;26(16):2621–2629. doi:10.1200/JCO.2007.12.3075.

Cole RP, Scialla SJ, Bednarz L. Functional recovery in cancer rehabilitation. *Arch Phys Med Rehabil.* 2000; 81(5):623–627. doi:10.1016/S0003-9993(00)90046-7.

Coleman RE. Metastatic bone disease: clinical features, pathophysiology and treatment strategies. *Cancer Treat Rev.* 2001;27(3):165–176. doi:10.1053/ctrv.2000.0210.

Colvin M, Smith JM, Hadley N, et al. OPTN/SRTR 2017 annual data report: heart. *Am J Transplant.* 2019;19(suppl 2): 323–403. doi:10.1111/ajt.15278.

Corsello PR. Rehabilitation of the chronic obstructive pulmonary disease patient: general principles. In: Haas F, Axen K, eds. *Pulmonary Therapy and Rehabilitation: Principles and Practice.* 2nd ed. Baltimore, MD: Williams and Wilkins; 1991.

Custodio, CM. Electrodiagnosis in cancer rehabiltiatin. *Phys Med Rehabil Clin N Am.* February 2017;28(1):193–203.

Denis F. Spinal instability as defined by the three-column concept in acute spinal trauma. *Clin Orthop Relat Res.* 1984;(189): 65–76. doi:10.1097/00003086-198410000-00008.

Dikeman KJ, Kanandjian MS. *Communication and Swallowing Management of Tracheostomized and Ventilator Dependent Adults.* San Diego, CA: Singular Publishing Group, Inc.; 1995.

Dunlay SM, Pack QR, Thomas RJ, Killian JM, Roger VL. (2014). Participation in cardiac rehabilitation, readmissions, and death after acute myocardial infarction. *Am J Med.* 2014;127(6):538–546. doi:10.1016/j.amjmed.2014.02.008.

Fletcher GF, Froelicher VF, Hartley LH, Haskell L, Pollock ML. Exercise standards, a statement for health professionals from the American Heart Association. *Circulation*. 1990;82:2286–2322. doi:10.1161/01.CIR.82.6.2286.

Flores AM, Zohman LR. Rehabilitation of the cardiac patient. In: DeLisa JA, ed. *Rehabilitation Medicine: Principles and Practice*. 2nd ed. Philadelphia, PA: Lippincott Williams & Wilkins; 1993:934–951.

Flores AM, Zohman LR. Rehabilitation of the cardiac patient. In: DeLisa JA, Gans BM, eds. *Rehabilitation Medicine: Principles and Practice*. 3rd ed. Philadelphia, PA: Lippincott-Raven; 1998:1337–1357.

Franklin DJ. Cancer rehabilitation: challenges, approaches, and new directions. *Phys Med Rehabil Clin N Am*. 2007;18(4):899–924. doi:10.1016/j.pmr.2007.07.007.

Froelicher VF. *Exercise and the Heart: Clinical Concepts*. Chicago, IL: Year Book Medical Publishers; 1987.

Garber CE, Blissmer B, Deschenes MR, et al. Quantity and quality of exercise for developing and maintaining cardiorespiratory, musculoskeletal and neuromotor fitness in apparently healthy adults: guidance for prescribing exercise. *Med Sci Sports Exerc*. 2011;43(7):1334–1359. doi:10.1249/mss.0b013e318213fefb.

Garden F, Grabois M. *Cancer Rehabilitation, Physical Medicine and Rehabilitation State of the Art Reviews*. Philadelphia, PA: Hanley & Belfus: 1994.

Garden FH, Gillis TA. Principles of cancer rehabilitation. In: Braddom RL, ed. *Physical Medicine and Rehabilitation*. Philadelphia, PA: W. B. Saunders; 1996:1199–1214.

Gerber LH, Vargo M. Rehabilitation for patients with cancer diagnoses. In: DeLisa JA, Gans BM. eds. *Rehabilitation Medicine: Principles and Practice*. 3rd ed. Philadelphia, PA: Lippincott-Raven; 1998:1293–1317.

Gibbons RJ, Balady GJ, Bricker JT, et al. ACC/AHA 2002 guideline update for exercise testing: summary article. A report of the ACC/AHA Task Force on Practice Guidelines (Committee to Update the 1997 Exercise Testing Guidelines). *Circulation*. 2002;106:1883–1892. doi:10.1161/01.CIR.0000034670.06526.15.

Global Strategy for the Diagnosis, Management, and Prevention of Chronic Obstructive Pulmonary Disease. https://www.goldcopd.org. Executive Summary Updated 2007.

Gobel FL, Norstrom LA, Nelson RR, Jorgensen CR, Wang Y. The rate-pressure product as an index of myocardial oxygen consumption during exercise in patients with angina pectoris. *Circulation*. 1978;57:549–556. doi:10.1161/01.CIR.57.3.549.

Goldman L, Hashimoto B, Cooke F, Loscalzo A. Comparative reproducibility and validity of systems for assessing cardiovascular functional class: advantages of a new specific activity scale. *Circulation*. 1981;64(6):1227–1234. doi:10.1161/01.CIR.64.6.1227.

Grande AM, Pozzoli M, Traversi E, et al. Orthotopic heart transplantation with bicaval anastomosis. *Tex Heart Inst J*. 1996;23:310–311. https://www.ncbi.nlm.nih.gov/pmc/articles/PMC325379/pdf/thij00031-0064.pdf.

Grey JE, Harding KG, Enoch S. Venous and arterial leg ulcers. *BMJ*. 2006;332(7537):347–350. doi:10.1136/bmj.332.7537.347.

Hammill BG, Curtis LH, Schulman KA, Whellan DJ. Relationship between cardiac rehabilitation and long-term risks of death and myocardial infarction among elderly Medicare beneficiaries. *Circulation*. 2010;121:63–70. doi:10.1161/CIRCULATIONAHA.109.876383.

Jørgensen HS, Nakayama H, Reith J, et al. Acute stroke with atrial fibrillation: the Copenhagen stroke study. *Stroke*. 1996;27:1765–1769. doi:10.1161/01.STR.27.10.1765.

Karandikar NS, Zakrasek E. Brachial plexopathy: differential diagnosis and treatment. https://now.aapmr.org/brachial-plexopathy-differential-diagnosis-and-treatment-2/. Published September 20, 2013. Updated August 16, 2017.

Kenney WL, ed. *ACSM's Guidelines for Exercise Testing and Prescription*. 5th ed. Philadelphia, PA: Lea & Febiger; 1995.

Key statistics about bone cancer. *American Cancer Society website*. https://www.cancer.org/cancer/bone-cancer/about/key-statistics.html. Updated January 8, 2019.

Key statistics for childhood leukemia. American Cancer Society website. https://www.cancer.org/cancer/leukemia-in-children/about/key-statistics.html. Updated February 12, 2019.

Lehman JF, DeLisa JA, Warren CG, deLateur BJ, Bryant PL, Nicholson CG. Cancer rehabilitation: assessment of need, development and evaluation of a model of care. *Arch Phys Med Rehabil*. 1978;59:410–419.

Levy MH. Pharmacologic treatment of cancer pain. *N Engl J Med*. 1996;335(15):1124–1132. doi:10.1056/NEJM199610103351507.

Maloney FP. Pulmonary function in quadriplegia: effects of a corset. *Arch Phys Med Rehabil*. 1979;60(6):261–265.

McEvoy G, ed. *AHFS Drug Information 2008*. Bethesda, MD: American Society of Clinical Health-System Pharmacists; 2008.

Murphy BA, Mannion K, Kuhs KL, Castellanos EH, Twork GJ, Niermann K. Evaluation and management of head and neck cancer. In: Stubblefield MD, ed. *Cancer Rehabilitation: Principles and Practice*. 2nd ed. New York, NY: Demos Medical; 2019:305–317.

Murphy, SL, Xu, J, Kochanek, KD, et al. Mortality in the United States, 2017. *NCHS Data Brief*. November 2018;(328):1–8.

National Heart, Lung, and Blood Institute. Ischemic heart disease. https://www.nhlbi.nih.gov/health-topics/ischemic-heart-disease.

Nersesyan H, Slavin KV. Current approach to cancer pain management: availability and implications of different treatment options. *Ther Clin Risk Manag*. 2007;3(3):381–400. https://www.ncbi.nlm.nih.gov/pmc/articles/PMC2386360.

Ng AH, Gupta E, Fontillas RC, et al. *Patient-reported usefulness of acute cancer rehabilitation*. PM R. 2017;9(11):1135–1143. doi:10.1016/j.pmrj.2017.04.006.

Noone AM, Howlader N, Krapcho M, et al., eds. *SEER Cancer Statistics Review*, 1975-2015. Bethesda, MD: National Cancer Institute. https://seer.cancer.gov/csr/1975_2015/, based on November 2017 SEER data submission, posted to the SEER website, April 2018.

O'Connor F. *ACSM's Sports Medicine*. Philadelphia, PA: Wolters Kluwer Health; 2013.

O'Young B, Young MA, Stiens SA. *PM&R Secrets*. Philadelphia, PA: Hanley & Belfus; 1997.

Paraneoplastic Syndromes Information Page. National Institute of Neurological Disorders and Stroke website. https://www.ninds.nih.gov/Disorders/All-Disorders/Paraneoplastic-Syndromes-Information-Page. Updated March 27, 2019.

Pashkow FJ. Issues in contemporary cardiac rehabilitation: a historical perspective. *J Am Coll Cardiol*. 1993;21(3): 822–834. doi:10.1016/0735-1097(93)90116-I.

Pedersen CM, Rosendahl-Nielsen M, Hjermind, J, Egerod, I. Endotracheal suctioning of the adult intubated patient— what is the evidence? *Intensive Crit Care Nurs*. 2009;25:21–30. doi:10.1016/j.iccn.2008.05.004.

Rabe KF, Hurd, S, Anzueto A, et al. Global strategy for the diagnosis, management, and prevention of chronic obstructive pulmonary disease: GOLD executive summary. *Am J Respir Crit Care Med*. September 15, 2007;176(6):532–555.

Roth EJ, Park KL, Sullivan WJ. Cardiovascular disease in patients with dysvascular amputation. *Arch Phys Med Rehabil*. 1998;79:205–215. doi:10.1016/S0003-9993(98)90301-X.

Savin WM, Alderman EL, Haskell WL, et al. Left ventricular response to isometric exercise in patients with denervated and innervated hearts. *Circulation*. 1980;61(5):897–901. doi:10.1161/01.CIR.61.5.897.

Selvaggi G, Scagliotti GV. Management of bone metastases in cancer: a review. *Crit Rev Oncol Hematol*. 2005;56(3): 365–378. doi:10.1016/j.critrevonc.2005.03.011.

SHARP. http://www.sharp.com/transplant/heart-transplant-frequently-asked-questions.cfm.

Siker ML, Bovi J, Alexander B. Spinal cord tumors. In: Gunderson LL, Tepper JE, eds. *Clinical Radiation Oncology*. 4th ed. Philadelphia, PA: Elsevier; 2016:521–540.

Silver JK, Baima J. Cancer prehabilitation: an opportunity to decrease treatment-related morbidity, increase cancer treatment options, and improve physical and psychological health outcomes. *Am J Phys Med Rehabil*. 2013;92(8): 715–727. doi:10.1097/PHM.0b013e31829b4afe.

Social Security Administration. Physical exertion requirements. §416.967. https://www.socialsecurity.gov/OP_Home/cfr20/416/416-0967.htm. Revised April 1, 2018.

Stein J, Brandstater ME. Stroke rehabilitation. In: Frontera WR, ed. *DeLisa's Physical Medicine & Rehabilitation: Principles and Practice*. 5th ed. Philadelphia, PA: Lippincott Williams & Wilkins; 2010:551–574.

Suaya JA, Shepard DS, Normand S-L, Ades PA, Prottas J, Stason WB. Use of cardiac rehabilitation by Medicare beneficiaries after myocardial infarction or coronary bypass surgery. *Circulation*. 2007;116:1653–1662. doi:10.1161/CIRCULATIONAHA.107.701466.

Surveillance, Epidemiology, and End Results Program. *Cancer stat facts: bone and joint cancer*. http://seer.cancer.gov/statfacts/html/bones.html. Accessed April 22, 2016.

Swarm RA, Rastogi R, Morris DG. Pain management. In: Govindan R, ed. *Washington Manual of Oncology*. 2nd ed. Philadelphia, PA: Lippincott, Williams & Wilkins; 2008:469–484.

Takakura K, Sono K, Holo S, et al. *Metastatic Tumors of the Central Nervous System*. Tokyo, Japan: Igaku-shoin; 1982.

Tardif GS. Sexual activity after a myocardial infarction. *Arch Phys Med Rehabil*. 1989;70(10):763–766.

The ulcerated leg. In: *Rutherford's Vascular Surgery*. Vol. 1, 17th ed. chap 15, sec 5.

van Weert E, Hoekstra-Weebers J, Grol B, et al. A multidimensional cancer rehabilitation program for cancer survivors: effectiveness on health-related quality of life. *J Psychosom Res*. 2005;58(6):485–496. doi:10.1016/j.jpsychores.2005.02.008.

Wall PD, Melzack R, eds. *Textbook of Pain*. 4th ed. New York, NY: Churchill Livingstone; 2000.

Whiteson JH, Einarsson G. Cardiac rehabilitation. In: Braddom RL, ed. *Physical Medicine and Rehabilitation*. 4th ed. Philadelphia, PA: Saunders; 2011:713–740.

Wilson PW, Castelli WP, Kannel WB. Coronary risk prediction in adults (The Framingham Heart Study). *Am J Cardiol*. 1987;59(14):G91–G94. doi:10.1016/0002-9149(87)90165-2.

World Health Organization. *Cancer Pain Relief and Palliative Care* (WHO Expert Committee Technical Report Series, No. 804). Geneva, Switzerland: WHO; 1990. https://apps.who.int/iris/bitstream/handle/10665/39524/WHO_TRS_804.pdf.

Zhang Y, Chen Y, Huang Z, Zhang L, Wan Q, Lei L. Comparison of 18F-NaF PET/CT and 18F-FDG PET/CT for detection of skull-base invasion and osseous metastases in nasopharyngeal carcinoma. *Contrast Media Mol Imaging*. 2018:8271313. doi:10.1155/2018/8271313.

推 荐 读 物

Annane D, Orlikowski D, Chevret S. Nocturnal mechanical ventilation for chronic hypoventilation in patients with neuromuscular and chest wall disorders. *Cochrane Database Syst Rev.* 2014;(12):CD001941. doi:10.1002/14651858. CD001941.pub3.

Antiplatelet Trialist Collaboration. Collaborative overview of randomized trials of antiplatelet therapy. *BMJ.* 1994;308:81–106. doi:10.1136/bmj.308.6921.81.

Bach JR. Noninvasive respiratory management of patients with neuromuscular disease. *Ann Rehabil Med.* 2017;41(4): 519–538. doi:10.5535/arm.2017.41.4.519.

Barclay L. Pharmacologic management of stable COPD reviewed. *Am Fam Physician.* 2007;76:1141–1148.

Berkman DS, Kiat H, Leppo J, et al. Technetium-99m myocardial perfusion imaging agents. In: Marcus ML, Schelbert HR, Skorton DJ, et al., eds. *Cardiac Imaging: A Companion Guide to Braunwald's Heart Disease.* Philadelphia, PA: WB Saunders; 1991:1097–1109.

Brubaker PH, Kaminsky LA, Whaley MH. *Coronary Artery Disease: Essentials of Prevention and Rehabilitation Programs.* Champaign, IL: Human Kinetics; 2002.

Casciato DA, Lowitz BB, eds. *Manual of Clinical Oncology.* 2nd ed. Boston, MA: Little Brown; 1988.

Casciato DA, Territo MC, eds. *Manual of Clinical Oncology.* 7th ed. Philadelphia, PA: Lippincott Williams & Wilkins; 2012.

Centers for Disease Control and Prevention/National Center for Health Statistics-FASTATS. Chronic Lower Respiratory Disease. Updated April 11, 2008.

Dassios T, Katelari A, Doudounakis S, Dimitriou G. Aerobic exercise and respiratory muscle strength in patients with cystic fibrosis. *Respiratory Medicine.* 2013;107(5):684–690. doi:10.1016/j.rmed.2013.01.016.

DeLisa JA, Gans B. Walsh NE. *Physical Medicine and Rehabilitation; Principles and Practice.* 4th ed. Philadelphia, PA: Lippincott Williams & Wilkins; 2005.

Frontera WR, ed. *DeLisa's Physical Medicine and Rehabilitation; Principles and Practice.* 5th ed. Philadelphia, PA: Lippincott Williams & Wilkins; 2010.

Galante A, Pietroiusti A, Cavazzini C, et al. Incidence and risk factors associated with cardiac arrhythmias during rehabilitation after coronary artery bypass graft. *Arch Phys Med Rehabil.* 2000;81:947–952. doi:10.1053/apmr.2000.5587.

Galeiras-Vázquez R, Rascado Sedes P, Mourelo Fariña M, Montoto Marqués A, Ferreiro Velasco ME. Respiratory management in the patient with spinal cord injury. *Biomed Res Int.* 2013;2013:168757. doi:10.1155/2013/168757.

Gilstrap E, Zubal B. Management of complications of chemotherapy—a nursing perspective. In: Govindan R, ed. *Washington Manual of Oncology.* 2nd ed. Philadelphia, PA: Lippincott, Williams & Wilkins; 2008:413–439.

Gregoratos G, Abrams J, Epstein AE, et al. ACC/AHA/NAPSE 2002 guideline update for implantation of cardiac pacemakers and antiarrhythmia devices: a report of the American College of Cardiology/American Heart Association Task Force on Practice Guidelines. *Circulation.* 2002;106(16):2145–2161. doi:10.1161/01.CIR.0000035996.46455.09.

Hess D, Altobelli N. Tracheostomy tubes. *Respir Care.* 2014;59(6):965–973. doi:10.4187/respcare.02920.

Kufe DW, Pollock RE, Weichselbaum RR, et al., eds. *Holland-Frei Cancer Medicine.* 6th ed. Hamilton, ON, Canada: BC Becker; 2003.

Lechtzin N, Rothstein J, Clawson L, Diette GB, Wiener CM. Amyotrophic lateral sclerosis: evaluation and treatment of respiratory impairment. *Amyotroph Lateral Scler Other Motor Neuron Disord.* 2002;3(1):5–13. doi:10.1080/146608202317576480.

Levitsky MG. *Lange's Pulmonary Physiology.* New York, NY: McGraw-Hill; 2018.

Libby P, Bonow RO, Mann DL, Zipes DP. *Braunwald's Heart Disease: A Textbook of Cardiovascular Medicine.* 8th ed. Philadelphia, PA: Saunders; 2007.

Lindsay GM, Hanlon WP, Smith LN, Belcher PR. Experience of cardiac rehabilitation after coronary artery surgery: effects on health and risk factors. *Int J Cardiol.* 2003;87:67–73. doi:10.1016/S0167-5273(02)00208-5.

Marciniak CM, Sliwa JA, Spill G, Heinemann AW, Semik PE. Functional outcome following rehabilitation of the cancer patient. *Arch Phys Med Rehabil.* 1996;77(1):54–57. doi:10.1016/S0003-9993(96)90220-8.

Mayo Foundation for Medical Education and Research. *Obstructive Sleep Apnea.* Updated May 31, 2007.

National Center for Health Statistics. *Health, United States, 2015 With Special Feature on Racial and Ethnic Health Disparities.* Hyattsville, MD: U.S. Department of Health and Human Services; 2016. http://www.cdc.gov/nchs/hus/hus15.pdf.

O'Donnell P. *Metastatic Cancer of Bone.* Orthobullets. Revised July 23, 2013.

Olsson F, Wikstrand J, Wornold I, et al. Metoprolol-induced reduction in postinfarction mortality: pooled results from doubleblind randomized trials. *Eur Heart J.* 1992;13:28–32. doi:10.1093/oxfordjournals.eurheartj.a060043.

Passy-Muir Inc. Clinical Inservice Outline. August 1997. Revised April 2004.

Perez EA. Management of bone metastases in advanced breast. *Cancer Control.* 1999;6(suppl 5):28–31. doi:10.1177/107327489900605S06.

Ranasinghe M, Sheehan J. Surgical management of brain metastasis. *Neurosurg Focus.* 2007;22(3):E2. doi:10.3171/foc.2007.22.3.3.

Ries AL, Bauldoff GS, Carlin BW, et al. Pulmonary rehabilitation executive summary: joint American College of Chest Physicians/American Association of Cardiovascular and Pulmonary Rehabilitation evidence-based clinical practice guidelines. *Chest.* 2007;131(5)(suppl):1S–3S. doi:10.1378/chest.07-0892.

Ritchie JL, Bateman TM, Bonow RO, et al. Guidelines for clinical use of cardiac radionuclide imaging: A report of the American College of Cardiology/American Heart Association Task Force on assessment of diagnostic and therapeutic cardiovascular procedures (Committee on Radionuclide Imaging)—developed in collaboration with the American Society of Nuclear Cardiology. *J Nucl Cardiol.* 1995;2(2 Pt 1):172–192. doi:10.1016/S1071-3581(06)80030-9.

Scala E, Giani M, Pirrotta L, et al. Selective severe anaphylactic reaction due to ketoralac tromethamine without nonsteroidal anti-inflammatory drug tolerance. *J Allergy Clin Inmunol.* 2001;107:557. doi:10.1067/mai.2001.113241.

Sinha T, David AK. Recognition and management of exercise-induced bronchospasm. *Am Fam Physician.* 2003;67(4):769–774. https://www.aafp.org/afp/2003/0215/p769.pdf.

Wheaton AG, Cunningham TJ, Ford ES, Croft JB. Employment and activity limitations among adults with chronic obstructive pulmonary disease—United States, 2013. *MMWR.* 2015;64(11):290–295. https://www.cdc.gov/mmwr/preview/mmwrhtml/mm6411a1.htm.

Witt BJ, Jacobsen SJ, Weston SA, et al. Cardiac rehabilitation after myocardial infarction in the community. *J Am Coll Cardiol.* 2004;44(5):988–996. doi:10.1016/j.jacc.2004.05.062.

第十章　儿童康复

这一章旨在回顾儿童康复学领域内的各种主题,这些主题可能会对学习本书有所帮助。这一章分为不同的小节,包括儿童发育、成长和康复医学领域常见的儿童失能。

1. 基因和染色体异常
2. 生长和发育
3. 儿童肢体缺如
4. 骨关节病
5. 结缔组织和关节病
6. 儿童烧伤
7. 儿童肿瘤
8. 儿童创伤性脑损伤
9. 脑性瘫痪
10. 脊柱裂(脊髓发育异常)
11. 儿童神经肌肉疾病

第一节　基因和染色体异常

1. 正常人体细胞(除生殖细胞外)都有 46 条染色体(23 条来自父亲,23 条来自母亲),生殖细胞内有 23 条染色体。细胞分裂中的任何错误都会导致染色体的异常。

2. 近 0.5% 的新生儿存在染色体异常。

3. 染色体数量异常最常见为三体型、单体型。

4. 有下列情况之一的儿童应怀疑染色体异常。

（1）性征发育异常。

（2）先天畸形。

（3）发育迟缓。

（4）异形特征。

（5）精神发育迟滞。

（6）产前和/或出生后发育迟缓。

5. 脆性 X 综合征、XXY 和 XYY 常与过度生长有关。

一、几种染色体综合征的表型特征（表 10-1）

1. 产前诊断包括孕 14~16 周的羊膜穿刺术或孕 9~10 周的绒毛膜绒毛取样。

2. 存在遗传易感性的胚胎暴露于潜在的致畸物,会增加畸形发生的风险。尽管有很多环境因素属于潜在致畸物,但只有很少一部分被证实为是致畸物。

（1）感染性因素：如 TORCHES 感染(弓形虫病 Toxoplasmosis,T;其他如水痘-带状疱疹病毒和微小病毒 Other agents,O;风疹病毒 Rubella virus,R;巨细胞病毒 Cytomegalovirus,C;疱疹病毒/人类免疫缺陷病毒 Herpes virus/HIV,HE;梅毒 Syphilis,S)。

（2）药物：包括乙醇、可卡因、丙戊酸钠等抗惊厥药、华法林、维生素 A 衍生物。

（3）母体疾病：如糖尿病和苯丙酮尿症。

3. 子宫因素也会引起畸形。

（1）子宫畸形。

（2）双胎。

（3）羊水过多。

二、遗传咨询的适应证

1. 有出生缺陷和/或发育迟缓/精神发育迟滞的儿童。

2. 畸形儿。

3. 父母或兄弟姐妹确诊或疑似患有遗传疾病。

4. 在姑/姨、伯/叔/舅、(外)祖父母或其他亲属中有出生缺陷或发育迟滞的阳性家族史,

表 10-1 染色体综合征的表型特征

综合征	标志
📖 21 三体综合征 唐氏综合征	眼裂小、眼外侧上斜、眼距宽、常伸舌、耳位低、皮肤松弛、贯通掌、小指短小弯曲、一二脚趾间隔增大、皮肤斑点、肌张力减退、先天性心脏病例如心内膜垫缺损、室间隔缺损等
18 三体综合征 爱德华综合征	宫内发育迟缓、眼裂小、小口、小颌、耳位低、枕部后凸、胸骨短小、手指位置异常(示指压在中指上,小指压在无名指上)、指甲发育不良、摇篮足、先天性心脏病、肌张力高、喂养困难/难以存活
13 三体综合征 帕套综合征	宫内生长迟缓、虹膜缺损、(钥匙状瞳孔)、毛细血管血管、颅骨皮肤缺损、指甲凸起、多指(趾)畸形、摇篮足、嗅神经发育不良、唇裂、腭裂、尿路畸形
📖 特纳综合征 (45,X)	身材矮小、三角脸、蹼状颈、胸廓盾形、乳头间距大、先天性手(脚)淋巴水肿、第四、五掌骨(跖骨)缺如、肘外翻、原发性闭经、先天性心脏病尤其是主动脉缩窄、多数智商正常、不孕
📖 克氏综合征 (47,XXY)	身材高、青春期或成年期小睾丸、男性乳房发育、类阉体型、轻度精神发育迟滞风险高、学习和行为问题、不育

引自 Merenstein GB,Kaplan DW,Rosenberg AA,儿科学手册第 18 版。

特别是当多名亲属受到影响时。

5. 可能在妊娠期暴露于致畸环境或其他异常环境。

6. 高龄产妇(>35 岁)或其他需要产前诊断的指征。

第二节 生长和发育

发育包括器官和系统的成熟;体格、智力和人际交往能力的获得;对压力的适应能力和对个人责任的担当;以及创造性表达的能力。生长指的是形态和大小的增长。

一、身(长)高(3 岁前叫身长,之后叫身高)

1. 4 岁时身高是出生时的 2 倍,13 岁时增长到了出生时的 3 倍。

2. 出生后第一年,婴儿平均增长约 25cm,第二年平均增长约 12.5cm,第三年约 7.5~10cm,此后直到青春期每年大约增长 5~7.5cm。

二、体重

1. 出生时的平均婴儿体重约 3.33kg。

2. 出生后几天内,新生儿体重下降达 10%。

3. 4—5 月龄婴儿体重为出生体重的 2 倍,在出生后第 1 年末为出生时的 3 倍,在第 2 年末时为 4 倍。在 2—9 岁,儿童平均每年体重约增加 2.25kg。

三、头颅

1. 出生时,头颅大小仅为发育成熟时的 2/3~3/4,而身体其他部分仅是成人大小的 1/4。

2. 出生时有 6 个囟门(前囟、后囟、两个蝶囟、两个乳突囟)。

3. 前囟通常在出生后 10~14 个月闭合,也可能在 3 个月时就关闭,或至出生后 18 个月仍不闭合。

4. 后囟通常在出生后 4 个月闭合,但也有部分儿童在出生时就已经无法扪及。

5. 骨缝在儿童期晚期才会完全骨化。

四、骨化中心

1. 出生时,足月儿有 5 个骨化中心:股骨远端、胫骨近端、跟骨、距骨和骶骨。

2. 胚胎期最先钙化的是锁骨,在胚胎第 5 周时开始钙化。

五、骨骼发育

📖 1. 女性在 12—15 岁、男性在 14—17 岁,骨量变化最显著。

2. 16—18 岁的女性、17—20 岁的男性,骨量变化速度明显降低,男女都在 25—35 岁达到骨量的峰值(Davies,2005)。

六、神经反射的建立

1. 在新生儿期和婴儿期,由于中枢神经系统(central nervous system,CNS)未发育成熟,运动行为主要受原始反射的影响。

2. 6—8 月龄的婴儿由于中枢神经系统的发育,这些原始反射逐渐受到抑制。

3. 在 2—14 个月的婴儿中,复杂的姿势反射开始出现,并整合到随意动作中(表 10-2)。

4. 强制性、持续性原始反射的存在是神经发育异常最早期标志(表 10-2)。

七、生理姿势反射性反应

表 10-2 姿势反射反应

姿势反射	刺激	反应	出现时间	临床标志
头翻正	视觉或前庭觉	面部/头部垂直,口水平	俯卧位:2 月龄;仰卧位:3—4 月龄	中枢神经发育不全或损伤时有延迟或缺失
头和身体翻正反射	触觉、前庭觉、本体感觉	身体各部分相依据对于其他部位的解剖位置和重力对齐	4—6 月龄	同上
保护性伸展张力或降落伞反应	坐、立时,重心移至支撑底座外	侧肢体向移位方向伸展/外展,以防止跌倒	坐位下前倾:5—7 月龄;侧方移位:6—8 月龄;后移:7—8 月龄。立位:12—14 月龄	同上
平衡或倾斜反应	重心的位移	调整肌力和躯干的姿势,以保持平衡	坐位:6—8 月龄;立位:12—14 月龄	同上

引自 Molnar GE,Alexander MA. Pediatric Rehabilitation. 3rd ed. Philadelphia,PA:Hanley & Belfus;1999,经许可

八、儿童发育的里程碑事件

根据不同的功能,儿童发育的里程碑事件可以归为以下四类(表 10-3)。

1. 粗大运动。
2. 精细运动、适应性行为。
3. 言语语言。
4. 个人/社会交往。

九、孤独症谱系障碍

1.《精神障碍诊断和统计手册》(Diagnostic and Statistical Manual of Mental Disorders,第 5 版,DSM-5;American Psychiatric Association,2013)将孤独症谱系障碍(autism spectrum disorder,ASD)概括为:包括持续性的语言沟通障碍、社交障碍,兴趣范围狭窄以及重复刻板行为在内的障碍。

(1)在美国的患病率为 11.3/1 000,男性多于女性。

(2)社交缺陷:沟通、参与社会活动、非言语交流的能力降低。

(3)重复刻板行为:包括拍手、玩手指、模仿言语、胡言乱语且语音语调缺乏变化、重复询问、坚持遵守规则和习惯。

2. ASD 可能伴或不伴智力障碍和言语能力受损,以及运动缺陷,包括运动笨拙、运动障碍、步态异常,以及其他运动异常特征(包括踮脚行走)。

3. ASD 患儿通常合并有癫痫。

📖 表10-3 儿童发育里程碑

年龄	粗大运动	精细运动和自适应	个人/社会行为	言语和语言能力	认知能力	情绪
新生儿	反射活动占主导；俯卧位时,头转向侧方；踏步反射；坐位时脊柱弯曲	手握拳；握拳反射；跟随明亮物体的能力	行为习惯和对语言的控制	哭；发出哒哒的声音	0—24 月龄	基本信任和不信任(第1年)；正常共生阶段:不能区分自体与母体
4 月龄	头中立；被拉坐起时头抬起；前倾位时头抬起90°,胸部轻抬起；有翻身的趋势	手基本可以张开；中位线活动；简单的抓握；对镜子中的自己感兴趣	识别瓶子	转向持续存在的声音和铃声；笑、尖声长叫；反应性发声；吹气泡"发嘘声"	循环反应；做出动作产生的效果影响其后续动作	轻拍孩子,产生最初的信任
7 月龄	保持坐位；可能抱臂睡；翻滚至俯卧位；承受所有重力直立位时弹起；颈椎前凸	快速抓握；双手传递物体；碰撞目标	区分熟悉的人与陌生人；握持瓶子；寻找掉落的物体；与镜子中的影像对话	发出单字和元音和辅音组合的词汇		5个月开始能够区分妈妈和自体。有归属感
10 月龄	用四肢爬。坐位时旋转,轻屈腿。腰椎前凸和腰骶角增大	拇指成熟的抓握；撞击手中的握着的两个物体	玩躲猫猫；咬手指；旋转咀嚼	呼喊寻求关注；模仿语言；挥手再见；能使用"妈妈"和"爸爸"；不做"受禁止"的行为	能找到视线之外的物体	分离:个体化过程,模仿分离
14 月龄	独自行走；分腿站立,髋关节和膝关节过度屈曲高度或中度防御姿势；足部完全接触地面；膝和脚轻度外翻；骨盆倾斜	把两个立方体堆积起来；自发地涂鸦；握住手掌长度的蜡笔；扔掷物体	使用勺子；脱掉衣服	使用单个词语；理解单个指令	可以为了新的目的找到可使用的行为模式,例如:从玩具上把毛毯拉下来	分离的和解期；对母亲的矛盾行为；独立、羞愧和怀疑共存的阶段；乐于控制肌肉和括约肌
18 月龄	重心较低；熟练地站立,脚跟着地；独自坐在椅子上；倒着行走	出现优势手；握住蜡笔笔帽；自然得从瓶子里倒出东西	模仿做家务；怀揣,抓紧玩偶；从杯子里喝东西,不会倾洒	指出被说出名字的身体部位；找出图片；说"不"	有观察力；通过脑力解决问题	
2 岁	能跑；独自上下楼梯；双脚跳	惯用优势手；能将6个立方体堆成塔；将立方体摆成水平直线；画竖直的线；将铅笔放在拇指和其余手指间转动。用手臂和手腕的力量画画	穿上衣服；熟练地使用勺子；转动门的球形把手；用勺子或瓶子喂玩偶喝水；开始练习上厕所	多使用两个字的词语；使用动词；用名字称呼自己；使用我、我的；会辨简单的辨认方向	前运算阶段2—7岁；能想起以前发生的事件或存在过的事物；有目的性和综合性	

续表

年龄	粗大运动	精细运动和自适应	个人/社会行为	言语和语言能力	认知能力	情绪
3岁	熟练得跑;踏三轮车;跳远;交替双脚上楼梯	用三个立方体搭成桥;划圆;反手抛东西;张开双臂、拥抱身体	几乎都能练习上厕所;从水罐倒水;解开纽扣;清洗、擦干手和脸;平行走路;转弯;可以进行推理	通常可以使用三个字的词语;使用将来时态;询问谁、什么、哪里来;听指令;说出全名;可能结巴;能分辨性别	继续前运算阶段;能够模仿、进行象征性的游戏;画简笔画,口头描述事物	3—5岁,模仿敏感期;关注性别安全问题
4岁	交替双脚下楼梯;单脚跳;足弓发育;从仰卧位坐起,不旋转身体	像成人一样,用手指和手腕握铅笔;划十字;画有头和四肢、像青蛙的人;低抛物体;用剪刀剪东西	和其他人游戏分享和互动;玩有想象力的游戏;穿脱衣服;区分衣服和纽扣的正反面;在家里做一些简单的事	问为什么、什么时候、怎么样;使用过去时、形容词、副词;能分辨相反的意义;重复4位数		
5岁	跳、踮脚走路;单脚站立10秒钟保持平衡	惯用优势手;画有头、躯干、四肢的人像;旋转身体、手臂斜向身体扔东西	玩创造的游戏;玩竞争性的团队游戏;用叉子吃东西;刷牙;独立上厕所;独自穿衣服(除了系鞋带)	流利地讲话;模仿一些持续存在的声音;说出名字、年龄、地址;说出具体的名字——组成、分类、用途		5岁至青春期-自尊和自卑感;适应现实社会的规则
6岁	骑自行车;穿轮式溜冰鞋溜冰	背字母表;可辨认倒写的字母;熟练地接、抛球	将老师视为重要的角色;正确地使用叉子;用刀切东西;玩桌上游戏	能使用语法;正确地表达自己的想法		继续自尊-自卑期
7岁	继续提高能力		用刀、叉吃东西;梳头发;自己洗漱		7岁至青春期-具体运算时期;有逻辑思维	

引自 Molnar GE,Alexander MA. Pediatric Rehabilitation. 3rd ed. Philadelphia,PA:Hanley & Belfus;1999,经许可

第三节　儿童肢体缺如

一、先天肢体缺如(表10-4)

1. 先天肢体缺如主要发生在妊娠前3个月,在这个时期,分化成肢体的中胚层在妊娠第26天开始肢体形成,并继续分化直至妊娠第8周。

2. 先天肢体缺如的危险因素包括药物沙利度胺和妊娠糖尿病。

3. 肢体缺如的分类有三种方法:

(1) 国际假肢和矫形学会分类法(International Society for Prosthetics and Orthotics, ISPO)。

表 10-4 分类系统的常见缺如命名示例

经典分类方法	弗兰茨分类方法	ISPO 分类方法
上肢缺如	远端压缩	上肢压缩
腓骨半肢畸形	腓骨短缺	腓骨短缺
上肢短肢畸形	上肢短肢畸形；桡骨/尺骨远端缺如；肱骨近端缺如	肱骨、尺骨、桡骨缩短；腕骨、掌骨、指骨短缺

ISPO. 国际修复与矫形学会

引 自 Molnar GE，Alexander MA. Pediatric Rehabilitation. 3rd ed. Philadelphia，PA：Hanley & Belfus；1999，经许可

（2）原始（经典）分类法。

（3）Frantz 分类法。

（一）ISPO 分类法

📖1. ISPO 分类方法是首选的分类方法。

2. 按横向和纵向对肢体缺如进行分类。

3. 横向缺如没有远端残肢，而纵向缺如有远端部分。

4. 横向缺如是以残存骨骼的末段进行命名的。

5. 纵向缺如则以受累的骨骼命名。

任何命名中未出现的骨骼都是存在的，且形态正常。

（二）经典的分类法

描述肢体缺如的经典术语包括如下几点。

1. 无手（足）畸形——手或足缺如。

2. 先天性无指（趾）——掌骨或跖骨缺如。

3. 无肢——单肢缺如。

4. 无指/趾畸形——手指或脚趾缺如。

5. 半肢畸形——半肢缺如。

6. 残肢畸形——单肢部分缺如。

7. 短肢畸形（海豹肢）——肢端呈鳍状，近端肢体缺如或明显发育不全，手或脚发育正常。

（三）Frantz 分类法

1. 缺如可描述为末端缺如（表示远端完全丧失）和中间缺如（表示保留近端和远端肢体的中间部分缺失）。

2. 这些分类可进一步分为横向和纵向缺如。

二、先天性上肢缺如

1. 发生率是 4.1/10 000（活产）。

2. 大部分先天性上肢（upper extremity，UE）缺如没有遗传倾向。

3. 上述情况存在例外：

（1）手和足的缺如。

（2）中央列缺如。

（3）前四指（趾）缺如的无指（趾）畸形，第五指（趾）/完整。

📖4. 颅面畸形和肢体缺如有关。

5. 肢体缺如相关的 5 种综合征（表 10-5）。

表 10-5 肢体残缺相关症状

综合征	相关表现
Thrombocytopenia with absence of radius（TAR）综合征	血小板减少
Fanconi 综合征 贫血和 5—6 岁出现白细胞减少	贫血、白细胞减少
Holt-Oram 综合征 先天性心脏病，尤其是房间隔缺损和法洛四联症	先天性心脏病
Baller-Gerold 综合征 颅缝早闭症	颅缝早闭
VACTERL（or VATER）综合征 累及多脏器	椎骨残缺；肛门闭锁；心脏疾病；气管食管瘘；肾发育异常；肢体缺如

经许可改编自 Molnar GE，Alexander MA. Pediatric Rehabilitation. 3rd ed. Philadelphia，PA：Hanley & Belfus；1999

（一）桡骨横向缺如

📖1. 最常见的先天性肢体缺如是左侧肢端桡骨横向缺如。

📖2. 儿童应该达到正常发育中"里程碑"的水平才能佩戴假肢，单侧肢体缺如儿童第一次穿戴假肢的时机是儿童 6—7 月龄，即可以保持坐位平衡时。最初的假肢应配有被动手套，婴儿可以用来练习放置物体。

📖3. 11—13 个月，儿童开始走路、进行简单的抓握和放手活动，注意力持续时间大于

5min,这时儿童可以佩戴更复杂的假肢和末端装置。

4. 最初的经桡骨假肢通常应用自我悬吊设计,带有一个髁上接受腔和一只手,这种设计家长较为喜爱。

5. 到4—5岁,儿童可以操作所有假肢组件和控件。

📖 6. Krukenberg成形术通过分离前臂的尺骨和桡骨来重建前臂,并为无手儿童创造一个可感知的、适于抓握的表面:

（1）由于外观奇特,这一手术很少用于单侧畸形儿童。

（2）指征包括手部缺如和视力受损的患儿。

（二）肱骨横向缺如

1. 对于肱骨横向缺如的儿童,最初的假肢可以通过吊带或者硅胶吸附装置进行悬吊。

2. 再次进行假肢安装一般应在达到前述正常发育里程碑后进行。然而,相比于让肱骨横向缺如的患儿安装假肢,建议稍延缓配置进程,以达到最优结果。婴儿在使用经肱假肢时翻身更为困难,因此经肱假肢不如经桡假肢便捷。

3. 患儿开始步行后,就可以适配主动肢端装置。肢端装置的类型和桡骨横向缺如的相同:

（1）自身力源钩形假肢适用于2—3岁的儿童,此时的患儿已具备操作该假肢所需的身体素质和认知能力。

（2）4—5岁时,可以使用自身力源肘关节假肢。

4. 患儿肢体缺如的位置越高,对佩戴假肢的接受程度就越低。即与肱骨缺如的患儿相比,桡骨缺如者更愿意佩戴假肢。

（三）上肢截肢残端修整术

1. 10%的先天肢体缺如患儿需要进行修整术。

2. 治疗的主要目标是以手为中心以及和拇指功能重建。

3. 前臂纵向缺如:

（1）桡侧畸形手。

（2）尺侧畸形手。

4. Vilkke术(译者注:应为Vilkki procedure):将足趾连接到残肢上,组成一个钳夹装置。

三、先天性下肢缺如

（一）腓骨

📖 1. 腓骨纵向的缺如(腓骨半肢畸形)是最常见的先天性下肢缺如。双侧缺如的发生率为25%。

2. 单侧腓骨缺如导致双侧肢体长度不同。如果腿长严重不等,需进行Syme截肢术并佩戴Syme假肢。

（二）胫骨

1. 胫骨横向缺如比股骨横向缺如更常见。

2. 胫骨纵向缺如在新生儿中发病率是1/100万。临床表现包括马蹄内翻足,短腿畸形,膝和/或踝关节不稳定。治疗可选择膝关节离断术。

3. 部分胫骨缺如:30%的部分胫骨缺如为常染色体显性遗传。残留胫骨的长度非常重要,如有足够的残留胫骨长度,外科医生可以在完整的腓骨和足部截肢之间建立骨连接。从而在不佩戴假肢的情况下,为患儿的行走提供一个稳定的平面。

（三）股骨

1. 近端股骨局灶性缺如(proximal femoral focal deficiency,PFFD)也称为股骨纵向缺如,新生儿中发病率为1/50 000,10%~15%为双侧。PFFD是近端股骨的发育异常,包括股骨发育迟缓或短缩。股骨典型表现为短缩较短,并处于屈曲、外旋、外展位。

📖 2. 70%~80%的PFFD患儿存在腓骨缺如(Morrissy and Weinstein,2006)。

（四）治疗

严重的PFFD通常需要将短缩的股骨和胫骨融合,并切除足部(Syme截肢术),使残余肢体能适配膝上假肢。

（五）其他治疗选择

1. Van Ness旋转成形术:该手术通过将足部旋转180°,通过踝关节的运动控制假肢,从而模拟膝盖以下的功能。此种手术方式目前尚有争议。

2. 非手术治疗：佩戴非标准假肢或矫形鞋垫。

（六）下肢截肢患儿的假肢佩戴时间

1. 下肢缺如的患儿在 9—10 月龄，即可自行完成拉起站立动作的，可适佩假肢。建议幼童佩戴无关节型膝上假肢。

2. 健康儿童约 2 岁时才会建立足跟-足趾步态。

3. 患儿 5 岁时或可持续单腿站立时，才开始建立假肢足跟着地-足趾离地步态。

4. 一般在患儿达 18 月龄时增配假膝关节。

（七）组件

📖 1. 尽管儿童储能假肢应用越来越广，但最常见的假足是定踝软跟脚（solid ankle cushion heel，SACH）。

2. 可供患儿使用的假膝。

（1）单轴假膝（包括带绞索和不带绞索）轻便耐用。

（2）残肢很长且膝关节中心很难匹配时，可用多中心假膝。

（3）佩戴液压控制假膝可使步态更流畅，使膝关节能够更好地适应不同的步速。液压控制假膝可保留至患儿青少年期，待身高体重发生变化无法适应时再更换。

3. 假肢悬吊系统应易于调节，以适应儿童的成长。悬吊套和硅胶吸附悬吊系统易调整，能适应生长，悬吊性能较好。在患儿约 5 岁时可在辅助下穿戴假肢的情况下，可适配假肢吸附接受腔不需要进行吸着式接受腔处方。骨盆环带能悬吊膝上假肢。

4. 膝下截肢者可以佩戴带有股骨髁上袖套的髌骨肌腱承重假肢。值得注意的是，1/3 的肢体缺如的患儿使用这种悬吊会造成髌骨脱位。

5. 出现步态偏移的主要原因是患儿身体的生长和假肢部件的磨损。

6. 对于生长中的患儿，每 15~18 个月需要更换假肢。5 岁以前，有些患儿每年需要更换假肢，5—12 岁每 2 年更换假肢，之后每 3~4 年更换假肢，直至成年。

7. 若假肢不适合患儿，可能会产生异常步态以减轻压力。

四、后天性截肢

（一）病因

1. 造成儿童后天截肢最常见的病因是外伤，发生率是因病导致截肢的 2 倍。

（1）汽车、摩托车和火车交通事故是儿童后天性截肢的主要病因。

（2）家庭事故（如火灾、燃放烟花）也是儿童后天性截肢的常见病因。

2. 90% 以上单个肢体受累，其中 60% 是下肢（lower extremity，LE）损伤。男孩和女孩的发生率比是 3∶2。

3. 疾病导致儿童截肢的最常见病因是肿瘤，12—21 岁年龄组的恶性肿瘤发生率最高。骨肉瘤和尤因肉瘤最为常见（详见儿童肿瘤部分）。其他病因如下。

（1）血管功能不全：坏疽。

（2）神经系统疾病：如神经纤维瘤病伴骨折不愈合。

（3）脑膜炎球菌血症产生的栓子可能会导致肢体或指/趾的自行离断，并且可累及任一肢体。

（二）假肢注意事项

1. 儿童后天性截肢的治疗有所不同。重点是保留股骨远端和胫骨近端和远端的骨化中心，以保证残肢继续纵向生长。

2. 通过实施关节离断术（不是经干骺端和经骨干的横向截肢术），儿童的骨骺生长板可以得以保留。

股骨 70% 的生长起始于远端骨骺处。远端股骨骨骺的丧失会导致残肢严重短缩。

3. 由于横断面上不成熟骨细胞的生长趋势，终末骨可能会发生过度生长。膝关节离断术保留了股骨远端骨骺，使其能够继续生长，又能避免远端骨的过度生长。而且，膝关节离断术还提供了一个可承重的远端部分和较长的股骨杠杆臂，从而增强了假肢的悬吊，减少了步行所消耗的能量。

膝关节离断术的缺点是外观不够美观且可

选择的假膝太少。

4. 随着患儿的生长,患侧和健侧肢体不等长逐渐明显,因此需要外观修复。如果手术过程中损伤了骨骺生长板,应选择在股骨近端和远端,以及胫骨近端可扩展的假肢,从而能够定期延长假肢。

（三）并发症

1. 长骨末端过度生长是儿童截肢术后最常见的并发症,肱骨最为常见,其他依次为腓骨、胫骨和股骨等。这种外加生长,可能会使骨骼刺破皮肤并引起溃疡:可通过外科手术修复。

2. 其他并发症包括骨刺形成、偶发性黏液囊形成和残端瘢痕形成,这需要修改假肢接受腔。

3. 后天截肢的患儿,在术后水肿逐渐消退的过程中,需要适配临时假肢。除此之外,其治疗计划和先天性肢体缺如的患儿相同。

4. 下肢截肢患者也可术中安装假肢。

（1）优点:

① 使患儿截肢术后能尽快行走。

② 减少水肿和小腿疼痛。

③ 适用人群包括因肿瘤而行截肢术的青少年或年轻人。

（2）缺点:

① 负重能力和活动能力的限制,可能对残肢造成危害。

② 不适用人群包括对假肢局限性不理解、免疫缺陷、肢体感觉消失或存在肢体感染的患儿。

五、一般功能性问题

1. 有单一肢体缺如或截肢的患儿,能达到相应年龄水平的学习技能。

2. 截肢患儿通过降低步速来减少能量消耗。

3. 一般情况下,患儿5—6岁即可使用电动轮椅。在一些采用了新治疗技术的特殊病例中,1—3岁的儿童使用电动轮椅,符合发育方面对活动能力的期望。对于空间认知和问题解决能力是使用电动轮椅十分重要的预估因素（Alexander and Matthews,2015;Tefft et

al.,1999）。

4. 鼓励有双侧上肢缺如的儿童在早期尝试使用双足完成精细运动。

六、幻肢痛

1. 先天性肢体缺如的患儿在截肢术后,不会有幻肢感或幻肢痛。

2. 然而,后天性截肢的患儿仍保留着截肢部分肢体的意识,并将这种感觉描述为不适或疼痛。

3. 患儿截肢时的年龄越大,产生幻肢痛的可能性越高,尤其是10岁后截肢的儿童。

第四节　骨和关节疾病

一、足和趾

（一）跖骨内翻（图10-1）

1. 临床特征是相对于后足的前足内收,足跟位置正常或轻度外翻。

2. 弹性畸形由宫内姿势异常引起,通常可以自愈。

3. 僵化的畸形需要夹板治疗。

4. 85%的患儿在3—4岁时得以矫正。

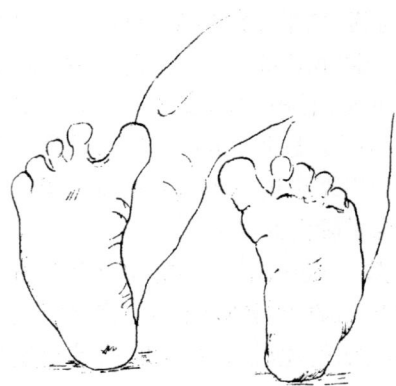

图10-1　跖内翻

（二）内翻足（马蹄内翻足）

1. 临床特征是先天性距跟舟关节的排列紊乱。

2. 发病率是1/1 000。内翻足存在一定的遗传模式,可能是某种综合征的一部分,可能和某些异常(尤其是脊柱异常)有关。

3. 在体格检查时,内翻足患儿会表现为以下畸形,记为 CAVE。

（1）足中段高弓 Cavus。

（2）前足内收 Adductus。

（3）后足内翻 Varus。

（4）后足马蹄形 Equinus。

4. 患儿会有小腿肌肉萎缩,双腿长度不等。

5. 诊断主要依靠临床表现,并对每个主要部分进行分级来评估其整体严重程度。

📖 6. 首先采取非手术治疗,在美国一线治疗方法是 Ponseti 支具和手法治疗。在患儿 1 月龄内开始使用该疗法进行治疗成功率最高。其次,是法国物理(功能)疗法,足部日常手法治疗后,使用支具和夹板固定并制动。其他的物理治疗方法(physical therapy,PT)和支具治疗也同样有效。手术治疗是最后的疗法,通常用于顽固的、持续的或复发畸形的患儿。

（三）仰趾外翻足

1. 踝关节过度背屈,足外翻。

2. 通常由宫内姿势异常所致。

3. 治疗方法包括牵伸,偶可用夹板固定。

（四）扁平足

扁平足是婴幼儿的正常生理现象。

（五）高弓足

1. 通常表现为纵向高弓。

2. 可能与遗传因素或神经系统病变有关,如脊髓灰质炎、腓骨肌萎缩症(夏科-马里-图思病、Charcot-Marie-Tooth,CMT)、Friedreich 共济失调(弗里德里希共济失调)。

3. 通常伴有足趾伸肌挛缩(爪状趾)。

（六）爪状趾

1. 跖趾关节过伸,趾间关节屈曲。

2. 一般为先天性,可见于运动无力性疾病,如 CMT 或高弓足畸形。

二、腿部畸形

（一）膝内翻(图 10-2)

1. 婴儿腿部弯曲通常是正常现象。

2. 12—18 月龄时,腿部逐渐伸直,并逐渐发展为轻度膝外翻。

3. 儿童发育到 6—7 岁时,腿部形态逐渐固定。

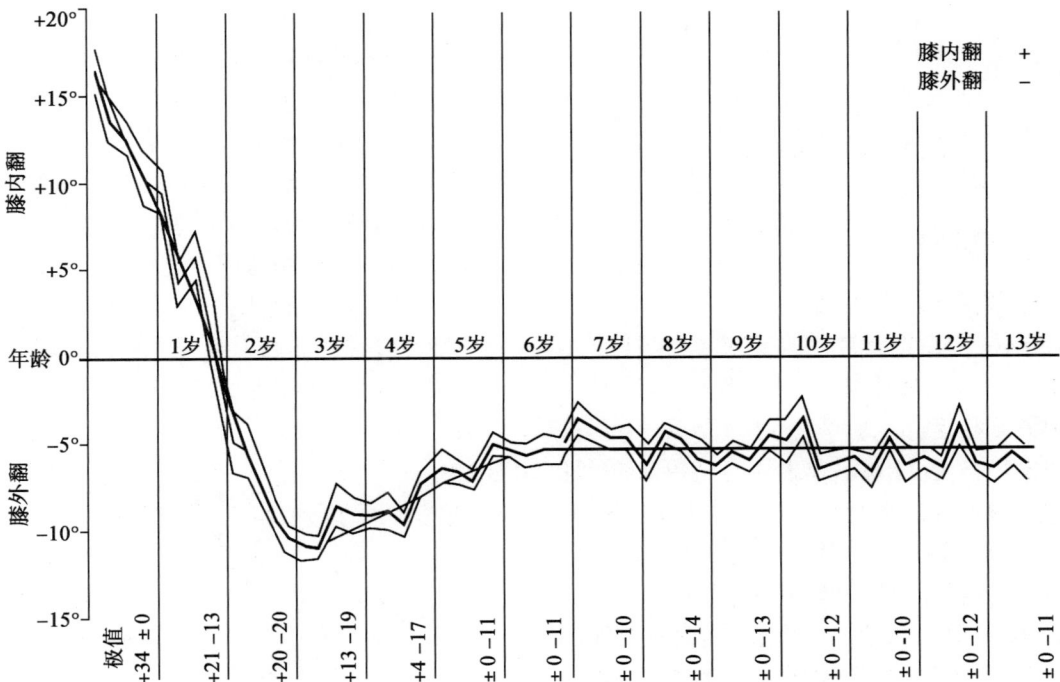

图 10-2　膝内翻

📖（二）Blount 病（胫骨内翻）（图 10-3）

1. 由于胫骨近端骨骺板内侧部分功能异常导致的胫骨近端的弯曲。

2. 是幼儿胫骨内翻最常见的形态学因素，且最常见于 9—10 月龄开始行走的肥胖儿童。

3. 相对于其他种族来说，更常见于非洲裔美国人，对于 2 岁以上的胫骨持续内翻的儿童，应考虑此病。

4. 治疗方法通常是近端胫骨和腓骨截骨术，可能需要进行一次或一次以上的手术。

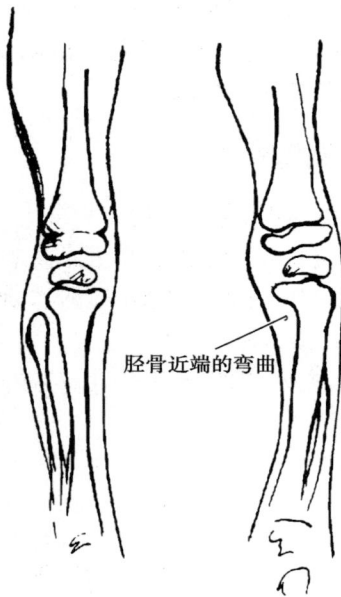

图 10-3　胫骨内翻

胫骨近端的弯曲

三、髋部畸形

（一）髋关节发育不良

1. 以往称为先天性髋关节脱位，包括髋关节半脱位、髋关节脱位和髋臼发育不良，均提示髋关节的不稳定。

2. 髋关节脱位通常在出生时就可诊断，但是髋臼发育不良在出生几个月后才表现出来。

3. 髋关节脱位发生率大约是 1/1 000，多见于臀位产的婴儿，女性发病率高于男性。

4. 如果母亲有髋关节脱位的病史，则婴儿发病率在非臀位产中为 1/25，臀位产中为 1/15。

5. 出生时合并有距骨内收和斜颈的患儿，其髋关节发育不良的发生率增加。

6. 儿童髋关节发育不良的临床评估方法。

（1）Galeazzi 试验。

（2）Barlow 试验。

（3）Ortolani 试验。

7. 上述检查若为阳性，应使用超声（ultrasound，US）和 X 线检查证实疾病诊断，但不能多次重复这些检查。

（二）Galeazzi（Allis）试验（图 10-4）

双侧屈髋屈膝，观察双侧膝关节所在平面。下图中，左膝明显低于右膝，表明左侧髋关节发育不良。注：先天性股骨短缩也会出现该体征，但在髋关节发育不良的患者中此征阳性更为常见。

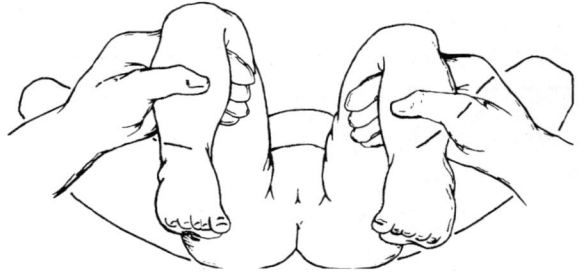

图 10-4　Galeazzi（Allis）征

（三）弹进弹出试验（Barlow 和 Ortolani 试验）

1. Barlow 和 Ortolani 试验是针对先天性髋关节不稳的经典手法检查，通常联合应用这两项试验进行判断。为了避免双侧髋关节脱位的漏诊，这些试验在超声下进行。

2. Barlow 试验（图 10-5）用于确定脱位的髋关节在复位后是否易于发生脱位。静息位时使髋关节复位，外展程度接近正常或正常。

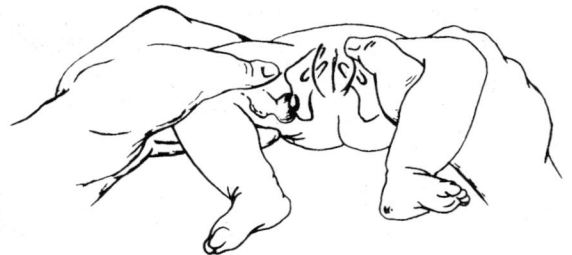

图 10-5　Barlow 试验

（1）下肢屈曲内收，用拇指向后推股骨。

（2）如图所示，如果髋关节向后脱位，则Barlow试验结果为阳性，可触及脱位。进一步通过Ortolani试验通过进行复位可证实脱位。

3. Ortolani试验（图10-6和图10-7）用于判断髋关节脱位是否易于复位。如果髋关节脱位持续数周，患侧髋关节外展受限。

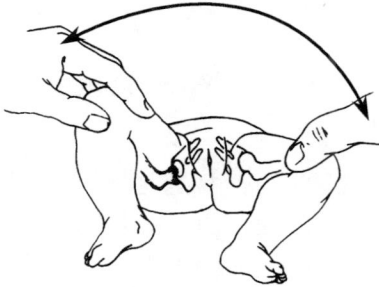

图10-6　Ortolani试验-第一步：静息位股骨头脱位；因此，患侧髋关节外展受限

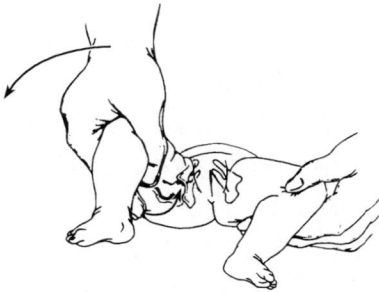

图10-7　Ortolani试验-第二步：将髋关节外展，向前压股骨大转子，将股骨头越过髋臼窝后唇进行复位

（1）轻轻外展髋关节，将中指置于大转子处，中指向前推以抬高股骨头通过髋臼后唇，使髋关节复位。

（2）髋关节复位时，出现特征性"弹响"，则Ortolani试验阳性。髋关节充分外展时，出现尖锐的"弹响"声并不是Ortolani试验阳性，可能是由于阔筋膜滑过了大转子产生的弹响。

［诊断和治疗］

1. 如果出生几个月内诊断髋关节稳定性差，闭合复位和Pavlik吊带或髋关节石膏固定（维持髋关节复位至90°~120°的屈曲，并限制髋关节内收）3—4月龄患儿通常可以得到很好的治疗效果。应注意避免支具或夹板中的髋关节被迫外展，因其可能会引起髋关节缺血性坏死（avascular necrosis，AVN）。

2. 如果患儿已经可以不行后才确诊，则需要手术治疗。

四、颈部

📖 先天性斜颈

1. 先天性肌性斜颈在活产中的发生率约为1/250，其中75%发生于右侧。10%~20%的斜颈持续存在，25%的患儿存在轻度不对称。

（1）Olive征为体格检查时可触及的胸锁乳突肌中肿块，质地柔软、无压痛。通常在出生后6周就可触及，并在4—6月龄时逐渐消退。

（2）体格检查中还可发现的继发性畸形包括患侧面部扁平，对侧枕部扁平，双侧眼眶不对称（斜头畸形），以及患侧髋关节发育不良。

2. 斜颈也可能是其他潜在疾病体征，如肌肉纤维化、颈椎半椎体畸形，或寰枢椎旋转性半脱位，诊断时需排除这些因素。患儿头部向一侧肩膀倾斜，下颌远离该侧肩膀。

（1）右侧斜颈的患儿，头向右肩倾斜，下颌向左侧旋转。

（2）左侧斜颈的患儿，头向左肩倾斜，下颌向右侧旋转。

📖 3. 先天性斜颈最常见的病因是胸锁乳突肌（sternocleidomastoid muscle，SCM）纤维化。

（1）该梭形肌肿胀和纤维化可能原因是宫内头颈部位置异常所致的产伤和局部缺血。头部倾斜侧的胸锁乳突肌增大。

（2）由于肌性斜颈儿童中的发育性髋关节发育不良（developmental dysplasia of the hip，DDH）发病较高，因此，需要对其髋关节进行评估。

4. 颈椎半椎体畸形是婴儿斜颈的另一病因，但较为少见。对于这种患儿，牵伸运动无效。颈椎半椎体畸形可能还会导致先天性颈椎侧凸，如果颈椎侧凸在生长发育期间加重，需行手术截骨或融合。

［诊断和治疗］

1. 先天性肌性斜颈的颈椎X线片可显示与

斜颈位置相关的 C_1~C_2 旋转或颈椎半椎体畸形。

📖 2. 非手术治疗方法

（1）牵伸挛缩的胸锁乳突肌，每节 10~29 次，每天 4~6 次（可在每次换尿布时候进行）。

① 右侧斜颈患儿，将其头偏向左侧（左耳靠近左肩），并将面部转向右侧（下颌偏向右肩）。

② 左侧斜颈患儿，将其头偏向右侧（右耳靠近右肩），并将面部转向左侧（下颌偏向左肩）。

（2）调整婴儿床的放置位置，使患儿向房间中央方向牵伸，牵伸同侧颈部肌肉，并鼓励孩子注视同侧上方，以增强对侧颈部肌力。

（3）按下列方式将运动物体（如床铃）置于婴儿床中。

① 对于右侧斜颈患儿，把床铃放在婴儿床的右侧。

② 对于左斜颈患儿，把床铃放在婴儿床的左侧。

③ 如果患儿在 1 岁时关节活动度（range of motion，ROM）正常，其面部不对称可以缓解。如果颈部 ROM 不能恢复正常，患儿面部不对称可能会持续存在。

3. 如果患儿在 18—24 月龄后仍无改善，则应考虑手术干预，且最好在 12 岁之前进行。手术包括切除纤维化的胸锁乳突肌。

（1）对有持续性斜颈的大龄儿童，应考虑手术延长患侧胸锁乳突肌。

（2）对有颈椎半椎体畸形的患儿，应进行手术融合以预防颈椎侧凸进一步加重。

五、外伤

📖（一）桡骨头半脱位（保姆肘）（图 10-8）

1. 桡骨头和桡骨颈在环状韧带远端移位。

2. 常因上肢纵向牵拉或突然拉拽上肢所致。典型的场景是向上拉拽 6 岁以下儿童的手。患儿突然出现疼痛，随后拒绝移动手臂。患儿手功能正常，肘部 X 线检查常无异常。

3. 前臂的旋后和肘关节伸展通常可使桡骨头复位。

📖（二）肱骨内上髁骨突炎（少年棒球肘）

1. 由对肱骨内上髁骨化中心骨突处的反复牵拉造成。

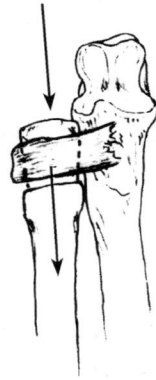

图 10-8　桡骨头半脱位

2. 如投掷棒球（特别是投球）等活动对肘部造成的反复外翻应力通常会造成这种损害。

3. 治疗主要包括休息和适当的动作指导。

📖（三）胫骨粗隆骨软骨病（Osgood-Schlatter 病）（图 10-9）

1. 胫骨粗隆骨软骨病（Osgood-schlatter disease，OSD）是一种因向前牵拉胫骨结节所致的骨突炎，常见于爱好运动的青少年，男女比例为 3∶1。该病由髌腱附着在胫骨结节处的慢性应力引起的自限性疾病。是青少年尤其是经常参与体育活动的青少年膝关节疼痛常见的原因，50% 的患儿双侧受累。

2. 疼痛源于胫骨结节和次级骨化中心（髌骨肌腱附着处）之间的骨突软骨的炎症或反复的微骨折。这些微骨折的发生是由于软骨对反复伸膝带来的髌腱应力抵抗能力减弱所致。

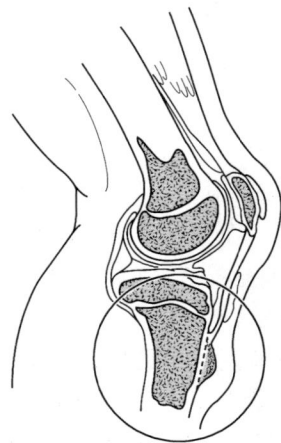

图 10-9　Osgood-Schlatter 病

3. 受累软骨处出现炎症,产生疼痛、压痛以及钙化形成。

4. 体格检查发现在胫骨结节和髌腱远端触诊有压痛。随着时间的推移,由于结节处骨愈合,胫骨结节前部突出。

5. 影像学:

(1)膝关节侧位 X 线片可无明显异常,或胫骨粗隆前可见软组织肿胀;胫骨粗隆前部有骨片,伴髌下脂肪垫消失及骨硬化。

(2)超声有助于确诊和随访。超声可以显示软组织肿胀、软骨肿胀、髌腱远端变厚伴回声增强(图 10-10)、骨化中心碎裂。

① 回声欠均匀图 10-10A(箭头所指处)与胫骨粗隆骨突碎片相关,在 OSD 中常见。

② 以对侧正常膝关节为对照(图 10-10B)

③ 多普勒显像可见受累髌腱附着点处血管增生(图 10-10C)。

(3)磁共振的敏感性和特异性更高,且可显示软组织肿胀,髌腱增厚,骨化中心撕脱/碎裂,髌内脂肪垫下角消失,髌下深囊扩大(常见),和胫前水肿。

6. 治疗主要为限制剧烈活动(4~8 周),尤其是需要大幅度屈膝或膝关节处于屈曲位的运动(如自行车座过低)。

六、非创伤性髋关节疼痛或跛行(表 10-6)

1. 髋关节一过性(毒性)滑膜炎是引起儿

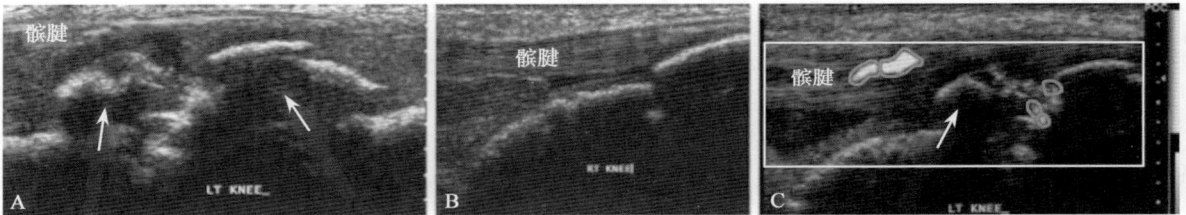

图 10-10

A. 回声欠均匀(箭头)与胫骨粗隆骨突碎裂相关,在 OSD 中常见;B. 以对侧正常膝关节为对照;C. 多普勒超声可见受累髌腱附着点处血管增生

来源:Pope T, et al.(2014).Musculoskeletal imaging, 2nd Edt. Elsevier Saunders.

表 10-6　非创伤性髋关节疼痛或跛行的病因

	急性一过性/毒性滑膜炎	Legg-Calvé-Perthes 病	股骨骺滑脱
病因学	不明	股骨头骨化中心缺血性坏死	股骨近端骨骺经生长板分离;80% 患儿伴肥胖;SCFE 家族史,内分泌/代谢疾病,第二性征出现延迟
发病率	2:1 000	1:750	10.8:100 000
发病年龄	3—6 岁;男>女	4—10 岁;男>女(4:1)	9—15 岁;男>女;美国黑人>白人
症状	疼痛/跛行 ATS 是儿童急性髋关节疼痛最常见病因	疼痛/跛行	疼痛/跛行;是青春期前-青春期最常见的髋关节疾病
体格检查	髋关节内旋受限	腹股沟疼痛且向前/经大腿中部向膝放射 内旋、伸髋、外展受限	内旋、外展受限;患腿外旋 内胚层体型
WBC	正常或轻微升高	正常	正常

续表

	📖 急性一过性/毒性滑膜炎	📖 Legg-Calvé-Perthes 病	📖 股骨骺滑脱
ESR	轻微增快	正常	正常
X线	正常	骨化股骨头较小，股骨头硬化，髋关节间隙增宽	骺板(生长板)侧面增宽且形状不规则；骨骺变窄(股骨头)
治疗	休息，NSAIDs，通常于3~5天内缓解 疼痛缓解前需避免大量运动	手术治疗：休息，外展支具；治疗目标是保持股骨头的正常球状形态目前的治疗方案允许患儿继续负重，但股骨仍需位于外展位，这样可以保证股骨头被髋臼覆盖	外科治疗；首选内固定治疗，通过螺钉或钉子将骨骺固定，可防止骨骺进一步移位
预后	好，<10%的患者会复发	发现早(如，<6岁)且股骨头受累<50%的患儿预后好。 发现晚，且股骨头外侧受累(尤其是该部受累>40%)的患儿预后差	多变

ESR. 红细胞沉降率；NSAID. 非甾体抗炎药；WBC. 白细胞

童跛行和髋关节疼痛的最常见病因。

2. Legg-Calvé-Perthes 病（股骨近端缺血坏死）是由于生长过快，所需血供快速增加所致的骨骺次级骨化中心缺血坏死。更常见于男孩。

3. 股骨头骨骺滑脱（slipped capital femoral epiphysis，SCFE）（图 10-11）是青春期前和青春期儿童最常见的髋关节疾病。股骨近端骨骺从生长板上分离（骨骺脱离）。肥胖儿童更常见，男童多于女童。

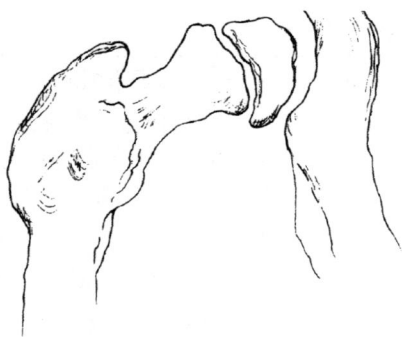

图 10-11　股骨头骨骺滑脱

七、脊柱侧凸

脊柱侧凸可分为功能性或结构性脊柱侧凸（表 10-8）。

（一）功能性脊柱侧凸

1. 由姿势不当或单侧椎旁肌牵拉而发生。

可能与腰痛和肌肉痉挛有关。

2. 在这类侧凸中没有明显的椎体旋转，且脊柱侧凸是可逆的。

（二）结构性脊柱侧凸

1. 不可逆的。

2. 可能是特发性、遗传性或后天性的。

3. 特发性脊柱侧凸（表 10-7）。

表 10-7　特发性脊柱侧凸的临床特点

	婴儿型	少儿型	青少年型
发病率	最不常见		最常见
发病/诊断年龄	<3岁	4—10岁	>11岁
性别比	男性>女性	男性=女性	男性=女性；然而，女性病情进展的频率是男性的8~10倍
最常见的侧凸形态	左胸腰弯	右胸弯或双弯	右胸1；右胸/左腰2

（1）在结构性脊柱侧凸患儿中约占80%。

（2）病因不明。

（3）多因素，有遗传易感性，为不完全外显的常染色体显性遗传。

（4）根据发病年龄可细分为三种类型。

① 婴儿型：0—3岁。

②少儿型:4岁至青春期开始。

③青少年型:青春期至骶板闭合前。

4.先天性脊柱侧凸:

（1）是胚胎发育过程中脊柱异常形成的结果。

（2）最常见的表现为多发性半椎体畸形或单侧椎体分节不全,其中一侧椎体无法形成。

（3）先天性脊柱侧凸与一些先天性的异常相关。

① 大约30%患有先天性脊柱侧凸的婴儿有先天性泌尿系统异常,其中最常见的是单侧肾发育不全。

② 大约1/3的先天性脊柱侧凸儿童也有脊髓发育异常。

③ 患有 VACTERL（或 VATER）综合征（椎体缺损 Vertebral defects,V;肛门闭锁 imperforate Anus,A;心脏缺损 Cardiac defects,C;气管食管瘘 TrachEoesophageal fistula,TE;肾脏发育不良 Renal dysplasia,R;肢体异常 Limb abnormalities,L）的儿童,先天性脊柱侧凸也是临床表现之一。

（4）所有先天性椎体异常的患儿都应该进行肾超声检查以评估泌尿生殖（genitourinary,GU）系统可能出现的异常。

5.获得性脊柱侧凸——继发于其他疾病:

（1）神经肌肉性脊柱侧凸。

① 最常见于脑瘫、肌营养不良、脊柱裂和脊髓性肌萎缩症（spinal muscular atrophy,SMA）。

② 在患有神经肌肉疾病但能够步行的患儿中,脊柱侧凸并不常见。

③ 在脑瘫患儿中,脊柱侧凸主要见于不能站立或行走的痉挛型四肢瘫患者。

④ 杜氏肌营养不良症（Duchenne muscular dystrophy ,DMD）患儿中,在未依赖轮椅之前,脊柱侧凸并不常见。

⑤ 脊柱裂儿童如果胸腰段以下没有神经功能,则发生进行性脊柱侧凸的比例会很高。

（2）结缔组织疾病。

（三）脊柱侧凸的分类（表10-8）

表10-8　功能性脊柱侧凸与结构性脊柱侧凸对比

功能性脊柱侧凸	结构性脊柱侧凸
肌肉痉挛	先天性
● 椎旁肌劳损	● 块状椎
● 椎间盘突出（单侧）	● 阻滞椎
	● 半椎体或其他身体异常
姿势性	特发性
	● 青少年（脊髓或脑干疾病？）
	● 少儿
	● 并发先天性心脏病
	获得性
	● 退行性
	● 创伤后（骨折）
	● 过度使用（重复性轻伤）
	● 老年性
	继发性（疾病相关）:
	● "麻痹性"神经肌肉疾病（脊髓性肌萎缩、肌营养不良、脊髓脊膜膨出等）、结缔组织病（Ehlers-Danlos综合征、软骨发育不良、Marfan综合征等）

经许可来自:O'Young B,Young MA,Stiens SA,eds. PM&R Secrets. Philadelphia,PA:Hanley & Belfus;1997

（四）脊柱侧凸的评估

1.Adams 试验（前屈试验）

（1）儿童站立前屈,膝关节伸直,双手合拢,试着用手触碰足趾。从枕骨到骶骨观察脊柱。

（2）由于脊柱侧凸是一种三维空间的畸形,受累椎体常存在旋转及侧向弯曲（旋转式脊柱侧凸）。这种椎体旋转可导致躯干向后凸起,与侧弯的凸面相对应。

2.Cobb 法（图 10-12）

（1）脊柱侧凸的角度用影像学方法在脊柱后前（PA）位 X 线片上测量。

（2）沿着侧弯上端倾斜最大的椎体上缘画一条直线,沿着侧弯下端倾斜最大的椎体的下缘画一条直线。若患者的脊柱侧凸角度较大,两条线相交,形成角 a。若患者的脊柱侧凸角度较小,就画出这两条线的垂线形成角 A。

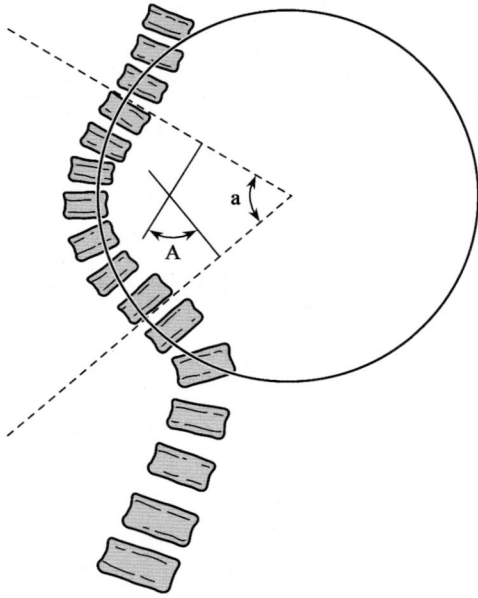

图 10-12　Cobb 法

3. 肺功能测试

（1）如果胸椎侧凸超过 50°~60°，可能会对肺功能造成影响，导致肺功能测试（pulmonary function tests，PFTs）结果异常。

（2）脊柱侧凸通常会导致限制性肺通气功能障碍，出现肺活量下降。最常见的异常是肺活量的降低，这与凸侧胸廓减小和胸后凸消失有关。侧凸角度越大，受到压迫的肺组织就越多。脊柱旋转导致肋骨侧移，进一步加重对肺的压迫（Tsiligiannis and Grivas，2012）。

（五）脊柱侧凸的治疗（表 10-9）

表 10-9　脊柱侧凸的治疗

侧弯角度	特发性	神经肌肉性	脑瘫
1°~20°	观察	观察	观察
20°~40°	支具	手术（如果进展快速的话将会更早）	
>40°	手术		手术（可能等到 60° 或更多的情况下）

经许可后修改自：O'Young B，Young MA，Stiens SA，eds. PM&R Secrets. Philadelphia，PA：Hanley & Belfus；1997

（1）脊柱侧凸治疗目标是在脊柱生长突增期间早期诊断、监测和控制侧弯的进展。

（2）在青少年快速生长发育期，侧凸角度大约以每月 1° 的速度进展。

（3）研究表明在发育成熟时，如果胸椎侧弯角度能保持在 50° 以下，腰椎侧弯角度保持在 40° 以下，那么在成年后侧弯加重的可能性很小。

八、舒尔曼病（Scheuermann 病）（少儿后凸畸形）（Tribus，1998）

1. Scheuermann 病是一种僵硬型后凸畸形，胸椎>胸腰椎，据报道是仅次于椎体峡部裂合并椎体滑脱，是导致儿童腰痛最常见的原因。通常在青春期发病。

2. 人群发病率为 0.5%~8%，男性患病率更高。

3. Scheuermann 病的放射学诊断是根据 Sorenson 标准，有三个或三个以上相邻椎体楔入角度>5° 的。其他的放射学表现包括椎体终板不规则、Schmorl 结节（髓核向椎体松质骨内突入）以及逐渐加重的前部椎间盘狭窄。

4. 原因尚不清楚，但相关理论包括未成熟椎体的重复微损伤和疲劳破坏（骨软骨病）、遗传因素和终板缺陷等。

5. 当 Scheuermann 病出现一个或多个不规则的椎体导致的疼痛时，应禁止体育活动。

6. 治疗主要取决于后凸的程度。

（1）<50°：非手术治疗，包括 PT、抗炎药、行为矫正

（2）50°~75°：胸-腰-骶矫形支具（thoracic-lumbar-sacral orthosis，TLSO）及休息、冰敷、PT 和非甾体抗炎药（nonsteroidal anti-inflammatory drugs，NSAIDs）等非手术治疗方法可用于疼痛控制。

（3）后凸>75°，顽固性疼痛，或严重后凸引起神经功能缺陷时建议手术。

九、脊椎滑脱

1. 请阅读第四章肌肉骨骼医学和第十一章疼痛医学，以获得更多信息。

2. 脊椎滑脱是指一个椎体相对于其下方的椎体发生滑移。

3. 男性的患病率是女性的 2~4 倍,但女性患此病后进展的概率更大。

4. 患儿的典型症状是腰痛,可放射到臀部或下肢。症状通常会随着腰椎伸展和活动而加重,如站立和行走。

脊椎滑脱会导致严重的神经功能缺损,如马尾神经综合征,尤其是不稳定或进行性脊柱滑脱,虽然这种情况很少见。如果椎体继续滑脱,引起椎管狭窄,导致马尾受压。

5. 影像学检查:

(1) X 线(正位、侧位和斜位)通常是诊断和治疗儿童和青少年脊椎滑脱的初步检查。当怀疑脊椎滑脱或活动不稳定时,应进行动态屈伸 X 线检查。

(2)当出现神经损伤时,建议进行 MRI 检查。

📖 6. 退行性脊椎滑脱是在成年人中最常见。然而儿童中发育不良性和峡部脊椎滑脱是最常见的,最常发生在 L_5~S_1,其次是 L_4~L_5。

📖 7. 峡部滑脱(图 10-13)是峡部裂导致的椎体滑脱(椎弓峡部断裂):

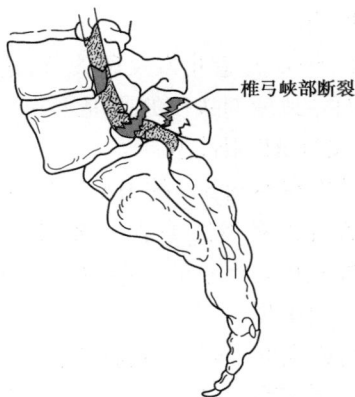

图 10-13 峡部断裂引起的峡部滑脱

(1)最常见的脊椎滑脱类型。

(2)67% 的峡部缺损的位置在 L_5,15%~30% 的缺损在 L_4,2% 的在 L_3。

(3)儿童的峡部缺损发生率约为 4.5%,青少年为 6%,体操运动员为 12%。

📖 8. 发育不良(先天性)脊椎滑脱(图 10-14)。涉及腰骶关节突关节的先天性畸形(骶骨或

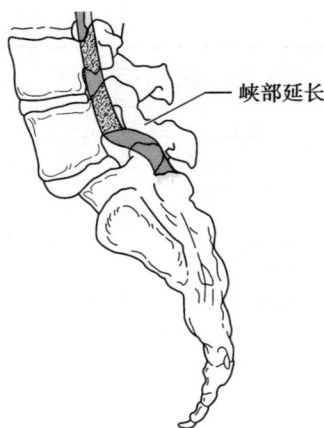

图 10-14 发育不良性脊椎滑脱

L_5 椎弓先天发育不良),伴有峡部延长或变细(Wiltse et al., 1976)。随着滑脱加重,可能逐渐出现脊椎前移。

9. 脊椎滑脱的治疗:

(1)如果滑脱<50%,治疗取决于症状的严重程度。在急性初期建议使用抗炎药物和支具治疗。短期内限制活动,通过 PT 治疗,并采取预防措施以避免脊柱作伸展活动。

(2)滑脱<25% 时,一般不需要手术。

(3)一般来说,滑脱>50%,有进行性神经功能缺损,或不稳定性脊柱滑脱的儿童需要手术融合。

第五节 结缔组织和关节疾病

一、幼年特发性关节炎(表 10-10)

1. 阅读第三章,风湿病学,以获得更多信息。

2. 以前称为幼年类风湿关节炎(juvenile rheumatoid arthritis,JRA)。

📖 3. 儿童最常见的结缔组织病。

4. 发病年龄小于 16 岁,关节炎症状持续 6 周以上。

5. 儿童期起病占类风湿关节炎(rheumatoid arthritis,RA)病例的 5%。

6. 发病率为 13.9/100 000,患病率为(16~150)/100 000。

表 10-10　幼年特发性关节炎的七种类型

| | 多关节型 | | 少关节型 | 全身型 | 与附着点炎症相关的 | 银屑病 | 未确定的 |
	RF-	RF+					
JIA 患者	18%~30%	<5%	40%~50%	10%	15%~20%	5%~10%	5%
性别	女>男		女>男	女=男	男>女	女=男	女=男
受累关节	前 6 个月≥5 个关节		前 6 个月 2~4 个关节;两个亚型:持续型和扩展型	≥1 个关节	关节炎+骶髂关节炎,📖 HLA-B27,男 孩>6 岁,或有家族史	关节炎+银屑病	不满足其他任意一个亚型的条件或满足多个亚型的条件
ANA	+20%~40 %	–	+70%~80%	–	–	–	+或–
其他重要发现	5%~10% 发展出现慢性葡萄膜炎	严重关节炎>50%	小于 6 岁的儿童常见眼部损伤📖 50% 患慢性虹膜睫状体炎	📖 10%~20%患急性虹膜睫状体炎	可能会发展成脊椎关节病常见葡萄膜炎		

ANA. 抗核抗体;HLA. 人类白细胞抗原;JIA. 幼年特发性关节炎;RF. 类风湿因子

7. 病因不明;遗传易感性、免疫异常、感染和创伤可能是致病因素。

（一）临床表现

幼年特发性关节炎（juvenile idiopathic arthritis,JIA）主要有如下七种类型。

1. 多关节型 JIA

（1）多关节类风湿因子（polyarticular rheumatoid factor,RF）阴性型。

（2）多关节类风湿因子阳性型。

2. 少关节型 JIA

3. 全身型 JIA

4. 肌腱附着点炎症相关的 JIA

5. 银屑病 JIA

6. 未确定的 JIA

（二）多关节型 JIA

1. 多关节亚型,女童多于男童。

2. 最初 6 个月内受累关节 5 个以上。

3. 有两种亚型:RF 阴性和 RF 阳性。

4. 多关节 RF 阴性型:

（1）占所有 JIA 患儿的 18%~30%。

（2）20%~40% 的病例是 ANA 阳性;5%~

20% 的患儿患有慢性葡萄膜炎。

（3）患儿可主诉四肢僵硬,但多数不会诉受累关节疼痛。

（4）有 50% 的患儿累及髋关节,这是股骨头受侵蚀而导致后期残疾的原因之一。

5. 多关节 RF 阳性型:

（1）发生在不到 5% 的 JIA 患儿中。

（2）表现为对称性关节受累、皮下结节和关节侵蚀性疾病。严重的变形性关节炎通常在发病后 5 年内出现。

（3）与成人 RF-阳性疾病相同。

（三）少关节型 JIA

1. 占 JIA 患儿中比例最大（40%~50%）。女童多于男童。

2. 在前 6 个月受累限于 2~4 个关节。

3. 分为两个亚型:

（1）持续型:整个病程累及≤4 个关节。

（2）延伸型:病程前 6 个月累及>4 个关节。

4. 出现在 6 岁以下患有非对称性关节炎的儿童（通常是下肢受累）。

5. 70%~80% 出现+ANA。+ANA 提示有

患虹膜睫状体炎的风险。

6. 通常在确诊后 4 年内进展出现无症状的葡萄膜炎。因此,这些患儿需要常规进行眼部检查。

（四）全身型 JIA

1. JIA 病例中占 10%。

2. 特征为 1 个以上的关节出现关节炎,持续发热 2 周以上,并在以下条件中符合 ≥ 1 项:

一过性三文鱼色皮疹,肝大、脾大、淋巴结肿大,浆膜炎（胸膜或心包）。

3. 全身性 JIA 患儿中 5%~8% 进展为巨噬细胞活化综合征,这是一种危及生命的并发症,表现为持续发热、淋巴结病、脾大和实验室检查结果异常,包括 1 个以上血细胞系计数大幅下降、肝功能异常（liver function tests,LFTs）升高和凝血异常。

（五）与肌腱附着点炎症相关的 JIA

1. 占 JIA 病例的 15%~20%,男性多于女性。最常见的发病年龄为 10 岁。

2. 关节炎或附着点炎症,加以下条件中至少 2 项:

骶髂关节炎或炎症性腰痛,人类白细胞抗原（HLA-B27+）,6 岁以上男童,有脊椎关节炎家族史,炎性肠病性关节病,反应性关节炎或葡萄膜炎。

3. 最常见的附着点炎症部位:跟腱的跟骨附着点、足底筋膜、跗骨区。好发于下肢关节。

4. 葡萄膜炎很常见且起病急,有症状表现并且单侧发病。

5. 可能进展至达到强直性脊柱炎（ankylosing spondylitis,AS）、反应性关节炎或与炎症性肠病相关的关节炎的诊断标准。

（六）银屑病 JIA

1. 占 JIA 病例的 5%~10%。

2. 关节炎和银屑病皮疹或关节炎加上条件中的 2 项以上:

指（趾）炎,指甲凹陷或甲剥离,有一级亲属患银屑病。

（七）未确定的 JIA

1. 占 JIA 病例的 5%。

2. 包括所有不满足前面提到的亚型标准或满足多个亚型标准的人。

（八）成人 RA 与 JIA 比较

1. 全身症状在儿童中更为常见。

2. 成人更早出现关节损害,而儿童则为滑膜炎,后期出现关节侵蚀性损害。

3. 儿童 RA 比成人 RA 更容易累及大关节。

4. 手腕和手掌的偏移与成人 RA 不同;儿童有腕部尺侧偏移并伸展受限。掌指（metacarpophalangeal,MCP）关节屈曲时向桡侧偏移。

5. 儿童腱鞘炎比滑囊炎更常见。

6. 儿童出现类风湿结节的概率低于成人。

7. 儿童比成人更容易累及颈椎。

8. 儿童关节炎多为 ANA 阳性,RF 阴性;而成人 RA 通常是 RF 阳性。

9. 儿童中发生骨骼脱矿质达 50%,X 线片上就可以看到关节周围骨组织脱矿化。

（九）JIA 的治疗（图 10-15; 表 10-11 和表 10-12）

1. JIA 的治疗目标是尽量保持正常生活方式,同时最大限度减少畸形。

2. 治疗目的是诱导缓解,同时尽量减少药物毒性。

［药物治疗］（表 10-12）

1. 阿司匹林和 NSIADs

（1）若合并流行性感冒病毒感染和水痘病毒感染是时存在瑞氏综合征的风险,阿司匹林较少使用。

（2）在 NSAIDs 中,萘普生、布洛芬和托美丁被批准用于儿童。超过 50% 的儿童接受非甾体抗炎药治疗后病情好转。在抑制疾病活动后应继续治疗 1~2 年。

2. 缓解病情的抗风湿药（Disease-modifying antirheumatic drugs,DMARDs）

（1）二线药物治疗,包括氨甲蝶呤、金制剂、抗疟药、D-青霉胺、来氟米特、托西珠单抗［白介素（interleukin,IL）-6 抑制剂］、阿巴西普（T 细胞抑制剂）、阿那白滞素（神经钙调磷酸酶抑制剂）和柳氮磺吡啶。然而,研究并没有证明 DMARDs 可以改变疾病发展进程。

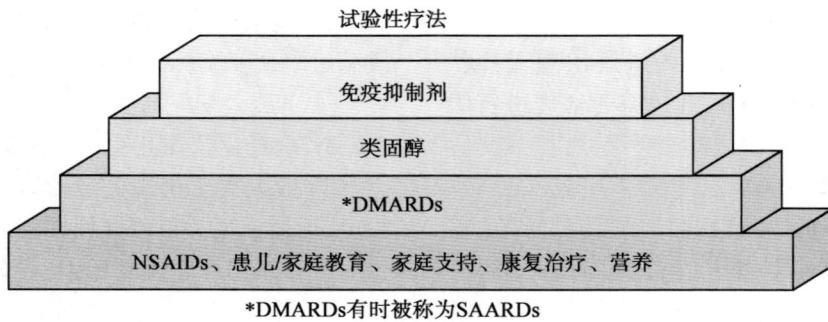

图 10-15   JIA 患儿的金字塔管理方法

DMARDs. 改善病情的抗风湿药;JIA. 幼年特发性关节炎;NSAIDs. 非甾体抗炎药;SAARDs. 缓作用抗风湿药

表 10-11   幼年特发性关节炎患儿的康复治疗

• 休息	• 主动锻炼,增强体质	• 术后康复
• 夹板疗法	• 自适应设备	• 营养
• 被动 ROM	• ADLs 和步行功能训练	• 咨询:家庭和孩子

ADLs. 日常生活活动;ROM. 运动范围

经许可来自:Molnar GE,Alexander MA. Pediatric Rehabilitation. 3rd ed. Philadelphia,PA:Hanley & Belfus;1999

表 10-12   幼年类风湿关节炎的药物治疗

药物	不良反应
阿司匹林	嗜睡,耳鸣,过度通气,在水痘或流行性感冒期间使用需考虑 Reye 综合征,血小板功能下降,胃肠道刺激
萘普生	胃肠道刺激,皮肤假卟啉病,迟发性皮肤卟啉病
布洛芬	胃肠道刺激,皮疹,无菌性脑膜炎
托美丁	胃肠道刺激
吲哚美辛 [a]	头痛,上腹痛,注意力不集中
双氯芬酸 [a]	轻微的胃肠道的影响
吡罗昔康 [a]	不良反应未在儿科患者中证实
金盐	黏膜溃疡,皮疹,蛋白尿,肾病,白细胞减少,血小板减少,贫血
金诺芬 [a]	胃肠道刺激,皮疹
羟氯喹	黄斑变性
D-青霉胺	骨髓抑制,肾脏,皮疹,自身免疫,蛋白尿
柳氮磺吡啶 [a]	胃肠道刺激,皮疹,过敏,肾毒性,头痛
甲氨蝶呤 [a]	避免与 NSAIDs 一起使用,因为它可能增强骨髓抑制,胃肠道不良反应,肝毒性
硫唑嘌呤 [a]	胃肠道刺激,肝脏不良反应,不良反应剂量相关白细胞减少
环磷酰胺 [a]	脱发,恶心,呕吐,膀胱不良反应,肺纤维化,白细胞减少,血小板减少
环孢素	免疫抑制,高血压,肾功能不全
皮质类固醇	生长障碍,肾上腺抑制,骨质减少,Cushing 样外观,缺血性坏死,体重增加,白内障,精神病,肌病
泼尼松	不良反应同皮质类固醇
甲泼尼龙冲击	不良反应同皮质类固醇

[a] 儿童禁用

经许可来自:Molnar GE,Alexander MA. Pediatric Rehabilitation. 3rd ed. Philadelphia,PA:Hanley & Belfus;1999

（2）接受金制剂治疗的儿童中，有60%到70%表现出了改善。不良反应包括皮疹、蛋白尿和骨髓抑制。口服含金药物（金诺芬）用于儿童是安全的，但效果不如肌内注射（intramuscular，IM）。

（3）羟氯喹是JIA最常用的抗疟药。

（4）口服D-青霉胺可使60%至70%病例缓解。

3. 环孢素

（1）阻滞IL-2的产生和滑膜T细胞的增殖。

（2）可能和抗炎药一样有改善疾病的作用。

4. 硫唑嘌呤

（1）对难治型患儿有疗效，可减少类固醇的使用。

（2）并不能发现改变虹膜睫状体炎的原因。

5. 皮质类固醇

（1）全身性皮质类固醇可以减轻症状，但不会得到缓解。用来控制炎症时需谨慎，避免长期使用产生不良反应。

（2）关节内类固醇可抑制滑膜炎。

（十）管理JIA的其他方面

1. 关节痛是由牵拉关节囊引起的。疼痛可以通过儿童视觉模拟量表（visual analogue scale，VAS）或Varni/Thompson儿童疼痛问卷进行评估，后者将儿童发育过程中的认知水平纳入考虑。

2. 热疗可以缓解僵硬，增加组织弹性，减少疼痛和肌肉痉挛。水温应在32~38 ℃（90~100 ℉）。但热疗会加重炎症，加速疾病进程，导致关节破坏。浅层热疗（如湿热治疗、热敷）可以将组织加热到1cm的深度。超声可以提供深层热疗，但可能会对儿童生长板产生影响。低温能缓解疼痛，提高疼痛阈值，减少血管收缩引起的肌肉痉挛和肿胀。

3. 夹板疗法：将上肢固定在功能位，腕背伸15°~20°的功能位，手指微屈，掌指关节屈曲25%，近端指间（proximal interphalangeal，PIP）关节屈曲数度；控制尺偏角度，拇指处于对掌位。

4. 关节发炎时，不应进行传统的被动ROM活动。

（十一）JIA受累关节

1. 颈椎：儿童比成人更容易累及。当累及横韧带导致横韧带被侵蚀时，可能发生寰枢关节半脱位。

2. 颞下颌关节（temporomandibular joint，TMJ）：涉及多达50%的JIA儿童。小颌畸形是由于下颌骨生长缓慢所致。

3. 肩关节：不常见，仅发生在8%的患儿中。儿童肩外展和内旋受限，而成年人则为肩外旋受限。

4. 肘关节：日常生活活动（activities of daily living，ADLs）中需要肘部屈曲达90%以上。

5. 腕关节：儿童中常见。在腕关节发育过程中，早期为伸腕活动丧失，然后进展为屈曲挛缩（注意：儿童腕关节向尺侧偏移）。

6. 手：鹅颈畸形。在成人中PIP关节过伸较为常见。钮孔畸形，PIP关节屈曲，DIP过伸（注：手指在MCP关节处发生桡偏）。

7. 髋关节：发生在50%患多关节关节炎的患儿中。髋部发生屈曲挛缩，伴有内旋和内收，而成年人发生外旋和外展。

8. 膝关节：保持膝关节屈曲30°，能最大限度减少关节腔内压力。

9. 踝/足：跖趾关节受累会导致疼痛，并且蹬离地面受阻，导致扁平足步态。

（十二）功能预后（表10-13）

表10-13 美国风湿病学会修订的类风湿性关节炎的功能状态分级标准

I级	完全能够完成日常生活中的日常活动（自理、职业、业余爱好）
II级	能进行日常自理和职业活动，但业余爱好有限
III级	能进行日常自理活动，但在职业和业余爱好方面有限
IV级	在日常自理、职业和业余活动方面能力有限

经许可后来自：Hochberg MC，Chang RW，Dwosh I，et al. The American College of Rheumatology 1991 revised criteria for the classification of global functional status in rheumatoid arthritis. Arthritis Rheum. 1992；35：498-502. doi：10.1002/art.1780350502.

1. 31% 的患儿分类为Ⅲ或Ⅳ级，功能严重受限。多达 2/3 的患儿可缓解，而成人病情通常仍持续进展。

2. 预后差与以下因素有关

（1）治疗延迟。

（2）发病年龄晚。

（3）病程持续时间较长，病程 7 年以上病情缓解的可能性很低。

（4）RF 阳性。

（5）无间歇或缓解期。

（6）累及多个小关节。

（7）早期就出现关节侵蚀。

（8）累及髋关节。

3. 2%~4% 的患儿会死亡。

二、青少年期发病的血清阴性脊柱关节病

1. 青少年期发病的血清阴性型脊椎关节病包括 16 岁以下儿童 HLA-B27 相关综合征，累及下肢、脊柱和骶髂（sacroiliac，SI）关节的关节炎、肌腱末端炎和腱鞘炎。

2. RF 和 ANA 为阴性（RF 阴性=血清阴性）。

3. 通常男童多于女童。

4. 其中包括下列三个部分：

（1）强直性脊柱炎。

（2）反应性关节炎（旧称为 Reiter 综合征）。

（3）关节炎伴肠易激综合征（irritable bowel disease，IBD）。

（一）强直性脊柱炎

1. 发病率：美国发病率为 2/100 000，多发生于 8 岁以上的男孩；90% 患有强直性脊柱炎的白人 HLA-B27 是呈阳性。

2. 病因：未知。有很强的遗传易感性。出现脊柱轴性症状（脊柱和骶髂关节）和影像学上有骶髂关节炎表现。

3. 儿童常累及外周关节（82%），以下肢和髋关节最常见。

4. 肌腱端炎，从肌腱到骨的附着点的疼痛，儿童比成人更常见。

5. 高达 27% 的患儿伴有葡萄膜炎。

6. 双侧骶髂关节受累的影像学表现是确诊的必要条件。

7. 髋关节疾病预示着预后不良。

（二）反应性关节炎（旧称 Reiter 综合征）

1. 以非对称性关节炎、结膜炎、尿道炎/胃肠炎（关节、眼和泌尿生殖/胃肠炎症）的三联征为特征。

2. 最常见的是膝关节或踝关节的单个关节受累。

3. 总体而言，在儿童中不常见。8 岁以上的男童相对多见。

4. 继发于 GI 或 GU 感染后或反应性表现，典型病原体有沙眼衣原体、肺炎衣原体、沙门菌、福氏志贺菌或小肠结肠炎耶尔森菌。

（三）关节炎伴肠易激综合征

1. 在患有溃疡性结肠炎和克罗恩病的儿童中有 10%~20% 发病。

2. 无性别差异。

三、系统性红斑狼疮（表 10-14）

表 10-14　系统性红斑狼疮 11 项诊断标准 *

1. 颊部红斑
2. 盘状狼疮红斑
3. 光过敏
4. 口腔或鼻腔黏膜溃疡
5. 非侵蚀性关节炎
6. 肾炎
7. 脑病
8. 胸膜炎或心包炎
9. 血细胞减少
10. 免疫血清学阳性：LE 细胞，抗天然 DNA 抗体，抗 Sm 抗体，梅毒血清试验假阳性
11. ANA 滴度阳性

* 临床诊断需要 4 个以上阳性标准。

ANA. 抗核抗体；LE. 狼疮

经许可来自：Molnar GE，Alexander MA. Pediatric Rehabilitation. 3rd ed. Philadelphia，PA：Hanley & Belfus；1999.

1. 慢性全身性自身免疫性疾病，表现为发作性炎症和 ANA 阳性血管炎，原因不明。

2. 发病率为（0.5~0.6）/100 000，20% 的病

例起病于儿童期。

3. 女性在所有年龄组中均发病率较高,男女发病之比为 1:4.5。青春期前患儿的男女比例较为接近。

4. 在系统性红斑狼疮(systemic lupus erythematosus,SLE)的 11 个诊断标准中符合 4 个以上,诊断为 SLE 可能性较高。

达到四个诊断标准具有 90% 的灵敏度和 98% 的特异度。

5. 1/33 的儿童在鼻梁和双颊部有蝶形红斑(颊部红斑)。

6. 非侵蚀性关节炎。慢性 SLE 可能会出现无骨质侵蚀的关节畸形。

7. 75% 的患儿存在肾炎,并且肾炎是决定患儿预后的主要因素。

8. 10 年生存率在 80% 以上。

9. 血尿、蛋白尿、持续性高血压、肺动脉高压、慢性活动性疾病以及经活检证实的弥漫性增生性肾小球肾炎均与不良预后相关。

四、幼年型皮肌炎

1. 是病因不明的多系统炎症性疾病,主要累及肌肉、皮肤和皮下组织。

📖 2. 临床特征包括血管炎的组织学表现,形成钙质沉着,与儿童恶性肿瘤缺乏相关性。

3. 更常见于 5—14 岁的女童。

4. 在幼年型皮肌炎患者中,系统性血管炎、软组织钙化(肌肉、皮下组织)和脂肪营养不良发病率较高。

5. 幼年型皮肌炎的诊断学特征包括:

(1) 近端肢体肌肉无力。

(2) 典型的眶周向阳疹。

(3) 肌酶升高。

(4) 肌电图(electromyography,EMG)显示炎性肌病。

(5) 肌肉活检显示血管炎或慢性炎症。

(6) 其他体征/症状可能包括发热、肌肉压痛和疼痛、乏力不适和体重减轻、关节痛和关节炎、呼吸困难、吞咽困难、心肌炎伴心电图异常和 ANA 阳性。

6. 本病的临床病程各异。

[治疗方案]

1. 皮质类固醇疗法适用于急性或活动性病变。标准治疗是泼尼松治疗 2 年,待升高的肌酶恢复至正常范围,即可缓慢减量。

2. 免疫抑制药可用于难治性病例。

3. 物理治疗对于治疗或预防挛缩很重要,一旦肌肉炎症减轻,就应进行物理治疗。

4. 预后良好,死亡率低于 7%。

5. 疾病慢性期常有钙质沉着,成年期通常存在功能残疾。

五、硬皮病

1. 慢性全身性结缔组织病,主要影响皮肤、内部器官和血管壁。病因不明。

2. 在儿童中不常见,但受累组织纤维化对女童的影响更大。

3. 儿童中罕见。儿童的平均起病年龄为 8—10 岁,病程为 7~9 年。

[硬皮病的类型]

1. 局限性硬皮病(硬斑病)　硬皮病的局限型,仅限于皮肤受累,小皮损伴轻度硬化(点滴状硬皮病),自限性(2~3 年)。

2. 系统性硬化病　以雷诺现象,对称性皮肤受累,肺、胃肠道、肾脏受累,关节功能丧失为特征,肺部和肾脏并发症是导致患儿死亡的主要原因。

3. 重叠综合征　包括混合性结缔组织疾病(mixed connective tissue diseases,MCTD),MCTD 以 SLE、RA、皮肌炎和硬皮病为特征。

4. 其他　CREST 综合征(钙质沉着 Calcinosis,C;雷诺现象 Raynaud's,R;食管功能障碍 Esophageal dysfunction,E;指端硬化 Sclerodactyly,S;毛细血管扩张 Telangiectasia,T)。

六、感染性关节炎

(一)莱姆病

1. 病因:布氏疏螺旋体,一种由肩突硬蜱、达敏硬蜱传播的螺旋体。

2. 发病率:5.2/10 000。

3. 起病初期表现为发热、疲劳、头痛、关节痛、肌痛和颈部僵硬。

4. 游走性红斑是一种特征性的圆形、红色皮损，中心色淡。

5. 晚期：以关节炎、心脏病和神经系统疾病为特征。

6. 5%~10% 的儿童出现心脏传导阻滞的表现，15% 的儿童出现慢性神经系统表现。

7. Bell 麻痹在儿童中比在成人中更常见。

8. 在 85% 的患儿中，关节炎在初期治疗结束前就已缓解，但在 10% 的儿童中存在慢性炎症期。

9. 治疗：采用抗生素治疗，多西环素、阿莫西林、红霉素（晚期头孢曲松钠）。

（二）风湿热

1. 风湿热鉴于 4 岁以上儿童，男孩和女孩发病风险相似。

2. 关节炎表现为大关节的疼痛、肿胀、皮温升高和关节 ROM 减小，膝、肘、踝和腕更为常见。

3. 相关表现为心肌炎、发热、皮疹、舞蹈症和结节。

4. 起病前常有链球菌感染史。临床上依照 Jones 标准进行诊断（表 10-15）。

表 10-15　Jones 标准：风湿热的诊断

主要诊断标准	次要诊断标准	A 组链球菌感染证据
心肌炎	发热	咽拭子培养
多关节炎	关节痛	快速链球菌抗原
舞蹈症	ESR 增快或 CRP 升高	链球菌抗体滴度升高
边缘性红斑	PR 间期延长	
皮下结节		

注：在有链球菌感染证据的情况下，诊断还需要两个主要诊断标准，或一个主要和两个次要标准

CRP，C 反应蛋白；ESR，红细胞沉降率

经许可来自：Molnar GE, Alexander MA. Pediatric Rehabilitation. 3rd ed. Philadelphia, PA：Hanley & Belfus；1999.

5. 治疗：治疗包括抗炎药物治疗（水杨酸盐、皮质类固醇）和物理治疗。

6. 预后：关节炎不会导致长期病变，但预后与心脏受累程度有关。

（三）化脓性关节炎（表 10-16）

表 10-16　儿童化脓性关节炎的病因

年龄	最常见的细菌
新生儿	金黄色葡萄球菌（较少见的是革兰氏阴性肠道细菌）
2 个月到 2 岁	流行性感冒嗜血杆菌
大于 2 岁	金黄色葡萄球菌
有性生活的青少年	淋球菌相关疾病

1. 最常发生于 2 岁以下儿童，男童多于女童，通过血行播散进入关节。

2. 细菌性化脓性关节炎占儿童关节炎的 6.5%。单关节受累最常见。

3. 常见的病原体是流行性感冒嗜血杆菌和金黄色葡萄球菌。

七、血友病

血友病是最常见和最严重的先天性凝血功能障碍性疾病，与凝血因子Ⅷ、Ⅸ、Ⅺ的基因缺陷相关（基因由 X 染色体携带）。

（一）分类

1. 血友病 A（典型血友病）：Ⅷ因子缺乏症。

2. 血友病 B（Christmas 血友病）：Ⅸ因子缺乏症。

3. 血友病 C：Ⅺ因子缺乏症。

4. 血友病的特点是关节积血（关节内出血导致疼痛、炎症、肿胀和关节活动受限）。

（1）这可由轻微外伤引起的，也可为自发性出血。

（2）反复出血会导致骨质疏松、肌肉萎缩等退行性变化，最终导致关节固定，丧失功能。

5. 疾病严重程度：

（1）轻度表现为凝血因子活性>5%。

（2）中度表现为凝血因子活性>1%。

（3）重度表现为凝血因子活性<1%。

（二）治疗

1. 预防创伤（避免接触性运动和高冲击性活动）。

2. 避免服用阿司匹林和其他影响血小板

功能的药物,因为它们可能引起严重出血。

3. 出血期的处理:

(1)凝血因子Ⅷ替代疗法[通过静脉(intravenous,IV)输注]用于增强止血能力。

(2)凝血因子Ⅷ替代疗法对于预防疼痛、预防残疾或危及生命的出血是必需的治疗。

4. 当血友病患儿出现明显出血时:

(1)应尽快给予凝血因子Ⅷ。

(2)局部措施应包括冷敷和加压。

(3)最初应制动。在48小时内,应开始进行被动运动以防止关节僵硬和纤维化。

(4)是否需要关节抽液仍有争议(填塞效应消失)。

(5)越来越多的证据表明,早期使用凝血因子Ⅷ浓缩物进行治疗将减少残疾和畸形的发生。父母或较年长的患儿接受培训,可以在家中进行浓缩物静脉注射。

5. 凝血因子Ⅷ替代疗法的并发症:

(1)50%的患儿存在转氨酶活性异常。

(2)目前有30%的血友病患儿经凝血因子输血而感染了HIV。

(3)乙肝和丙肝也可经凝血因子浓缩物传播。

八、川崎病(婴幼儿型多动脉炎)

1. 影响儿童的全身性血管炎,每年发病率为6~7.6/10万人。病因不明。

2. 80%的患儿在4岁以下,男多于女。

[川崎病诊断标准](Molnar and Alexander, 1999)

1. 持续高热5天以上。

2. 草莓舌。

3. 口唇鲜红、皲裂。

4. 咽部红斑。

5. 结膜充血。

6. 手或足水肿。

7. 手掌或足底红斑,后期脱皮。

8. 躯干皮疹。

9. 颈部淋巴结肿大。

第六节 小儿烧伤

一、流行病学

1. 在1—4岁的儿童中,烧伤在非机动车相关死亡原因中的排名第一位,也是4—14岁儿童死亡的第二大原因。

2. 烫伤占所有烧伤的40%~50%,幼儿的发生率最高。

📖 烫伤是小儿烧伤最常见的原因。

3. 烧伤面积越大,死亡风险越高。

4. 4岁以下的儿童有更高的死亡风险,且与烧伤面积无关。在4岁以下的儿童中,男女比例为2:1,在青春期增加到4:1。

5. 吸入性损伤是烧伤死亡率的重要预测因素。

6. 16%的烧伤为非意外伤害。

7. 在6—14岁的人群中,因玩火柴、汽油、鞭炮和可燃的气溶胶而引起的火焰烧伤不断发生。针对这个年龄段应加强安全教育。

8. 墙上插座引起的电击伤占所有儿童电击伤的15%以下。

二、烧伤的分类

烧伤面积的计算相对于全身体表面积(total body surface area,TBSA)而言,不同年龄的烧伤面积计算方法不同。估计儿童烧伤面积最常用的方法是改良的Lund和Browder图(表10-17)。

📖(一)九分法(图10-16)

1. 九分法是另一种常用的估算烧伤面积的方法。它经过改良后适用于儿童。

2. 1岁以下的儿童,从下肢减去9%并转加到头部。之后年龄每增加1岁,就把头部的1%返还到下肢,直到9岁,此时儿童的头部所占比例与成人接近。

(二)按严重程度进行分类(图10-17)

按热烧伤到达表皮和真皮的深度来分类。

1. 表皮烧伤(一度烧伤)

以晒伤为代表,这类烧伤部位干燥、皮

表 10-17　儿童烧伤面积估算表（% 体表面积）

烧伤区域	年龄（岁）				
	出生至 1	1—4	5—9	10—14	15
头	19	17	13	11	9
颈	2	2	2	2	2
躯干前	13	13	13	13	13
躯干后	13	13	13	13	13
双臀	5	5	5	5	5
会阴部	1	1	1	1	1
单上肢	9.5	9.5	9.5	9.5	9.5
单下肢	14	15	17	18	19

经许可后改编自：Alexander MA，Matthews DJ，eds. Pediatric Rehabilitation. 5th ed. New York，NY：Demos Medical Publishing；2015.

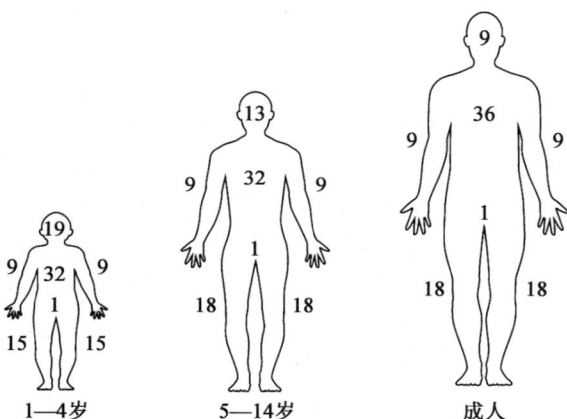

图 10-16　九分法

温升高，有疼痛感且非常敏感，无须治疗即可自愈。

2. 部分层厚烧伤（二度烧伤）

烧伤累及表皮和部分真皮，而非真皮全层。此类烧伤可为浅表烧伤，烧伤部位发红、疼痛并可能出现水疱；也可为深度烧伤，表现为干燥、发白、感觉迟钝。处理方法取决于损伤的深度。

3. 全层烧伤（三度烧伤）

（1）累及表皮和真皮全层，表现为痛觉消失、白色、缺血、干燥和皮革样外观。皮肤移植有助于改善在伤口愈合过程中出现的伤口愈合不平整和硬纤维瘢痕的形成。

（2）美国烧伤协会根据 5-10-20 原则制定了烧伤患儿住院指南（详情见下一节）。

三、住院指征（Molnar and Alexander，1999）

1. 全层烧伤面积 5% 以上。

2. 儿童或老年人烧伤面积占全身体表面积的 10% 以上。

3. 烧伤面积占全身体表面积的 20% 以上。

4. 眼、耳、面部、手、足、生殖器烧伤。

5. 所有吸入性损伤。

6. 所有电击伤。

7. 所有并发其他医疗问题的烧伤。

8. 任何合并外伤的烧伤。

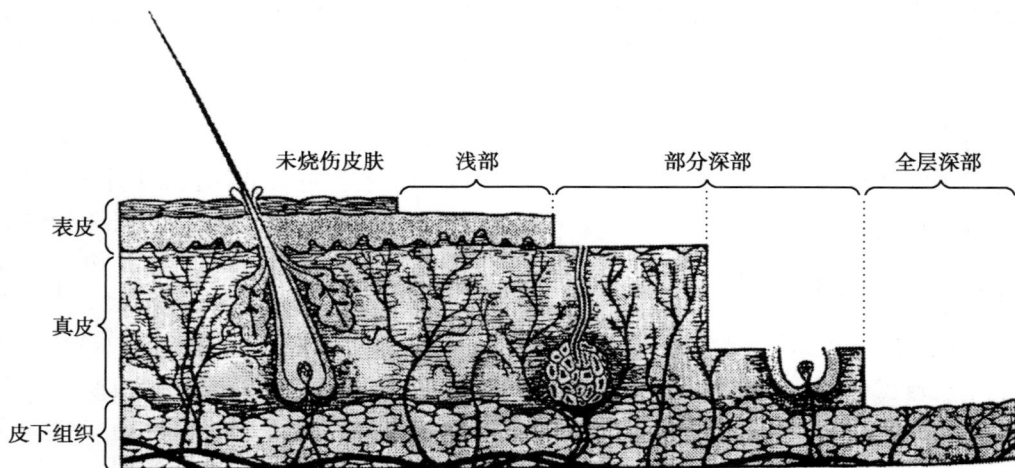

图 10-17　烧伤分类

四、小儿烧伤患儿的体位摆放（表 10-18）

表 10-18　小儿烧伤患儿的正确姿势

涉及的部位	挛缩倾向	防止挛缩的姿势
颈前	前屈	后伸，去枕
腋前	肩关节内收	90°外展，中立位旋转
腋后	肩关节后伸	肩关节前屈
肘/前臂	屈曲/旋前	伸肘，前臂旋后
腕	屈曲	伸腕 15°~20°
手		
MCPs	过伸	屈曲 70°~90°
IPs	屈曲	完全伸展
手掌烧伤	手指屈曲，拇指对掌	所有关节完全伸展，拇指放射状外展
胸	侧屈/前屈	挺直，无侧屈或前屈
髋	屈曲、内收、外旋	伸展，外展 10°，中立位旋转
膝	屈曲	伸展
踝	跖屈	背屈 90°

IP.interphalangeal, 指间的；MCP.metacarpophalangeal, 掌指的

经许可后来自：Alexander MA, Matthews DJ, eds. Pediatric Rehabilitation. 5th ed. New York, NY: Demos Medical Publishing; 2015.

良肢位

1. 在急性期的治疗中，烧伤患儿的良肢位对于防止挛缩和畸形以及控制水肿至关重要。一般来说，舒适的体位会促进畸形形成，应避免使用。

2. 记住，对于烧伤患儿来说，舒适=挛缩！

五、烧伤康复原则

（一）夹板固定

1. 针对预防挛缩使用的良肢位夹板固定，是对烧伤患儿有益的治疗。

2. 通常在出现皮肤绷紧时就开始夹板固定治疗。

3. 与成人和青少年相比，儿童长时间固定在夹板中不会失去肌力或关节活动能力，只要定期锻炼或活动时将夹板移除即可。

（二）关节活动度训练

1. 一旦患儿病情稳定，就应进行轻柔、重复的 ROM 训练，并逐渐过渡到强度更大的牵伸。

2. 主动或助动 ROM 训练优于被动训练。但必要时应将两者结合使用。

（三）ADL

应鼓励烧伤患儿在病情稳定后尽快参与 ADLs。

（四）运动

1. 烧伤后患儿常存在肌力丧失和运动功能障碍。

2. 运动训练应该强调灵活性、力量和耐力。

3. 只要患儿体力允许，就应该尽早开始步行训练，通常是在烧伤后 48~72 小时，此时患儿的生命体征稳定，液体复苏治疗已经完成。

（五）物理因子治疗

1. 在瘢痕治疗方面，射流治疗和石蜡治疗可能有益对。但必须评估患儿对热的耐受程度。

2. 应谨慎使用超声治疗。超声可能有助于软化结缔组织，但要注意避免让骨骺板过度暴露在超声中，引起骨骺板过早闭合。

六、需要特别注意的烧伤相关问题

（一）颈部

1. 为避免颈部屈曲挛缩，必须进行正确的姿势摆放。应去枕平卧。

2. 在急性期，应将患儿颈部置于过伸位。可通过放置双层床垫，使上层床垫的边缘略高于肩膀，头部靠在下层床垫上，不允许下颌下落打开。

3. 枕部是儿童压疮的好发部位，因此必须定期检查。

4. 配制合适的不会抑制功能的热塑形矫形器。还可以使用软式颈托和 Philadelphia 颈托。

（二）腋窝

1. 腋窝烧伤在烧伤患儿中通常很难治疗。

2. 在所有与烧伤相关的挛缩中，腋窝挛缩

最常见。

3. 在活动自如的患者中,使用最成功的设备是飞机式夹板。

(三) 手和足

1. 由于手和足本身的面积较小,而且手足在损伤后很快就发展至挛缩状态。因此,在部分和全层烧伤的患儿中,手和足的治疗较为困难。

2. 手和足烧伤时,严重的水肿会迅速导致畸形出现。

3. 在急性期,手指和足趾应单独包裹以保持空间一致。

4. 常使用夹板以保持 ROM 和功能。

(四) 适用于手和足的夹板治疗(表10-19)

表 10-19　手和脚的夹板

身体部分	正确的夹板位置
手背	MCP 屈曲 70°~90°,IP 伸展,拇指呈放射状外展
手掌	MCP/IP 完全伸展,手指外展,拇指掌侧外展
脚背	踝趾跖屈
脚掌	踝关节背屈,脚趾中立

IP.interphalangeal,指间的;MCP.metacarpophalangeal,掌指的

经许可后来自:Molnar GE,Alexander MA. Pediatric Rehabilitation. 3rd ed. Philadelphia,PA:Hanley & Belfus;1999.

第七节　小儿肿瘤

在美国,肿瘤性疾病是儿童死亡的第二大原因。其中实体瘤占 70%,急性白血病占 30%(图 10-18)。

一、实体瘤(占儿童所有肿瘤疾病的 70%)

(一) 脑部肿瘤

1. 脑肿瘤是第二常见的儿童肿瘤,仅次于白血病。大约 50% 脑肿瘤发生于颅后窝。

2. 胚胎肿瘤是儿童最常见的中枢神经系统恶性肿瘤,其中髓母细胞瘤占 90%。髓母细胞瘤最常发生于小脑蚓部中线,中位年龄为 5—7 岁,女性多于男性。患儿表现为颅内压升高(如头痛、恶心、呕吐、精神状态改变、高血压)

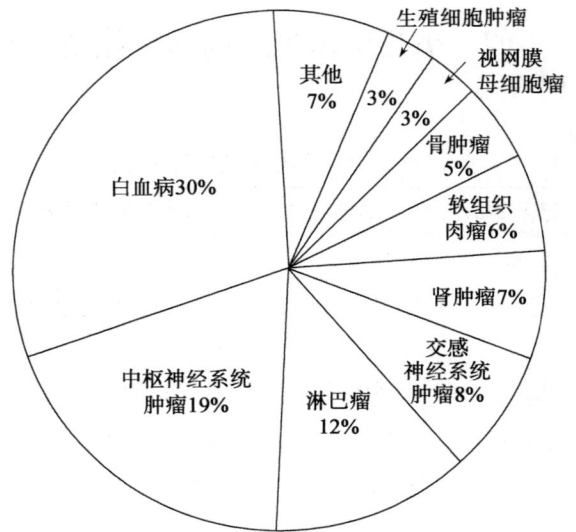

图 10-18　15 岁以下儿童主要癌症(近似于发病率)

和小脑功能障碍(如共济失调、平衡不良、辨距不良)。小脑和第四脑室肿瘤除了小脑体征外,还存在颅内压升高。

3. 幕上肿瘤存在颅内压升高,40% 的病例有癫痫发作。

4. 脑干肿瘤常导致颅神经麻痹,以及偏瘫和共济失调。

(二) 霍奇金病

1. 霍奇金病在男性中发病率是女性的 2 倍,发病高峰在 30—40 岁,但在 3 岁儿童中也有发病的报道。

2. 无痛性颈部淋巴结肿大是儿童最常见的表现。

3. 病因尚不清楚。

(三) 非霍奇金淋巴瘤

1. 非霍奇金淋巴瘤(non-Hodgkin's lymphoma,NHL)是一组类型各异的血液系统肿瘤,包括除霍奇金病以外的淋巴瘤。淋巴瘤是一种起源于淋巴细胞的一类肿瘤。

2. 伯基特淋巴瘤(非洲淋巴瘤)是一种主要在非洲发现的非淋巴母细胞性淋巴瘤。目前认为 EB 病毒(Epstein-Barr virus,EBV)是该病病因。肿瘤特征为:

(1) 好发于面部骨骼和下颌骨。

(2) 主要累及腹部淋巴结和内脏。

(3) 原始淋巴样细胞大量增殖。

（四）神经母细胞瘤

1. 这类肿瘤起源于交感神经节和肾上腺髓质细胞。

2. 是 5 岁以下儿童中第三常见的肿瘤，2 岁时发病率最高。

3. 腹部表现通常由远处转移引起，预后差。

（五）Wilm's 瘤（肾母细胞瘤）

1. 在儿童早期，最常见的腹部肿块是肾盂积水、神经母细胞瘤和 Wilm's 瘤。

2. 它在肾实质内生长、扩大、变形，侵犯邻近肾组织。

3. 最常见于 2—5 岁的儿童。

4. 双侧肿瘤高达 5%，可能与先天性异常有关。

（六）软组织肿瘤

1. 横纹肌肉瘤是儿童最常见的恶性软组织肿瘤。

2. 与神经纤维瘤病有关，最常发病于头部和颈部。

3. 应进行活检以区别于其他软组织肉瘤、淋巴瘤和神经母细胞瘤。

（七）骨肿瘤

1. 与成人相比，儿童发生骨转移并不常见。

2. 骨和软骨良性肿瘤包括骨软骨瘤、单房性骨囊肿、骨样骨瘤、嗜酸性肉芽肿、成软骨细胞瘤、软骨黏液样纤维瘤和骨纤维发育不良。

📖 3. 恶性骨肿瘤：骨肉瘤是儿童最常见的恶性骨肿瘤，其次是尤因肉瘤，多见于 10 岁以上的儿童。

（1）骨肉瘤通常发生在长骨干骺端。最常见的部位是股骨远端，其次是胫骨近端和肱骨近端。

（2）尤因肉瘤可见于包括骨盆在内的扁骨，最典型的发病部位为骨干。

4. 图 10-19 描绘了每个骨肿瘤及其在长骨中的特征性位置。

（八）视网膜母细胞瘤

1. 视网膜母细胞瘤是一种眼部的恶性肿瘤，90% 以上的患者发病年龄在 5 岁以下。

2. 肿瘤可能是散发的，也可能是遗传的。

3. 遗传性视网膜母细胞瘤通常是双侧的，

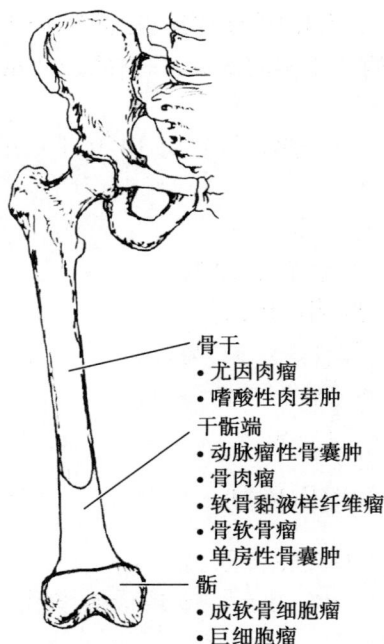

骨干
· 尤因肉瘤
· 嗜酸性肉芽肿
干骺端
· 动脉瘤性骨囊肿
· 骨肉瘤
· 软骨黏液样纤维瘤
· 骨软骨瘤
· 单房性骨囊肿
骺
· 成软骨细胞瘤
· 巨细胞瘤

图 10-19　骨肿瘤的部位及其在长骨中的特征性位置（不限于图中所示的股骨）

而非遗传性的自然突变多为单侧。

（九）生殖细胞肿瘤

1. 这些肿瘤来源于原始生殖细胞，可为良性或恶性，可在性腺内或性腺外。

2. 约有 2/3 的病例累及性腺外中线部位，包括骶尾部、纵隔、腹膜后和中枢神经系统。

二、白血病（占儿童肿瘤总数的 30%）

1. 97.5% 儿童期白血病为急性白血病。

2. 急性淋巴细胞白血病（acute lymphoblastic leukemia，ALL）是最常见的类型，占 80%。

3. 在 2—5 岁白血病发病率最高。

4. 有染色体异常或免疫缺陷状态会增加患白血病的风险。

第八节　小儿创伤性脑损伤

一、流行病学

1. 创伤性脑损伤（traumatic brain injury，TBI）是美国 1 岁以上儿童死亡的主要原因。

2. 每年死于脑损伤的儿童为 10/100 000，是白血病死亡率的 5 倍，白血病是儿童死亡的第二主要原因）。

3. 年发病率：每年每 10 万儿童中有 185 人发生 TBI。

4. 主要原因：

（1）交通相关（39%）。

（2）跌倒（28%）。

（3）体育娱乐（17%）。

（4）被袭击（7%）。

（5）其他（9%）。

二、损伤机制

（一）原发性损伤

1. 直接作用于大脑，或最初作用于大脑的减速力或剪切力所引起的损伤。

2. 剪切力损伤也会造成撞击部位以外、大脑其他部位的损伤，包括弥漫性轴索损伤（diffuse axonal injury，DAI）和多发点状出血。

3. 颅骨骨折的存在与否，对脑损伤的严重程度并无提示意义。

4. 对冲伤是一种发生在距离撞击点远处的脑挫裂伤。

（二）继发性损伤

1. 继发性损伤是初始损伤的后遗结果，导致了对大脑的额外损伤。

2. 原因包括影响脑灌注或氧化的一些因素（参见第二章，创伤性脑损伤）。

（1）低血压。

（2）脑水肿、急性脑积水或颅内占位引起的颅内压升高（increased intracerebral pressure，ICP）。

（3）缺氧。

（4）中线移位或脑疝，对脑血管造成压迫和牵拉，可能导致脑梗死形成。

3. 在幼儿中，髓鞘化不完全可能导致剪切力损伤的风险更大。儿童的头部体积相对较大，旋转力增加使继发性损伤出现的可能性上升。

4. 非意外伤害是加速-减速力的结果，通常与视网膜出血、骨折和多发伤有关。

（三）合并损伤

1. 由于大量儿童 TBI 是由于机动车辆事故或其他高速事故造成的，大约有 50% 的 TBI 儿童还会存在其他损伤。

2. 相关损伤会影响长期预后，急性期处理较为复杂。

3. 其他损伤包括：

（1）5%~10% 的 TBI 儿童合并脊髓损伤。

（2）牵拉伤所致的臂丛神经损伤（见后文）。

（3）骨折。

（4）内脏穿孔。

（5）肝和脾撕裂。

新生儿臂丛神经损伤

📖 1. 臂丛神经损伤病因

（1）外伤。

（2）产科并发症。

📖 2. 臂丛上干损伤（Erb-Duchenne 麻痹）

由于颈部的突然牵拉，导致臂丛上干（C_5~C_6 神经根）损伤

📖 3. 臂丛下干损伤（Klumpke 麻痹）

（1）由于肩部向上的剧烈牵拉，造成臂丛下干损伤（C_8~T_1 神经根）。Horner 综合征可与 C_8 和 T_1 神经根损伤相关，影响到颈上交感神经节。

（2）Klumpke 瘫在分娩创伤性麻痹的情况下很少见，通常是由于跌倒时肩过度外展，贯通伤或占位性病变（例如肿瘤）所致。

4. 完全性臂丛损伤：外伤的继发性损伤

三、脑损伤严重程度

在伤后数小时内使用小儿格拉斯哥昏迷量表（Glasgow Coma Scale，GCS）及意识持续时间确定脑损伤的严重程度（表 10-20~表 10-22）。

1. GCS 13~15 分为轻度脑损伤。

2. GCS 9~12 分为中度脑损伤。

3. GCS 3~8 分为重度脑损伤，患儿一般处于昏迷状态。

📖 表 10-20 小儿格拉斯哥昏迷量表

睁眼反应

自动睁眼	4
呼之睁眼	3
疼痛引起睁眼	2
不睁眼	1

言语反应:儿童(婴儿改良)

定向正常(咕咕地叫,吐泡泡)	5
言语错乱(易激惹哭闹,可安慰)	4
用词不恰当(对疼痛哭闹)	3
发出难以理解的声音(对疼痛呻吟)	2
不语	1

最佳上肢运动反应:儿童(婴儿改良)

服从指令(正常动作)	6
对疼痛能定位(对碰触躲避)	5
对疼痛躲避	4
对疼痛屈曲	3
对疼痛伸直	2
无动作	1

经许可后改编自:Mandt MJ,Faries G. Emergencies & injuries. In:Hay WW,Jr.,Levin MJ,Sondheimer JM,Deterding RR,eds. CURRENT Diagnosis & Treatment:Pediatrics. 19th ed. New York,NY:McGraw-Hill Professional;2008:294-312.

表 10-21 幼儿格拉斯哥昏迷量表:言语反应评分改良

言语评分	成人和较大儿童	幼儿(≤2岁)
5	定向正常	微笑,声音定位,追视物体,互动
4	错乱,定向不能	哭但可安慰,不正确的互动
3	用词不恰当	哭但有时可安慰,呻吟
2	发出难以理解的声音	哭且无法安慰
1	不语	不语

来源:Alexander MA,Matthews DJ,eds. Pediatric Rehabilitation:Principles and Practice. New York,NY:Demos Medical Publishing;1999.

表 10-22 按意识持续时间进行脑损伤严重程度分级

	轻	中	重	极重
初始格拉斯哥昏迷量表评分	13~15 无恶化	9~12 无恶化	3~8	
创伤后失忆	<1 小时	1~24 小时	>24 小时	
昏迷持续时间	<15~30min	15min 至 24h	1~90d	>90d

经许可来自:Alexander MA,Matthews DJ,eds. Pediatric Rehabilitation:Principles and Practice. 4th ed. New York,NY:Demos Medical Publishing;2010.

四、常见运动障碍

1. 局灶性损伤可导致偏瘫。

2. 弥漫性损伤:平衡、协调和起步障碍。总体上 79% 的患儿可独立移动。

3. 平衡缺陷:耳蜗和前庭功能受损。

4. 震颤。

5. 肌张力障碍:儿童脑外伤后比成人更常见。

6. 痉挛/强直(38%),痉挛/共济失调(39%)。

五、常见的感觉障碍

1. 嗅觉丧失:嗅觉功能受损,通常继发于嗅球、嗅束、颞叶或额下区损伤。

2. 听觉障碍:可能是由于中枢处理障碍、周围神经损伤、耳蜗损伤或中耳结构破坏。第Ⅷ对颅神经损伤常伴有颅底骨折。

3. 视觉障碍:颅神经、眼、视交叉、视束、视辐射或皮质结构受损。视神经损伤发生率为1.5%。

六、认知障碍

1. 认知和沟通障碍被认为是 TBI 残疾的最大原因。

2. 觉醒和注意障碍:有实验证据表明脑损伤后神经递质减少。多巴胺、去甲肾上腺素、三环类抗抑郁药和血清素治疗可能是有益的。

3. 多动的儿童更容易出现 TBI。一项研究显示,35% 的患儿在事故前有学习障碍、注意力缺陷或情绪问题。

4. 激越:额叶和皮质下区域的损伤可能导致激越。

5. 记忆障碍:在中重度损伤中记忆障碍尤为明显。学习成绩与受伤的严重程度直接相关。大多数人的智力在 TBI 后的前 4 个月会有改善。

6. 沟通障碍:2/3 的人存在沟通困难,包括命名、言语流畅性和表达能力等方面。1/3 存在构音障碍。受伤的年龄可能会影响言语功能的预后,因为年幼的儿童在损伤之前言语发育较少。

7. 行为后遗症:冲动控制缺陷和去抑制化可能与额叶损伤有关。青少年可能会表现出性欲亢进。

8. 情绪表达异常:最初缺乏情绪表达,可能表现为长期情绪不稳定。

9. 抽象推理障碍。

10. 自我中心。

11. 社会隔离:难以形成持久的社会关系。

七、与 TBI 相关的疾病

(一) 神经内分泌功能障碍

1. 尿崩症(diabetes insipidus,DI):由于下丘脑产生的抗利尿激素(antidiuretic hormone,ADH)不足引起的水分丧失过多。急性出现的 DI 可能是 TBI 后生存情况预后不良的预测因素。

2. 抗利尿激素分泌失调综合征(syndrome of inappropriate ADH,SIADH):以尿量减少、低钠血症和血清渗透压降低为特征。

📖 3. 垂体功能减退:表现为生长障碍和青春期延迟或停滞。患儿存在所有垂体激素的分泌不足,尤其是生长激素、黄体生成素和促卵泡激素(Acerini et al.,2006)。

4. 脑性耗盐综合征(cerebral salt wasting,CSW):神经对肾小管功能的直接影响。

5. 性早熟:最初的症状可能出现在 TBI 后 2~17 个月。女性比男性更容易受到影响(54.5% : 4.5%)。临床表现为第二性征提早发育,生长加速,骨龄提前 2 岁,骨骺过早关闭导致成年身形较矮小。

(二) 呼吸功能障碍

1. 急性期插管是早期治疗的一部分。

2. 肺炎可能是早期呼吸系统并发症。

3. 插管时间延长可导致声门区气管狭窄、气管软化和声带损伤/瘫痪。

(三) 胃肠道问题

1. 营养方面需考虑到 TBI 儿童会代谢亢进。

2. 由于对外界刺激反应水平降低,可采用管饲。

3. 在放置胃造瘘管之前,应先对胃食管反流进行评估。

(四) 肠道管理

1. 建立定时排便是非常重要的。

2. 损伤后早期,因损伤本身或麻醉药的使用,肠蠕动减弱。

(五) 膀胱管理

1. 强烈建议短期膀胱管理,以确保液体的摄入与排出的平衡。

2. 长期膀胱管理更加要基于认知活动。

3. 如果尿失禁持续存在,则患儿可能存在神经源性膀胱。应进行临床评估和治疗。

(六) 中枢自主神经功能障碍

1. 临床定义为 TBI 后不明原因的发热、系统性高血压、出汗、全身强直、去大脑姿势和呼吸急促的症状。

2. 重度 TBI 患儿中,14% 会出现此症。

3. 机制可能是下丘脑或脑干功能障碍。

4. TBI 后的中枢自主神经功能障碍的出现,与意识障碍时间延长、伤后 1 年以上的认知功能和运动功能差有关。

(七) 异位骨化

1. 儿童 TBI 中,14%~23% 可出现异位骨形成。

2. 多见于 11 岁以上患儿,或重度损伤患儿,或有 2 个或 2 个以上的肢体骨折的患儿。

3. 最常累及髋关节和膝关节,表现为疼痛、ROM 减少以及肿胀。

4. 异位骨化(heterotopic ossification,HO)通常在受伤后 1 个月或 1 个月之后才被诊断。

5. 与结局不良相关。

6. 深静脉血栓形成在儿童中是一种不常见的并发症，但可能与 HO 有关。

7. 治疗包括轻柔的 ROM 训练，夹板治疗和良肢位摆放以及 NSAIDs。不要使用依替膦酸盐，因为据报道它会导致正在成长的儿童出现可逆性佝偻病症状。

（八）创伤后癫痫

1. 脑外伤后早期（第 1 周内）和晚期（1~2 周后）癫痫发作的发生率均增加。

2. 在 TBI 后有 2 次或 2 次以上晚期癫痫发作的患儿被认为是创伤后癫痫（posttraumatic epilepsy，PTE）。PTE 发生的风险与 TBI 的严重程度相关：1.6% 的中度损伤儿童和 7.4% 的重度损伤儿童发生晚期癫痫发作。

3. 不推荐使用抗癫痫药物进行预防。目前尚无使用苯妥英预防 PTE 疗效的报道。

（九）脑萎缩和外伤性脑积水

1. 在儿童严重的 TBI 后，常见脑室系统增大。

2. 由于脑萎缩（脑外积水）或脑脊液（cerebrospinal fluid，CSF）流动受阻（脑积水）所致。

3. 相较于真正的脑积水，脑萎缩更常出现于重度脑损伤患儿。

八、生存预后

1. 超过 2/3 的脑死亡发生在事故现场或在送往医院的途中。

2. 对于损伤严重的患儿，高达 47% 的住院费用用于住院康复。大多数儿童在 TBI 后可以出院回家。一般来说，即使是对外界刺激反应甚微的儿童也能存活数年。

3. 与成人相比，因严重脑损伤死亡者，更多见于因缺氧或创伤性损伤，在伤后 90d 仍为植物状态的患儿。

在成年人中，处于植物状态的患者中有 50% 在受伤后的 1 年内死亡，而在受伤后 1 年处于植物状态的儿童中有 50% 在 7~8 年后仍然存活。

九、长期损害

1. 在损伤 1 年后，轻度 TBI 患儿在临床上与年龄匹配的对照组相比，没有临床上的显著差异。这些患儿几乎不存在由事故造成的功能障碍。

2. 在重度的 TBI 中，意识丧失 6h 以上的患儿中，87% 恢复良好，能够完全独立生活，伴或不伴轻微的神经功能缺损。73% 的患儿在受伤后 1 年内能够独立行走和自我照料。

3. 脑损伤极重的儿童（意识丧失 90d 以上），预后较差。

4. 一般来说，创伤性脑损伤的预后优于缺氧性脑损伤。在脑外伤后 1 个月时仍意识障碍的 TBI 患儿中，有 24% 在 3 个月后恢复意识，而缺氧损伤的儿童中只有 11% 恢复意识。受伤 1 年后，81% 的 TBI 患儿仍存活，其中 29% 的患儿意识障碍，而缺氧损伤患儿只有 75% 存活，65% 的患儿意识障碍（Mayfield et al.，2009）。

5. 在意识障碍 90d 以上的 TBI 患儿中，有 75% 最终恢复意识，而在缺氧损伤的患儿中，只有 25% 能够恢复意识。一般来说，创伤性脑损伤比缺氧性脑损伤预后好。

6. 受虐儿童的生存和神经功能预后比其他原因造成的 TBI 更差。

7. 弥漫性 TBI 患儿中，若受伤年龄较小，最终预后不佳。

第九节　脑性瘫痪

一、脑性瘫痪的定义

1. 脑性瘫痪（cerebral palsy，CP）是由于未发育成熟的大脑受到非进展性病变所引起的，以运动控制和姿势障碍为主要表现，同时也会引起认知和感觉相关问题的疾病。

2. 损伤可以发生在子宫内（产前），生产时（围生期），或生后 3 年内（产后）。

3. 脑瘫是儿童残疾的首要原因，发病率是 2‰~3‰。

二、引起脑性瘫痪的风险因素：产前、围生期，产后（表 10-23）

三、脑性瘫痪的分类（表 10-24，表 10-25）

表 10-23   脑瘫的危险因素

产前因素	围生期因素	产后因素
📖 大多数的（70%~80%）脑瘫发生在出生前，风险因素包括： 产前颅内出血： 　脑瘫情况取决于脑实质细胞损伤的程度 胎盘相关的并发症 妊娠毒素： 　缺碘可导致四肢瘫痪 　有机物中毒?	早产并发症： 孕周<32 周时分娩 低出生体重<2 500g 📖 由于以下原因，早产仍然是脑瘫最常见的危险因素： 　未成熟脑组织 　脑血管较脆弱 　不成熟的生理应激是导致新生儿脑血流紊乱的主要原因 　血管畸形?	外伤包括： 　意外坠落 　儿童照护不良（例如摇晃婴儿综合征，引起视网膜出血） 　交通事故 毒素包括： 　重金属尤其是铅中毒 　有机磷酸盐中毒 以下原因导致的脑卒中综合征伴偏瘫： 　镰刀细胞型贫血 　动静脉畸形血管破裂 　先天性心脏病（特别是法洛四联症） 感染 　细菌 　病毒 　脑膜炎（尤其发生在出生后 6 个月内）
获得的先天性感染（TORCH）： 　弓形虫病 　风疹病毒 　巨细胞病毒 　单纯疱疹病毒 母体原因： 　癫痫 　甲状腺功能亢进 　智力障碍 社会经济因素 生育能力不足? 多种原因导致的产前缺氧： 　先天性（最常见） 　多胎妊娠	高胆红素血症： 　Rh 血型不合 　葡糖-6-磷酸脱氢酶缺乏 　ABO 血型不合 　导致胆红素沉积于颅神经核和基底神经节，可引起后续的手足徐动型脑瘫 产程困难或产伤： 　典型者是分娩时硬膜下血肿导致大脑受到机械性损伤，引发脑瘫（痉挛偏瘫型） 感染 　病毒 　细菌 痫性发作 心动过缓和缺氧 围产期颅内出血 　结局取决于脑实质损伤的程度	肿瘤疾病 缺氧： 　例如溺水导致的缺氧性脑病 颅内出血

TORCH, toxoplasmosis, other agents such as varicella virus or parvovirus rubella virus, cytomegalovirus, herpes virus/HIV, syphilis. 弓形体病、其他代理如水痘病毒和细小病毒、风疹病毒、巨细胞病毒、疱疹病毒/艾滋病、梅毒

表 10-24 脑瘫的分类

类型	痉挛型	不随意运动型	混合型
占脑瘫类型百分比	75%	两种类型共占 25%	
临床症状	上运动神经元受损的典型症状,包括: 反射亢进 阵挛 肌模式 巴宾斯基征阳性(2 岁以上出现异常) 原始反射持续存在 存在多余反射 📖 亚型: 痉挛型单瘫(存在争议;常表现为轻度偏瘫) 痉挛型双瘫(脑瘫最常见的类型)	运动障碍主要表现为锥体外系运动模式,继发产生音调调节异常、姿势控制障碍和不协调: 手足徐动症:缓慢的扭动,肢体尤其是末端的不自主运动 舞蹈症:突发性不规则抽动,通常发生在头颈部和四肢 舞蹈手足徐动症:手足徐动和舞蹈病异常活动的结合	表现为痉挛型和不随意运动型的混合 举例:痉挛型/手足徐动型,以锥体外系的运动障碍模式为主,痉挛成分潜在存在

表 10-25 脑瘫的主要类型:痉挛型、不随意运动型、混合型

基于瘫痪部位的痉挛型分类(占脑瘫类型的 75%)			
类型	病因	是否可以步行?	相关发现
偏瘫型	• 大部分为先天性(获得性占 10%~30%) • 局灶性围生期损伤 • CT/MRI 显示最多发生于大脑中动脉结构异常 • 梗死在血管内(通常是大脑中动脉)导致局灶性和多发性缺血性脑坏死	• 通常在 2 岁可以行走,除非合并严重的发育迟滞	• 最常见表现:很少使用患侧手(如 1 岁以前使用健侧手) • 上肢比下肢更易受影响 • 语言保留:儿童在大约 6 岁之前都有能力改变大脑半球的支配地位 • 可以看到不对称的爬行 • 难以纠正的错误;可能出现偏盲 • 首次癫痫发作最迟不超过 5 岁
双瘫型(李特尔氏病) 📖 早产脑瘫患儿中最常见类型	• 局部缺血 • 是早产儿脑室周围区的胚胎生发基质灌注不足所致 • 脑室周围白质位于主要血管穿透支之间的交界区,对脑灌注的减少非常敏感 • 导致脑室周围白质软化,运动皮质的下行纤维穿过这一白质区域	• 大多数双瘫患者可以走动,有些需要辅助设备	• 双腿比例失调,以及存在上肢运动感觉障碍 • 粗大运动发育落后 • 视觉问题包括 50% 患儿存在斜视(视觉缺陷患儿占 63%) • 轻度认知障碍(30%)或精神发育迟滞 • 25% 的患儿发生过癫痫 • 下肢可见上运动神经元受损的表现
四肢瘫 📖 这一类型发生严重残疾的概率最高 • 25% 存在严重残疾 • 50% 存在中度残疾	• 主要是缺氧的发生(围生期窒息)通常有难产史 • 导致更严重程度的缺血(区域比双瘫型脑瘫多),合并更多的脑周围白质软化。这些更大的损伤导致上肢和下肢功能均受损(四肢瘫型) • 矢状窦旁脑损伤——损伤双侧皮质区,导致边界分水岭区坏死	• 有 1/4 的患儿可以独立步行,可在改良过的环境中独立完成日常生活活动 • 有 1/2 的患儿需要辅助下步行,帮助下完成日常生活活动 • 1/4 的患儿完全无法移动和自理	• 斜视 • 下肢比上肢更易受影响——不难见到患儿肢体不对称 • 精神发育迟滞较严重 • 口运动功能障碍,假延髓麻痹导致存在误吸风险 • 喂养困难:可能需要插胃管进食 • 所有肢体均表现出上运动神经元受损的症状 • 1/2 的患儿患有癫痫 • 需监测髋关节脱位和脊柱侧凸的情况 • 起初肌张力低下

续表

失调型和混合型（占所有脑瘫患儿的 25%）			
类型	病因	是否可以步行	相关发现
不随意运动型 不随意运动障碍以异常的锥体外系运动模式为特征 锥体外系运动之前在神经病学分类系统中被定义	• 在过去大部分患儿与发生核黄疸相关（新生儿高胆红素血症引起胆红素沉积在基底节区）。可能是由于继发于 Rh 或 ABO 血型不相容或血肿破裂导致的溶血 • 弥漫性缺氧症导致基底神经节和丘脑的缺氧引起	• 1/2 的患儿在 3 岁之后可以达到行走能力 • 上肢功能足以满足日常生活活动 • 1/2 的患儿无法步行，日常生活活动依赖他人帮助	• 手足徐动症：缓慢的扭动，肢体尤其是末端的不自主运动 • 25% 的患儿发生癫痫 • 📖 感觉神经性耳聋（高发生率） • 向上凝视麻痹 • 患儿出生时多呈低张力状态 • 典型的运动模式在 1—3 岁时出现 • 患儿的手和手指首先出现不自主的运动；四肢的异常运动通常在 18 个月到 3 岁时明显出现 • 假延髓性麻痹表现为： 口腔运动障碍 构音障碍 睡觉时肌张力正常 肌腱反射正常或稍亢进 当活动肢体时，手足徐动症患儿肌张力会增加
混合型 包括痉挛型和不随意运动型中的描述，例如痉挛-手足徐动	• 混合的病因	• 取决于不同的分类	• 视觉异常： 核黄疸导致的 向上凝视麻痹 （较少见） 眼球震颤会表现在混合型中

目前的方法是尝试将功能作为基础来分类。随着患儿年龄的增长，临床表现也会有所不同。改良版神经分类系统将 CP 分成了以下几类。

1. 痉挛型（锥体系）脑瘫（75%）。

2. 不随意运动型（锥体外系）脑瘫。

3. 混合型（锥体系联合椎体外系）脑瘫。

四、痉挛型脑瘫（75%）

1. 痉挛型脑瘫患儿有明显上运动神经元（upper motor neuron，UMN）体征，例如肌肉痉挛和反射亢进/阵挛。伸肌巴宾斯基征（2 岁以上仍存在则为异常）或存在，同时伴有其他持续存在的原始反射。

2. 将痉挛型按受累部位分为五个亚型。

（一）痉挛型单肢瘫

这种类型很少见。患儿有一侧上肢或下肢受累，通常临床表现上有轻微的功能障碍。

📖（二）痉挛型双肢瘫（最常见的脑瘫类型）

1. 在患有脑瘫的早产儿中，75% 是痉挛型双瘫。

2. 存在早产史的患儿中，下肢受累的比率远高于上肢。

3. 在痉挛状态出现之前，患儿早期存在肌张力低下。同时也存在发育延迟，通常是粗大运动功能的发育迟缓。

4. 有脑室出血病史也是典型表现，特别是在妊娠 28~32 周。MRI 可表现为脑室周围白质软化或出血后脑穿通表现。

5. 下肢痉挛是内囊内部锥体束纤维损伤

所引起的。受累肌群包括屈髋肌、内收肌和腓肠肌。长期痉挛会引发挛缩。

6. 双瘫步态模式包括典型的剪刀步态和足尖点地。

7. 上肢存在轻度协调问题,下肢症状为上运动神经元损伤表现。

8. 50% 的患儿存在斜视,63% 的患儿存在视力缺陷。

9. 20%~25% 的患儿会发生癫痫,30% 的患儿伴有认知障碍。

（三）痉挛型三肢瘫

1. 累及三个肢体,通常是双下肢和一侧上肢受累。

2. 受累肢体痉挛,与未受累肢体间存在轻度协调障碍。

3. 可观察到有特征性的剪刀步和足尖点地。

（四）痉挛型四肢瘫

1. 四肢都受累。

2. 躯干肌张力低下,四肢肌张力增高,或存在全身肌张力增高。

3. 通常有难产和围生期窒息史。

4. 大约 50% 为产前因素,30% 为围生期因素,20% 为产后因素所致。

5. 早产儿 MRI 显示脑室周围白质软化。

6. 从婴儿期开始可能会出现角弓反张姿势,通常在重度患儿中持续存在。患儿还存在口部运动功能障碍,假性延髓性麻痹,进食时存在误吸风险,可能需要放置胃管。

7. 大部分患儿会出现精神发育迟滞。

8. 50% 的患儿会发生癫痫。

9. 痉挛和持续存在的原始反射会导致此型脑瘫患儿的临床表现最为严重。

（五）痉挛型偏瘫

1. 一侧身体受累,上肢重于下肢。

2. 70%~90% 为先天性。

3. 10%~30% 后天获得性,继发于血管性、动静脉畸形、炎症或创伤性病因。

4. 66% 的病例中 MRI 显示有单侧病变。

5. 在足月儿中,主要病因多为产前事件。

6. 在早产儿中,脑室周围非对称性白质软化是常见病因。

7. 偏瘫通常在 4—6 月龄时由于肌张力过低而被首次发现。其他提示因素还包括过早出现的利手。

8. 右侧受累的发生率略高于左侧。

9. 开始行走的平均年龄为 24 个月。

10. 可能累及颅神经(面肌无力)。

11. 除了相关的痉挛状态外,患侧生长迟缓也很常见。

12. 68% 的患儿存在同侧感觉障碍。

13. 25% 的偏瘫患儿会出现视力障碍,28% 的存在认知障碍,33% 的存在癫痫。

14. 知觉运动缺陷十分常见,并可致学习障碍。

五、脑瘫的运动障碍分型

1. 运动障碍的特征是由肌张力调节障碍、姿势控制障碍和协调障碍引起的锥体外系运动模式异常。

2. 手足徐动型:伴有缓慢扭动的不随意运动,多见于四肢远端。

3. 舞蹈症:通常在头部、颈部和四肢发生突然发生不规则的抽动动作

4. 舞蹈样手足徐动症:手足徐动症和舞蹈症的结合。通常是大幅的不随意运动,主要是手足徐动。

5. 肌张力障碍:躯干和四肢活动缓慢的节律性运动伴有肌张力改变;存在姿势异常。

6. 共济失调:动作不协调,常伴有眼球震颤、辨距不良和宽大步态。

（1）经典的运动模式出现于 1—3 岁。重度患儿有持续性的肌张力低下。异常运动模式通常会随着压力或目的性活动的增加而增加。睡眠时肌张力正常,不自主运动消失。

（2）假延髓性麻痹表现为构音障碍、吞咽困难、流涎和口部运动障碍。78% 的患儿智力正常。

（3）感音神经性聋的发病率很高,与高胆红素血症和新生儿黄疸有关。

六、混合型脑瘫

1. 混合型脑瘫表现为痉挛型 CP 和运动障碍型 CP 的混合。最常见的混合型是痉挛型手足徐动症(主要为潜在的痉挛因素导致的运动障碍)。

2. 改良的神经分类系统将患儿分为以下几类。

七、脑瘫的粗大运动功能分级

1. 粗大运动功能分级系统(gross motor function classification system,GMFCS)是一种对脑瘫患儿粗大运动功能进行分级的标准化系统。

2. 一级:步行不受限,但更高级的粗大运动功能受限。

3. 二级:无须辅助设备可以步行,在室外以及社区中步行受限。

4. 三级:在辅助移动设备帮助下步行,在室外以及社区中步行受限。

5. 四级:自我移动受限,在室外和社区需借助交通运输工具或动力性移动设备。

6. 五级:即使使用辅助设备,自我移动也严重受限。

八、脑瘫的典型异常步态

(一)痉挛型双瘫

1. 剪刀步态

(1)髋关节屈曲内收。

(2)膝关节屈曲外翻。

2. 踝关节表现为马蹄足(足趾步行)

(二)痉挛型偏瘫

1. 屈髋、踝背屈均无力。

2. 胫骨后肌功能亢进。

3. 髋上提或髋划圈步态。

4. 支撑相时足旋后。

5. 上肢姿势异常。

(三)蹲伏步态

1. 屈髋肌群紧张。

2. 腘绳肌紧张。

3. 股四头肌无力。

4. 双肢瘫和四肢瘫痪患儿过度踝背屈。

九、我的孩子能走路吗(表 10-25)

1. 在新确诊的脑瘫患儿中,这一问题是家长最常问到的问题。能否步行有数个相关因素。患儿将来会如何表现最好的预测因素就是患儿现在的表现。

2. 坐位:Alexander(2010)已经表明,如果孩子在 2 岁时能够独坐,那么对行走的预后是良好的。

3. 爬行:Badell 认为在 1.5—2.5 岁时可以手膝爬行,是一个很好的预后指征。

4. 原始反射:在 18—24 月龄时仍持续出现 3 个或更多的原始反射,则预后不良(见表10-28)。

5. 预后情况也取决于脑瘫的类型(见表10-25)。

十、脑瘫儿童相关缺陷(表 10-26)

(一)精神发育迟滞

1. 脑瘫相关残疾的发生率各不相同。精神发育迟滞的总发病率约为 50%。

2. 小头畸形、癫痫和严重的神经肌肉功能障碍都会增加智力缺陷发生的风险。

3. 痉挛型四肢瘫中精神发育迟滞的发生率最高,而痉挛型偏瘫和双瘫型智力发育迟滞率最低。

(二)癫痫发作

脑瘫患儿癫痫的总发病率大约为 50%。痉挛型四肢瘫痪患儿发生癫痫较为常见(50%),而在双瘫患儿和运动障碍患儿中较少见(25%~33%)。癫痫大发作伴强直性阵挛性惊厥是一种常见类型。

(三)视觉缺陷

1. 脑瘫患儿常见眼外肌运动障碍和视力缺陷。

2. 斜视是最常见的视觉障碍,占所有患儿的 25%~60%,以痉挛型双瘫和四肢瘫中发生率最高。

3. 内斜视比外斜视更常见。

4. 临床上核黄疸表现为向上共轭凝视麻痹。

表 10-26 脑瘫的相关障碍

精神发育迟滞	发生率为 50%，多见于严重的痉挛型四肢瘫
癫痫	发病率为 50%，多见于偏瘫和痉挛型四肢瘫
口腔运动障碍	难以吮吸、吞咽和咀嚼；嘴唇紧闭、舌塞、流涎、构音障碍；最常见的是痉挛型四肢瘫和不随意运动型
胃肠功能紊乱	胃液回流、便秘
口腔问题	牙釉质发育不良，牙合失调，龋齿，牙龈增生（继发于苯妥英）
视觉障碍	斜视、难以纠正的错误、偏瘫易合并偏盲
听觉障碍	感染（TORCH）、药物治疗、核黄疸
皮质感觉障碍	偏身感觉障碍
肺功能	早产儿通气不足、支气管肺发育不良；微误吸并口腔运动功能障碍
膀胱和直肠	儿童中枢神经运动控制功能障碍与认知发育状况
行为	注意缺陷障碍，注意力分散，冲动控制，明显运动亢进，器质性假延髓性麻痹
语言混乱	发育性的假性延髓核上痉挛型麻痹，由下运动神经支配的肌肉不协调

TORCH:toxoplasmosis 弓形虫病, other agents such as varicella virus or parvovirus 其他病原体如水痘病毒或细小病毒, rubella virus 风疹病毒, cytomegalovirus 巨细胞病毒, herpes virus/HIV 疱疹病毒/艾滋病毒, syphilis 梅毒

5. 共济失调型可出现眼球震颤。

6. 在 25% 的偏瘫型脑瘫患儿中会发生同侧偏盲。

7. 早产儿会发生早产儿视网膜病变。

（四）听力障碍

1. 脑瘫患儿典型的听力障碍是由于感觉神经性障碍，在 15 岁以下的患儿中约占 12%，其中手足徐动型的发病率是痉挛型的 4 倍。

2. 核黄疸是手足徐动型患儿发生感觉神经性听力损伤最常见的病因。其他原因包括宫内感染，特别是风疹、巨细胞病毒、弓形虫病和梅毒，以及围生期缺氧、脑膜炎、脑炎和耳毒性药物。

（五）言语障碍

1. 发育性言语障碍包括口语和书面表达障碍。1.5—2 岁后，优势半球受损可导致失语症。在 8—10 岁之前出现失语症的患儿的言语功能虽然能明显改善，但几乎不能恢复到发病前的水平。

2. 假延髓性麻痹、核上痉挛性麻痹或由低位颅神经支配的肌肉运动不协调，都会导致言语障碍。大多数手足徐动型患儿和 50% 的双瘫痉挛型患儿都存在有一定程度的构音障碍。

3. 3 岁时能说 2~3 个单词组成的句子，提示存在较好的智能。

（六）呼吸障碍

呼吸障碍也可能发生在脑瘫患儿中。在痉挛型和手足徐动型脑瘫患儿中均可以看到肺活量和有氧运动能力下降。脊柱侧凸会伴有限制性肺疾病。慢性误吸会导致间质纤维化。

（七）行为障碍

1. 行为障碍可表现为注意力缺陷，注意力分散，冲动控制障碍和明显多动症表现。

2. 行为障碍也包括真性情绪不稳，与构音障碍、流涎、咀嚼无力同属假延髓性麻痹的临床表现。

3. 被同龄人排挤导致消极的自我形象；在正常的过渡时期，也就是从学龄前到幼儿园和青春期早期，学校问题、抑郁和愤怒可能会加剧。

4. 躯体受累较轻的患儿，可能会面临更多的困难，需要更多的社会心理支持。

（八）胃肠道问题

胃肠道症状常见。胃食管反流需要药物

治疗。制动、不正常的饮食和液体摄入会加剧便秘。

（九）直肠膀胱功能障碍

治疗通常与患儿的中枢神经运动控制障碍和认知发育状况相关。

（十）口部运动问题

1. 口部运动问题可能导致吞咽、吮吸和咀嚼困难。运动不协调表现为口唇关闭不良，舌的伸缩受限，以及舌部运动减少。

2. 喂养困难会导致营养不良和误吸。需要进行吞咽功能评估，可用改良的钡剂吞咽和纤维内镜检查。在某些情况下可能有必要经皮置入胃造瘘管。

（十一）牙齿问题

1. 牙齿问题包括咬合不正、上颚畸形引起的牙釉质发育不良和口部异常反射。

2. 脑瘫儿童由于对分泌物和食物的控制能力不佳以及慢性流涎导致了口腔疾病风险增加。药物（如莨菪碱贴片）可治疗流涎。

十一、预后

1. 大约90%的脑瘫儿童能活到成年。制动和严重的发育迟滞会缩短患儿的生存期。

2. 独立生活的积极因素包括常规的学校教育，完成中学教育，独立行动能力和室外活动能力，手功能良好，居住于小型社区，运动功能障碍表现为痉挛状态：精神发育迟滞、癫痫发作和依赖轮椅都是降低独立生活可能性的因素。

3. 就业的积极预测指标包括躯体轻度受累、良好的家庭支持、职业培训和良好的雇佣合同。

十二、治疗管理

1.《残疾人个体教育法》（Individuals with Disabilities Education Act，IDEA）是一项重要的法律，要求对3岁前有发育迟缓的儿童（婴儿/3岁以下幼儿）进行早期干预。

2. 早期干预是一个与婴幼儿和家庭一起合作的系统方案，残疾儿童在社会中的发展最大化，提高家庭的能力，以满足患儿的需求。

3. 物 理 治 疗/作 业 治 疗（occupational therapy，OT）/言语治疗（speech therapy，ST）是必须提供的发育服务的一部分。虽然没有证据显示早期干预可以防止残疾或改变大脑组织。然而有证据表明，这些策略能够降低继发性并发症，给家庭带来更好的支持。

十三、运动治疗方法

1. 在物理治疗和作业治疗中有各种各样的运动技术。

2. Bobath（应用最广泛）：也被称为神经发育疗法（neurodevelopmental treatment，NDT）。其目的是使肌张力正常化，抑制异常的原始反射模式，及通过正常的发育顺序来促进自主反应。

3. Phelps：大量使用矫形器，当患儿能在张力最小、溢出和代偿最少的情况下完成动作时，就可以撤除支持。

4. Deaver：大量使用矫形器，限制动作，每个肢体只允许进行两个动作。

5. Doman 和 Delacato：使用一系列设置好的模式进行治疗，每日重复多次，从而训练大脑对肢体的支配，使功能正常化。

6. Rood：同样强调感觉和运动系统，通过感觉感受器刺激肌肉。

7. Vojta-European 法：激活姿势发育和平衡反应，引导正确的发育模式。

8. 引导式教育："在学习中康复"的系统，有运动功能障碍的患儿将是一个积极的参与者和学习者，从而克服自身残疾。这一过程由一名接受过专门训练的"引导人员"推动进行，通过目标导向性的小组活动，将教育和患儿个体的康复需求整合在一起。

9. 模式疗法：旨在改善脑损伤等先天性神经功能障碍儿童"神经功能组织"的模拟产前产后运动的一系列练习和手法。对这一理论发表的一些评论发现，它没有价值和科学支持。许多临床医生认为这和 Doman-Delacato 是一样的。

十四、痉挛状态管理

1. 治疗主要的形式是综合的物理治疗/作

业治疗项目(模式、治疗性运动、关节活动度训练、石膏和夹板)、药物治疗、支具、神经/运动点注射和外科手术。

2. 通过神经/运动点注射阻滞和化学去神经疗法等干预来降低身体特定部位的肌张力。更激进的措施包括外科手术。

(一)药物治疗(表10-27)

脑瘫患儿的痉挛管理包括了越来越多种类的药物。表10-27列出了治疗痉挛的常用药物。

(二)支具

1. 降低肌张力的踝足矫形器(tone-reducing ankle-foot orthoses,TRAFOs)通过控制足下垂或马蹄内翻畸形来改善步态。

(1)减少异常反射。

(2)全脚掌延伸超过足趾,抑制足趾屈曲。

(3)跖骨支持物可以抑制对足部某一特别反射区的刺激。

(4)在步行时效果最明显,在休息时使用也有助于预防关节挛缩。

2. 膝-踝-足矫形器(knee ankle-foot orthoses,KAFOs)。

KAFOs改善了膝关节屈伸的控制能力,增加对膝内翻和膝外翻的直接控制,但增加了体积和重量。

3. 髋膝踝足矫形器(hip-knee ankle-foot orthoses,HKAFOs):

HKAFOs增加直接控制髋关节位置。KAFO和HKAFO支具不能显著改善步态,但确实减少了畸形的发生。

(三)神经/运动点阻滞

1. 适用于治疗受痉挛状态影响的特定肌肉群。常用于降低内收肌、腘绳肌和腓肠肌痉挛,以纠正剪刀步和马蹄内翻足畸形,预防挛缩。

2. 苯酚和乙醇是化学损毁术常用的药物,它们都对神经产生破坏作用。

(1)化学性去神经作用可以维持3~6个月。

(2)注射部位的远端神经再生使治疗效果在4~6个月后失效(更少的运动点)。

3. 通常使用电刺激仪来确定注射的正确位置。

4. 潜在好处:通过易化治疗、矫形器穿戴等预防畸形和改善功能。

5. 缺点:暂时性感觉障碍(仅限神经阻滞),特别是胫神经和上肢神经;持久的无力会导致关节畸形(例如,胫神经阻滞导致足外翻)。

6. 在治疗后,需要进行积极的牵伸治疗和步态训练。

[对下肢特定神经阻滞的预期效果]

1. 闭孔神经阻滞(前支、后支)。

(1)降低内收肌张力。

(2)改善剪刀步态。

(3)促进被动外展活动,保护髋关节完整性。

2. 支配内侧腘绳肌的坐骨神经分支阻滞(半膜肌和半腱肌):减少蹲伏步态和内收畸形。

3. 胫神经阻滞(最近,对支配腓肠肌头端的胫神经分支进行阻滞):减少跖屈张力,使患者更好地耐受足踝矫形器。

4. 股神经阻滞:减少痉挛性过伸。

[肉毒毒素注射]

1. 肉毒毒素影响神经肌肉连接(neuromuscular junction,NMJ),可达到减少肌张力的目的。可对特定的肌肉进行肉毒杆菌毒素注射治疗。

2. 已广泛用于治疗眼睑痉挛(局灶性)和斜颈。

3. 肉毒毒素通过可逆地阻断突触前乙酰胆碱(acetylcholine,ACh)释放进入神经肌肉连接处。

(1)肌内注射24~72h起效,2周达高峰。

(2)在注射毒素后几天,轴突纤维开始在肌细胞壁的新区域出芽并形成连接板,在3个月内使无力逆转。

4. 相对于神经阻滞,肉毒毒素注射的优势。

(1)对临床医生技术要求不高。

(2)不会造成感觉障碍。

(3)减少注射部位疼痛和不适。

(四)外科手术

1. 手术可以改善功能和外观,防止或矫正畸形。

2. 手术措施包括神经外科手术[选择性神经根切开术和鞘内巴氯芬(intrathecal baclofen,ITB)泵置入术]以及骨科手术(软组织松解、肌

表 10-27　抗痉挛的药物治疗

药物	作用部位	作用模式	剂量	不良反应	注意事项	建议
巴氯芬（口服）	脊髓中 γ-氨基丁酸受体	传入纤维释放兴奋性神经递质	开始从 2.5~5.0mg，每天两次，每 3~5 天增加 2.5~5mg	虚弱、疲劳、意识模糊、便秘	可能会降低癫痫的发作阈值；突然停药会诱发癫痫发作或产生幻觉	多发性硬化和脊髓损伤的首选药物；当有急性，可以口服用药
巴氯芬（注射）	脊髓中 γ-氨基丁酸受体	传入纤维释放兴奋性神经递质	测试剂量：50μg；注射剂量 27~800μg/d	虚弱、疲劳、意识模糊、便秘、心肺功能受抑制	可能会降低癫痫的发作阈值；突然停药会诱发癫痫发作或产生幻觉	批准用于治疗多发性硬化、脊髓损伤、脑瘫和颅脑损伤
丹曲林	肌梭外和肌梭内骨骼肌纤维	肌浆内质网释放钙离子	开始从 0.5mg/kg 体重，2 次/d，每 5~7d 增加 0.5mg/kg，最多不超过 12mg/kg	虚弱、疲劳、瞌睡、腹泻	肝细胞毒性（2%）；定期检查肝功能	脑瘫源性的痉挛首选药物
苯二氮平类药物	脑干、网状结构和脊髓上的受体	与 γ-氨基丁酸结合，增强突出前抑制作用	开始从 1~2mg 2 次/d，每 2~3d 增加 1~2mg，最多不超过 20mg	瞌睡、疲劳、记忆力下降	易耐受且具有依赖性；中枢神经系统受抑制	对于不完全性脊髓损伤有帮助；以及对脑瘫患儿术后急性期有帮助
可乐定	作为大脑和脑干的兴奋剂以及作用于脊髓的胶状质	抑制短时运动神经元传导；增大突触前抑制作用	开始从 0.1mg/片，持续 7d	心动过缓、低血压、抑郁	监测血压和脉搏	对于多发性硬化的痉挛和牵伸抵抗有效
替扎尼定	脊椎和棘突上的肾上腺素受体	防止脊椎间突触前膜释放兴奋性氨基酸	开始从 2~4mg 睡前服用，每 2~4d 增加 2mg，最多不超过 36mg	口舌干燥、镇静状态、眩晕	直立性低血压、幻觉、加强肝功能监测	治疗肌张力障碍、斜颈、眼睑痉挛和斜视
肉毒毒素	神经肌肉接头的突触前递质	抑制乙酰胆碱释放进入神经肌肉接头与突触前膜进行不可逆的结合	1~2U/kg，取决于肌肉大小；每个部位 50U，不超过每 3 个月 1 次	虚弱、抽筋、疼痛	体内易形成抗体（导致无效）、影响呼吸功能	无感觉方面的不良反应；对于重复注射不会耐受
苯酚	外周神经、运动终板	使蛋白质变性而导致神经传导受损	4%~6% 浓度的水溶液，最多 20mL	疼痛、皮肤刺激症、暂时性的感觉迟钝、外周神经病	肢体麻木、心律失常、易导致肌肉瘢痕	被认为是化学神经松解的方法；可能会导致永久性感觉迟钝

资料来源：改编自 Stempien LM，Gaebler-Spira D. Rehabilitation of children and adults with cerebral palsy. In：Braddom RL.，ed. Physical Medicine and Rehabilitation. Philadelphia，PA：W. B. Saunders；1996：1113-1132，经许可

腱延长、肌腱转移、关节融合或旋转/成角)。

3. 注意:手术能否改善步态仍存在疑问。

[神经外科的手术方法]

1. 神经外科手术,如选择性后路神经根切断术(selective posterior rhizotomy,SPR)和ITB泵置入术,都可用于治疗痉挛。

2. 选择性脊神经后根切断术。

(1)SPR手术被用来减少兴奋性感官输入运动神经元,从而减少痉挛。

(2)步骤包括椎板切除术,暴露马尾。

(3)用电流刺激背根,用各种标准来确定哪一部分神经根含有更多与异常反射有关的纤维。

(4)切断这些神经根。

(5)这一技术能让感觉不受到严重损伤的情况下降低张力。

(6)患儿入选标准。

① 没有肌张力障碍和/或手足徐动。

② 在无痉挛状态的情况下保存功能性肌力。

③ 存在选择性运动控制。

④ 低龄(3—8岁)。

⑤ 没有明显的关节挛缩,之前也没有骨科手术史。

⑥ 认知功能存在,治疗动机、积极的家庭支持很重要。

(7)SPR的不良影响。

① 肌张力减退(发生在术后通常为一过性,但偶尔也会持续到6个月)。

② 无力(通常被肌张力降低所掩盖)。

③ 感觉改变和膀胱功能障碍(通常持续时间很短)。

④ 髋关节脱位(被认为因保留 L_1 神经根而加重,导致不平衡的屈髋肌痉挛状态)。

⑤ L_1 保留可能引起脊柱前凸。

⑥ 患儿在术后需要大量的物理治疗/作业治疗活动来恢复体力并最大化发挥功能。

(8)头部和躯干控制不佳,并依靠痉挛来达到功能目的的儿童(如通过伸肌痉挛来站立)不适用于SPR。

3. 鞘内巴氯芬泵放置。

(1)见第十二章"痉挛",相关物理医学和康复的主题内容。

(2)可控制泵将巴氯芬直接注射到脊髓鞘内间隙(相当于化学调节神经根切断术)。

(3)考虑使用更低剂量的巴氯芬能尽量减少不良反应。

(4)需要定期再注射。

[骨科手术]

1. 可根据软组织性和骨性,对骨科手术进行分类。

(1)软组织手术在肌肉或肌腱层面进行,包括松解、延长或移位术。

(2)骨性手术包括关节融合(踝或脊柱)或截骨术(例如:股骨或胫骨旋转截骨术;股骨成角截骨术)。

2. 脊神经根切断术联合骨科手术,能最大限度上改善步态。

3. 步态分析可以帮助制定适当的干预措施。

十五、脑瘫患儿增龄后的相关问题

1. 一般而言,在这个年龄出现健康相关问题比率和正常人群大致相同。

2. 最常见的主诉是颈部疼痛(其次是骨关节炎的改变),在50%的痉挛型患儿中以及75%的运动障碍患儿中会出现。

3. 脊柱侧凸在无法步行的病人中发病率较高。

4. 数据表明脑瘫患儿的生育能力接近正常。

5. 残疾程度和性功能水平之间没有相关性。

十六、职业方面

📖 预测就业是否成功的因素包括智商水平、步行能力、言语能力和手功能。

(一)有竞争力(在工作环境中)/有工作能力

1. 智商>80。

2. 依靠或不依靠辅助装置的步行。

3. 难以理解的言语或言语功能正常。

4. 手功能正常/需要辅助器具。

(二)庇护性就业

1. 智商在50~79。

2. 依靠或不依靠辅助装置的步行。

3. 难以理解的言语或言语功能正常。

4. 手功能正常/需要辅助器具。

（三）无法就业/不能工作

1. 智商<50。

2. 无法步行和无言语能力。

3. 使用手时需要辅助。

十七、反射的发育（表 10-28）

📖 表 10-28　反射发育

反射	刺激	反应	被抑制的年龄	临床意义
拥抱（惊吓）反射	下降的感觉（颈部突然后伸）；意外的噪声	肩外展（+）；肩、肘、手指伸展，手臂屈曲内收，呈拥抱状态	4—6 月龄	与中枢神经系统受损表现一致；反射延迟消失
觅食反射	用手指触摸婴儿的口角或上下唇	移动嘴，头转向刺激侧，张口寻找乳头	4 月龄	当中枢神经受损时，该反射延迟消失
阳性支持反射	足底表面承受轻微压力或部分承重	双腿伸展，以支撑部分身体重量，出现膝反张	3—5 月龄，替代为有意识的双腿承重	任何年龄的强制性或多动性异常；下肢痉挛的早期征象；可能和剪切有关
📖 非对称性紧张颈反射	头转向一侧	颜面侧上下肢伸展，后头侧上下肢屈曲	6—7 月龄	中枢神经系统损伤儿童该反射亢进并延迟消失
对称性紧张颈反射	颈部屈曲 颈部伸直	上肢屈曲，下肢伸展 上肢伸展，下肢屈曲	6—7 月龄	中枢神经系统损伤儿童该反射亢进并延迟消失
📖 手握持反射	触摸或按压手掌或拉伸手指屈肌	所有手指弯曲（手握拳）	5—6 月龄	当中枢神经系统受抑制时，反射减少；下运动神经元麻痹时缺失；在痉挛儿童中该反射亢进并延迟消失
足握持反射	触摸或按压在足底到跖骨头的远端	所有脚趾屈曲	12—14 月龄，可以步行时，反射消失	当中枢神经系统受抑制时，反射减少；下运动神经元麻痹时缺失；在痉挛儿童中该反射亢进并延迟消失
踏步反射	抱婴儿呈直立位，使其两足交替踩在平面上，重心也跟着左右移动	可出现左右交替迈步动作	3—4 月龄	正常婴儿可见；下运动神经元受损者该反射缺失
放置反射	抱婴儿于立位，将一侧足背或手背抵于桌面边缘	足背或手背伸展，跨过障碍。抬至桌面上	12 月龄前消失	下运动神经元损伤或下肢痉挛患儿该反射缺失
颈立直反射	婴儿仰卧，将头转向一侧	婴儿从肩部到骨盆也随头转动的方向转动	4 月龄，被有意识性的翻身代替	身体不随之转动表示肌张力升高
紧张性迷路反射	将婴儿抱于仰卧位或俯卧位，头部屈曲或伸展不超过 45°	仰卧位时，身体呈过度伸展，头后仰；俯卧位时，身体以屈曲为主，头前屈，臀部凸起	4—6 月龄	中枢神经系统损伤儿童该反射亢进并延迟消失

资料来源：Molnar Alexander MA，Matthews DJ，eds. Pediatric Rehabilitation：Principles and Practice. 4th ed. New York，NY：Demos Medical Publishing；2010.

第十节　脊柱裂 （先天性脊髓发育不良）

1. 脊柱裂是由先天性脊柱和脊髓发育不良引起的最常见的神经管缺损（neural tube defect，NTD）。

2. 是儿童中最常见的脊髓疾病。

3. 是仅次于脑瘫的第二常见的儿童时期出现的畸形或残疾。

4. 也称为先天性脊髓发育不良，以区别于脊髓增生异常综合征（myelodysplastic syndrome，MDS），后者是指老年人群中出现的一组因造血功能障碍引起的综合征。

一、流行病学

1. 发病率最高的地区是不列颠群岛、爱尔兰、威尔士和苏格兰，而在日本的发病率最低。

2. 在美国，1989 年脊柱裂的发病率约为每 1 000 名新生儿中有 0.6 例，爱尔兰裔、德国裔或西班牙裔家庭中的发病率较高，而在亚裔和太平洋岛裔人群中的发病率较低。

二、病因

1. 一般认为多中心遗传和环境因素同时起作用。家族中的发病率和再发生率增高，以及女性比男性更易受累（1.2∶1），均表明该疾病与遗传因素相关。

2. 第一个孩子出生后患有脊柱裂，那第二个孩子患该疾病的概率是 2.5%~5%，并且若前两胎均患有脊柱裂，第三胎患该疾病的概率加倍。

3. 相关环境因素。

（1）社会经济阶层低。

（2）妊娠早期。

（3）孕期肥胖。

（4）孕期有服用过抗惊厥药物（丙戊酸、卡马西平）。

（5）孕期曾有过发热类疾病。

（6）营养（叶酸缺乏）。

4. 研究表明，在妊娠前后和妊娠早期服用叶酸（每天 0.4mg）可显著减少脊柱裂的发生和再发。

三、发病机制

1. 脊柱裂的发生机制与中枢神经系统胚胎期的发育有关。

2. 在妊娠第 3~4 周，前、后神经孔的神经管开始形成，后神经管形成阶段发生在受孕后的第 4~7 周，在此阶段出现的缺陷为有皮肤覆盖的病变。

3. 正常情况下，从妊娠第 3 周开始神经管闭合，从颈椎中段开始，向头、尾两个方向进行。

4. 神经管闭合缺陷被认为发生在妊娠后第 26 天左右，并且大多数发生在腰中部。

5. 在妊娠后第 26~30 天，更多的末端细胞团块形成，最终在胚胎尾部形成中央管。

6. 中央管尾侧退化伴头侧伸展，与神经管融合，在第 53 天形成脊髓。

7. 腰骶节段的病变发生在第 53 天之前。

四、产前诊断

1. 母体甲胎蛋白（alpha-fetoprotein，AFP）升高、血清及羊水中的乙酰胆碱酯酶升高以及胎儿超声检测是产前诊断的有效方法。妊娠第 13—15 周时，开放性脊柱裂中 AFP 水平诊断可靠性达 80%。

2. 在第 16—18 周进行羊膜穿刺可以 100% 准确地检测出羊水中 AFP 是否升高。但羊膜穿刺对于无胎儿脑脊液渗漏的闭合性脊柱裂无诊断价值。

3. 研究显示，妊娠后第 16—24 周进行胎儿超声检查可靠性达 90% 以上。

五、脊柱裂类型（表 10-29）

脊柱裂的两种主要类型是隐性脊柱裂和囊性脊柱裂。

（一）隐性脊柱裂

1. 在隐性脊柱裂中，神经管闭合不全主要影响脊柱椎体。脊神经和脑脊膜成分没有突出到脊柱表面。在 50% 的儿童中最常见的症状是皮肤上的色素痣、血管瘤、多毛斑块、皮肤凹

表 10-29 脊柱裂的分型

	隐性脊柱裂	囊性脊柱裂		
		脑脊膜膨出	脊髓脊膜膨出	脊髓膨出
	椎体后部成分融合失败	囊状膨出包含脑脊膜和脑脊液	囊状膨出包含脑脊膜、脊髓和脑脊液	囊腔位于脊髓前壁的前方
脊柱后方	融合失败	融合失败	融合失败	融合失败
脑膜囊状疝出	无囊性结构形成	囊形成膨出	囊形成膨出	囊腔位于脊髓前壁的前方
囊性成分	无囊形成	脑脊液 脑脊膜	脑脊液 脑脊膜 脊髓	
相关发现	50%的儿童存在： 色素痣 血管瘤 多毛的斑块 皮肤凹陷或真皮窦	囊部皮肤可完整可不完整； 皮肤覆盖不足导致CSF渗漏	📖 颅底凹陷症（Arnold-Chiari畸形Ⅱ型） 占脊髓脊膜膨出患儿的90%——囊部皮肤可完整可不完整	
临床症状	无神经受损 很少伴有骶脂肪瘤和脊髓栓系 这些患儿需定期随访监测	没有潜在畸形，阳性体征正常，但需要定期随访监测 脑脊髓膜膨出型占囊性脊柱裂不到10%	运动瘫痪 感觉受损 神经源性直肠和膀胱	
📖 涉及的脊柱水平	腰骶或骶尾部（最常见的是L$_5$~S$_1$水平）	75%的损伤平面在腰部或腰骶部节段（其余多在胸段或骶尾部，很少在颈椎水平）	75%的损伤平面在腰部或腰骶部节段（其余多在胸段或骶尾部，很少在颈椎水平）	75%的损伤平面在腰部或腰骶部节段（其余多在胸段或骶尾部，很少在颈椎水平）
受影响人群	正常人群发生率在5%~10%	脑脊膜膨出占囊性脊柱裂的不到10%	脊髓脊膜膨出占囊性脊柱裂的绝大部分	

CSF.cerebrospinal fluid,脑脊液

陷或真皮窦。

2. 隐性脊柱裂常发生于腰骶部或骶尾部。与囊性不同,隐性脊柱裂与 Arnold-Chiari 畸形无关。

（二）囊性脊柱裂

1. 脊柱裂囊肿包括脑脊膜膨出、脊髓脊膜膨出、脊髓膨出和其他囊性病变。

2. 在囊性脊柱裂中,椎管内容物通过椎体后于骨性融合缺损处膨出。

3. 术语"开放性脊柱裂"指的是所形成的畸形与外环境相通的任何神经管畸形病变。

六、临床症状和病程

1. 临床体征可以在新生儿监护室通过仔细检查识别。

2. 运动和感觉障碍因损伤水平和脊髓受累程度而不同(表 10-30)。

3. 运动障碍通常由下运动神经元(lower

表 10-30　骨骼肌肉、感觉及括约肌功能障碍的节段水平

	T$_{6-12}$	L$_1$	L$_2$	L$_3$	L$_4$	L$_5$	S$_1$	S$_2$	S$_3$	S$_4$
躯干	腹肌躯干前屈									
	下胸段伸肌									
髋关节		髂腰肌——屈髋								
		髋关节内收肌群								
					臀中肌——髋外展					
						臀大肌——髋外展				
膝关节			股四头肌—伸膝							
					腘绳肌——伸髋屈膝					
踝关节					胫前肌——踝背屈、踝内翻					
						腓骨肌——踝外翻				
					小腿三头肌——踝跖屈					
						胫骨后肌——踝跖屈、踝内翻				
脚					趾伸肌群					
						趾屈肌群				
						足内在肌				
会阴								会阴括约肌		

神经分布	T$_{6-12}$	L$_1$	L$_2$	L$_3$	L$_4$	L$_5$	S$_1$	S$_2$	S$_3$	S$_4$
描述	完全性下肢麻痹；脊柱后凸；脊柱侧凸；膝关节屈曲挛缩；马蹄足；膀胱直肠功能紊乱	早期髋关节脱位；髋关节屈曲和内收挛缩；脊柱侧凸；脊柱前凸；膝屈曲挛缩；膀胱直肠功能紊乱			后期髋关节脱位；脊柱侧凸；脊柱前凸；跟行足畸形或跟骨外翻；膝伸直挛缩；髋、膝屈曲挛缩；膀胱直肠功能紊乱		高弓足；膀胱直肠功能紊乱		膀胱直肠功能紊乱；高弓足	

资料来源：Alexander MA，Matthews DJ，eds. Pediatric Rehabilitation：Principles and Practice. 5th ed. New York，NY：Demos Medical Publishing；2015.

motor neuron，LMN）受损引起。

4. 感觉障碍表现在由受损的脊髓节段和神经根支配的相应皮节。

七、节段性神经分布

按节段水平的肌肉骨骼、感觉和括约肌功能障碍（表 10-30）

八、脊柱裂的相关并发症

1. Arnold Chiari 畸形 Ⅱ 型（Arnold Chiari malformation Type Ⅱ，ACM Ⅱ）

（1）定义为延髓和脑干向下位移穿过大枕骨孔，脑干扭曲畸形。

（2）ACM Ⅱ占脊髓型脑脊膜突出的大多数（80%~90%），并且该类患儿中 90% 以上伴发脑积水。

2. 脑积水

（1）通常在出生时就存在，且在出生后第 1 周出现症状

（2）80% 以上的儿童需要进行脑室-腹腔分流与翻转手术。感染是最常见的并发症，其次是阻塞。

（3）尽管"预防性"移除分流是禁忌，但有 50% 的脑积水在 15 岁时自发停止。脑积水的

出现与脊髓功能缺陷相关,胸椎缺陷多于腰椎,腰椎多于骶椎。

3. 受累区域的血管舒缩变化。

4. Charcot 关节。

5. 骨质疏松症。

6. 前脑和后脑畸形　对于相关症状的减压(ACM Ⅱ)可以减缓进程。

7. 脊髓拴系　在脊柱远端的脊髓异常附着。

(1)再次拴系发生的比例为 10%~15%。

(2)典型的迹象和症状包括无力加重(55%)、脊柱侧凸(51%)、疼痛(32%)、骨关节畸形(11%)及泌尿系统功能障碍(6%)。

8. 良性腰骶部肿瘤　包括脂肪瘤和纤维脂肪瘤。

9. 脊髓的纵裂或矢状裂　通常与骨刺形成相关。

10. 脊髓空洞症　是在脊髓实质内形成液体填充的中央空腔,内衬有丰富的胶质细胞。发病率在 5%~40%。

(1)通常发生在颈椎。

(2)症状包括神经系统功能退化、疼痛和温度觉障碍、运动功能特别是上肢运动功能丧失、肢体痉挛加重、反射亢进及疼痛。

(3)MRI 是评估脊髓空洞症的最佳方法。

11. 脊柱侧凸、后凸　继发于脊柱畸形和肌无力。

📖 12. 中枢性呼吸功能障碍　先天性脊髓发育异常是最常见的单一死因,症状包括喘鸣、中枢性呼吸暂停和误吸。

13. 协调障碍　手精细活动和协调性受损,以及共济失调。

14. 视觉功能受损　斜视、外直肌麻痹和眼球震颤。

15. 泌尿系统畸形　肾发育不全、马蹄肾、孤立肾、输尿管或下尿道异常。

16. 皮肤破损

(1)诱发因素包括过大的压力、精神发育迟滞、慢性皮肤污垢和家长参与因素影响。

(2)皮损部位:

① 无法步行的患儿:骶骨、坐骨结节、大转子和脊柱后凸畸形处。

② 可行走的患儿:足底是最常见的部位。

17. 泌尿功能障碍

(1)超过 90% 的脊髓脊膜膨出患儿会患有神经源性膀胱;只有不到 10% 的人能正常控制排尿。

📖(2)T_{10}~L_2:交感肾上腺素能神经支配。

📖(3)S_2~S_4:副交感胆碱能神经支配。

📖(4)S_2~S_5:来自阴部神经丛的躯体神经支配。

(5)膀胱感觉异常会干扰膀胱充盈感。

(6)高张力性(痉挛型)膀胱最常见于胸段损伤。

(7)低张力性(迟缓型)膀胱最常见的骶尾部损伤。

(8)7%~30% 的脊柱裂婴儿同时存在肾积水。

(9)95% 的脊柱裂患儿会发生尿失禁。

(10)50% 的患儿会出现逼尿肌括约肌协同失调。

📖(11)钙沉积常见于尿路变形杆菌感染。

18. 肠道功能障碍

(1)结肠、直肠和肛门内括约肌均由自主神经支配。从 S_2~S_4 发出的、经阴部神经丛的躯体运动和感觉神经支配外括约肌。

(2)大多数脊柱裂儿童存在大便失禁(80%),主要原因是直肠张力低、皮肤反射消失和肛周感觉缺陷。

(3)L_2 以上的病变患儿,尽管直肠感觉缺失,但完整的脊柱反射弧能够保持括约肌的张力。

(4)对脊髓脊膜膨出患者在自我照料任务的完成上存在延迟,其中第一位的就是独立如厕,通常推迟到 10—15 岁才能完成。

📖(5)球海绵体或球肛门反射的存在,与大便失禁可能性的增加有关。

19. 肥胖　继发于每日能量消耗减少以及代谢率降低。

20. 性早熟

(1)由于下丘脑压力增加导致下丘脑垂体性腺轴的过早激活。

(2)在脊髓脊膜膨出伴脑积水的患儿中出

现的概率为 10%~20%。

（3）年龄不足 8-9 岁的患儿即出现乳房和睾丸的增大，而正常儿童则在 11—11.6 岁才会出现。

（4）存在与生长激素缺乏相关的身材矮小的症状。治疗方法包括使用促性腺激素释放激素类似物，但与生长激素相关的数据结果仍存在争议。

21. 智力

（1）脊柱裂儿童出现低智商分值的发生率是正常儿童的 3 倍。

（2）智力与脊髓损伤平面呈负相关，损伤平面越高，智商得分越低。

（3）专注力和注意力缺陷与脑积水有关。

（4）单纯患有脑积水的儿童也可能认知功能正常，但是脑积水的并发症，如中枢神经系统的并发症脑膜炎的反复出现，可导致严重的认知障碍。

（5）在言语任务部分会比视觉和视觉运动活动得分更高。

（6）言语功能优于数学、书写或视觉感知能力。

（7）"鸡尾酒会人格"是指具有良好的语言能力的儿童，给人智力较高的印象，但在正式智力测试中得分低于印象评分。

九、治疗和管理

（一）神经外科治疗

1. 通常在出生第 1 天就对囊性病变进行神经外科修复，死亡率较低。

2. 在患者中，75%~85% 需进行脑积水分流术，分流后再翻修率在第 1 年为 30%~50%，第 2 年为 50%~75%，几乎所有的分流都会在 5 岁前进行再次翻修。

（二）泌尿系统的治疗

1. 除了节段非常低的骶尾部受损患者和低位腰椎或高位骶椎受损的患者，其余脊柱裂患者都存在神经源性膀胱。

2. 肾超声可用于了解婴儿（2 周大）的解剖结构。

3. 与脊柱裂相关的泌尿生殖畸形罕见，包括肾发育不全、马蹄肾、肾功能不全和双重输尿管。

4. 当膀胱残余容量≥20mL 时，应开始进行间歇导尿。

5. 在 5—6 岁时患儿可独立进行自我导尿，由于解剖上的差异，男孩比女孩更容易学习间歇性导尿。有 15%~20% 的患儿出生时就存在膀胱输尿管反流。

6. 建议 2 岁进行静脉肾盂造影（IVP）的检查。

7. 药物方面的治疗包括抗胆碱能药（可以减少逼尿肌收缩和扩大膀胱储存量），以及 α-肾上腺素能制药（可以增加排出阻力）。

8. 手术包括使用回肠或结肠行膀胱扩大术、耻骨上膀胱造瘘术和人工尿道括约肌成形术。

9. 最初每 6 周进行尿培养和药敏测试，如果患者无症状，可以延长至每 6 个月进行一次检查。

10. 膀胱管理的长期目标是通过预防复发感染和反流来防止对肾的损害。

（三）骨科管理

1. 脊柱

（1）脊柱畸形最常见于胸段病变，其中 80%~100% 的患儿年龄在 14—15 岁。

（2）脊柱后凸可为结构的或麻痹性。

（3）结构性脊柱侧凸可能包括椎体异常，如楔形椎体、半椎体、块状椎体等，这些畸形可以单独或合并出现。脊柱侧凸继发于失去躯干支持，70% 的患儿可见 L_2 以上的损伤，40% 的患儿可见 L_4 以下的损伤。

（4）脊柱畸形的治疗：

① 轻度脊柱侧凸：佩戴胸腰骶矫形器，定期随访。

② 若脊柱侧凸进展迅速：检查是否存在脊髓栓系，这会导致脊柱侧凸加速，并需要手术矫正。

③ 后凸畸形：脊柱后凸畸形楔形截骨术。

2. 髋关节

（1）在麻痹性脊柱侧凸中常见髋关节脱位和骨盆倾斜。

（2）对于髋关节，双侧关节脱位但关节活动无限制的情况，最好不做特别处理。

（3）髋关节单侧脱位或不对称挛缩可能会被当作此治疗，会导致盆腔倾斜、坐位困难和压疮。

3. 膝关节

（1）屈膝曲或伸膝挛缩最常见于胸腰椎段病变。有行走能力的患儿一般能忍受 20° 以下的膝关节屈曲挛缩。

（2）可以尽早尝试系列石膏治疗。

（3）对膝关节周围屈曲或伸直挛缩的软组织进行牵伸放松，可增加活动能力并能使患儿可以坐和/或佩戴支具。

（4）如果神经血管束已经出现短缩，则后期须行截骨术。

（5）胫骨截骨术对于重度胫骨扭转可能有效。

4. 足

（1）常见的畸形包括马蹄、马蹄内翻足、仰趾内外翻足、弓形足和摇椅足。

（2）强制性马蹄内翻足与胸段或上腰段病变有关。

（3）5 岁以上的仰趾内翻足畸形患者，可行胫前肌腱向后移位术。

（4）跟腱延长术常用于治疗马蹄足畸形。

（5）屈肌腱固定术或转移术以及足底筋膜切开术常用于矫正严重爪形趾畸形和高弓足畸形。

（四）肠道管理

1. 定时排便训练可从 2—3 岁开始。

2. 胃肠蠕动和胃结肠反射完整的情况下，餐后排便成功率最高。

3. 其他有用的措施包括湿润性泻药、容量添加剂、栓剂、灌肠（PRN）、手指刺激以及徒手去除。

4. 手术的选择包括顺行节制性灌肠和结肠造口术。

（五）乳胶过敏

1. 脊柱裂儿童中有 59% 有乳胶过敏。而由于其他疾病面临多个手术的患儿中，有 55% 乳胶过敏。

2. 诱发因素包括对已知过敏原的变态反应、多次手术史以及既往经常接触含乳胶的手套、非手术设备或玩具。

3. 诊断性检查包括橡胶特异性血清免疫球蛋白 E（immunoglobulin E，IgE）抗原、皮肤针刺试验和放射变应原吸附法试验（radioallergosorbent testing，RAST）。

4. 应仔细筛查患儿是否对任何类型的乳胶有过敏反应。

5. 脊柱裂患儿在手术室发生过敏反应的风险较正常儿童增加了 500 倍。

十、脊柱裂患儿的运动发育

在 6 月龄内，头部控制和手部活动能力接近正常儿童；6—12 月龄，发育延迟开始明显，需要适配的设备进行辅助。

（一）翻身

1. 胸段病变的儿童使用代偿性策略通常在第 18 月龄可以完成翻身。

2. 许多中腰段损伤患儿和所有 L_5 或骶骨病变患儿需用手和膝盖爬行。

（二）独坐

1. T_{12} 病变儿童仍可完成躯干控制；中腰段病变的儿童独坐时间会延迟，并且脊柱前凸增加。

2. 如果 L_4~L_5 无病变，患儿可正常独坐。

（三）预后指标（表 10-31）

神经损伤平面影响预期功能结果和预后。

（四）脊髓损伤平面与步行能力

1. 胸段受损

（1）胸段有病变的儿童需要辅具进行被动站立，通常在 12—18 月龄开始：

辅具包括截瘫行走架（可坐可站）、扭动式助行器、脊柱伸展式髋膝踝足矫形器（HKAFOs），以及助行器或 Lofstrand 拐杖。

（2）步态模式的建立从低位的拖地步行至高位摆过。

2. 下胸段和腰段受损

（1）下胸段和腰段病变的患儿通常在 3 岁后需要辅具的帮助，例如交替步态矫形器（reciprocal gait orthosis，RGO）。作为一种反向

表 10-31 脊髓脊膜膨出的预后

脊髓运动节段	关键的运动功能现状	活动能力:入学年龄	范围:成人	活动:青少年
胸 12	下肢完全瘫痪	站立支具;轮椅	轮椅	轮椅,无移动
腰 1~2	屈髋肌群	拐杖、支具、轮椅	轮椅、家庭内移动	轮椅、无功能性移动
腰 3~4	股四头肌	拐杖、支具、家庭内移动、轮椅	拐杖、家庭内移动、轮椅	50%活动借助轮椅、借助拐杖进行家庭内移动
腰 5	内侧腘绳肌、胫前肌	拐杖、支具、社区内移动	社区内步行移动	借助拐杖完成社区内步行移动
骶 1	外侧腘绳肌和腓骨肌	社区内步行移动	社区内步行移动	社区内步行,50%借助拐杖
骶 2~3	可能有足内侧肌群轻度丢失	正常	正常	由于后期足部畸形,运动耐力受限

步态矫正器,该设备在向前迈步时会产生张力,从而引发对侧髋关节伸展,其能量需求与轮椅的移动类似。

（2）如果 L₃ 未受损,则患儿可以使用踝足矫形器。

（3）下腰段病变患儿可在预期年龄被拉着站立和来回爬行。大约 2 岁时开始行走,步行时存在 Trendelenburg 蹒跚和腓肠肌跛行;可完成社区内功能性步行。

（4）2—3 岁的心理年龄是学习使用拐杖行走的先决条件,下胸段和上腰段病变患儿可在 4—5 岁时学会使用拐杖行走。

3. 下腰段和骶尾部受损:通常不需要支具辅助,但佩戴 AFO,可以帮助足底屈肌痉挛或无功能的患儿更好步行。

十一、功能性社区步行

1. 胸段受损者:0~33% 的患儿可完成。

2. 上腰段:31% 的患儿可完成一定程度的社区步行。

3. 下腰段:38% 的患儿可在<15 岁时完成功能性社区步行。95% 可以完成功能性社区步行的患儿年龄在 15—31 岁。

4. 骶骨部受损:均可实现功能性社区行走。

十二、影响步行的预测因素

1. 坐位平衡和运动平面是独立步行的早期预测指标。

2. 脊柱和双下肢畸形以及肥胖都是实现步行的不利因素。

3. 第 2 年可以开始轮椅的使用训练,对于有足够认知功能和心智成熟的学龄前儿童,建议使用电动轮椅。

十三、结局

1. 法律规定,残疾儿童 3 岁时接受学前教育。大多数患有脊柱裂的儿童都能完成高中学业,有 50% 的儿童继续接受高等教育。

2. 在美国,30%~60% 的脊柱裂患儿可以独立生活。

3. 脊柱裂患儿的就业率为 25%~50%。

4. 女性可受孕,但早产率较健康人高。

5. 在 L₅ 和骶尾部受损的男性,其性功能尚存在,其生殖潜能与病变部位、病情严重程度相关(病变部位低、病情轻者为佳)。

6. 父母一方为脊柱裂患者,则下一代脊柱裂的发病率为 4%。

7. 在 5—30 岁的脊柱裂患儿的死亡中,约 40% 是由泌尿系统因素造成,此年龄段的生存率每 5 年下降 3%。

第十一节 儿童神经肌肉疾病

神经肌肉疾病包括下运动神经元系统(运动单元)的障碍,包括前角细胞,周围神经,神经肌肉接头(NMJ)NMJ,或肌肉(图 10-20)。神经肌肉基本或为后天获得性,但是最常见的为

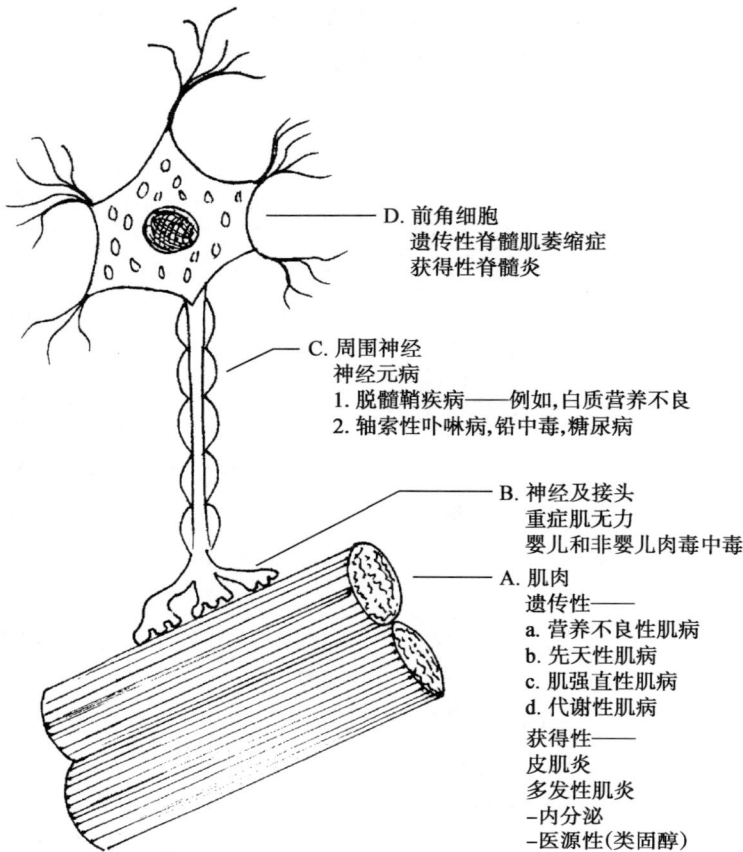

图 10-20　下运动神经元疾病中解剖结构的破坏

遗传性病因。

1. 获得性神经肌肉疾病包括急性炎症性脱髓鞘性多发神经病（acute inflammatory demyelinating polyneuropathy，AIDP）、吉兰-巴雷综合征（Guillain-Barré syndrome，GBS）、脊髓灰质炎、肉毒中毒、重症肌无力（myasthenia gravis，MG）、多发性肌炎以及中毒性神经病。

2. 最常见的神经肌肉疾病通常为遗传性病。如脊肌萎缩症（spinal muscular atrophies，SMA）、肌营养不良、遗传性运动与感觉神经病（hereditary motor sensory neuropathies，HMSN）和先天性重症肌无力。

3. 分子遗传学的进展使我们发现了 100 多种神经肌肉疾病相关的特异性基因。

4. 神经肌肉疾病的常见症状包括婴儿期肢体无或肌张力减退、运动发育延迟、喂养和呼吸困难、步态异常、经常摔倒、上下楼梯或爬起困难，以及肌肉痉挛或僵硬。

一、体格检查的特点

📖 1. 假性肥大　可见于 DMD 和贝克型进行性肌营养不良（Becker's muscular dystrophy，BMD）。腓肠肌周径的增加由脂肪和结缔组织的增加引起，而非真正的肌肉肥大。

2. 鹳（或香槟酒瓶）型腿　下肢远端肌肉的局灶性萎缩，常见于 HMSN。

3. 肌束震颤　见于多种 LMN 疾病；同时在 SMA 中也尤其常见。

4. 肝大、脾大　常见于代谢性肌病，如酸性麦芽糖酶缺少症、3 型或 4 型糖原积累症。

5. 颅面改变和牙齿咬合不正　常见于先天性强直性肌营养不良（myotonic muscular dystrophy，MMD）、先天性肌病、先天性肌营养不良症（congenital muscular dystrophy，CMD）和 Ⅱ型 SMN。

📖 6. Gower 征　坐于地板上时无法起身，通常因近端(骨盆带)肌肉乏力引起。

（1）因为骨盆带肌肉无力，患儿从地板起身时常须先转为前倾的姿势，再变为四点支撑式(双手及膝)，接着将膝盖伸直并依靠上肢向前运动(借助上肢腿膝来代偿髋关节的伸展无力)，继而借助上肢以直起大腿，直到直立并伸直整个髋关节。

（2）注：Gower 征阳性仅提示近端肌肉无力，而非某一神经肌肉疾病的特异性表现。

7. 肌病步态　臀中肌步态，因背部及髋部伸肌无力引起。该肌肉群无力同时可引起骨盆前倾、脊柱过度前凸并有使躯干位于髋部前方的趋势。

（1）患儿通过保持腰椎过度前凸来代偿：这一姿势下，重心位于髋部前方，且使髋部维持在伸展状态。

（2）伸髋肌的无力也会引起膝关节不稳定和屈曲：在步态周期的支撑相中，患儿通过增加着地初期膝关节屈曲和踝关节跖屈来进行代偿。这使得膝关节在着地初期进行伸展运动；踝关节在支撑相中后期的跖屈可帮助重心前移，维持伸膝和膝关节稳定性。

（3）常见于 DMD 和 BMD。

8. 足趾步行　由麻痹性肌病引起。典型肌病为 DMD。这种进行性肌组织的丢失是由纤维化引起的。因为踝跖屈肌的肌力约比踝背屈肌强 6 倍，纤维化引起了踝跖屈肌肉的挛缩畸形。

📖 股四头肌无力也可影响膝关节稳定性。用前脚掌走路的方式可以最大化膝关节的伸直运动，以此来进行代偿。

9. Trendelenburg 步态　支撑相时支撑侧髋外展肌(臀中肌)无力可引起骨盆在摆动相(对侧)时下降。

支撑相时，患儿通过髋关节使躯干侧屈以进行代偿(代偿性 Trendelenburg 步态)。

10. 跨阈步态　因下肢远端肌无力，影响踝背屈。跨阈步态中踝和足的跖屈的程度增加，髋关节和膝关节过度屈曲。

二、各类型神经肌肉疾病

神经肌肉疾病主要分为 4 大类：①肌病；②神经肌肉接头疾病；③周围神经病；④运动神经元病。

（一）肌病：营养不良，先天性，肌强直

肌病可分为营养不良性肌病、先天性肌病、肌强直三组。

1. 营养不良性肌病：①DMD；②BMD；③CMD；④面肩胛肱型(Facioscapulohumeral，FSH)营养不良；⑤Emery-Dreifuss 肌营养不良(Emery-Dreifuss muscular dystrophy，EMD)；⑥肢带综合征。

2. 先天性肌病：①线粒体肌病；②中央轴空病；③微轴空病；④线状体肌病；⑤肌小管性肌病；⑥先天性肌纤维类型不均衡；⑦先天性 I 型纤维优势；⑧混杂性亚细胞器相关性肌病；⑨非特异性先天性肌病；⑩微小病变型肌病。

3. 肌强直性肌病：①MMD；②先天性肌强直；③Schwartz-Jampel 综合征；④先天性强直性肌营养不良。

［营养不良性肌病］

1. Duchenne 肌营养不良

Duchenne 肌营养不良是一种持续进展的 X 连锁性肌营养不良。因 Xp21 基因位点和质膜中的抗肌萎缩蛋白缺陷引起。慢性肌营养不良的特点是侵袭性纤维化使肌组织被替代，肌组织最终无法再生，肌纤维死亡和丢失。抗肌萎缩蛋白缺失或少于正常的 3% 可诊断 DMD。

（1）诊断年龄：首次发病的患儿在出生后 5 年内诊断。

（2）症状：

① 步行延迟。

② 异常步态。

③ 频繁摔倒。

④ 爬楼梯困难。

（3）主要临床体征

① 臀中肌步态，圆背坐。

② 异常跑步姿势。

③ 从地面起身困难(Gower 征)。

④ 不能单腿跳跃。

⑤ 近端肌肉无力，下肢重于上肢。

⑥ 小腿肥大。

（4）相关特征：

① 心肌病（心电图异常）。

② 智力减退（有个体差异）。

③ 畸形——马蹄内翻足，丧失行走能力后的脊柱侧凸和屈肌挛缩畸形。

（5）病程与预后：

① 逐渐进展直至功能丧失。

② 通常在 8—12 岁丧失步行能力。

③ 病程末期易发生呼吸系统感染。

④ 预期寿命：青春期末期，20 岁出头。

（6）实验室检查：

① 肌酸激酶（creatinine kinase，CK）：显著升高。

② EMG：肌病。

③ 超声：回声增强。

（7）肌肉活检：

① 随时间变化出现进展性变化。

② 变性与再生，纤维粗细改变，核位于中间，脂肪和结缔组织增生。

📖③ 变性的纤维常成簇出现，坏死的纤维周围常围绕着巨噬细胞和淋巴细胞（Deconinck and Dan，2007）。

（8）遗传学：

① X 连锁隐性遗传，基因位于 Xp21。

② 遗传咨询时需要对女性亲属携带者进行 CK 和新型 DNA 重组的检测。

③ 产前诊断，绒毛活检术。

（9）治疗方法：

① 通过被动牵伸防止固定畸形。

② 在疾病急性期或损伤时避免制动。

③ 在髋、膝关节丧失稳定性后，可通过支具协助步行。

④ 进行性脊柱侧凸会影响坐位平衡，为脊柱提供支持以及使用适当的座椅可以稳定躯干，方便使用手臂和保护皮肤。当弯曲度≥20°时，需要尽早考虑脊柱手术。

⑤ 通过糖皮质激素（包括强的松或地塞米松）维持肌力并延长步行时间。

⑥ 进行性脊柱侧凸的手术治疗。

⑦ 修复肌萎缩蛋白的新型治疗方法（有无意义突变的 DMD 患儿中有效率为 13%）：Ataluren，Drisapersen，Eteplirsen。

（10）DMD 的发病率在男性新生儿中的发病率为 1/5 500~1/3 500。大多数的儿童在 5—6 岁确诊，其最常见的症状为异常步态，经常摔倒，以及爬楼困难。

📖（11）肌群受累的顺序：在学龄前期，屈颈肌最早开始出现无力。尽管早期出现的肌肉无力受累肌肉广泛，但主要累及近端肌群。骨盆带无力出现几年后才会出现肩关节肌无力。踝背屈肌弱于跖屈肌。足外翻肌弱于内翻肌。伸膝肌弱于屈膝肌。伸髋肌弱于屈髋肌。髋外展肌弱于内收肌。

（12）>40%~50% 的肌力下降发生在 6 岁时。

（13）依赖轮椅的年龄为 7—13 岁，平均约为 10 岁。研究显示，所有的 DMD 中，行走 30 步所需时间≥9s 的患儿将于 1 年内丧失行走能力。

（14）挛缩常见于 13 岁以上的患儿，且最常累及踝跖屈肌、屈膝肌、屈髋肌、髂胫束、屈肘肌和屈腕肌。

（15）脊柱侧凸：患病率为 33%~100%，且与年龄相关。50% 的脊柱侧凸是在 12—15 岁间出现的。脊柱侧凸通常在使用轮椅以后 3~4 年出现，但两者间并无因果关系。

（16）肺：用力肺活量（Forced vital capacity，FVC）在 10 岁内增加。在 10—20 岁阶段，FVC 会在早期达到平台期，随后便呈线性下降。FVC 的峰值通常出现于 10—20 岁阶段早期，是评估肌无力引起的脊柱变形和限制性肺疾病严重程度的重要预后指标。FVC<40% 是脊柱关节融合术的禁忌证，因为增加了围手术期的死亡率。

（17）心脏：抗肌萎缩蛋白存在于心肌和浦肯野纤维中；因此，心脏的症状也是临床表现之一。几乎所有>13 岁的患儿均有心电图的异常。具体表现包括侧壁导联出现 Q 波，ST 段抬高，R 波递增不良，R/S 比例增加，以及静息性心动过速和传导阻滞。心肌病通常首次发现于 10 岁后，且几乎所有 18 岁以上患儿均有明显表现。在年轻患者中，心肌病可能引起类似胃肠道疾病的症状;因此,建议在这类人群中进行仔细的诊断性监测。心肌病和心肌收缩功能障碍是预后不良的预测因素。

2. Becker 肌营养不良

Becker 肌营养不良为 X 连锁性肌营养不良,其临床表现及基因位点与 Duchenne 型相似,但是程度较轻,进展也较为缓慢。

(1)与 DMD 不同,在 BMD 中,肌萎缩蛋白的表达约为正常水平/正常量的 20%~80%。抗肌萎缩蛋白的分子量是异常的(常有减少或增加),且功能也异常。

(2)与 DMD 相比,Becker 肌营养不良发病较晚,进展速率较慢。

(3)BMD 的患病率约为 12/1 000 000~27/1 000 000,低于 DMD。

(4)BMD 患儿在青春期后期及之前均能行走。在 DMD 患儿中,行走功能在早期便丧失了。

(5)BMD 和 DMD 的肌无力所累及的范围相似。

(6)发病年龄:个体差异大:通常在 5 岁以后,青春期或成人期时。

(7)表现症状:

①跑步或爬楼梯困难。

②运动时抽筋。

(8)主要临床体征:

①轻度功能障碍。

②近端肌肉无力。

③小腿肥大。

④臀中肌步态,脊柱前凸。

(9)相关特征:

①心脏受累(轻度,心电图改变多样)。

②大约 75% 的 Becker 肌营养不良患儿有心电图异常。

(10)病程和预后:

①缓慢进展,与 DMD 相比病程变化多样。

②部分病例无进展。

③16 岁后仍可行走。

④预期寿命依赖于进展程度和晚期呼吸衰竭程度。

(11)实验室检查:

①CK:显著升高(与 DMD 相似)。

②EMG:心肌病。

③US:回声增强(多样性)。

(12)肌肉活检:

①各种肌营养不良性改变。变性与再生。

②纤维丢失,脂肪及结缔组织增生。萎缩性纤维灶表现为去神经样改变。

(13)遗传学:

① X 连锁隐性遗传,基因位点与 DMD 相同(Xp21)。

②遗传咨询时需要对女性亲属携带者进行 CK 和 DNA 重组的检测。

(14)治疗方法:

①促进活动。

②通过被动牵伸防止固定畸形。

③若在晚期丧失行走能力,可以使用支具促进行走。

④若长期坐位依赖,用针对脊柱侧凸进行预防和治疗(Dubowitz,1978)。

3. 先天性肌营养不良

先天性肌营养不良是一组异质性的疾病,临床表现为婴儿早期肌肉无力或畸形和多种肌肉营养不良性改变。

(1)婴儿表现:出生后或出生后几月内即出现的肌张力减退,肌力减退;先天性肌挛缩;肌肉活检提示肌营养不良。

(2)儿童表现:早期肌挛缩,马蹄内翻足畸形,屈膝肌挛缩,屈髋肌挛缩,以及屈腕肌和指长屈肌紧张。

(3)发病年龄:出生时或婴儿期或儿童早期。

(4)表现症状:

①肌张力和肌力降低。

②固定畸形(关节挛缩)。

③各种吮吸、吞咽和呼吸困难。

④晚发病例的运动发育延迟。

(5)主要临床体征:

①全身肌张力和肌力减退。

②与宫内姿势相关的固定畸形。

③晚发病例中的各种肌力减低或挛缩。

(6)相关特征:

①智力低下(尤见于 Japan—Fukuyama 型)。

② 髋关节脱位。

③ 继发性畸形,例如脊柱侧凸。

④ 脑积水和眼底改变(Santavuori 型)。

（7）病程和预后:

① 多样化:许多病例相对静止。

② 可能会随时间变化表现出功能改善。

③ 呼吸衰竭可能致命,且有并发感染的风险。

（8）实验室检查:

① CK:表现多样,中等升高至正常表达水平。

② US:肌回声显著增加。

③ EMG:肌病表现。

（9）肌肉活检:

① 表现多变——部分表现为广泛性营养不良性改变。脂肪组织和各种结缔组织增生,肌组织被替代的现象明显。

② 其他则表现为轻度肌病/肌营养不良改变。

（10）遗传学:

① 常染色体隐性遗传,基因位点位于 9q31-33;6q。

② 部分病例可能为散发。

③ 部分病例是病毒或其他炎症造成的结果。

（11）治疗:

① 积极的物理治疗,鼓励患者活动。

② 对"固定"畸形进行被动牵伸(尤其是跨越两个关节的肌肉)。

③ 在合适的时机行手术治疗矫正畸形(如,在可以站立时行马蹄内翻矫正术)。

④ 避免制动,以防促成固定畸形。

⑤ 针对呼吸问题的支持疗法。

4. 面肩肱型肌营养不良

常染色体显性遗传性营养不良,主要影响面部及肩带肌肉。

（1）肌无力常起始于面肌,尤其是眼轮匝肌、颧肌和口轮匝肌。咬肌、颞肌、眼外肌和咽肌除外。

（2）感觉神经性耳聋和听力功能受损在 FSH 患儿中的发病率高于预期。

（3）后侧和外侧的翼状肩胛、高位肩胛、腰椎过度前凸同样可见。腰椎过度前凸在 FSH 中的患病率为 20%。伴脊柱侧凸的 FSH 患儿,侧凸较轻,且病变无进展。

（4）轻度限制性肺疾病在 FSH 中的患病率将近 50%,呼气肌所受影响大于吸气肌。

（5）FSH 的心脏并发症少见,且患儿多有正常寿命。

（6）通常无认知障碍。

（7）发病年龄:多变,从儿童早期到成人期均有。

（8）表现症状:

① 部分病例有躯干和骨盆带无力,并存在移动困难。

② 肩带肌和面肌存在残疾。

（9）主要临床症状:

① 面肌无力:患儿无法吹口哨。

② 翼状肩胛。

③ 肩胛带无力。

④ 肩关节外展时呈"梯田"样。

⑤ 部分家族表现为腰椎过度前凸和骨盆带无力。

（10）相关体征:

① 耳聋(有个体差异)。

② 眼底改变(有个体差异)。

（11）病程和预后:多样性明显。

① 部分表现轻微,且进展缓慢,寿命正常。

② 部分患儿进展更显著:下肢无力,且可能在成年后丧失行走能力。

③ 不同程度的面肌无力。

④ 晚期不同程度的呼吸衰竭。

（12）实验室检查:

① CK:正常或轻微升高。

② EMG:正常或肌病。

③ US:变化多样。

（13）肌肉活检:

① 具有多种病理表现:从仅有局灶性纤维萎缩,到伴有纤维粗细改变、纤维撕裂、核位于中间以及结缔组织和脂肪组织增生的明显营养不良。

② 部分病例有显著炎性反应。

（14）遗传学：

① 常染色体显性遗传，基因位点位于4q35。

② 家族内有显著的临床异质性。可能会有亚临床病例。

③ 遗传咨询需要所有家族成员的临床评估资料。

（15）治疗方法：

① 促进活动。

② 外科手术固定肩胛骨，可以易化手臂外展，部分病例可从中受益（Dubowitz，1978）。

5. Emery-Dreifuss 肌营养不良

该病为 X 连锁性肌营养不良，临床表现上与 Duchenne 和 Becker's 型不同。

（1）EMD 患儿缺乏 Emerin 肌肉蛋白。

（2）EMD 在青春期或成年早期常表现为上臂和小腿的萎缩（因小腿三头肌和肱二头肌局部萎缩引起）。

（3）EMD 早期的临床特征为屈肘肌挛缩伴有全范围伸肘受限。

（4）也可能存在跟腱紧张伴踝背屈无力和足尖步行。

（5）可能会出现因颈椎和腰椎伸肌紧张，引起的颈部和躯干弯曲受限。

（6）发病年龄：儿童后期，青少年期或成年期。

（7）表现症状：

① 行走/跑步困难。

② 颈部或脊柱僵硬。

③ 心律失常。

（8）核心临床表现：

① 早期表现为屈肘肌挛缩伴全范围伸肘受限。

② 固定畸形：马蹄内翻足，肘关节屈曲畸形，脊柱僵硬伴颈部及躯干屈曲受限。

③ 轻度无力。

④ 局部肌肉萎缩，尤其是上臂（肱二头肌和肱三头肌）和小腿（腓肠肌，胫前肌）。

（9）相关症状：

① 心律失常，可能无明显临床表现或明显心电图异常，需要行 24h Holter 监测。

② 夜间换气不足，呼吸障碍。

（10）病程及预后：

① 肌肉无力和功能性残疾，进展非常缓慢。

② 若心脏受累，在成年早期可能会危及生命。

（11）实验室检查：

① CK：轻到中度升高。

② EMG：肌病。

③ US：局部病灶回声增加。

（12）肌肉活检：轻度营养不良性改变，表现为纤维大小不同、内核、结缔组织增生、变形或再生。

（13）遗传学：

① X 连锁隐性遗传，位于 Xq28。

② 基因并不位于 Duchene 和 Becker 肌营养不良的基因附近。

③ 杂合子女性的遗传咨询，基于 CK 增高，肌肉活检是否有轻微改变，以及未来可能出现的 DNA 多态性进行。

（14）处理方法：

① 促进步行。

② 防止畸形或畸形进展。

③ 如果踝关节固定畸形影响到步行，则需进行矫正。

④ 密切监测心功能状态——可能需要心脏起搏器。

⑤ 评估呼吸功能（Dubowitz，1978）。

6. 肢带综合征

常染色体隐性遗传的肌营养不良，其严重程度各异，类似 BMD 和 DMD。这些疾病以肩带及骨盆带肌的近端肌无力为主要特征。

（1）发病年龄：发病年龄跨度大，从儿童早期到青春期及成年期。

（2）表现症状：

① 行走，跑步或爬楼困难。

② 运动时抽筋。

（3）主要临床表现：

① 步态异常，圆背坐。

② 无法从地面跳起或起身。

③ 各类肌肉无力。

④ 丧失行走功能后的畸形，类似 DMD。

⑤ 部分患儿小腿三头肌肥大。

（4）相关症状：缺乏一致性。

① 病程和预后：多变。

② 通常进程缓慢，但部分病例可较 Duchenne 型更严重，甚至发展更迅速。

（5）调查研究：

① CK：不同程度升高——轻度到中度，部分严重升高。

② EMG：可看到肌病。

③ US：回声不同程度增加；可能会提示肌肉不同程度受累。

④ 女性患者需行染色体分析以排除涉及 Xp21 位点的易位。

（6）肌肉活检：

① 肌病改变；表现多样。

② 肌纤维可能有明显的粗细改变和纤维断裂。

③ 变性和再生。

④ 脂肪和结缔组织增生。

（7）遗传学：常染色体隐性遗传，基因位于 15q。

（8）治疗方法：

① 促进步行。

② 防治畸形（Dubowitz，1978）。

［先天性肌病］

该组肌病中肌纤维的基因缺陷可致原发性肌病，通常表现为婴儿期肌张力降低。患儿中枢神经系统或周围神经系统的结构无异常。

1. 中央核肌病

（1）常染色体显性遗传病，基因位点位于 19q13.1。

（2）进行吸入麻醉时，恶性高热发生率高。

（3）以 I 型肌纤维为主（氧化反应强，糖酵解弱），Ⅱ型纤维相对缺乏，导致糖酵解酶类相对缺乏。

（4）患儿表现为轻度、相对非进展性的肌肉无力。

2. 微轴空病

（1）常染色体隐性遗传病，主要累及 I 型肌纤维。

（2）表现为肌张力降低，运动发育迟缓，躯干和近端肢体的非进行性对称性肌无力，以及膈肌无力（有夜间换气不足的风险）。

3. 线状体肌病（Rod-Body 肌病）

（1）大多典型表现为常染色体隐性遗传。同时也有一个常染色体显性基因位点，位于 1q21-q23。

（2）大多数病例表现为轻度非进行性肌病，伴肌张力低和近端无力。

4. 肌小管性肌病

（1）可以为常染色体显性/隐性或 X 连锁隐性（Xq28）遗传。

（2）最常见的类型为中央核肌病（肌细胞核位于细胞中央，而非像正常肌细胞那样位于周边）。

（3）常染色体遗传型表现为肌张力降低，运动发育延迟，近端及远端肌群广泛性无力，上睑下垂伴眼外肌和中轴肌无力。

（4）X 连锁遗传型表现为新生儿发病严重而广泛的肌张力低下，严重肌无力，吞咽困难和呼吸功能不全，通常在出生时便需要通气支持。

［肌强直性肌病］

肌强直性肌病是一组以收缩后肌肉松弛延迟（持续收缩）（肌强直）为特征的肌病。它包括 MMD、先天性肌强直、Schwartz-Jampel 综合征和先天性强直性肌营养不良。

1. 强直性肌营养不良：Steinert 病或营养不良性肌强直

强直性肌营养不良属于常染色体显性遗传的肌营养不良，发病率为 1/8 000，包括肌强直，肌无力/肌肉萎缩，白内障，早秃，心肌病伴传导阻滞，性腺萎缩和不同程度的智力缺陷及痴呆。成年型最为常见，但也可于儿童期发病。另外，还有一种特殊的先天型（最严重的类型）。

（1）肌强直可见于紧握性肌强直和叩击性肌强直。

（2）疾病可影响骨骼肌、平滑肌、心肌、脑和眼部结构。相关表现包括前额秃顶、性腺萎缩、白内障和心律失常。

（3）典型面部特征包括脸型长、瘦，伴颞肌和咬肌萎缩。

（4）MMD 典型的表现为远端肌无力较近

端重,且肌无力常始发于踝背伸肌、外翻肌、内翻肌和手部肌肉。

（5）心脏损害通常伴有心电图异常（70%~75%患儿）,有<5%的患儿会发生猝死。

（6）IQ通常显著降低。

（7）发病年龄:通常于青少年/成年期发病。高危家族中可能有早期发病者。

（8）表现症状:

① 无力。

② 僵硬。

（9）主要临床表现:

① 自发性肌强直伴持续抓握。

② 舌肌或外周肌肉的叩击性肌强直。

③ 面肌无力;无法用力闭眼。

④ 眼睑下垂,前额秃顶,斧头状面容。

（10）相关症状:

① 白内障。

② 智力发育落后。

（11）病程及预后:

① 在高危家族中确诊的患儿通常无症状。他们之后可出现所有的成人症状,但严重程度极其多变,甚至在一个家族中也是如此。

② 诊断依赖于相关的心肌病和呼吸系统疾病。

（12）实验室检查:

① EMG:肌强直和肌病性。

② 心电图:传导阻滞;心律失常。

③ US:肌肉回声增强。

（13）肌肉活检:在完全成熟的成人型中,可见显著的肌病改变、内核和肌浆聚合物。

（14）遗传学:常染色体显性遗传,有显著的临床异质性,基因位于19q13。

（15）治疗方法:

① 营养不良的支持治疗。

② 鼓励活动。

③ 肌强直可控制（Dubowitz,1978）。

2. 先天性肌强直:Thomsen病（小 Hercules）

先天性肌强直属于常染色体遗传病,因显性或隐性遗传的不同,其可仅表现为肌强直或以肌强直表现为主。症状通常在出生后出现。

（1）长时间的休息、不活动和寒冷可加重症状。

（2）常见肌肉肥大。

（3）发病年龄:出生后,包括婴儿期,到儿童期的任何时间。

（4）表现症状:

① 休息时、持续活动时或维持姿势后出现僵硬。

② 僵硬,且无法行走。

③ 天气寒冷时出现僵硬。

④ 双手握拳后松开困难或难以释放手中物品。

⑤ 婴儿哭闹时持续闭眼。

（5）主要临床表现:

① 合拢手掌,闭眼,眼偏斜或其他持续性运动后出现肌强直。

② 舌肌,大鱼际肌或其他肌肉的叩击性肌紧张。

③ 肌力及功能正常（通常情况下）。

④ 肌肉肥大。

（6）相关症状:

① 受惊吓或突然肌肉紧张后出现肌强直。

② 部分病例表现为持续存在的肌无力。

③ 部分家族同时伴发有高血钾性周期性麻痹。

（7）病程与预后:

① 通常预后好。患儿通常可通过活动控制肌强直。

② 病情会随着时间改善。

（8）实验室检查:EMG见针刺部位有典型的肌强直放电（声音像俯冲轰炸机）。

（9）肌肉活检:

① 基本正常。

② 可能存在肌纤维过度肥大。

（10）遗传学:

① 一种隐性遗传的先天性肌强直症,可能比显性疾病更为常见（基因位于7q35）。

② 先天性副肌强直症是一个独立的遗传病,还是先天性肌强直的变种仍有争议。

（11）治疗方法:大多数患儿不用药物治疗。当病症使患者丧失功能,使用奎宁、普鲁卡因胺、苯妥英钠、皮质类固醇或妥卡尼可能有疗效（Dubowitz，1978）。

3. Schwartz-Jampel 综合征

（1）常染色体隐性遗传病，其症状包括肌张力降低、侏儒症、弥漫性骨病，眼裂窄、眼睑痉挛、小颌畸形、面部扁平。

（2）症状为非进展性。

4. 先天性强直性肌营养不良

（1）发生于婴儿的一类强直性肌营养不良；患儿母亲通常也有肌营养不良。该病以出生时严重的肌张力低下，面肌无力，关节挛缩和不同程度的呼吸及吞咽障碍为特征。

（2）发病年龄：宫内妊娠中期可观察到运动减少。通常在出生时即有症状。

（3）表现症状：

① 松软。

② 吮吸及吞咽差。

③ 呼吸功能不全。

（4）主要临床表现：

① 显著的肌张力低下。

② 不同程度的肌无力；肢体可能有抗重力的能力。

③ 面肌无力。

（5）相关症状：

① 马蹄内翻足。

② 其他畸形，与宫内姿势有关。

③ 羊水过多；膀胱未成熟。

④ 肋骨细（X 线）。

⑤ 脑室扩大，伴或不伴脑室周围出血。

⑥ 智力发育落后。

（6）病程和预后：

① 呼吸功能不全可能危及生命，尤其是患儿发育未成熟时，更为致命。

② 如果婴儿在新生儿期存活下来，吞咽困难就可缓解。

③ 肌张力低下可逐渐改善。

④ 运动发育显著延迟。

⑤ 智力发育有不同程度的延迟。

⑥ 言语困难。

（7）实验室检查：检查母亲是否面肌无力和肌强直。

（8）肌肉活检：

① 组织学表现可能正常。

② 电镜和免疫组化结果提示成熟延迟。

（9）遗传学：

① 显性遗传；母亲通常有某种先天性综合征。

② 婴儿只有携带患病基因时才会出现低张力综合征。

③ 儿童随着病情发展可能出现先天性综合征。

④ 部分家庭可进行产前 DNA 探针诊断。

（10）治疗方法：

① 病重婴儿必要时可予呼吸支持和管饲。

② 对马蹄内翻足和其他固定畸形行被动牵伸治疗。

③ 推迟内翻足的手术矫形治疗，直到患儿可以站立。

④ 由言语治疗师对喂养困难和言语问题提出康复建议。

⑤ 适当接受学校教育以促进智力发展（Dubowitz，1978）。

5. 线粒体肌病（代谢性）

（1）线粒体是细胞内的蛋白质结构，可以以 ATP 形式为细胞产能。线粒体肌病是一组因线粒体缺陷引起的代谢性神经肌肉肌病。

（2）线粒体基因组是复合性的，核 DNA 和线粒体 DNA 的突变都可以影响线粒体功能：遗传模式是典型的常染色体隐性遗传或母系遗传模式。然而，因为细胞中可含有正常或有缺陷的线粒体，疾病的严重程度即使在一个家族里也差异很大。

（3）常见的线粒体肌病：

① Kearns-Sayre 综合征（Kearns-Sayre syndrome，KSS）。

② Leigh 综合征和母系遗传的 Leigh 综合征（maternally inherited Leigh syndrome，MILS）。

③ 线粒体 DNA 耗竭综合征（mitochondrial DNA depletion，MDS）。

④ 线粒体脑肌病伴乳酸中毒和卒中样发作（mitochondrial encephalomyopathy，lactic acidosis，and stroke-like episodes，MELAS）。

⑤ 线粒体神经胃肠型脑肌病（mitochondrial neurogastrointestinal encephalomyopathy，MNGIE）。

⑥ 肌阵挛性癫痫伴破碎红纤维综合征（myoclonus epilepsy with ragged red fibers，MERRF）。

⑦ 神经病变、共济失调，和色素性视网膜炎（neuropathy，ataxia，and retinitis pigmentosa，NARP）。

⑧ Pearson 综合征。

⑨ 进行性眼外肌麻痹（progressive external ophthalmoplegia，PEO）

［其他先天性肌病］

1. 先天性肌纤维类型不均衡，隐性遗传。

2. 先天性Ⅰ型肌纤维优势，隐性遗传。

3. 混杂性亚细胞器。

4. 非特异性先天性肌病，微小病变型肌病（Dubowitz，1978）。

（二）神经肌接头疾病

1. 新生儿一过性重症肌无力

（1）重症肌无力母亲所生的婴儿（可能为正常婴儿）中出现的一过性疾病。

（2）肌无力母亲所生婴儿中有 10%~15% 会出现该病，这是因为在胎儿期，母体循环血中的 ACh 受体（ACh Receptor，AChR）抗体经胎盘进入胎儿体内，导致患儿出生后的几小时内出现症状。

（3）临床表现包括喂养困难，广泛肌无力和肌张力低下，呼吸困难，哭声弱，面肌无力和眼睑下垂。

（4）通常具有自限性，大约在 2~3 周缓解。

2. 先天性或婴儿型肌无力　患病婴儿的母亲并无肌无力，但是可能是常染色体隐性携带者。通常缺乏 AChR 抗体。该病可能涉及许多其他不同的机制。

3. 青少年型重症肌无力

（1）该病与成人自身免疫型相似，且 AChR 抗体滴度高。其主要影响青春期女孩，且通常病情严重并易发生变化。

（2）临床特征：通常表现为眼睑下垂和眼肌麻痹，伴有面肌、颌肌、吞咽肌、言语肌、呼吸肌、颈肌、躯干肌和四肢肌等其他肌群的肌无力。

（3）检查：

📖 ① 对周围神经行 4 或 10Hz 重复电刺激（表面电极）后肌肉易疲劳。

② 对静脉给药依酚氯铵有反应（response）。

③ 单纤维肌电图，微终板电位（儿童中难以进行）。

（4）治疗方法：

① 对球麻痹和呼吸麻痹行急诊加强治疗。

② 新生儿型重症肌无力：前列腺素或溴吡斯的明。属于自限性疾病。

③ 先天性/婴儿型重症肌无力：溴吡斯的明。

④ 青少年型重症肌无力（有 AChR 抗体）：综合治疗，包括新斯的明、血浆置换、胸腺切除术，糖皮质类固醇隔日疗法，硫唑嘌呤。根据患者病情仔细定制治疗方案以达到并维持完全缓解（Dubowitz，1978）。

4. 自身免疫型重症肌无力

（1）与远端相比，近端肌肉所受影响更大，且上肢重于下肢。

（2）MG 典型表现为：眼肌麻痹，眼睑下垂，面肌无力，吞咽困难，言语障碍，颈肌、躯干肌和近端肢体无力，同时常伴有呼吸困难。

（3）复发-缓解常交替出现。

（4）通过依酚氯铵（Tensilon）等抗胆碱酯酶药物试验确诊。

（5）重复神经电刺激研究显示，其典型特征为运动复合动作电位（compound motor action potential，CMAP）的振幅在 4~5 次低频刺激（2~5Hz）后降低，波幅减少>10% 为阳性。

（6）85%~90% 的全身型 MG 和约 50% 的眼肌型 MG 患儿中可检测到抗胆碱酯酶受体（译者注：应为抗胆碱酯酶受体抗体）。

5. 婴儿肉毒中毒

（1）该病常见于出生 10 天新生儿至 6 月龄的婴儿，表现为急性发病的肌张力低下，吞咽困难，便秘，哭声微弱，和呼吸功能不全。

（2）体检提示肌无力，上睑下垂，眼肌麻痹伴瞳孔扩大，咽反射减弱，深部腱反射存在。

（3）通过 EMG 或检测粪便中的肉毒梭菌

毒素来诊断。

6. 非婴儿型获得性肉毒中毒

（1）见于较年长儿童和成人，通过食用含有肉毒毒素的不洁饮食或伤口被含肉毒毒素的土壤污染。

（2）可能需要数月恢复。

（三）周围神经系统疾病

1. 急性炎症性脱髓鞘性多发性神经病

（1）急性炎症性脱髓鞘性多发性神经病（acute inflammatory demyelinating polyneuropathy, AIDP），也叫 GBS，是一种急性的、自身免疫性、原发性脱髓鞘神经病。

（2）通常在发病前 1 个月内有呼吸道或消化道前驱感染史。通常出现于支原体、巨细胞病毒、EBV、空肠弯曲菌感染和各种疫苗接种后。

（3）肌无力通常始发于下肢远端，随后瘫痪向上进展，累及上肢。

（4）最常见的颅神经异常是同侧或双侧下运动神经元性面瘫。

（5）肌无力通常在发病 2 周内达到高峰，最长恢复时间为（7±5）个月。大部分儿童可获得完全缓解。

（6）一般治疗方法包括血浆置换、静脉输注丙种球蛋白。未经治疗的患儿通常也有较好预后。

2. 慢性炎性脱髓鞘性多发性神经根神经病

慢性炎性脱髓鞘性多发性神经根神经病（chronic inflammatory demyelinating polyradiculoneuropathy, CIDP）呈慢性复发病程。

电诊断研究显示：局部传导阻滞，CMAPs 时间离散，远端运动潜伏期延长，传导速率显著降低，且 H-波和 F-波潜伏期缺如或延长。

3. 遗传性运动感觉性神经病

遗传性运动感觉性神经病（hereditary motor sensory neuropathy, HMSN）是一组遗传性周围神经病，同时累及运动和感觉神经，并伴有进行性神经肌肉损害。发病率约为 1/2 500，通常在 10—20 岁发病。

（1）Ⅰ型 HMSN（CMT Ⅰ型）：有 70%~80% 的病例为此型。神经活检表现为肥大性脱髓鞘神经病（洋葱球样）。大多数的 CMT Ⅰ型患儿的基因位于 17p11.2-12。

（2）Ⅱ型 HMSN（CMT Ⅱ型）：一种轴突性神经病，在神经传导试验中表现为明显的振幅降低。该病患儿年龄较大，手部小肌肉的受累情况较轻。小腿三头肌和小腿前部肌肉萎缩，构成了"倒立的香槟瓶"或"鹳形腿"样外观。

（3）Ⅲ型 HMSN（Dejerine-Sottas 病）：是一种严重的肥大性脱髓鞘性多发性神经病，于婴儿期或儿童早期发病。

（4）Ⅳ型 HMSN（Refsum 病）：是一种常染色体隐性遗传病。临床特征包括远端肌肉无力，感觉损害，以及腱反射消失或减弱。肌无力通常始发于远端下肢，随后累及远端上肢。进行性肌无力在数十年内可缓慢向近端（膝关节，肘关节，骨盆带和肩带）发展。

4. 中毒性神经病

中毒性神经病在北美洲少见，但在世界其他地区较为多见。

（1）砷中毒：引起轴索性或脱髓鞘性神经病。可通过血、尿、毛发和指甲的砷含量进行诊断。

（2）铅中毒：最常继发于摄入含铅油漆。临床表现包括厌食症，恶心和呕吐，胃肠道紊乱，行动迟缓，癫痫发作，心理状态改变，视盘水肿。肌无力主要发生在下肢。

（3）汞中毒：通常引起远端运动性轴索性神经病。因摄入汞盐，暴露于汞蒸气和/或局部使用氨水及含汞药膏引起。症状包括广泛性脑病，乏力，腱反射减弱或消失，共济失调步态，且常伴有远端感觉异常。

（4）有机磷中毒：因暴露于杀虫剂或塑料工厂中的润滑剂引起。症状可包括脑病（意识障碍和昏迷），出汗，腹部痉挛，腹泻，瞳孔缩小，晚期伴发运动性多发神经病。

（5）正己烷（吸胶）中毒性神经病：发生于吸食强力胶的青少年。主要表现为远端运动和感觉脱髓鞘性多发性神经病。

（6）化疗药物，尤其是长春新碱，常引起单纯性运动性轴索性多发神经病。严重程度与剂量相关。症状包括远端无力,腱反射消失,常有足下垂。

5. 代谢性神经病

代谢性神经病常见如下两种。

(1)终末期肾病:主要表现为手套-袜套样感觉丧失,振动觉减退,远端肌无力(尤其是腓骨神经所支配的肌肉)等远端运动和感觉性多发神经病。

(2)糖尿病性神经病:远端运动和感觉性多发性神经病,在手套-袜套样分布区域内表现有轴索性和脱髓鞘性特点。该病在成人中较儿童中多发,且可能与血糖控制程度有关。

(四)运动神经元病

脊髓性肌萎缩症(表 10-32)

表 10-32 脊髓性肌萎缩症:临床分类

类型	发病年龄	病程中	死亡年龄
1(重型)	0—6 月龄	无法坐	通常<2 岁
2(中间型)	≤18 月龄	无法站立	>2 岁
3(轻型)	≥18 月龄	可独站	成人

来源:Munsat TL,Davies KE. International SMA Consortium Meeting(26-28 June 1992,Bonn,Germany). Neuromuscul Disord. 1992;2(5-6):423-428. doi:10.1016/S0960-8966(06)80015-5,经许可

脊髓性肌萎缩症(spinal muscular atrophy,SMA)是一组遗传性疾病,以全身性肌无力,肌肉萎缩,上、下运动神经元症状/体征。该病由脊髓前角细胞(LMN)和除锥体束外的脑干运动核变性(延髓症状)引起。I~IV型SMA与位于5号染色体上的常染色体隐性SMN1基因突变相关,且依据起病年龄分类:①I型SMA:0—6月龄起病。②II型SMA:7—18月龄起病。③III型SMA:18月龄以后。④IV型SMA:成年期。⑤I~III型常染色体隐性遗传的SMA的详细信息列于下表,所有类型均与染色体5q13相关。⑥X连锁SMA的发病年龄(发病早)和严重程度与I型SMA类似。

1. I型SMA 又称 Werdnig-Hoffman 病(重型 SMA),属于常染色体隐性遗传病,表现为因脊索前角细胞和脑干变性引起的、婴儿早期严重的躯干和四肢肌的肌无力。

(1)大部分在出生后2个月内起病,主要表现为全身肌张力低下和对称性肌无力。

(2)症状包括:吮吸无力,吞咽困难,喂养时呼吸费力,频繁误吸和哭喊无力。

(3)体检显示全身肌张力低下,对称性肌无力(下肢重于上肢)。近端肌肉受累多于远端。患儿仰卧时下肢外展并极度外旋,呈"蛙腿"样姿势。

(4)膈式呼吸发生于肋间肌和腹部肌肉无力,且膈肌功能相对保留时。可见腹部突出,反常性胸部凹陷,肋间凹陷。在病例中,50%有面肌无力,56%~61%有舌肌自发性收缩。腱反射存在并不能排除SMA。眼外肌和心肌不受累。

(5)发病年龄:宫内发病或在出生后数月内发病。

(6)表现症状:

①肌张力低下和肌无力。

②吮吸和吞咽困难。

③呼吸困难。

(7)主要临床表现:

①严重的肢体和躯干无力;蛙腿样姿势。

②显著的肌张力低下。

③头部控制差。

④膈式呼吸,肋间凹陷。

⑤钟形胸。

⑥手臂内旋;壶柄样姿势。

⑦蛙腿样姿势。

⑧面部运动正常。

⑨腱反射消失。

⑩哭喊无力。

(8)病程和预后:

①预后差,大多数在1岁内死于肺炎,绝大多数在3年内死亡。

②易发生呼吸系统感染。

③尽管病情严重,肌无力通常为非进展性。

(9)实验室检查:

①CK:正常。

②超声:正常或肌肉萎缩处有回声增强。

③ EMG：运动神经传导速度正常或降低；运动神经动作电位幅度降低。针极肌电图表现为去神经支配的特点。

（10）肌肉活检：

① 大量肌萎缩和大的肌纤维孤立成簇（均为I型纤维）。

② 早期病理可见微小改变（病理改变前期）。

（11）遗传学：常染色体隐性，基因位于5q11-q13。

（12）处理方法：

① 若有延髓型肌无力则可进行咽吸。

② 对病情较轻的患儿，予脊柱支具以维持坐姿。

③ 对肺炎行支持治疗（Dubowitz，1978）。

2. II型SMA　中间型SMA。

常染色体隐性疾病，典型表现为因脊索前角细胞和脑干变性引起的肌无力（腿部肌肉为主），可独坐，但不能站立。

近10岁时可出现进行性脊柱后侧凸和限制性肺疾病。

（1）疾病进展缓慢，手法肌力评估每10年内肌力下降半级。

（2）发病年龄：通常在6—12月龄。

（3）表现症状：

① 腿部无力。

② 无法站立和行走。

（4）主要临床表现：

① 以近端为主的对称性的腿部无力。

② 可以独坐，但无法站立或完全以下肢负重。

③ 舌肌震颤（约70%）。

④ 手震颤。

⑤ 腱反射减弱或消失。

⑥ 面肌不受累。

（5）相关症状：

① 脊柱侧凸。

② 智力正常或超常。

③ 不同程度的肋间肌无力和呼吸困难。

④ 肌张力低下和关节过度松弛，以手及足为著。

（6）病程及预后：

① 肌无力通常为静止性和非进展性；可能出现功能性进展，部分患儿可能长期或于快速生长期及体重增加时出现肌无力加重残疾。

② 长期预后取决于呼吸功能。

（7）实验室检查：

① CK：正常或轻度升高。

② 超声：典型表现为肌萎缩部位回声增加及皮下间隙增加。

③ 心电图：波形正常——基线不稳，以肢导联为著。

④ EMG：可见去神经支配和神经再支配表现。

（8）肌肉活检：典型表现为大量肌萎缩和各种由增大的肌纤维形成的簇，均为I型纤维，或以I型纤维为主。

（9）遗传学：常染色体隐性遗传，基因位于5q11-q13。一个基因的等位基因或一对基因或数个独立基因可引起程度不同的SMA。

（10）治疗方法：

① 早期使用支具以预防脊柱侧凸。

② 通过脊柱支具或手术方式治疗脊柱侧凸。

③ 使用助步器或拐杖早期实现站立。

④ 使用适当的辅具促进步行（Dubowitz，1978）。

3. III型SMA　Kugelberg-Welander综合征（轻型SMA）

常染色体隐性疾病，典型表现为由脊索前角细胞和脑干变性引起的近端无力（腿部为著）：

（1）肌无力通常发生于18月龄到青少年晚期：

① 近端无力的表现中，骨盆带较肩部明显。出现伸髋肌无力伴腰椎前凸增加和骨盆前倾。

② 臀中肌步态，伴支撑相一侧的骨盆下降和躯干侧屈，因髋外展肌群无力引起。

（2）常见四肢肌和胸壁肌的肌束颤动。

（3）常见脊柱侧凸。

（4）限制性肺疾病所致通气功能衰竭罕见。

（5）发病年龄：从2岁到成年期，包括儿童期和青少年期。

（6）表现症状：

① 运动障碍，如跑，爬楼或跳跃障碍。

② 行走能力受限：质量或数量。

（7）核心临床表现：

① 步态异常；臀中肌步态，扁平足，步基宽。

② 从地面起身困难（Gower 征阳性）。

③ 近端无力；下肢重于上肢。

④ 手震颤（程度不一）。

⑤ 舌震颤（程度不一）。

（8）相关症状：关节过度松弛，尤其是手和足。

（9）病程和预后：

① 肌无力通常相对静止；部分病例可能出现进展。

📖 ② 长期生存率高，依赖于呼吸功能。

（10）实验室检查：

① CK：正常或轻度升高。

② 超声：典型表现为肌肉回声增加伴肌肉体积减小。

③ EMG：运动神经传导速度正常/轻度减慢。CMAP 幅度降低。针极肌电图有去神经支配和神经再支配表现。

（11）肌肉活检：典型表现为大量肌组萎缩伴各种正常或增大的肌纤维组，常为均匀一致的 I 型纤维；或正常肌束结构保留，伴同型纤维成组和局灶性少量肌组萎缩。

（12）遗传学：

① 常染色体隐性遗传，基因位于 5q11-q13。

② 共显性和 X 连锁遗传少见。

（13）治疗：

① 鼓励活动和步行。

② 无法行走时行康复治疗和适配支具。

③ 积极治疗呼吸系统感染（Dubowitz，1978）。

（五）脊髓小脑变性病

Friedreich 共济失调

1. 一种脊髓小脑变性综合征，发病年龄常小于 20 岁。

2. 是一种常染色体隐性遗传病，与染色体 9q21 相关。

3. 典型症状：起初表现为共济失调步态，随后症状逐渐向上发展到身体其他部位。

4. 其他症状包括肌无力/肌肉萎缩，吞咽困难，本体感觉或振动觉逐渐丧失，腱反射消失（deep tendon reflexes，DTRs），易疲劳，眼球震颤和脊柱侧凸。

5. Friedreich 共济失调中有一种叫作共济蛋白的线粒体蛋白出现异常。

6. 在 10 岁以前发病的患儿中，脊柱侧凸的发病率接近 100%。此类患儿的脊柱侧凸往往进展更为迅速，病情更为严重。

三、神经肌肉疾病的运动疗法

1. 与向心性收缩或缩短收缩相比，离心性或延长收缩能对肌纤维产生更多的机械应力。

2. 没有涉及 DMD 患儿人群的系统性的研究显示抗阻训练存在有害影响。

3. 小型研究和病例系列显示，在避免肌肉损伤、疲惫和肌肉酸痛的前提下，进行次极量运动可以增加肌力。

4. 与对照组相比，DMD 患儿的心血管容量和周围氧气利用率降低，静息心率增加。

5. 有氧训练（如步行，固定自行车，游泳，上半身测力计）可通过肌肉增加心排血量和氧气利用，进而减少疲劳并增加耐力。

6. 当伸膝肌力无法抵抗重力（肌力<3/5级），且行走 30 步所需时间>12s 时，便很快需要依赖轮椅。

7. 在 DMD 患儿丧失独立步行能力后，经及时的手术治疗和支具治疗，可以成功延长患儿行走时间 2~5 年。

8. 几乎没有证据表明，早期预防性的下肢手术可独立延长 DMD 的步行时间。

四、神经肌肉疾病中脊柱侧凸的治疗方案（见表 10-9）

1. 侧凸角度≥35°，或侧凸角度<35°，但出现肺活量下降时首选手术治疗。

2. FVC 为正常预测值的<30%~40% 时，可能是脊柱侧凸手术矫正的禁忌证，因其围手术

期并发症发生率增加。

3. 脊柱矫形器治疗对伴脊柱畸形的 DMD 患儿是无效的,且不能改变侧凸的自然病程。

4. 对 10 岁以内发病的神经肌肉疾病患儿来说,脊柱支具可以改善无法行走的患儿的坐位平衡。脊柱固定术是治疗进展性脊柱侧凸最有效的治疗方法。

五、神经肌肉疾病中的肺部问题

1. 肺部并发症是儿童期神经肌肉疾病中首要死亡原因。

2. 呼吸功能不全由呼吸肌无力和疲劳,呼吸系统力学改变,以及呼吸中枢受损引起。

(杜青 周璇 李欣 译,敖丽娟 审校)

参 考 文 献

Acerini C, Tasker RC, Bellone S, et al. Hypopituitarism in childhood and adolescence following traumatic brain injury: the case for prospective endocrine investigation. *Eur J Endocrinol*. 2006;155: 663–669. doi:10.1530/eje.1.02284.

Alexander MA, Matthews DJ, eds. *Pediatric Rehabilitation: Principles and Practice*. 4th ed. New York, NY: Demos Medical Publishing; 2010.

Alexander MA, Matthews DJ, eds. *Pediatric Rehabilitation: Principles and Practice*. 5th ed. New York, NY: Demos Medical Publishing; 2015.

American Psychiatric Association. *Diagnostic and Statistical Manual of Mental Disorders*. 5th ed. Arlington, VA: American Psychiatric Publishing; 2013.

Belot A. New classification for juvenile idiopathic arthritis: is the tower of babel falling? *Joint Bone Spine*. 2018;85(2):139–141. doi:10.1016/j.jbspin.2017.08.001.

Braddom L, Randal BL. Prognosticating in myelomeningocele. In: Braddom L, ed. *Physical Medicine and Rehabilitation*. 3rd ed. Philadelphia, PA: W. B. Saunders; 2007:1277.

Ziring PR, Brazdziunas D, Cooley WC, et al. The treatment of neurologically impaired children using patterning. *Pediatrics*. 1999;104:1149–1151. doi:10.1542/peds.104.5.1149.

Davies JH, Evan BAJ, Gregory JW. Bone mass acquisition in healthy children. *Arch Dis Child*. 2005;90:373–378. doi:10.1136/adc.2004.053553.

Deconinck N, Dan B. Pathophysiology of Duchene muscular dystrophy: current hypotheses. *Pediatr Neurol*. 2007;36: 1–7. doi:10.1016/j.pediatrneurol.2006.09.016.

Dubowitz V. *Muscle Disorders in Childhood*. Philadelphia, PA: W. B. Saunders; 1978.

Hochberg MC, Chang RW, Dwosh I, et al. The American College of Rheumatology 1991 revised criteria for the classification of global functional status in rheumatoid arthritis. *Arthritis Rheum*. 1992;35:498–502. doi:10.1002/art.1780350502.

Kliegman RM, Stanton BF, Geme JW, Schor NF, eds. *Nelson Textbook of Pediatrics*. 20th ed. Philadelphia, PA: Elsevier; 2016.

Mandt MJ, Faries G. Emergencies & injuries. In: Hay WW, Jr., Levin MJ, Sondheimer JM, Deterding RR, eds. *CURRENT Diagnosis & Treatment: Pediatrics*. 19th ed. New York, NY: McGraw-Hill Professional; 2008:294–312.

Mayfield JW, Pedersen L, McDonald F. Neuropsychology and coma management. In: Reynolds CR, Fletcher-Janzen E, eds. *Handbook of Clinical Child Neuropsychology*. Boston, MA: Springer; 2009:745–763.

Merenstein GB, Kaplan DW, Rosenberg AA, eds. *Handbook of Pediatrics*. 18th ed. Stamford, CT: Appleton & Lange; 1997.

Mitochondrial myopathies: types of mitochondrial myopathies. Muscular Dystrophy Association website. https://www.mda.org/disease/mitochondrial-myopathies/types.

Molnar GE, Alexander MA. *Pediatric Rehabilitation*. 3rd ed. Philadelphia, PA: Hanley & Belfus; 1999.

Morrissy RT, Weinstein SL. *Lovell & Winter's Pediatric Orthopaedics*. 6th ed. Philadelphia, PA: Lippincott Williams & Wilkins; 2006:1349–1350.

Munsat TL, Davies KE. International SMA Consortium Meeting (26–28 June 1992, Bonn, Germany). *Neuromuscul Disord*. 1992;2(5-6):423–428. doi:10.1016/S0960-8966(06)80015-5.

O'Young B, Young MA, Stiens SA, eds. *PM&R Secrets*. Philadelphia, PA: Hanley & Belfus; 1997.

Petty R, Laxer R, Lindsley C, Wedderburn L, eds. *Textbook of Pediatric Rheumatology*. 7th ed. Philadelphia, PA: Elsevier, Saunders; 2016.

Pope T, Bloem H, Beltran J, et al, eds. *Musculoskeletal Imaging*. 2nd ed. Philadelphia, PA: Elsevier, Saunders; 2015.

Siapkara A, Duncan R. Congenital talipes equinovarus—a review of current management. *J Bone Joint Surg*. 2007;89B(8): 995–1000. doi:10.1302/0301-620X.89B8.19008.

Stempien LM, Gaebler-Spira D. Rehabilitation of children and adults with cerebral palsy. In: Braddom RL, ed. *Physical Medicine and Rehabilitation*. Philadelphia, PA: W. B. Saunders; 1996:1113–1132.

Tefft D, Guerette P, Furumasu J. Cognitive predictors of young children's readiness for powered mobility. *Dev Med Child Neurol*. 1999;41:665–670. doi:10.1017/S0012162299001371.

Tribus CB. Scheuermann's kyphosis in adolescents and adults: diagnosis and management. *J Am Acad Orthop Surg*. 1998;6(1): 36–43. doi:10.5435/00124635-199801000-00004.

Tsiligiannis T, Grivas T. Pulmonary function in children with idiopathic scoliosis. *Scoliosis*. 2012;7:7. doi:10.1186/1748-7161-7-7.

Wiltse LL, Newman PH, Macnab I. Classification of spondylolysis and spondylolisthesis. *Clin Orthop Relat Res*. 1976;117:23–29. doi:10.1097/00003086-197606000-00003.

推 荐 读 物

Bach JR, Gupta K, Reyna M, Hon A. Spinal muscular atrophy type 1: prolongation of survival by noninvasive respiratory aids. *Pediatric Asthma Allergy Immunol*. 2009;22(4):151–162. doi:10.1089/pai.2009.0002.

Behrman RE, Vaughan VC. *Nelson Textbook of Pediatrics*. 12th ed. Philadelphia, PA: Williams & Wilkins; 1983.

Dubowitz V. *Color Atlas of Muscle Disorders in Childhood*. Chicago, IL: Year Book Medical Publishers Inc.; 1989.

Dubowitz V. *Muscle Disorders in Childhood*. 2nd ed. Philadelphia, PA: W. B. Saunders; 1995.

Menkes JH. *Textbook of Child Neurology*. 5th ed. Baltimore, MD: Williams & Wilkins; 1995.

Tolo VT, Wood B. *Pediatric Orthopaedics in Primary Care*. Baltimore. MD: Williams & Wilkins; 1993.

Wilk B, Karol L, Halliday et al. Transition to an articulating knee prosthesis in pediatric amputees. *J Prosthet Orthot*. 1999;11(3):69–74. doi:10.1097/00008526-199901130-00005.

第十一章　疼痛医学

第一节　概述

一、疼痛的分类

1. 急性疼痛：由急性组织损伤引起的，持续时间≤3个月的疼痛。潜在病变解除后疼痛消失。

2. 慢性疼痛：由潜在病变引起的，持续3个月以上的疼痛。正常组织愈合后疼痛症状仍持续存在。

3. 复杂性局部疼痛综合征（complex regional pain syndrome，CRPS）：由肢体营养变化、水肿、血管舒缩性改变和痛觉异常引起的慢性疼痛，多发生于损伤或创伤后。症状的严重程度和持续时间各不相同。

（1）Ⅰ型CRPS，见于非神经创伤，之前被称为反射性交感神经营养不良（reflex sympathetic dystrophy，RSD）或Sudeck萎缩。

（2）Ⅱ型CRPS，见于创伤性神经损伤，之前也被称为灼性神经痛（causalgia）。

4. 中枢痛：由中枢神经系统（CNS）引起的疼痛。

5. 神经根病：影响脊神经根的病理过程。

6. 感觉过敏：对刺激的敏感性增加。

7. 感觉减退（或感觉迟钝）：对刺激的敏感性降低。

8. 痛觉过敏：对正常引起疼痛的刺激产生过度的疼痛反应。

9. 痛觉减退：对正常疼痛刺激的敏感性降低。

10. 痛觉过度：对刺激的异常疼痛反应，通常伴随有重复刺激或阈值升高。

11. 感觉障碍：在自然状况下诱发或自发产生的不愉快的感觉。

12. 痛觉异常：由非疼痛刺激引起的疼痛。

13. 神经痛：沿神经或神经丛分布的疼痛。

14. 神经炎：神经或神经丛炎症。

15. 神经源性疼痛：由CNS或周围神经系统（PNS）原发性病变或功能障碍引起的疼痛。

16. 神经病理性疼痛：由神经损害、功能障碍或创伤而引起的慢性疼痛。

17. 伤害性疼痛：由软组织损伤（如非神经损伤）或潜在的组织损害性刺激引起的疼痛，该刺激通过伤害性传入纤维向CNS传递疼痛信息。

（1）躯体疼痛：通过皮肤和骨骼肌组织的感觉纤维传递的伤害性疼痛。

（2）内脏痛：通过内脏的交感神经纤维传递的伤害性疼痛。

18. 感觉异常：自发或诱发产生的异常感觉。

19. 癌性疼痛：与癌症或癌症治疗相关的可能损害神经系统的疼痛。

二、疼痛传递与调控的解剖、生理和药理学

疼痛信号机制

1. 转导：将刺激转换为伤害性电信号，被称为伤害感受器的传入感觉神经元将疼痛信号传递至CNS。伤害感受器可分为机械、温度（热/冷）和化学三种类型。

2. 传递：电活动通过神经系统进行传导。周围感觉神经元和背根神经节（dorsal root ganglion，DRG）→脊髓神经元→脑干、丘脑和间脑结构。

3. 调控:神经活动在传递过程中的改变,发生在 DRG、脊髓和脊髓上结构。

4. 知觉:由神经传递和调控相互作用而产生疼痛的主观感觉,发生在体感皮质。改为:(疼痛的)知觉:疼痛的主观感觉,经(外周传入的)神经信号和(发生于 DRG、脊髓和脊髓上的)神经调控相互作用后,由躯体感觉皮质产生。

📖 5. A-β 纤维终止于脊髓背角Ⅲ-Ⅴ层,C 纤维终止于Ⅰ和Ⅱ层,A-δ 纤维终止于Ⅰ、Ⅲ-Ⅴ层(图 11-1)。

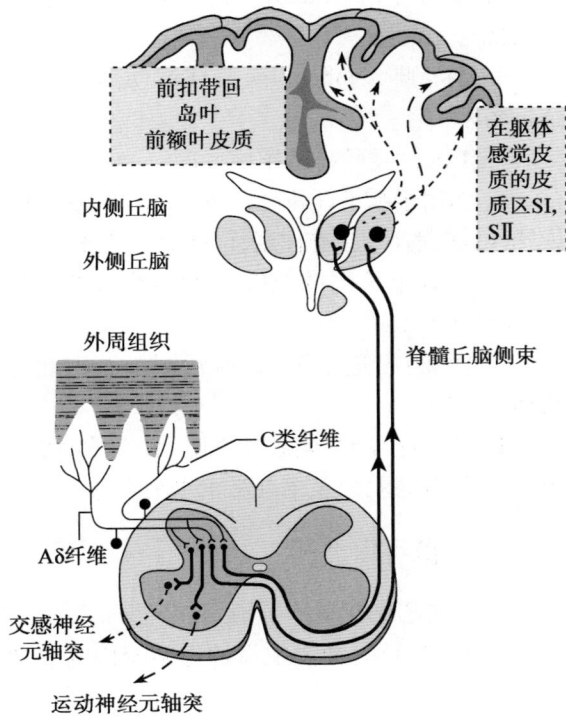

图 11-1　疼痛信号机制

6. 脊髓中的二级神经元是宽动态范围(wide dynamic range,WDR)神经元和伤害感受特异性(nociceptive specific,NS)神经元。

📖(1)WDR:主要在Ⅲ-Ⅴ层中,接收来自低阈值 A-β、伤害性 A-δ 和 C 纤维的传入(表11-1)。WDR 的反应是分级的,反映了刺激纤维的类型。

(2)NS:Ⅰ和Ⅱ型仅对有害刺激产生反应。

📖 7. 闸门控制理论(Melzack and Wall,1965;见第八章 物理因子治疗):低阈值 A-β 纤维的传入抑制了 WDR 细胞的伤害性传入反应。

📖 表 11-1　周围感觉纤维类型

感觉纤维	大小（μm）	速度（m/s）	功能
A-β	12~14(有髓鞘)	30~60	触觉、压觉、振动觉、本体感觉
A-δ	6~8(有髓鞘)	10~15	锐痛、轻触觉、温度觉
C	<1(无髓鞘)	<1.5	钝痛/隐痛/灼痛,温度觉

8. 前外侧系统和背柱内侧丘系将信号传递到脊髓上结构。

9. 脊髓上调控发生在中脑导水管周围灰质(PAG)和延髓头端腹内侧(RVM)通路;可以是抑制性或兴奋性的。

10. 皮质结构:初级和次级皮质、脑岛、前扣带回皮质、前额叶皮质、杏仁核和丘脑核。

第二节　药理学

一、阿片类药物药理学(表 11-2)

表 11-2　阿片类镇痛药的类型

天然	半合成	全合成
吗啡,可待因	氢吗啡酮,氢可待因,羟考酮,氧吗啡酮,二乙酰吗啡,丁丙诺啡	芬太尼,美沙酮,曲马多,右丙氧芬

(一)作用机制

1. 阿片类物质与 CNS 和外周组织中的 μ、κ、δ 三种类型的阿片受体结合;它们在突触前降低钙的流入,以减少感觉性 C 纤维中神经递质的释放,并在突触后增加细胞中钾的运输,以促进二级神经元的超极化。

2. 阿片类药物激活延髓中的化学感受器触发区,导致恶心和呕吐的胃肠道(gastrointestinal tract,GI)不良反应。

📖 3. 阿片受体的类型(表 11-3)

(1)μ1 受体:镇痛。

(2)μ2 受体:呼吸抑制、镇静、呕吐、欣快

表 11-3 阿片受体选择性

阿片类药	μ 受体	κ 受体	δ 受体
内源性阿片肽			
亮氨酸-脑啡肽	低	无	高
β-内啡肽	高	高	高
强啡肽 A 和 B	中	高	低
阿片受体激动药			
吗啡	高	低	低
二乙酰吗啡	高	低	低
芬太尼	高	低	无
哌替啶	高	低	低
美沙酮	高	低	高
阿片受体拮抗药			
纳洛酮	高	中	中
纳曲酮	高	中	中
部分阿片受体激动药			
丁丙诺啡	中	低	无
喷他佐辛	无	中	无

感、食欲减退、药物依赖性、皮肤瘙痒。

（3）δ 受体：镇痛、椎管内麻醉。

（4）κ 受体：镇痛、镇静、拟精神病作用、呼吸困难，呼吸抑制，欣快感，烦躁。

📖 4. pK_a=50% 的药物被离子化时的 pH。非离子形式容易穿过脂质膜。pK_a 值越低，药物起效越快。

📖 5. 辛醇/水分配系数表明脂质的溶解度。脂溶性药物（如芬太尼等）在给药的局部区域发挥最大作用（药物散布较少）（图 11-2 和表 11-4）。

📖（二）阿片类混合激动-拮抗药

1. 丁丙诺啡（Subutex 或 Suboxone）：部分 μ 和 κ 受体激动药，δ 受体拮抗药。Suboxone 含有纳洛酮（受体拮抗药）。

2. 喷他佐辛（Talwin）：κ 受体激动药，μ 受体拮抗药。

3. 布托啡诺（Stadol）：κ 受体激动药，μ 受体拮抗药。

4. 纳布啡（Nubain）：κ 受体激动药，μ 受体拮抗药。

（三）阿片类药物的不良反应

1. 作用于脑干，以降低呼吸中枢对 PCO_2 的敏感性，起到呼吸镇静作用，可能会导致死亡。

2. 对脑干核团的咳嗽反射通路起抑制作用，以镇咳（常用可待因）。

3. 便秘：肠道平滑肌的持续收缩（因此胃肠动力降低）。

📖 4. 性功能障碍（勃起功能障碍，性欲降低）：与性腺功能减退，以及睾丸激素水平降低有关。

二、非阿片类药

（一）对乙酰氨基酚

1. 解热镇痛：抑制中枢神经系统内的前列

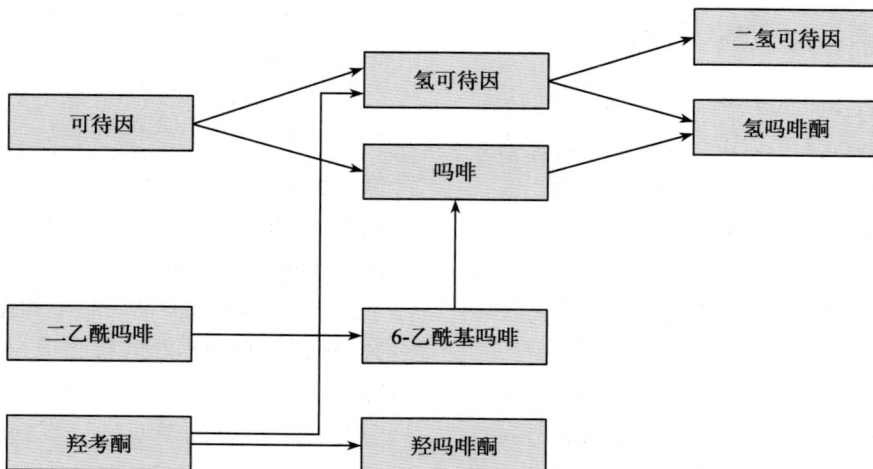

📖 图 11-2 阿片类代谢产物

📖 表 11-4 阿片受体激动药

阿片类	pK_a	辛醇/水分配系数	机制	代谢产物	注释
羟考酮	8.5	0.7	μ 受体激动药	氧吗啡酮去甲氧基考酮	
氧吗啡酮	9.3	0.98	阿片受体激动药	6-羟基氧吗啡酮	
氢吗啡酮	8.1	1.28	μ 受体激动药	氢吗啡酮-3-葡萄糖醛酸盐	
曲马多	9.4	1.35	弱 μ 受体激动剂,弱 NE/5HT 再摄取抑制药	羟甲基曲马多	禁止与 MAOI 或 SSRI 合用(5-羟色胺综合征)
吗啡	8.0	1.4	μ 受体激动药	吗啡-3-葡萄糖醛酸盐 吗啡-6-葡萄糖醛酸盐 氢吗啡酮	肾衰竭者勿用
他喷他多	9.34~10.45	2.87	μ 受体激动药和 NE 再摄取抑制药	他喷他多-葡糖醛酸	严重肝功能不全者勿用
哌替啶	8.5	39	弱 μ 受体激动药	诺美哌啶	不与 MAOI 合用
可待因	8.2	—	弱 μ 和 δ 受体激动药	吗啡 氢可酮 可待因-6-葡糖醛酸	镇咳药 止泻药 代谢成吗啡以用于镇痛
氢可待因	8.9	—	μ 和 κ 受体激动药	二氢可待因 氢吗啡酮	
美沙酮	9.3	116	μ 和 δ 受体激动药 NE 和 5-HT 再摄取抑制剂或者 NMDA 拮抗药	EDDP(无效)	可能引起 QT 间期延长
芬太尼	8.4	860	μ 受体激动药	去甲芬太尼	

辛醇/水分配系数:数值越高,亲脂性越强(亲水性越低)

EDDP.2-亚乙基-1,5-二甲基-3,3-苯并吡咯烷;MAOI. 单胺氧化酶抑制剂;NE. 去甲肾上腺素;NMDA.N-甲基-D-天冬氨酸;SSRI. 选择性 5-羟色胺再摄取抑制剂;5-HT. 血清素

腺素的合成(通过血脑屏障),不在外周起作用。

2. 对血小板功能或胃黏膜无影响。

3. 对乙酰氨基酚可肠外给药。给予丙帕他莫,可被水解成对乙酰氨基酚。

4. 注意肝毒性(建议最大剂量<3g/d)。

(二)非甾体抗炎药

1. 口服、静脉、肌内、直肠和局部给药。

📖 2. 非甾体抗炎药(NSAIDs)抑制环氧合酶 COX-1 和 COX-2,环氧合酶在组织损伤时产生前列腺素参与促进炎症反应。部分 NSAIDs 比其他 NSAIDs 具有更高的 COX-2 选择性,从而减少了胃肠道不良反应(图 11-3 和表 11-5)。

📖 表 11-5 NSAIDs 中的 COX-2 选择性抑制药

药物	低 COX-2 选择性	高 COX-2 选择性
美洛昔康		XXX
塞来昔布		XXX
双氯芬酸		X
舒林酸(最常见引起肝衰竭)		X
布洛芬	X	
萘普生	X	
水杨酸盐	X	
吲哚美辛	XX	
酮洛酸	XXX	

NSAID. 非甾体抗炎药

```
组织损伤 ──────▶ 磷脂
                    │
                    │ 磷脂酶A2
                    ▼
                   花生酸
            ┌─────────┴─────────┐
            ▼                   ▼
        环氧合酶-1            环氧合酶-2
        ┌────┴────┐              │
        ▼         ▼              ▼
      血栓素    前列腺素        前列腺素
```

| 血小板凝集，血管收缩 | 减少胃酸,肾稳态，抑制血小板聚集，血管扩张,睡眠/觉醒周期 | 解热,降低伤害感受阈，血管扩张剂，抑制血小板聚集 |

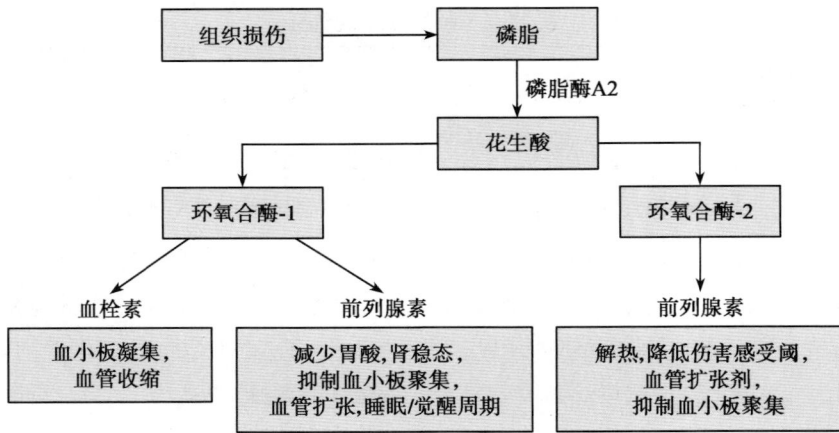

📖 图 11-3　炎症通路

（三）抗抑郁药

1. 三环类抗抑郁药（tricyclic antidepressants，TCAs）：三环类抗抑郁药具有镇痛作用,独立于其抗抑郁作用。这是由几种机制介导的。

（1）代表药物：阿米替林、地昔帕明、去甲替林、丙米嗪、多塞平和氯丙米嗪。去甲替林是阿米替林的活性代谢产物,不良反应发生率低。丙米嗪代谢为地昔帕明。

（2）抑制 5 羟色胺和去甲肾上腺素的再摄取,在脑干水平作用于下行延髓脊髓束的疼痛抑制机制。

（3）改变 N-甲基-D-天冬氨酸（NMDA）受体和结合特性,可能有助于脊髓镇痛和中枢敏化状态的调控。

（4）改变阿片受体密度,阻断钠通道（特别是阿米替林）,并增加 L 型钙通道密度。

（5）通过细胞色素 P450 酶途径进行肝代谢和清除。

（6）可能的不良反应：伴 QT 间期延长的心律失常。注意 TCAs 的致命毒性,过量致死的主要原因。但是,不建议监测血清 TCA 水平。不与选择性 5 羟色胺再摄取抑制药（SSRIs）合用,因为会与其竞争肝 P450 酶,增加 TCA 血浆水平。

（7）患者对药物的耐受性通常取决于药物的抗胆碱能和抗组胺的不良反应。

2. 5-羟色胺选择性再摄取抑制剂（selective serotonin reuptake inhibitors，SSRIs）：SSRIs 抑制中枢神经系统突触前 5 羟色胺再摄取。已被发现有助于抑郁症的治疗,其次可辅助疼痛的管理。支持 SSRIs 镇痛的证据不足。这类药物是在肝脏代谢的。

代表药物有：西酞普兰、氟西汀、帕罗西汀、舍曲林。

3. 血清素-去甲肾上腺素再摄取抑制药（serotonin-norepinephrine reuptake inhibitors，SNRIs）：抑制 5 羟色胺和去甲肾上腺素（NE）的再摄取。

（1）代表药：文拉法辛和度洛西汀。

（2）度洛西汀在美国被批准用于糖尿病性周围神经性疼痛、纤维肌痛症、广泛性焦虑和重度抑郁症。它是唯一被批准可同时用于疼痛和精神疾病的药物。文拉法辛可引起高血压。

📖（3）谨慎使用：SSRI 或 SNRI 相互组合或与 TCA、单胺氧化酶抑制药（MAOI）、曲坦类、曲马多或某些止吐药联合使用可能会导致 5 羟色胺综合征。

（四）抗癫痫药（膜稳定剂）

📖 1. 加巴喷丁与 L 型钙通道的 $\alpha_2\delta$ 亚基相互作用,可用于治疗神经病理性疼痛,包括糖尿病性神经病、疱疹后神经痛、HIV 相关性神经病、吉兰-巴雷综合征、幻肢痛、脊髓损伤（SCI）疼痛,以及与癌症相关的神经病理性疼痛。

［不良反应］嗜睡,头晕,浮肿。

2. 普瑞巴林与 L 型钙通道的 $\alpha_2\delta$ 亚基相互作用。给药频率低于加巴喷丁。用于带状疱疹后神经病理性疼痛、糖尿病性神经病、SCI 疼痛和纤维肌痛症。

［不良反应］嗜睡，头晕，口干，浮肿。

3. 丙戊酸可增强 γ-氨基丁酸（GABA）的作用，并可抑制 NMDA/谷氨酸受体。用于抗躁狂，抗抑郁，冲动，癫痫发作和偏头痛的预防性用药。

［不良反应］血小板减少、中性粒细胞减少、贫血、头晕、镇静、肝炎和胰腺炎。使用前应进行全血细胞计数（CBC）和肝功能检查。

4. 拉莫三嗪抑制电压门控钠离子通道，确切机制尚不清楚。用于癫痫发作、情绪稳定和预防偏头痛。

［不良反应］皮疹、中毒性表皮坏死、头晕、全身乏力、头痛（HAs）和共济失调。

5. 卡马西平抑制电压门控钠离子通道。由于自诱导，开始使用就需要密切监测血药浓度。用于癫痫发作、情绪稳定剂和三叉神经痛。

［不良反应］皮疹、再生障碍性贫血和粒细胞缺乏症。CBC 应该每 2~4 个月监测一次。

6. 奥卡西平抑制电压门控钠离子通道。用于癫痫发作和三叉神经痛。比卡马西平的不良反应少。

［不良反应］镇静，低钠血症，头晕，嗜睡，恶心和呕吐。

（五）肌松药

1. 这类药物通常用于急性期肌肉疼痛和痉挛。对某些特定人群的患者在最初 4 天内对肌肉疼痛有效。1 周后未发现功能改善，不建议长期使用。这些药物对乙醇、类阿片和其他中枢神经系统抑制药都有加成作用。所有这类药物都在肝脏代谢。

2. 环苯扎滨：确切机制尚不清楚，可能抑制蓝斑的 NE 再摄取，导致 α 运动神经元活性下行抑制和脊髓反射减弱。用于颈部和腰部疼痛和肌肉痉挛。

［不良反应］口干、嗜睡、HA、恶心、腹泻、头晕、精神错乱。

3. Carisoprodol：中枢性肌肉松弛药，可阻断下行网状结构和脊髓背角的中间神经元活动，从而抑制多突触反射。用于急性 MSK 疼痛。

［不良反应］嗜睡，头晕，HA，肝毒性，共济失调，恶心/呕吐。

［谨慎使用］由于其主要代谢产物是甲丙酸酯（一种管制药物），因此，越来越多地被滥用。

4. 替扎尼定：作用于中枢，与 α₂-肾上腺素能受体结合，减少突触前神经递质的释放。用于痉挛、椎旁肌痉挛。

［不良反应］口干，嗜睡，HA，头晕，低血压，意识模糊。

5. 巴氯芬：激活大脑中的 GABA-B 受体，减少大脑和脊髓中兴奋性神经递质的释放。有用于痉挛的有力证据。

［不良反应］恶心，虚弱，嗜睡，意识混乱，HA，低血压，体重增加。

第三节 疼痛综合征

疼痛的类型见表 11-6。

一、肌筋膜痛

1. 由肌筋膜触发点引起的局部和牵涉性软组织疼痛，表现为感觉、运动和自主神经症状。肌筋膜疼痛综合征可由生物力学、神经学、心理学、营养学和激素成分共同作用引起，并可导致一定程度的慢性疼痛中枢敏化。

2. 诊断基于详细的病史（包括功能状态）和对特定临床特征的体格检查。

（1）最常见的诱发或加重原因是不良的生物力学和/或姿势引起的反复性微创伤和肌肉组织的运动范围（range of motion, ROM）减少。通常会出现明显的区域性疼痛和僵硬，随着肌肉超负荷或重复性活动而加剧。在某些案例中，还有更多的中枢性疼痛发生。

（2）存在触发点，并具有一致的可重现的牵涉性疼痛模式。肌筋膜触发点是位于骨骼肌或筋膜上过度应激的紧绷带（taut band），在指压下异常敏感并有痛感。触诊或针刺触发点可能会引起不自主的局灶性肌肉收缩，称为抽搐反应。

表 11-6　疼痛的类型

伤害性/躯体疼痛	内脏痛	神经病理性/中枢痛
症状描述 · 深部躯体疼痛:钝痛/酸痛 · 浅部躯体疼痛:锐痛、针刺痛 · 烧灼痛、定位清楚、可重现	· 痉挛痛/钝痛 · 定位模糊	· 烧灼痛、麻刺痛、射痛、刀割样痛、电击样疼痛 · 可伴随麻木、刺痛感
原因 · 来自皮肤、肌肉、骨骼或筋膜的组织损伤引起的伤害性知觉 · 由躯体神经系统传导	· 来自实质性或空腔脏器/自主神经系统支配的内部结构损伤引起的疼痛 · 胃肠道 · 由 ANS 传导	· 由感觉疼痛的神经系统(CNS或 PNS)的原发性病变或功能异常引起的

ANS. 自主神经系统;CNS. 中枢神经系统;PNS. 周围神经系统

3. 治疗

（1）物理治疗,理疗［热/冷疗法,超声,经皮神经电刺激（TENS）］,冷却止痛喷雾,牵拉,按摩,姿势调整,指压（缺血性压迫疗法）。

（2）带或不带注射剂的触发点注射（干针）。注射剂可包括局部麻醉剂以及无菌水/盐水。尚未显示皮质类固醇注射剂可有效治疗肌筋膜疼痛。肉毒杆菌毒素已被用于显著的难治性病例。术后牵伸治疗很重要。

（一）头痛（Headaches,HAs）（表 11-7）

表 11-7　头痛的分类

	头痛的种类	病因
原发性头痛	偏头痛 紧张性头痛 丛集性头痛	无明显的潜在器质性疾病病因
继发性头痛	被认为是潜在性疾病的症状	由潜在的器质性病变引起

（二）偏头痛

1. 临床表现

（1）症状:单侧>双侧,搏动/跳动性痛,刺痛,额部或颞部疼痛。伴或不伴先兆。

（2）可伴有恶心、呕吐、畏光、畏声、眩晕、腹泻或发汗。

（3）通常持续 30min 至 1d,但可能难以控制,持续时间长达 1 周（偏头痛状态）。

2. 两种偏头痛类型

（1）无先兆偏头痛（常见）。

（2）有先兆偏头痛（典型）:头痛前或头痛时出现局灶性神经系统症状

① 局灶性神经系统症状:视觉障碍(亮点、黑点、视野狭窄)、震颤、苍白、眩晕、单侧麻木或无力、短暂性失语或头痛前的言语不清。

② 前驱和缓解症状:部分患者出现多动、活动不足、抑郁、对特定食物的渴求、反复打哈欠和其他不典型症状。

3. 皮质扩散性抑制（cortical spreading depression,CSD）理论
在皮质灰质神经元去极化波后出现神经活动被抑制,导致血流发生变化（先充血,后供血不足）的一种现象。

4. 神经血管理论

（1）三叉神经血管系统:来自三叉神经［颅神经（CN）Ⅴ］的无髓纤维,支配脑和软脑膜动脉、静脉窦和硬脑膜。

（2）CSD 对三叉神经节的刺激可引起三叉神经血管系统的逆向传导,释放肽类神经递质 P 物质、神经激肽 A 和降钙素基因相关肽（CGRP）。

（3）这些肽类神经递质使附近的血管扩张,引起血浆外渗或"无菌性神经源性炎症"。从而刺激三叉神经末梢,引起伤害性正向传导到三叉神经节,产生疼痛。

5. 血管理论
颅内血管收缩造成缺血,进而引起偏头痛的先兆症状。随后反弹性血管扩张和血管周围伤害感受器的激活引起偏头痛症状。

6. 治疗（表 11-8）

📖 表 11-8　偏头痛的治疗药物

不成功的药物	预防性药物
1. 对乙酰氨基酚	1. β受体阻断药(如普萘洛尔,噻吗洛尔)
2. NSAIDs(如阿司匹林、布洛芬、萘普生、酮咯酸)	2. NSAIDs
3. 阿片类药物(布他比妥、哌替啶)	3. TCAs(如阿米替林)
4. 辅助药物(丙氯哌嗪和甲氧氯普胺)	4. SSRIs(如氟西汀)
5. 麦角胺(FDA妊娠X类药)	5. 抗癫痫药(丙戊酸,卡马西平,加巴喷丁)
6. 曲普坦类(5-HT 1B和1D激动剂)	6. 镁
	7. 肉毒杆菌毒素注射

FDA. 美国食品药品管理局;NSAIDs. 非甾体抗炎药;SSRIs. 选择性5-羟色胺再摄取抑制剂;TCAs. 三环类抗抑郁药

（1）分层治疗法采用偏头痛残疾评估（migraine disability assessment, MIDAS）评分表,根据严重程度和残疾程度选择治疗方法。

（2）"阶梯式治疗"方法:先用简单止痛药,再用偏头痛专用药物。

（3）替代方法:肉毒毒素注射、认知行为疗法（CBT）、生物反馈和放松技术。

（三）紧张性头痛

📖 1. 最常见的头痛类型

2. 临床表现

（1）轻-中度,双侧头部周围"紧箍"感或压迫性疼痛。与偏头痛相比,紧张性头痛的症状更轻,症状较不局限。

（2）通常持续30min到数天或数周不等。

3. 治疗　非处方（over-the-counter, OTC）镇痛药(阿司匹林,对乙酰氨基酚或布洛芬)。

（四）丛集性头痛

1. 临床表现

（1）发作性、严重的刀刺痛,单侧、眶周/颞部疼痛。眶周疼痛累及三叉神经第一支(颞部、前额、脸颊)的分布区。可伴有同侧自主神经症状-瞳孔缩小、上睑下垂、结膜充血、流泪和流涕。

（2）疼痛持续15~90min,一天中可能会多次出现(成簇)。通常发生在特定的季节或一天中的特定时间。

（3）通常发生在20—40岁,多见于男性。

（4）通常被认为对吲哚美辛无反应,尽管有记录的病例报告表明存在吲哚美辛反应性丛集性HAs。

2. 连续性半侧头痛　与丛集性HAs症状相似,但对吲哚美辛有反应。

3. 治疗

（1）预防性药物:维拉帕米、甲氧西林酯、类固醇、麦角胺、二氢麦角胺（DHE）、锂和抗癫痫药物。

（2）失败的药物:100%氧气（7~12L）、舒马曲坦、DHE、4%~6%的利多卡因滴鼻。

二、癌性疼痛

1. 可以是伤害性疼痛和神经病理性疼痛,可以是躯体性疼痛、内脏疼痛、中枢性疼痛,或是以上疼痛类型的组合。

2. 多发性骨髓瘤:疼痛可能是由于骨折或肿瘤累及神经引起的。放射治疗和手术可以通过缩小压迫神经的肿瘤来控制骨髓瘤的疼痛。

3. 胰腺癌:严重的上腹部和背部疼痛是胰腺癌患者的一个重要并发症。对于其他措施无效的疼痛,腹腔神经丛阻滞、体外放射线照射和鞘内疼痛泵可能有所帮助。

4. 卵巢癌:在早期阶段,会有轻微症状或无症状。患者可能会出现腹部或盆腔疼痛,可能会延伸到背部和腿部。在晚期,疼痛更为常见。

5. 前列腺癌:美国男性中最常被诊断出的癌症,是癌症死亡的第二大主要原因。多有盆腔疼痛。大多数晚期患者都有硬化性骨转移,可引起轻度至极重度的疼痛。原发性前列腺肿瘤的扩大和炎症也可能引起尿道、直肠、耻骨上和阴茎痛。

6. 乳腺癌

📖（1）乳房切除术后疼痛综合征:肋间臂神经痛（T_1~T_2）。术后或几个月后出现的慢性神经病理性疼痛。乳房肿块切除术后的患病率比全乳房切除术高,尤其是在进行了腋窝淋巴结清扫术后。疼痛局限于腋窝、肩膀、手臂和/或胸壁。

（2）淋巴水肿:通常在乳腺癌术后 2 年内出现。风险取决于手术类型、术后时间以及是否使用放射疗法。引起手臂严重不适或疼痛,患侧手臂/上胸部肿胀,和/或手臂麻木/刺痛以及疲劳。推荐的治疗方法是结合按摩、皮肤护理、运动练习和压力衣的淋巴水肿治疗方案。

（3）放射治疗后的疼痛:在急性治疗期间,放射治疗可引起痛性皮肤刺激,从轻度红斑到明显的湿性脱皮。皮肤可能会像晒伤一样剥落和渗出。出现长期反应的病例已有报道,如颈丛或臂丛的放射性神经丛病（radiation induced plexopathies,RIP）。

（4）化疗后疼痛:蒽环类药物和烷化剂可引起口腔黏膜炎（痛性口腔溃疡）。急性紫杉醇综合征包括关节痛和肌痛,范围从轻度到虚弱无力。紫杉烷类可引起高达 60% 的患者出现痛性周围神经病变。

7. 肺癌:引起晚期肺癌相关疼痛的三个主要原因是:骨转移性疾病（34%）,胸膜肿瘤（31%）和胸壁疾病（21%）。

（1）胸痛随着疾病的进展而加重;这在大约 20% 的肺癌患者中很普遍。疼痛通常在与肿瘤同侧的胸部。通常需要放疗以减轻疼痛。

（2）胸膜腔综合征:严重、顽固的胸痛是胸膜间皮瘤的常见症状,因为它侵犯胸膜腔和胸壁。

特征性胸膜炎,单侧、钝痛或弥散性痛;神经病理性疼痛继发于胸、自主神经或臂丛神经的压迫。在癌症过程中可无休止地进展,并且难以控制。经皮颈椎切开术已显示可减轻疼痛。手术在 C_1/C_2 处切断脊髓丘脑束,使低于病变水平的对侧痛感丧失。

（3）转移:肝转移常引起右上腹疼痛。非小细胞肺癌引起的脑转移发生在大约 33% 的患者中,并可能引起 HA。

（4）肥大肺性骨关节病:管状骨杵状变和骨膜增生,引起对称性疼痛性关节炎,累及踝关节、膝关节、腕和肘关节。肿瘤切除后,疼痛减轻。在晚期肺癌中,NSAIDs/双膦酸盐是主要的治疗手段。

（一）世 界 卫 生 组 织（World Health Organization,WHO）(缓解癌性疼痛的镇痛阶梯治疗,见图 9-11)

1. 轻中度疼痛:非阿片类镇痛药 ± 佐剂。

2. 中度疼痛:短效阿片类 ± 非阿片类镇痛药 ± 佐剂。

3. 中度至重度疼痛:短效和长效阿片类药物 ± 非阿片类镇痛药 ± 佐剂。

（二）癌性疼痛的侵入性治疗方法

1. 阿片类镇痛药的椎管内给药　通过硬膜外、鞘内或脑室内途径给药(用于神经病理性和伤害性疼痛的缓解)。

2. 神经消融技术

（1）周围神经损毁阻滞。

（2）神经节阻滞。

（3）背根进入区（dorsal root entry zone, DREZ）损伤:一种选择性破坏脊髓后外侧神经元的手术技术,用于治疗与神经元相关的药物难治性慢性疼痛综合征。这些神经元在失神经损伤（如臂丛神经撕脱伤）后会出现阵发性过度活跃。

（4）脊髓束切断术（cordotomy）:一种切断脊髓丘脑束的外科手术,可选择性减少离断部位对侧下几个节段的痛温觉感知,用于癌症继发的剧烈疼痛(特别是胸膜和腹膜间皮瘤),世界卫生组织（WHO）疼痛阶梯治疗无效的患者。内脏或双侧疼痛可能需要双侧切断术。该治疗效果通常是暂时的。

（5）脊髓后正中点状切开术（punctate midline myelotomy）:一种神经切除术,切断脊柱中线(此处有内脏伤害性痛觉信号传导路),以治疗顽固性腹部和盆腔的癌性疼痛。

（6）扣带回切开术（Cingulotomy）:双侧前扣带回切开术的手术部位是前扣带皮质(边缘系统的一部分),用于治疗精神疾病,例如强迫症和抑郁症。当其他方法失败时,它最近被用于治疗急性癌症疼痛,还被用来治疗精神疾病,如强迫症和抑郁症,最近又被用于治疗其他方法失败的急性癌症疼痛。

三、复杂性局部疼痛综合征(Complex regional pain syndrome,CRPS)

1. 另请参阅第一章"脑卒中"中的"CRPS"部分。

2. 这种神经病理性疼痛障碍通常累及一个或多个肢体,常见于身体受伤后。CRPS被认为是由中枢和周围神经系统功能障碍引起的,并导致痛觉异常、水肿、皮肤血流量变化和/或异常催汗活动(abnormal sudomotor activity)(表11-9)。

表 11-9 国际疼痛研究协会(International Association for the Study of Pain,IASP)对 CRPS 的诊断标准

1. 存在伤害性事件的起因或引起制动的原因
2. 持续性疼痛、痛觉超敏或痛觉过敏,其疼痛与任何已知的诱发事件不相称
3. 在疼痛区域出现水肿、皮肤血流改变或异常的汗腺分泌神经活动(可以是症状或体征)
4. 已排除其他会导致此种程度的疼痛和功能障碍的原因

CRPS. 复杂性局部疼痛综合征

3. 两种主要类型

(1) CRPS I 型(之前被称为反射性交感神经营养不良 RSD):如果原发症状是由软组织损伤引起的,而患肢没有确诊的神经损伤,则可以进行诊断。

(2) CRPS II 型:如果在直接神经损伤后出现症状,则诊断为 II 型 CRPS。也叫灼性神经痛(causalgia)。

4. 治疗

(1) 多学科环境下的功能恢复是治疗成功的标志。

(2) 药物:NSAIDs、抗抑郁药、抗惊厥药、阿片类药物(数据有限)、局部二甲基亚砜(DMSO)和口服 N-乙酰半胱氨酸(NAC)。

(3) 如果诊断性交感神经阻滞呈阳性,则治疗性交感神经阻滞可能有用。病例报道支持使用鞘内巴氯芬和脊髓刺激(SCS)治疗。利多卡因静脉注射可用于难治性病例。

四、慢性盆腔疼痛

1. 常见的妇科病因 卵巢囊肿,原发和继发性痛经,盆腔充血和子宫内膜异位。在大约67%的女性中,盆腔腹腔镜/剖腹手术移除子宫内膜异物并溶解粘连,可改善盆腔疼痛至少1年。

2. 间质性膀胱炎(膀胱疼痛综合征) 膀胱黏膜下层和肌层的慢性炎症。女性>男性。膀胱壁受到刺激,并形成瘢痕或变僵硬。

(1) 膀胱壁上可见出血和淤血;研究质疑这些病变是否由膀胱镜下水扩张术引起。

(2) Hunner 溃疡(Hunner'ulcers):即膀胱壁上皮肤破损的斑块,可见于10%的间质性膀胱炎患者。

(3) 症状:通常误诊为膀胱炎或尿路感染,因为患者可能会出现排尿困难、尿急和尿频、夜尿症和性交疼痛。

(4) 诊断:排除诊断、膀胱镜检查、水扩张试验、钾敏感性试验、尿动力学评估。

钾敏感性试验:将钾离子(K^+)和水同时注入膀胱。如患者在注入 K^+ 和水时比单独注水更痛/更尿急,则测试为阳性。

(5) 治疗:2011 年,美国泌尿外科协会制定了间质性膀胱炎治疗指南。

① 一线治疗:患者教育,饮食调整,压力管理。

② 二线治疗:物理治疗,口服药物(阿米替林、西咪替丁、羟嗪、聚砜戊聚糖),膀胱滴注(二甲基亚砜、肝素、利多卡因)。

③ 三线治疗:治疗洪纳溃疡(激光、电灼、曲安奈尔注射),水扩张术(低压,短时间)。

④ 四线治疗:神经调控(骶神经或阴部神经)。

⑤ 五线治疗:环孢素 A,肉毒毒素。

⑥ 六线治疗:手术干预(尿流改道、膀胱扩大整形术、膀胱切除术)。

3. 肠易激综合征(Irritable bowel syndrome,IBS)

(1) 以症状为依据的诊断:腹部疼痛或不适 6 个月,最近 3 个月内每月至少 3 次出现症状,无其他确诊的原因。

（2）女性>男性。年龄<45岁。

（3）症状：慢性腹痛、不适、腹胀、大便急迫、里急后重、排便习惯改变［腹泻为主（肠易激综合征；IBS-D），便秘为主（IBS-C）或两者兼有（IBS-M）］，或因排便而减轻疼痛。感染后发作（IBS-PI），应激性生活事件或成年后起病。

（4）共病：HA，纤维肌痛，抑郁或慢性疲劳综合征。

（5）治疗：饮食调整，心理治疗，益生菌，口服药物（纤维补充剂、泻药）、止泻药（洛哌丁胺）、解痉药（东莨菪碱、西咪替比林、匹那维）、抗抑郁药（TCAs、SSRIs）或鲁比前列酮（Amitiza）。

4. 神经病理性盆腔痛

（1）解剖：髂腹股沟神经（T_{12}~L_1）、髂腹下神经（T_{12}~L_1）、生殖股动脉（L_1~L_2）、股外侧皮神经（L_2~L_3）、闭孔神经（L_2~L_4）。

（2）介入治疗：骶神经阻滞，髂腹股沟神经阻滞，腹下神经阻滞。

① 骶神经阻滞：骶神经为肛门直肠区域提供感觉神经支配，为肛门外括约肌和肛提肌提供运动神经支配。S_1~S_4为膀胱、尿道和外生殖器提供大部分内脏神经支配。

② 腹腔镜，全腹子宫全切术（total abdominal hysterectomy，TAH），骶前神经切除术，腹腔镜子宫骶神经消融术（laparoscopic uterosacral nerve ablation，LUNA）。

③ 骶前神经切除术：对药物治疗无效的中线慢性痛经的辅助治疗。完全切断位于髂间三角边界内的骶前神经、上腹下丛，通常可使疼痛减轻90%。

④ LUNA手术：使用腹腔镜，用子宫操作器将子宫前倾，并在靠近其颈部附件的位置识别并切断携带神经纤维的子宫骶韧带。研究表明，长期疼痛缓解率<50%。

5. 梨状肌综合征　一个有争议的诊断，认为刺激坐骨神经是由梨状肌压迫引起的，导致后骨盆带肌肉组织疼痛，并伴有麻木和刺痛感，还可能会向远端放射到腿部。梨状肌综合征的患病率估计约为5%（Papadopoulos and Khan，2004）。

（1）诊断：FAIR（屈曲、内收、髋关节内旋）试验、Freiberg动作、Pace征和直接触及梨状肌疼痛，但临床试验尚未被证实是决定性的。

（2）影像学（MRI、CT）和肌电图（EMG）等诊断检查通常是正常的。

（3）治疗：PT、NSAIDs、镇痛药、肌松药。如果治疗失败，使用局部麻醉剂和类固醇注射。

（4）其他病因：前列腺炎、输尿管梗阻、前列腺痛、癌性疼痛、精神障碍和外科手术粘连。

五、与其他疾病相关的疼痛

1. HIV

（1）50%的HIV相关疼痛也可能是由疾病相关感染的症状引起的［如HA伴隐球菌性脑膜炎，腹痛伴有鸟分枝杆菌复合物（MAC）感染］。15%~30%是由于药物不良反应（齐多夫定可引起HA）。25%~40%与HIV或其治疗无关。

（2）临床上约有30%的HIV/艾滋病（AIDS）患者存在周围神经病理性疼痛；地达诺辛和司坦夫定也可引起周围神经病变。

2. 多发性硬化（MS）

（1）近50%的患者会出现慢性疼痛。典型的疼痛表现为MSK疼痛（最常见于髋部、腿部、手臂）、痉挛、阵发性疼痛（最典型的是三叉神经痛的面部疼痛；强直性痉挛）和神经源性疼痛（感觉障碍；MS中最常见的疼痛综合征；常发生在腿部；Lhermitte征）。

（2）视神经炎是多发性硬化症常见的首发症状。通常在7~10d消失。

3. 周围血管病变（Peripheral vascular disease，PVD）

（1）大约50%的人没有症状。

（2）疼痛可从运动时的小腿疼痛（血管跛行）到静息疼痛（严重的肢体缺血）。足部、小腿或大腿的疼痛、疲劳和烧灼感。疼痛和抽筋可能发生在夜间。

（3）明显的肤色变化、远端脉搏减少、皮肤溃疡和坏疽。

4. 镰状细胞贫血　疼痛可以是急性的、慢性的，也可以是两者的结合。如果是急性的，疼痛往往是突发的、剧烈的，并且伴不可预测的血管阻塞危象(镰状细胞危象)。慢性疼痛可由骨(髋关节>肩关节>踝关节)的缺血性坏死(AVN aka osteonecrosis)引起,包括脊柱(X线片上呈"鱼口"状),这是由于反复的血管闭塞危象引起的。膝关节很少受累。疼痛也可能来自感染,如骨髓炎和镰状细胞患者免疫功能受损引起的肺部感染。

5. 骨关节炎　一种退行性关节疾病,通常发生在数年或几十年内。最常见于手部(Heberden/Bouchard 结节)、膝关节、髋关节和脊柱。疼痛通常是关节的深部疼痛,随着使用时间的延长而加剧。通常有 ROM 的减少和骨擦音。休息时可能会出现僵硬;晨僵通常持续不到 30min。

6. 类风湿关节炎　一种免疫介导的全身炎症性疾病,影响多个器官系统和全身的大关节。特点是关节和滑膜的膜炎症。疼痛是滑膜炎引起的,使用相关的关节疼痛继发于无力,或继发性关节炎。常用的治疗药物有 NSAIDs、疾病修饰抗风湿药物(DMARDs)和皮质类固醇。

7. 强直性脊柱炎:典型的初始症状是骶髂关节(SI)区、下背部、髋部经常性的疼痛和僵硬,症状会在几个星期或几个月内逐渐出现。疼痛可以是单侧、双侧,也可以是两侧交替的。通常是钝痛和弥散性痛。早和晚加重,热水淋浴或低强度运动可改善。疼痛可能会变成慢性疼痛(持续 3 个月以上),累及双侧,并沿脊柱向上蔓延至颈部。疼痛也可扩散到肋骨、肩胛骨、髋部、大腿和脚后跟(肌腱炎)。

8. 纤维肌痛症

(1) 仅次于 OA 的第二常见风湿疾病。

(2) 男女比例 3:1,与 50 岁以上、低文化程度、低社会经济地位以及生活在农村地区有关。

(3) 机制:CNS 敏化导致"传入处理紊乱"和兴奋性神经递质(谷氨酸,P 物质)水平升高和/或抑制性神经递质[5 羟色胺(HT),NE,GABA]水平降低。

(4) 核心症状:多灶性疼痛、疲劳、失眠、认知或记忆问题以及心理困扰。

(5) 通常合并区域性肌肉骨骼疼痛综合征、慢性疲劳综合征、IBS,膀胱易激综合征、间质性膀胱炎、HA、外阴痛和盆腔痛。

(6) 诊断:请参见第三章,风湿病,概述了最新的纤维肌痛症诊断标准。

(7) 管理是关键(表 11-10)。

表 11-10　纤维肌痛症的管理

FM 的药物治疗	FM 的非药物治疗
1. RCTs 试验证实 TCAs 和环苯扎滨有效	1. 锻炼(RCTs 显示在症状和功能能力方面对 FM 都有益)
2. 普瑞巴林(FDA 于 2007 年批准)	2. 行为医学方法(CBT,放松技术,生物反馈)
3. 度洛西汀(FDA 2008 年批准)	3. 教育方法
4. 米那普仑(FDA 于 2009 年批准)	

CBT. 认知行为疗法;FDA. 美国食品药品管理局;FM. 纤维肌痛症;RCTs. 随机对照试验;TCA. 三环类抗抑郁药

六、脊柱源性疼痛

另请参阅第四章"肌肉骨骼医学"中的"脊椎"部分。

(一) 神经根痛

1. 由脊神经根炎症、压迫或损害引起。

2. 神经根激惹常见的原因。

(1) 椎间盘突出症[髓核(NP)脱出纤维环(AF)]可导致脊神经根炎症和压迫。引起神经毒性物质泄漏,导致磷脂酶 A2、白三烯 B4 和血栓素 B2 水平升高。这些炎症介质在椎间盘源性和神经根性疼痛综合征的免疫和炎症反应中起重要作用。

(2) 椎管狭窄、小关节或黄韧带囊肿、感染和恶性肿瘤。

3. 纤维环撕裂和椎间盘突出(NP 渗漏)可导致炎症过程和磷脂酶 A2 的释放,磷脂酶 A2 可使神经末梢敏化并产生疼痛。

4. 临床表现:起自腰部的灼痛、锐痛、射痛和电击样疼痛,并沿受累及的皮节放射至下肢。症状性腰椎间盘突出症的疼痛通常会因弯腰、坐位和咳嗽而加重。椎管狭窄症的疼痛会因站立和行走而加重,弯腰、使用购物车("购物车征")和坐位可减轻。

5. 治疗：物理治疗（PT）、理疗、抗炎药、口服类固醇、神经病理性药物、硬膜外类固醇注射（ESI）、外科手术。

（二）小关节综合征

1. 关节突关节是真正的滑液关节，允许脊柱弯曲、伸展和旋转。它们是由一个椎体的上关节突（SAP）与上方椎体的下关节突（IAP）连接而成，由脊神经后支发出的内侧支支配。

2. 脊神经根的后支分为外侧、中间和内侧分支。

（1）外侧分支：支配椎旁肌、皮肤和骶髂（SI）关节。

（2）中间支：支配最长肌。

📖（3）内侧支：支配小关节、多裂肌、棘间韧带和肌肉和椎弓的骨膜。

📖 3. 在腰椎中，每个小关节受同一水平及上一水平的内侧支神经支配（例如，L_4~L_5 小关节由 L_3 和 L_4 内侧支支配）。注意 L_5 后支没有内侧支，而是直接支配小关节。

4. 在颈椎和胸椎，每个小关节由相应脊柱水平的后支内侧支支配（例如，C_5~C_6 小关节由 C_5 和 C_6 内侧支支配）。

5. C_2~C_3 小关节受 C_3 的后支的支配。C_3 后支分成两个内侧支，其中较大的一个也被称为第三枕神经。

6. 临床表现：轴性、非神经根性脊柱疼痛。虽然传统上认为小关节综合征的患者在伸展和旋转（小关节负荷）时加重小关节疼痛，但文献表明，临床检查在确诊小关节引起的疼痛方面是不可靠的。在考虑介入治疗前，应先进行诊断性确认内侧支阻滞，以确诊小关节综合征。

7. 治疗。

（1）保守：PT，药物。

（2）介入性：如前所述，诊断性内侧支阻滞（MBBs）（不做治疗使用）；小关节阻滞，射频消融（RFA）。

（三）椎间盘源性疼痛

1. 参阅第四章"肌肉骨骼医学"中的"椎间盘"部分。

2. 椎间盘由外层纤维环围绕髓核而构成。

3. 纤维环由Ⅰ型胶原组成。髓核是由在

Ⅱ型胶原网中的水和蛋白多糖组成。负重时，髓核向外传递压力到纤维环和终板（表 11-11）。

表 11-11　椎间盘内破裂症的
达拉斯椎间盘造影评价系统

Dallas 分级	纤维环破裂
0	无纤维环破裂
1	NP 渗出到内纤维环
2	NP 渗出到外纤维环
3	NP 渗出脱出外纤维环

NP. 髓核

📖 4. 神经支配：窦椎神经，腹支外侧支，灰质交通支前外侧支。

📖 5. 退行性椎体终板变形的 Modic 分类。

（1）MRI 可见 Modic 改变。1988 年，Michael Modic 博士首次描述了 Modic 改变，并将其分为三种不同类型的变化。

（2）正常骨由一种称为小梁的骨内支架组成。在小梁之间的凹陷处是红骨髓，主要产生血细胞。

① Modic Ⅰ 型：骨小梁多处断裂，骨小梁短而宽，"支架"模式呈非结构化和不均匀。骨髓被血清代替，和囊泡中的透明液体是一样的。

② 在 Modic Ⅱ 型中，小梁也在许多地方断裂，短而宽，"支架"模式呈非结构化和不均匀的。在 Modic Ⅱ 型改变中，骨髓被内脏脂肪所取代，内脏脂肪和我们臀部和腹部的脂肪是一样的。

③ Modic Ⅲ 型较少见，为骨瘢痕组织。

📖（3）MRI 软骨下骨髓的 Modic 分类。

① Modic Ⅰ 型：T_2 亮，T_1 暗（水肿期）。

② Modic Ⅱ 型：T_2 和 T_1 亮（脂肪期）。

③ Modic Ⅲ 型：T_2 和 T_1 暗（骨硬化期）。

（4）关于 Modic 改变是否与脊柱疼痛相关存在争议。

6. 一旦确诊，治疗方法与神经根性疼痛相似。

（四）椎管狭窄

1. 中央椎管的局灶性狭窄，导致脊髓（颈或胸段）或脊神经（腰段）受压。

2. 最常见造成中央椎管狭窄的原因是退行

性改变(腹侧脊椎炎脊状突起、小关节侧面增生、后部黄韧带肥大)。患者出现下肢或臀部疼痛,长时间站立或行走疼痛加重,腰椎屈曲可缓解。

3. 其他因素:叠加性椎间盘突出、脊椎滑脱、先天性狭窄、外伤、椎体骨折伴后伸。

4. 椎管狭窄程度与患者症状的严重程度不一定相关。

5. 临床表现:伴有或不伴有神经根症状的轴性脊柱疼痛,随着站立/行走而加重,在坐位或弯曲时可改善。

6. 颈段椎管狭窄应定期进行临床和放射学监测,以评估进展和脊髓病变。

📖 (五) 背痛和工作

1. 随着背痛持续时间的延长,重返工作岗位的可能性降低。

2. 受伤工人的终身复工率:

(1) 停工 6 个月:50%。

(2) 停工 1 年:25%。

(3) 停工 2 年:<5%。

第四节　疼痛介入治疗

一、脊柱介入治疗

(一) 放射线安全性

1. X 射线是一种电磁电离辐射,长期照射可致癌、造成辐射损伤以及白内障产生,这些不良反应可能数年后才能显现出来。

2. 电离辐射的生物效应与照射时间成正比,与距离成反比。离辐射源越近,受到的辐射量越大,反之亦然。

3. 辐射暴露(表 11-12)与辐射源距离的平方成反比。

表 11-12　辐射暴露及剂量

术语	传统单位	SI 单位	转换
照射量	Roentgen	Coulomb/kg	$1R=(2.5 \times 10-4)$ C/kg
吸收剂量	rad	Gray	100rad=1Gray
当量剂量	rem	Sievert	100rem=1Sievert

SI. 国际单位

📖 4. 操作者和患者减少电离辐射的方法:

(1) 操作者在透视过程中应佩戴铅围裙、甲状腺围盖及铅玻璃眼镜以确保健康安全。此外,在铅制品外可以佩戴胶片剂量计,用以监测累计辐射量。在使用过程中,操作者的四肢也应尽量远离放射性设备。

(2) X 射线球管应尽量远离患者,使尽可能大的区域暴露在尽量小辐射剂量下。

(3) X 射线影增强器应尽量靠近患者以优化成像质量,减少散射、辐射。

(4) 准直成像(窄 X 线光束)能减少操作者及患者放射线直接照射或散射。

(5) 如有可能,尽量用短脉冲曝光(脉冲模式),而不是连续曝光。

(6) 如果使用的是手动模式,应增加千伏峰值(kVp),同时减少毫安值(mA)。

(二) 穿刺针选择

1. 某些操作需要指定穿刺针的长度、内径及针尖斜面的样式,如各种入路的硬膜外注射、小关节内侧支阻滞、脊柱旁交感神经阻滞等。

(1) 上述提到的穿刺针配有紧密连接的、可拆卸的针芯,这种穿刺针不会引起皮肤及组织取芯,进针比较容易,同时能够减少将硬膜外组织或污染物带入更深层区域,防止针尖堵塞。

(2) 穿刺到位后,拔出针芯,注入造影剂或药物。

(3) 穿刺针口径可选择 16~30 号,最常用的是 20~25 号。通常来说,越小的穿刺针(口径越高)在穿刺过程中不适感越少,血管损伤机会越小,需要的技术要求也越高。

(4) 根据患者习惯及注射靶点的穿刺角度选择适当长度的穿刺针。

2. Quincke 穿刺针:针尖及针芯斜面为柳叶刀样式,针座轮毂上的缺口代表斜面方向,可快速进入组织,可广角水平旋转,操作灵活方便进入狭小空间,从缺口处抽取针芯。用于经椎间孔(TF)硬膜外注射,内侧支阻滞、关节突注射。

3. Tuohy 穿刺针:针尖斜面短而弯曲,翼状针座,针体上带有厘米刻度标识,最初为放置硬膜外麻醉导管而设(Rand,et al.,2016)。

(1) 短而弯曲的斜面可以最大程度减少硬

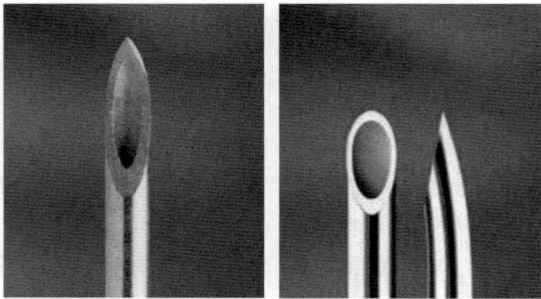

Quincke 穿刺针针尖　　　Tuohy 穿刺针尖

脑膜的意外穿刺,椎板间入路穿刺时针尖透过韧带组织手感明显。

（2）翼状针座在穿刺时有利于控制穿刺力量和方向,针体上带有厘米刻度可看到穿刺深度。

（3）用于椎板间硬膜外注射。

4. RFA 套管穿刺针:套管针与针芯牢固配套,针体绝缘,针尖暴露,穿刺针到位后针尖裸露端用于接收射频电极。

（1）可制作成不同的口径、长度、裸露端长度以及尖端样式（尖头、钝头、直头或弯头）。

（2）毁损区域的大小取决于消融次数、裸露端长度、针尖口径及毁损持续时间（Benzon et al.,2011）。

（三）药物治疗

1. 局部麻醉药（表 11-13）

表 11-13　局部麻醉药及最大剂量

局麻药	作用时间	推荐的最大剂量
布比卡因 （除硬膜外）	长效 2~4h	2.5mg/kg,不超过 175mg
利多卡因 （除硬膜外）	中效 30~60min	4.5mg/kg,不超过 300mg
罗哌卡因	长效 2~4h	5mg,不超过 200mg
普鲁卡因	短效 15~60min	7mg/kg,不超过 350~600mg

（1）主要功能为可逆性阻滞神经及肌肉细胞中钠通道。

（2）全身中毒症状与体征表现为中枢神经系统功能障碍及心脏功能不全。

（3）中枢神经系统毒性:轻度者有头晕目眩、口周麻木、视力模糊、耳鸣、震颤、颤抖;严重

者有强直-阵挛发作、呼吸抑制或呼吸暂停。

（4）心脏毒性:心律失常（传导阻滞、室性心律失常）、心肌抑制。

（5）当局麻药注射入蛛网膜下腔时,最先出现交感神经阻滞,最后出现运动神经阻滞。

（6）血管内注射局麻药可引起心血管不良反应。

2. 糖皮质激素（表 11-14）

表 11-14　市面上出售的类固醇制剂

药物	品牌名称（包装）	[a] 效力 （mg）	等效剂量
颗粒样类固醇制剂			
倍他米松磷酸钠醋酸倍他米松混悬液	倍他米松磷酸酯钠倍他米松磷酸钠或乙酸酯（3~6mg/mL）	25~30	0.6
甲泼尼龙	美特罗	5	4
曲安奈德	康宁乐 （10~40mg/mL）	5	4
非颗粒样类固醇制剂			
地塞米松磷酸钠	地塞米松	25~40	0.75

[a] 与氢化可的松（皮质醇）相比,糖皮质激素的相对效力。上述药物盐皮质激素活性均很低

（1）直接抑制 C 纤维神经元细胞膜兴奋性、诱导磷脂酶 A2 抑制剂的合成,从而阻止前列腺素合成底物的释放。对化学性根性神经痛患者可能有效。

（2）减轻由后纵韧带、纤维环处神经纤维炎症和敏化引起的背痛。

3. 目前硬膜外腔注射推荐给予非颗粒型激素而不是颗粒型激素。地塞米松、甲泼尼龙、曲安奈德及倍他米松基本没有盐皮质激素活性。理论上来说,与甲泼尼龙和曲安奈德相比,地塞米松和倍他米松的糖皮质激素活性更高,升血糖效应更明显。

4. 神经毁损药物

（1）乙醇:浓度 100%,与脑脊液（CSF）相比为低比重。蛛网膜下腔神经毁损体位:患侧朝上,半卧位。

（2）苯酚:浓度 3%~12%（通常为 6%）,与

CSF 相比为高比重。蛛网膜下腔神经毁损体位:患侧朝上,半卧位。

（四）脊柱注射潜在并发症

1. 常见不良反应:注射部位疼痛,无并发症的短暂性根性疼痛加剧或感觉异常,急性焦虑、头晕、出汗、面部潮红、恶心、低血压及神经损伤。少见不良反应包括血管迷走性晕厥、硬膜穿破。

2. 感染:发生率为 1%~2%。

3. 心血管:出血及心律失常,硬膜外血肿。

4. 神经系统:脊髓或神经根损伤是少见但是严重的并发症。

5. 颗粒样类固醇制剂误入血管,潜在脊髓及大脑栓塞梗死的风险。

6. 呼吸系统:过度镇静,脊髓麻醉。

7. 泌尿系统:尿潴留。

8. 硬膜穿破:发生率<0.5%。硬膜穿破后产生的头痛相对来说是良性的。

📖9. 急性不良反应的治疗:

（1）荨麻疹:苯那君或羟嗪、西咪替丁或雷尼替丁。对碘造影剂有非过敏性变态反应的患者术前可给予抗组胺药物和口服类固醇。

（2）面部和喉水肿:肾上腺素静脉（Ⅳ）输液纠正低血压,高级心脏生命支持（ACLS）方案。

（3）支气管痉挛:吸氧,β 受体激动药吸入制剂,肾上腺素,静脉输液纠正低血压,ACLS方案。

（4）低血压伴心动过速:头高脚低位,静脉输液,肾上腺素。

（5）低血压伴心动过缓:头高脚低位,静脉输液,阿托品。

（6）严重高血压:硝酸甘油,患嗜铬细胞瘤可给予酚妥拉明。

（7）癫痫发作:吸氧,开放气道保持氧供,安定或咪达唑仑,苯妥英钠,ACLS 方案。

（8）肺水肿:吸氧,利尿药,静脉注射吗啡,转重症监护室。

（9）过敏反应最常发生在硬膜外注射后2~6h。应立即实施 ACLS 方案。不应给予任何已知会导致过敏反应的药物。

📖（10）局麻药中毒症状:

① 早期:口周及舌感觉异常,头晕,直立性低血压。

② 迟发:肌肉抽搐,嗜睡,中枢神经系统抑制,呼吸抑制,强直阵挛发作,心动过缓,低血压,心律失常（传导阻滞）,心搏骤停。

📖（11）局麻药中毒处理方法:ACLS 方案,心律失常处理,脂肪乳治疗。

（12）皮质类固醇不良反应:头痛,失眠,面部红斑,皮疹和瘙痒,低热,暂时性血糖增高,高血压。

（五）硬膜外类固醇注射（ESIs）

1. 硬膜外类固醇注射（epidural steroid injections,ESIs）是一种常见的介入治疗方法,用于治疗根性症状的脊神经根炎症。

2. ESIs 适应证:经特定影像学检查确诊为颈椎或腰椎根性神经症状,如 MRI/CT 和（或）肌电图（EMG）。进行介入治疗之前应先尝试非手术治疗方法。

3. 与外科手术一样,ESIs 对脊柱轴性疼痛治疗成功率显著降低。因此,在进行 ESIs 治疗之前应先给予诊断性阻滞,以判断疼痛是否为轴性疼痛。

【硬膜外注射方法】

1. 经椎间孔入路（图 11-4~图 11-6）

（1）药物注入硬膜外前间隙靠近炎性脊神经根。

📖（2）椎弓根下方或"安全三角"入路,穿刺针靶点位于椎间孔上 1/3、椎弓根下方 6 点钟方向。

腰椎经椎间孔硬膜外注射（TF-ESIs）,向来提倡避免神经及血管损伤,因此需要多角度［前后位（AP）、侧位及斜位］透视确保空间位置的正确性。

（3）多角度实时透视硬膜外腔造影剂扩散确定穿刺针在硬膜外腔的位置（AP 及侧位;图11-5,前后位视角）。

📖2. 安全三角的边界:

（1）上边界:与椎弓根下界平行的水平线。

（2）侧边界:椎体外侧缘。

（3）三角形斜边:脊神经根。

3. 然而,最新研究认为脊髓根动脉最有可

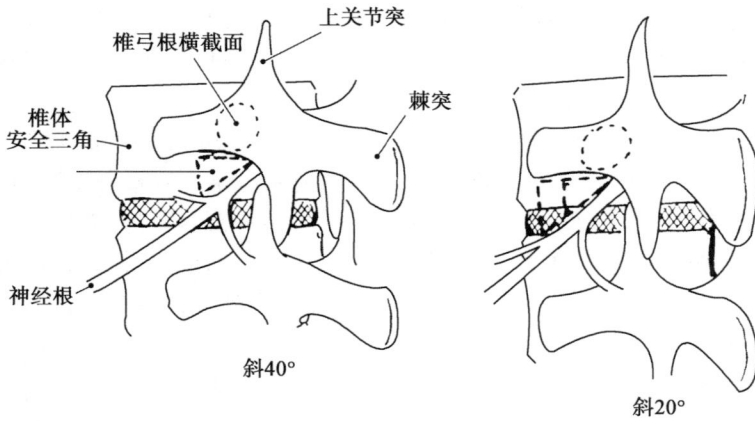

图 11-4 "安全三角"入路

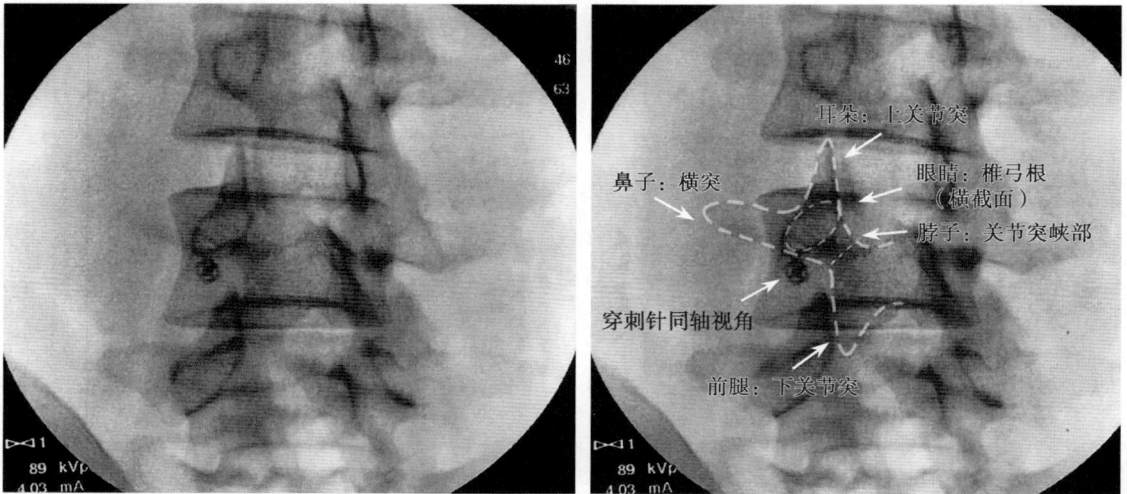

图 11-5 透视下的"苏格兰狗"

能位于椎间孔的上中 1/3,因此一些研究建议应使用 Kambin 三角。

4. 颈椎 TF-ESI 对技术要求较高,且由于解剖位置关系,具有潜在的风险,如靠近椎动脉或穿透毗邻脊神经的根动脉。因此进行这类操作时提倡附加安全措施,比如使用数字减影血管造影(DSA),在注射皮质类固醇之前给予试验剂量的麻醉药等。

5. 椎板间入路(图 11-6):

(1)患者俯卧位,正中或旁正中入路。

(2)前后位透视,使用 18 或 20 号 Tuohy 或 Crawford 穿刺针连接真空(LOR)注射器,进入椎板间隙。正中椎板间穿刺路径时,穿刺

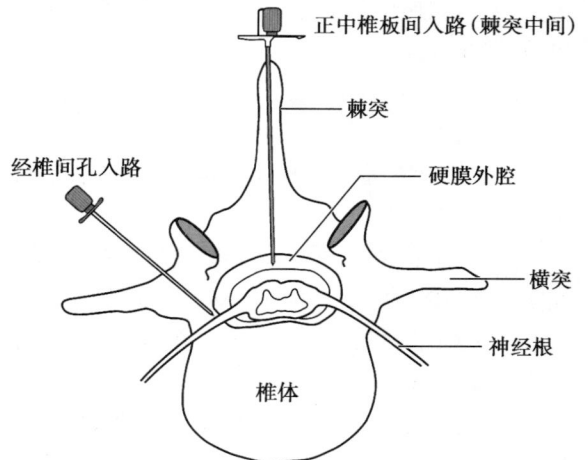

图 11-6 硬膜外注射的入路

针尖要经过棘上韧带、棘间韧带、黄韧带。

（3）使用真空注射器感到阻力消失后，注射合适的硬膜外腔造影剂，并在多角度（AP及侧位）实时透视下通过造影剂扩散确认针尖在硬膜外腔的位置。

6. 尾侧入路：

📖（1）通过触诊确定骶骨裂孔位置（骶骨角内侧），在透视下，使穿刺针穿过骶骨裂孔。由于硬膜囊通常终止于 S_2 水平，穿刺针针尖不应超过 S_3 水平。

（2）当治疗 $L_4~L_5$ 或 $L_5~S_1$ 水平以上的病变时，需要给予较大的注射剂量，也因此影响了此种方法的使用及疗效。

（3）硬脑膜穿破的风险最小，但药物的扩散程度最大。

（六）诊断性内侧支阻滞

1. 诊断性内侧支阻滞（diagnostic medial branch blocks）是指通过麻醉支配某一特定关节突的内侧支来确认或排除是否为关节突源性疼痛或关节突综合征。

2. 需要注意的是，对于明确诊断的关节突综合征来说，其疼痛主要来源于关节突本身而不是脊神经后内侧支。因此，即使当诊断性内侧支阻滞结果为阳性时，"治疗性"应用类固醇皮质激素给予内侧支注射也没有什么益处。

3. 操作后疼痛缓解>80%视为阳性结果。如果只进行一次诊断性阻滞，其假阳性率>50%，因此推荐进行两次诊断性内侧支阻滞（medial branch blocks，MBBs），一次为初始阻滞，一次为确认阻滞。

4. 颈椎 MBB：

（1）患者取俯卧位，C形臂正对尾部显示关节突关节及关节柱。穿刺针对准椎体关节柱。

（2）予对侧斜位投照确认针尖没有进入椎间孔。

（3）T_1 横突（transverse process，TP）与第一肋骨形成关节，帮助确认目标颈椎节段。

5. 腰椎 MBB：

（1）患者俯卧位，C形臂轻微倾斜成角，以最佳方式显示上关节突（supperior articular process，SAP）及横突（TP）。

（2）穿刺针放置在 SAP 与 TP 之间的沟中后（内侧支所在位置），给予造影剂确认穿刺针位置，注射少量试验剂量（0.3~0.5mL）的局麻药。操作前后应评估疼痛评分，以量化疼痛缓解的程度。

（七）射频消融（RFA）操作

1. 对于确诊 MBBs 患者，射频消融术可以通过热凝使内侧支神经失神经，疼痛缓解时间比关节突注射更持久。与射频消融相比，脉冲射频技术是一种利用较低温度导致细胞变化而不是永久性神经损伤的技术。

2. RFA（去神经术）

（1）当绝缘针针杆与欲毁损区域相垂直时，针尖裸露端造成的热损伤是局灶性的，毁损面积很小。

（2）因此，裸露端应与目标内侧支平行放置，使神经毁损达到最佳效果。

（3）由于单次内侧支诊断性阻滞假阳性率>50%，所以在两个诊断性 MBBs 阳性后再进行射频消融治疗，可使成功率显著提高。靠临床检查和影像学诊断不能确诊关节突综合征，因此不建议在未经诊断性阻滞确认疼痛来源情况下进行射频消融术。

（4）并发症：脊神经根毁损（导致瘫痪，神经痛）、疼痛加剧、血管迷走神经反应和瘀伤。颈部 RF 可出现共济失调（第三枕神经损伤）、神经炎和头颅下垂综合征。其他风险为感染和出血。

3. 脉冲射频

（1）不同于射频消融，脉冲射频在套管针针尖间断发放 RF 能量，因此温度较低，只能造成组织细胞改变而不能形成永久性神经损伤。

（2）脉冲 RF 的临床疗效仍在探索中。

（八）骶髂关节注射

1. 骶髂关节（sacroiliac joint，SI）是一种动关节，神经支配复杂多变。有研究认为骶髂关节后部接受来自 $L_4~S_3$ 后支神经支配，而骶髂关节前部接受来自 $L_2~S_2$ 前支的神经支配。

2. 在放射线引导下，借助造影剂对骶髂关节痛进行诊断性阻滞，所得出的骶髂关节痛的发病率约为 15%（Maigne et al.，1996；Schwarzer et al.，1995）。

3. 骶髂关节内注射局部麻醉药进行诊断性阻滞可帮助确诊或排除骶髂关节痛。只有在确诊后才可考虑进行治疗性注射。与脊柱小关节综合征类似，临床检查和影像学检查结果对骶髂关节功能障碍的诊断并不可靠。

4. 骶髂关节前后关节线重叠处可利用透视检查识别关节下界。穿刺针到达关节下缘后，给予造影剂确认穿刺针位置。

（九）腰椎间盘造影

1. 椎间盘造影是一种诊断技术，通过对椎间盘进行加压来确定或排除是否为椎间盘源性疼痛。但是其假阳性率高，且从长远来看有加速椎间盘退变的风险，故其诊断的实用性仍存在争议。

2. 椎间盘造影适用于以下患者：表现为轴性脊柱疼痛、伴有或不伴有根性症状且对非手术治疗无效、诊断性研究未发现与疼痛病因相关的其他明确的病理改变。

3. 操作技术：

（1）X 线斜位照射下，使穿刺针滑过下位椎体的上关节突，继续小幅进针至椎间盘。注意：双针技术可以降低感染的风险。

（2）多方向照射（AP、斜位、侧位）确保针尖到达椎间盘中央。

（3）针尖到位后，缓慢注射造影剂予椎间盘加压。记录疼痛反应（强度、位置及性质）以及压力计读数。应选择与病因无关椎间盘给予同样操作以作为对照。

4. 操作风险为感染（椎间盘炎、骨髓炎、脓肿），椎间盘退变加速、高假阳性结果、疼痛加重。推荐术前静脉或盘内注射抗生素以预防椎间盘炎及骨髓炎。

5. 释义：

（1）疼痛反应：患者对操作产生的疼痛是最重要的信息。

① 疼痛级别：刺激前后患者量化的疼痛评分（如 VAS 评分）。

② 性质：刺激前后疼痛性质与原来一致还是不一致。

③ 部位：刺激前后产生疼痛的部位与原来一致还是不一致。

（2）椎间盘测压术：

① 椎间盘测压术可以使椎间盘刺激强度量化及标准化。

② 正常的开启椎间盘压力为 34.5~138kPa［5~20 磅力/平方英寸（psi）］。

③ 开启压力 207kPa（30psi）以上意味着针尖位于纤维环中。

④ 过高的压力>345kPa（50psi）引起假阳性结果。

⑤ 通过椎间盘测压可以体现椎间盘纤维环的敏感性。

（3）椎间盘纤维环敏感性：

① 化学性椎间盘：高于开启压力 103.5kPa（15psi）出现一致性疼痛反应（存疑，未找到相关资料）。

② 机械性椎间盘：高于开启压力 103.5~345kPa（15~50psi）出现一致性疼痛反应。

③ 不确定椎间盘：高于开启压力 351.9~621kPa（51~90psi）诱发出疼痛，没有临床意义。

④ 正常椎间盘：疼痛无诱发。

（十）交感阻滞

📖 1. 交感神经系统

（1）自主神经系统的一部分，用来维持身体的生理平衡。

（2）交感神经节前纤维起源于脊髓 T_1~L_2 水平的中间外侧柱，通过前根离开中枢神经系统。

（3）交感神经节前纤维穿过白交通支。

① 终止于交感神经链中相应节段的成对分布的交感神经（椎旁）神经节（3 对颈椎、11 对胸椎、4 对腰椎、4~5 对骶椎及 1 对融合的尾椎）（图 11-7）。

② 在交感神经链内上升或下降最终加入其他节段椎旁神经节。

③ 作为内脏神经穿过交感神经链（未换元）到达椎前神经节换元（腹腔、肠系膜上下神经节、肾上腺髓质神经节）。节后纤维丛的形式支配腹腔及盆腔脏器（腹下、内脏及肠系膜丛）。

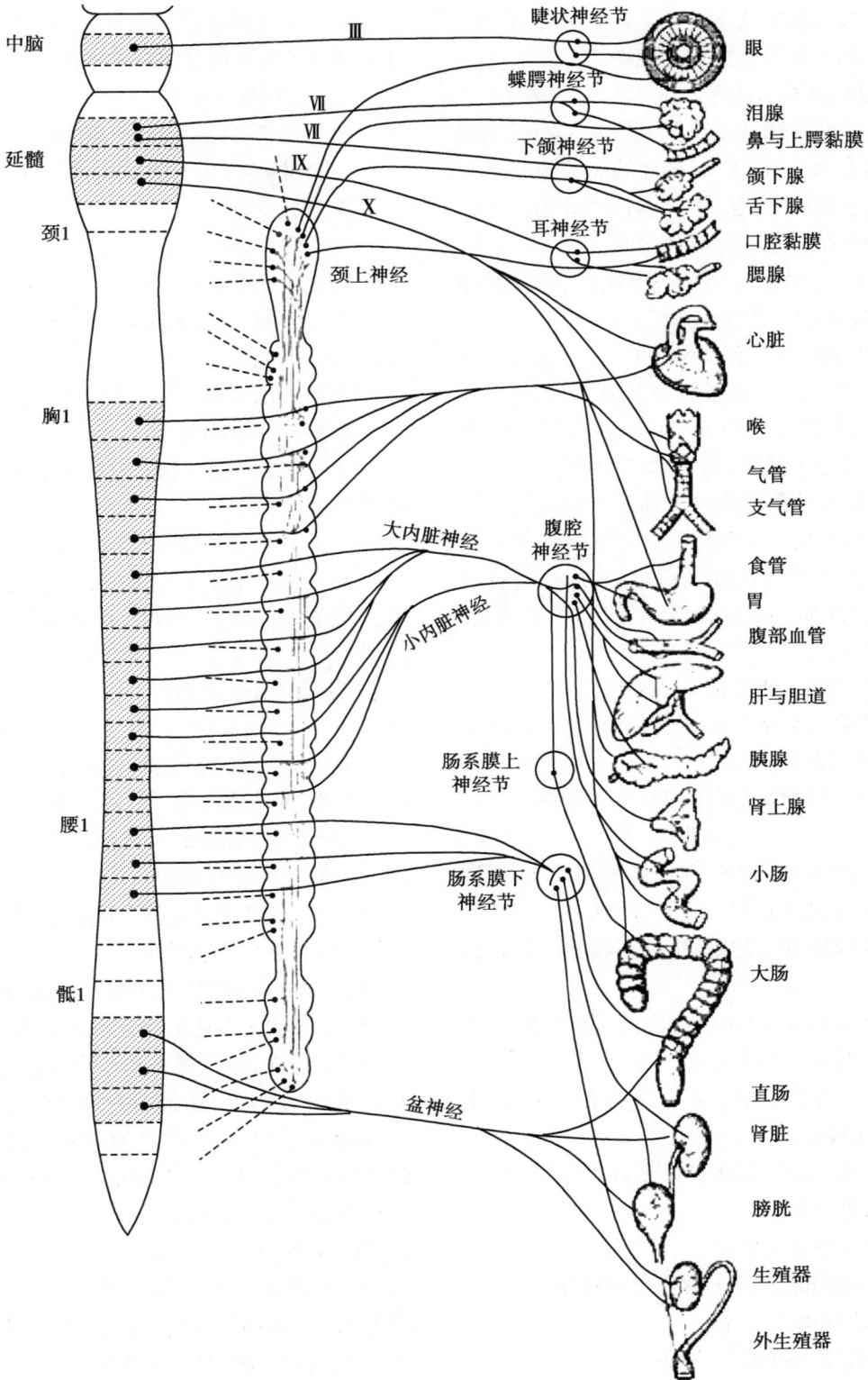

图 11-7 交感神经系统

来源：Gray's Anatomy of the Human Body, 1918.

④ 经由灰交通支随脊神经分布至外周。

（4）节后轴突无髓鞘，经灰交通支离开椎旁神经节加入相应节段脊神经中。

📖 2. 星状神经节阻滞

（1）星状神经节是由下颈段及上胸段交感神经节融合而成，位于 C_7 椎体的前外侧方。

（2）它接收副交感神经的传入并输出交感神经冲到头部、颈部、心脏和上肢。

📖（3）注射靶点及临床解剖定位为 C_6 椎体的 Chassaignac 结节（颈动脉结节）。

（4）Kuntz 神经是异常的胸腔内通路，可绕过星状神经节，导致交感神经阻滞不完全。

（5）适应证：慢性面部和/或颈肩痛综合征，CRPS Ⅰ型或Ⅱ型，血管和交感神经性头痛（注：星状神经节阻滞在某些情况下可能加重偏头痛）、血管功能不全/血管闭塞性疾病（如雷诺综合征）、神经病理性疼痛综合征、疱疹后神经痛、三叉神经痛、神经病理性口面部疼痛、幻肢疼痛或多汗症。

（6）并发症（即使阻滞成功依然存在）：

📖① 同侧霍纳综合征（上睑下垂、瞳孔缩小、无汗、眼球内陷）。

② 声音嘶哑（局麻药扩散至喉返神经导致声带麻痹）。

③ 肌肉麻痹（臂丛神经阻滞和硬膜外/硬膜下/鞘内注射或血管内注射所致）。

④ 呼吸困难（局麻药扩散至膈神经导致膈肌麻痹）。

⑤ 血管内/鞘内注射局麻药可能导致严重并发症，如癫痫发作和心律失常。

⑥ 器官损伤，如气胸、食管穿孔、血管损伤（颈动脉、椎动脉）。

⑦ 感染：脑膜炎/硬膜外感染，蜂窝织炎。

⑧ 血肿形成。

3. 胸交感神经阻滞

（1）胸椎椎旁有 11 对胸交感神经节。

（2）心丛由 $T_{1\sim4}$ 支配。

（3）腹腔丛由 $T_{5\sim12}$ 支配。

（4）主动脉丛由主动脉肾节及肠系膜上下神经节组成，负责下腹部各脏器的交感神经支配。

4. 腰交感神经阻滞

（1）交感神经源性下腹部/盆腔疼痛或通过交感神经阻滞可以缓解的下肢痛。

（2）适应证：

① 下腹部/盆腔泌尿生殖疼痛综合征。

② 下肢痛（PVD，CRPS Ⅰ型或Ⅱ型）。

③ 多汗症。

（3）并发症：

① 血管扩张，体温升高，水肿减轻。

② 化学损伤造成的生殖股神经痛>射频消融造成的神经痛。

③ 血管内或蛛网膜下腔注射。

5. 奇神经节阻滞

（1）神经阻滞可以缓解的交感神经源性会阴部疼痛。

（2）注射技术：Quincke 穿刺针穿刺进入骶尾关节到达骶尾关节前方，注射造影剂确认针尖位置，然后再注射局部麻醉药及神经毁损剂。

（3）适应证：难治性、癌性会阴区疼痛或直肠痛。

（4）并发症：神经炎可能，去传入神经痛，感觉改变，性功能障碍，便秘（少见）。

（十一）区域阻滞

1. 腹腔神经丛阻滞

📖（1）用于上腹部脏器疼痛的治疗，尤其是上腹部癌性疼痛如胰腺癌。

（2）接收内脏大、小和最小交感神经纤维。

（3）接收来自迷走神经的副交感神经纤维。

（4）适应证：交感神经介导的胸椎、胸壁、上腹部内脏疼痛；多汗症；顽固性心律失常；Prinzmetal 心绞痛（变异性心绞痛）；急性（闭塞）或慢性血管性疾病（雷诺病）；上肢 CRPS；开胸术后疼痛；急性带状疱疹；带状疱疹后遗神经痛；乳房切除术后幻乳痛。

（5）并发症：与星状神经节阻滞类似，可能产生同侧霍纳征、气胸（建议术后行胸部 X 线片检查）、感染或暂时性肋间神经炎

2. 上腹下神经丛阻滞

（1）用于治疗妇科、结直肠、泌尿生殖系统肿瘤引起的慢性盆腔痛。

（2）腹下神经丛位于 L_5 椎体前外侧缘下 1/3。

① 进针位点：先确定 L_4 和 L_5 棘突，进针位点为 $L_{4\sim5}$ 棘间正中旁开 5~7cm。

② 取两支 7~9 寸、22 号穿刺针，令穿刺针斜面朝向中线，在影像引导下穿刺至 $L_5\sim S_1$ 椎间隙。

③ 前后位透视下见造影剂扩散于中线区域。

④ 侧位下见造影剂平整扩散于腰大肌前筋膜处，说明穿刺针到达适当的深度。

⑤ 予局麻药进行诊断性阻滞，予苯酚或无水乙醇进行神经毁损。

3. 骶神经阻滞：用于盆腔脏器疼痛的治疗。骶神经为肛门直肠区域提供感觉神经支配，为肛门外括约肌和肛提肌提供运动神经支配。$S_1\sim S_4$ 为膀胱、尿道和外生殖器提供大部分内脏神经支配。

（十二）脊髓电刺激（SCS）

1. Ron Melzack 和 Patrick Wall 的疼痛门控理论认为从病理生理学看疼痛是外周神经系统与中枢神经系统之间复杂的相互作用产生的。疼痛信号由神经通路上的"神经闸门"所调控。SCS 利用门控理论，通过经皮方式在脊髓背角放置电极，以无痛的电信号形式进行外部神经调节。

2. 刺激随着振幅、频率、脉冲宽度增加而增加，仰卧位也可使刺激增加。

3. 神经根电刺激增强时为纵向增强，脊髓电刺激增强时为横向增强。常见适应证：腰椎术后综合征（FBSS），保守治疗及外科治疗无效的顽固性盘源性疼痛，CRPS，蛛网膜炎，痛性周围神经病、顽固性心绞痛、不能手术的缺血性肢体疼痛和偏头痛。

4. 电极放置节段：

（1）低于目标水平至少两个脊柱节段，使硬膜外间隙内至少留有 3 英寸的电极，以确保电极放置稳定性。

（2）颈椎电极放置：$T_1\sim T_2$ 椎体水平以下。

（3）下肢：$T_{12}\sim L_1$ 或 $L_1\sim L_2$。

（4）上肢：$T_2\sim T_3$ 或 $T_3\sim T_4$。

5. 术中测试：为了达到最佳的感觉及运动测试效果，在测试中保证患者清醒至关重要。

（十三）植入性药物输注设备

1. 对于已知病因的慢性顽固性疼痛，予最大药物剂量治疗或外科手术治疗仍然无效的患者可考虑行药物输注设备植入术。

2. 输注的药物应为对疼痛敏感的药物，且试验性椎管内药物注射疗效满意。

3. 患者具有良好的心理状态，预期寿命超过 3 个月。

4. 椎管内输注药物：

（1）阿片类（如吗啡、氢吗啡酮、芬太尼）。

（2）α 肾上腺素能激动剂（如可乐定和替扎尼定）。

（3）$GABA_B$ 激动剂（如巴氯芬）。

（4）局部麻醉剂（如布比卡因和罗哌卡因）。

（5）NMDA 激动剂（如氯胺酮）。

（6）其他药物（如 ziconitide）。

5. 给药途径：鞘内、硬膜外：鞘内注射增加了头痛、神经损伤和脊髓上扩散的风险，但所需药物剂量低，全身反应小，无导管尖端硬膜纤维化。

6. 并发症：

（1）感染。

（2）硬件造成皮肤腐蚀。

（3）泵衰竭。

（4）导管扭结、移位、堵塞。

（5）导管尖端肉芽肿形成（炎性过程）。

二、黏合剂（透明质酸）注射

1. 透明质酸（HA）是一种自然形成的凝胶状物质。

2. 它在关节内起润滑剂和减震器的作用。关节内注射透明质酸仅被批准用于治疗有症状的膝关节 OA。

3. 很多透明质酸制剂都是从鸡冠中提取的（注：这些透明质酸制剂禁止用于对鸡蛋或鸡肉过敏的患者）。目前也有人工合成的新配方。

4. 尽管美国食品药品管理局（FDA）批准了透明质酸用于膝关节 OA 的治疗，但最新的研究认为透明质酸的临床疗效仍存在争议。

三、其他周围神经阻滞

肩胛上神经阻滞

1. 用于缓解继发于关节炎、关节囊撕裂及粘连性关节囊炎所引起的急慢性肩痛。

2. 肩胛上神经起源于臂丛（主要是 $C_5 \sim C_6$，有时是 C_4），通过肩胛上切迹进入冈上肌和冈下肌，感觉神经分布于大约 70% 的肩关节。

3. 技术：

（1）可在超声引导下观察肩胛上神经在肩胛上切迹的走行。与 CT 或 X 线相比较，超声具有更廉价，没有辐射且可实时观察神经的优点。

（2）定位肩胛冈的中点并画一条垂直线将其平均分成两份，这条线近似于肩胛切迹的位置，由外侧向前下方进针到达肩胛切迹。

（3）少见的并发症是气胸。

（4）注意避免损伤肩胛上动脉。

（敖丽娟　槐洪波　刘垚 译，毕胜 审校）

参 考 文 献

Benzon HT, Raja SN, Liu S, Fishman S, Cohen S. *Essentials of Pain Medicine*. 3rd ed. Philadelphia, PA: Elsevier Saunders; 2011:294–330.

Maigne J-Y, Aivaliklis A, Pfefer F. Results of sacroiliac joint double block and value of sacroiliac pain provocation tests in 54 patients with low back pain. *Spine*. 1996;21:1889–1892. doi:10.1097/00007632-199608150-00012.

Melzack R, Wall PD. Pain mechanisms: a new theory. *Science*. 1965;150(3699):971–979. doi:10.1126/science.150.3699.971.

Papadopoulos EC, Khan SN. Piriformis syndrome and low back pain: a new classification and review of the literature. *Orthop Clin North Am*. January 2004;35(1):65–71. doi:10.1016/S0030-5898(03)00105-6.

Schwarzer AC, Aprill CN, Bogduk N. The sacroiliac joint in chronic low back pain. *Spine*. 1995;20:31–37. doi:10.1097/00007632-199501000-00007.

推 荐 读 物

Bacon BR, O'Grady JG, Di Bisceglie AM, Lake JR. *Comprehensive Clinical Hepatology*. 2nd ed. St. Louis, MO: Elsevier Mosby; 2006.

Barolat G. Spinal cord stimulation for chronic pain management implantation techniques. In Slipman CW, Derby R, Simeone FA, Mayer TG, eds. *Interventional Spine: An Algorithmic Approach*. Philadelphia, PA: Saunders Elsevier; 2008:341–350.

Bellamy N, Campbell J, Welch V, Gee TL, Bourne R, Wells GA. Viscosupplementation for the treatment of osteoarthritis of the knee. *Cochrane Database Syst Rev*. 2006;(2):CD005321. doi:10.1002/14651858.CD005321. pub2.

Benyamin R, Trescot AM, Datta S, et al. Opioid complications and side effects. *Pain Physician*. 2008;11(2 suppl):S105–S120. https://www.painphysicianjournal.com/current/pdf?article=OTg1&journal=42.

Benzon HT, Chew T-L, McCarthy RJ, Benzon HA, Walega DR. Comparison of the particle sizes of different steroids and the effect of dilution. *Anesthesiology*. 2007;106(2):331–338. doi:10.1097/00000542-200702000-00022.

Benzon HT, Raja SN, Liu SS, Fishman SM, Cohen SP, eds. *Essentials of Pain Medicine*. 4th ed. Philadelphia, PA: Elsevier Saunders; 2018.

Birley T, Goebel A. Widespread pain in patients with complex regional pain syndrome. *Pain Pract*. 2014;14:526–531. doi:10.1111/papr.12092.

Bogduk N, ed. *Practice Guidelines for Spinal Diagnostic and Treatment Procedures*. 1st ed. San Francisco, CA: International Spinal Intervention Society; 2004.

Botwin K, Gruber R. Lumbar epidural steroid injections in the patient with lumbar spinal stenosis. *Phys Med Rehabil Clin N Am*. 2003;14(1):121–141. doi:10.1016/S1047-9651(02)00048-7.

Carragee EJ, Alamin TF, Carragee JM. Low-pressure positive discography in subjects asymptomatic of significant low back pain illness. *Spine*. 2006;31(5):505–509. doi:10.1097/01.brs.0000201242.85984.76.

Carragee EJ, Barcohana B, Alamin T, van den Haak E. Prospective controlled study of the development of lower back pain in previously asymptomatic subjects undergoing experimental discography. *Spine*. 2004;29(10):1112–1117. doi:10.1097/00007632-200405150-00012.

Carragee EJ, Don AS, Hurwitz EL, Cuellar JM, Carrino JA, Herzog R. Does discography cause accelerated progression of degeneration changes in the lumbar disc: a ten-year matched cohort study. *Spine*. 2009;34(21):2338–2345. doi:10.1097/BRS.0b013e3181ab5432.

Carragee EJ, Tanner CM, Yang B, Brito JL, Truong T. False-positive findings on lumbar discography: reliability of subjective concordance assessment during provocative disc injection. *Spine*. 1999;24(23):2542–2547. doi:10.1097/00007632-199912010-00017.

Centers for Disease Control and Prevention. Prevalence of disabilities and associated health condition among adults— United States, 1999. *MMWR Morb Mortal Wkly Rep*. 2001;50(7):120–125. https://www.cdc.gov/mmwr/preview/mmwrhtml/mm5007a3.htm.

de Mos M, Huygen FJ, Dieleman JP, Koopman JS, Stricker BH, Sturkenboom MC. Medical history and the onset of complex regional pain syndrome (CRPS). *Pain*. 2008;139(2):458–466. doi:10.1016/j.pain.2008.07.002.

Deer T, Smith HS, Burton AW, et al. Comprehensive consensus based guidelines on intrathecal drug delivery systems in the treatment of pain caused by cancer pain. *Pain Physician*. 2011;14(3):E283–E312. https://www.painphysicianjournal.com/current/pdf?article=MTQ2Mg%3D%3D&journal=61.

DeLisa JA, Gans BM, eds. *Physical Medicine and Rehabilitation: Principles and Practice*. 4th ed. Philadelphia, PA: Lippincott Williams & Wilkins; 2005.

Derby R, Howard MW, Grant JM, Lettice JJ, Van Peteghem PK, Ryan DP. The ability of pressure-controlled discography to predict surgical and non-surgical outcomes. *Spine*. 1999;24(4):364–371. doi:10.1097/00007632-199902150-00014.

Elias, M. Cervical sympathetic and stellate ganglion blocks. *Pain Physician*. 2000;3(3):294–304. https://www.painphysicianjournal.com/current/pdf?article=MzIx&journal=4.

Elliott JA, Smith HS, eds. *Handbook of Acute Pain Management*. London, United Kingdom: Informa Healthcare; 2011.

Fish D, Lee O, Marcus D. The S1 "Scotty Dog": report of a technique for S1 transforaminal epidural steroid injection. *Arch Phys Med Rehabil*. 2007;88(12):1730–1733. doi:10.1016/j.apmr.2007.07.041.

Fishman SM, Ballantyne JC, Rathmell JP, eds. *Bonica's Management of Pain*. 4th ed. Baltimore, MD: Lippincott Williams & Wilkins; 2010.

Fitzcharles MA, Shir Y. New concepts in rheumatic pain. *Rheum Dis Clin North Am*. 2008;34(2):267–283. doi:10.1016/j.rdc.2008.03.005.

Freeman BJ. IDET: a critical appraisal of the evidence. *Eur Spine J*. 2006;15(suppl 3):448–457. doi:10.1007/s00586-006-0156-2.

Freeman BJ, Fraser RD, Cain CM, Hall DJ, Chapple DC. A randomized, double-blind, controlled trial: intradiscal electrothermal therapy versus placebo for the treatment of chronic discogenic low back pain. *Spine*. 2005;30(21):2369–2377. doi:10.1097/01.brs.0000186587.43373.f2.

Frontera WR, ed. *DeLisa's Physical Medicine & Rehabilitation: Principles and Practice*. 5th ed. Philadelphia, PA: Lippincott Williams & Wilkins; 2010.

Gajraj N. Selective nerve root blocks for low back pain and radiculopathy. *Reg Anesth Pain Med*. 2004;29(3):243–256. doi:10.1097/00115550-200405000-00012.

Hansen C, McKenzie-Brown AM, Cohen SP, Swicegood JR, Colson JD, Manchikanti L. Sacroiliac joint interventions: a systematic review. *Pain Physician*. 2007;10(1):165–184. https://www.painphysicianjournal.com/current/pdf?article=Nzc3&journal=31.

Harden RN, Bruehl S, Stanton-Hicks M, Wilson PR. Proposed new diagnostic criteria for complex regional pain syndrome. *Pain Medicine*. 2007;8(4):326–331. doi:10.1111/j.1526-4637.2006.00169.x.

Healy TJ, Knight PR, eds. *Wylie and Churchill-Davidson's A Practice of Anesthesia*. 7th ed. Boca Raton, FL: CRC Press; 2003:553.

Hogan QH. Local anesthetic toxicity: an update. *Reg Anesth*. 1996;21(6 suppl):43–50. https://rapm.bmj.com/content/21/Suppl_6/43.

Hogan QH, Erickson SJ, Abram SE. Computerized tomography-guided stellate ganglion blockade. *Anesthesiology*. 1992;77(3):596–599. doi:10.1097/00000542-199209000-00030.

Izquierdo R, Voloshin I, Edwards S, et al. Treatment of glenohumeral osteoarthritis. *J Am Acad Orthop Surg*. 2010;18(6):375–382. doi:10.5435/00124635-201006000-00010.

Jung G, Kim BS, Shin K-B, Park K-B, Kim SY, Song SO. The optimal volume of 0.2% ropivacaine required for an ultrasound-guided stellate ganglion block. *Korean J Anesthesiol*. 2011;60(3):179–184. doi:10.4097/kjae.2011.60.3.179.

Kambin P, Sampson S. Posterolateral percutaneous suction-excision of herniated lumbar intervertebral discs. Report of interim results. *Clin Orthop Relat Res*. 1986;207:37–43. doi:10.1097/00003086-198606000-00008.

Kidd B. Mechanisms of pain in osteoarthritis. *HSS J*. 2012;8(1):26–28. doi:10.1007/s11420-011-9263-7.

Kim C, Moon CJ, Choi HE, Park Y. Retrodiscal approach of lumbar epidural block. *Ann Rehabil Med*. 2011;35:418–426. doi:10.5535/arm.2011.35.3.418.

Lo GH, LaValley M, McAlindon T, Felson DT. Intra-articular hyaluronic acid in treatment of knee osteoarthritis: a meta-analysis. *JAMA*. 2003;290(23):3115–3121. doi:10.1001/jama.290.23.3115.

McMahon S, Martin K, Tracey I, Turk D, eds. *Wall and Melzack's Textbook of Pain*. 6th ed. Philadelphia, PA: Elsevier/

Saunders; 2013.

Pauza KJ, Howell S, Dreyfuss P, Peloza JH, Dawson K, Bogduk N. A randomised, placebo-controlled trial of intradiscal electrothermal therapy for the treatment of discogenic low back pain. *Spine J*. 2004;4(1):27–35. doi:10.1016/j.spinee.2003.07.001.

Portenoy R. Three step analgesic ladder for the management of cancer pain. *Pain Medicine News Special Edition*. 2007:81–91. https://www.painmedicinenews.com/Review-Articles/Article/12-07/Three-Step-Analgesic-Ladder-For-Management-of-Cancer-Pain/9588.

Queiroz LP. Worldwide epidemiology of fibromyalgia. *Curr Pain Headache Rep*. 2013;17:356. doi:10.1007/s11916-013-0356-5.

Rand E, Christolias G, Visco C, Singh JR. Comparison of spinal needle deflection in a ballistic gel model. *Anesth Pain Med*. 2016;6(5):e36607. doi:10.5812/aapm.36607.

Rathmell J. *Atlas of Image-Guided Intervention in Regional Anesthesia and Pain Medicine*. 2nd ed. Philadelphia, PA: Lippincott Williams & Wilkins; 2012:5–16.

Rutjes AW, Jüni P, da Costa BR, Trelle S, Nüesch E, Reichenbach S. Viscosupplementation for osteoarthritis of the knee: a systematic review and meta-analysis. *Ann Intern Med*. 2012;157(3):180–191. doi:10.7326/0003-4819-157-3-201208070-00473.

Slipman CW, Birnbaum K, Isaac VW. Percutaneous disc decompression. In Slipman CW, Derby R, Simeone FA, Mayer TG, eds. *Interventional Spine: An Algorithmic Approach*. Philadelphia, PA: Saunders Elsevier; 2008:927-937.

Smith HS. The metabolism of opioid agents and the clinical impact of their active metabolites. *Clin J Pain*. 2001;27(9):824–838. doi:10.1097/AJP.0b013e31821d8ac1.

Stout A, Hager N, Kaufman M. Spinal injection techniques. In: Braddom RL, ed. *Physical Medicine and Rehabilitation*. 4th ed. Philadelphia, PA: Elsevier Saunders; 2011:chap 25, 541–564.

Trescot AM, Sukdeb D, Lee M, Hansen H. Opioid pharmacology. *Pain Physician*. 2008;11(2 suppl):S133–153. https://www.painphysicianjournal.com/current/pdf?article=OTg3&journal=42.

van den Bekerom MP, Lamme B, Sermon A, Mulier M. What is the evidence for viscosupplementation in the treatment of patients with hip osteoarthritis? Systematic review of the literature. *Arch Orthop Trauma Surg*. 2008;128(8):815–823. doi:10.1007/s00402-007-0447-z.

Warner TD, Giuliano F, Vojnovic I, et al. Nonsteriod drug selectivities for cyclo-oxygenase-1 rather than cyclo-oxygenase-2 are associated with human gastrointestinal toxicity: a full in vitro analysis. *Proc Natl Acad Sci USA*. June 22, 2019;96(13):7563–7568.

Windsor RE, Storm S, Sugar R. Prevention and management of complications resulting from common spinal injections. *Pain Physician*. 2003;6(4):473–483. https://www.painphysicianjournal.com/current/pdf?article=MTcw&journal=17.

Wolfe F, Clauw DJ, Fitzcharles M-A, et al. The American College of Rheumatology preliminary diagnostic criteria for fibromyalgia and measurement of symptom severity. *Arthritis Care Res*. 2010;62(5):600–610. doi:10.1002/acr.20140.

第十二章 物理医学与康复相关主题

第一节 痉挛状态

一、定义

1. 上运动神经元综合征（upper motor neuron syndrome，UMNS）：是不同运动异常的综合性概念，是指 α 运动神经元近端损伤（脊髓、脑），导致脊髓反射弧敏感性增高和下行抑制性丧失的表现。该病的特征是出现一系列的阳性和阴性体征。

2. 肌张力：牵拉或被动延长肌肉时的阻力。

3. 肌张力障碍：是以肌肉收缩引起的扭曲、旋转、姿势异常为特征的运动障碍。

4. 张力过高：高于正常肌张力的主观描述。

5. 痉挛状态：是以异常且速度依赖性增加的紧张性牵张反射（肌张力），以及牵张反射过度兴奋引起的深反射亢进（腱反射、阵挛）为特征的运动障碍，是 UMNS 的成分之一。

6. 协同收缩：在肌肉主动收缩时出现拮抗肌的异常收缩，是一种异常依赖于拮抗肌的紧张性牵张。

7. 联合反应：远离主动收缩肌肉之外的异常肌肉收缩，它常引起联带运动、肌肉收缩溢出等。

8. 屈肌反射传入的释放：感觉运动反射异常（巴宾斯基征和屈肌痉挛）。

9. 痉挛性肌张力障碍：静止时肌肉收缩，导致持续并且对牵拉敏感的姿势。它是指在同一肌肉群中肌张力障碍和痉挛共存。

10. 阵挛：主动肌与拮抗肌交替地收缩和放松。

11. 强直：非速度依赖的牵张阻力。无论肌肉群的拉伸速度如何，检查者都能感受到相同的牵张阻力。

12. 震颤：身体某部分有节奏的、不自主地运动。可根据出现震颤时的情况分为四种基本类型：静止性震颤、姿势性震颤、运动性震颤和意向性震颤。（在运动障碍部分进一步讨论）

13. 肌阵挛：肌束突然抽动，可能是单一的或重复的。因为肌阵挛与震颤相比很少有节律性和并不可预测，可与震颤相区别。（在运动障碍部分进一步讨论）

14. GABA：γ-氨基丁酸，一种中性氨基酸，作为中枢神经系统（CNS）的主要抑制性神经递质，它是两个受体的激动剂：$GABA_A$ 和 $GABA_B$。

（1）$GABA_A$ 受体的激活作用可通过增加 Cl^- 内流而被抑制。

（2）$GABA_B$ 受体有两种亚型：突触前受体通过介导激活时 Ca^{2+} 电导的降低而抑制；突触后受体被激活时通过增加 K^+ 电导产生抑制性输入。

（一）痉挛状态病因学

1. 痉挛是上运动神经元综合征的一个体征，可由多种情况引起，如脑卒中、脑瘫（cerebral palsy，CP）、缺氧性脑损伤、创伤性脑损伤（traumatic brain injury，TBI）、脊髓损伤（spine cord injury，SCI）、多发性硬化（multiple sclerosis，MS）和其他中枢神经系统神经退行性疾病。

2. 肌肉黏弹性的固有特性在痉挛中起着很小但却不可忽视的作用。

（1）动物实验提出了"γ 强直"的概念，肌梭张力过大会导致 Ia 中间神经元过度兴奋。但这还没有得到广泛的证明。

（2）目前，人们普遍认为痉挛是由于 Ia 中间神经元的下行性、促进性、抑制性影响的丧失（抑制易化性丧失）所致。

（二）UMNS 的临床表现

阳性体征（行为异常）	阴性体征（行为缺失）
• 痉挛状态	• 肌无力
• 反射亢进	• 瘫痪/轻瘫
• 阵挛	• 随意运动丧失
• 原始反射的持续或再现	• 协调障碍
（如 Babinski 征阳性）	• 灵巧性降低
• 强直	• 肌肉萎缩
• 肌张力障碍	• 疲劳
• 手足徐动症	
• 皮肤反射增强	
• 精确的自主控制丧失	

📖 1. 深反射分级

分级	说明
0	消失
1	减弱但能引出；或仅有一点反应
2	正常
3	活跃和过度活跃
4	非常活跃，常常出现有节律的反射性收缩（阵挛）

2. 评估 UMNS 和治疗效果

（1）工具的客观性和评估对象的本质在评估中很重要。

① Ashworth 量表测量的是肌张力，而 Tardieu 量表实际上测量的是痉挛。

② 改良 Ashworth 量表（MAS）是一种广泛用于评估痉挛，尤其是肌张力部分的定性量表，它测量的是被动牵拉时的阻力（表 12-1）。

表 12-1　改良 Ashworth 量表评估痉挛性高张力

0	无肌张力的增加
1	肌张力轻微增加，表现为受累部分被动屈伸时，在 ROM 之末卡住并释放或出现最小阻力
1+	肌张力轻微增加，表现为在 ROM-50% 范围内出现突然卡住，继续活动呈现最小的阻力
2	通过 ROM 的大部分时肌张力较明显增加，但受累部分容易被移动
3	肌张力严重增高，被动运动困难
4	受累部分被动屈伸，呈现僵直状态

ROM. 关节活动度

（2）Tardieu 量表

① 评估以不同速度运动的肌肉能帮助区分肌腱挛缩与痉挛。

② 对于每个受测肌肉组，关节以三种不同的速度（V1、V2、V3）移动。记录肌肉反应的特性和肌肉反应发生的角度。

③ 速度：

A. V1 关节尽可能慢地移动。

B. V2 肢体节段依赖重力下降的速度。

C. V3 关节尽可能快地移动。

④ 肌肉反应：

A. 0-全被动 ROM 内无阻力。

B. 1-全被动 ROM 内轻度阻力，但无确定卡顿位置。

C. 2-被动运动中突发卡顿，随后释放。

D. 3-疲劳性阵挛（<10s）。

E. 4-非疲劳性阵挛（>10s）。

F. 5-关节几乎固定。

（3）改良 Tardieu 量表

① 在 Tardieu 量表中添加 R1 和 R2 条目。

② R1 定义为 V3（最快速度）期间出现肌肉反应的角度。

③ R2 定义为 V1（最慢速度）期间肌肉收缩出现异常肌肉反应的角度。

④ R1 和 R2 之间相差很大，表明速度依赖性张力（即痉挛）占主导地位；而 R1 和 R2 之间差异微小，表明非速度依赖性张力（如肌肉挛缩）占主导地位。

（4）评估指标和治疗干预、患者、照顾者和治疗目标的相关性很重要。

（5）评估参数的潜在类别

① 生理参数（如 H/M 比例、肌肉活动）。

② 被动活动（如 ROM、Ashworth、Tardieu）。

③ 主动活动（如 Fugel-Meyer、积木盒障碍测试、Barthel 指数）。

④ 功能性指标（如定时步行、生理成本指数）。

⑤ 生活质量指标（如 SF-36、生活满意度量表）。

（三）痉挛状态导致的并发症（Katz,1997）

1. 影响肢体功能。

2. 可导致感觉正常或感觉过敏患者的极度不适或疼痛。

3. 妨碍卫生和护理。

4. 挛缩和畸形。

5. 增加压疮发展的风险。

6. 可能导致骨折。一旦出现，根据受力大小可能发生畸形愈合。

7. 关节半脱位和/或脱位。

8. 异位骨化（HO）风险增加。

9. 获得性外周神经病变和/或卡压性神经病变。

（四）痉挛状态的益处

1. 可以帮助一些患者行走、站立或转移（如站立重心转移）。

2. 肌肉收缩可能有助于维持肌肉容积，特别是对于无自主运动控制的肌肉可以通过收缩肌肉来增加静脉流量以帮助预防深静脉血栓形成（DVT）。

3. 有助于预防骨质疏松症。

4. 减少骨突处压力溃疡的形成。

5. 可作为"诊断工具"（痉挛可能是伤害性刺激的体征表现。如感染、肠梗阻、尿潴留等）。

（五）痉挛状态的治疗

1. 注意事项

（1）如前所述，痉挛可能会带来功能上的好处，在治疗前必须考虑到这一点。此外，在努力治疗患者痉挛之前，必须考虑所有相关人员（患者、家属、治疗师和医生）的期望。

（2）因为痉挛的治疗主要是为了改善阳性症状，通常不会改变阴性症状，所有相关人员都必须达成一致的预期治疗目标。

（3）引起痉挛的潜在病理学、病程、整体医疗状况、支持系统、资源和认知状态，都在治疗决策中发挥一定作用。

（4）痉挛的局部或全身性分布，将影响治疗策略。

（5）治疗方案包括持续性治疗或阶梯式方法（非手术治疗→手术治疗）：

① 避免伤害性刺激。

② 拉伸和/或全关节活动。

③ 夹板固定、石膏管型固定、物理因子疗法。

④ 系统性药物治疗。

⑤ 局部干预（肉毒毒素、苯酚、乙醇）。

⑥ 外科手术。

（6）通常最好的治疗策略往往需要上述治疗方法非顺序或同步使用。

2. 预防

（1）维持每天的牵拉和/或关节活动度。

（2）避免伤害性刺激，如感染、疼痛、深静脉血栓、异位性骨化、压疮、尿潴留或结石、嵌趾甲。

（3）所有相关人员的教育是至关重要的。让患者及其亲属和任何其他护理人员参与管理过程很重要。

（4）强调正确的体位，每日皮肤检查，适当的膀胱和/或肠道管理等。

3. 方法　物理因子治疗和物理治疗。

（1）拉伸。

（2）夹板和系列石膏固定。

（3）热疗和冷疗。

（4）良肢位摆放。

（5）肌腱直接加压。

（6）功能性电刺激。

（7）振动。

（8）松弛技术。

（9）运动再教育。

（10）生物反馈。

4. 痉挛状态的药物治疗

（1）目前美国食品药品管理局（FDA）批准用于治疗中枢神经系统疾病所致的痉挛有四种口服处方药：巴氯芬、替扎尼定、丹曲林和地西泮（表12-2）。表12-2中也列出了可乐定。尽管目前可乐定还没有被FDA批准用于治疗痉挛，但它在临床上经常被使用。后面讨论的其他药物也可能有效。

（2）系统性全身用药通常对轻中度痉挛最有益处，是广泛性而非局限性痉挛的较好选择。

（3）它们可能对脊髓损伤或多发性硬化所致的痉挛有最佳效果。

（4）它们可以减轻肌张力，减轻疼痛，但很

表 12-2 抗痉挛药物

药物	作用机制	不良反应	用途	注意事项	剂量
巴氯芬（力奥来素）	• 口服的 GABA 模拟剂，作为 GABA 激动药作用于 GABA$_B$ 受体 • 在单突触及多突触反射途径起抑制作用 • 激活突触前 GABA$_B$ 受体，减少钙离子内流，抑制突触前轴突释放兴奋性神经递质。降低 γ 运动神经元兴奋性，减少肌纤维的输入，降低肌梭肌兴奋性 • 可以同时减少脊髓内 P 物质，减轻疼痛	一般轻微 • 镇静和/或嗜睡，随着时间延长，患者可能产生耐受性。可能是剂量限制因素 • 降低癫痫阈值 • 无力 • 消化道症状 • 震颤 • 失眠 • 意识模糊	用于： • 脊髓型痉挛和多发性硬化症 • 也用于获得性脑损伤引起的痉挛，但尚无文献证实其受益 • 研究提示对上肢痉挛比对下肢张力效果更好	• 突然撤药可引起癫痫，幻觉和发热，引起痉挛反弹 • 经肾清除，肾病患者可能需要调整剂量 • 从口服向鞘内注射转换时，可因鞘内使用的大脑浓度相较于口服略低，而出现现断反应 • 理论上会干扰获得性脑损伤的恢复	• 起始剂量为 5mg/次，2~3次/d，每 3~5d 增加 5mg，最大至 80mg/d • 80mg/d 是 FDA 推荐最高剂量；更高剂量（最大 300mg/d）也有报道患者可很好耐受
苯二氮草类（安定）	• 不能代替 GABA，而是促进 GABA 对 GABA$_A$ 受体亚型的影响；整体作用导致膜超极化和神经元放电减少 • 弥散作用于神经轴。净效应是增强突触前抑制，减少单和/或多突触反射 • 其他苯二氮草类（氯硝安定，二甲氮草氯）也通过相似机制控制痉挛。作为前体药物控制痉挛	• 镇静（常用口服痉挛药物镇静最强） • 记忆损害 • 减少快速眼动睡眠	证实对脊髓损伤和多发性硬化症引起的痉挛有效	• 因为对注意力和记忆的不良反应，本药通常不适于脑外伤患者 • 肝代谢；与本药同时使用其他经肝代谢的药物时，本药的清除可能受影响 • 同时使用乙醇，可加重中枢神经系统抑制症 • 过量可选用氟马嗪治疗 • 如果不是逐量减药，可出现戒断症状 • 理论上，本药会干扰获得性脑损伤的恢复	• 起始剂量为睡前为 4mg 或 2mg，每天 2次，最大剂量为 60mg/d • 起效迅速，可以快速滴定到有效剂量

续表

药物	作用机制	不良反应	用途	注意事项	剂量
丹曲林钠(丹曲林)	• 在痉挛药物中,本药具有独特的外周作用部位,作用于肌肉本身 • 作用于外周横纹肌,阻断钙离子从肌质网释放 • 少降低骨骼肌收缩强度和肌核敏感性 • 对快速收缩运动单元比慢速收缩运动单元更敏感 • 对平滑肌和心肌作用弱	• 约1%患者发生肝脏毒性。女性,>30岁,大剂量(>300mg),超过2个月者危险性更高;有发生肝癌的风险 • 嗜睡和/或镇静(轻微到中度),根据作用机制较少的中枢作用反应 • 虚弱,疲劳,感觉异常,腹泻,恶心,呕吐	• 治疗脑源性痉挛(脑卒中,脑瘫,脑损伤)的经典首选药物 • 随着更多使用替尼扎定的经验可能发生改变 • 由于引起虚弱,在脊髓损伤和多发性硬化症中的使用可能受限 • 也用于治疗恶性高热,抗精神病药物的恶性综合征和巴氯芬撤药引起的高热	• 应监测肝功能,以监测其肝毒性	• 起始剂量为25mg/d,最大至400mg/d,(100~200mg/d通常是合适的),一般每天分2次或3次服用
可乐定(可乐亭)	• 中枢性α₂肾上腺素激动药,作用于蓝斑核。在脊髓水平有可令人有感觉传入突触前抑制作用 • 一般用于透皮治疗,也可口服	• 低血压,晕厥 • 恶心 • 镇静 • 抑郁 • 口干症 • 脚踝水肿	• 主要用于脊髓损伤相关痉挛治疗的研究 • 报道治疗脊髓以上(脑干)痉挛有效 • 另外常用于治疗高血压	• 长期,大剂量使用后撤药,可以因交感神经活动增强引起严重的高血压危象 • 可能影响糖尿病患者因低血糖引起的心动过速,延迟该人群显著低血糖的临床诊断	• 透皮贴剂:起始剂量(可乐定透皮贴剂)中毒性休克综合征,每周0.1mg贴最高至每周0.3mg贴最高周。贴片每7天更换一次 • 口服:起始剂量从0.05mg,口服,2次/d,可以增加至0.4mg/d
替扎尼定	• 中枢性α₂肾上腺素激动药,化学成分与可乐定类似 • 与脊髓和脊髓上的α₂受体结合 • 被认为是通过增强突触前抑制调节脊髓反射。这个作用尤其在多突触反射明显 • 对血压的影响比可乐定弱,低血压问题更少	• 低血压,晕厥,最高可达50%患者 • 潜在的肝损伤 • 低血压 • 口干症 • 心动过缓 • 头晕	• 脊髓损伤,多发性硬化症或获得性脑损伤引起的痉挛 • 临床试验显示替尼扎定可以与口服巴氯芬安定疗效相当,但整体耐受性更好 • 与其他抗痉挛药物相比,治疗相关的无力发生更少	• 建议监测肝功能(肝内代谢) • 有效剂量依赖于患者,且差异很大 • 需要频繁给药(半衰期短) • 禁止同时静脉注射环丙沙星,因为会抑制细胞色素P450	• 起始剂量从2~4mg/d开始,通常睡前服药 • 根据患者耐受性,可以增加剂量或频次或至最大剂量36mg/d

GABA.γ-氨基丁酸

少有证据表明其能够改善功能。

（六）其他口服药

以下是治疗痉挛的部分药物。

1. 加巴喷丁　是 GABA 的一种结构衍生物,作用机制不明确,用于治疗神经性疼痛和痉挛。是作为二线用药的不错选择。每日剂量通常为 400~900mg,每日分 3 次。

2. α 肾上腺素能阻断药

（1）吩噻嗪类。

（2）胸腺嘧啶、莫西塞利。

3. GABA 激动药

（1）普罗加比。

（2）吡拉西坦:在欧洲可以使用的 GABA 类似物。

4. 抗癫痫药物　托吡酯、拉莫三嗪和苯妥英钠。

5. 氯丙嗪　抗精神病药。镇静作用强,有迟发性运动障碍的风险。

6. 赛庚啶　非选择性组胺和血清素拮抗药。一些临床试验已证实其与巴氯芬和可乐定的抗痉挛作用相似。主要用于 SCI 人群。

7. 环苯扎滨　尽管其在脊髓水平的作用可能有助于其整体骨骼肌松弛药的效果,但其主要作用于脑干水平的中枢神经系统。有证据表明,环苯扎滨的主要作用是减少强直性躯体运动活动,影响 γ 和 α 运动系统。

一般来说,骨骼肌松弛药不适用于治疗痉挛。

8. 长春新碱。

9. 大麻素　有证据表明,大麻素在不降低肌肉力量的情况下能改善痉挛。不良反应有镇静、低血压和情绪紊乱等。

10. 吗啡。

11. 甘氨酸。

12. 苏氨酸。

二、局部介入

局部介入包括诊断性神经阻滞术、化学神经松解术、肉毒毒素的化学去神经支配法和运动点阻滞术。这些技术是处理局部痉挛问题或口服规定剂量的药物综合疗效不佳时的最佳选择。

局部麻醉药和神经溶解药可用于运动或混合周围神经的分支,神经毒素可用于运动点以减少痉挛。

（一）诊断性神经阻滞术

1. 局麻药常在电刺激的引导下,行神经周围注射,能阻断神经传导数小时。

2. 可能有助于为更持久的介入措施做准备,如化学神经溶解术、肉毒毒素手术。

3. 能暂时降低痉挛程度,可以用来评价痉挛长期治疗的潜在益处,也可以评估痉挛的功能效用。

4. 局部麻醉药通过阻断轴突上的电压门控钠通道起作用,这可以防止轴突膜去极化,并且阻断轴突信号的转换。

5. 禁忌证:严禁在存在感染或不洁皮肤处注射。

6. 麻醉剂:

（1）利多卡因:一种酰胺类局部麻醉药,常用浓度为 1% 或 2%,作用时间为 1~2h。

（2）布比卡因:也是一种酰胺类局部麻醉药,常用浓度为 0.25% 或 0.5%,最长作用时间为 10h。

（二）化学神经溶解术

1. 化学神经溶解药通过蛋白变性和轴突坏死诱导周围神经脱髓鞘和轴突破坏,可阻断痉挛数月至数年。

2. 这些药物可破坏躯干混合神经、运动神经或其附着在肌肉上的运动点。

3. 通常情况下,注射该制剂需要使用电刺激或肌电图（EMG）指导,并且需要一定的技术才能来执行。

4. 药物。

（1）苯酚:常用浓度为 2%~7%。较低的浓度（1%~3%）会产生短暂的麻醉效果,此时仅有脱髓鞘出现而没有轴突溶解。更高浓度（>5%）可达到化学去神经支配作用。由于轴突被破坏,这种浓度增加的影响会作用于神经细胞,并且通常持续 6 个月以上。

（2）乙醇:神经溶解作用所需的浓度为 45%~100%。不如苯酚常用,但毒性较小。

5. 并发症或不良反应。

（1）感觉障碍：阻滞神经的感觉分布区疼痛，感觉障碍的发生率为 10%~30%，症状可能持续数周至数月。混合神经注射时更常见，单纯运动神经和运动点阻滞较少见。

（2）肌肉疼痛、压痛。

（3）肌肉无力：这可能是"永久性的"，可能会导致畸形。

（4）肌肉内短暂肿胀、硬化、结节形成。

（5）DVT 与运动活动减少相关，可能导致静脉淤血。

（6）扭伤。

（7）皮肤脱落：可能发生在注射部位的表面，以苯酚更常见。

（8）如果苯酚注入血管内，会引起严重的全身反应，包括抽搐、中枢神经系统抑制和心血管衰竭。苯酚的一般剂量远低于其致死量 8.5g，因此，5% 苯酚单次给药量限制在 20~30mL。

（9）乙醇注入静脉几乎没有全身不良反应。

（三）肉毒毒素化学去神经支配

1. 概述

（1）有许多论文和循证性的综述都表明 A 型肉毒毒素用于痉挛状态管理的安全性和有效性。

（2）由肉毒梭菌产生的七种血清型（A~G）的神经毒素家族。

（3）在美国，有四种肉毒毒素被 FDA 批准用于临床（颈部肌张力障碍、眼睑痉挛、面肌痉挛等）。

① 三种 A 型毒素：OnabotulinumtoxinA，IncobotulinumtoxinA，AbobotulinumtoxinA。

② 一种 B 型毒素：RimabotulinumtoxinB。

（4）截至 2018 年，美国 FDA 公布的适应证如下。

① OnabotulinumtoxinA：成人上肢痉挛、下肢痉挛和颈部肌张力障碍。

② IncobotulinumtoxinA：成人上肢痉挛和颈部肌张力障碍。

③ AbobotulinumtoxinA：成人上肢痉挛、下肢痉挛和颈部肌张力障碍；2 岁及以上儿童下肢痉挛。

④ RimabotulinumtoxinB：成人颈部肌张力障碍。

⑤ 注意：各种毒素产品的单位不可互换，每种毒素的剂量是唯一的。

（5）肉毒杆菌毒素是目前应用最广泛的治疗局灶性痉挛的药物，能避免口服药物引起的全身无力和镇静。

2. 作用机制

（1）所有类别肉毒毒素都会影响神经肌肉接头（neuromuscular junction，NMJ），它们通过阻断主要在运动神经末端的乙酰胆碱（ACh）的突触前释放来产生去神经支配作用。

（2）注射后，肉毒毒素被神经末梢主动吸收。所有血清型都会影响 SNARE 复合体的某些部分，该复合体有三个关键成分：突触蛋白、SNAP-25 和突触融合蛋白。其作用是防止含乙酰胆碱的小泡胞吐入神经末梢裂隙，从而产生有效的化学去神经支配。

① A 型、C 型和 E 型分裂 SNAP-25。

② B 型、D 型、F 型和 G 型分裂突触蛋白。

③ C 型也能裂解突触融合蛋白。

（3）肉毒毒素在周围胆碱能神经末梢活跃，它能抑制乙酰胆碱的释放并干扰细胞质对乙酰胆碱的吸收。

（4）主要作用于 NMJ，但可影响其他胆碱能部位，包括自主神经系统的节前和节后部位。

3. 禁忌证

（1）对肉毒毒素敏感者。

（2）计划注射部位存在感染者。

4. 注意事项

（1）毒素效应的远距离传播。美国食品药品监督管理局（FDA）已经对所有肉毒毒素发布了警告，当毒素的影响扩散到注射部位以外时，会有发生不良事件的风险。

（2）建议同时使用氨基糖苷类或大观霉素抗生素治疗。

（3）用于已经存在的神经肌肉疾病[肌萎缩侧索硬化症（ALS）、重症肌无力（MG）、Lambert-Eaton 综合征（LES）、外周运动神经病]。这些患者在治疗剂量下更易发生严重反应，如吞咽困难或呼吸抑制。

（4）接受眼睑痉挛治疗的患者可能会出现角膜暴露或溃疡。

（5）孕期和哺乳期的安全性尚未确定。

5. 用药管理

（1）1U 肉毒毒素等于将毒素注射到 18g 雌性 Swiss-Webster 小鼠体内的半数致死剂量（LD_{50}）。

（2）不同毒素之间的剂量转换没有简单或直接的公式。

（3）肌电图、电刺激和超声引导都有助于肌肉定位。

（4）剂量依赖性反应：每根肌肉的毒素负荷越大，肌肉无力程度越大。

（5）痉挛治疗计划的一般考虑：A 型肉毒毒素。

① OnabotulinumtoxinA 的常用剂量为每块肌肉 25~200U；取决于肌肉大小、残余功能、患者体型大小和痉挛程度。

② 第一次治疗的初始安全剂量可能为 400U 或成人按 6U/kg 体重计算。

③ 后续注射可增加剂量。

④ 经验丰富的临床医生可以安全地使用高剂量、重复注射。

⑤ 对于儿童，通常使用 4~8U/kg 体重的剂量，400U 被认为是最大剂量。

（6）一般来说，再次注射应在 3 个月后，因为毒素通常会在这段时间内有效。（由于抗体的形成，持续时间可能会随着连续注射的时间推移而缩短。）

6. 起效和持续时间

（1）起效时间通常在 24~72h，但多达 7d 起效也常见。

（2）峰值效应：4~6 周，效果持续 2~6 个月。

（3）初始效果为 3d，峰值效果为 3 周，持续时间为 3 个月。

7. 不良反应（通常是良性的）

（1）注射或邻近肌肉出现无力。

（2）血肿、瘀斑、局部红斑或肿胀。

（3）流行性感冒样综合征，伴有头痛、恶心、疲劳、全身不适。

（4）颈部注射可能导致短暂吞咽困难。

（5）神经损伤。

（6）疼痛、酸痛。

（7）抗体的形成与所有毒素无关，且可通过保持至少 3 个月的注射间隔和使用最小有效剂量来减少抗体的形成。抗体的形成可能是继发性无反应的原因之一。

三、鞘内治疗

（一）鞘内巴氯芬泵

1. 概述

（1）鞘内巴氯芬（intrathecal baclofen，ITB）泵可将巴氯芬直接输送到鞘内间隙的脑脊液（CSF）中，这使得高浓度的巴氯芬作用在脊髓，同时减少口服较高剂量巴氯芬的中枢神经系统不良反应。

（2）脊髓鞘内给药时，巴氯芬的浓度与口服时的浓度之比约为 100∶1。

（3）颈椎与腰椎药物浓度比为 1∶3，但确切效果取决于导管头端放置的水平。较高的位置可能有利于上肢和下肢。有报道称有效置管可高达 C_4。

（4）鞘内巴氯芬泵系统的组成包括：泵、存储池（置入腹壁皮下）和导管（通过手术置入鞘内空间）。

（5）可置入的输液系统有一个程序化的电池驱动泵，通过电子输入的时间表存储和释放巴氯芬。

（6）在浅表注射模板和计算机编程器的协助下经皮注射，ITB 泵可以间歇地充满。再注的频率取决于输液加药率和泵储的大小。目前可用的泵的电池寿命为 80 个月。

（7）剂量和功能参数可通过计算机编程器经皮调节。

（8）剂量计划可设置为连续输注或根据临床需要改变每天的剂量。

（9）在药物耗尽之前，泵会发出可听到的声音。

2. 适应证

（1）对非手术治疗（口服药物、神经阻滞等）不耐受或无反应的全身、弥漫性痉挛患者。

（2）必须谨慎评估患者是否存在有益的痉

挛。如果患者能借助他或她的痉挛行使功能，那么 ITB 泵可能不合适。

（3）用于脊柱痉挛型、脊髓损伤或多发性硬化、获得性脑外伤、脑卒中和脑瘫的患者，前提是病变水平以下有一些保留的功能。

（4）在置入 ITB 泵之前，患者通常通过单次给药或通过经皮导管持续输注进行 ITB 试验。可以尝试增加剂量的多个试验，通常初始剂量为 50μg，然后根据需要在 75~100μg 进行试验，以证明临床益处。

（5）如果在试验剂量下，痉挛的频率或严重程度显著降低，则患者很适合使用泵。反应通常通过预先选择肌肉的 Ashworth 评分的降低程度来衡量。

（6）初始泵注剂量可根据达到临床反应所需的试验剂量进行估算。如果 ITB 试验是通过大剂量使用完成的，通常的方法是将临床有效试验剂量加倍，并将此量作为 24h 的初始输注剂量。连续 ITB 试验的优点是，通过模拟永久性泵放置，患者可以体验到不同剂量 ITB 的影响和潜在的不良反应。

（7）ITB 泵需要患者的依从性高，因为需要定期监测泵和重新加注储液罐，通常每 3~5 个月一次。巴氯芬停药会使患者面临并发症的风险。

3. 巴氯芬过量的症状、体征

（1）张力过低、严重无力。

（2）嗜睡、昏睡。

（3）头晕眼花。

（4）恶心呕吐。

（5）心动过缓。

（6）低血压。

（7）癫痫发作。

（8）呼吸抑制。

（9）意识丧失进展至昏迷。

（10）这些通常与剂量有关，通常通过减少剂量来解决。

（11）抗胆碱酯酶毒扁豆碱（静脉注射 2mg）可用于逆转巴氯芬过量引起的呼吸抑制。

4. 巴氯芬停药的症状、体征

（1）发热。

（2）恶心。

（3）头晕。

（4）体温过高。

（5）瘙痒。

（6）失眠。

（7）精神状态改变。

（8）幻觉。

（9）癫痫发作。

（10）过度的痉挛和肌肉僵硬，可能会导致横纹肌溶解症和多器官系统衰竭。

5. 与 ITB 泵相关的问题

（1）管道功能障碍（脱出、尖端移动、扭结、与泵装置断开、堵塞）。

（2）泵故障。

（3）感染。

（4）巴氯芬剂量错误。

（5）电池故障。

（6）泵置入部位皮肤破裂。

（7）导管周围脑脊液渗漏引起的脊髓性头痛。

（二）鞘内吗啡和咪唑安定泵

1. 吗啡（英富吗啡）

（1）据报道对慢性镇痛和痉挛有效。

（2）使用受不良反应限制。

2. 咪达唑仑

（1）据报道对管理痉挛有益。

（2）使用受镇静作用限制。

（三）外科治疗

1. 骨科手术

（1）允许对受痉挛影响的区域进行重点定位。

（2）通常是不可逆的，需要大量的预处理计划。

（3）现实的目标设定至关重要，必须包括患者、家庭、医疗保健提供者。

（4）术前动态肌电图、肉毒毒素、神经阻滞可能有助于制定外科干预的具体计划和现实目标。

（5）除了特定的肌肉痉挛外，临床检查应试图描绘出任何肌肉协同收缩和不同步的肌肉放电。

（6）肌腱延长术

①肌腱释放或加长。

②Z型成形术，通常在跟腱上进行。

③肌腱切断术：通常用于腘绳肌和髂腰肌肌腱。

④肌切开术：内收肌切开术，通常用于伴有髋关节脱位的复发性痉挛。

（7）肌腱转移术

📖①胫骨前肌腱分离转移（split anterior tibial tendon transfer，SPLAT）：胫骨前肌（tibialis anterior，TA）肌腱移植术是治疗足部马蹄内翻畸形的常用方法。胫前肌痉挛导致足内翻和背伸，痉挛性腓肠肌和比目鱼肌导致足跖屈。

在SPLAT过程中，沿TA肌肉长度进行远端分裂，外侧半肌的远端附着在长方体和第三楔形骨上。这种转移产生一个平衡的外翻力，而不显著失去背屈力，通常与跟腱延长一起进行，以解决畸形的马蹄内翻足。

术后，一般先用短腿石膏或刚性靴固定关节2~6周，然后再用踝足矫形器（ankle foot orthoses，AFO）固定6周。12周的保能让转移的肌腱愈合并且防止意外地拉伸。

②常见的还有多条肌腱转移、前臂伸肌侧的肱桡肌转移、长屈肌和趾长屈肌转移到根骨。

2. 神经外科手术

（1）通常，神经外科手术包含了分离周围神经、神经根、脊髓纤维束和脊髓。

（2）鞘内给药，如ITB泵。

（3）最近，心室内巴氯芬泵已经开始使用。

（4）使用中央电刺激器，包括硬膜外电刺激和小脑刺激。

（5）神经根切断术：外科手术干预神经根。这可能是通常意义上的运动和感觉神经根分离术，感觉神经根切断术（选择性背根切断术）或包括射频神经根切断术。

选择性背根神经切断术用于切断在术中通过电生理检查发现的病变最重的感觉神经根。该术式的目的是调节感觉输入和调整肌梭以减少痉挛，同时尽量减少感觉丢失和保留运动输出。

（6）周围神经切除术。

（7）神经消融术。

（8）脊髓外科手术是一种更具侵略性的手术，仅适用于所有其他尝试性干预失败的严重痉挛患者。

①脊髓切断术：切断部分脊髓可能有效，但存在直肠和膀胱功能丧失的高风险。

②脊髓切开术：切断脊髓。

第二节　运动障碍性疾病

1. 运动障碍性疾病常常由中枢神经系统（CNS）退行性疾病引起，表现为不自主运动、骨骼肌肌张力异常或姿势异常等。

2. 主要累及锥体外系统，尤其是基底节，也会累及其他区域和传导通路。基底节主要起抑制作用，并影响运动方向、运动幅度和运动过程。

3. 因为小脑负责快速地矫正粗大运动和协调各种运动，所以小脑也与运动障碍有关。

4. 典型的运动障碍表现与肌力减弱和感觉缺失无关。

一、基本概念

（一）舞蹈症

舞蹈症源自希腊语中的"跳舞"一词，表现为四肢或身体其他部位大力度、不规则、快速且短暂的抖动。非刻板的、难预测的、断续的舞蹈症样动作会干扰目标动作。其中，亨廷顿舞蹈症最常见。

（二）手足徐动症

表现为动作缓慢的不自主扭动，不能保持四肢或身体其他部位的位置。手足徐动症比舞蹈症运动速度慢，比肌张力障碍持续时间短。常常累及面部和上肢远端。为特发性发病，也可能与脑卒中、脑肿瘤或威尔逊病等其他神经系统疾病相关。

（三）偏侧投掷症

偏侧投掷症是一种罕见疾病，表现为一侧身体（病变对侧）突发剧烈的不自主运动，主要累及上肢，也可累及下肢。常常由受累肢体对侧的丘脑出血或梗死所致。其中，丘脑有调节苍白球的功能。

（四）抽搐

抽搐表现为发作迅速、动作单一的持续性肌肉收缩，通常在受到压力时于同一肢体或身体其他部位发作。

（五）静坐不能

静坐不能（Akathisia，希腊语意为"坐不住"）。是一种由可逆性躁动引起的锥体外系统运动障碍，伴随难以忍受的内心紧张或焦虑感。易与精神性焦虑混淆。抗精神病药物使用者的患病率是20%~40%，通常发病原因也是这些药物（可理解为多巴胺阻滞引起的锥体外系表现）。

（六）共济失调

共济失调是指非轻瘫、张力变化、位置觉缺失和不自主运动引起的肌肉协调性缺失。共济失调是最重要的小脑病变体征，脊柱损伤或周围神经损伤也能引起感觉性共济失调、前庭系统损伤能引起前庭性共济失调。

1. 感觉性共济失调：由本体感觉缺失引起。

2. 前庭性共济失调：其症状包括眩晕、恶心和呕吐。

3. 小脑性共济失调：其神经缺陷包括辨距不良、协同困难和轮替运动障碍。

（1）辨距不良是在主动运动过程中，身体某一部位的轨迹或位置受到干扰而出现的辨距过小（未达到目标）或辨距过大（超过目标）。常常由小脑病变（脑卒中、多发性硬化、肌萎缩性侧索硬化和肿瘤）引起。

（2）协同困难或协同失调是指在运动成分的排序和运动速度有困难。

（3）轮替运动障碍是指重复性或精细运动有困难。

（七）震颤

震颤是指身体某部位节律性的抖动。根据震颤发生时的身体状况进行分类（Tremor fact sheet，2019）：①静止性震颤：如帕金森病，于静息时出现。常常表现为手和手指的不自主运动。②特发性震颤：曾经也称作良性特发性震颤或家族性震颤。由维持身体部位于抗重力位置/姿势时肌肉持续收缩引起。③意向性震颤：点到点自主运动时发生。通常预示着小脑功能异常。

1. 特发性震颤

（1）最常见的震颤类型，60岁以上的人群患病率约5%。最常累及的部位是手。

（2）与持续性肌肉收缩或压力有关的姿势维持性震颤。

（3）多发于青壮年；老年人发病称作老年性震颤（特发性震颤的变异）。

（4）良性震颤（需向患者确认此诊断）。

（5）可能是散发性疾病，也可能是家族性疾病（常染色体显性遗传）。

（6）摄入少量乙醇，震颤会减轻或消失。

（7）治疗：普萘洛尔等β受体阻滞药、扑米酮、抗胆碱能药物、丘脑的深部脑刺激（deep brain stimulation，DBS）、丘脑毁损术。

（8）肌电图（electromyography，EMG）：主动肌和拮抗肌同时收缩引起同时发放。

2. 意向性震颤

（1）点到点运动时发生，常发生于目标运动的末期；用"指鼻试验"评估。

（2）肢体接近目标时，震颤幅度加大。

（3）小脑性震颤属于意向性震颤，由脑卒中、多发性硬化、神经退行性疾病和乙醇中毒等累及小脑引起。

（4）药物和手术治疗意向性震颤效果欠佳，手腕负重对意向性震颤有帮助。

（八）肌阵挛

1. 表现为单个肌肉或一组肌肉突发的、不稳定的、不规律的或周期性的不自主收缩。

2. 常见病因是大脑运动控制区域过度兴奋引起中枢神经系统紊乱。常见于缺氧发生后（Lance-Adams综合征）。其他病因包括低钠血症、肾衰竭、肝衰竭、低血糖和中毒。

3. 肌阵挛有多种分类标准。

（1）可以分为反射性肌阵挛和非自发性肌阵挛。反射性肌阵挛由感觉刺激引起，自主运动、肌肉牵伸和触觉等浅感觉刺激时都可能引发。非自发性肌阵挛不由感觉刺激引起，休息时发作。

（2）还可以分为正向肌阵挛和负向肌阵挛。正向肌阵挛表现为肌肉突然的不自主收缩。负向肌阵挛表现为肌肉的不自主松弛。

4. 根据肌阵挛亚型进行治疗，包括口服用药（左乙拉西坦、氯硝西泮、丙戊酸等）和肉毒毒素化学性去神经疗法。

（九）肌张力障碍

肌肉持续收缩形成不同速度的异常重复扭曲运动，可导致姿势异常和运动异常。分为局灶型肌张力障碍、节段型肌张力障碍和全身型肌张力障碍

1. 肌张力障碍曾被认为是原发性疾病，现发现与许多基因突变有关。

2. 创伤和药物因素也能导致肌张力障碍。

3. 最常见的是原发性肌张力障碍（常染色体显性）。

4. 分为累及全身的全身型肌张力障碍、累及特定身体部位的局灶型肌张力障碍和累及身体节段的节段型肌张力障碍。

5. 虽然口服药效果不明显，但是小剂量的左旋多巴可能对多巴反应性肌张力障碍（dpa-respnsive dystnia，DRD）有效。多巴反应性肌张力障碍在肌张力障碍中的占比非常小。

6. 物理治疗有利于局灶型肌张力障碍，联合其他治疗方法时效果更好。

7. 原发性肌张力障碍的预后与发病年龄相关。年龄越小越可能发展为全身型肌张力障碍。

8. 病情非常多变，会自发缓解，也会恶化。

9. 局灶型肌张力障碍最有效的治疗方法是肉毒毒素肌内注射。

10. 颈部肌张力障碍是最常见的局灶型肌张力障碍。

（1）亚型包括斜颈、侧倾型、后仰型和前倾型（见下表，各亚型累及的肌肉）。

（2）最有效的治疗方法是肉毒毒素神经松解术。

11. 睑痉挛是第二常见的局灶性肌张力障碍。发病初期可能只累及一只眼睛，后期累及两只眼睛。

颈部肌张力障碍亚型	主要累及肌肉
斜颈（头部旋转，请参考第十章儿科学中斜颈的详细阐述）	对侧胸锁乳突肌、同侧头夹肌、颈夹肌、肩胛提肌、头下斜肌
侧倾型（头部倾斜）	同侧斜角肌复合体、头夹肌、肩胛提肌、颈最长肌
后仰型（颈部伸展）	双侧头夹肌、头后肌和颈最长肌
前屈型（颈部屈曲）	双侧胸锁乳突肌

二、不宁腿综合征

（一）概况

1. 感觉迟钝，下肢较上肢严重。

2. 患者自述有强烈的，有时甚至是无法控制的动腿冲动。虽然一般没有疼痛，但令人困扰。

3. 常与睡眠相关，静息时加重。动腿冲动和不适感会在卧位和坐位时出现甚至加重。

4. 行走或牵伸等活动可以部分减轻甚至完全消除动腿冲动和不适感。

5. 傍晚和夜间的症状重于白天。

6. 患病率 10%~15%，发病机制尚不清楚。

7. 可能与多巴胺 D_2 受体缺失、交感神经过度兴奋、γ-氨基丁酸/5-羟色胺系统活性低有关。

8. 分型：

（1）原发性不宁腿综合征（primary restless legs syndrme，RLS）：先天性中枢神经系统紊乱。

（2）继发性不宁腿综合征：常常与缺铁、晚期肾病或周围神经疾病有关。

（二）治疗

1. 多巴胺能药物：Sinemet®、Requip®、Parldel®、Mirapex®。几乎所有的不宁腿综合征患者都对多巴胺能药物有初始效果。

2. 苯二氮平类药物：Klnpin®。

三、帕金森病（表 12-3）

60 岁以上的人群患病率为 1%（de Lau and Breteler，2006）。

表 12-3　帕金森病

概况	• 原发性帕金森病是一种基底神经节疾病,病因是产生多巴胺的黑质和蓝斑细胞减少,黑质到纹状体的黑质-纹状体通路退化引起纹状体多巴胺含量减少 • 显微镜下,损伤的细胞内出现嗜酸性包涵体,即路易小体 • 多巴胺减少导致胆碱能系统(允许兴奋性过度输出)的抑制输入消失。纹状体多巴胺含量减少导致胆碱输入过度 多巴胺能输入　　　　　　　　　　胆碱能输入
流行病学	• 是排在阿尔茨海默病痴呆之后,第二常见的与年龄有关的神经退行性疾病 • 男女比例 3∶2 • 患病率 160/100 000 • 普通人群每年 20/100 000 发病 • 年龄增长是罹患帕金森病的最大单一危险因素,50 岁以上的人群患病率 1%,60 岁左右最可能罹患帕金森病 • 预期寿命接近正常,但相关并发症增加发病风险 • 40 岁以下发病的青年帕金森病患者,占确诊人数的 5%~10%。表现为更慢的疾病进程、更高的肌张力障碍风险、更高的左旋多巴引发的运动障碍风险、更少的运动障碍、更少的认知障碍
📖 体征/ 症状	• 帕金森病症状分为运动症状和非运动症状 • 运动症状: 　○ 最典型的症状是静止性震颤,频率通常为 3~5Hz 或 4~6Hz,2/3 的患者通常累及单侧的手和足 　○ 肌电图:震颤表现为主动肌和拮抗肌节律性交替发放 • 运动迟缓/运动功能减退(运动减慢) • "齿轮样"强直=伴随震颤的肌肉强直 • 姿势障碍/姿势反射减弱(有向侧方/后方倾倒的倾向) • 小写征,准备食物、进食和穿衣困难 • 面具脸:面部表情缺乏、呆板 • "铅管样"强直 • 慌张步态:站立和行走时躯干弯曲明显、上肢摆动减少、步长减小、步宽变窄 • PISA 综合征:可逆性的躯干侧屈,伴随单侧倾斜趋势
医学治疗 目标	目标: • 提高多巴胺效能 • 降低胆碱能影响 1. 左旋多巴:Carbidpa® 提供的多巴胺代谢前体。Carbidpa® 是一种多巴胺脱羧酶抑制药,抑制左旋多巴息宁引起的全身代谢,左旋多巴息宁=左旋多巴 + 卡比多巴 　○ 缓释药:Rytary® 　○ 肠外注射剂:Dupa® 2. 不良反应包括运动障碍、直立性低血压、恶心、意识错乱和幻觉。与多巴胺受体激动药联合使用可能导致强迫性赌博和性行为等冲动控制障碍 3. 多巴胺受体激动药 • 麦角衍生物是一种多巴胺激动剂,直接刺激多巴胺受体来改善症状 溴隐亭(溴麦角环肽)刺激多巴胺 D_2 受体 培高利特(硫丙麦角林)刺激多巴胺 D_1 和 D_2 受体(由于损伤心脏瓣膜,2007 年已退出美国市场) • 非麦角衍生物 罗匹尼罗(Requip®)

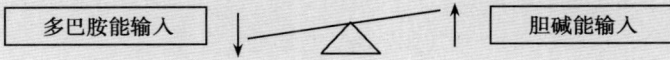

续表

📖 手术治疗	• 手术适用于使用抗帕金森病药物无效或不能耐受的重症患者,改善患者的强直、震颤和运动障碍
	• 不适用于有痴呆、明显精神症状和明显行为症状的患者
	• 手术包括毁损术和脑深部电刺激
	• 毁损术-非主要手术治疗方式,现在开展较少
	○ 丘脑毁损术(单侧):手术毁损单侧丘脑的特定细胞群,可以有效减少对侧震颤
	○ 苍白球毁损术(单侧后腹部苍白球毁损术):永久性切除一部分内侧苍白球。与丘脑毁损术相比,苍白球毁损术改善强直和运动障碍的效果优于改善震颤
	• 脑深部电刺激-脑深部电刺激已经广泛替代毁损术
	○ 有震颤和左旋多巴相关并发症的帕金森病患者首选脑深部电刺激
	○ 脑深部电刺激是将电极放在脑部目标区域,用高频电流刺激丘脑、内侧苍白球和下丘脑
康复治疗	• 已有研究证实,运动不仅能预防帕金森病,而且能显著影响帕金森病的发生和自然进程
	• 节律性音乐训练、言语提示、触觉提示和视觉提示可能有助于改善慌张步态和强直
	• 陪护人员宣教和社区援助支持
	• 📖口咽部吞咽障碍者进行吞咽评估
	• 构音障碍和言语障碍者进行语言治疗
	• 发音障碍者进行 LSVT 和 PLVT 等嗓音治疗
	• 评估患者的强直、运动障碍、手灵巧度和日常生活活动
	• 上肢运动控制、效率和安全性降低时,可使用辅助器具。比如改善进食的辅助器具:
	○ 带挡板的盘子、特制盘子
	○ 加重/大手柄杯子和餐具
	○ 旋转叉子和旋转勺子
	○ 用 Velcr® 尼龙搭扣或拉链代替扣子可以改善穿衣
	• 包含步行速度和步行距离的步态评估
	• 书写等精细运动评估
	• 根据临床需要进行认知评估
	• 为了减少震颤使用振动器具

LSVT.Lee Silverman 嗓音治疗;PLVT.pitch limiting 嗓音治疗

（一）帕金森病的鉴别诊断

1. 药物诱导的帕金森综合征:有用药史,如抗精神病药(如氟哌啶醇)、甲氧氯普胺(Reglan®)、利血平、胺碘酮和锂等。

2. 1-甲基-4-苯基-1,2,3,6-四氢吡啶、锰、一氧化碳等毒素诱发的帕金森病样症状。

3. 脑血管意外/多发性腔隙性脑梗死。

4. 脑肿瘤。

5. 拳击手痴呆:头部重复性创伤引起的创伤后帕金森病样症状。

（二）帕金森叠加综合征

1. 除了帕金森病样症状外,还有其他的神经退行性损伤症状。患者达到临床诊断标准后

1~2 年可能表现为类似帕金森病症状,但是多巴胺治疗效果差,患者疾病进程更快、整体预后更差。

2. 帕金森叠加综合征包括进行性核上性麻痹、多系统萎缩、皮质基底节变性、弥漫性路易体病。

（三）进行性核上性麻痹

1. 典型症状之一是核上性眼肌麻痹,表现为垂直凝视麻痹。

2. 步态异常和平衡障碍是进行性核上性麻痹最早出现的,也是最具致残性的症状,常导致患者跌倒和受伤。与帕金森病步长小、速度慢的步态不同,进行性核上性麻痹步态僵硬、步

幅宽,伴随膝关节伸直、躯干伸展和上肢外展,有向后倒的趋势。

3. 人格变化显著。患者可表现为冷漠、抑郁、言语单调,也可表现为构音障碍、吞咽困难和认知障碍。

（四）多系统萎缩

1. 临床上表现为帕金森病样症状、小脑功能异常和自主神经功能异常。

2. 病理生理学是 α-突触核蛋白累积损伤了少突胶质细胞。

3. 根据主要的临床表现,分为帕金森型多系统萎缩和小脑型多系统萎缩。小脑型多系统萎缩表现为共济失调、步态步幅宽和小脑性眼球运动障碍。帕金森型多系统萎缩的帕金森病样症状表现为自主神经功能异常。

4. 临床上,过去区分为三种综合征的疾病,现在都是多系统萎缩综合征:

（1）夏-德综合征（进行性自主神经功能异常）:以自主神经功能异常为主的帕金森病样症状。

（2）橄榄体脑桥小脑萎缩:表现为共济失调和构音障碍的帕金森病样症状。

（3）纹状体黑质变性:表现为肌张力障碍（前倾型颈部肌张力障碍）的帕金森病样症状;震颤罕见。

5. 也可参考"非遗传性退行性共济失调"部分。

四、亨廷顿病/亨廷顿舞蹈症（表 12-4）

少数亨廷顿病患者与帕金森病患者症状类似,表现为运动障碍和强直,称作 Westphal 变异,Westphal 变异患者发病年龄更小。

表 12-4　亨廷顿病

阐述	● 常染色体显性遗传病
	● 纹状体多巴胺受体的高敏感性导致异常的舞蹈样动作
	● 主要累及纹状体,CT 和 MRI 等神经影像学检查也会发现尾状核萎缩
	● 神经化学方面:P 物质、脑啡肽和基底神经节的氨基丁酸含量均下降
	● 遗传学:4 号染色体短臂末端附近的 HD 基因（CAG 三核苷酸重复）（4p16.3）
	● 脑细胞内累积的 HD 基因导致蛋白质合成异常
流行病学	● 美国和欧洲患病率 4~8/100 000
	● 通常于 30—50 岁发病
	● 20 岁以下的青少年患者占 10%
	● 平均发病后 15~20 年出现死亡,死因通常是吸入性肺炎
体征/症状	典型三联征:
	1. 舞蹈症/舞蹈样手足徐动症（过度、不自主、急促运动）
	2. 痴呆和人格障碍
	3. 家族史（显性遗传）
	○ 构音障碍
	○ 磨牙
	○ 面具脸
	○ 吞咽困难
	○ 抑郁
	○ 可能出现强直,强直多见于青少年患者
	○ 平均发病后 15~20 年出现死亡,死因通常是吸入性肺炎

治疗	目标:降低多巴胺效能
	目前没有改变疾病进程和死亡结局的治疗方法
	镇静药/多巴胺受体阻断药:
	1. 氟哌啶醇:可能是改善运动障碍最有效的药物,但有锥体外系和抗胆碱能不良反应
	2. 吩噻嗪类药物:
	氟吩噻
	奋乃静,不良反应是迟发性运动障碍
	3. 突触前多巴胺耗竭药
	● 利血平和丁苯那嗪:治疗舞蹈症有效,不良反应是低血压
	● 治疗抑郁、精神病和易激惹表现的药物:
	氯氮平
	氟西汀等选择性 5-羟色胺再摄取抑制药
	三环类抗抑郁药物
	卡马西平
	● 尝试用氨基丁酸模拟剂治疗氨基丁酸缺失的亨廷顿病,但是没有成功

五、共济失调分类（表 12-5）

1983 年 Harding 提出了现在普遍使用的共济失调分类系统。将共济失调分为遗传性和非遗传性两类,其中,遗传性共济失调细分为常染色体显性共济失调、常染色体隐性共济失调和X-连锁共济失调。

表 12-5　共济失调分类

遗传性共济失调	非遗传性共济失调
常染色体隐性共济失调:	● 小脑型多系统萎缩（MSA-C）
● 弗里德赖希共济失调	● 病因不明的散发性晚发共济失调
● 早发性小脑共济失调	● 获得性共济失调:
● 毛细血管扩张性共济失调综合征	乙醇中毒（乙醇性小脑变性）
● 共济失调伴选择性维生素 E 缺乏症	毒素（抗癫痫药、锂、溶剂）
常染色体显性共济失调:	恶性肿瘤（副肿瘤性小脑变性）
● 脊髓小脑共济失调	吸收障碍（获得性维生素 E 缺乏症）
● 齿状核-红核-苍白球-丘脑下部萎缩	免疫介导共济失调（谷蛋白共济失调、抗谷氨酸脱羧酶抗体共济失调）
● 发作性共济失调	
X-连锁共济失调:	甲状腺功能减退
● 脆性 X 相关震颤共济失调综合征	生理原因（中暑、高热）

（一）常染色体隐性遗传性共济失调

1. 弗里德赖希共济失调

（1）病因是基因 X25 合成信使 RNA 数量减少。

（2）患病率为 0.4/100 000~4.7/100 000。

（3）通常 25 岁以下发病,且发病年龄多在10—15 岁。

（4）表现为进行性共济失调,下肢反射消失,震动觉和位置觉受损。

（5）2/3 的患者表现为跖反射足趾伸展、进行性四肢无力、眼球运动异常、罕见的眼球震颤、构音障碍、视神经萎缩、视力下降和感觉神经性耳聋。

（6）非神经损伤体征:脊柱侧凸、高弓足、肥厚型梗阻型心肌病。

2. 毛细血管扩张性共济失调综合征

儿童期发病的进行性共济失调,眼部皮肤毛细血管扩张,瘤变概率高。

3. 腱反射存在的早发性小脑共济失调

（1）与弗里德赖希共济失调不同,表现为深腱反射存在。可能与 X 连锁和非遗传性因素有关。

（2）患病率 0.5/10 000 000~2.3/10 000 000。

（3）20 岁左右发病。

（4）累及步态、姿势和肢体运动的进行性共济失调,构音障碍,眼球运动异常,50% 患者震动觉和位置觉受损。

（二）常染色体显性遗传性共济失调

1. 脊髓小脑共济失调

（1）已经发现 25 个以上不同的基因位点。

（2）已经发现六种基因突变（SCA1,SCA2,SCA3,SCA6,SCA7 和 SCA17）引起 CAG 重复扩张。

2. 齿状核-红核-苍白球-丘脑下部萎缩:日本人是主要患病人群,患病率 0.1/100 000。从婴儿到老年都可能发病,平均发病年龄是 30 岁。表现为共济失调、构音障碍和进行性痴呆。21 岁以前发病,可能出现肌阵挛性癫痫。此外,还表现为精神障碍、舞蹈症样症状和张力障碍。

3. 发作性共济失调 I 型

（1）由 12p 染色体钾通道基因引起的显性疾病。

（2）幼儿患病率未知,表现为短暂的共济失调和构音障碍,伴随发作间期肌纤维颤搐。

4. 发作性共济失调 II 型

（1）19p 染色体引起的显性疾病。通常在 6 周到 30 岁发病。

（2）与 I 型不同,II 型症状持续时间长,持续数小时甚至超过 1d。

（三）X 连锁共济失调

脆性 X 相关震颤共济失调综合征

1. 脆性 X 综合征是最常见的遗传性精神发育迟滞疾病。

2. 脆性 X 相关震颤共济失调综合征是一种成年脆性 X 综合征的变异疾病。症状包括进行性动作震颤和小脑共济失调。

（四）非遗传性退行性共济失调

多系统萎缩

1. 见前文多系统萎缩部分。

2. 超过 50% 的多系统萎缩患者表现为小脑性共济失调。

3. 根据主要的临床表现,两种主要亚型是帕金森型多系统萎缩和小脑型多系统萎缩。

4. 小脑型多系统萎缩 55 岁左右发病,表现为共济失调、构音障碍和小脑性眼球运动异常。

5. 也可能表现为帕金森病样症状和自主神经功能障碍。

第三节 轮椅

一、基本的轮椅处方书写

1. 轮椅处方应最大限度地提高患者的活动能力、独立性和潜在功能,并最大程度降低发生并发症的风险和对身体或神经系统其他方面的限制。现有多种轮椅可供选择。本部分将介绍基本原理,以便医师为患者开出最合适的轮椅处方。

2. 医师在书写轮椅处方之前,应完整记录病史,并评估患者的临床和功能状况,包括关节活动度（ROM）、肌力、感觉、坐位和/或站立位平衡、认知状态、耐力、皮肤完整性、垫上姿势评估、日常生活活动（ADL）能力（如进食、个人卫生、穿衣、洗澡、上厕所和转移）及长期康复目标。另一个重要的考虑因素是判断患者病情是稳定性的? 还是进行性的。进行性疾病的患者需要的轮椅应该可以随其临床和/或功能状态变化而灵活调整。

轮椅的基础组件(图 12-1)

1. 美国制造的轮椅的基础组件如图 12-1 所示。

2. 为评估个人对轮椅处方的特殊需求,需特别考虑患者的具体情况和身体测量结果(图 12-2)。

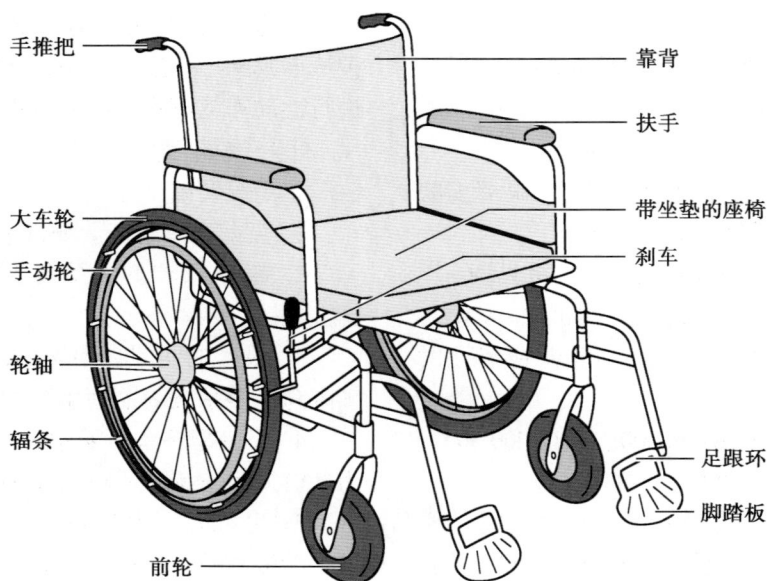

图 12-1　手动轮椅

来源：Adapted from Nesathurai S., ed. The Rehabilitation of People With Spinal Cord Injury：A House Officer's Guide，3rd ed. Boston，MA：Arbuckle Publishers，2013.

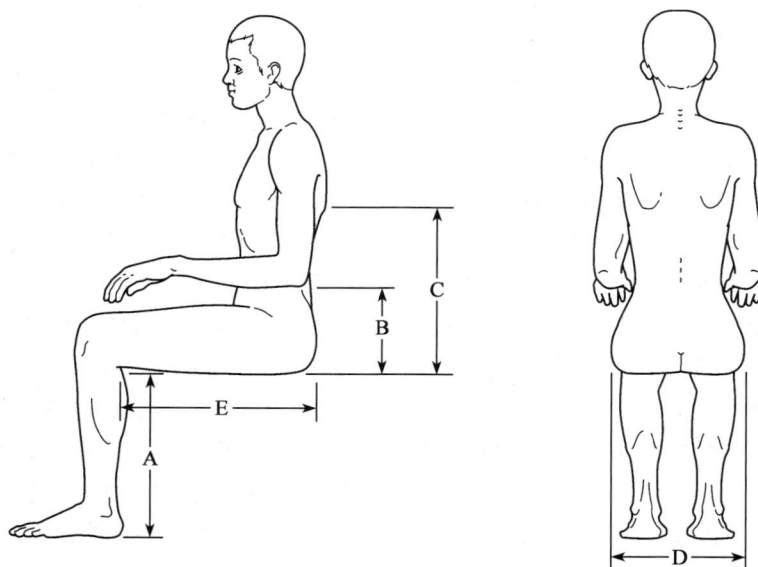

图 12-2　轮椅的关键尺寸

A. 座椅高度；B. 扶手高度；C. 靠背高度；D. 座椅宽度；E. 座椅深度

来源：Redrawn from Wilson，AB Jr. Wheelchairs：A Prescription Guide. 2nd ed. New York，NY：Demos Medical Publishing；1992，with permission.

二、轮椅的适配(图 12-2)

(一)轮椅座椅系统测量

1. 虽然有些测量让患者在平坦的表面(例如治疗垫)上更容易进行，但是我们应该在坐位下进行身体测量，以消除重力对姿势的影响。

2. 测量不准确会增加患者畸形、压疮和患者的不适感。

(二)座面

1. 合适的座椅对于稳定性、姿势支撑、舒适度、推进力和皮肤完整性至关重要。

座椅有两种：

（1）乙烯系带式座椅：轻便、易于折叠和清洁。

［缺点］座椅的悬吊特性无法提供足够的支撑，并会增加骨盆后倾，使髋关节内旋和内收。这使患者容易变成躯干塌陷并伴头前屈、颈部过度伸展以及肩胛带的拉长抬高的姿势。

（2）硬的座椅：坚固的表面可提供基础水平的支撑，从而可以更好地控制姿势。

［缺点］较重［0.45~2.27kg（1~5 磅）］；必须取掉座面板才能折叠轮椅。

2. 所有患者均应使用某种形式的垫子。可通过将硬的座椅放置在垫子下方，为轮椅坐垫提供水平支撑，使轮椅重量较轻且具有支撑性。

（三）座椅宽度（图 12-2D）

1. 测量臀部的最宽点间距离（应穿着衣服，佩戴着支具或矫形器）。

（1）对于使用手动轮椅作为主要出行方式的患者，座椅宽度应与臀部宽度相同，以最大程度地利用轮椅。有时，出于功能目的，轮椅座位的宽度可能会比患者测得的臀宽大 2.54cm（1 英寸）。多余的空间有益于患者更加独立地完成自己的日常生活活动，如坐在轮椅上穿衣服或坐在轮椅上进行膀胱管理。

（2）对于使用电动轮椅作为主要出行方式的患者，座椅宽度可以比臀部宽度大约宽2.54cm（1 英寸）。但骨盆偏移会增加脊柱侧弯的风险。可使用髋部引导器来确保骨盆保持在中立位。

📖 2. 如果轮椅太窄，转移会更困难，并且患者很可能在大转子处产生压疮。相反，如果座椅太宽，则会减弱对躯干的支撑，从而导致脊柱侧弯、背痛和轮椅推进困难。

（四）座椅深度（图 12-2E）

1. 让患者坐在垫子上并将其骨盆尽可能地保持在中立位。

2. 通常，座椅前侧和患者膝关节后侧之间的距离应小于 7.62cm（3 英寸）。以确保身体的重量均匀地分布在臀部和大腿上，而不会在膝关节后侧施加过大压力。

（1）如果靠背有垫子，则必须考虑垫子的厚度。如果要使用另行选购的靠背，则应测量从靠背支撑垫的实际位置到座椅前部的距离。

（2）如果患者要用足推动轮椅，通常会减去 2.54~5.08cm（1~2 英寸），同时需要将靠垫向后倾斜使膝关节充分屈曲来推动轮椅。

3. 如果坐垫深度过浅，则分散到整个股骨的重量会减少，从而导致坐骨结节压力增加（继而可能导致皮肤破损）。

（五）座椅高度（图 12-2A）

1. 从地面到座椅前缘的高度由轮椅的用途和患者的身高决定。腿长的患者需要较高的座椅高度，使足踏板到地面的间隙充足。座椅高度应满足日常生活活动，同时又要尽可能低一些，以保证轮椅可以置于桌子下面。轮椅的高度也要使患者可以高效地推动轮椅。

（1）测量患者从鞋底到大腿后侧的小腿长度，减去压缩的坐垫高度，再增加 7.26~10.16cm（3~4 英寸），以留出足够的腿托间隙。

（2）坐垫高度主要是考虑材料（空气，泡沫或凝胶）和患者坐在上面时产生的压缩量。泡沫垫的压缩程度约为未负重尺寸的一半，因此，减去的坐垫高度就是"压缩"坐垫高度。

📖 2. 对偏瘫患者或其他需要用足来驱动轮椅的患者，其轮椅设计要较低些，让座椅更靠近地面，使健侧腿能够推动轮椅。

（1）测量患者的小腿长度（根据上文描述），只需减去"压缩"坐垫的高度。这样可以使患者的足舒适地平放在地面上，对于患者用足推进过程中获得足够的杠杆作用和足跟移动至关重要。

（2）如果座椅高度对于患者而言过高，当患者使用健侧上肢或者下肢推动轮椅时，容易滑出轮椅。

（3）对于脊髓损伤（SCI）的患者，如果座椅太高，踝关节始终处于跖屈位，容易发生跟腱挛缩。

如果座椅高度过低，患者可能会发生髋关节的屈曲挛缩和坐骨结节的压疮（Ekiz et al.，2014）。

（六）座椅后倾斜度

1. 座椅相对于水平面的角度称为"座椅后倾斜度"。

2. 常见的是向后倾斜大约 5°；座椅向后倾斜把骨盆推向后背，较大的倾斜角度增加骨盆的稳定性。

3. 这样的设计可以使患者更好地靠近工作台、上肢接近手推轮，减少推进需要的力，减少作用于上肢关节的力。

4. 座椅后倾斜度过大的危害

（1）由于向后稳定性降低，影响重心分布，增加骶骨压疮的风险。

（2）增加轮椅翻倒的可能性。

（3）从轮椅转移出来更加困难。

（七）靠背高度（图 12-2C）

1. 靠背高度影响轮椅的舒适性、稳定性和控制性。轮椅靠背高度因患者的功能和支撑需求而异。通常，靠背越低，限制越小（推轮椅时上肢不会被影响），运动（如倾斜、转弯）越自由，支撑较少。患者的功能障碍越严重，需要的靠背越高，以保持良好的姿势和坐位平衡。

2. 对于要使用手臂进行推进的患者，背部支撑的高度应正好位于肩胛骨下角下方。肩胛骨不应悬于靠背上。

3. 如果靠背过高，则可能妨碍肩胛骨和肩部的运动。如果太低，将不能维持躯干稳定性。

4. 测量从臀部底部到肩胛下角的距离。再加上轮椅"压缩"坐垫高度，就是靠背高度。

5. 如果患者的躯干控制良好并且可以推动轮椅，背部支撑可以低于肩胛下角。唯一需要注意的是，患者的后背不能为了维持稳定而超过靠背，产生过伸。

6. 如果患者上肢力量弱且躯干控制不佳，则首先通过测量从臀部底部到肩胛骨水平的距离，再加上压缩后轮椅坐垫高度，作为患者的靠背高度。背部支撑不必高于患者的肩关节，而应位于肩胛骨水平。该类患者还需要头枕来提供足够的支撑。

（八）头部支撑

从臀部底部到颅骨顶部的距离。然后增加"压缩"坐垫的高度，以确定头枕的最高位置。然后根据患者的习惯，将其向下调整 5.02~10.16cm（2~4 英寸）。

（九）扶手（图 12-2B）

1. 概述

（1）屈肘 90°，测量从臀部到肘部底部的高度，再加上压缩后座垫的高度，就是扶手的高度。

（2）轮椅扶手可以是固定的，也可以是可移动的（可向后倾斜或直接拆掉）；扶手高度有固定的，也有可以调节的；全长式或书桌式；在管状材料上铺上泡沫或标准平垫。

（3）轮椅扶手对于提供适当的肱骨支撑至关重要；当患者在轮椅上抓取物品或者做其他工作时，扶手可以为患者提供一个支撑面。并且扶手可以使患者定期撑起躯干以减少压疮的发生。

（4）如果扶手过高，将导致姿势不良和肩部不适，轮椅无法置于桌子下面。如果扶手太低，则可能导致肩部不适、姿势不良和呼吸困难。

2. 固定式与可拆卸或后倾扶手

（1）因为活动部件更少，固定式扶手较轻，而且不会增加轮椅的宽度。

［缺点］通常不开这样的处方，因为它们不能让患者在轮椅上进行侧方转移。

（2）对于需要从轮椅上进行侧向转移的患者，必须使用可拆卸或后倾式扶手。

［缺点］增加了轮椅的重量。有些可拆卸扶手使轮椅的整体宽度增加了 5.08cm（2 英寸）。

3. 全长式与书桌式扶手

（1）固定和可拆卸的都行。最常见的处方是可拆卸的书桌式扶手。

（2）全长式扶手约 35.56cm（14 英寸）长，可提供更多的手臂支撑，全长式扶手对于支撑轮椅桌板或手臂槽至关重要。当患者由坐到站转移时，为上肢提供必要的支撑。

（3）缺点是患者将无法靠近桌子。

（4）书桌式扶手大约 35.4cm（10 英寸），方便患者靠近桌子进食，到洗手池洗漱以及到书桌旁工作。

4. 高度可调扶手

（1）高度可调对为患者提供合适的个性化的肱骨支撑很重要，可作为定制固定高度的替代方法。

（2）扶手的高度取决于患者的身高和身体类型（短肢或长肢），以及所用垫子及其压缩量。这导致每个患者的测量都大不相同。

（3）可调式扶手比固定式扶手重。

5. 管状扶手与标准扶手

（1）推动轮椅时，管状臂可使患者前臂更好地贴合扶手。标准扶手垫的方形边缘通常会因推进而导致前臂擦伤。

（2）管状扶手比标准的可拆卸或向后倾扶手更轻便。

6. 其他的扶手变化

（1）环绕式扶手可拆卸，并固定在座椅后面。此设计功能不会增加轮椅的整体宽度（与大多数其他扶手一样）。通常这是为了最大程度地提高对患者的支撑，适应环境。

（2）能自主活动的脊髓损伤患者首选可转动或后倾式扶手，以便独立转移。

（3）如果不考虑平衡问题，有活力的年轻患者通常不愿意使用扶手。

（十）足踏板高度

1. 足踏板通常是可调节的，与地面的距离至少为5.08cm（2英寸）。

2. 测量从病人的足跟至腘窝的距离。足踏板的高度需要考虑压缩后坐垫的高度以及患者需要足踏板离地面多少距离（通常为5.08~7.62cm，2~3英寸）。

（十一）后仰式和空间倾斜原理

1. 概述

（1）使用空间倾斜和/或后仰座椅系统最重要的原因是为患者或护理人员提供足够的体重转移能力，以重新分配患者压力，从而最大程度地降低压疮的风险，并为患者提供重力支撑，以保持直立坐姿。其他适应证可能包括坐位平衡差、耐力差、直立性低血压、呼吸状态波动、背痛以及需要调整靠背的患者。

（2）可用于手动或电动轮椅。

（3）对患者和护理人员进行这些系统教育

非常重要，因为它们会增加轮椅的尺寸、重量和体积。另外，当椅子后仰或倾斜时，它们通常需要更长的轴距以保持足够的稳定性。这些是无障碍居家活动需要考虑的重要因素。

2. 后仰式轮椅

（1）后仰式靠背可以轻松地从直立位向后倾斜到任一不同位置。当靠背调节时，轮椅的座椅相对于地板始终保持在同一位置。可以是仅后仰120°的半躺椅或180°的全躺椅。

（2）带有可后仰靠背的手动轮椅至少比标准轮椅长7.62cm（3英寸），并且由于重量增加和轮毂位置更靠后，使得患者更难以推进。

（3）需要注意的是患者在轮椅上向后仰靠和恢复直立时，剪切力会增加。

（4）在电动轮椅中，有降低剪切力的躺椅座椅系统，即低剪切和零剪切躺椅。但是能够完全消除剪切力的系统是不存在的。对于椎间盘突出或骨质疏松患者是一个重要的考虑因素。

（5）电动躺椅的优势

① 独立减压。

② 抗重力支撑。

③ 缓解疼痛。

④ 减少直立性低血压的发作。

⑤ 方便髋关节和膝关节的被动关节活动，但是它不能代替被动关节活动。

⑥ 更便于进行导尿。

⑦ 可帮助穿、脱衣服。

⑧ 可帮助移除分泌物。

⑨ 可在重心转移时将物品保持在轮椅桌板上。

⑩ 可保持姿势不变，在桌子下方进行减压。

⑪ 可在有较大后备箱的汽车中运输。

（6）电动躺椅的缺点

① 剪切力增加，可致剪切应力压疮。

② 髋关节位置改变，增加痉挛风险。

③ 转弯半径增加，机动性降低。

④ 重心转移后，患者不能保持"理想"的坐姿。

3. 空间倾斜系统（图12-3）

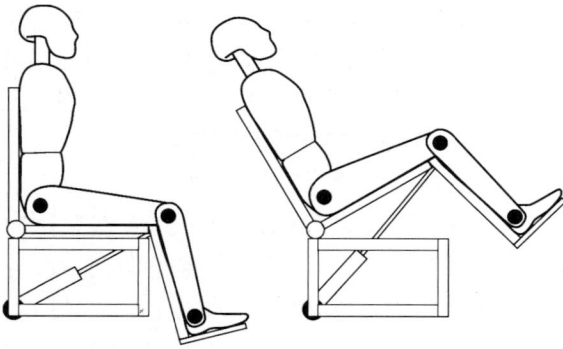

图 12-3　空间倾斜系统的机制示意。当方向改变时，患者保持在相同的位置。这样可以重新分配压力

来源：Redrawn from Cooper RA. Wheelchair Selection and Configuration. New York, NY: Demos Medical Publishing; 1998, with permission.

（1）空间倾斜轮椅系统，也可以提供身体后部位置支撑以进行压力重新分配或姿势支撑。

（2）当座椅向后倾斜时，座椅和靠背间的角度不会改变。患者保持在相同的位置，但空间方向会改变。这样可以将压力从座椅表面重新分配到靠背。由于靠背和座椅夹角相对不变，因此剪切力最小。

（3）为了重新分配足够的压力以进行重量转移，系统必须至少倾斜 45°。由于大多数病人需要超过 45°，因此许多系统可后倾斜 45°~60°。

（4）空间倾斜系统的优点：

① 独立减压。

② 重力支撑。

③ 缓解疼痛。

④ 减少直立性低血压的发作。

⑤ 最小化剪切力。

⑥ 减少髋关节活动时的痉挛。

⑦ 在重心转移时保持坐位位置。

⑧ 可以帮助移除分泌物。

⑨ 转弯半径较小，因而比后仰式轮椅更具操作性。

（5）空间倾斜系统的缺点：

① 不利于被动活动关节（PROM）。

② 可能无法像 180° 躺式轮椅一样分散较多的压力。

③ 如果使用腿上尿袋，尿液可能会在倾斜位置向后跑（尿袋上的防回流阀可以解决此问题）。

④ 倾斜时难以将物品放在膝上托盘上。

⑤ 需要远离桌子以进行体重转移。

⑥ 导尿困难。

⑦ 该系统无法完全拆卸以便汽车运输（汽车运输时该系统无法完全拆卸）。

4. 后仰式与空间倾斜式座椅系统

（1）上文对空间倾斜和后仰式轮椅进行了比较，以帮助患者确定哪种产品最能满足患者的医疗、支持、功能和生活方式需求。

（2）尽管两个系统都有很多优点和缺点，但对于特定的患者，这两种系统都可以成为"完美"轮椅。对于许多患者而言，在同一轮椅上同时具有空间倾斜和后仰式座椅系统，以最大化改善患者在轮椅上的整体功能，重新分配压力，更有效地减压。

（3）由于这种座椅功能部件较重，通常更建议在电动轮椅（而非手动轮椅）上将后仰式轮椅和空间倾斜式轮椅组合使用。

（十二）车轮（图 12-4）

1. 标准轮椅一般是直径为 7.62~20.32cm（3~8 英寸）的前轮和 60.96~66.04cm（24~26 英

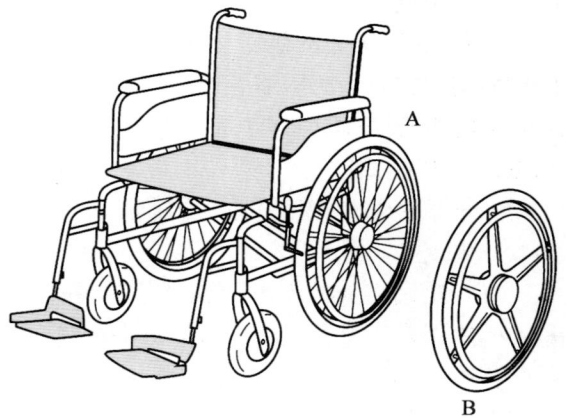

图 12-4　轮椅的轮子

A. 辐条轮，充气轮胎；B. 磁轮，实心轮胎

来源：Redrawn from Wilson, AB Jr. Wheelchairs: A Prescription Guide. 2nd ed. New York, NY: Demos Medical Publishing; 1992, with permission.

寸)的后轮。

磁轮在标准轮椅中最常见。它们是一个整体,由金属合金或金属和塑料铸造而成,比金属丝辐条轮轻很多,而且免维护。

2. 辐条轮在设计上与自行车轮相似,且重量较轻,需要的驱动力较小,提高了减震能力,但在轮弯曲和松动之后需要更多的维护。这意味着每年都要上紧辐条。

3. 有些车轮比标准辐条车轮更轻巧,更耐用。其中包括 Spinergy LX、Spox® 和 Carbon Blade®。与标准辐条轮相比,它们更耐用且更好维护,但价格也更高。

[轮轴的位置](图 12-5)

1. 固定轴

大多数标准轮椅的轴位置固定,把车轮和

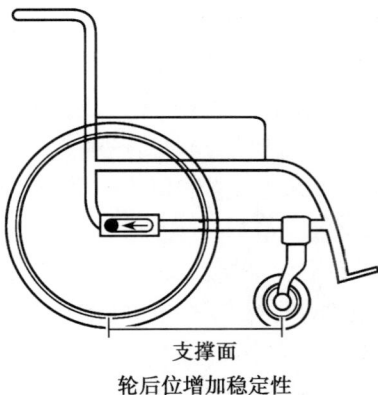

支撑面
轮后位增加稳定性

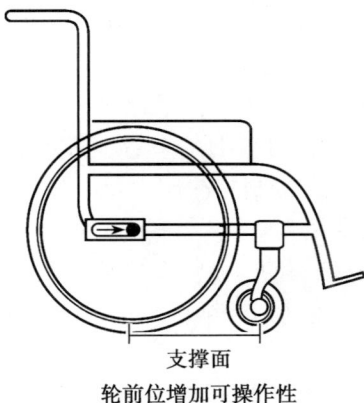

支撑面
轮前位增加可操作性

图 12-5 可调轴位置

来源:From Nesathurai S., ed. The Rehabilitation of People With Spinal Cord Injury:A House Officer's Guide,3rd ed. Boston,MA:Arbuckle Publishers,2013.

车架连接起来。适用于不以轮椅为主要出行方式的人。

2. 可调轴

(1) 在具有可调节轴的轮椅中,轮轴可以向前移动到患者重心的正下方,以便患者触及后轮,更有效地推进轮椅。此外,向前的轮轴位置有助于"轮式"行驶。这对于脊髓损伤患者的功能很重要。"轮式"行驶是使用轮椅必不可少的基本技能,对于安全上下马路边沿是必不可少的。

(2) 也可使用特殊的板或可调节的框架设计向后移动轴,以提高轮椅的稳定性。是为补偿重心位置的变化,也是双侧下肢截肢患者和使用后仰式或空间倾斜系统轮椅时必不可少的。

(3) 后轮越靠后:

① 滚动阻力越大。

② 推进所需的能量更多。

③ 转弯半径越大。

④ 轮椅越稳定。

⑤ 盂肱关节伸展范围更大,可能会增加肩部的反复性应力损伤。

(4) 后轮越靠前:

① 滚动阻力越小。

② 推进所需的能量更少。

③ 转弯半径越小。

④ 椅子稳定性越差,椅子的可操作性就越强(更容易进行"轮式"行驶)。

⑤ 可以缓解手动推进过程中的肩部疼痛。

(十三) 轮胎

1. 有几种类型的轮胎可用于不同类型的车轮选择。对于脊髓损伤的患者,充气轮胎将提供最轻松、最平稳的行驶。但是,轮胎漏气的风险通常超过了患者的受益。

2. 实心橡胶轮胎

(1) 在平坦、光滑的表面上滚动阻力非常小。

(2) 没有漏气的风险。

(3) 在较粗糙的地面上没有"缓冲",比充气轮胎更难行驶。

(4) 比充气轮胎重。

3. 充气轮胎

（1）比其他轮胎都轻。

（2）与实心轮胎相比，行驶更平稳、更舒适。

（3）每平方英寸的压力越高，滚动阻力越小。

（4）它们包含一个充气的内胎，重量很轻。

（5）轮胎的轮廓可以很粗糙，也可以很光滑。

（6）在大多数路面上的行驶效果最好，但在光滑表面上不如橡胶轮胎。更好地抓地，以通过适应不均匀的表面来增强轮椅的控制。

📖（7）如果大多数地面都铺有地毯，则最好使用充气轮胎，因为地毯使滚动阻力增加了4倍。充气轮胎还为户外使用提供了缓冲，使行驶更加舒适；充气轮胎减少了轮椅的磨损。

（8）维护包括每3周更换一次轮胎中的空气。

（9）可能会有"漏气"的风险。

（10）充气轮胎还配有无气（防爆胎）内衬，该内衬由软橡胶或乳胶制成，可代替内胎。行驶过程既能减震又不会漏气。但是，无气内衬的重量与实心轮胎一样重。

4. 全地形轮胎

（1）胎面更宽，整体更宽。是需要标准内胎的充气轮胎。

（2）可在厚度不超过6.35cm（2.5英寸）的软地面和沙地上移动。

（3）对于光滑的表面，会有很大的滚动阻力。

5. Kevlar® 轮胎

（1）由耐穿刺性较强的凯夫拉纤维制成。

（2）可提供持久且平稳的行驶。

（3）与标准充气轮胎相比，漏气的风险较低。

[外倾角]

1. 外倾角是车轮相对于垂直轴的角度，相对于车轮顶部，车轮底部更向外侧。

2. 外倾角可以让肩关节处于更好的生物力学位置。

3. 外倾角优点如下：

（1）外倾角可以最大程度地提高轮椅的侧向稳定性，因为它可以扩大座椅的占地面积，从而提高侧向稳定性。

（2）因为推进时手动轮位置更符合人体工程学（向下和向外推更自然），较小的外倾角使轮椅更容易推进（特别是在较快速度下）。

（3）轮子的底部会擦到障碍物的边缘，因此可保护患者的手，防止其撞到障碍物，转弯也更容易。

4. 缺点是增加了轮椅的整体宽度，使其在室内操纵困难，并且轮胎内侧的磨损会增加。可通过选择较小的负外倾角度并确保整体宽度小于标准门宽（小于71.12cm，28英寸）来处理。

5. 外倾角的增量范围为2°~12°。对于日常轮椅，大多数患者可在2°~5°的外倾角下工作。轮椅座位的宽度通常会决定所选择的外倾度，以确保轮椅仍能通过大多数门。

6. 弧度角度可以是固定的或可调的，具体取决于车轮的框架设计。椅子的宽度取决于框架的宽度、手动轮的位置和外倾角。

[手动轮]

1. 手动轮是圆形或椭圆形的轮面连接在后轮上，使患者在推进轮椅的过程中不直接接触轮胎，减少手部污染。

2. 手动轮也比后轮小，使轮椅更容易推进。

3. 手动轮的直径越大，就越容易抓握和推进，但同时重量也会增加。

4. 标准手动轮是圆形的铝或钢管。但对于难以抓紧光滑表面的患者，可以使用乙烯塑料、泡沫、橡胶或塑料涂层以及手套来为患者的手提供更大的摩擦力。

5. 也有垂直，水平或倾斜的凸出物，以提高推进力。但水平和倾斜的凸出物会增加椅子的整体宽度。

6. 有一种为臂丛神经损伤、上肢截肢或偏瘫的患者设计的单手驱动轮椅（图12-6）。轮椅具有相互连接的驱动轮，因此两个轮子都可以通过一对手动轮从一侧进行控制。当一个手动轮独立于另一手动轮移动时，只有一个轮子

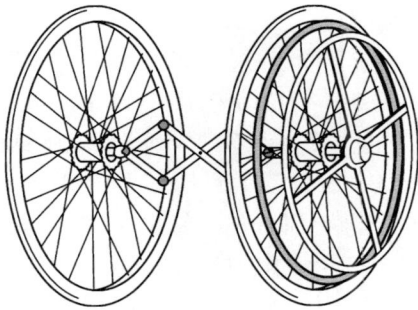

图 12-6 单手驱动椅子的机制

来源：Redrawn from Wilson, AB Jr. Wheelchairs: A Prescription Guide. 2nd ed. New York, NY: Demos Medical Publishing; 1992, with permission.

移动。当两个手动轮一起移动时，两个车轮同时被驱动。但是患者的一侧上肢执行重复性任务会导致重复性应力损伤的可能性增加，因此电动轮椅通常是该类患者的最佳选择，以降低受伤和残疾的风险。

7. 另一个选择是"自然健康的手动轮"。这是一个椭圆形的手动轮，带或不带有拇指护罩，使患者的手腕和手放在手动轮上，更符合人体工学。虽然此手动轮较重，但大多数患者认为这种手动轮带来的好处超过了重量增加的负担。

［前轮］

1. 前轮是允许轮椅转弯的小型轮子，常用尺寸为 5.06cm、7.26cm、10.12cm、12.7cm、15.24cm 和 20.32cm（2 英寸，3 英寸，4 英寸，5 英寸，6 英寸和 8 英寸）。

2. 前轮越小、越窄，轮椅越轻便、越易于操作。

3. 较小的前轮可提供较小的转弯半径，但在室外和地毯上的性能较差，因为它可能卡在人行道上的裂缝和不平整的表面中。

提高前轮的可操作性，许多患者显著受益。

4. 较大直径的前轮更易在不平坦的表面行驶，但转弯半径较大，因此在常规的狭窄室内环境中可操作性较差。

5. 20.32cm（8 英寸）直径的前轮是基础轮椅的标准配置。较大的尺寸适用于不平坦的室内和室外地面，如地毯、人行道和草地。

（1）20.32cm（8 英寸）直径的前轮缺点是降低了可操作性，因此需要进行频繁的小调整以在室内狭窄区域（例如在浴室内）或在桌子边进行操纵，增加了患者上肢的损伤。

（2）还可选购 20.32cm（8 英寸）的充气或半充气轮胎作为前轮，以用于粗糙表面或室外。

6. 12.7cm 和 15.24cm（5 英寸和 6 英寸）尺寸的前轮使患者在室内可操纵性和良好的室外性能之间达到平衡，属于平均尺寸。

12.7cm 和 15.24cm（5 英寸和 6 英寸）尺寸的前轮用于许多超轻型座椅和儿童座椅。

7. 前轮可以是实心多边形、半充气或"软轮胎"。此外，15.24cm 和 20.32cm（6 英寸和 8 英寸）尺寸的前轮可以是充气的。充气轮胎的优点是行驶更平缓，缺点是前轮尺寸越小维护难度越大，并且存在漏气的风险。

8. 将前轮位置向后移动会减小转弯半径，增加可操纵性，但会降低稳定性。

（十四）前支架

1. 前支架是用来描述足托和腿托这一整体的术语。

2. 足托由带足踏板的支撑架构成，须提供足够的支撑以将足放置在适当的位置，防止足下垂或其他畸形。

3. 通过测量腘窝到足跟的距离来测量足托的长度。同时还应该考虑压缩坐垫高度。足托通常是可调节的，与地板的间隙应为 5.08cm（2 英寸）。

4. 足托可以是固定式、折叠式或摆动式。

（1）摆动式足托最常见，足踏板向外移到足的外侧，可以更安全地转移。摆动式可移除足托提高了轮椅的便携性。由于需要额外的组件，因此摆动式足托比固定式足托重。摆动式足托应包括足跟环，以便将患者的足稳定在足踏板上。

（2）固定式足托通常是管状的，带或不带有足踏板。它们通常可以使患者瘫痪的下肢保持在轮椅上。固定的足托使轮椅更轻，但对于进行由坐到站转移的患者来说，需要注意安全。对于不站立且正在执行横向转移进出轮椅的患者而言，固定式足托较为可取。

5. 可抬高的腿托由可抬高且可摆动的支撑架,足踏板和在抬高时可以支撑腿部小腿垫构成。可抬高的腿托通常具有摆动机制。

（1）可抬高的腿托有助于减少坠积性水肿,并为小腿提供支撑。

（2）对于有屈曲障碍的严重膝关节炎、膝下截肢、伸膝挛缩或其他关节异常患者,使用可抬高的腿托是非常必要的。

（3）腘绳肌紧张的患者不应使用可抬高的腿托。

（4）手动轮椅上抬高腿部休息的三个主要缺点:

① 腿托的重量显著增加（与标准的可摆动性足托相比）。

② 升降结构需要经常维修。

③ 增加轮椅的总长度。

（5）如果患者没有膝关节活动受限,则可抬高下肢放在足托或椅子上,以应对重量增加、需要维护和操纵性下降的问题。

6. 根据患者的特殊需要,每个下肢的足托和腿托可能会有所不同。

（1）足托太低（太长）会增加大腿后侧偏下部位的压力和/或在不平坦的表面上撞到地板的可能。

（2）相反,足托过高（太短）会使膝关节高于座椅,并使患者向后移,这会增加坐骨结节和骶骨的压力。

（十五）轮椅重量

1. 标准:常为钢结构,18.1~29.5kg（40~65 磅）。

2. 轻型:常为铝或钢材料,13.6~15.9kg（30~35 磅）。

3. 超轻型:常为航空铝材,<13.6kg（30 磅）。

4. 钛和碳纤维轮椅:<9.1kg（20 磅）。

（十六）轮椅坐垫（图 12-7）

1. 有多种不同设计的坐垫可供选择。坐垫的选择可分为图 12-7 所示的五种基本类型。除此之外,这些材料还有许多组合。这张图很好地介绍了各种材料的优缺点,以便读者获取正确的认识。所有轮椅都应使用坐垫,患者不应直接坐在轮椅的构造座椅（吊兜或硬的座椅）上。

2. 座椅应当能提供良好的压力分布、减压,恰当的下肢与骨盆对线;提高躯干与骨盆稳定性;保证舒适。坐垫应该耐用。应选择最合适的材料,以最大限度地为姿势稳定和下肢提供支持,并提供最佳的局部环境以尽可能保护皮肤。如有尿失禁的问题,可使用尿失禁罩。如果出汗明显,可考虑透气性更好的垫子（透气泡沫）。

（十七）安全装置

开具轮椅处方时,包含基本的安全装置至关重要。

坐垫材料	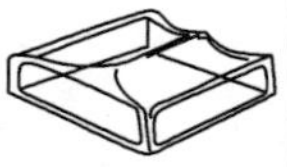 黏性流体	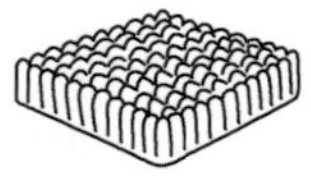 空气	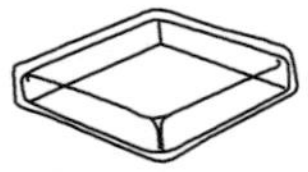 凝胶	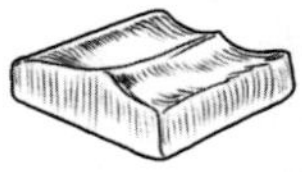 黏弹性泡沫	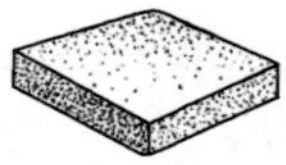 泡沫
包络性（坐垫环绕骨盆的能力）	多变	多变	差	良好	良好
剪切力（相邻表面相互滑动时产生的力）	低	多变（取决于封套）	低/中	高	高
热性能（传递热和冷能力）	良好	多变（取决于封套）	良好	良好	差
阻尼（和缓冲击的能力）	差	良好	差	差	良好
重量	重	轻	重	轻	轻
维护	极小	显著	极小	极小	极小

图 12-7　轮椅坐垫

来源:Adapted from Lange, M. Cushion comparison. December 2012.

1. 骨盆安全带　坐在轮椅上时,应系上骨盆安全带以保证安全并维持骨盆对线。患者坐在轮椅上时也许会非常谨慎,但患者周围的意外情况可能会摇晃轮椅,以至患者从轮椅上掉下来。

2. 车轮锁(图 12-8)

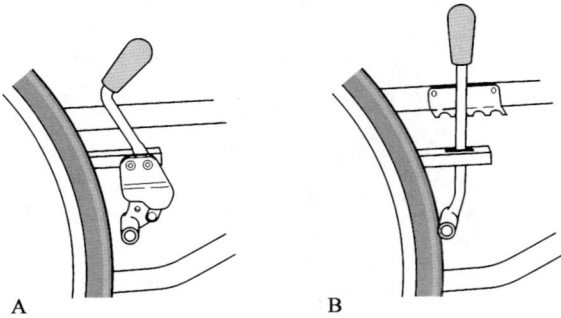

图 12-8　两种类型的刹车
A. 拨动式;B. 杆式。这两种类型刹车有很多变化形式

(1)车轮锁,也称刹车,固定轮椅后轮,以避免在不平整的路面上翻滚,并在转移过程中保持稳定。不可用车轮锁来减速轮椅,突然刹车可导致轮椅翻倒。

(2)车轮锁的基本类型包括推锁式、拉锁式和剪式。

(3)根据上肢和手的功能来选择车轮锁。车轮锁可用推或拉的方式锁上,可以在低位或高位安装。对于摆动式足托和腿托的轮椅,建议使用拉锁式车轮锁,以免足托或腿托摆向一侧进行转移时,车轮锁被碰开。

(4)低位安装式和剪式车轮锁不会妨碍正常轮椅推进,这样可尽量降低患者拇指在推进时碰到车轮锁的风险。患者需要很好的平衡能力来够到低位安装式和剪式锁。

(5)高位安装的锁可能容易够到,但可能会妨碍转移。

(6)最后,对于需要更多杠杆作用以使用车轮锁的患者,以及那些无法从同侧够到车轮锁的患者,如脑卒中偏瘫患者,可在车轮锁上安装刹车延长装置。

3. 扶正器　扶正器可防止轮椅在斜坡上向后翻滚。这对力量和耐力有限的患者是必要且有益的,特别是当斜坡过陡或过长而具有挑战性时。

4. 防翻轮

(1)防翻轮是在轮椅下部和后部车架上增加的延伸装置,它可以是固定的或可拆卸的,能降低轮椅向后跌落的风险。也可将其安装在前支架,以避免在特殊情况下发生前倾。

(2)防翻轮主要用于躺式轮椅,无法独立控制大轮平衡动作的患者,以及所有站坐转移控制不佳或尚可者、膝以上截肢、共济失调和脊髓损伤患者。

(3)需要注意的是,防翻轮可能会阻碍通过路沿和台阶。它们被设计成可向上旋转腾出间隙,以便安全通过台阶和路沿,从而实现轮椅的功能性移动。

5. 轮椅稳定性

(1)轮椅稳定性可能会因为增加救生设备、通讯辅助设备和辅助技术而受影响。

(2)轮椅的重心受使用者的姿势、体重和肢体截肢的影响。

(3)评估轮椅的稳定性有助于指导改进,以减少跌倒(Stefanov et al., 2015)。

6. 智能轮椅系统

(1)智能轮椅系统可帮助认知障碍患者更安全地操作电动轮椅(How et al., 2013)。

(2)智能轮椅系统通过基于视觉的防撞组件,防止轮椅与障碍物相撞。此外,导航辅助组件提供语音提示,以绕过潜在障碍物(How et al., 2013)。

(十八)手轮推动激活助动轮

1. 手轮推动激活助动轮可加装在手动轮椅上,让轮椅在施加于手推轮的压力下行驶更远距离。

2. 根据该模型,助力可与患者的作用力成比例,也可提前预设(一旦患者触发助力,则与努力无关;Guillon et al., 2015)。

3. 一些应用实例包括 E-Motion、Twionwheels(Alber)以及 Xtender(Sunrise Medical)。

4. 优点:

(1)减少推进所需推动力。

(2)减少参与推进肌肉的肌电活动。

(3)与手动轮椅相比,在不同速度下,其耗氧量(能量消耗)和心率都更低。

（4）与手动轮椅相比，降低户外活动时的心率。

（5）动力辅助可减少手动轮椅使用者的上肢损伤、神经病变和疲劳的风险。

5. 缺点：与无此部件的超轻型轮椅相比，将此轮椅放入或从车辆中取出时需要协助。

（十九）动力辅助设备

1. 智能驱动（Max Mobility）动力辅助轮和 Twion（Alber），可安装到手动轮椅上，并以不同于上述车轮的方式工作。智能驱动装置包括一个安装在轮椅后部的动力轮，患者戴上腕带通过蓝牙与轮椅相连。患者用腕带轻拍手臂两次以启动轮椅，再轻拍一次以设定加速时的速度。这将使轮椅以期望的速度行驶，直至它接收到患者对后轮做出的其他操作输入。患者用腕带轻拍手臂两次，智能驱动装置将停止工作。

2. 优点：

（1）减少推进轮椅需要的发力推动频次。

（2）与手动轮椅相比，在不同速度下耗氧量（能量消耗）和心率均更低。

（3）动力辅助可减少手动轮椅使用者的上肢损伤、神经病变和疲劳的风险。

三、电动轮椅

电动轮椅的控制机制（图 12-9）

1. 操作杆控制　患者用手移动操作杆以控制轮椅。操作杆同时充当方向盘和油门踏板。使轮椅向操作杆指向的方向移动，推得越用力，走得越快。用于手动控制的操纵杆有多种尺寸、形状和结构，以适应力量、灵活性和关节活动度缺陷。

2. 头部控制　紧挨开关的专用头托让患者可用头部控制轮椅驾驶和座椅功能操作。这种轮椅通常带有紧急停止/复位开关。患者能通过头部活动来移动轮椅和使用电动座椅。使用更高级的电子设备，患者还可通过头部活动使用所处环境中的某些物品，如家用电灯或计算机鼠标。

3. 下颌控制　标准或迷你操作杆被安装在专用胸靠或头托安装支架上。下颌控制装置

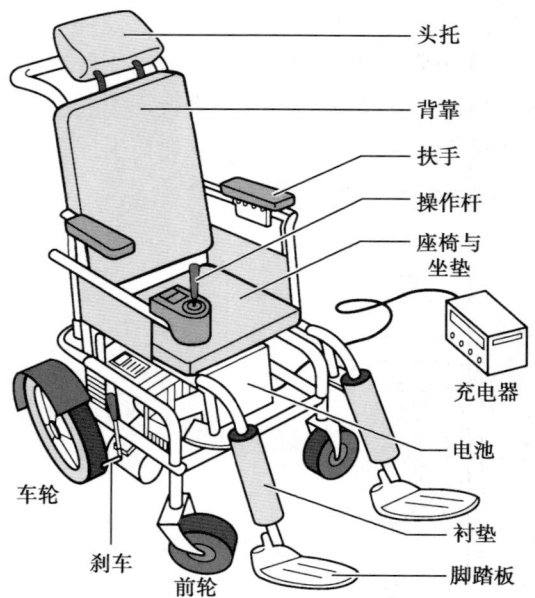

图 12-9　经典电动轮椅

来源：改编自 Nesathurai S., ed. The Rehabilitation of People With Spinal Cord Injury：A House Officer's Guide, 3rd ed. Boston, MA：Arbuckle Publishers, 2013.

位于患者下颌正前方。此操纵杆的操作方式与前述手持式操纵杆相同。

4. 气动控制（"呼吸"控制）

（1）患者通过吸管用口中的气流来操作轮椅。

（2）用力快速吹气是前进指令，缓慢柔和吹气是向右转，缓慢柔和吸气是向左转，用力快速吸气是停止。一旦轮椅停下来，缓慢柔和吸气也是倒车指令。

（3）气动控制通常还与复位开关结合使用，让患者可通过吸吮吸管进行轮椅的电子功能操作执行驾驶控制、电动座椅功能和可能的环境控制。

（4）最后，当患者够不到吸管，无法进行必要的用力快速吸气以停止轮椅时，复位开关也可当作紧急停止开关使用（表 12-6 和表 12-7）。

5. 单开关扫描

（1）单开关控制：患者用单次的身体动作，如眨眼或一次脸颊抽动来激活正确安装的单开关。该开关通常与配有发光二极管（LED）灯或方向箭头的扫描仪显示模块成套安装，可在指向前进/后退、右/左和模式选择等选项中循

表 12-6 基于运动平面的脊髓损伤患者轮椅(wheelchair, WC)处方

轮椅类型	扶手	腿托	骨盆安全带/后轮/轮胎	座椅	坐垫
高位四肢瘫 C_2~C_4	• 带电动倾斜功能的电动轮椅 • 如不能独立通风,则使用通风托盘 • 控制系统取决于功能能力(如吹气)	• 上肢支撑装置,如轮椅桌板或前臂手托 • 可拆卸,可翻转的全长扶手	• 腿托:可抬高摆动式,可拆卸或中心安装可抬高式;如有直立性低血压,应抬高腿托 • 带足跟绑带的足托很重要	• 骨盆安全带 • 实心或充气橡胶轮胎,取决于患者的需要和护理人员的维护	• 实心座椅	• 需压力分布良好的坐垫[如充气凝胶或带的10.16cm(4英寸)异形泡沫]
C_5 四肢瘫	• 带电动倾斜功能的电动轮椅 • 可能需要改装操纵杆,中线位置安装操作杆 • 高靠背,头托	• 上肢支撑装置,如轮椅桌板或前臂手托 • 可拆卸,可调高度的全长式或书桌式的扶手	• 腿托:可抬高(以处理直立性低血压),摆动式,可拆卸或中心安装 • 带足跟绑带的足托 • 足跟环一同上	• (座位)骨盆安全带 • 实心或充气橡胶轮胎,取决于患者的需要和护理人员的维护 • 带凸出物或涂层手动或动力助动电动轮椅的备用轮胎(参见C_6患者)	• 实心座椅	• 需压力分布良好的坐垫(如充气凝胶毛绒或带的异形胶衬垫泡沫)
C_6 四肢瘫 (取决于患者力量和环境,也可用电动或动力辅助装置的超轻型手动轮椅)	• 电动轮椅 • 带改装手柄的操作杆 • 高靠背座椅或靠正好低于肩胛下角一如果不能得到电动倾斜或卧躺椅型轮椅	• 腿托:可抬高摆动式,可拆卸或中心安装可抬高式 • 带足跟环的摆动式足托	• (座位)骨盆安全带 • 实心或充气橡胶轮胎,取决于患者的需要和护理人员的维护	• 实心座椅	• 需压力分布良好的坐垫(如充气凝胶毛绒或带的异形胶衬垫泡沫)
C_7~T_1 四肢瘫 (也可用电动轮椅或带动力辅助装置的手动轮椅)	• 可拆卸的书桌式或管状扶手	• 足托:带足跟环的摆动式或带腿绑带的固定足托	• (座位)骨盆安全带 • 实心或充气橡胶轮轮,取决于患者的需要和护理人员的维护 • 改装手动轮(如突出物或塑料涂层) • 轮轴相对于车架放置更靠前,以改进轮椅的可操作性一注意:轮椅操纵未熟练前,需使用防翻车装置	• 实心座椅	• 需压力分布良好的坐垫(如充气凝胶毛绒或带的异形胶衬垫泡沫)
C_7~T_1,四肢瘫	• 手动轮椅:超轻型背的超轻型轮椅,带的超轻位置可调轴位置可调 • 靠背高度正好低于肩胛下角 • 刹车	• 手动轮椅:带实心靠心靠背,座椅可调节轮轴位置可调 • 靠背高度可能正好低于肩胛下角	• 足托一带足跟环的摆动式足托或带腿绑带的固定足踏板	• 骨盆安全带 • 实心或充气橡胶轮胎,取决于患者的需要和护理人员的维护 • 改良手动轮(如塑料涂层) • 轮轴可安装在车架更靠前的位置,以改进轮椅的可操作性一注意:轮椅操纵未熟练前,需使用防翻车装置	• 实心座椅	• 需压力分布良好的坐垫(如充气凝胶毛绒或带的异形胶衬垫泡沫)

续表

轮椅类型	扶手	腿托	骨盆安全带/后轮/轮胎	座椅	坐垫
T$_2$及以下截瘫 • 手动轮椅:超轻型 • 轴轮位置可调 • 靠背高度正好低于肩胛下角或略低	• 可拆卸的书桌式或管状扶手;根据患者意愿选择扶手	• 足托—带足跟环的摆动式足托或固定足踏板	• 骨盆安全带 • 实心橡胶轮胎、凯夫拉纤维或具有最小滚动阻力的高压充气轮胎 • 轮轴可安装在车架更靠前的位置,以提高机动性;注意:需要防夹	• 实心座椅	• 需压力分布良好的坐垫(如无气缓毛或凝胶衬垫的异形泡沫)

表12-7 特定患者的轮椅处方

轮椅类型	扶手	腿托	座位安全带/轮胎	靠背	坐垫
双侧下肢水肿的骨科患者 • 标准轮椅—22.68kg(50磅)	• 可拆卸的全长式或桌式扶手	• 腿托抬高,摆动式,可拆卸,或带足跟环的足托	• 骨盆安全带 • 实心橡胶轮胎	• 实心座椅	• 中等减压坐垫
骨科患者,无症状或无痛性心肌梗死 • 轻型轮椅—16.78kg(37磅)	• 可拆卸全长式或书桌式扶手	• 腿托抬高,摆动式,可拆卸,或带足跟环的足踏板	• 骨盆安全带 • 实心橡胶轮胎	• 实心座椅	• 中等减压坐垫
截肢患者 • 带截肢轴的轻型或超轻型轮椅 • 车轮更靠后,使重心更稳定	• 可拆卸书桌式 • 如果患者转移困难,使用可拆卸书桌式或全长式扶手	• 截肢侧:截肢板 • 健侧:腿托抬高;摆动式;如为保证血液循环需要,可用可拆卸式;否则,用摆动式	• 骨盆安全带 • 实心橡胶轮胎,带无气内衬的充气轮胎,充气轮胎	• 可供截肢伸展的固定座椅	• 如无皮肤病史,用中等减压坐垫
偏瘫患者 • 轮轴可调的轻型或超轻型轮椅 • 偏瘫轮椅:此种轮椅较低,因此患者可用健手(非患侧)推进	• 若患者转移困难,使用可拆卸书桌式扶手或全长式扶手 • 臂托或半轮椅桌(如有偏瘫忽略方便清理)	• 偏侧:可抬高腿托,摆动式,可拆卸,或带足跟环的摆动式足托 • 健侧:不安装,或摆动式腿托	• 骨盆安全带 • 带无气插件内衬的充气轮胎,或充气轮胎,加摩擦力,提高安全性	• 实心座椅	• 中等或良好减压坐垫
普通截瘫运动员(不同种类运动,轮椅种类可能差别很大) • 钛合金、碳纤维、超轻型轮椅—9.07~13.61kg(20~30磅)	• 一般不用扶手	• 腿托:带腿部绑带的固定足托	• (座位)骨盆安全带 • 更小更窄的前轮,使椅子更灵活 • 实心橡胶轮胎和高度充气轮胎,以降低滚动阻力	• 实心座椅	• 良好或非常好的减压坐垫

环切换。一旦显示模块突出显示所需的选择，患者启动开关进行选择。

（2）对于严重行动不便的患者，在排除了所有其他可能的驱动控制方法后，使用单开关驱动。

6. 脑机接口控制

（1）脑机接口技术可能成为严重神经功能障碍患者操作轮椅的潜在方法。

（2）脑机接口控制的可能输入信号包括脑电图和事件相关电位（Kaufmann et al.，2014）。

四、总结

以上是轮椅处方和评估的基本概述。有许多额外的组件可以在日常生活、行动和每天的活动中辅助患者。这些部件对帮助患者在轮椅水平上尽可能独立地发挥功能至关重要。还有特殊和定制座椅系统，以及外部电动轮椅和踏板车可供选择，这些在本章中没有涉及。如需进一步阅读和深入讨论，请参阅本章末尾的推荐书目。

第四节　骨质疏松症

活骨永远不会停止代谢，因其沿着机械应力不断重塑及重新分配骨基质和矿物质存储。在正常成人骨骼中，骨形成和骨吸收是两个耦合的过程，净骨形成的量等于净骨吸收的量（图12-10）。骨质疏松症是以骨密度降低（bone mineral density，BMD；骨量/体积减小）为特征，从而导致力学强度下降和骨折风险增加的疾病（Glaser and Kaplan，1997）。是骨形成和骨吸收之间不平衡关系造成的。

一、世界卫生组织骨密度（BMD）分类

骨质疏松症的诊断是通过测量患者骨密度并将其与平均年龄为 30 岁青年参考群体的平均骨密度进行比较［World Health Organization（WHO）Scientific Group on the Prevention and Management of Osteoporosis，2003］。一种方法称为双能 X 线吸收检测法（dual energy X-ray absorptiometry，DXA）扫描（请参阅"诊断"部

分）用于测量骨密度，被公认为评估骨密度的金标准。DXA 扫描的结果报告为 T 值和 Z 值。骨质减少或骨质疏松的诊断基于 T 值。

1. T 值表示被检测者的骨密度与同性别同种族健康青年人峰值骨密度平均值相差多少个标准差（SD）（WHO Scientific Group on the Prevention and Management of Osteoporosis，2003）。

2. 正常骨密度：T 值介于 -1SD 和 +1SD 之间（-1SD≤T 值≤+1SD）。

3. 骨质减少：-2.5≤T 值<-1。

4. 骨质疏松：T 值<-2.5。

5. 严重骨质疏松：T 值<-2.5，同时伴有骨质疏松性骨折。

6. Z 值表示被检测者骨密度与同年龄、性别、种族健康成年人峰值骨密度平均值相差多少个标准差（standard deviation，SD）（WHO Scientific Group on the Prevention and Management of Osteoporosis，2003）。

7. 骨量峰值（peak bone mass，PBM）：正常生长所达到的最高骨量通常出现在青春期至35 岁之间，并在特定骨骼部位有变化。

T 值	T<-2.5	-2.5≤T 值<-1	-1≤T 值≤+1
	骨质疏松症	骨质减少	正常范围

二、骨质疏松症的现状

1. 最常见的代谢性骨病。

2. 骨质疏松症是骨质流失降低了骨结构的完整性，从而导致骨折风险增加的疾病。发生骨折前通常无症状（Fitzgerald，2014），但诊断标准不取决于患者是否骨折。

3. 有机矿物质成分比例正常，但骨组织密度降低。

4. 与骨软化症不同，骨软化症具有正常或增加的骨组织密度，但矿物质含量降低（有机成分比）。

5. 骨质疏松症和骨软化症常并存。阳光照射和维生素 D 补充剂有助于预防和治疗骨软化，但对骨质疏松症无明显效果（Fitzgerald，2014）。

骨动态平衡

骨皮质(致密) 骨小梁 骨皮质(致密)

活跃骨细胞
营养骨骼

骨膜

内层细胞
(不活跃骨细胞)

骨内膜

类骨质
(低矿化基质)

破骨细胞
再吸收

成骨细胞形成
类骨质(骨基质)

负重运动和
抗重力肌的活动

缺乏负重运动或
抗重力肌肉使用减少

卵巢 雌激素

肾上腺
皮质

睾丸 睾酮

促进净骨形成
(成骨细胞骨形成
>破骨细胞骨吸收)

类固质(基质形成所需的维生素C
和其他辅酶因子)

促进净骨吸收
(破骨细胞骨吸收
>成骨细胞骨形成)

糖皮质激素
(减少肠道
对钙的吸收)

垂体 生长激素
(正常水平)

甲状腺

甲状腺 甲状腺激素
(正常水平)

激素过多
甲状旁腺
激素

甲状旁腺

受低血清钙离子
和酸中毒刺激

每天500mg钙离子

每天500mg钙离子

酸中毒

摄入 Ca 每天800mg

Ca 氨基酸 Ca

维持血液和组织液水平
需足够钙离子摄入和吸收。
钙离子水平受甲状旁腺激素,
1,25-二羟维生素 D
和降钙素调节

每天过滤8 000mg Ca

Ca 每天吸收500mg Ca

蛋白质(尿素)

1,25-二羟维生素 D促进钙离子吸收

肠道

Ca 每天300mg
重回肠道 Ca

每天重吸收7 800mg Ca

Ca Ca

氨基酸(骨基质形成所需足
够蛋白质的摄入和吸收)

肾小管

血液和组织液

每天从粪便中
排出600mg Ca

Ca

每天从尿液中
排出200mg Ca

每天800mg(流失=摄入)

Ca = 钙离子

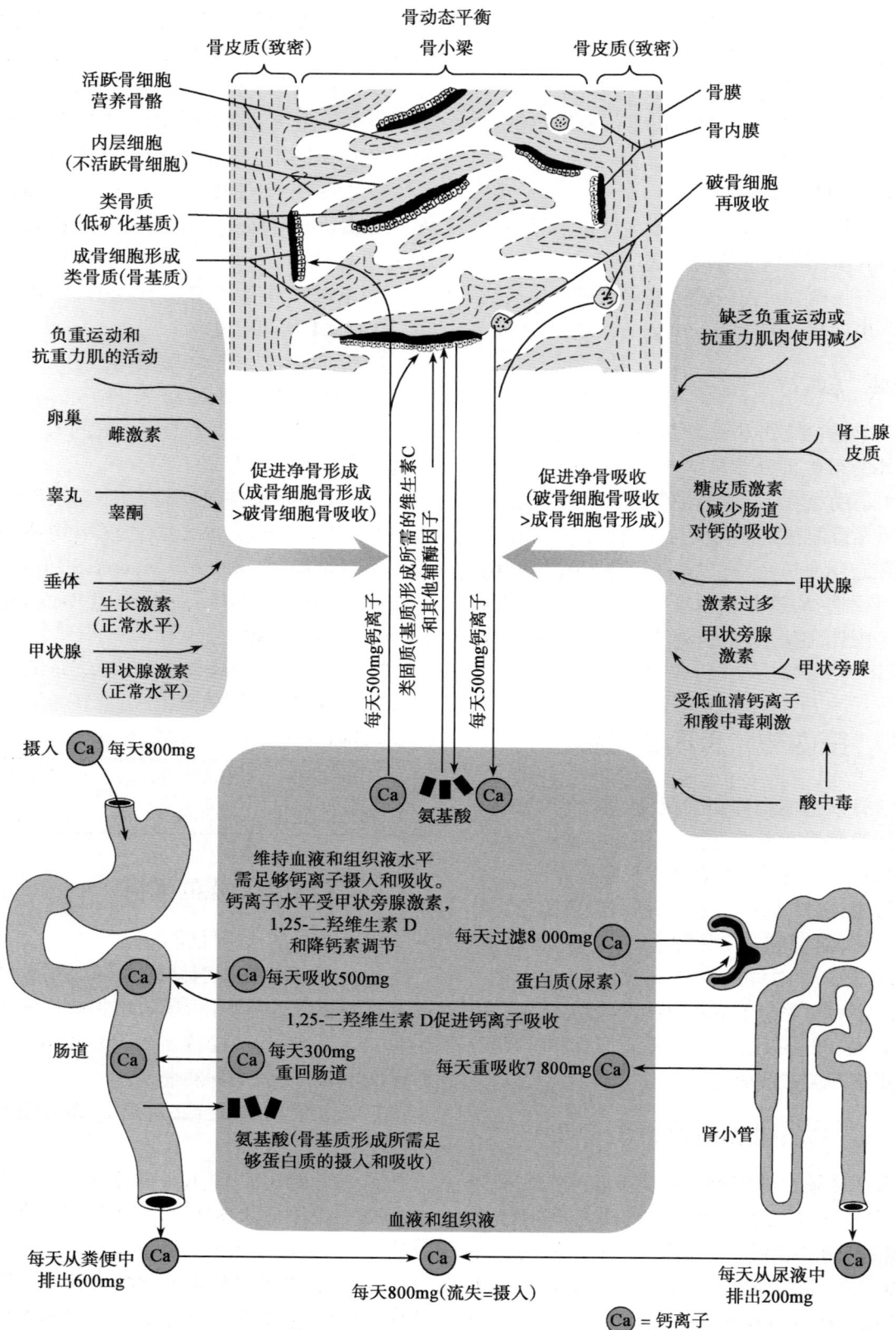

图 12-10 钙循环

骨软化症:由于骨基质中钙或磷酸盐矿化障碍而引起的一种骨病(Fitzgerald, 2014)

6. 老年人长骨骨折主要潜在因素是骨质疏松症。

三、流行病学

1. 美国 900 万成年人患有骨质疏松症,且 4 800 万成年人的骨量水平使其有患骨质疏松症的风险(Lindsay et al.,2014)。

2. 骨质随年龄增长逐渐流失,更易患骨质疏松症(Lindsay et al.,2014)。

3. 绝经后卵巢功能丧失导致骨量快速流失,大多数妇女在 70—80 岁时达到骨质疏松症的诊断标准(Lindsay et al.,2014)。

4. 每年美国约有 150 万起骨质疏松性骨折(Fitzgerald,2018)。

5. 美国和欧洲女性比男性更易发骨质疏松性骨折,这可能与较低的骨量峰值和绝经后骨量流失有关(Lindsay et al.,2014)。

6. 全球 50 岁以上女性中有 1/3 会发生骨质疏松性骨折。

7. 45 岁以上人群中约 70% 的骨折为骨质疏松性骨折。

8. 白人女性一生中有 40% 的概率会发生一次或多次骨质疏松性骨折(Fitzgerald,2014)。

9. 髋部和椎骨骨折率随年龄呈指数增长,桡骨远端骨折率在 50 岁达到峰值,而后与年龄适度相关(Lindsay et al.,2014)。

对于 50 岁以上白人女性及小部分年龄相近的男性,髋部骨折是导致患病与死亡的重要因素。

(1)50 岁白人女性一生中发生髋部骨折的概率为 14%,男性为 5%;70 岁后髋部骨折率每 5 年增加 1 倍(Lindsay et al.,2014)。

(2)骨折通常会导致暂时性残疾,大约 50% 髋部骨折女性患者会被送进疗养院;14% 的患者 1 年后仍住疗养院。

(3)发病率:50% 髋部骨折患者日常生活活动(ADLs)需要辅助;15%~25% 的患者需要长期照顾。

(4)8%~9% 的患者 30d 内死于并发症,25%~30% 的患者于 1 年内死亡(Luke and Ma,2014)。

10. 国家骨质疏松症基金会(NOF)使用骨质量调整寿命年(QALY)来确定骨质疏松性骨折对人生活的影响(Matkovic et al.,1996)。

四、骨质疏松症的危险因素

(一)增加风险

1. 不可改变因素

(1)高龄。

(2)种族:白人或黄种人。

(3)女性。

(4)较早绝经(<45 岁)或双侧卵巢切除术。

(5)骨折史。

(6)阳性家族史。

(7)骨成熟时期骨量峰值低。

(8)慢性炎症性疾病(如类风湿关节炎)。

2. 可改变因素

(1)营养不良。

(2)吸烟。

(3)乙醇摄入过量。

(4)雌激素或雄激素缺乏。

(5)钙摄入不足。

(6)活动障碍或制动,神经肌肉功能受损。

(7)长期使用药物(如高剂量糖皮质激素,质子泵抑制药)。

(8)低体质量指数(BMI),通常<20kg/m²。

(二)降低风险

肥胖。

五、生理学

(一)骨重建的细胞成分

1. 成骨细胞　产生有机成分的骨形成细胞,使之矿化形成正常板层骨。

2. 破骨细胞　骨再吸收细胞。

3. 骨细胞　骨组织中被新骨基质包围的成骨细胞。

(二)骨质成分

1. 皮质骨(坚硬)

(1)致密的骨骼外壳。

(2)同心骨板,哈弗斯系统。

(3)占骨总量的 80%,大部分是长骨骨干。

(4)提供骨骼机械强度的最主要部分。

2. 骨小梁(骨松质、海绵状)

（1）存在于中央髓管；包含骨髓腔。

（2）不规则分枝板，环状片。

（3）见于椎体骨、长骨末端和扁平骨（中轴骨），占骨总量的 20%。

（4）占椎体的 42%，占椎骨的 25%。

（5）新陈代谢比皮质骨更活跃。

（6）在 I 型骨质疏松症中优先发生改变。

3. 矿物质、激素、维生素

（1）磷酸钙（羟基磷灰石形式）：

① 骨的主要成分。

② 受甲状旁腺激素（PTH）、降钙素、维生素 D 调节；骨骼中储存人体 99% 的钙。

（2）PTH 受钙离子浓度调节。

PTH 的作用：

① 骨骼内：激活破骨细胞。

② 肠道内：促进肾脏内维生素 D 合成（将未活化维生素 D 转化为活化形式），促进钙离子吸收。

③ 肾脏内：促进磷酸盐排出，继而增加钙的重吸收。

（3）降钙素：

① 由甲状腺中 C 细胞合成。

② 通过抑制破骨细胞降低血清钙离子浓度及增加钙离子沉积至骨骼。

③ 其他治疗不适用时，降钙素被美国食品药品管理局（FDA）批准用于治疗绝经超 5 年女性的骨质疏松症。

④ 因减少骨折的功效尚未被证实，降钙素不作为治疗骨质疏松症一线方案。

⑤ FDA 指出，近期的分析研究表明，与安慰剂相比，使用降钙素会增加患恶性肿瘤风险，但无因果关系。因此，应定期评估是否有继续使用降钙素的必要（Questions and Answers, n.d.; Trovas et al., 2002）。

（4）维生素 D（1,25-二羟维生素 D_3）：

① 肠道内：促进钙、磷吸收。

② 肾脏内：促进钙、磷重吸收。

📖 ③ 维生素 D 缺乏是骨软化症最常见原因。

④ 可能因素包括：缺少光照、营养不良、吸收不良、使用抗惊厥药物、肾病综合征、慢性肾病和肝病。

六、骨质疏松症的主要决定因素

骨质疏松症发病机制多种多样，包括基因和环境因素。

1. 骨流失率增加

（1）达到骨量峰值后，骨流失开始发生，女性绝经早期骨流失最为迅速。

（2）每年因年龄原因导致的骨流失率为 0.25%~1%。

（3）绝经早期：女性绝经后 5~7 年，每年骨流失率达 3%~5%。

（4）终生骨流失：男性 20%~30%，女性 45%~50%。

（5）性腺功能衰退是造成成年人骨流失最主要因素。

2. 骨微观结构：骨小梁减少（小梁稀疏）。

3. 骨骼成熟期无法达到正常骨量峰值：高风险人群包括女运动员三联征（见"女运动员三联征"部分）、厌食症患者、行动不便者和营养不良者。

七、分类

（一）全身性的：累及骨骼的不同部位

1. 原发性骨质疏松症（围绝经期） 最常见。

（1）根本病因尚不明确。

（2）绝经后骨质疏松症（也称 I 型）：

① 通常在绝经后 15~20 年。

② 影响 50—65 岁女性。

③ 骨小梁流失>皮质骨流失。

④ 脊柱、髋和腕部骨折最多（Colles 骨折；如中轴骨）。

（3）老年性或年龄相关性骨质疏松症（也称为 II 型）：

① 年龄超过 70 岁。

② 男：女比率为 1：2。

③ 骨小梁流失≈皮质骨流失。

④ 骨折部位：髋，脊柱，骨盆，肱骨。

（4）未成年：儿童和青少年；自限性。

（5）特发性：绝经前女性，中年男性。

2. 继发性骨质疏松症（也称 III 型） 获得性或遗传性疾病/药物诱发。

（1）疾病

① 甲状旁腺功能亢进症。

② 甲状腺功能亢进症。

③ 库欣病（肾上腺皮质功能亢进）。

④ 低磷酸酯酶症。

⑤ 性腺功能减退症。

⑥ 雌激素不足（厌食症、运动引起的闭经）。

⑦ 肾疾病。

⑧ 慢性阻塞性肺疾病（COPD）。

⑨ 系统性肥大细胞增多症。

⑩ 类风湿关节炎。

⑪ 糖尿病。

⑫ 特发性高钙尿症。

⑬ 胃肠疾病（吸收不良综合征、肝病、胃部分切除术）。

⑭ 乙醇中毒。

⑮ 营养不良（维生素缺乏、钙缺乏；高钠、蛋白质、磷酸盐和咖啡因摄入）。

⑯ 恶性肿瘤（多发性骨髓瘤、淋巴瘤、白血病）。

⑰ 制动（四肢瘫痪、截瘫、偏瘫、长期卧床）。

⑱ 卵巢功能衰退：雌激素缺乏，睾酮缺乏。

（2）药物诱发

① 皮质类固醇：造成继发性骨质疏松症最常见原因，主要抑制骨形成（减少成骨细胞）；主要骨小梁流失，导致椎骨和骨盆压缩畸形。

② 肝素。

③ 抗惊厥药物。

④ 过量甲状腺素。

⑤ 锂。

⑥ 髓袢利尿药。

（二）局部性的：分散区域的骨量减少

1. 原发性

（1）短暂局部区域减少：罕见，呈游走性；主要涉及髋；通常有自限性。

（2）Ⅰ型复杂性局部疼痛综合征（CRPS）［以前称为反射性交感神经营养不良（RSD）］：影像学改变可在最初 3~4 周发生，表现为受累部位斑片状脱矿。

2. 继发性 制动、炎症、肿瘤、坏疽。

八、女性运动员三联综合征（Mcnamara and Walsh，2014）

（一）概述

1. "三联"指饮食紊乱，月经紊乱和低骨密度。

2. 最常见于要求运动员保持瘦体型的运动项目（体操、花样滑冰、芭蕾舞、长跑、跳水、游泳）。

3. 饮食紊乱，如厌食症、暴食症。

4. 骨骼脱矿可导致过早的骨质疏松。

（二）临床特征

1. 重视应力性骨折史。

2. 可能降低运动成绩。

（三）治疗

团队协作最有效，团队包括医生、营养学家、咨询师、教练或培训师。补充足够的钙和维生素 D 可能获益。

目标：限制有氧运动，降低能量消耗；提高饮食热量摄入。

九、骨质疏松症的诊断

（一）病史及体格检查

1. 评估存在的危险因素或诱发疾病的条件。

2. 第一临床指征通常是骨折，尤其是小创伤。

（1）股骨近端、前臂远端骨折，通常伴有疼痛。

（2）椎体骨折可有疼痛或无症状；仅有，1/3 的出现临床症状，通常是通过影像学检查偶然发现（Lindsay et al.，2014）。

（二）诊断评估

DXA 或 DEXA 扫描，全血细胞计数（CBC），代谢功能全套试验，包括肝功能测试（LFTs）、血清钙离子、磷、总碱性磷酸酶等。

（三）其他诊断

1. 生化检查：离子钙、红细胞沉降率（ESR）、维生素、蛋白电泳、甲状腺功能测试、甲状旁腺素、促卵泡激素、雌二醇、睾酮、血清和尿液标志物、尿钙离子：肌酐比值。

2. 四环素标记的髂嵴活检(骨质疏松症表现为骨皮质变薄且骨小梁数量减少)。

3. 骨重吸收的标志物:空腹尿中钙/肌酐比率、羟脯氨酸/肌酐比率升高,交联肽(吡啶啉、端肽),抗酒石酸酸性磷酸酶(TRAP)。

4. 骨形成标志物

(1)血清骨钙素 γ-羧基谷氨酸(GLA)蛋白。

(2)血清总碱性磷酸酶和骨特异性碱性磷酸酶。

(3)原骨胶原前肽。

(四)骨密度测量的适应证(National Osteoporosis Foundation,1998)

1. 65 岁以上女性和 70 岁以上男性,无论是否有临床危险因素。

2. 年轻人、绝经后女性及 50—70 岁男性,其临床危险因素具有重要意义。

3. 围绝经期女性存在增加骨折风险的特定危险因素,如低 BMI,创伤性骨折史或高危药物。

4. 50 岁后骨折。

5. 存在基础疾病(如风湿性关节炎)者或正在服用可造成低骨量或骨质流失药物者(如糖皮质激素,每天 5mg,持续 3 个月)。

6. 正在考虑对骨质疏松症进行药物治疗者。

7. 任何接受骨质疏松症治疗需要进行疗效监测者。

8. 没有接受治疗但有证据表明有骨质流失,需要治疗者。

9. 绝经后妇女雌激素分泌减少,应考虑骨密度测试。

10. 雌激素缺乏女性有患骨质疏松症的临床风险。

11. 椎体畸形者。

12. 正接受或计划接受长期糖皮质激素治疗,每天 5mg 泼尼松持续 3 个月或同等剂量治疗。

13. 原发性甲状旁腺功能亢进者。

14. 监测患者以评估经批准的骨质疏松症药物的治疗疗效。

(五)其他指征

1. 绝经前及绝经后女性存在骨折危险因素。

2. 在有骨量减少的症状时筛查骨质流失。

3. 随访治疗后反应。

4. 睾酮缺乏的男性。

5. 研究:流行病学研究,临床试验。

(六)影像学检查

📖 1. 双能 X 射线吸收法

(1)骨密度测量的金标准。

(2)精准,快速。

(3)低辐射[扫描时间比双光子射线吸收法(DPA)短,辐射剂量低]。

(4)使用 X 射线源代替同位素源。

(5)辐射源不会衰减且能量会随时间保持恒定。

(6)可测量轴向、外周骨或整体骨架。

(7)测量部位包括脊柱、髋部、桡骨。

(8)股骨近端密度测量可用于预测髋部骨折。

(9)腰椎密度测量可用于监测治疗反馈。

(10)脊柱骨赘和主动脉钙化可导致结果虚高。

2. X 射线

(1)对骨量评估不敏感。

(2)检测出脱矿质前已流失 30%~35% 的骨质。

(3)结果:

① 皮质变薄。

② 小梁骨流失导致骨小梁变粗糙。

(4)脊柱中结果:

① 射线可透性增加。

② 终板突出度增加。

③ 髓核未退化情况下,终板盘凹度增加(双凹型锥体)。

④ 椎体压缩性骨折导致椎体前半部压缩楔形变及椎体高度降低。

3. 单光子射线吸收法

(1)价廉。

(2)辐射剂量低。

(3)需要水浴或凝胶浸泡。

(4)利用 ^{125}I[单光子吸收法(SPA),放射性同位素]或 X 射线源[单 X 射线吸收法(SXA)]。

（5）测量部位:桡骨,跟骨。

（6）仅限于外周骨的测量,无法测量髋部或脊柱的骨密度。

4. 双光子射线吸收法

（1）无须水浴或浸泡。

（2）使用放射性同位素 ^{153}AGD。

（3）不如 DXA 精确。

（4）扫描时间增加。

（5）测量部位:股骨近端、腰椎。

5. 定量 CT

（1）除皮质骨外,还可测量椎骨小梁骨变化。

（2）辐射剂量大且价格昂贵。

（3）测量部位:脊柱、髋部、桡骨。

（4）老年人骨髓中脂肪含量增加影响准确性。

（5）该技术独特之处在于呈现真实 3D 影像,且骨密度测量结果可等同于真实体积密度。

（6）优势在于能将指定扫描区域与周围组织隔离开。

6. 超声骨密度仪

（1）价廉,无辐射。

（2）不如 DXA 精准,针对骨质疏松症暂无完善的诊断标准和治疗指南。

（3）测量部位:跟骨、胫骨、髌骨、手指。

十、药物治疗

1. 维持或改善骨量的药物。

2. 减少骨吸收的药物。

（一）钙

1. 钙对保持骨骼健康至关重要。饮食是获取钙的最佳途径,但当摄食不足时,须补钙。

2. 美国国立卫生研究院（NIH）共识小组建议最佳钙需求量如表 12-8。

表 12-8　美国国立卫生研究院推荐的钙摄入量

年龄组	推荐摄入钙（mg）
出生—6 个月	200
7 个月—1 岁	260
1—3 岁	700
4—8 岁	1 000
9—13 岁	1 300

续表

年龄组	推荐摄入钙（mg）
14—18 岁	1 300
19—50 岁	1 000
51—70 岁	1 000（男性）,1 200（女性）
71 岁以上	1 200
14—18 岁孕妇和哺乳期妇女	1 300
19—50 岁孕妇和哺乳期妇女	1 000

NIH. 美国国立卫生研究院

3. 制动及钙摄入过多易患肾结石。无肾结石患者,应保持每 24h 尿钙排泄量少于 250mg。

（二）维生素 D

可增加肠道对钙的吸收。推荐剂量:400~800 国际单位（U）,具体用量取决于年龄（NIH Office of Dietary Supplements,2019）。

（三）雌激素

［作用机制］

1. 通过抑制白细胞介素 6（IL-6）分泌以阻止破骨细胞募集。

2. 减少骨再吸收。

3. 增加肠道中钙吸收。

［给药方案］

1. 每天 0.625~1.25mg,结合雌激素循环或与 2.5~10mg 孕酮连续使用。

2. 透皮雌二醇:每周 0.05~0.10mg。

3. 自绝经后症状出现开始持续治疗 10~20 年。

4. 子宫完整:使用孕酮减少子宫内膜过度增厚。

5. 如曾做子宫全切术,则只使用雌激素。

［作用］

1. 保持多骨骼部位的骨量。

2. 降低骨折发生率:脊柱骨折率降低约50%;髋或腕骨折率降低约 60%。

3. 预防血管舒缩症状。

［不良反应］

1. 若单纯服用雌激素而无孕酮,则会增加患子宫内膜癌的风险。

2. 绝经后长时间使用会增加患乳腺癌的风险。

3. 患血栓栓塞性疾病的风险增加。

4. 使用雌激素对心脏的利弊仍存在争议。

5. 绝对禁忌证：乳腺癌，雌激素依赖性肿瘤，血栓栓塞性疾病，血液高凝状态，不明原因阴道出血。

6. 相对禁忌证：子宫肌瘤或癌症，家族性高甘油三酯血症，偏头痛，乳腺癌家族史，子宫内膜异位症，慢性肝功能障碍，胆囊疾病。

（四）降钙素

降钙素提取自鲑鱼，直接抑制破骨细胞活性。

［作用］

1. 通过刺激生成 β-内啡肽，减轻急性压缩性骨折的疼痛。

2. 维持骨量。

3. 脊柱骨折率大约降低 36%。

4. 近期荟萃分析表明，与安慰剂相比，使用降钙素增加了患恶性肿瘤的风险，但无因果关系。

［推荐给药］

1. 鼻喷剂每天 1 喷 200U，左右鼻孔交替给药。

2. 皮下或肌内注射：预防剂量为隔天 100U，治疗剂量为每天 100U。

3. 需同时补充足够的钙和维生素 D。

［不良反应］

鼻腔刺激，面部或手部潮红，局部皮肤刺激，恶心，注射后出现过敏反应。

（五）双膦酸盐

1. 用于增加骨量并降低脊柱骨折率。为确保更好地吸收，需直立位并且早餐前至少 40 分钟用 236.56mL（8 盎司）水送服（Fitzgerald，2014）。

2. 口服不良反应：腹痛，恶心，消化不良，吞咽困难，食管炎、溃疡，颌骨坏死，视力障碍和肌肉骨骼疼痛。

3. 静脉注射不良反应：流行性感冒样综合征，发热，肌肉关节疼痛，头痛，颌骨坏死及视力障碍。

4. 阿仑膦酸钠：推荐剂量：预防剂量为每天 5mg；治疗剂量为每天 10mg。可使脊柱骨折发生率降低约 49%，髋部骨折发生率降低

约 56%。

5. 利塞膦酸钠

（1）预防及治疗剂量：每天 5mg 或每周 35mg 或每 2 个月 75mg。

（2）新发脊柱骨折发生率降低高达 65%。

6. 伊班膦酸钠

（1）预防及治疗剂量：口服每天 2.5mg 或每月 159mg。

（2）静脉注射 3mg，每 3 个月注射 1 次。

（3）与阿仑膦酸钠和利塞膦酸钠相比，可减少椎骨骨折。

7. 唑来膦酸

（1）剂量：每年静脉滴注 5mg，滴注时间应不少于 15 分钟。

（2）椎骨骨折率降低 70%，髋部骨折率降低 41%，非椎骨骨折减少 25%。

（六）特立帕肽（Forteo）

1. 为可注射的重组人甲状旁腺素。

2. 刺激脊柱和髋部的新骨形成。

3. 用于治疗绝经后妇女和有较高骨折风险男性的骨质疏松症。

4. 推荐剂量：每天皮下注射 20μg；建议使用 24 个月。

5. 不良反应：恶心，头晕，腿部痉挛，咳嗽。

（七）选择性雌激素受体调节药

1. 可用于预防和治疗因不良反应或患乳腺癌风险而无法使用雌激素治疗的绝经后女性的骨质疏松症。

2. 可使绝经后妇女骨量在 2 年内增加 1%，而雌激素替代疗法则增加 2%（Fitzgerald，2014）。

3. 雷洛昔芬

（1）剂量：每天 60mg。

（2）不良反应：潮热，患深静脉血栓的风险增加。

（八）骨形成促进药

1. 本类药物未被 FDA 批准用于骨质疏松症的治疗。

2. 氟化钠：刺激成骨细胞形成。高剂量可增加骨脆性、非脊柱骨折的风险。

3. 合成代谢类固醇：可能增加骨量，但因不良反应禁止使用；不良反应包括恶心，胃肠道

出血,关节痛。

4. 睾酮:用于男性性腺功能减退症。

十一、管理

(一)预防性锻炼

负重(轴向)和抗阻训练(可以牵拉的功能性肌肉)等活动可保持或增加骨量。通过最大程度增加青年人骨量,维持和增加成年人骨量及减少绝经后妇女骨质流失,以降低患骨质疏松症的风险。

增加骨量的运动(HIGH IMPACT ACTIVITIES)

1. 跑步或慢跑。

2. 负重训练。

3. 健美操。

4. 球类运动。

5. 跳舞。

(二)运动疗法

旨在减少骨质流失,增加力量及平衡能力,防止跌倒并避免骨折。运动方案应根据健康水平和骨折倾向或当前骨折情况进行调整。

1. 运动疗法的目标

(1)短期目标:针对正确姿势、身体力学,增强力量及有氧运动能力的学习。

(2)长期目标:预防跌倒和骨折;营养均衡,增强肌力,在脊柱有足够支撑能力前提下进行有氧训练,疼痛控制,心理支持。

2. 锻炼原则

(1)负重训练可增加骨密度。

(2)避免脊柱骨质疏松症患者进行脊柱屈曲练习,导致椎体压缩性骨折。

(3)姿势矫正:避免驼背姿势。

(4)胸肌拉伸。

(5)加强训练:背部伸展运动和等长训练以加强腰椎区域,腹部及上下肢的力量。

(6)深呼吸练习(气功疗法)。

(7)平衡转移训练。

(8)正确的举重技术及人体力学。

十二、骨折类型

(一)椎体压缩性骨折

1. 评估:病史、体格检查、脊柱X射线、骨扫描、CT。

2. 轻伤或身体活动后可出现急性椎体骨折。

3. 最常见骨质疏松性骨折部位:椎骨>髋关节>腕部。

4. 椎体压缩性骨折是骨质疏松症中最常见的骨折类型。

(1)最常见位置:下胸椎、上腰椎区。

(2)通常累及椎体前部,导致椎体前半部压缩楔形变。

(3)治疗:限制椎体屈曲活动及训练(因使椎体前部负荷),可考虑脊柱支具。

5. 椎体后缘骨折块:椎体压缩性骨折脱落的骨碎片可向后进入椎管,可导致椎管或脊神经损伤,从而导致伴有神经症状性背痛。

(二)骨小梁微骨折

疼痛点在X射线下无明显骨折,CT可见。

(三)多节段椎体压缩性骨折

1. 多发性椎体塌陷或前楔形→驼背(Dowager驼背)。

2. 身高下降。

3. 腹部凸起,胃肠道(GI)不适。

4. 严重者可导致肺功能不全。

5. 可导致肋髂撞击综合征。

[小关节疾病]

最明显异常发生于椎体塌陷水平,伴随该水平上下的小病变。

(四)肋髂撞击综合征

1. 多发性骨质疏松椎体压缩性骨折,引起脊柱畸形,导致下肋骨对髂嵴机械刺激,引起腰痛综合征。

2. 外旋和弯曲时疼痛增加。

3. 治疗。

(1)将宽软带向下束于骨盆盆腔,避免肋骨与髂嵴接触。

(2)将硬化剂注入髂骨和肋骨下边缘。

(3)下肋骨切除术。

(五)肢体骨折

1. 髋部骨折:多种病因,其中包括两个主要危险因素,即骨质疏松症和跌倒。作用在髋关节上的肌肉力量远大于股骨承受这些力量的机械能力。

跌倒方向是骨折最主要的危险因素,老年人多向侧方摔倒或原地跌坐。

2. 腕部骨折:75 岁以上女性最常发生的骨折。

十三、跌倒

(一)导致跌倒的危险因素

1. 视力受损(视力下降,深度知觉差)。

2. 认知障碍。

3. 平衡或步态异常。

4. 虚弱无力(如不借助他人手臂力量就不能从椅子上站起来)。

5. 下肢残疾或足部问题。

6. 周围神经病。

7. 使用镇静药。

8. 多重用药。

9. 环境因素(照明不足,地毯脏乱,没有栏杆)。

(二)预防跌倒的措施

1. 常规锻炼。

2. 改善平衡。

3. 辅助设备:手杖,步行器,扶手,浴缸长椅。

4. 合适的鞋,避免穿高跟鞋。

5. 调整药物治疗。

6. 环境改造:光照充足,清除杂乱的地毯,楼梯和坡道装扶手。

十四、椎体骨折的治疗

对椎体骨折的处理因其严重程度、骨折位置及疼痛程度有所不同。非手术治疗包括支具和物理治疗(PT)。

(一)急性椎体骨折

1. 疼痛通常剧烈,骨折平面最为明显。

2. 刺痛,随活动加重,卧床休息后减轻。

3. 剧痛持续 2~3 周,6~8 周症状逐渐减轻。

4. 可能是无症状的。

[治疗]

1. 相对静止。

2. 脊柱矫形器:软腰带相对舒适。可考虑

刚性支具,但通常避免使用,以防止失用性萎缩和支具所带来的不适。

3. 物理方法:皮肤表面热疗或冷疗。

4. 镇痛药可缓解疼痛,非甾体抗炎药(NSAIDs)的使用存在争议,可能延迟骨折愈合。

5. 防止便秘。

6. 避免剧烈活动,尤其是进行屈曲运动。

(二)慢性椎体骨折

1. 疼痛通常会在骨折急性和亚急性期后缓解,如急性压缩性骨折一样,也可以是无症状的。

2. 胸椎中段最易发生骨折。

3. 导致应力异常或脊柱旁肌肉痉挛。

4. 横向放射:与活动有关。

5. 可考虑有无合并其他疾病,椎间盘或关节面介导的疼痛。

[治疗]

1. 必要时适当休息。

2. 镇痛药:非麻醉药,降钙素。

3. 舒适的柔软脊柱矫形器。

4. 评估日常生活活动能力,使用器械避免疼痛加重。

5. PT(物理治疗):核心肌肉增强,注意姿势、平衡、柔韧性及人体力学。

6. 避免屈曲活动,增加椎骨挤压。

7. 物理治疗:热疗或冷疗,经皮神经电刺激(TENS),针灸。

8. 行为改变:生物反馈、催眠、心理疏导。

十五、开放性椎体手术

开放性椎体手术(如椎体成形术或后凸成形术)用于治疗急性骨质疏松椎体压缩性骨折,仍存在争议。目前无文献显示这种干预治疗有显著益处。此外,与非手术疗法或安慰剂相比,此类措施的医疗成本更高。(Firanescu et al.,2018;Mathis et al.,2004;McCullough et al.,2013;Rousing et al.,2009)。

(一)球囊扩张椎体成形术

1. 微创手术,旨在重建椎体高度并减轻疼痛。

2. 技术:借助"X 线透视仪"将空心针插

入椎体,通过针将球囊装置放入椎体,充盈球囊,以恢复椎体高度。当椎体处于正常高度,在将骨水泥注入球囊空腔后,将针拔除。水泥大约 15 分钟内变硬。疼痛通常会在几天内缓解。

3. 风险

(1)局麻或全麻相关风险。

(2)感染。

(3)出血或血肿。

(4)骨水泥渗漏。

(5)渗入椎管致使脊髓损伤或神经根受损,麻痹。

(6)肺栓塞。

(7)静脉空气栓塞。

(8)脊柱不稳(Ohba et al.,2013):研究表明邻近椎体微骨折风险增加。

(二)椎体成形术

椎体成形术是与球囊扩张椎体成形术相似的微创手术,但未使用球囊装置来恢复椎体高度,而是将水泥以高压形式直接注入椎体。椎体成形术与球囊扩张椎体成形术具有相似风险。

十六、椎体骨折的脊柱支具

(一)适应证

1. 缓解疼痛:骨折急性期,脊柱固定可减少椎旁肌痉挛和过度使用。

2. 稳定脊柱。

3. 预防再次骨折。

4. 防止软组织挛缩。

5. 减少屈曲。

6. 代偿无力的竖脊肌。

(二)禁忌证

1. 食管裂孔疝。

2. 腹股沟疝。

3. 慢性阻塞性肺疾病继发的端坐呼吸。

4. 肥胖。

5. 脊柱后凸侧弯。

(三)长期使用矫形器的风险

1. 躯干肌无力或萎缩。

2. 脊柱活动度降低。

3. 失用性骨质疏松症导致骨折风险增加。

(四)矫形器的类型

1. 非刚性支具

(1)腰围(弹性带):减轻疼痛,增加腹内压并减少椎体轴向载荷。同时作为限制运动的提醒。

(2)用于稳定性骨折患者的疼痛控制及不能耐受刚性支具的患者(无不稳定性骨折)。

2. 刚性支具

(1)适用于急性胸腰椎体骨折,但较软腰围会造成不适感及患者配合欠佳。

(2)胸腰椎支具:协助脊柱伸展,通过肩带和脊柱支架防止屈曲运动;增加腹腔内压。

(3)胸腰骶联合支具。

① 从骨盆固定至肩膀。

② 最严格的制动。

(4)Jewett 支具:力量作用部位延伸到胸腰部。

(5)前十字脊柱过伸型(CASH)支具。

注意:在骨质疏松症患者中,矫形器引起的过伸可能会导致椎体后部疼痛或骨折。因此,对此类患者应考虑这一点。

(五)其他

姿势训练辅助装置:由通过环悬挂于肩上的支具和不超过 0.9kg(2 磅)重量的袋子组成。支具位于肩胛骨下角正下方,以抵消向前弯曲的趋势,每天佩戴 2 次,每次 1h。

第五节　烧伤康复

一、背景

(一)概述

1. 烧伤是机体对来自外部因素损伤的软组织的反应,如热、冷、化学物质、电或辐射。

(1)85%~90% 的烧伤是由热力烧伤引起。

(2)10%~15% 的烧伤由冻伤、化学性损伤或电烧伤引起。

2. 美国每年有 150 万~200 万人遭受烧伤。

3. 美国 45 万烧伤患者需接受某种形式的医疗处理,大约 4 万烧伤患者需要住院治疗。

4. 3.5 万~5 万人因烧伤导致暂时性或永久

性残疾。

5. 烧伤引起的死亡是美国第五大意外伤害死亡原因(Esselman,2007)。

(1)每年有 5 000 人死于烧伤,存活率>95%。

(2)随着综合烧伤中心的发展,死亡率已经下降。

6. 烧伤是儿童意外死亡的重要原因。

(1)烧伤是 2 岁以下儿童意外死亡的第 1 位原因。

(2)烧伤是 4 岁以下儿童意外死亡的第 2 位原因。

(3)烧伤是 19 岁以下儿童意外死亡的第 3 位原因。

(二)烧伤后局部生理学变化

1. 烧伤后局部反应

(1)肾上腺素、前列腺素、5-羟色胺、白三烯引起的血管强烈收缩。

(2)数小时内,组胺释放引起血管扩张,毛细血管渗透压增加,使得蛋白质及白蛋白移出至血管外间隙。随后是体液的外渗(体液渗出),可造成重度水肿及低血容量。

(3)随后白三烯使毛细血管通透性继续增加。

(4)受损细胞肿胀、破裂。

2. 由于微血管通透性增加(继发于炎症介质释放)和组织间液负压形成(继发于毛细血管内皮完整性的破坏)引起了体液转移。体液从血浆中转移至细胞间隙造成水肿,在较为严重的病例中可引起血容量不足。

(1)暴露的胶原引起了血小板活化。血小板和白细胞聚集,在组织凝血致活酶、内毒素、白细胞介素-1 和因子Ⅻ的作用下形成血凝块。

(2)严重的烧伤时,炎症介质的释放能够引起全身症状,如休克。

(3)导致高代谢状态。

3. 热烫伤后释放的炎症介质

(1)组胺:引起小动脉扩张,组织渗透压增加,使微血管通透性增加。

(2)前列腺素:由巨噬细胞和中性粒细胞释放。能够扩张血管并增加毛细血管通透性。

(3)血栓素:由血小板产生。它对血管通透性的影响极小,但可引起伤口的缺血。

(4)儿茶酚胺(肾上腺素和去甲肾上腺素):引起小动脉收缩,有利于减轻局部水肿。但此效应在损伤的组织中并不常见,同时也被其他炎症介质的相反作用所抵消。

(5)其他血管收缩剂:血管紧张素Ⅱ、血管升压素和血小板凝集因子。

(三)烧伤后系统性生理学变化

1. 体液流失至血管外间隙,造成血容量不足和休克。严重烧伤引起炎症介质释放增加,也可导致休克。

2. 通气过度使需氧量增加。

3. 吸入性损伤引起氧合作用下降和急性呼吸窘迫综合征(ARDS)。

4. 最初心排血量下降,随后心排血量显著增加。

5. 血液黏度增加。

6. 烧伤后前 3d 可出现胃扩张和肠梗阻。

7. 严重病例会出现多器官系统功能衰竭。

二、烧伤的分类

(一)按致病因素分类

1. 热烧伤

(1)热:热烧伤造成局部的坏死组织聚集和血流减慢、淤滞。根据治疗情况此区域可改善或恶化。

(2)冷:损伤是由实际冰冻加上血流量减少和缺血共同造成的。这些伤害通常与乙醇有关。

2. 电烧伤

(1)浅表组织损伤可能创面很小,但深部组织(肌肉和骨骼)损伤可能较为严重。

(2)低电压电流沿着电阻最小的路径(即神经、动脉、静脉和软组织)穿过身体,并造成这些组织的损伤。高压电流会在与人体接触处和地面之间直接通过。

(3)电流集中在电阻最大的区域,这些区域能量释放最大(如身体上电流入口及出口处)。因此导致这些区域的损伤更为严重。

(4)电灼伤造成的伤害。

① 电击引起肌肉强直阵挛性收缩,导致神经根病。

② 电流引起直接损伤导致周围神经病变。

③ 认知障碍。

④ 脊髓损伤。

⑤ 关节周围和残肢形成异位骨化。典型的表现较为迟发。

⑥ 心肺骤停。

⑦ 会有患白内障和听力下降的风险,这两种疾病都可以接受常规治疗。

3. 化学烧伤

（1）暴露于强酸或强碱环境。

（2）这些烧伤是典型易被忽视的类型,通常看起来很轻,实则很严重。对致病因素不恰当或不充分的处理都可能使损伤加重。

4. 放射烧伤

（1）烧伤风险和严重程度将取决于放射暴露的持续时间和强度。

（2）暴露时间从数小时到数天的不同,可能出现红斑、起疱、蜕皮等不同反应。

（3）如果暴露过度,往往只能进行非手术治疗。

（4）最常见的原因是晒伤。其次是放射治疗。95% 接受放疗的癌症患者会患上某种形式的放射性皮炎。

（二）按烧伤严重程度分类（表 12-9）

表 12-9 烧伤分度

正常皮肤	表皮和真皮均未受损	
一度表皮层	仅损伤表皮层浅层,保留深层。有红斑,未起疱	
二度表皮层部分浅层和部分深层	涉及表皮层全层,但大部分基底层残存;延伸至真皮层表层;可见起疱	
三度表皮层全层	包含表皮层全层和部分真皮层;或延伸至整个真皮层;仅有基底层皮肤附属器残存	
四度	表皮层和真皮层全部受损。延伸至全部皮肤,至深层脂肪、肌肉和骨骼	

注:烧伤的程度阐述了损伤的深度。大部分损伤的深度都不同

文献:From O'Young B,Young MA,Stiens SA. PM&R Secrets. Philadelphia,PA:Hanley and Belfus;1997,with permission.（原文第 128 页）

1. 皮肤的分层

表皮	薄,位于最外层,包含五层:
	角质层
	透明层
	颗粒层
	棘层
	基底层
真皮	乳头层(表层)
	网状层(深层)
皮下组织	主要由松弛的结缔组织和脂肪组成

2. 传统的烧伤分类

（1）一度烧伤:损伤至表皮层外层,未伤及真皮层;有红斑,无起疱。

（2）二度烧伤:损伤至真皮层全层和真皮层表层,未伤及真皮层深层;有起疱。

（3）三度烧伤:损伤至表皮层全层和大部分真皮层;由于血流量减少形成白色焦痂。

（4）四度烧伤:损伤皮肤全层和皮下组织至脂肪/结缔组织、肌肉、神经和骨骼。

3. 新的分类

（1）表层损伤:表皮层和真皮层上 1/3 损伤。

（2）深层损伤:表皮层和大部分真皮层损伤。

（3）全层损伤:皮肤全层受损。

（三）烧伤面积:九分法(图 12-11)

九分法:是一种用于评估成人大致总体体表面积(body surface area,BSA)的方法。

1. 头部=9% 体表面积。

2. 一侧上肢=9% 体表面积。

3. 一侧下肢=18% 体表面积。

4. 腹侧躯干=18% 体表面积。

5. 背侧躯干=18% 体表面积。

6. 会阴部=1% 体表面积。

（四）美国烧伤协会烧伤严重程度的分类

1. 轻度

（1）<15% 体表面积表层损伤(儿童是 10%)。

（2）<2% 体表面积全层损伤(不包含眼、耳、面部和会阴)。

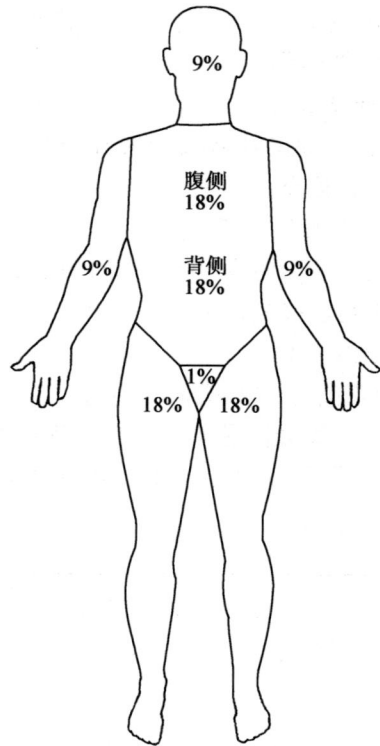

图 12-11　成人九分法

2. 中度(大部分需要住院治疗)

（1）15%~20%BSA(儿童是 10%~20%)。

（2）2%~10% 全层损伤(不包含眼、耳、面部和会阴)。

3. 重度(全部需要住院治疗)

（1）>25% 体表面积部分厚度损伤(儿童是 20%)。

（2）≥10% 体表面积全层损伤。

（3）所有均累及眼、耳、面部和会阴的烧伤。

（4）所有电烧伤。

（5）所有吸入性烧伤。

（6）所有伴骨折和大面积组织外伤的烧伤。

（7）所有年龄或疾病继发的中度危险因素的烧伤。

三、影响预后的因素

1. 年龄:婴儿、儿童和老年人的生存率低。

2. 总体表面积:累及面积越大,预后越差。需注意儿童的体表面积分布是不同的,因婴儿与成人相比,头部在整个躯体中占有更大的比例。成人头部大约占总体表面积的 9%(九分法),而新生儿头部会占总体表面积的 19%。大腿和小腿分别占体表面积的 11% 和 10%。并将随着年龄增长而增加,成人分别约占 18% 和 18%(九分法)。

3. 烧伤深度:全层损伤的总体表面积越大,预后越差。

4. 其他合并伤:合并伤数量越多,预后越差。

四、烧伤的处理

(一) 早期治疗

开始任一急诊评估时,应首先评估气道、呼吸、循环。特殊考虑因素如下。

1. 液体复苏:利用 Brooke、Evans、Baxter 或 Parkland 补液公式作为指南。

2. 派克兰公式:1% 体表面积烧伤需要 4mL/kg 的液体。总液体量的 50% 需要在烧伤后 8h 内给予。剩余液体需要在接下来的 16h 内给予。注意最重要的生理学指标是尿排出量:每小时 0.5~1.0mL/kg。

3. 如果液体复苏过于剧烈,可能会成为骨筋膜隔室综合征的成因(Gabriel and Holavanahalli,2016)。

4. 焦痂切开术:对烧伤组织做一切口,以减轻水肿的压力,避免神经血管损伤和截肢。

5. 肢体焦痂切开术后,应抬高肢体并用夹板固定在中立位 24h(Gabriel and Holavanahalli,2016)。

6. 腹部减压术后,应使用鼻胃管(Nasogastric tube,NGT),容量管理时需使用福莱导尿管。

7. 注射破伤风类毒素。

8. 用无菌盐水清洗所有创面。

9. 局部使用抗菌药物。系统性给予抗生素需等待特殊适应证,并在药敏试验指导下进行。

10. 快速扩张清创术和移植术。目的是在较短时间内,覆盖较多开放性区域。提高伤口覆盖率,预防并发症,减轻疼痛,促进快速恢复。

11. 患者病情一旦平稳,应尽早开始活动和训练,这对维持功能十分重要(Gabriel and Holavanahalli,2016)。

(二) 伤口愈合

[分期]

1. 炎症期:损伤后的反应——中性粒细胞和巨噬细胞内流。

2. 增殖期:新的基质由成纤维细胞和生长的毛细血管构成。

3. 成熟期:胶原蛋白沉积形成瘢痕,以控制炎症。

4. 上皮形成:基底膜和表皮重建。

5. 伤口收缩:开放伤口边缘有成纤维细胞聚集。

6. 伤口挛缩:通过胶原蛋白重塑缩小瘢痕,可能会导致运动功能受限。

[治疗](表 12-10)

1. 如果伤口愈合时间超过 2 周,则可能会出现肥厚性瘢痕。肥厚性瘢痕表现为红色凸起和坚硬组织,会收缩并限制表皮活动。为了减少这种情况,需要早期清创和皮肤移植,并做好局部伤口护理(Esselman,2007)。

2. 伤口敷料:首先局部使用抗生素(如磺胺嘧啶银,莫匹罗星),再使用生物或合成敷料。

3. 生物敷料:暂时覆盖烧伤创面,以保护伤口,减少当前体位下液体流失,减轻疼痛,抑制细菌生长。可使用自体-中厚皮片移植或全厚皮片移植,取自患者未烧伤的供体部位;异体移植,皮肤来自同一物种,但不是病人自身(人类尸体或胎儿);还有异种移植,皮肤来自其他物种(美洲猪或巴西青蛙)。异体和异种移植物的皮片是暂时的覆盖物,因为身体最终会排斥外来的蛋白质。当受损的皮表面积过大,并且没有足够的未受损皮肤用于移植或直到供体部位可以重新取皮时,就可使用异体移植。在此之前,它们可有与自体-中厚皮片移植或全厚皮片移植同样的优势。

4. 合成敷料:合成膜的发展已取得重大进展。PermaDerm® 是一个第二代细胞生物合成皮肤替代品的例子。它能促进伤口更好愈合,减少不必要的黏附和引流。用于暂时覆盖伤口,直到可以进行中厚皮片自体移植或原发伤口愈合。

表12-10　烧伤的评估与治疗

损伤深度	治愈时间	疼痛	创面预后	治疗方式
表皮层（I度）	• 1~5d	• 疼痛期为1~3d，布洛芬或对乙酰氨基酚有足够的镇痛作用	• 无后遗症	• 抬高患肢可减轻疼痛 • 保持伤口清洁 • 芦荟霜或其他保湿霜可减少皮肤干燥和瘙痒 • 必要时（通常为电击伤），应行治疗以预防创伤后应激障碍
浅层真皮层（II度/浅II度）	• 14d	• 疼痛期5~14d • 换药、训练、休息时使用对乙酰氨基酚联合可待因或吗啡酮有一定的止痛作用	• 可能存在皮肤色素改变	• 伤口护理 • 主动活动 • 压力衣 • 防晒霜 • 预防创伤后应激障碍的治疗
深层网状真皮层（II度/深II度）	• 21d自逾期 • 皮瓣转移后10~14d，形成少量的瘢痕，改善功能预后，缩短住院时间	• 非常疼痛直到伤口愈合 • 连续使用美沙酮或口服吗啡减轻基础疼痛 • 更换压力衣或运动时可外用或口服西泮和/或奥氮平和咪唑安定	• 可能有色素改变 • 皮肤弹性降低 • 严重的瘢痕 • 感觉异常 • 分泌物改变 • 患肢水肿	• 伤口护理 • 抗炎药、镇痛药、止痒药 • 主动活动 • 抬高患肢/矫形器 • 压力衣 • 保湿和润肤 • 日常生活技能 • 心理治疗 • 预防创伤后应激障碍的治疗
皮下层组织（III度/全皮层）	• 需要皮肤移植，或如果皮损较小、损伤接近原发性闭合，近愈合时间不等	• 由于神经根破坏，早期无疼痛 • 镇痛药物如上所述 • 卡马西平、苯妥英、阿米替林	• 如上所述 • 伴有出汗减少 • 可能存在手指或足趾缺失 • 可能伴随其他感觉缺如 • 移植皮肤处无毛发缺如 • 培养的上皮细胞自体移植较显示出永久性的易脆性，温度控制差	• 如上所述 • 复位/固定 • 可能需要使非甾体抗炎药或羟乙磷酸二钠预防异位骨化（早期治疗尚有争议） • 针对预防创伤后应激障碍的治疗 • 逐渐减少止痛或抗抑郁药物的使用 • 振动止痒
肌肉、肌腱、骨骼	• 必要时截肢或重建手术，例如皮瓣手术 • 治愈时间不等	• 由于神经根破坏，早期无疼痛 • 因神经瘤、幻肢痛和刺等慢性疼痛需长期治疗	• 预后不一 • 早期截肢并使用非损伤组织进行封闭可以缩短住院时间、减轻疼痛，使假体更适配	• 如上所述 • 深部肌腱按摩 • 适宜的装备 • 必要时配备假肢

注：布洛芬具有减轻损伤部位炎性反应和在中枢神经系统层面降低疼痛感受的双重作用

Source：Adapted from Rivers EA, Fisher SV. Burn rehabilitation. In:O'Young B, Young MA, Stiens SA, eds. PM&R Secrets. Philadelphia, PA:Hanley & Belfus;1997, Pages 419-420. 已获权可使用。

5. 培养的自体上皮细胞（CEA）：是从患者自身一块 2.5cm² 的皮肤中克隆出的新皮肤。由此，皮肤可以迅速生长。患者自身皮肤可将排斥反应的风险降到最低。问题包括脆性（使得该技术的应用非常困难），缺乏基膜（它只是表皮层，也就是说它不能很好地覆盖不规则的表面，即使在几天后也会容易滑脱），以及可怕的高额费用。

6. 清创：清除结痂，暴露新鲜的组织，准备好伤口的基底以待移植。

（1）物理治疗：湿性敷料，水疗或软化焦痂。

（2）水疗：每日清洗伤口。为避免交叉感染，不要水浴。

（3）酶：酶可在不伤害活体组织的情况下消化坏死组织。但可能出现疼痛，体温升高或者引起出血。它会增加液体流失，因此仅用于 ≤20% 体表面积的烧伤。

7. 外科清创术：

切线切除：烧伤后 1~10d，清除表层组织直至新鲜活体组织暴露。可能会有明显出血。尽早清创和移植，能够缩短住院时间，降低死亡率和脓毒症的发生（Helm et al., 1998）。

8. 皮肤移植：用健康皮肤覆盖创面。

（1）如果伤口不能在 18~21d 愈合，可使用移植。

（2）允许早期伤口闭合，减轻疼痛。

（3）自体移植。

（4）全厚皮片移植利用的是表皮层和真皮层的全层。因为组织成熟，故不会出现收缩。由于可用的组织会迅速消耗掉，因此不能用于所有创面，只适用于小范围的烧伤。

（5）中厚皮片移植取皮时可以网格化，尽可能大地覆盖创面。愈合时会发生收缩。

（6）异体（尸体）皮片移植（暂时）。

（7）其他物种的异种移植（暂时）。

（8）固定移植区上、下关节最少 3~5d，以促进创面愈合。

（9）尽可能减少位置依赖性水肿，防止移植物功能丧失。

除非下肢的移植跨关节，否则需要适当早期活动。研究表明，第 1 天开始活动的患者与第 5 天开始活动的患者，在移植物功能丧失方面没有明显差异。

［预后］（表 12-11）

表 12-11　深度烧伤的预后

皮肤层	形态的受损或缺失	伤口预后
表皮	基底层	增殖细胞的来源
	棘层	保护功能降低
	颗粒层	失水量增加
	透明层	失水、微生物生长
	角质层	有害物质进入
	黑色素细胞	反复晒伤
真皮（未能再生）	胶原蛋白变性	抗张强度降低
	胶原蛋白增加	瘢痕增生（肥厚性瘢痕）
	胶原蛋白老化	手术反应改变
神经	受累	瘙痒/感觉异常
	缺失	感觉减退，创伤和烧伤的风险
脉管系统	受累	受损（尤其是静脉回流）
	缺失	无法治愈（取决于部位）
	易脆性	再受伤的风险
基底膜区	基底蜕膜和致密层	水疱
	表皮突起和真皮乳头	脆性增加
表皮附件	汗腺	体温调节受损
	皮脂腺	导管、汗腺和油腺缺失
	毛囊	脱发，继而导致秃头症
甲床	无增殖性的基底细胞	指甲畸形或缺失

来源：改编自 Campbell MK, Covey MH, eds. Topics in Acute Care and Trauma Rehabilitation. Frederick, MD: Aspen Publishers; 1987, 已获取可使用。

五、康复问题

（一）挛缩

1. 瘢痕生长继而引发挛缩。瘢痕会持续挛缩直至遇到反作用力。烧伤瘢痕挛缩的预防和治疗需低载荷、持续性主动和被动牵拉及复位。瘢痕通常在 1~1.5 年成熟，少数瘢痕在更长时间内仍活跃。

2. 局部深层和全层烧伤会导致肥厚性瘢痕（Schneider and Spires, 2010）。

3. 严重烧伤的患病率为 32%~67%（Esselman, 2007）。

4. 肥厚性瘢痕与暴露于深部真皮脂肪的拱形结构有关。肥厚性瘢痕的形成公认为与脂肪干细胞和深部烧伤渗出液之间相互作用改变有关（Chiang, et al., 2016）。

5. 瘢痕疙瘩与肥厚性瘢痕类似。但是瘢痕疙瘩通常延伸越过原发损伤，侵犯局部软组织（Gabriel and Holavanahalli, 2016）。

6. 髋关节挛缩尤为严重。尽管没有功能障碍，但肥厚性瘢痕对外观和心理造成毁灭性打击。需要 25mmHg 压力来抗瘢痕挛缩。

[预防挛缩的体位摆放]（图 12-12）

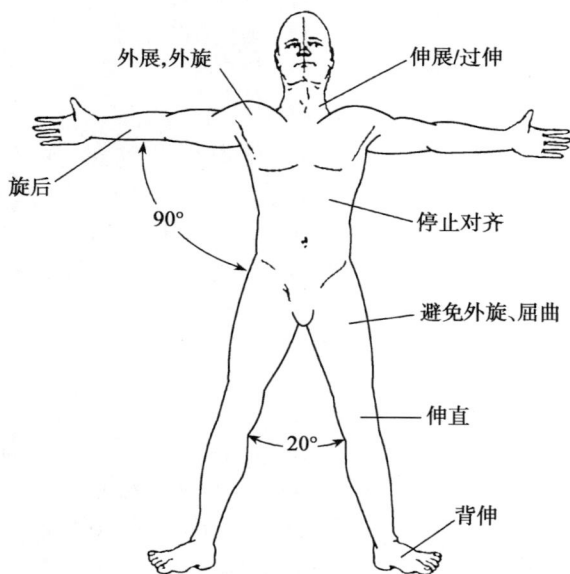

图 12-12　抗挛缩体位-患者仰卧，腹部向上

1. 将患者置于外展和伸展位。为了舒适，患者倾向于挛缩在屈曲与内收位，因为这些体位减少对伤口皮肤的牵拉。

2. 预防水肿的体位。

3. 使用特制病床（例如 Kin Air® 和 Roho）限制压力、故障，方便体位摆放。

4. 避免或最小化/预防神经病变的体位。

（1）臂丛神经：避免肩关节外展大于 90° 及外旋。肩关节可屈曲 90°，同时水平内收 10° 以减轻臂丛神经压力。

（2）尺神经：避免肘关节屈曲 90° 及上肢内旋。

（3）正中神经：避免腕关节过伸。

（4）腓神经：避免蛙式位，即髋关节外展 45°，同时膝关节屈曲 30°~40°。（Gabriel and Holavanahalli, 2016；Schneider and Spires, 2010）

[夹板疗法]

1. 适用于无复位、存在肌腱或关节暴露的患者。

2. 使用夹板时不应制动。肘关节使用夹板固定出现的全范围伸展障碍等同于从未使用夹板而全范围屈曲挛缩。

3. 肘部烧伤夹板体位：肘部伸直，前臂旋后。

4. 手背烧伤夹板体位。

（1）腕关节背伸 15°~20°。

（2）掌指关节屈曲 60°~70°。

（3）近端指间关节和远端指间关节伸直。

（4）拇指指间关节轻度屈曲，外展。

5. 用于暴露关节和肌腱的夹板需开具处方。

（1）暴露的关节使用夹板固定对保护关节囊、避免关节僵硬非常重要。

（2）暴露的肌腱固定于松弛位置，以利于血运重建（见下文中手部夹板休息位）。

（3）手部休息位夹板用于全手烧伤患者置于适宜位置。

伸肌腱暴露的手部烧伤患者，保持肌腱松弛预防中心性脱位，否则将导致钮孔畸形（Boutonnière deformity）。

6. 下肢烧伤夹板固定：膝关节伸展同时踝背屈。

[透明面罩——原料为硅，用于过度愈合的移植瓣]

（1）比织物面罩更易监测皮肤。

（2）根据患者的面部定制成型，以实现个性化贴合。

（3）全接触式面罩矫形器以保护面部轮廓。

（4）通过均匀的压力作用于粗糙的皮肤表面，预防严重的面容畸形（如鼻子）。

（5）透明面罩比织物面罩更具美容性和社会接受度。

（6）非常热，不透气，会导致皮肤浸渍，甚至造成热损伤。

［压力衣］

（1）使用压力衣有助于减少肥厚性瘢痕。普遍认为施加在毛细血管上的压力（至少 25mmHg）会减少血流，从而减少瘢痕形成。

（2）每天佩戴 23h，直到瘢痕成熟，最长可达 2 年，仅在清洗时取下（Schneider and Spires，2010）。但压力衣通常穿着不适且穿着困难，往往导致依从性差（Esselman，2007）。

（3）须专门测量以适配烧伤区域：面罩、手套、袖子、夹克或裤子。合身设计可防止衣服摩擦，适配的压力衣可预防因其而来的摩擦力，该摩擦力在烧伤瘢痕中可能造成浅表伤口（Gabriel and Holavanahalli，2016）。

（4）随着压力衣的磨损，需经常更换，患者体重增减后必须更换。

（5）在严重面部和上半身烧伤治疗中使用压力衣的位置非常重要。有记录使用压力衣治疗后出现阻塞性睡眠呼吸暂停。因此，对于有阻塞性睡眠呼吸暂停病史或有发展风险的患者应格外谨慎（Schneider and Spires，2010）。

（6）儿童使用压力衣治疗颈部和头部的肥厚性瘢痕时会导致畸形。在脸部周围使用压力衣时必须小心，因为它们会影响面部的生长和正常轮廓发育（Schneider and Spires，2010）。

（7）下颌骨使用压力衣可能导致发育不全（Schneider and Spires，2010）。

（二）其他方法控制肥厚性瘢痕和挛缩

1. 发现硅橡胶凝胶可在无压力的情况下减少肥厚性瘢痕的形成。但其作用机制尚不清楚。用于硅酮面罩及个别问题瘢痕区域。

2. 局部注射类固醇可减少肥厚性瘢痕。

3. 鼓励早期活动保持关节活动度（ROM）和预防挛缩。

4. 夹板与活动之间的平衡关系。

5. 行走需要使用辅助装置，包括踝足矫形器（AFOs）。

6. 如果躯干受伤，可通过练习保持关节活动度。

7. 激光用于减轻瘢痕。脉冲染料激光器（PDLs）用于减少红斑。增加功率和穿透力的

二氧化碳激光器切割瘢痕，以边缘较小而随机的连接方式再生，提高灵活性并减少体积。这并不能替代加压，但可以提高结果。

（三）疼痛控制

1. 烧伤引起的疼痛相当严重，充分止痛非常必要。长效麻醉剂用于治疗基线或基础疼痛，短效药物用于突发性疼痛。介入治疗用于局部疼痛、清醒镇静或全身麻醉治疗。药物剂量可能很大，但止痛效果好，在预后、焦虑和康复方面获益更多。病人自控镇痛（PCA）可以用来帮助患者更好地控制感觉。

2. 必须考虑其他原因引起的不适（如神经性疼痛、肌筋膜疼痛、瘙痒、睡眠不足和焦虑）。对这些情况应给予积极治疗。不应因疼痛引起活动受限。

3. 已证实，加巴喷丁可降低烧伤患者的疼痛，并满足一般麻醉需求。

4. 疼痛管理是一个动态过程。随着伤口愈合，活动改善，必须减少阿片类药物，以防止阿片类药物引起的痛觉过敏等并发症。

（四）烧伤患者心理问题与治疗

1. 心理问题

（1）创伤后应激障碍（PTSD）；受伤后 1 年仍有 20%~45% 的患者可能符合诊断标准，需对患者的心理状态进行长期随访（Esselman，2007）。

（2）随着个人身份的严重丧失和外表改变；没有什么比外表改变更具破坏性。

（3）家庭和社会地位的丧失和变化。

（4）经济和社会压力。

（5）持续疼痛的压力。

（6）幸存者罪责感。

（7）抑郁。

（8）既往心理障碍。

（9）适应障碍。

2. 治疗

（1）使用抗抑郁药物。

（2）心理咨询。

（3）获得其他烧伤幸存者的同伴支持（如凤凰社）。

（4）尽早重新融入社会；尽早并反复强调

重返工作岗位和进行业余活动。

（五）营养

（1）必须提供足够热量，以保持正氮平衡，促进肌肉和皮肤修复。当身体处于高度分解代谢状态时，营养不足可导致伤口无法愈合。

（2）患者除每天按 1% 体表烧伤面积需 40kcal 和每平方米体表面积 15g 氮之外，可能需要额外 25kcal/kg 的能量（Gabriel and Holavanahalli，2016）。

（3）额外（Additional）的维生素 C、维生素 A、锌、铜和锰在伤口护理中很重要。额外补充（supplementation）非常必要。

（4）急性期过后可能出现其他问题。

（5）暴饮暴食会引起任何无脂肪细胞丢失部位的增重，可能导致继发于相对肥胖的形损。燃烧的脂肪细胞不会被替换。

（六）运动

1. 严重烧伤患者使用合成代谢剂（anabolic agents）并进行运动，可以增加力量及减重（Esselman，2007）。

2. 主动关节活动度。

3. 心血管健康。

4. 缓慢持续牵伸挛缩皮肤：

（1）拉伸前对浅表皮肤进行缓慢加热。

（2）手动牵伸。

（3）牵引/负重。

（4）连续性造模/夹板。

（5）使用石蜡。

（6）按摩/振动。

六、其他并发症

（一）周围神经病变

1. 周围神经病变好发于烧伤面积 15%~20% 或者 ≥20% 的患者（Helm et al.，1998）。

2. 病因不明。

3. 可能伴有感觉异常和/或无力。

4. 可能发生在烧伤或非烧伤部位。

5. 可表现为单神经病变、多发性单神经病变或全身性周围神经病变。

（二）骨和关节病变

1. 儿童的烧伤部位靠近骨骺板时，生长减慢。因此，烧伤后会出现骨骼生长畸形。

2. 在儿童成长过程中，必须及时调整压力衣的尺寸，防止出现畸形。尤其是对下颌骨的压力，可能会导致覆咬合。

（三）骨赘病

骨赘病出现于烧伤后，且好发于肘、鹰嘴或喙突。

（四）异位骨化

1. 异位骨在关节周围软组织沉积。

2. 成人烧伤后，关节异位骨化最常见的受累部位是肘关节，其次是肩关节。

3. 儿童烧伤后，异位骨化（HO）关节最常见的是肘关节，其次是髋关节。

4. 异位骨化常见于 23% 以上的烧伤患者。

5. 推荐无痛主动关节活动度截肢术。

（五）截肢

1. 皮肤脆性增加及挛缩导致假肢适配困难者，考虑截肢。

2. 大部分截肢与高压电损伤有关。

3. 手指截肢与烫伤有关。

（六）脊柱侧凸和脊柱后凸

1. 见于胸部或背部烧伤。

2. 可能发生于保护性姿势关节。

（七）关节半脱位和脱位

1. 见于手足背侧烧伤。在愈合过程中，皮肤会将关节拉至过伸。如果这种情况长期存在，将会导致关节半脱位。

2. 见于掌指（MCP）和跖趾（MTP）关节。

3. 掌指夹板将关节固定于屈曲 60°~90°，并进行运动，可防止掌指关节半脱位。

4. 每天 24h 使用带跖骨条的外科高帮鞋，以防止跖趾关节半脱位。

（八）感染

1. 监测烧伤伤口感染潜在体征非常重要。同样重要的是意识到虽然所有烧伤伤口都会有细菌定植，但并非所有烧伤伤口都会被感染。

2. 发热和白细胞升高，常见于无活动性感染的烧伤患者。

3. 耐甲氧西林金黄色葡萄球菌（MRSA）糠疹：坚硬、硬结疮，疼痛并伴有轻微脓肿，涉及烧伤或非烧伤部位。

切口和引流可能不足以治疗多发性疖疮，可能需要抗生素治疗（甲氧苄啶/磺胺甲恶唑）或多种抗生素。

七、急性期烧伤护理

1. 持续局部伤口护理。

2. 皮肤处于非常敏感时期，应预防机械刺激物造成新的损伤。

3. 每天湿润皮肤数次。

4. 压力衣的压力应>25mmHg，每天佩戴23h，以减少肥厚性瘢痕（Helm et al.，1998）。

5. 瘙痒可能非常剧烈并且治疗困难。可能是神经性疼痛的一部分，与组胺释放无关。加巴喷丁治疗瘙痒有效。

6. 因为皮肤容易再次烧伤，因此应保护皮肤免受阳光侵害。使用长袖、帽子和防晒霜。

7. 皮肤也容易受到局部刺激物的影响，如油和天然气，应避免这些刺激。

8. 应避免全层烧伤患者处于极热环境中，因为汗腺破坏会导致通过出汗来给身体降温的能力丧失。无体温调节能力者应限制身体活动及在炎热的环境工作（Esselman，2007）。

第六节 生物统计学

一、统计描述

（一）分类数据

1. 定类变量是一组无序的、无可计量间隔的命名数据。分类数据可以是二分类（女性/男性，存活/死亡，治疗/未治疗）或多分类（居住城市，医院名称，入院诊断）。

📖 2. 有序变量一组存在自然序列，但无可计量间隔或相同间隔的分类数据。如功能独立性评测（Functional Independence Measure，FIM）量表、360°全方位评定量表、疾病分期、骨折类型。

3. 对分类数据的统计描述包括每一分类所占的百分比，有时也需要用标准误来描述（本章节后述），如女性所占比例或某种特定损伤类型患者的比率。

（二）连续型数据

1. 连续型数据是以连续数值为特征的变量。例如体重指数（body mass index，BMI）、活动度（range of motion，ROM）、收缩压、血清高密度脂蛋白（high-density lipoprotein，HDL）。

2. 定距变量的每一分类间的都有相等的间隔单元，但是零点可以位于变量的任意位置。如华氏温度计量法。

3. 定比变量和定距变量的相同点在于都有相等的间隔单元，不同点在于该变量的零点是固定的。因为间隔单元相等且零点固定，此方法也可以用于表述比率。如身高、体重。

4. 三个常用的连续型数据的描述方法。

（1）均数：数据集的平均值。

（2）中位数：数据集中位于第50百分位上的数值。整个数据集中有一半的数值大于中位数，另一半小于中位数。

（3）众数：是数据集中出现次数最多的数值。如果存在一个以上的峰值频率，则使用双峰或三峰形式。

在一个对称的钟形分布中，均数、中位数、众数应该是相等的。

5. 三个常用的描述连续型数据离散趋势的方法。

（1）极差：最大值减去最小值的差值。

（2）标准差（standard deviation，SD）：通常用 σ 表示。方差（σ^2）是数据与总体平均值之间的比较。

SD=方差的平方根

SD=均数的均方根（root mean square，RMS）=每个观察值与总体平均值之差的平方的平均值的平方根。

（3）标准误（standard error，SE）：即使用一定样本量估计总体均值时的预期误差。SE=样本 SD/样本量的平方根。

二、数据分布

1. 分布是一种总结数据的方便工具。医学上的许多研究数据都与常见的统计分布模型相匹配。这是很有帮助的，因为通过已知的定位方法和变异性所推断出的人口分布特征可以容易地计算出末端观测值的概率。

2. 正态分布（高斯曲线或钟形曲线）是一种对称的钟形分布，与许多医学上的连续型数据构成的分布相匹配。每个分布都存在一个均数和方差。

3. Z 分数指观察值与总体均数差值的 SD 数。1Z 分数单位=1SD。

（1）–1Z 至 +1Z（在正态分布中，均数 ± 1SD）包括了 68% 的观察值，这相当于钟形曲线下 68% 的面积。钟形曲线下的面积与观察对象的频率或概率相关。

（2）–2Z 至 +2Z（ ± 2SD）是曲线下约 95% 的面积。

（3）–3Z 至 +3Z（ ± 3SD）曲线下约 99.7% 的面积。

（4）在临床医学中，Z 分数是指超过或低于总体平均值（相同年龄、种族和性别的"一般人"）的 SD 数。

4. t 值是样本值在选定或理想总体上高于或低于的 SD 数。

三、统计检验

1. 统计检验是通过部分样本推断更大患者群体中的因变量或结局变量的方法。统计检验有多种方法，每一种都涉及估计某一结局作为偶然事件被观察到的概率。

2. 可能性与概率：

（1）可能性是指某一特定结局发生的可能性。注意，某一结局是可能发生的，但不是百分之百肯定。可能性的概念是一个主观术语，而不是一个数值。

（2）概率是一个特定事件（可能发生的事件）在一组可能发生事件中发生的机会或可能性，通常用 0 到 1（或以 0% 到 100%）表示。一个罕见事件的概率接近 0（0%），一个非常可能事件的概率接近 1（100%）。

（3）如抛硬币有正面着地或反面着地的可能性。正面着地的概率是 50%，反面也是 50%。

3. 无效假设（H_0）代表研究人员期望反驳的假设，并以此来支持对立假设。无效假设通常与研究人员试图证明的事实正好相反。

如若研究人员试图证明"药物 A"降低血压的效果比安慰剂好，那么无效假设就是药物 A 降低血压的效果并不比安慰剂强。

4. Ⅰ类错误（α）是正确的 H_0 被拒绝的概率。α 可以被研究者预设在任一水平上。通常将 α 设置为 0.05（5%）、0.01（1%）和 0.001（0.1%）。

5. Ⅱ类错误（β）是假的 H_0 未被拒绝的概率。Ⅱ类错误的可能性取决于数据集内部差异的大小以及样本量的大小。如果样本量不足，在统计比较中差异可能无法被发现。

6. 检验效能（$1-\beta$）是拒绝 H_0 的概率。为了统计检验有足够的检验效能，必须计算样本量。

7. 统计检验通常会产生一个 P 值，由于抽样偶然性，这个 P 值是通过随机抽样产生一组观察值的概率。

如果 P 值<α 值，则认为结果具有统计学意义。

📖 如果 P 值是 0.001，假定 α 值是 0.01 或 0.05，而不是 0.001，则提示差异具有统计学意义。

8. 样本量（n）应与统计分析结果一起发表。这与自由度（degrees of freedom, DF）不同，自由度指的是统计中能自由变化和假定任何值的数据个数。

9. 可信区间（confidence interval, CI）量化了从样本中获得的测量值的精确度。CI 表示某个值落在一个区间内的可能性，代表假设为真。

（1）在正态分布中，均值位于 CI 的中心，并位于上可信限和下可信限之间。Z 分布或 t 分布通常设置可信限。

（2）95% CI（α=0.05）或 99% CI（α=0.01）是最常用的可信限。

（3）如果某一特定值落在了样本均值的 95% CI 之外，即在剩余的 5% 范围内，则证明样本均值与该特定值的差异有统计学意义。

（4）图 12-13 是被诊断为静脉血栓栓塞性疾病（venous thromboembolism diseases, VTEs）时患者康复住院天数的 95% CI。"1~5d"组的 CI 未与其他组的重叠，因此在 α=0.05（CI 为 95%）的条件下可以得出它与其他组的差异具有统计学意义。其他组的 CI 都存在相互重叠。

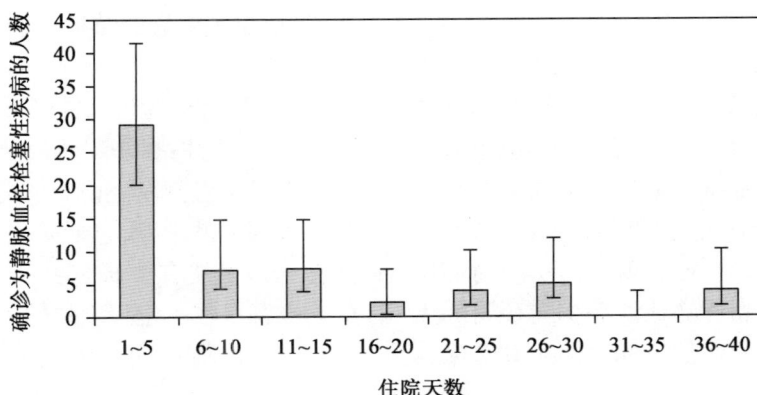

图12-13　VTEs发生率随康复天数的变化；一个可信区间相关的例子

10. 相互重叠的 *CI* 表示"无差异"，即与其他组数据间的差异无统计学意义。

- *t* 检验是采用 *t* 分布推论多种可能结果概率的统计分析工具。*t* 分布具有正态分布的许多特征——对称、单峰、钟形分布，但当不确定性较大、抽样变异性大、样本容量较小（<30）时更适合。

四、实验设计

医学数据的收集有多种不同的研究设计类型。常见的研究设计类型包括：①队列（纵向）研究；②临床试验；③病例对照研究；④病例系列研究；⑤横断面研究。

1. 队列研究（或纵向研究）是根据特定变量的初始暴露状态（如辐射暴露与无辐射暴露）来划分特定组（队列），并对亚组跟踪随访以观察不同组的结局。可以在亚组之间或与未治疗的对照组进行比较。队列研究通常但不总是前瞻性研究。队列研究通常需要较大的样本量。

队列研究分析

（1）绝对风险（发病率）是指某一结局在一个时间段内发生的概率。

（2）危险度比（risk ratio，*RR*），也称为相对危险度（relative risk，*RR*）是比较暴露组和未暴露组发展至某一结局的概率。

① 如 *RR*=辐射暴露后罹患癌症的概率/没有辐射暴露时罹患癌症的概率。

② *RR*=0.50 意味着第一组（分子）患者的相对危险度降低了 50%。

③ *RR*=1 意味着暴露状态与结局没有关系，因为两个亚组都有相同的概率产生同一结局。

④ *RR*=1.5 表示第一组（分子）的相对危险度增加了 50%。

2. 临床试验是队列研究的一种，具有以下特点：

（1）它是实验性质的（即有一定的干涉，而不是纯粹的观察）。

（2）它的目的是基于样本患者的疗效来制定未来同样病情患者的最佳治疗方案。

（3）对结果的评估通常采用"双盲"方式进行。双盲研究意味着患者和评估者均不知晓患者接受的治疗方案。这是为了避免评估结果产生偏倚。

（4）被分为治疗组和对照组。对照组通常接受安慰剂治疗或现行的标准治疗。

（5）分组通常是随机的，这是为了避免抽样误差，因为抽样误差可能导致结果失真。抽样误差包括仅通过健康人群评估特定治疗的效果，或混淆适应证（应当为每个患者选择预期的最佳治疗）等。

3. 病例对照研究是将一组患有某种疾病或状况的人与另一组没有这种疾病或状况的人进行比较的研究。然后对这些组之间的暴露史进行比较。病例对照研究本质上是典型的（但不总是）回顾性研究，需要的样本量较小。病例对照结果包括优势比（odds ratios，*OR*）。

OR 值（又称暴露比值比）是病例组暴露比/对照组暴露比。这与队列研究中使用的相

对危险度的概念相似。

如 3 级或 4 级压疮的患者其死亡 *OR* 值为 1.74,这意味着此类患者的死亡风险增加了 74%。

📖 注意对比:队列研究是随访暴露组患者一段时间,最终发现暴露因素的预估风险和相对危险度。病例对照研究通过对某种疾病或其他终点事件患者数据的分析,就暴露史与对照组进行比较,最终得到优势比。病例对照研究无法计算危险度,因为病例组和对照组并非来自同一标准人群。

4. 病例系列研究是收集的一组病情不同的病例报告的研究,通常没有对照组。他们可能只进行了统计描述或者根本没有应用统计学方法。由于对整体人群的情况未知,所以无法计算与率相关的值。

（1）有时也被称作逸事报道(可能含有贬义)。

（2）对发现非预期可能事件、前哨事件或有价值的临床初步发现有所帮助。

5. 横断面研究(现况调查)是对某一时间点的数据进行分析的研究。横断面研究可以得到患病率,即不同变量与疾病间的相关性,变量也可能与疾病关系不大,如体重指数(body mass index,BMI)。

（1）如美国人口普查或全民健康和营养状况调查。

（2）患病人数:人群中罹患某种疾病的总人数。患病率是指特定人群中的病例数所占的百分比。

（3）新发人数:特定时间段内的新出现的病例数。发病率是指在一定时间段内,一定人群中特定病种新发的频率。

6. 前瞻性研究是提前对结果进行预测的研究。临床试验和大多数(但不全是)队列研究都属于前瞻性研究。

7. 回顾性研究是回顾已发生事件的研究。病例报告/病例系列研究和大多数(但不全是)病例对照研究都属于回顾性研究。

［研究设计的其他关键因素］

1. 样本的选择:选择的样本要能够代表整体(无偏倚、独立、随机选择),并需要足够的样本量,以提供可靠的结果(足够的检验效能以减少Ⅱ类错误)。

2. 可靠性:指研究的可重复性。

3. 有效性:指一项研究通过其研究设计和方法准确衡量其阐述内容的能力。有效性会受到多种因素的影响,包括研究中的系统性错误,如偏倚。虽然有些研究更易出现偏倚,但所有的研究都存在一定程度的偏倚。

（1）偏倚指的是因数据收集或选择样本的方法导致数据失真。常见的偏倚包括以下几个。

① 选择偏倚指的是选择偏倾向于某一特定结局的患者。

② 抽样误差指的是由于对总体不完全或不充分的代表导致样本倾向或有悖于某一特定结局。

（2）机构审查委员会(Institutional Review Board,IRB)的批准是进行任何涉及人体受试者的研究之前必须满足的法律要求。

五、筛查评估和诊断试验

1. 与"金标准"相比,筛查或诊断试验的优点在于可能更快、更便宜和微创,但是重要的是需要确保其结果具有可比性。衡量可比性的主要指标是灵敏度和特异度。

2. 灵敏度是指在一组已知阳性的患者中检测阳性的概率。

3. 特异度是指在一组已知阴性的患者中检测阴性的概率。

4. 阳性预测值(positive predictive value,PPV)是阳性结果真正为阳性的概率。

5. 阴性预测值(negative predictive value,NPV)是阴性结果真正为阴性的概率。

检测结果	患病	未患病	
阳性	a(真阳性)	b(假阳性) Ⅰ类错误	PPV= a/(a+b)
阴性	c(假阴性) Ⅱ类错误	d(真阴性)	NPV= d/(c+d)
	灵敏度=a/(a+c)	特异度=d/(b+d)	

PPV. 阳性预测值;NPV. 阴性预测值

第七节　临床伦理学的基本原则

临床伦理学是运用结构化的方法来指导临床医疗过程中的伦理决策。生物伦理学学者通常认为有四项伦理原则与临床医疗相关，即遵守自主原则、行善原则、非恶意原则和公正原则（Jonsen et al.，2015）。

一、自主原则（Edge and Groves，2006；Jonsen et al.，2015；Kornblau and Burkhardt，2012；Purtilo and Doherty，2011；Sliwa et al.，2002）

1. 自主即自己做决定。在临床医疗活动中，它是一个人做出明智决定的道德权利。

2. 自主原则通常假设一个人拥有决策能力，理解所有相关内容，并且可以不受限制地实施决策。

3. 询问患者是否愿意成为决策者，是否让家属承担这个角色，或者共同决定，这都是对患者自主权的恰当尊重。

4. 知情同意权在很大程度上基于自主原则，并符合以下几点。

（1）患者具有行为能力。

（2）自愿决策。

（3）理解重要内容。

（4）知情同意后方可实施。

5. 患者必须具备获取知情同意和参与治疗的行为能力。行为能力作为一个法律上的概念，只有法官才有权判定一个人有无行为能力。

6. 决策能力是指患者做出选择的能力。

（1）目前没有衡量决策能力的通用方法。临床医生可以试着去评估患者的决策能力，但对于更复杂的病例，可以咨询相关领域的专家，如精神病学家、心理学家等。

（2）当患者的决策能力不足时，备选的方案如下。

① 患者之前准备的声明。

② 指定一个代理决策者（如果没有预先指定）。长期医疗授权委托书是一种合法授权委托书。

③ 如果患者没有指定的代理人，可采用的替代方案如下。

- 根据国家代理人相关法规指定的人（通常是配偶，其次是成年子女、父母或密友）。

- 法院指定的监护人。

- 患者的家人、朋友和医生共同选择的最合适人选。

7. 临床伦理学斗争的一个领域就是自主权与家长式管理。

（1）在家长式的方法中，由临床医生决定什么对患者是最好的。当患者不愿意参与决策和紧急情况时，家长式的模式可能是合适的。

（2）在非紧急情况下，可以采取契约模式，这种模式承认患者对其治疗享有选择权。

二、行善原则（Edge and Groves，2006；Jonsen et al.，2015；Kornblau and Burkhardt，2012）

1. 指对他人有利的行为，并且在尊重患者自主权的同时，采取措施防止伤害、消除伤害、促进福利。

2. 如语言治疗师推荐持续性、严重吞咽障碍患者采用经皮内镜胃造瘘（percutaneous endoscopic gastrostomy，PEG）管作为满足营养摄入的最适合的方法，这是践行了行善原则。如果患者拒绝并继续选择经口摄入，这是遵从了自主原则（Strand，1995）。

三、非恶意原则（Glannon，2005；Purtilo and Doherty，2011）

1. 非恶意原则是医学伦理的中心宗旨，意思是"不造成伤害"。源自拉丁语中的 Primum non nocere（"首先，不要伤害。"）。

2. 在伦理学中，不伤害他人和有利于他人的行为被视为不同的职责。

3. 在先前描述的吞咽障碍案例中（Strand，1995），尽管自主原则可能与行善原则相冲突，但是推荐的治疗也可能会增加伤害。

四、公正原则（Glannon，2005；Kornblau and Burkhardt，2012；Purtilo and Doherty，2011；Sliwa et al.，2002）

1. 在生物医学伦理学中，关于公正的讨论通常集中在有限医疗资源的公平分配。有限的医疗资源可以是病床、医疗专业服务、药物、治疗方式或诊断检查和步骤。

2. 公正意味着公平。

3. 相对公平是根据需要或欲望来分配资源。如只给高危人群接种疫苗，而不是给整个社区的人。

4. 绝对公平是倾向于平均分配而不是个人需求。如平等有限的治疗、预付系统和参与诊断的人员。

五、伦理困境的四象限法则（Jonsen et al.，2015；Kliever，1989）

四象限法则（表12-12）是将临床伦理相关问题归类为四个主要主题的一种方法。

（1）医学指征是诊断疾病、判断严重程度，对存活情况和损伤恢复做出预后判断以及确定治疗方案（包括每种治疗方案的风险、益处和不同治疗有效的概率）所必需的临床数据。明确认识干预措施可能带来的益处是对病例进行伦理评估的第一步。

（2）患者的选择是由患者或委托人来表达。

（3）患者治疗前后的生活质量与医疗干预

表 12-12　四象限法则

医学指征	患者的选择
行善原则和非恶意原则	尊重患者自主权原则
■ 患者的病情、病史、诊断和预后是什么？	■ 患者的需求是什么？目标是什么？
■ 病情是否严重？急性还是慢性发作的？是否紧急？是否可逆？	■ 患者是否被告知益处和风险，是否理解并同意？
■ 治疗的目标是什么？	■ 患者是否具备足够的心智及行为能力？是否有行为能力不足的证据？
■ 不同治疗方案的成功率是多少？	■ 患者是否提前表达了选择（如预先指令）？
■ 治疗失败时怎么办？	■ 如无行为能力，谁是合适的代理人？代理人是否符合相关标准？
■ 总之，该患者如何能从医疗和护理中获益，如何避免伤害？	■ 患者是自愿的吗？
	■ 总之，患者的选择权是否在道德和法律上得到尽可能的尊重？
生活质量	**背景特征**
自主、行善和非恶意原则	公正原则
■ 治疗或者不治疗的目的是什么？回归正常生活？	■ 是否有可能影响治疗决策的家庭问题？
■ 对患者生活质量的评估是否存在偏差？	■ 是否有参与者（医生、护士）可能影响治疗决策？
■ 即使治疗成功，患者可能会有哪些身体、精神和社会缺陷？	■ 是否有经济因素？
■ 患者能否忍受现在或将来以这种情况继续生活？	■ 是否有宗教或文化因素？
■ 放弃治疗的计划和理由是什么？	■ 是否有理由违反保密原则？
■ 安慰疗法和姑息治疗的计划是什么？	■ 是否存在稀缺资源分配的问题？
■ 有可能会出现什么样的伦理问题？	■ 治疗决策的法律意义是什么？
	■ 临床研究或教学是否会影响临床决策？
	■ 与参与者或机构之间是否有利益冲突？

参考文献：Jonsen AR，Siegler M，Winslade WJ. Clinical Ethics：A Practical Approach to Ethical Decisions in Clinical Medicine. New York，NY：McGraw Hill；2002. 已授权。

相关。

（4）背景特征（家庭、社会、政策、经济基础和法规）会影响医疗决策。

第八节　多发性硬化

多发性硬化（multiple sclerosis，MS）是最常见的一种中枢神经脱髓鞘性疾病。由免疫介导炎症反应而导致的局部脱髓鞘引发轴突稀少是本病的特点。表现为在脑和脊髓中形成特征性的白质斑块，这些斑块可能会复发和/或扩大引发病情的进一步恶化。

少突胶质细胞是中枢神经系统的髓鞘形成细胞，免疫介导的炎症反应可导致髓鞘的脱失、轴突稀少和脑萎缩。斑块的形成导致神经传导功能（部分或完全）障碍，从而使动作电位沿神经传导受阻。随着少突胶质细胞的破坏、星形胶质细胞的增殖和胶质斑块的形成，陈旧性斑块可逐渐变为硬化斑。在急性病变时，可有髓鞘的再生，这就形成了"缓解"。

一、一般情况

1. 多发性硬化是导致20—50岁人群重大残疾的第三大致残原因。

2. 平均发病年龄30岁。

3. 具体病因尚未明确。

4. 男女患病比例为1∶2，白种人患病率大于美籍非裔、亚洲人种（中年）和北欧育龄期女性。

5. 发病机制：

（1）免疫介导的炎症反应导致神经变性。

（2）遗传因素：家族史（兄弟姐妹>子女），主要组织相容性复合体（major histocompatibility complex，MHC）*HLA-DRB1*位点。风险与多种非MHC易感基因相关。

孪生：异卵双胞胎为3%~5%。同卵双胞胎为39%。

（3）免疫学：T细胞经过血脑屏障到达炎性区域。

（4）病毒感染：慢性病毒感染，但无明确依据。

（5）环境因素与MS发病有一定相关性，

但仍须进一步地研究。（Løken-Amsrud et al.，2015；O'Gorman et al.，2012）

6. 地理分布：赤道地区的患病率<1/10万，而欧洲南部和美国南部地区患病率为4~6/10万，加拿大、欧洲北部和美国北部患病率为30~80/10万。美国有近35万人患有MS。

7. 15岁之前迁移至温带气候地区。

8. 复发率在孕期会降低，但产后会增加，长期预后无变化。

9. 维生素D的潜在作用：维生素D的缺乏会增加患病风险。维生素D的缺乏与新发病灶风险相关。临床孤立综合征（clinically isolated syndrome，CIS）及维生素D的水平与病情转化为多发性硬化、活动性病灶和进一步进展呈负相关。

二、美国MS研究协会将MS分为四种主要临床类型

（一）临床孤立综合征

1. 初发MS相应症状并且有炎症和脱髓鞘依据。

2. 持续24h以上。

3. 尚未达到MS诊断标准。

（二）复发缓解型MS（relapsing-remitting MS，RRMS）

1. 最常见型，85%~90%的患者最初表现为RRMS。

2. 临床表现：早期病情恶化后完全缓解，可长期稳定表现为每次恶化后缓解或遗留轻度残疾。

3. 与性别相关，男女比例1∶2。

（三）继发进展型MS（secondary progressive MS，SPMS）

1. 持续恶化伴或不伴缓解的RRMS。

2. 同样与性别相关，男女比例1∶2。

3. 50%的RRMS患者在10年后转化为SPMS，90%的患者25年后转化为SPMS。

（四）原发进展型MS（primary progressive MS，PPMS）

1. 隐匿性发病，症状持续发展，很少缓解，致残率增加。病情进展至死亡可在数周至数月内发生。它在老年人口中更为常见，男女比例

为 1 : 1。

2. 约占病例 10%。

3. 预后差。

三、其他分型

(一) 良性多发性硬化

1. 发病 15 年后无功能障碍。

2. 症状表现较轻,早期急性加重,可完全缓解(炎症消退、部分髓鞘再生或神经传导路径重建),缓解后少量或无功能障碍。

(二) 恶性多发性硬化

短时间内病情迅速恶化。

四、MS 的预后因素(表 12-13)

表 12-13　多发性硬化的预后

因素	良好预后	较差预后
症状	单一症状	多症状
发病	突然发病,经长时间缓解后恢复良好	迅速进展
首发表现	感觉性视神经炎	运动(首发)共济失调和震颤
步行	可	困难
缓解和复发	病程时间长,较完全的恢复	高复发率
功能障碍	轻度功能障碍	高度功能障碍

五、临床症状和体征

临床症状和体征取决于中枢神经系统中白质病变的位置。首发症状常为视神经炎和横贯性脊髓炎。在进展期可表现为 Charcot 三联征(断续言语、意向性震颤和眼震)。感觉异常和异常步态通常被视为始发症状。然而,最常见的临床表现为下表列出中的混合症状。

> **MS 最常见的三种症状**
> 1. 膀胱和胃肠功能障碍。
> 2. 疲劳(核心症状)。
> 3. 疼痛。

MS. 多发性硬化

引自:MS Society of Canada,2003,https://mssociety.ca/about-ms/symptoms.

(一) 常见症状

(1) 膀胱、肠及性功能障碍。

(2) 疲劳(核心症状)。

(3) 疼痛:感觉迟钝;最常见的是肌痉挛疼痛。

(4) 视力障碍:视神经炎,复视,眼球震颤,核间性眼麻痹。

(5) 热敏感(Uhthoff 现象)。

(6) 认知障碍:记忆力、注意力、反应速度。

(7) 小脑和基底节:共济失调,意向性震颤,步态异常,言语不利。

(8) 脊柱:感觉异常,包括深浅感觉异常。

(9) 皮质脊髓束:无力、痉挛。

(10) 额叶功能障碍:认知障碍、记忆、学习、情绪反应受损、抑郁。

(11) 言语异常:构音障碍,发音困难。

(12) 脑干异常:肌无力、耳聋、耳鸣、眩晕、呕吐、一过性面部麻木、吞咽困难。

(13) 癫痫。

(14) 睡眠障碍,阻塞性睡眠呼吸暂停,不宁腿综合征。

(15) 眩晕、头晕、平衡障碍。

(16) 性功能障碍。

> **患者认为最影响日常生活能力的三大问题**
> 1. 疲劳。
> 2. 平衡障碍。
> 3. 无力。

引自:Kraft GH,Freal JE,Coryell JK. Disability,disease duration,and rehabilitation service needs in multiple sclerosis:patient perspectives. Arch Phys Med Rehabil. 1986;67:164-168. doi:10.1016/0003-9993(86)90060-2.

(二) 一般体征(加拿大多发性硬化研究协会,2019)

莱尔米特征

这是 MS 的典型表现(但没有特异性)。

(1) 被动屈曲颈部时,会有过电感和冲击感放射至脊柱和肩部等部位。这种现象很可能是由于髓鞘对拉伸或牵引的敏感性增加所致。

（2）上运动神经元（损伤）标志：反射亢进，霍夫曼征及巴宾斯基征阳性，痉挛。

（3）无力。

（4）感觉减退。

注意：并非所有新发症状都是由新发的病灶引起的。发热、高温、精神压力、劳累或其他医学问题，特别是肺部感染、尿路感染、脱水或药物不良反应，都可以使原有症状或无症状病变短期加重。这些诱发因素或者疾病需要尽早识别和治疗或避免。

六、多发性硬化的诊断

（一）临床标准

2010 修订的 McDonald 诊断标准（表 12-14）

表 12-14　2010 修订版 McDonald MS 诊断标准

临床（发病）	客观病变	完成诊断的额外条件
两次或以上	客观临床依据提示两个及两个以上病灶或一个有既往发病依据的病灶	无。仅临床依据即可诊断；额外依据也可以，但须与 MS 相符
两次或以上	客观临床依据提示一个病灶	病灶的空间分布，由以下证明： • 至少两个 MS 典型的中枢神经系统区域（脑室周围、皮质、幕下、脊髓）中有 ≥1 处的 T_2 病灶 或 • 待进一步临床发作，累及不同的中枢神经系统部位
一次	客观临床依据提示两个及两个以上病灶	病灶的时间分布，由以下证明： • 任何时间 MRI 检查同时存在无症状的钆增强和非增强病灶 或 • 随访 MRI 检查有新发 T_2 病灶和/或钆增强病灶，不论时间 或 • 等待再次临床发作
一次	客观临床依据提示一个病灶（临床孤立综合征）	病灶的空间分布，由以下证明： • 至少两个 MS 典型的中枢神经系统区域（脑室周围、皮质、幕下、脊髓）中有 ≥1 处的 T_2 病灶 或 • 待进一步临床发作，累及不同的中枢神经系统部位 病灶的时间分布，由以下证明： • 任何时间 MRI 检查同时存在无症状的钆增强和非增强病灶 或 • 随访 MRI 检查有新发 T_2 病灶和/或钆增强病灶，不论时间 或 • 等待再次临床发作
零次（自初始起）神经功能障碍隐袭性进展		回顾性或前瞻性调查表明疾病进展一年，且至少有以下三项中的两项： • MS 典型的中枢神经系统区域（脑室周围、皮质、幕下、脊髓）中有 ≥1 处的 T_2 病灶 • 脊髓内有 ≥2 处 T_2 病灶 • 脑脊液检查结果呈阳性

包含临床表现和神经影像检查。

（二）临床研究结果

📖 1. 根据临床表现和磁共振结果显示,病灶在时间和部位上都是散在分布的。

2. 部位:通过 MRI 发现至少四个典型中枢病变部位中的两个,或通过涉及不同中枢神经系统病灶的临床发病。

3. 时间:第二次临床发病或一个新的 T_2 和/或钆增强病灶。

4. 两次发病间隔:30d。

5. 伴有两处及以上的病灶作为临床依据的两次及两次以上的发病。

6. 反应白质受累的两个及以上的神经功能区域缺损,两次发病持续时间大于 24h 并间隔 1 个月。

7. 发病年龄:15—50 周岁。

8. 通常有两个独立的病灶,且单一病灶不能解释症状出现的原因。

9. 检查可发现客观异常。

10. 诊断数据支持的特征性的体征和症状。

（三）诊断研究

📖 MS 没有相应的病原学检查。所有检查结果都是非特异性的并且需要结合临床表现。

1. 脑脊液检查

（1）寡克隆 IgG 条带(OCB)是重要的脑脊液检查,在临床确诊的 95% 的 MS 患者和 60%~70%CIS 患者中可检出。然而单纯检出并不足以构成诊断。对于单一症状的患者检出提示较高概率发展为 MS。

（2）IgG 指数:90% 的临床确诊 MS 患者可出现脑脊液 IgG 结果异常。

2. 视觉诱发电位(与 MRI 高度相关)

临床确诊的 85%MS 和 30% 的 CIS 患者可有 P100 潜伏期异常(增加或延迟)。

3. 脑干听觉诱发电位

（1）67% 临床明确诊断的 MS 可出现异常。

（2）脑桥区研究显示在脱髓鞘过程中无继发波形产生或者出现延迟。

4. 体感诱发电位

（1）77% 临床明确诊断的 MS 可出现异常。

（2）在 MS 患者中,最常见的异常是胫神经刺激引起潜伏期增加或缺失。

5. 肌电图/神经传导研究

（1）因为 MS 是中枢病变,从技术角度来看,标准神经传导研究(nerve conduction study,NCS)/肌电图(electromyography,EMG)评估只是针对周围神经系统(peripheral nervous system,PNS),因此在 MS 中不应受到影响。然而,有一些 MS 案例的 NCS/EMG 检查显示周围神经系统也受到了影响。

（2）神经传导检查评估 PNS 功能是完全正常的(MS 损害影响中枢神经系统)。神经波形振幅下降可能是肌肉萎缩导致的。

（3）针极肌电图检查可显示异常活动[例如纤颤电位、正锐波(positive sharp waves,PSW)、面肌颤搐],这些在其他中枢神经系统病变如卒中或创伤性脑损伤(traumatic brain injury,TBI)中也可看到。

（4）单纤维 EMG(SFEMG):颤动增加(Grana and Kraft,1994)

（5）瞬目反射测试中枢神经和周围神经传导通路,有异常可能。

6. MRI(灵敏度最高)

（1）支持 MS 的临床诊断。McDonald 的诊断标准中包含 MRI。

（2）90% 的临床确诊的 MS 和 80% 后来发展为 MS 的 CIS 患者可见白质病灶。

（3）这些卵状斑块通常位于脑室周区、胼胝体、半卵圆中心或基底节。

（4）疾病活动的最灵敏的指标,可检测疾病的活动及进展。

（5）可显示亚临床病变:钆增强可能预测发病以及显示活动病变。

7. CT

（1）对脑干、小脑、视神经病变的显像效果不佳。

（2）最常见的是脑萎缩。

七、多发性硬化的治疗

在急性加重期,治疗除了药物治疗外应还要包括全面的康复治疗计划。适当地休息、维持水电解质、膳食管理(营养)、膀胱和肠道管理、物理治疗（PT）/作业治疗（OT）/言语评估（吞咽评估和保护；认知评估）是患者护理的重要组成部分。

其药物治疗如下。

（一）糖皮质激素（甲泼尼龙）

1. 用于急性发作，起抗炎和抗水肿作用。急性发作="加重"，即持续>24h 的新发或恶化的 MS 症状，与代谢因素（如感染、脑卒中、肾衰竭）无关。

2. 用量：每日 500~1 000mg 静脉注射，连续 3~7d。可附加或不附加口服用药，或可口服强的松。

3. 视神经炎患者不予口服。

4. 风险：胃肠道紊乱、体液潴留、情绪波动、电解质失衡、失眠、痤疮、高血糖、高血压。

5. 常见反应性症状：视神经炎，脑干、运动、急性疼痛、肠和膀胱的症状。

6. 少数反应性症状：小脑，感觉症状。

7. 长期使用会增加皮质类固醇长期不良反应的风险：高血压、骨质疏松、糖尿病、体重增加和白内障。

8. 可加速恢复，但不能阻止远期发病或改变疾病进展。

（二）免疫调节因子（疾病调节治疗）

免疫调节因子（疾病调节治疗）既可以降低复发率，又可减缓脑损伤的累积。

1. 干扰素 β-1A（AVONEX®，美国食品及药物管理局 1996 年批准）

（1）用量：每周 30μg 肌内注射。

（2）不良反应：类似流行性感冒症状，肌痛，发热，发冷，虚弱，肝毒性，白细胞减少。

（3）2 年内复发率降低 29%。

（4）减少残疾进展，减少恶化，减少 MRI 病变的数量和大小。

（5）2%~5% 产生中和抗体。

2. 干扰素 β-1A（REBIF®，美国食品及药物管理局 1998 年批准）

（1）用量：22μg 或 44μg 皮下注射，每周 3 次，给药须间隔 48h。大剂量更有效。

（2）不良反应：抑郁，注射部位反应，流行性感冒样症状，肝功异常。

（3）减缓多发性硬化的进展；降低复发率。减少 MRI 病灶进展。

（4）22μg 组和 44μg 组分别有 24% 和 13% 患者产生中和抗体。

（5）延长复发的时间，MR 检查可见单次神经发作后活跃病变的数量减少，后续复发率降低。

3. 干扰素 β-1B（BETASERON®，EXTAVIA®，美国食品及药物管理局分别于 1993 年、2009 年批准）

（1）用量：隔天 250μg，皮下注射。

（2）副反应：流行性感冒样症状、肝毒性、白细胞减少、肌肉疼痛、注射部位反应、注射部位坏死（5%）。

（3）5 年内复发率降低 30%。

（4）减缓从 RRMS 发展为 SPMS 的进程，减少恶化（BENEFIT 临床试验），延缓恶化发生，减少严重恶化发生。

（5）MRI 检查病变区无增大，5 年 MRI 可见病灶减少。

（6）34% 患者可形成中和抗体。

4. 聚乙二醇化干扰素 β-1A（PLEGRIDY®，美国食品及药物管理局 2014 年批准）

（1）用于治疗 RRMS。

（2）用量：125mg，皮下注射，每 2 周 1 次。

（3）需监测肝功能（LFTs）。

5. 醋酸格拉替雷（COPAXONE®，美国食品及药物管理局 1996 年；MYLAN 制药公司 2017 年提供每周 3 次剂量通用表格）

（1）四种氨基酸组成：模仿髓鞘碱性蛋白，使抗炎性淋巴细胞增殖。

（2）用量：20mg，皮下注射，每日 1 次或每周 3 次。

（3）不良反应：自限性短时红斑反应，注射部位反应，注射后自限性胸闷反应。

（4）2 年内复发率降低 29%。

（5）可能来自 Avonex 和 Betaseron（25%）血清中和抗体导致疗效降低。

（6）降低复发率，减少加重次数和严重程度，减少新的 MRI 病灶。

6. 那他珠单抗（TYSABRI®，美国食品及

药物管理局 2006 年批准）

（1）选择性黏附分子抑制剂：单克隆抗体，减少细胞穿过血脑屏障。

（2）用量：每 4 周静脉滴注 300mg。

（3）1 年后复发率下降 68%；减少致残。

（4）与进行性多灶性白质脑病（PML）相关，可致死。

7. 芬戈莫德（GILENYA®，美国食品及药物管理局 2010 年批准；10—18 岁，美国食品及药物管理局 2018 年批准

（1）第一个被批准用于改善多发性硬化的口服药物。

（2）第一个被批准用于 10—18 岁儿童和青少年的 RRMS 治疗，2018。

（3）用量：0.5mg 口服，每日 1 次。

（4）阻止激活的 T 细胞从淋巴结迁移，从而限制其进入中枢神经系统。

（5）降低复发率，新的 MRI 病变和残疾。水痘-带状疱疹病毒感染（死亡报告）、黄斑水肿、慢速心律失常、肝毒性、肿瘤、头痛的风险。

（6）检查肝脏、心电图、眼科、水痘病毒血清学检查。

（7）有进行性多灶性白质脑病报道。

（8）存在致畸可能，须在备孕前停药。

8. 富马酸二甲酯（TECFIDERA®，美国食品及药物管理局 2013 年批准）

（1）减少炎症细胞因子：抗氧化作用。

（2）用量：120mg 口服，每天 2 次，连续 7d，然后改为 240mg，每天 2 次。

（3）降低复发率、心脑损伤和残疾进展。

（4）神经保护；免疫调制剂。

（5）监控淋巴细胞减少；脸红，恶心，腹泻，腹痛。

（6）有进行性多灶性白质脑病报道。

9. 特立氟胺（AUBAGIO®，美国食品及药物管理局 2012 年批准）

（1）免疫抑制；免疫调制剂。

（2）用量：每日 7mg 或 14mg。第一次用药监测心动过缓情况。

（3）剂量越大，效果越好；降低 30% 的复发率，延缓疾病进展。

（4）恶心、头痛、腹泻、头发稀疏、肝毒性。

（5）潜在致畸：备孕前停药。

10. 阿伦单抗（CAMPATH®，LEMTRADA®，美国食品及药物管理局 2014 年批准）

（1）降低复发率。

（2）用量：每日 12mg，连续 5d，12 个月后再给药。

（3）风险：免疫血小板减少症紫癜，输液反应，感染，自身免疫性疾病。

（4）需要预防疱疹病毒和肺孢子菌。

11. OCRELIZUMAB（OCREVUS®，美国食品及药物管理局 2017 年批准）

（1）美国 FDA 批准的第一种 PPMS 药物。

（2）用量：初始剂量为 300mg，静脉滴注；2 周后第 2 次 300mg，静脉滴注；后续剂量每 6 个月单次 600mg，静脉滴注。

（3）减少残疾。

（4）避免用于乙型肝炎，可有输液反应，肿瘤风险。

（三）其他药物

这些药物可以被认为是二线药物。通常是用于治疗无效、致残的病人。在开这些药物处方时，需要权衡不良反应，并密切监控病人情况。

1. 环磷酰胺（Cytoxan®）。

2. 硫唑嘌呤。

3. 血浆置换需要安全进行，有低血压、出血、感染的风险。

4. 甲氨蝶呤。

5. 米托蒽醌（Novantrone），美国食品及药物管理局 2000 年批准：

（1）对恶化的 RRMS、SPMS 和 PRMS 强力免疫抑制剂。

（2）剂量相关的终生心脏毒性和血液毒性。

6. 利妥昔单抗（Rituxan®）：

（1）单克隆抗体。

（2）有 PML（进行性多灶性脑白质病）相关报告。

7. 医用大麻：

（1）存在争议，个别州允许使用。

（2）资料显示，有利于改善痉挛、疼痛、膀胱功能。

（3）还需要更多的研究。

［针对步行速度的药物］

达伐吡啶（Ampyra®）

1. 广谱钾通道阻断剂。

2. 剂量：10mg 口服，每日两次。

3. 1/3 的患者表现出步行速度的改善。

4. 癫痫发作的风险低。

八、康复治疗及症状处理

1. "康复改善 MS 的预后"（Greenspun et al.，1987）。

下肢的乏力和疲劳程度>>上肢。多发性硬化症患者康复的一个目标是防止去功能化、失用性萎缩和肌肉无力，发挥最大限度功能。

2. 训练提高运动能力

（1）有氧训练提高耐力。轻度渐进抗阻运动训练可以防止失用性萎缩，可以有较多的组间休息。

（2）多发性硬化引起的轻中度残疾，运动可以改善有氧能力、力量、活动能力、疲劳、生活质量、痉挛、认知、抑郁、行走能力和记忆/海马容量。

（3）可能有保护神经的作用。

（4）无疲劳运动（次极量运动）。

（5）运动处方的循证指南：轻度到中度残疾：30 分钟的中等强度有氧运动，每周 2 次；主要肌肉群力量训练，每周 2 次。

3. 疲劳会随着温度、压力和活动的增加而加重。

（1）高温可延迟电脉冲传导而加重症状。只要温度稍有升高就会导致传导阻滞。

（2）游泳应该在较低的温度下进行（<84°F）。

（3）建议：药物治疗（金刚烷胺，利他林®）和避免温度升高。莫达非尼也有一定效果。选择性 5-羟色胺再摄取抑制剂（SSRIs）可能有一定帮助。

（一）痉挛的处理

1. 参阅本章痉挛部分

2. 痉挛的增加可能是一些情况同时存在

的指征，包括感染、创伤、皮肤破损等。

3. 物理治疗：去除有害刺激，活动度，体位，夹板固定，冷疗。改善肠道、膀胱和皮肤的管理。

📖 4. 药物治疗：巴氯芬（口服或鞘内注射）是治疗中枢痉挛的首选药物。其他药物包括替扎尼定、丹曲林、地西泮、可乐定和氯硝西泮。

5. 局部注射：运动点、阻滞、神经阻滞和肉毒毒素注射也可使用。

6. 外科：神经根切断术，腱切断术和神经切除术。

7. ITB 泵：智能程序泵巴氯芬鞘内间隙泵入。

（二）协调障碍，共济失调，震颤，辨距障碍

1. 辨距障碍是指患者在随意运动时，肌肉之间缺乏协调的动作，患者不能在指定的点停止运动。

2. 具体症状将取决于斑块与白质束（脊髓小脑、大脑和脊柱）的具体位置。

3. 康复训练包括针对平衡和放松的 PT/OT 训练。增加踝关节的负重可以帮助有本体感觉异常的患者改善步态和日常生活活动能力。弗伦克尔运动用于治疗共济失调。

4. 药物治疗效果有限：异烟肼（INH）、普米酮、氯硝西泮（Klonopin®）、双丙酸钠（Depakote®）、普萘洛尔（Inderal®）和羟嗪。

（三）感觉障碍和疼痛

1. PT/OT、理疗（如经皮神经电刺激）、行为矫正和各种药物可用于控制与 MS 相关的感觉障碍。

2. 药物：加巴喷丁（Neurontin®）、卡马西平（Tegretol®）、三环抗抑郁药（TCAs）、阿米替林（Elavil®）、去甲雷丁（Pamelor®）、苯妥英钠（Dilantin®）、辣椒素。

（四）疲劳（参阅康复和症状处理部分内容）

1. 与正常疲劳不同的极度疲惫，晨起时较好。

2. 影响运动功能、认知功能、自理能力等。

3. 因抑郁，不耐热，剧烈运动，紧张，而加重状态。

4. 排除其他原因（如贫血、甲减、药物引起

的抑郁)。

5. 节约体力、简化工作、省力、步态、教育。

6. 药物如莫达非尼、金刚烷胺、氟西汀和哌醋甲酯等可以改善疲劳。

(五) 视力损害/眼部表现

1. 视神经炎

(1) 急性(数小时至数天)炎症性视神经脱髓鞘,可见于 25% 的 MS 患者。

(2) 临床表现:单眼视物模糊、视力完全或部分丧失。通常出现单侧眼痛,眼球运动时疼痛加重。眼睛周围的疼痛可能会导致视力下降。中央暗点是常见的视野缺损。残余视力下降,畏光或疼痛可能。

(3) 治疗:部分病例可静脉使用甲泼尼龙。远期视力不受治疗的影响。

2. 核间性眼肌麻痹

(1) 内侧纵束脱髓鞘病变。

(2) 临床表现:内侧眼直肌麻痹,导致患侧眼球内收不能,表现为自发性侧向凝视,通常伴有眼球震颤。

(3) 辐辏反射不沿内侧纵束传导,而是经由另外一个通路传导。从视网膜通过视神经、束、交叉和外侧膝状神经的路径到中脑核,最终到达双侧第三颅神经核。

(4) 眼球震颤,复视,视物模糊,视力下降。

(5) 治疗:眼罩和佩戴棱镜治疗。

(六) 膀胱功能障碍(表 12-15)

膀胱功能障碍在 MS 患者中很常见,是由于斑块病灶的发展影响了控制膀胱功能的中枢神经信号传导。可参阅第七章"脊髓损伤"关于膀胱处理的部分以获得深入的讨论。

(七) 其他异常

1. 肠功能障碍:便秘常见,建议早期进行肠道管理。

2. 吞咽障碍:颅神经损伤(V、Ⅶ、Ⅸ、Ⅻ)可导致吞咽异常。可出现吞咽迟缓、吞咽困难或淤积。ST 进行吞咽评估对于防止误吸等并发症是必不可少的。治疗包括锻炼、体位和改变食物的性状等。

3. 言语障碍:构音障碍,发音困难。

4. 性功能障碍。

5. 认知/情感障碍:处理速度、记忆、执行功能。

(1) MS 患者的一般智力会逐渐变化,语言能力的影响小于言语行为能力。

(2) 干扰素 β-1A 和干扰素 β-1B,那他珠单抗,芬戈莫德可能延缓进展。

(3) MS 患者的智商通常是正常的,特别是早期,而反应速度常有减慢(Peterson and Kokmen, 1989)。

表 12-15　MS 患者的神经源性膀胱的类型

	储尿障碍(最常见)	尿排空障碍	混合型
失调	膀胱过度活动伴小容量和括约肌无力(肾上腺素能)	膀胱变大,括约肌关闭	逼尿肌-括约肌协同失调(DSD)
问题	失禁 尿频;淋沥	排空不能 溢出性失禁	膀胱收缩 括约肌闭合 尿液肾反流
治疗	逼尿肌肌肉松弛药 奥昔布宁® 丙胺太林® 硫酸莨菪碱® 托特罗定®	自行间歇导尿 留置导尿 逼尿肌收缩剂 乌拉胆碱:尿道外括约肌松弛剂 α-拮抗剂 哌唑嗪 坦索罗辛	间歇导尿 间隙导尿使用 α 抗胆碱能药物储尿 某些患者可用 α 受体拮抗药 尿道支架或括约肌切开术

（4）短期记忆下降，推理能力下降，处理速度慢。

（5）可能由额叶病变或皮质类固醇使用导致欣快感。

（6）认知障碍与皮质萎缩相关。

6. 高达 70% 的 MS 患者会出现神经性精神异常。

（1）抑郁症是常见并发症，应由康复心理学干预处理；可影响记忆、注意力和专注力。

（2）自杀率是普通人的 7.5 倍。

九、多发性硬化的结局

1. 一般来说，85% 的 MS 患者会有正常的平均寿命。然而，疾病结局的不可预测性和损伤的可变性使得预后判断困难。

2. 很少致死。

3. 1/3 的患者在确诊后 10 年内需要门诊随诊治疗；2/3 的人不需要。

最小残疾记录

1. 包括评估 MS 主要功能障碍的不同类型的评定量表。

2. 最常用的量表是 Kurtzke 扩大残疾状况量表（EDSS）。

（1）检查 MS 患者 8 个不同神经系统，分 10 级。

（2）评定量表：

0=正常

4=严重残疾，但仍可在无辅助下行走

8=卧床

10=死亡

（3）检查区域：锥体束，小脑，脑干，感觉，肠和膀胱，视觉，精神状态和一般。

3. 其他 MS 预后评定量表：

（1）Kurtzke 功能系统量表（FS）。

（2）失能状态量表（ISS）。

（3）环境状态量表（ESS）。

4. 最小残疾记录（MRD）=EDSS、ISS 和 EES。

5. 功能独立性评测（FIM）：评估残疾和对帮助的需要。不行视力评估（Kurtzke，1983；参见图 8-4）。

第九节　肌肉骨骼超声

一、背景

1. 近年来，由于超声设备在图像分辨率方面的不断提高、设备更加便携，以及优惠的价格，使肌骨超声技术在物理医学与康复医学中得到广泛应用。

2. 肌骨超声技术作为一类发展中的临床检查方式，在肌肉骨骼病理学诊断和治疗方面极具价值。

3. 肌骨超声与 MRI 相比有很多优点：

（1）提高了软组织间的分辨率，更容易区别不同软组织结构。

（2）能够动态、实时评估受损部位情况：在进行诱发试验时可直接观察到韧带或者肌腱的完整性（如在进行膝关节应力试验时肌骨超声检查可显示完整的膝内侧副韧带）。

（3）超声按压表现：用超声探头按压可动态显示组织受压后的变化。

（4）肌骨超声能够直观的与周围组织进行比较。

（5）价格更便宜。

4. 肌骨超声与 MRI 相比缺点：

（1）检查结果与判读结果取决于操作者的临床经验与专业知识。

（2）由于声波在骨表面发生反射（声波不能很好地穿透骨皮质），关节腔内和骨皮质下病理变化很难观察到。

MRI 在评估关节内损伤（如前交叉韧带、后交叉韧带损伤、半月板或盂唇撕裂）及应力性骨折方面更佳。

（3）研究深度具有一定限制（肥胖患者可能显示不清或无法显示）。

二、超声波工作原理

1. 超声诊断仪主要由两部分构成：电脑显示和超声换能器（探头）。

2. 换能器（探头）内含压电晶体，该晶体负责将电信号转换为声波(逆压电效应)和将声能转换成电信号接收后形成图像(正压电效应)。

电信号↔换能器晶体↔声波

3. 换能器(探头)的选择通常基于被评估结构的大小和深度。最常见的频率范围为5~12MHz。

4. 常用传感器探头:

(1)线阵式探头:高频(5~10MHz),分辨率较高,穿透性较差。适用于表面结构(如手、手腕、肘、肩)。

(2)凸阵式探头:低频(3~5MHz),分辨率较低,穿透深度更大。适用于较深结构(如髋关节,肥胖患者)。

(3)压缩型线阵式("曲棍球棒")探头:(≥10MHz),频率极高,分辨率极高,外显度非常浅。适合浅表结构(如手指,正中神经)的检查。

5. 前面提到的探头可提供三维结构的薄切口,产生二维图像。因此,超声医师必须熟悉脏器完整的结构,方可做出准确评估,以避免遗漏病变。

三、超声基本术语

1. 波长:是指波在一个振动周期内传播的距离。

2. 频率:单位时间内完成的周期性变化的次数。

(1)频率的单位为赫兹(Hz),即每秒钟完成波周期的次数。

(2)1兆赫(MHz)=1 000 000赫兹。

3. 当声波脉冲穿过组织时会根据声波在组织内吸收或反射的能量形成独特的图像。

4. 重要因素包括组织的密度、声阻抗以及声波的传播速度。反射:声波在两种不同组织结构的边界处会发生反射。

5. 分辨率:即超声波区分相邻组织的能力。

(1)频率越高产生图像分辨率更高,细节更清晰,但穿透性差,无法深入体内深部。

(2)频率越低,生成的图像分辨率也就越低,但能够探入体内深部。

6. 超声检查切面

(1)纵向切面:探头与被检查的组织结构或身体部位的长轴平行。

(2)横向切面:探头垂直于被检查组织结构或身体部位的长轴。

四、各种组织超声特征

(一)了解组织的超声特征对于区分不同组织和病理诊断至关重要(图12-14~图12-17)

1. 重要的超声特征包括回声、各向异性、回声特性、可压缩性和血流信息。

2. 回声:这是指结构物反射声波和产生回声的能力。以灰度进行分级和描述。

(1)强回声或称高回声:组织结构对声波反射能力强,比周围组织亮(白色)。

(2)中等回声:组织结构与周围组织具有类似的回声(浅灰色)。

(3)低回声又称弱回声:组织结构反射声波弱,比周围组织暗(深灰色)。

(4)无回声:没有声波反射(黑色)。

3. 各向异性:与方向有关,某些组织在微结构上具有方向性,单个声束传入时组织回声会随入射声波角度/方向变化而变化(图12-14)。如当探头波束不垂直于组织结构时,肌腱的正常高回声表现将消失。轻微的倾斜会使声波折射出去,从探头上显示回声较暗。

4. 回声特性:指组织内部的回声模式(图12-15)。根据探头的定位,单个组织类型可以有不同的回声纹理(这将在下面的文本中描述)。

5. 可压缩性:是确定血管结构的特征表现。静脉比动脉更容易压缩变形。动脉受压后虽然形状也发生变化但仍会有搏动。

6. 血流:是识别血管结构的特有征象。无血管组织中出现血流可能提示病理状态(例如肌腱病变中的新生血管)。

(二)肌肉骨骼组织超声表现

1. 骨骼

(1)骨骼对声波有很强的反射性,会显示出高回声(回声为白色),并在其深处形成声影。

(2)身体其他部位的钙沉积(如钙化性肌腱炎、异位骨化)具有相同的影像学特征。

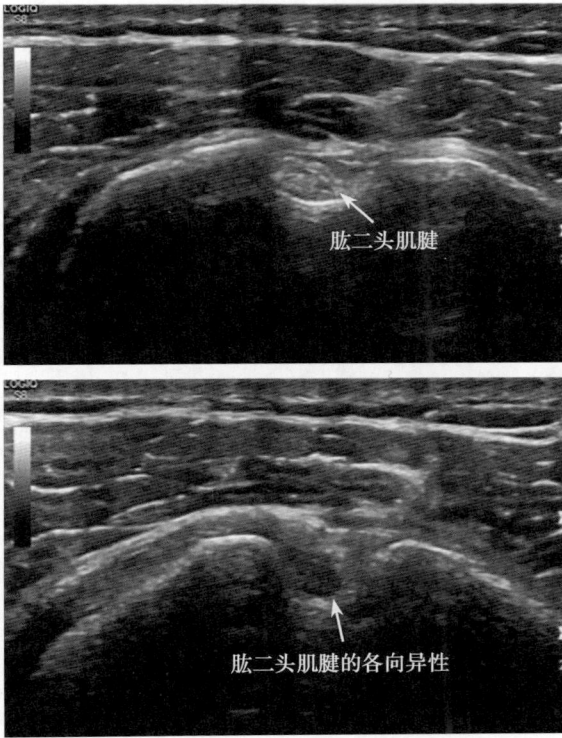

图 12-14　肱二头肌长头肌腱位于结节间沟的各向异性

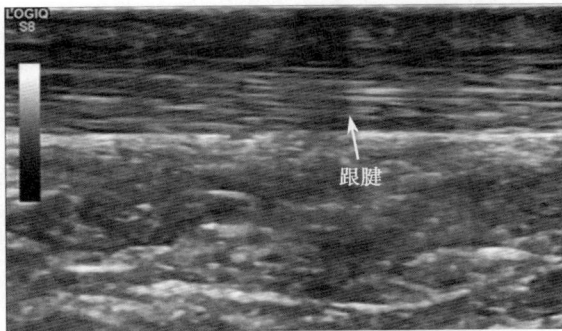

图 12-15　跟腱纵切面纤维回声结构

2. 软组织

（1）肌腱：表现为高回声的线性条索状组织结构。

① 横切面：点状回声；"扫帚头"样外观。

② 纵切面：细丝纤维状。

③ 肌腱最容易受到各向异性的影响，必须谨慎观察，因为不同组织的各向异性伪影可能会被误解为病变状态。如肌腱病的超声特征是纤维结构的缺失，而无回声的回声失落表现则可能是肌腱撕裂。

（2）神经：表现为混合回声的管状结构：低回声背景下的高回声束。

① 横切面：斑点状或"蜂窝状"外观；横截面也类似于电缆（图 12-16 和图 12-17）。

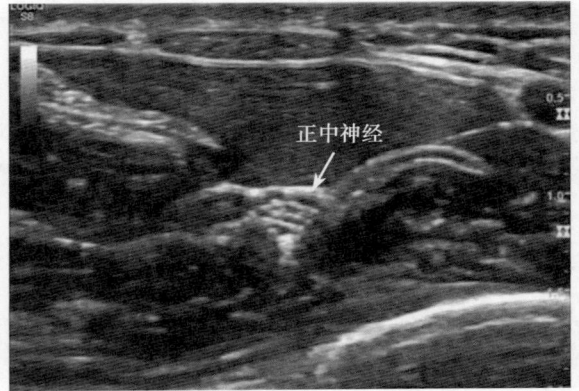

图 12-16　正中神经横切面呈"蜂窝状"分布

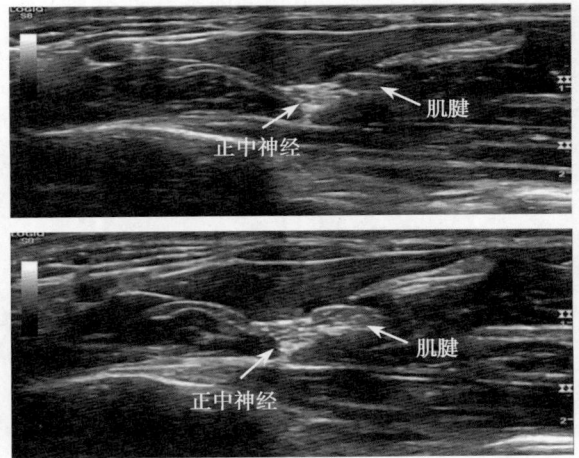

图 12-17　利用组织特征进行鉴别：上图，正中神经与邻近肌腱的横切面；下图，正中神经的横切面，由于对各向异性更敏感，相邻肌腱的可视化程度降低

② 纵切面：束状。

（3）韧带：高回声，纤维形态比肌腱更为紧密。

（4）皮肤：稍高回声。

（5）肌肉：混合回声，低回声区内被高回声的线性间隔和周围的肌膜分隔。

纵切面：隔膜呈平行线状改变，排列方式随肌肉收缩而变化。

（6）脂肪：通常表现为在高回声间隔线之间的低回声。

（7）软骨：低回声到无回声。

3. 液体：无回声。

五、超声成像伪影

1. 超声检查是人工检查，在检查过程中各种各样的因素或器具会形成超声伪影，导致对图像的误判。这些不属于本节讨论的内容。

2. 声影：由于强声波反射（骨、大钙化）或大量衰减（实性组织、致密/恶性肿块）导致声波减少或消失。

📖 3. 各向异性（见"各种组织超声特征"一节）。

4. 后方回声增强：在流体成像时发生，声束衰减较小，液体后方的组织出现高回声。

5. 混响：当物体表面光滑平坦时，声束可以在表面和探头之间来回反射。其结果是一系列的线性回波延伸到结构的深处。常见于金属表面或置入物。

六、超声引导下治疗

1. 超声图像引导下通过直接和实时影像监测神经和血管结构，提高了介入的安全性。

2. 多个研究证实：超声引导下注射，针头的放置更准确（Jackson et al., 2002; Naredo et al., 2004）。

3. 常见的超声引导治疗

（1）诊断和/或治疗关节、滑囊、肌腱、腱鞘等的注射。

（2）关节腔穿刺术和滑囊抽吸术。

（3）周围神经阻滞和毁损术。

（4）经皮肌腱切开术、筋膜切开术。

七、穿刺方法

1. 间接法：超声用于定位（"标记"）。即穿刺针插入超声提前标记位置。这项技术在穿刺和进针过程中不使用超声引导。

2. 直接法：在超声引导下，实时、可视地显示针头穿刺过程。操作人员能够直接将针头刺向目标区域。

3. 针头可视化取决于针与超声束的方向是否一致。先进的超声设备提供了针头增强软件，可进一步提高针头的可视性。

4. 穿刺技术

（1）长轴穿刺：穿刺针与超声探头平行放置。这种方法使整个针头在穿刺全过程中都能够清晰可见。

（2）短轴穿刺：穿刺针垂直于探头方向插入。不能直接观察穿刺针的长度。超声屏幕中穿刺针可以显示为一个白点。间接目标区域的确认可通过注入过程中液体扩散到该区域而观察到（如因药物注射而扩大的滑囊而不是肌肉）。

（袁华　孙晓龙　赵晨光　王宏斌 译，毕胜 审校）

参 考 文 献

SPASTICITY: REFERENCE

Katz RT. Spasticity. In: O'Young B, Young MA, Stiens SA, eds. *PM&R Secrets*. Philadelphia, PA: Hanley & Belfus; 1997.

SPASTICITY: RECOMMENDED READING

Boyd R, Graham HK. Objective measurement of clinical findings in the use of botulinum toxin type A for the management of children with cerebral palsy. *Eur J Neurol*. 1999;6(suppl 4):S23–S35. doi:10.1111/j.1468-1331.1999.tb00031.x.

Brashear A, Lambeth K. Spasticity. *Curr Treat Options Neurol*. 2009;11:153–161. doi:10.1007/s11940-009-0018-4.

Collin C, Davies P, Mutiboko IK, Ratcliffe S. Randomized controlled trial of cannabis-based medicine in spasticity caused by multiple sclerosis. *Eur J Neurol*. 2007;14(3):290–296. doi:10.1111/j.1468-1331.2006.01639.x.

Kheder A, Nair KP. Spasticity: pathophysiology, evaluation and management. *Pract Neurol*. 2012;12:289–298. doi:10.1136/practneurol-2011-000155.

Phillips M, Miljkovic N, Ramos-Lamboy M, et al. Original research: clinical experience with continuous intrathecal baclofen rrials prior to pump implantation. *PM R*. 2015;7(10):1052–1058. doi:10.1016/j.pmrj.2015.03.020.

Stevenson V, Playford D. Neurological rehabilitation and the management of spasticity. *Medicine.* 2012;40:513–517. doi:10.1016/j.mpmed.2012.06.008.

Watanabe T. Special section-spasticity: role of oral medications in spasticity management. *PM R.* 2009;1(9):839–841. doi:10.1016/j.pmrj.2009.07.014.

MOVEMENT DISORDERS: REFERENCES

Bond AE, Shah BB, Huss DS, et al. Safety and efficacy of focused ultrasound thalamotomy for patients with medication-refractory, tremor-dominant Parkinson disease. A randomized clinical trial. *JAMA Neurol.* 2017;74(12):1412–1418. doi:10.1001/jamaneurol.2017.3098.

Chou Y, Hickey PT, Sundman M, Song AW, Chen N. Effects of repetitive transcranial magnetic stimulation on motor symptoms in Parkinson disease: a systematic review and meta-analysis. *JAMA Neurol.* 2015;72(4):432–440. doi:10.1001/jamaneurol.2014.4380.

Frontera WR, ed. *DeLisa's Physical Medicine & Rehabilitation: Principles and Practice.* 5th ed. Philadelphia, PA: Wolters Kluwer Health/Lippincott Williams & Wilkins; 2010.

Goetz CG, Pappert EJ. *Textbook of Clinical Neurology.* Philadelphia, PA: W. B. Saunders; 2007.

Rehabilitation of Persons with Parkinson's Disease and Other Movement Disorders. p645–664 Ron Hirschberg, Nutan Sharma, and Donna Moxley Scarborough.

Tremor fact sheet. National Institute of Neurological Disorders and Stroke website. https://www.ninds.nih.gov/Disorders/Patient-Caregiver-Education/Fact-Sheets/Tremor-Fact-Sheet. Updated May 13, 2019.

WHEELCHAIRS: REFERENCES

Ekiz T, Özbudak Demir S, Özgirgin N. Wheelchair appropriateness in patients with spinal cord injury: a Turkish experience. *Spinal Cord.* 2014;52(12):901–904. doi:10.1038/sc.2014.128.

Guillon B, Van-Hecke G, Iddir J, et al. Evaluation of 3 pushrim-activated power-assisted wheelchairs in patients with spinal cord injury. *Arch Phys Med Rehabil.* 2015;96(5):894–904. doi:10.1016/j.apmr.2015.01.009.

How T-V, Wang RH, Mihailidis A. Evaluation of an intelligent wheelchair system for older adults with cognitive impairments. *J Neuroeng Rehabil.* 2013;10:90. doi:10.1186/1743-0003-10-90.

Kaufmann T, Herweg A, Kübler A. Toward brain-computer interface based wheelchair control utilizing tactually-evoked event-related potentials. *J Neuroeng Rehabil.* 2014;11:7. doi:10.1186/1743-0003-11-7.

Lange M. Cushion comparison. December 2012. http://physical-therapy.advanceweb.com/Features/Articles/Cushion-Comparison.aspx.

Nesathurai S, ed. *The Rehabilitation of People With Spinal Cord Injury: A House Officer's Guide.* Boston, MA: Arbuckle Academic Publishers; 1999.

Stefanov D, Avtanski A, Shapcott N, et al. The development and testing of a system for wheelchair stability measurement. *Med Eng Phys.* 2015;37(11):1061–1069. doi:10.1016/j.medengphy.2015.08.013.

WHEELCHAIRS: RECOMMENDED READING

Cooper RA, Cooper R, Boninger ML, et al. Wheelchairs and seating for people with spinal cord injury. In: Kirshblum S, Lin V, eds. *Spinal Cord Medicine.* 3rd ed. New York, NY: Demos Medical Publishing; 2019:754–775.

Dicianno BE, Schmeler M, Liu BY. Wheelchairs/adaptive mobility equipment and seating. In: Campagnolo D, Kirshblum SC, eds. *Spinal Cord Medicine.* 2nd ed. Philadelphia, PA: Lippincott Williams & Wilkins; 2011: 341–358.

Jung HS, Park G, Kim Y-S, Jung H-S. Development and evaluation of one-hand drivable manual wheelchair device for hemiplegic patients. *Appl Ergon.* 2015;48:11–21. doi:10.1016/j.apergo.2014.10.020.

Shea M, Johann CM. Seating and wheeled mobility prescription. In: Gillen G, ed. *Stroke Rehabilitation: A Function-Based Approach.* 3rd ed. St. Louis, MO: Elsevier; 2011:665–692.

OSTEOPOROSIS: REFERENCES

Firanescu CE, de Vries J, Lodder P, et al. Vertebroplasty versus sham procedure for painful acute osteoporotic vertebral compression fractures (VERTOS IV): randomized sham controlled clinical trial. *BMJ.* 9, 2018;361:k1551. doi:10.1136/bmj.k1551.

Fitzgerald PA. Endocrine disorders. In: Papadakis MA, McPhee SJ, Rabow MW, eds. *CURRENT Medical Diagnosis & Treatment 2014.* 53rd ed. New York, NY: McGraw-Hill; 2014:1053–1149.

Fitzgerald PA. Endocrine disorders. In: Papadakis MA, McPhee SJ, Rabow MW, eds. *CURRENT Medical Diagnosis & Treatment 2018.* 57th ed. New York, NY: McGraw-Hill; 2018.

Glaser DL, Kaplan FS. Osteoporosis: definition and clinical presentation. *Spine (Phila Pa 1976).* 1997;22(24 suppl):12S–16S. doi:10.1097/00007632-199712151-00003.

Kaplan FS. Prevention and management of osteoporosis. *Clin Symp*. 1995;47(1):2–32.

Lindsay R, Cosman F. Osteoporosis. In: Kasper DL, Fauci AS, Hauser SL, Longo DL, Jameson J, Loscalzo J, eds. *Harrison's Principles of Internal Medicine*. 19th ed. New York, NY: McGraw-Hill; 2014.

Luke A, Ma C. Sports medicine & outpatient orthopedics. In: Papadakis MA, McPhee SJ, Rabow MW, eds. *CURRENT Medical Diagnosis & Treatment 2014*. New York, NY: McGraw-Hill; 2014:1616–1649.

Mathis JM, Ortiz AO, Zoarski GH. Vertebroplasty versus kyphoplasty: a comparison and contrast. *AJNR Am J Neuroradiol*. 2004;25:840–845. http://www.ajnr.org/content/25/5/840.

Matkovic V, Colachis SC III, Ilich JZ. Osteoporosis: its prevention and treatment. In: Braddon RL, ed. *Physical Medicine and Rehabilitation*. Philadelphia, PA: W.B. Saunders; 1996:851–875.

McCullough BJ, Comstock BA, Deyo RA, Kreuter W, Jarvik JG. Major medical outcomes with spinal augmentation vs conservative therapy. *JAMA Intern Med*. 2013;173(16):1514–1521. doi:10.1001/jamainternmed.2013.8725.

National Institutes of Health, Office of Dietary Supplements. Calcium Factsheet for Health Professionals. 2019 https://ods.od.nih.gov/factsheets/Calcium/HealthProfessional/Updated: July 9, 2019.

National Institutes of Health, Office of Dietary Supplements. Vitamin D Factsheet for Health Professionals. https://ods.od.nih.gov/factsheets/VITAMIND/HealthProfessional/Accessed August 7, 2019.

National Osteoporosis Foundation. Osteoporosis: review of the evidence for prevention, diagnosis and treatment and cost-effective analysis. *Osteoporos Int*. 1998;8(suppl 4):S7–S80. doi:10.1007/PL00022721.

Ohba T, Ebata S, Clinton D, Koyama K, Haro H. Instability of treated vertebrae after balloon kyphoplasty causing paraparesis in osteoporotic vertebral compression fracture: a report of two cases. *Eur Spine J*. 2013;22(suppl 3):S341–S345. doi:10.1007/s00586-012-2414-9.

Questions and answers: changes to the indicated population for Miacalcin (calcitonin-salmon). U.S. Food and Drug Administration website. n.d. https://www.fda.gov/drugs/drugsafety/postmarketdrugsafetyinformationforpatientsandproviders/ucm388641.htm.

Rousing R, Andersen MO, Jespersen SM, Thomsen K, Lauritsen J. Percutaneous vertebroplasty compared to conservative treatment in patients with painful acute or subacute osteoporotic vertebral fractures: three-months follow-up in a clinical randomized study. *Spine (Phila Pa 1976)*. 2009;34(13):1349–1354. doi:10.1097/BRS.0b013e3181a4e628.

Trovas GP, Lyritis GP, Galanos A, Raptou P, Constantelou E. A randomized trial of nasal spray salmon calcitonin in men with idiopathic osteoporosis: effects on bone mineral density and bone markers. *J Bone Miner Res*. 2002;17:521–527. doi:10.1359/jbmr.2002.17.3.521.

World Health Organization Scientific Group on the Prevention and Management of Osteoporosis (2000: Geneva, Switzerland). *Prevention and Management of Osteoporosis: Report of a WHO Scientific Group*. Geneva, Switzerland: World Health Organization; 2003. http://apps.who.int/iris/handle/10665/42841#sthash.OAL0Ickd.dpuf.

OSTEOPOROSIS: RECOMMENDED READING

Harrast MA, Laker S, Maslowski E. Sports medicine. In: Braddom RL, Chan L, Harrast MA, et al, eds. *Physical Medicine and Rehabilitation*. 4th ed. Philadelphia, PA: Saunders; 2011:1003–1031.

Hellmann DB, Imboden JB, Jr. Rheumatologic & immunologic disorders. In: Papadakis MA, McPhee SJ, Rabow MW, eds. *CURRENT Medical Diagnosis & Treatment 2014*. 53rd ed. New York, NY: McGraw-Hill; 2014:786–836.

Highlights of prescribing information: Miacalcin. https://www.accessdata.fda.gov/drugsatfda_docs/label/2017/017808s037lbl.pdf. Updated September 2017.

Kaplan FS. Osteoporosis. *Clin Symp*. 1983;35(5):1–32.

McNamara M, Walsh J. Women's health issues. In: Papadakis MA, McPhee SJ, Rabow MW, eds. *CURRENT Medical Diagnosis & Treatment 2014*. New York, NY: McGraw-Hill; 2014:1650–1661.

Office of Dietary Supplements. Vitamin D: fact sheet for consumers. https://ods.od.nih.gov/factsheets/VitaminD-Consumer. Updated April 15, 2016.

Physical Medicine and Rehabilitation Clinics of North America. *Osteoporosis*. Philadelphia, PA: W.B. Saunders; 1995:6(3).

BURNS: REFERENCES

Burn Incidence and Treatment in the United States: 2011 Fact Sheet. Association AB. 2011.

Burn incidence fact sheet: burn incidence and treatment in the United States: 2016. American Burn Association website. https://ameriburn.org/who-we-are/media/burn-incidencefact-sheet.

Campbell MK, Covey MH. *Topics in Acute Care and Trauma Rehabilitation*. Frederick, MD: Aspen Publishers; 1987.

Chiang RS, Borovikova AA, King K, et al. Current concepts related to hypertrophic scarring in burn injuries. *Wound Repair Regen*. 2016;24(3):466–477. doi:10.1111/wrr.12432.

Cifu DX, ed. *Braddom's Physical Medicine & Rehabilitation*. 5th ed. Philadelphia, PA: Elsevier; 2016.

Dewey WS, Richard RL, Parry IS. Positioning, splinting & contracture management. *Phys Med Rehabil Clin N Am*. 2011;22(2):

229–247. doi:10.1016/j.pmr.2011.02.001.

Esselman PC. Burn rehabilitation: an overview. *Arch Phys Med Rehabil.* 2007;88(12)(suppl 2):S3–S6. doi:10.1016/j.apmr.2007.09.020.

Frontera WR, ed. *DeLisa's Physical Medicine and Rehabilitation: Principles and Practice.* 5th ed. Philadelphia, PA: Lippincott Williams & Wilkins; 2010.

Gabriel V, Holavanahalli R. Burns. In: Cifu D, ed. *Braddom's Physical Medicine and Rehabilitation.* 5th ed. Philadelphia, PA: Elsevier; 2016:557–569.

Giannoni-Pastor A, Eiroa-Orosa FJ, Kinori SGF, Arguello JM, Casas M. Prevalence and predictors of posttraumatic stress symptomatology among burn survivors: a systematic review and meta-analysis. *J Burn Care Res.* 2016;37(1):e79–e89. doi:10.1097/BCR.0000000000000226.

Godleski M, Oeffling A, Bruflat A, Craig E, Weitzenkamp D, Lindberg G. Treating burn-associated joint contracture: results of an inpatient rehabilitation stretching protocol. *J Burn Care Res.* 2013;34:420–426. doi:10.1097/BCR.0b013e3182700178.

Goutos I, Eldardiri M, Khan AA, Dziewulski P, Richardson PM. Comparative evaluation of antipruritic protocols in acute burns. The emerging value of gabapentin in the treatment of burns pruritis. *J Burn Care Res.* 2010;31(1):57–63. doi:10.1097/BCR.0b013e3181cb8ecf.

Griggs G, Goverman J, Bittner E, Levi B. Sedation and pain management in burn patients. *Clin Plast Surg.* 2017;443:535–540. doi:10.1016/j.cps.2017.02.026.

Helm PA, Fisher SV, Cromes GF Jr. Burn injury rehabilitation. In: DeLisa JA, Gans BM, eds. *Rehabilitation Medicine: Practices and Principles.* 3rd ed. Philadelphia, PA: Lippincott-Raven; 1998:1575–1598.

Lundy JB, Chung KK, Pamplin JC, Ainsworth CR, Jeng JC, Friedman BC. Update on severe burn management for the intensivist. *J Intensive Care Med.* 2016;31(8):499–510. doi:10.1177/0885066615592346.

Nedelac B, Serghiou M, Niszczak J, McMahon M, Healey T. Practice guidelines for early ambulation of burn survivors after lower extremity grafts. *J Burn Care Res.* 2012;33:319–329. doi:10.1097/BCR.0b013e31823359d9.

O'Young B, Young MA, Stiens SA. *PM&R Secrets.* Philadelphia, PA: Hanley & Belfus; 1997.

Rimaz S, Alavi CE, Sedighinejad A, Tolouie M, Kavoosi S, Koochakinejad L. Effect of gabapentin on morphine consumption and pain after surgical debridement of burn wounds: a double-blind randomized clinical trial study. *Arch Trauma Res.* 2012;1(1):38–43. doi:10.5812/atr.5397.

Rivers EA, Fisher SV. Burn rehabilitation. In: O'Young B, Young MA, Stiens SA, eds. *PM&R Secrets.* Philadelphia, PA: Hanley & Belfus; 1997.

Schneider JC, Spires MC. Burn rehabilitation. In: *De Lisa's Physical Medicine and Rehabilitation Principles and Practice, Part 3.* Lippincott Williams & Wilkins; 2010:chap 43, 1125–1150.

Sever C, Uygur F, Kulahci Y, Oksuz S, Sahin C, Yuksel F. Treatment of facial burn scars with CO2 laser resurfacing and thin skin grafting. *J Craniofac Surg.* 2010;21(4):1024–1028. doi:10.1097/SCS.0b013e3181e47d70.

Singh M, Alavi A, Wong R, Akita S. Radiodermatitis: a review of our current understanding. *Am J Clin Dermatol.* 2016;17(3):277–292. doi:10.1007/s40257-016-0186-4.

Woodroof A, Phipps R, Woeller C, et al. Evolution of a biosynthetic temporary skin substitute: a preliminary study. *Eplasty.* 2015;15:e30. https://www.ncbi.nlm.nih.gov/pmc/articles/PMC4511025.

BURNS: RECOMMENDED READING

American Burn Association. *Proceedings From the Annual Meeting.* 1993.

Artz CP, Moncrief JA, Pruitt BA Jr. *Burns: A Team Approach.* Philadelphia, PA: W.B. Saunders; 1979.

Braddom RL, Buschbacher RM. Upper limb orthotic. *Physical Medicine & Rehabilitation.* Philadelphia, PA: Saunders Elsevier; 2007.

Kramer GC. Pathopysiology of burn shock and burn edema. In: Herndon DN, ed. *Total Burn Care.* 4th ed. Edinburgh, Scotland: Saunders Elsevier; 2012:103–114.

Martyn JAJ. *Acute Management of the Burned Patient.* Philadelphia, PA: W. B. Saunders; 1990.

Richard RL, Staley MJ. *Burn Care and Rehabilitation Principles and Practice.* Philadelphia, PA: F. A. Davis; 1994.

Schneider JC, Spires MC. Burn rehabilitation. In: Frontera WR, ed. *DeLisa's Physical Medicine & Rehabilitation: Principles and Practice.* 5th ed. Philadelphia, PA: Lippincott Williams & Wilkins Health; 2010:1125–1150.

Warner P, Neely A, Bailey JK, Yakuboff KP, Kagan RJ. Methicillin-resistant *Staphylococcus aureus* furunculitis in the outpatient burn setting. *J Burn Care Res.* 2009;30(4):657–660. doi:10.1097/BCR.0b013e3181abff56.

ETHICS: REFERENCES

Edge RS, Groves JR. *Ethics of Health Care: A Guide for Clinical Practice.* 3rd ed. Clifton Park, NY: Thomson Delmar Learning; 2006.

Glannon W. *Biomedical Ethics*. New York, NY: Oxford University Press; 2005.

Jonsen AR, Siegler M, Winslade WJ. *Clinical Ethics: A Practical Approach to Ethical Decisions in Clinical Medicine*. 8th ed. New York, NY: McGraw-Hill; 2015.

Kliever LD, ed. *Dax's Case: Essays in Medical Ethics and Human Meaning*. Dallas, TX: Southern Methodist University Press; 1989.

Kornblau BL, Burkhardt A. *Ethics in Rehabilitation: A Clinical Perspective*. 2nd ed. Thorofare, NJ: Slack; 2012.

Purtilo RB, Doherty RF. *Ethical Dimensions in the Health Professions*. 5th ed. St. Louis, MO: Elsevier/Saunders; 2011.

Sliwa JA, McPeak L, Gittler M, et al. Clinical ethics in rehabilitation medicine: core objectives and algorithm for resident education. *Am J Phys Med Rehabil*. 2002;81(9):708–717. doi:10.1097/00002060-200209000-00012.

Strand E. Special interest group 2: neurophysiology and neurogenic speech and language disorders. *ASHA Leader*. 1995;5(3):3–8.

MULTIPLE SCLEROSIS: REFERENCES

Ascherio A, Munger CL, White R, et al. Vitamin D as an early predictor of multiple sclerosis activity and progression. *JAMA Neurol*. 2014;71:306–314. doi:10.1001/jamaneurol.2013.5993.

Coyle PK. Symptom management and lifestyle modifications in multiple sclerosis. *Continuum (Minneap Minn)*. 2016;22(3): 815–836. doi:10.1212/CON.0000000000000325.

Grana EA, Kraft GH. Electrodiagnostic abnormalities in patients with multiple sclerosis. *Arch Phys Med Rehabil*. 1994;75: 778–782. https://www.archives-pmr.org/article/0003-9993(94)90135-X/pdf.

Greenspun B, Stineman M, Agri R. Multiple scleroses and rehabilitation outcome. *Arch Phys Med Rehabil*. 1987;68:434–437.

Koppel BS, Brust JC, Fife T, et al. Systematic review: efficacy and safety of medical marijuana in selected neurological disorders: report of the Guideline Development Subcommittee of the American Academy of Neurology. *Neurology*. 2014;82(17):1556–1563. doi:10.1212/WNL.0000000000000363.

Kraft GH, Freal JE, Coryell JK. Disability, disease duration, and rehabilitation service needs in multiple sclerosis: patient perspectives. *Arch Phys Med Rehabil*. 1986;67:164–168. doi:10.1016/0003-9993(86)90060-2.

Kraft GH, Freal JE, Coryell JK, Hanan CL, Chitnis N. Multiple sclerosis: early prognostic guidelines. *Arch Phys Med Rehabil*. 1981;62(2):54–58.

Kurtzke JF. Rating neurologic impairment in multiple sclerosis: an expanded disability status scale (EDSS). *Neurology*. 1983;33(11):1444. doi:10.1212/WNL.33.11.1444.

Latimer-Cheung AE, Ginins KA, Hecks AL, et al. Development of evidence-informed physical activity guidelines for adults with multiple sclerosis. *Arch Phys Med Rehabil*. 2013;94:1829–1836.e7. doi:10.1016/j.apmr.2013.05.015.

Løken-Amsrud KI, Lossius A, Torkildsen Ø, Holmøy T. Impact of the environment on multiple sclerosis. *Tidsskr Nor Laegeforen*. 2015;135(9):856–860. doi:10.4045/tidsskr.14.0751.

Lubin FD, Reingold SC, Cohen JA, et al. Defining the clinical course of multiple sclerosis: the 2013 revisions. *Neurology*. 2014;83(3):278–286. doi:10.1212/WNL.0000000000000560.

MS Society of Canada, 2019. https://mssociety.ca/about-ms/symptoms.

O'Gorman C, Lucas R, Taylor B. Environmental risk factors for multiple sclerosis: a review with a focus on molecular mechanisms. *Int J Mol Sci*. 2012;13(9):11718–11752. doi:10.3390/ijms130911718.

Peterson RC, Kokmen E. Cognitive and psychiatric abnormalities in multiple sclerosis. *Mayo Clin Proc*. 1989;64(6):657–663. doi:10.1016/S0025-6196(12)65344-0.

Polman CH, Reingold SC, Banwell B, et al. Diagnostic criteria for multiple sclerosis: 2010 revisions to the McDonald criteria. *Ann Neurol*. 2011;69:292–302. doi:10.1002/ana.22366.

Pilutti LA, Platta ME, Motl RW, Latimer-Cheung AE. The safety of exercise training in multiple sclerosis: a systematic review. *J Neurol Sci*. 2014;343(1–2):3–7. doi:10.1016/j.jns.2014.05.016.

Types of MS. National Multiple Sclerosis Society website. https://www.nationalmssociety.org/What-is-MS/Types-of-MS.

MULTIPLE SCLEROSIS: RECOMMENDED READING

Adams RD, Victor M, Ropper AH. *Principles of Neurology*. 6th ed. New York, NY: McGraw-Hill; 1997:902–925.

Darley FL, Aronson AE, Brown JR. *Motor Speech Disorders*. Philadelphia, PA: W.B. Saunders; 1975.

Fox RJ, Bethoux F, Goldman M, Cohen JA. Multiple sclerosis: advances in understanding, diagnosing and treating underlying disease. *Cleve Clin J Med*. 2006;73:91–102. doi:10.3949/ccjm.73.1.91.

Frohman E, Racke M, Raine C. Multiple sclerosis—the plaque and its pathogenesis. *NEJM*. 2006;354(9):942–955. doi:10.1056/NEJMra052130.

Kurland LT. Trauma and multiple sclerosis. *Ann Neurol*. 1994;36(suppl 1):S33–S77. doi:10.1002/ana.410360711.

Polman CH, Reingold SC, Edan G, et al. Diagnostic criteria for multiple sclerosis: 2005 revisions to the "McDonald

Criteria." *Ann Neurol.* 2005;58:840–846. doi:10.1002/ana.20703.

Rolak LA. *Neurology Secrets: Questions You Will Be Asked—On Rounds, in the Clinic, at the Bedside.* 2nd ed. Philadelphia, PA: Hanley & Belfus; 1998:191–198.

Rosenblum D, Saffir M. Multiple sclerosis. In: Grabois M, Garrison S, Hart L, Lehmkuhl D, eds. *Physical Medicine and Rehabilitation—The Complete Approach.* Malden, MA: Blackwell Scientific; 2000:1370–1400.

Sliwa JA, Cohen BA. Multiple sclerosis. In: DeLisa JA, Gans BM, eds. *Rehabilitation Medicine: Principles and Practice.* 3rd ed. Philadelphia, PA: Lippincott-Raven; 1998:1242–1257.

ULTRASOUND: REFERENCES

Bakhru RN, Schweickert WD. Intensive care ultrasound: I. Physics, equipment, and image quality. *Ann Am Thorac Soc.* 2013 Oct;10(5):540–8. doi: 10.1513/AnnalsATS.201306-191OT.

Bianchi, S., Baert, A., & Martinoli, C. (2007). *Ultrasound of the musculoskeletal system.* Berlin: Springer.

Bianchi S, Martinoli C, Abdelwahab IF. Ultrasound of tendon tears. Part 1: general considerations and upper extremity. *Skeletal Radiol.* 2005 Sep;34(9):500–12. Epub 2005 Jul 6. Review.

Cook JL, Malliaras P, De Luca J, Ptasznik R, Morris ME, Goldie P. Neovascularization and pain in abnormal patellar tendons of active jumping athletes. *Clin J Sport Med.* 2004 Sep;14(5):296–9.

Jackson DW, Evans NA, Thomas BM. Accuracy of needle placement into the intra-articular space of the knee. *J Bone Joint Surg Am.* 2002;84-A(9):1522–1527.

Jacobson, J. A. (2007). *Fundamentals of musculoskeletal ultrasound.* Philadelphia, PA: Elsevier Saunders.

Lento P, Primack S: Advances and utility of diagnostic ultrasound in musculoskeletal medicine. *Curr Rev Musculoskelet Med* (2008) 1: 24–31.

Lew HL, Chen CPC, Wang T-G, Chew KTL: Introduction to musculoskeletal diagnostic ultrasound: examination of the upper limb. *Am J Phys Med Rehabil* 2007;86:310–321.

Malanga, G. A., & Mautner, K. R. (2014). *Atlas of ultrasound-guided musculoskeletal injections.* New York: McGraw-Hill Education Medical.

Naredo E, Cabero F, Beneyto P, Cruz A, Mondejar B, Uson J. A randomized comparative study of short-term response to blind injection versus sonographic-guided injection of local corticosteroids in patients with painful shoulder. *J Rheumatol.* 2004;31:308–314.

Ohberg L, Lorentzon R, Alfredson H. Neovascularisation in Achilles tendons with painful tendinosis but not in normal tendons: an ultrasonographic investigation. *Knee Surg Sports Traumatol Arthrosc.* 2001 Jul;9(4):233–8.

Richards PJ, Win T, Jones PW. The distribution of microvascular response in Achilles tendonopathy assessed by colour and power Doppler. *Skeletal Radiol.* 2005 Jun;34(6):336–42. Epub 2005 Mar 23.

Schmidt WA, Schmidt H, Schicke B, Gromnica-Ihle E. Standard reference values for musculoskeletal ultrasound in rheumatology. *Ann Rheum Dis.* 2001;63:988–994.

Smith J, Finnoff JT. Diagnostic and interventional musculoskeletal ultrasound: part 1. Fundamentals. *PMR.* 2009 Jan;1(1):64–75.

Smith J, Finnoff JT. Diagnostic and interventional musculoskeletal ultrasound: part 2. Clinical applications. *PMR.* 2009 Feb;1(2):162–77.

ULTRASOUND: RECOMMENDED READING

Bianchi S, Martinoli C, Abdelwahab IF. Ultrasound of tendon tears. Part 1: general considerations and upper extremity. *Skeletal Radiol.* 2005;34(9):500–512. doi:10.1007/s00256-005-0956-1.

Cook JL, Malliaras P, De Luca J, Ptasznik R, Morris ME, Goldie P. Neovascularization and pain in abnormal patellar tendons of active jumping athletes. *Clin J Sport Med.* 2004;14(5):296–299. https://journals.lww.com/cjsportsmed/Abstract/2004/09000/Neovascularization_and_Pain_in_Abnormal_Patellar.8.aspx.

Malanga GA, Mautner KR, eds. *Atlas of Ultrasound-Guided Musculoskeletal Injections.* New York, NY: McGraw-Hill Education Medical; 2014.

Öhberg L, Lorentzon R, Alfredson H. Neovascularisation in Achilles tendons with painful tendinosis but not in normal tendons: an ultrasonographic investigation. *Knee Surg Sports Traumatol Arthrosc.* 2001;9(4):233–238. doi:10.1007/s001670000189.

Richards PJ, Win T, Jones PW. The distribution of microvascular response in Achilles tendonopathy assessed by colour and power Doppler. *Skeletal Radiol.* 2005;34(6):336–342. doi:10.1007/s00256-004-0834-2.

Smith J, Finnoff JT. Diagnostic and interventional musculoskeletal ultrasound: part 2. Clinical applications. *PMR.* 2009;1(2):162–177. doi:10.1016/j.pmrj.2008.09.002.

推 荐 读 物

American Academy of Orthopaedic Surgeons. *American Association of Orthopaedic Surgeons Bulletin*. 1999;47(4):33–36.

Bianchi S, Martinoli C. *Ultrasound of the Musculoskeletal System*. Berlin, Heidelberg: Springer; 2007.

Bonner FJ Jr, Fitzsimmons A, Chestnut CD III, et al. Osteoporosis. In: DeLisa JA, Gans BM, eds. *Rehabilitation Medicine: Practices and Principles*. 3rd ed. Philadelphia, PA: Lippincott-Raven; 1998:1453–1476.

de Lau LM, Breteler MM. Epidemiology of Parkinson's disease. *Lancet Neurol*. 2006;5(6):525–535. doi:10.1016/S1474-4422(06)70471-9.

Eades, J. *Multiple Sclerosis: Its Effect on You and Those You Love*. https://mssociety.ca/uploads/files/2014-ms-effects.pdf; 2014.

Edge RS, Groves JR. *Ethics of Health Care: A Guide for Clinical Practice*. 3rd ed. Clifton Park, NY: Thomson Delmar Learning; 2006:60–68.

Elovic E, Bogey R. Spasticity and movement disorder. In: DeLisa JA, Gans BM, Walsh N, eds. *Physical Medicine and Rehabilitation: Principles and Practice*. 4th ed. Philadelphia, PA: Lippincott Williams & Wilkins; 2005:1427–1446.

Elovic EP, Simone L, Zafonte R. Outcome assessment for spasticity management in the patient with traumatic brain injury: the state of the art. *J Head Trauma Rehabil*. 2004;19(2):155–177. doi:10.1097/00001199-200403000-00007.

Foye PM, Stitik TP, Marquardt CA, Cianca JC, Prather H. Industrial medicine and acute musculoskeletal rehabilitation. 5. Effective medical management of industrial injuries: from causality to case closure. *Arch Phys Med Rehabil*. 2002;83(suppl 1):S19–S24. doi:10.1053/apmr.2002.32152.

Glannon W. *Biomedical Ethics*. New York, NY: Oxford University Press; 2005:1–3, 29–30.

Greenberg R, Daniel S, Flanders WD, Eley JW, Boring JR. *Medical Epidemiology*. 2nd ed. Stamford, CA: Appleton & Lange; 1996.

Harvey RL, Lovell LL, Belanger N, Roth EJ. The effectiveness of anticoagulation and antiplatelet agents in preventing venous thromboembolism during stroke rehabilitation: a historical cohort study. *Arch Phys Med Rehabil*. 2004;85(7):1070–1075. doi:10.1016/j.apmr.2003.09.012.

Herskovitz A, Kalandariov Z, Weiss R, Hermush V, Weiss R, Brill S. Factors affecting short-term rehabilitation outcomes of disabled elderly patients with proximal hip fracture. *Arch Phys Med Rehabil*. 2007;88:916–921. doi:10.1016/j.apmr.2007.03.029.

Jacobson J. *Fundamentals of Musculoskeletal Ultrasound*. Philadelphia, PA: Saunders-Elsevier, 2007.

Jankovic J. Treatment of cervical dystonia. In: Brin MF, Comella CL, Jankovic J, eds. *Dystonia: Etiology, Clinical Features, and Treatment*. Philadelphia, PA: Lippincott Williams & Wilkins; 2004:159–166.

Jonsen AR, Siegler M, Winslade WJ. *Clinical ethics: A Practical Approach to Ethical Decisions in Clinical Medicine*. 7th ed. New York, NY: McGraw-Hill; 2010.

Kanis JA, Melton LJ, Christiansen C, Johnston CC, Khaltaev N. The diagnosis of osteoporosis. *J Bone Miner Res*. 1994;9:1137–1141. doi:10.1002/jbmr.5650090802.

Katz RT. Management of spasticity. In: Braddom RL, ed. *Physical Medicine and Rehabilitation*. Philadelphia, PA: W.B. Saunders; 1996:580–604.

Kliever LD, ed. *Dax's Case: Essays in Medical Ethics and Human Meaning*. 1st ed. Dallas: Texas Southern Methodist University Lon; 1989.

Kornblau BL, Burkhardt A. *Ethics in Rehabilitation: A Clinical Perspective*. 2nd ed. Thorofare, NJ: SLACK Incorporated; 2012:18–21.

Krause JS, DeVivo MJ, Jackson AB. Health status, community integration, and economic risk factors for mortality after spinal cord injury. *Arch Phys Med Rehabil*. 2004;85(11):1764–1773. doi:10.1016/j.apmr.2004.06.062.

LaJoie AS, McCabe SJ, Thomas B, Edgell SE. Determining the sensitivity and specificity of common diagnostic tests for carpal tunnel syndrome using latent class analysis. *Plast Reconstr Surg*. 2005;116(2):502–507. doi:10.1097/01.prs.0000172894.21006.e2.

Lento P, Primack S. Advances and utility of diagnostic ultrasound in musculoskeletal medicine. *Curr Rev Musculoskelet Med*. 2008;1:24–31. doi:10.1007/s12178-007-9002-3.

Lew HL, Chen CPC, Wang T-G, Chew K. Introduction to musculoskeletal diagnostic ultrasound: examination of the upper limb. *AM J Phys Med Rebil*. 2007;86:310–321. doi:10.1097/PHM.0b013e31803839ac.

Melhorn JM. Impairment and disability evaluations: understanding the process. *J Bone Joint Surg Am*. 2001;83(12):1905–1911. doi:10.2106/00004623-200112000-00020.

Nance PW, Meythaler JM. Spasticity management. In: Braddom RL, ed. *Physical Medicine and Rehabilitation*. 3rd ed. Elsevier Health Sciences; 2007.

O'Young B, Young MA, Stiens SA. *PM&R Secrets*. Philadelphia, PA: Hanley & Belfus; 1997.

Physician's Desk Reference. 62nd ed. Montvale, NJ: Medical Economics; 2008.

Purtilo RB. *Ethical Dimensions in the Health Professions*. 4th ed. Philadelphia, PA: Elsevier Saunders; 2005:40, 64–68, 295.

Ropper AH, Brown RH. *Adams and Victor's Principles of Neurology*. 8th ed. New York, NY: McGraw-Hill; 2005.

Rosenthal M, Griffith ER, Bond MR, et al. *Rehabilitation of the Adult and Child With Traumatic Brain Injury*. 3rd ed. Philadelphia, PA: F. A. Davis; 1999.

Rowland LP. *Merritt's Textbook of Neurology*. 9th ed. Philadelphia, PA: Lea & Febiger; 1994.

Schmidt WA, Schmidt H, Schicke B, Gromnica-Ihle E. Standard reference values for musculoskeletal ultrasound in rheumatology. *Ann Rheum Dis*. 2004;63:988–994. doi:10.1136/ard.2003.015081.

Sliwa JA. Neuromuscular rehabilitation and electrodiagnosis. 1. Central neurologic disorders. *Arch Phys Med Rehabil*. 2000;81(3)(suppl 1):S3–S12. doi:10.1016/S0003-9993(00)80003-9.

Sliwa JA, McPeak L, Gittler M, et al. Clinical ethics in rehabilitation medicine: core objectives and algorithm for resident education. *Am J Phys Med Rehabil*. 2002;81(9):708–717. doi:10.1097/00002060-200209000-00012.

Smith J, Finnoff JT. Diagnostic and interventional musculoskeletal ultrasound: part 1. Fundamentals. *PM R*. 2009;1:64–75. doi:10.1016/j.pmrj.2008.09.001.

Strand EA. Ethical issues related to progressive disease. *Neurophysiol Neurogenic Speech Lang Disord*. 1995;5(3):3–8.

Van Zandijcke M. Cervical dystonia (spasmodic torticollis). Some aspects of the natural history. *Acta Neurol Belg*. 1995;95(4):210–215.

World Health Organization Scientific Group on the Prevention and Management of Osteoporosis (2000: Geneva, Switzerland). *Prevention and Management of Osteoporosis: Report of a WHO Scientific Group*. Geneva, Switzerland: World Health Organization; 2003. http://apps.who.int/iris/handle/10665/42841#sthash.OAL0Ickd.dpuf.

后 记

我希望你们喜欢这本教科书,它凝练了在物理医学与康复专业领域通过认证考试以及临床实践必备的知识。本书并不是要成为终极版教程,但可作为全面系统的大纲,以帮助无论是经验丰富的资深医师,还是初出茅庐的住院医师,获得大量致残性疾病的知识和病理生理背景。在今后的几年内,它将会是你极好的快速参考书。我们必须牢记:"我们看到的是我们正在寻找的,我们寻找的是我们知道的,而我们未知的,我们却常常忽略。"学习是一个终生的过程。享受这一过程,并不断寻找未知吧。

Thomas E. Strax, MD
(刘垚 译,毕胜 审校)

48